医学细菌感染及检测

李仲兴　主编

科学出版社

北　京

内 容 简 介

本书主要介绍各种重要医学细菌的特性,以及其所引起的各种感染及检测技术。全书共五篇二十五章。第一篇为概论,第二篇至第五篇分别介绍革兰氏阳性球菌、革兰氏阴性球菌和球杆菌、革兰氏阳性杆菌、革兰氏阴性杆菌。对于每种细菌,首先介绍其分类和生物学特性,其次介绍其对抗菌药物的敏感性及耐药谱型,旨在帮助临床医生治疗这些细菌感染病例时能够选择有效的抗菌药物。

本书主要供各级医院检验人员及其他医生在诊治医学细菌感染工作中参考,对于疾病控制中心的细菌检验人员和检验医学专业的师生也有一定的参考价值。

图书在版编目(CIP)数据

医学细菌感染及检测 / 李仲兴主编. —北京:科学出版社,2021.1
ISBN 978-7-03-067255-1

Ⅰ. ①医… Ⅱ. ①李… Ⅲ. ①细菌病—医学检验 Ⅳ. ①R515.04

中国版本图书馆 CIP 数据核字(2020)第 265289 号

责任编辑:丁慧颖 / 责任校对:张小霞
责任印制:肖 兴 / 封面设计:吴朝洪

科 学 出 版 社 出版
北京东黄城根北街 16 号
邮政编码:100717
http://www.sciencep.com

北京画中画印刷有限公司 印刷
科学出版社发行 各地新华书店经销
*
2021 年 1 月第 一 版 开本:787×1092 1/16
2021 年 1 月第一次印刷 印张:33 1/2
字数:790 000
定价:188.00 元
(如有印装质量问题,我社负责调换)

《医学细菌感染及检测》编写人员

主　编　李仲兴

编　者　（按姓氏笔画排序）

王　悦　　王　鑫　　王秀华　　牛亚楠

史利克　　刘丽霞　　孙　倩　　李　玮

李仲兴　　李志荣　　李继红　　杨　靖

杨敬芳　　时东彦　　张金艳　　赵宝鑫

赵建宏　　强翠欣　　翟　宇　　魏宏莲

前　言

目前，医学细菌感染事件不断发生，细菌耐药性形势日益严峻。同时，发达的海陆空交通，为人员的频繁流动提供了有利条件，细菌感染性疾病的传播速度随之加快，如果在发生细菌感染时，检验人员能及时、准确地对致病菌进行诊断，使患者尽快得到治疗，就能迅速阻断这类疾病的传播。

本书具有以下几个特点：第一，每个菌属所介绍的细菌种类全面，如凝固酶阳性的葡萄球菌菌种除了金黄色葡萄球菌以外，还介绍了其他 6 个种，这在同类著作中是很少见的。第二，对烈性传染病的致病菌做了重点介绍，如鼠疫耶氏菌、炭疽芽孢杆菌和霍乱弧菌等。第三，介绍了众多有记载的感染事件和病例，包括国内外文献报道的多种病例，这些病例在临床上有参考价值。

本书共五篇二十五章。

第一篇中第一章为概论，主要介绍感染性疾病的基本概念，如感染性疾病的诊断与微生物检验、机会感染、实验室感染，以及临床微生物学家在感染管理中的作用等。

第二篇包括第二至第六章，主要介绍革兰氏阳性球菌，如葡萄球菌、链球菌和肠球菌等，在参考大量国内外文献的基础上，对这些细菌的生物学特性及其引起的感染进行了详细介绍。例如，2005 年在四川省出现的猪链球菌感染事件，累计感染猪链球菌的病例达二百多例。中国疾病预防控制中心（CDC）对致病菌形态学、生化反应和毒力基因等进行检测，最终鉴定为猪链球菌 II 型。如果当时医护人员对猪链球菌感染比较熟悉，疫情很快就能被扑灭。

第三篇包括第七至第九章，主要介绍革兰氏阴性球菌和球杆菌，包括奈瑟菌属、不动杆菌属等。其中，对淋病奈瑟菌，尤其是对危害青少年身体健康的淋病奈瑟菌的生物学特性、引起的感染等进行了比较详尽的介绍。

第四篇包括第十至第十七章，其中第十章简要介绍非结核分枝杆菌及其感染，如在1998 年深圳市妇女儿童医院发生了 168 例非结核分枝杆菌感染事件；湖南常德、福建南平相继发生了非结核分枝杆菌感染事件。因此，必须予以重视。第十一、十二章主要介绍炭疽芽孢杆菌、蜡样芽孢杆菌。对炭疽芽孢杆菌感染引起的疾病进行了翔实的介绍，以往认为蜡样芽孢杆菌是非致病性的，但近年来国外报道了大量病例，可供国内相关检验人员参考。第十四至第十六章主要介绍棒状杆菌，除白喉棒状杆菌外，还有许多其他棒状杆菌，其中近 50 个种别能引起人类的多种感染。此外，简要介绍了与棒状杆菌属相关的其他菌属，如苏黎世菌属、节杆菌属等。第十七章介绍产单核细胞李斯特菌属和红斑丹毒丝菌。因为李斯特菌嗜冷，有报道指出要注意在家庭的冰箱中李斯特菌污染食品而引起的感染。此外，已从牛、猪、羊、家鸡、火鸡、鸭和其他动物中分离出来产单核细胞李斯特菌。

第五篇包括第十八至第二十五章，主要介绍革兰氏阴性杆菌。首先是肠杆菌科这个庞大的菌群，有些是肠道的正常菌群，有些则可引起人类的各种感染。鼠疫耶氏菌是引起烈性传染病的重要致病菌，临床上必须引起足够的重视，对其特性、消毒和灭菌等，一定要充分认识并认真对待。弧菌属细菌主要有霍乱弧菌及其他海洋弧菌，是引起人类腹泻的重要致病菌，特别是霍乱弧菌，为烈性传染病的致病菌，在世界范围内曾引起 7 次霍乱大流行。作为临床检验人员，必须十分熟悉霍乱弧菌的生物学特性、细菌学检验和消毒等。第二十章主要介绍气单胞菌属和邻单胞菌属。第二十一章重点介绍假单胞菌细菌，尤其是铜绿假单胞菌。第二十二至第二十五章分别介绍了嗜血杆菌属和螺杆菌属、弯曲菌属、鲍特菌属、布鲁氏菌属等。

由于编者水平所限，书中不足之处在所难免，望读者予以批评指正。

李仲兴

2020 年 8 月 8 日

目　　录

第一篇　概　　论

第二篇　革兰氏阳性球菌感染及检测

第三篇 革兰氏阴性球菌和球杆菌感染及检测

第四篇　革兰氏阳性杆菌感染及检测

第五篇　革兰氏阴性杆菌感染及检测

第一篇

概　　论

第一章　概　论

第一节　感染性疾病的诊断与微生物学检验

在各种感染性疾病的诊断中，微生物学检验主要是针对临床细菌进行的检验。临床细菌学检验不仅要从患者的各种检查标本中检出致病菌，有时需了解致病菌的毒力，还要检测细菌对各种化学药物及抗生素的敏感性，准确的临床细菌学检验对于感染性疾病的确定诊断及有效治疗具有十分重要的意义。

一、感染性疾病的特点

感染性疾病指由细菌、支原体、病毒、真菌、立克次体、衣原体、螺旋体和寄生虫等病原微生物所引起的疾病[1]。感染性疾病的主要临床症状是发热，在日常诊疗工作中，当遇到发热的患者时，应首先考虑为感染。在症状不典型的不明原因发热中，最终诊断也是以感染性疾病为主。一般在不明原因发热中感染性疾病占 30%～40%，恶性肿瘤占 20%，结缔组织病占 15%。因此，当遇到原因不明的发热患者时，首先也要考虑为感染性疾病。当然，诊断为感染性疾病还要进行多项检查，首先要了解既往史、现病史、发病时状况，是否为急性发病，有无前驱症状及恶寒战栗，哪种热型，是否应用过药物，特别是否应用过抗生素。还要注意患者的职业，是否接触过动物，有无拔牙、手术及外伤史，是否到过发生传染病的特殊区域。除此以外，还要查体，进行胸部 X 线检查和常规血、便及肝功能等检查，以确定是否为感染性疾病。确定为感染性疾病后，要分清是病毒感染，还是细菌感染。两者在日常感染性疾病中占大部分，但治疗方法不同。分离出病原体可确定诊断，但如果是病毒感染，分离病毒则较为困难，可从临床症状上加以鉴别。病毒感染多半为双峰热，很少有恶寒战栗等感冒样症状，其前驱症状不定，如头沉、发热、倦怠感、食欲减退、四肢痛等多见，白细胞数常不增多，但可见淋巴细胞增多，使用一般抗生素无效。而细菌感染则与其不同。进行感染性疾病的诊断还要了解感染性疾病的最近动态。

近年来，由于卫生状况的好转，新抗生素的广泛应用，一些传染病的患病率急剧下降，而大肠埃希菌、克雷伯菌、铜绿假单胞菌、沙雷菌、肠杆菌属细菌等革兰氏阴性杆菌引起的肺炎、败血症、脑膜炎的患病率则开始上升。这类细菌引起的感染性疾病在健康人中少见，大部分见于恶性肿瘤、血液病、胶原病、糖尿病及肾病等患者，这些患者的抗感染能力下降，易受感染。由于长期使用抗癌药、肾上腺皮质类固醇、免疫抑制剂及接受放射线治疗等，其免疫功能低下，成为免疫受损宿主，极易发生机会感染和院内感染[2]。但是，即便是健康人也会发生感染。引起咽炎、扁桃体炎的病原菌主要是 β-溶血性链球菌，创伤感染、化脓性皮肤炎症等主要是由金黄色葡萄球菌引起的。

　　近年来，不发酵葡萄糖的革兰氏阴性杆菌，即非发酵菌，如铜绿假单胞菌、嗜麦芽窄食单胞菌、不动杆菌、无色杆菌和金黄杆菌等所引起的感染开始增多[3]。这些细菌以前被认为是非病原菌，现在已成为机会感染病原菌。这是因为广泛应用抗生素，致使病原菌发生了改变（表 1-1-1）。病原菌的变化也给感染性疾病的诊断及治疗带来了一定的困难。对这类疾病的诊断有赖于微生物学检验，如能及时采取检验标本，及时、正确地进行细菌学检验及药物敏感试验，将对感染性疾病的诊断和治疗具有重要的临床意义。

表 1-1-1　广泛应用抗生素所引起病原菌的变化

抗生素	减少的病原菌	增加的病原菌
青霉素 G	溶血性链球菌，肺炎球菌，对青霉素敏感的金黄色葡萄球菌（金葡菌）	对青霉素耐药的金葡菌，所有革兰氏阴性杆菌
氨苄西林	大肠埃希菌，嗜血杆菌，奇异变形杆菌	克雷伯菌及其他革兰氏阴性杆菌
第一代头孢菌素	大肠埃希菌，克雷伯菌	铜绿假单胞菌，变形杆菌，沙雷菌，肠杆菌属，嗜血杆菌
氨基糖苷类抗生素	铜绿假单胞菌，肠杆菌属，沙雷菌	兼性厌氧的革兰氏阴性杆菌，革兰氏阳性球菌
羧苄西林、磺苄西林	铜绿假单胞菌，变形杆菌，沙雷菌，变形杆菌，枸橼酸杆菌	克雷伯菌等阴性杆菌，革兰氏阳性球菌，表皮葡萄球菌
第三代头孢菌素	肠细菌，某些假单胞菌	粪链球菌，B 群链球菌，蜡样芽孢杆菌

二、各种感染性疾病的微生物学检验

（一）菌血症和败血症

　　从疑似菌血症或败血症患者血液中检出致病菌，对于患者的诊断及治疗都非常重要。检出病原菌最好的方法是血培养。采血时间与采血次数对于血培养的阳性率尤为重要，一般在患者发热及恶寒战栗且尚未给予抗生素治疗时采血为好，已应用抗生素治疗的患者，应停止使用抗生素至少 1 日以上。但革兰氏阴性杆菌与革兰氏阳性球菌的检验不同，革兰氏阴性杆菌即便是在应用抗生素治疗期间采血也并无多大影响，同时动脉采血与静脉采血进行培养，其阳性率也无区别。革兰氏阳性球菌的血培养，动脉血和静脉血则有较大差别，有学者报道表皮葡萄球菌败血症患者，从动脉采血 12 次，血培养阳性率为 100%，同一患者同时采取静脉血 12 次，则仅有 3 次阳性，阳性率下降到 25%[4]。胜正孝等报道了链球菌引起的心内膜炎患者的血培养，也认为动脉血培养的阳性率高于静脉血。关于采血次数，在抗生素开始治疗前 24 小时内采血 3～4 次，可获得 90% 以上的阳性率。关于采血量，一般认为成人采血量为 5～10ml，小儿为 1～2ml，血液与培养基之比为 1：10。如果患者使用抗生素，采用 1：20 的比例可不受抗生素影响。最好需氧培养与厌氧培养同时进行，采血 10ml 后注入两只培养瓶，一瓶需氧培养、另一瓶厌氧培养。血培养经常出现的细菌有金黄色葡萄球菌、表皮葡萄球菌、消化球菌、草绿色链球菌、大肠埃希菌、沙门菌、沙雷菌、阴沟杆菌、不动杆菌、铜绿假单胞菌、无色杆菌、克雷伯菌和黄杆菌等。

（二）脑膜炎

脑膜炎可由细菌、真菌、病毒和原虫等引起，其诊断主要是检出病原菌，一般可采取脑脊液进行直接涂片及培养检查，可获得阳性结果。

涂片检查：取细菌性脑膜炎患者的脑脊液进行涂片，行革兰氏染色检出率较高，可检出流感杆菌、脑膜炎奈瑟菌、肺炎链球菌和葡萄球菌等。墨汁染色可检查新型隐球菌，抗酸染色可检查结核杆菌。此外，各种脑膜炎脑脊液中的细胞种类、糖和蛋白含量等均不同，诊断时亦可参考（表 1-1-2）。

表 1-1-2　各种脑膜炎脑脊液检查结果

脑膜炎种类	数量增加的细胞	葡萄糖含量	蛋白含量	染色结果	培养结果
细菌性脑膜炎	多核细胞	显著减少，<5～20mg/dl	增加	通常阳性	通常阳性
结核性脑膜炎	单核细胞	减少，24～40mg/dl	增加	通常阴性	通常阴性
真菌性脑膜炎	单核细胞	减少，20～40mg/dl	增加	阳性	阳性
病毒性脑膜炎	单核细胞	正常，65～75mg/dl	轻度增加	阴性	阴性

分离培养：常因病原菌不同而采取不同的培养方法。脑脊液中常见的病原菌有流感嗜血杆菌、肺炎链球菌、产单核细胞李斯特菌、脑膜败血性黄杆菌、B 群链球菌、结核杆菌、大肠埃希菌、克雷伯菌、变形杆菌、铜绿假单胞菌、拟杆菌和梭杆菌等[5]。

（三）泌尿系感染

泌尿系感染主要是肾盂肾炎、膀胱炎，以及尿路肿瘤、结石后感染等。细菌学检验主要依靠尿液的细菌培养及计数。细菌计数主要采用尿液的定量培养法，一般认为尿中细菌数在 10^5/ml 以上时才有意义，也有人主张计数在 10^4/ml 时也应考虑为感染。近几年来，简易细菌定量培养法已在一些国家使用，可由患者随身携带，并可自己做定量培养计数，推断疾病的转归。尿液中经常出现的病原菌有许多种，日本佐贺医科大学附属医院在患者尿液中共分离出 398 株细菌，其中铜绿假单胞菌占 19%，大肠埃希菌占 16%，肠球菌占 13%，表皮葡萄球菌占 1%，其他病原菌有克雷伯菌、沙雷菌、阴沟杆菌、枸橼酸杆菌等。

（四）细菌性消化道感染[6]

细菌性消化道感染以细菌性痢疾、沙门菌、肠伤寒、霍乱等较为多见，近年来也有弯曲菌、小肠结肠炎耶尔森菌引起腹泻的报道。这些疾病一般均应采取粪便进行细菌培养，肠伤寒也可做血、尿培养。标本采取可因病种而异。细菌性痢疾可采取黏液脓血便，有时可采取水样便或软便，排便次数最多时排菌最多，临床症状完全消失时粪便中也有病原菌，只是排菌量较少。此外，每日粪便的含菌量也不一样，因此一般应连续采便 3 日进行细菌培养较好。肠伤寒和副伤寒，一般经口感染后的第 1 周发热，细菌在血液中存在，血培养可获得阳性结果，第 2 周细菌进入骨髓，可做骨髓培养，第 2 周末则可从粪便中检出细菌，因此要选择适当时期采取不同标本，否则就会影响检出率。关于霍乱，近些年来世界各国出现的主要致病菌是霍乱弧菌 El-tor 生物型，此菌可被胃液杀死，多半无症状，但胃酸减少或胃切除术后的患者，细菌则通过胃在小肠增殖并产生毒素，可引起激烈的水泻及呕吐。为了进行细菌学诊断，也必须在用药前采取标本，可采取带血的脓性黏液便，如为水样便则用试管采取。此外，也可用无菌棉棒插入肛门 6cm 处取粪便样，但棉棒必须用 pH 8 的磷酸盐缓冲液处理。如采便后不能及时进行细菌培养，可将标本存放于 Cary-Bliar 运送培养基中，此培养基可用于志贺菌、沙门菌、致病性大肠埃希菌、耶尔森菌的粪便标本保存及运送，霍乱弧菌及副溶血性弧菌（*V. parahaemolyticus*）也适用。肠杆菌科细菌在此培养基中于室温保存 20 日仍可检出 80%，保存 2 日可检出 100%。弯曲菌在冰箱内平均可生存 5 日，最长生存 20 日，在室温保存则迅速死亡。然而霍乱弧菌及副溶血性弧菌于低温可保存 1 日，其后检出率迅速下降。这些均应予以注意。

（五）呼吸道及肺部感染[7]

呼吸道及肺部感染主要是上呼吸道感染、肺炎、支气管扩张、肺化脓症及脓胸等，这些疾病的细菌学诊断主要也是通过痰、气管分泌物、肺活体组织、胸腔积液等标本的细菌学检验，培养出病原菌后经抗生素敏感试验，可协助临床医师进行诊断与治疗。支气管与肺部感染除常见的结核杆菌、流感杆菌、肺炎球菌、铜绿假单胞菌、金黄色葡萄球菌等感染外，近年来非发酵菌感染也在逐渐增多。此外，也有肺炎支原体和嗜肺性军团菌（*Legionella pneumophila*）引起肺炎的报道。这些病原体所引起的呼吸系统感染逐渐引起人们的重视。其他如胆道感染、皮肤感染及眼科各种感染性疾病，也占很大比重，其诊断除临床表现外，也应结合细菌学及免疫学检验方法。

参 考 文 献

[1] 田庚善，贾辅忠. 临床感染病学. 南京：江苏科学技术出版社，1998.

[2] Holt JG，Krieg NR，Sneath PHA. Bergey's manual of Determinative bacteriology. 9th ed. Baltimore：Williams & Wilkins，1994.

[3] 李仲兴，郑家齐，李家宏. 诊断细菌学. 香港：黄河文化出版社，1992.

[4] 刘振声，金大鹏，陈增辉. 医院感染管理学. 北京：军事医学科学出版社，1992.

[5] Lennette EH，Balows A，Hausler WJ，et al. Manual of Clinical Microbiology. 3th ed. Washington：American Society of Microbiology，1980.

[6] 李仲兴，边占水，岳云升，等. 一起由婴儿沙门氏菌引起新生儿腹泻爆发流行的细菌学调查. 中华医学检验杂志，1988，11（6）：356-357.

[7] Skinner FA，Lovelock DW. Identification Methods for Microbiologists. 2nd ed. New York：Academic press，1979.

第二节 机会感染与机会致病菌

近年来，院内感染已成为医院管理中的重要课题，无论哪一级医院都不同程度地存在此类感染[1]。所谓院内感染，绝大多数属于机会感染，机会感染的病原体又称为机会致病菌。

一、机会感染

对于机会感染目前还没有明确的定义，但考察所有感染的发病机制，都是病原体侵犯宿主而呈现的一种病态表现。机会感染也不例外，但它的特点是非致病菌（或称腐生菌）、弱毒菌或正常菌群等感染因子导致抵抗力低下宿主所发生的感染，而且这种感染可因宿主的抵抗力提高而逐渐好转。因此，在某种意义上说，也属于宿主依赖性感染。

近年来，放射治疗、免疫抑制剂等的应用使某些宿主的免疫功能和抗感染的能力下降，而成为机会感染的诱因，抵抗力低下的宿主增加，也就相应地使机会感染有增加的趋势。

二、机会致病菌

引起机会感染的致病菌称为机会致病菌，除细菌、病毒和真菌外，还包括寄生虫等。

（一）细菌感染

1. 革兰氏阳性球菌 主要是葡萄球菌，金黄色葡萄球菌仍然是最常见的致病菌，除引起伤口感染、皮肤感染、败血症以外，新生儿室发生的金黄色葡萄球菌感染常有医院内流行趋势。其次是凝固酶阴性的葡萄球菌，主要是表皮葡萄球菌和腐生葡萄球菌，这两种凝固酶阴性的葡萄球菌常可引起女性的泌尿道感染、败血症和呼吸道感染。此外，链球菌中的粪肠球菌可引起新生儿脑膜炎。笔者曾从 1 例新生儿患者血液中分离到绿色气球菌，因新生儿脐炎而发生明显的败血症，经用红霉素等后治愈。

2. 革兰氏阴性球菌 革兰氏阴性球菌中引起机会感染者主要是卡他莫拉菌（*M. catarrhalis*），它一般是鼻咽部正常菌群中的常见细菌，但可使免疫功能低下患者发生肺炎。

3. 肠杆菌科细菌 克雷伯菌中主要是肺炎克雷伯菌和产酸克雷伯菌（*K. oxytoca*），臭鼻克雷伯菌有时也可引起抵抗力低下宿主的感染。笔者统计了 1984～1987 年败血症的致病菌，共分离出 348 株细菌，其中克雷伯菌 25 株，占 7.18%，肺炎克雷伯菌在住院患者痰培养中分离率为 5%，在尿路感染中，克雷伯菌仅次于大肠埃希菌。大肠埃希菌主要引起尿路感染，据统计尿路感染中大肠埃希菌占 27%～70%[5]。猪狩淳等统计，大肠埃希菌败血症最高可达 14.8%[6]，笔者的统计为 8.05%。沙雷菌（*Sarratia*）中主要是黏质沙雷菌和液化沙雷菌，在医院环境包括空气、地板、水、用具及器械中均可存在，是一种典型的机会致病菌。值得注意的是，鼠伤寒沙门菌和婴儿沙门菌，在一些医院的儿科病房常引起新生儿和婴幼儿的腹泻，严重者可发生败血症。笔者统计了 1984～1987 年的败血症的致病菌（共 348 株），其中鼠伤寒沙门菌有 44 株，占 12.64%。

4. 非发酵菌　是不发酵葡萄糖的革兰氏阴性杆菌的简称，指一大群专性需氧、不发酵糖类的、无芽孢的革兰氏阴性杆菌，主要有假单胞菌属（*Pseudomonas*）/不动杆菌属（*Acinetobacter*）、黄杆菌属（*Flavobacterium*）等。从临床标本中分离频度最高者是铜绿假单胞菌，其次是不动杆菌，最后嗜麦芽窄食单胞菌（*S. maltophilia*）等。

近年来铜绿假单胞菌引起的败血症者逐渐增多，日本顺天堂医院报道，铜绿假单胞菌性败血症占所有败血症的 3.5%～15.3%[6]，笔者统计为 3.16%。铜绿假单胞菌又是尿路感染的致病菌，尤其是导尿管留置的患者，其感染率可高达 17.5%，居致病菌的第二位[7]。

脑膜败血性黄杆菌（*F. meningosepticum*）是院内感染的常见致病菌，尤其是医院的新生儿室感染，可使新生儿发生死亡率很高的脑膜炎。笔者于 1986 年从 1 例新生儿败血症患者中分离到了这种细菌，经抢救后患儿痊愈。

此外，还有莫拉菌等，亦是机会感染的致病菌。

5. 其他细菌　革兰氏阳性杆菌主要是李斯特菌（*Listeria*），其中以产单核细胞李斯特菌（*L. monocytogenes*）最为多见，主要引起新生儿脑膜炎[8]。

厌氧菌主要是艰难梭菌（*Clostridium difficile*），是抗生素诱发的艰难梭菌性肠炎的病原体，在国内已有报道。无芽孢厌氧菌特别是拟杆菌（*Bacteroides*），以脆弱拟杆菌感染率为最高，是内源性感染重要厌氧菌。

（二）病毒感染

病毒感染在医院内仅次于细菌，引起机会感染的病毒有巨细胞病毒、单纯疱疹病毒和水痘病毒等。

（三）真菌感染

属于机会真菌的主要有白色念珠菌、新型隐球菌和曲霉菌等。

（四）寄生虫感染

寄生虫感染如卡氏肺囊虫和鼠弓形体，前者可通过飞沫经呼吸道传播，使先天性免疫缺陷的婴儿以及接受肾上腺皮质激素和抗代谢药物的患者发生间质性肺炎；后者可引起弓形体病。

三、机会感染的宿主条件——易感宿主

机会感染一般发生于防御功能有缺陷而易感的个体，这种个体称为易感宿主。

（一）基础疾病

1. 恶性肿瘤与白血病 恶性肿瘤和白血病患者均易被感染。癌症患者由于使用强抗癌药物，粒细胞与淋巴细胞都在不断减少，极易发生机会感染。

2. 结缔组织病 此类患者本身免疫异常，同时长期使用类固醇药物，也是易感的人群。

3. 肝、肾功能不全 对于肝、肾功能不全的患者，发展到晚期时所出现的机会感染是由于营养不良、贫血、黏膜抵抗力下降，以及免疫球蛋白的产生受到抑制或丧失。

4. 手术与脏器移植等 手术后的机会感染可能是由于病灶未完全清除。此外，尿道及静脉插管留置、呼吸机的使用等，均易引发机会感染。脏器移植主要是肾移植。尿毒症患者由于使用较强的免疫抑制剂，造成机体的免疫功能下降而呈现易感状态。

5. 烧伤 烧伤后患者机会感染的频度增加，不仅局部发生感染，也极易引起败血症。

（二）医源性因素致使宿主易感

医源性因素如内镜和活体组织检查，以及一些导管的插入等，使致病菌侵入机体的机会增多，也就相应地增加了机会感染。同时，器械的消毒不彻底，也会增加交叉感染。

广谱抗生素的广泛应用，尤其是大剂量长期使用，会使机体的正常菌群遭到破坏，出现菌群交替症，或诱发艰难梭菌性肠炎。此外，放射治疗、使用抗癌剂和长期大量使用激素等，都会增加机会感染。

（三）营养状态

宿主的营养状况下降，可出现低蛋白血症和水、电解质异常，会直接或间接地引起宿主的免疫功能异常而使之成为易感宿主，导致发生机会感染。

此外，后天性免疫功能不全者，如艾滋病患者及老年人，其抗感染的能力下降。先天性心脏病如瓣膜缺损者，往往易发生感染，尤其易发生感染性心内膜炎，其机会致病菌有牛链球菌（*Streptococcus bovis*）[9]、马链球菌（*S. equinus*）和人类心杆菌（*Cardiobacterium hominis*）等。

四、机会致病菌的检测[10]

1. 确定机会致病菌感染 在致病菌的检测中，首要的问题是尽快确定机会菌感染，这样下一步的工作才有意义。例如，从患者血液中分离出不动杆菌，应从检查出革兰氏阴性杆菌开始，立即查看患者有无感染体征，如果患者有发热等败血症症状，则应将检出细菌的情况立即通知有关医师，以便将临床情况与实验室资料综合起来，共同诊断患者是否为感染。如患者2次血培养均生长了同一种细菌，患者又有感染症状，则可确定为感染。如患者血培养只有1次培养出细菌，患者无感染症状，或培养出2种以上细菌，患者也无败血症体征，均不能确定为感染。因此，确定患者是否为机会菌感染，必须将实验室结果与临床表现结合起来，由临床医师与实验室检验师共同确定。

2. 尽快做抗生素敏感试验   在确定机会感染之后，为了及时地治疗患者，必须立即进行抗生素敏感试验，找出治疗患者感染的首选抗生素，并尽快将敏感试验结果报告给临床医师，以帮助医师制订出正确的治疗方案，这对于及时抢救患者，尤其是败血症患者至关重要（千万不要等鉴定细菌后再进行敏感试验）。如能将实验室的检查结果作为诊治患者的重要依据，就会更好地发挥实验室的作用，也相应地提高了微生物实验室的地位。

3. 鉴定罕见机会致病菌   对于较为常见的机会致病菌，可按常规方法进行分离培养与鉴定，然而，由于患者的病情复杂，所处的环境不同，其致病因子也不同。患者直接或间接地接触各种微生物，因而有发生各种机会感染的可能性。检验医师每天直接处理各种感染标本，会遇到各种致病菌，只要细心工作，不放过任何一种不认识或从未见过的细菌，确定它是患者感染的致病菌后，就要认真地进行鉴定。

罕见的机会致病菌，有的可超出医学细菌的范围，甚至是存在于环境中的腐生菌，或是植物致病菌，对于这些细菌，其鉴定应按下述原则进行：

（1）形态学检查，即先对其进行涂片染色，观察其形态，是革兰氏阳性还是阴性，是球菌还是杆菌，这一点很重要，也是鉴定罕见细菌的基础。尤其是革兰氏染色，实际工作中常有阴、阳性难以区分的细菌，遇此情况，应以拉丝试验（KOH）和万古霉素敏感试验加以区分。革兰氏阳性菌其拉丝试验阴性，但对万古霉素敏感，阴性细菌则相反。虽有少数例外，但多数细菌遵循上述原则。

（2）鉴定。确定形态和染色性质后，阳性细菌除按医学细菌鉴定外，可按《Bergey 系统细菌学手册》（*Bergey's Manual of Systematic Bacteriology*）（第 2 卷，1986）进行鉴定，阴性细菌可按《Bergey 系统细菌学手册》（第 1 卷，1984）进行鉴定。其原则是先定科属，再定种别。在阴性细菌中，以革兰氏阴性杆菌为多见。亦可参阅《罕见病原性革兰氏阴性需氧和兼性厌氧菌的鉴定》（*Identification of Unusual Pathogenic Gram-Negative Aerobic and Facultatively Anaerobic Bacteria*，1985）一书加以鉴定。

（3）如果由于条件所限，上述鉴定仍不能确定菌种，可请上一级或国家级的参考实验室协助鉴定。笔者团队曾按上述原则，对少数罕见细菌进行了比较正确的鉴定，包括医学细菌以外的植物致病菌。

总之，机会致病菌引起的机会感染在不断增多，对于机会致病菌的检测必须在确定感染之后，严格按科、属、种的鉴定程序进行，最后鉴定至种的水平。

五、机会感染的诊断

机会感染与其他感染一样，其诊断主要是从血、尿、脑脊液等各种临床标本中分离出机会致病菌，并按照科学的方法对其进行鉴定。机会致病菌常是非致病菌或弱毒菌，或是人体的正常菌群，检出这些病原体，必须对其认真分析，并准确地进行判断。尤其是从血液中分离出来的细菌，必须排除污染，结合临床症状加以判定继而进行诊断。

在诊断机会感染时，也要检查患者的易感性。首先是检查白细胞的数量，还要测定其趋化能力、吞噬能力、细胞的杀菌能力及其相应的酶；其次是检查其体液免疫功能，如免疫球蛋白 IgG、IgM 和 IgA 的含量，特异性抗体的效价、补体活性、淋巴细胞及其亚群的数量等；最后，还要检查细胞免疫功能。通过以上检查可以了解患者的抵抗力，对机体感染的诊断具有一定价值。

六、机会感染的治疗与预防

机会感染的发生主要是因为患者的抵抗力低下，故遇到抵抗力低下的患者时应做好预防感染的工作。

（一）积极治疗基础疾病

对基础疾病如白血病、恶性肿瘤等给予免疫抑制治疗，因其确实是造成宿主易感的诱因，使用时一定要控制用量。如果并发感染，则应以治疗感染为重点。

（二）改善宿主的营养状况

为了改善宿主的营养状态，必要时要给予适当的补液、输血甚至成分输血。

（三）隔离

对具有感染危险性的患者进行隔离是必要的。较为理想的是转入生物净化室，即无菌室。这种无菌室是采用超高性能的滤过器过滤空气，使洁净空气以水平或层流方式在室内流通形成无尘、无菌的洁净房间，用以有效地防止感染。然而，若因条件所限，可在一般病房内限制家属及探视者，室内定期消毒，并避免与其他有感染的患者接触。对于铜绿假单胞菌和卡氏肺囊虫感染患者，特别要注意其卧具及治疗器具的无菌操作和消毒，对其排泄物要注意消毒处理，以免发生交叉感染。

（四）正确使用抗生素

对出现明显感染的患者，必须进行抗生素治疗。然而，通常检出致病菌需要很长时间。在这种情况下，要对感染灶的致病菌进行初步推断，选择适当的抗生素进行治疗。对真菌感染患者，可选用 Mycozole 或 Ketochozole 等抗真菌药。对于感染卡氏肺囊虫的患者，使用磺胺制剂均有效。

此外，可采用丙种球蛋白进行治疗，对于严重感染患者可与抗生素合并使用，达到使体温下降的目的。

参 考 文 献

[1] 叶任高. 尿路感染的诊断和治疗. 广州：广东科技出版社，1983.

[2] 横田键. 标准微生物学. 第 2 版. 东京：医学书院，1985.

[3] 李仲兴. 世界卫生组织一九八九年第一次临床微生物学室间质评活动总结. 国际检验医学杂志, 1990, 11（4）: 20-23.

[4] 李仲兴. 世界卫生组织一九八二年第二次临床微生物学室间质量评定活动总结. 国际检验医学杂志, 1984, 5（3）: 81-82.

[5] 叶任高. 尿路感染的诊断和治疗. 广州: 广东科技出版社, 1983.

[6] 猪狩淳. 最新医学. 1985, 35（9）: 1765-1771.

[7] 朱志洁, 李仲兴. 妇科手术后留置导尿管与尿路感染. 中华妇产科杂志, 1987, 22（3）: 144-146.

[8] 马栋才, 李仲兴. 世界卫生组织一九八三年第二次临床微生物学室间质量评定活动总结. 国际检验医学杂志, 1984, 5（2）: 83-86.

[9] 李仲兴. 牛链球菌及其感染的研究进展. 临床荟萃, 2006, 21（24）: 1802-1804.

[10] 李仲兴. 机会感染与机会致病菌的检测. 临床检验杂志, 1990, 8（2）: 88-89.

第三节 实验室感染的历史与现状

实验室工作人员每日接触各种患者的大量标本，直接操作不慎或管理不当，即可引起院内感染，如布氏杆菌病、伤寒、结核、炭疽、霍乱、肝炎等，据调查，实验室获得性感染的发生率在不断增加。为防止和减少实验室感染的发生，本节对实验室感染的历史与现状、原因及控制措施等加以介绍。

一、实验室感染的历史

实验室感染又称为实验室获得性感染（laboratory acquired infection），或实验室相关性感染（laboratory associated infection）。一般认为从事微生物工作的科学家，如果以往是健康的，被所研究的微生物感染而发病，则属于实验室感染。如果与这位科学家在同一实验室工作，但并未从事微生物研究，或在同一座楼的其他房间工作，或只是到实验室来参观的人发生了感染，从患病者体内也分离到上述微生物，也属于实验室感染。

1886 年 Koch 报道了最早的 1 例霍乱的实验室感染，感染者是德国的一名学生，他在处理霍乱弧菌培养物时感染而后发生了霍乱[1]。1893 年发生了伤寒的第一例实验室感染。1899 年 Birt 和 Lamb 报道了第一次由布氏杆菌引起的实验室感染。1898 年 Riesman 报道了 1 例白喉的实验室感染。之后，相关报道不断增多。关于实验室感染的专题调查报告，最早见于 Sulkin 和 Pike 的调查，调查涉及美国约 5000 个实验室，包括国家和地方的卫生部门、医院、医学院校、兽医学校、研究所、商业的生物学实验室等，感染总数（包括文献报道）是 1342 例，但其中 1275 例发生在 1930 年以前，涉及 60 多种不同的微生物，其中细菌 27 种，病毒 22 种，立克次体 5 种，真菌 6 种，寄生虫 12 种，发病最多的是布氏杆菌病等 10 种疾病（表 1-3-1）。在 1342 例实验室感染者中，有 39 例死亡，死亡率为 2.9%。

表 1-3-1　1342 例实验室感染中发病最多的 10 种疾病

病种	发病例数	发病率（%）
布氏杆菌病	224	16.7
结核	153	11.4
Q 热	104	7.7
肝炎	95	7.1
土拉菌病	65	4.8
斑疹伤寒	64	4.8
伤寒	58	4.3
链球菌	58	4.3
球孢子菌病	49	3.7
鹦鹉热	44	3.3

Sulkin 于 1961 年的统计表明，实验室感染的总数增加到 2348 例，其中 107 例死亡。Pike 等于 1985 年做了更为广泛的调查，包括美国及其他国家的实验室感染，而且积累了 641 例其他感染的报道，并发现实验室感染中细菌与病毒感染的比例发生了变化，在 1930～1950 年的 20 年中，细菌感染者占 57%，病毒感染者占 20%，而 1950～1965 年，细菌感染者的比例下降到 30%，病毒感染者则上升到 39%，且病毒感染者的死亡率较高。

1976 年 Pike 统计了 3921 例实验室感染[3]，其中有 164 例死亡（占 4.1%）。涉及 164 种不同的微生物，其中细菌为 37 种，病毒为 90 种，衣原体 3 种，真菌 9 种，寄生虫 16 种。各种病原体所引起的实验室感染例数及死亡人数见表 1-3-2。

表 1-3-2　3921 例各种病原体实验室感染的死亡率

病原体	感染例数	死亡例数	死亡率（%）
细菌	1669	69	4.1
病毒	1049	54	5.1
立克次体	573	23	4.0
衣原体	128	10	7.8
真菌	353	5	1.4
寄生虫	115	2	1.7
未定种	34	1	2.9
合计	3921	164	4.2

引起实验室感染的病原体中最多的是细菌，其次是病毒。几种主要疾病的实验室感染应引起大家的重视。

1. 布氏杆菌病（以下简称布病）　是最常见的实验室感染的病种。本病有记载的实验室感染报告，距今已有 2 个世纪。1800 年以后，有关布病的实验室感染报道增多，感染例数最多的一次发生于美国密歇根州立大学的布鲁氏菌实验室，由羊布鲁氏菌引起，有多人被感染，1 人死亡。至 1978 年，据文献报道，共有 426 例布病的实验室感染。

2. 伤寒及其他沙门菌病　自 1803 年 Kisskalt 第一次报道伤寒病的实验室感染后，有关报道不断增多，至 1978 年共报道了 258 例，有 20 例死亡。其他沙门菌如鼠伤寒沙门菌、阿哥那沙门菌等也能引起实验室工作人员感染，至 1976 年共报道了 48 例。

3. 结核病　很久以前人们就注意到实验室工作人员有感染结核病的风险。1957 年 Reid 报道，在对英国 345 个实验室的调查中，发现 1940～1953 年，处理结核灶标本的技术人员其结核发病率，比实验室其他工作人员高 3 倍[4]。在法国也证实了类似事实，即在处理结核标本的实验室发生了结核的实验室感染，怀疑是由细菌气溶胶污染所致。Mikol 等发现在结核病医院工作的技术人员其结核病发病率是社会人群的 9 倍。Merger 发现在加拿大安大略省，实验室工作人员结核病的发病率是普通人群的 26 倍。这 2 个报道中虽然涉及人数较少，但是实验室工作人员的发病率，一般认为是普通人群的 2～9 倍。

4. 肝炎　是临床实验室中工作人员，尤其是生化和血液学实验室的工作人员，感染最多的一种疾病，其中感染乙肝者较为多见。有记载的第一次肝炎的实验室感染可能发生在 1931 年，1944 年后不断有新的病例报道。到 1976 年，Pike 共收集了 234 例肝炎的实验感染。

其他病原体引起的实验室感染还有多种，如土拉菌病、白喉、志贺菌病、脑炎、Q 热、斑疹伤寒等。

二、实验室感染的原因

由于每个实验室的工作性质不同，其接触传染性标本的机会也不相同，所以实验室工作人员感染的发生率也就不一样。临床实验室尤其是生物学实验室，每天要接收和处理大量的有传染性的临床标本，而且经常要将标本从一个容器移入另一容器，这与实验室工作人员发生实验室感染有很大关系。

常规微生物学实验技术操作均能产生潜在的感染源，并可能造成重大危害。大量的信息表明，几乎所有的常规细菌学和病毒学技术操作均能产生气溶胶。实验室使用浓缩的细菌悬液进行操作所产生的气溶胶，具有传播特性，对细菌培养物进行各种操作，包括将含细菌培养物倒出、用吸管吸入或移出、混合等操作，所产生的气溶胶可将细菌释放到空气之中。

Pike 报道了 3921 例实验室获得性感染，其中属于事故性的有 703 例，接触实验动物、处理临床标本或吸入含有致病菌的气溶胶等造成感染者也有报道（表 1-3-3）。在实验室感染的原因中，以事故和处理微生物标本最为常见。

表 1-3-3 实验室感染的原因[3]

种类	细菌	病毒	立克次体	真菌	衣原体	寄生虫	其他	合计
事故	378	174	45	33	14	38	21	703
动物和外部寄生虫	149	240	66	15	32	11	1	514
临床标本	90	175	2	1	0	19	0	287
使用玻璃器皿	34	10	2	0	0	0	0	46
尸体解剖	56	9	4	0	0	1	5	75
故意感染	14	1	0	0	0	4	0	19
气溶胶	101	92	217	88	22	2	0	522
处理临床标本	381	213	100	62	43	28	0	827
其他	7	1	7	0	1	0	0	16
不明或未记载	459	125	130	18	16	12	7	767
合计	1669	1040	573	217	128	115	34	3776

1. 因事故引起的感染 有许多关于实验室事故造成工作人员感染的报道。Welcker 于 1938 年报道了 1 例由于针刺皮肤而发生的钩端螺旋体病；1940 年 Helwig 报道了 1 例因感染鸡胚所致的事故性接种，引发了西方马型脑炎；1953 年 Borgen 报道了 1 例实验室工人因破碎的结核杆菌培养管割破手指而患结核病。类似报道很多，直到 1977 年 Emond 等还报道了一例实验室人员因小指刺破而导致 Ebola 病毒感染，发生了 Ebola 出血热[5]。在 Pike 报道的 703 例因事故所致实验室感染中，传染性液体的漏（溅）出、针头或注射器、破损玻璃或刀剪等器械割（刺）伤等所致感染占大多数（表 1-3-4）。

表 1-3-4 各种事故引起实验室感染的情况

种类	感染人数	感染率（%）
传染性液体漏出或溅出	188	26.7
针头或注射器刺伤	177	25.2
破损玻璃或刀剪割伤	112	15.9
动物咬伤或抓伤	95	13.5
口吸吸管	92	13.1
其他	39	5.6
合计	703	100.0

2. 气溶胶所致实验室工作人员的感染 实验证明，许多实验室技术操作，无论是手工操作还是机械性实验操作，均会产生不同大小微粒的气溶胶。例如，用火焰烧灼灭菌带有菌落的接种环、使用吸管稀释或混合菌液、注射器排气、将传染性液体由一个容器移入另一容器、使用离心机和振荡器、打开冻干培养物等操作，均可产生气溶胶。吸入含有病原体的气溶胶，就有引起感染的可能。因气溶胶引起的感染还有 Q 热、斑疹伤寒、委内瑞拉马脑炎、鹦鹉热等。

3. 口吸吸管和在实验室内饮食 口吸吸管造成实验室感染已为大家所熟知，但直到1977 年，据 Harrington 调查[6]，在英格兰和威尔士 352 个实验室中 85% 的实验室和苏格兰133 个实验室中 35% 的实验室，仍然允许口吸吸管。口吸吸管的危险性表现在：①吸入有传染性的液体或气溶液，可污染口腔，用手指尖按压吸管上口时也会造成污染，可进一步污染口腔；②使用吸管可污染环境，如空气、工作台或器械；③吸管破损后可能会刺破工作人员的皮肤而引起感染。

在实验室内尤其是微生物实验室都规定禁止进餐、饮水或吸烟，但往往不能被认真执行，因此，仍有因在实验室内进餐而发生感染的报道。因吸烟发生实验室感染的报道较少，1931年 Lubarch 报道了一位从事炭疽工作的实验室工作人员，因工作中吸烟而发生了感染。

4. 实验动物咬伤或抓伤 因频繁与实验动物接触，实验室工作人员常可被其咬伤或抓伤而引起感染。1976 年 Pike 报道的 703 例实验室事故造成的感染中，95 例是由实验动物及其体外寄生虫所致。因此，对实验动物也必须十分重视，应采取相应措施，减少由此引起的感染。

三、加强实验室管理，降低实验室感染的发生率

为控制或减少实验室感染，实验室管理人员及技术人员必须加强实验室管理，采取各种预防或控制措施，制定各项规章制度，并且所有人员必须严格遵守。同时也应认识到，除管理人员和技术人员外，设备维修工人、清洁工人、在实验室上课的学生、出入实验室的其他人员及工作人员、家属等，也都有被感染的危险性。因此，必须管理好实验室，杜绝实验室感染。为此，必须做好以下几项工作。

1. 严格遵守实验室规则 实验室规则是实验室工作顺利进行和工作人员安全的重要保证。对于规则的每项条款，每一名工作人员必须理解、熟记和严格执行，尤其要注意防护用品的使用、器具的性能及应用、污染物的处理等。还必须严格遵守不在实验室内进餐、饮水或吸烟。

2. 实验室设计及设备使用 实验室设计必须考虑到微生物实验室可产生大量气溶胶；每日处理大量的和（或）高浓度的微生物，要避免受到啮齿动物和昆虫的侵扰等情况，要结合每个单位的工作特点合理设计。实验室空调最好单独安装，如使用循环式全楼空调，作为负压系统，其排气管道要安装 HEPA 过滤器。实验室的门、窗要保持关闭。

对于实验室的设备，如高压灭菌器、干燥箱、恒温箱、冰箱、生物安全柜等，必须经常检查其质量，均应按操作规程使用。

对于生物安全柜，应仔细检查滤器四周有无漏气，如有渗漏应立即更换。为安全起见，大部分操作均应在安全柜内进行，即使是标本少的抗酸菌及真菌检查也必须在安全柜内进行。使用时应注意：①安全柜内的器具和物品尽量要少；②在安全柜内不要使用本生灯，因其产生的热不仅影响气流，还易烧毁滤器，可使用电微型焚化炉或一次性的塑料接种环；③工作台面使用前、后均应以消毒液擦拭；④工作结束后，安全柜至少排风 15 分钟。

3. 安全操作 送至临床实验室的标本，都应认为是有传染性的，故从接收标本到处理标本的全过程，均应注意无菌操作。盛放标本的容器必须不渗、不漏、不溢，采集后要及时运送。许多标本的接种、培养应在生物安全柜内进行。注意使用注射器、吸管和滴管，在分离血清、开启冻干菌种等操作时均应注意安全操作。

4. 实验室污染事故的处理 包括传染性液体渗漏、溅泼在台面或地面的处理，事故性刺伤、划伤或擦伤的处理，误服微生物悬液的处理，离心时离心管破碎的处理及气溶胶污染室内空气的处理等，均应按要求进行。

5. 对实验室工作人员进行安全教育 使实验室感染降低到最低限度。

参 考 文 献

[1] Collins CH. Laboratory-acquired infections. London：Butter-worth&Co Ltd，1983.

[2] Salkin SE. Laboratory-acquired infections. JAMA，1951，147：1740-1745.

[3] Pike RM. Laboratory-associated infections. Health Laboratory Science，1976，13：105-114.

[4] Reid DD，The incidence of tuberculosis among workers：in medical laboratory. British Medical Journal，1957，2：10-14.

[5] Emond RTD，A case of Ebola virus infection，British Medical Journal，1977，2：541-544.

[6] Harrington JM，Shannon HS. Survey of safety and health care in British medical laboratory. British Medical Journal，1977，1：626-628.

第四节　临床微生物学家在感染管理中的作用

　　临床微生物学家不仅要直接参与医院内感染的监测、控制和预防，还要指导有关控制医院内各种感染的计划和措施的制定与实施。由于微生物学研究人员，尤其是临床微生物学家熟知引起各种感染性疾病的微生物和传播途径，因此在某些医院，他们还起着感染管理医师的作用，必要时可以作为临床医师的顾问，指出患者所感染的微生物对药物的敏感谱型和帮助医师选择适当的药物进行治疗。可以说，临床微生物学家在医院感染管理中承担着必不可少的职责。

一、生物安全是临床微生物实验室的首要任务

　　医院设立临床微生物实验室必须达到生物安全实验室的要求，必须要保障人员安全、环境安全和样品安全。

　　实验室感染的途径：

　　1. 吸入含病原体的气溶胶 能引起气溶胶的操作或事故包括离心、溢出或溅洒、混合、混旋、研磨、超声，以及开瓶时两个界面的分离等。

　　2. 摄入病原体 能够造成经口摄入病原体的操作或事故包括在实验室口吸吸管、液体溅入口中、进餐、饮水、吸烟、将手指放入口中（如咬指甲）等。

3. 由皮下或黏膜透入　见于含传染源的液体溢出或溅洒在皮肤或黏膜上；皮肤或黏膜接触污染的表面或污染物；通过从手到脸的动作造成（如摘戴眼镜等）。

4. 意外接种　见于被污染的针尖刺伤、被刀片或碎玻璃片割伤、动物或昆虫的咬伤或抓伤等。

随着科技进步和生物技术的迅猛发展，目前生物安全问题已经成为影响国家乃至世界政治、经济、安全与和平的大命题。病原微生物实验室的生物安全是指避免危险生物因子造成实验室人员暴露、向实验室外扩散并导致危害的综合措施，以防止实验人员感染和防止感染因子外泄而污染环境。

鉴于形势发展的需要，近年来国际上又将生物安全的概念提升到生物安全保障，即单位和个人为防止病原体或毒素丢失、被窃、滥用、转移或有意释放而采取的安全措施，以避免因微生物资源的不适当使用而危及公共卫生。

2003 年 SARS 疫情过后，我国加强了对实验室安全的管理力度。卫生部于 2003 年 10 月开始组建国家 SARS 相关样本资源库和病毒毒株库，指定有关单位对全国 SARS 毒株和相关样本进行集中保管，使得分散在全国多家科研机构的万余份样本和百余株毒株得以统一封存保管，这种大范围的病原微生物及相关样本收集保藏工作在我国尚属首次，为避免实验室感染事件的发生做到了"未雨绸缪"。

由国务院颁布实施的《病原微生物实验室生物安全管理条例》（中华人民共和国国务院令第 424 号），详细阐述了病原微生物的分类管理原则，即根据其传染性、感染后对个体或群体的危害程度分为四类，特别明确第一、二类病原微生物为高致病性病原微生物；强调了采集、运输高致病性病原微生物菌（毒）种或样本的条件、包装要求和批准程序；根据实验室对病原微生物的生物安全防护水平，将实验室分为一级、二级、三级和四级。

同时，条例首次提出从事高致病性病原微生物实验活动的三级、四级实验室必须进行实验室生物安全认可和取得高致病性病原微生物实验活动资格证书的强制性规定；明确了实验室生物安全监管职责，为责任追究提供了法律依据，标志着我国实验室生物安全管理和实验室生物安全认可工作步入科学、规范和发展的新阶段。

根据上述要求，各级医院的微生物实验室，必须按生物安全的各项要求一丝不苟地认真执行。

二、积极组建医院感染管理委员会

医院感染管理委员会由医院院长、医务科长、内科主任、外科主任、护理部主任、感染管理医师、流行病学家及微生物学家等人员组成[1]。

在一般的医院，感染管理委员会中的绝大多数成员，不具备临床微生物学方面的知识与理论，虽然有些人受过这方面的教育与训练，但因长期不接触也会逐渐生疏，同时还有知识更新的问题。为此，对于感染管理委员会的成员，必要时进行微生物学方面的知识更新和经常的培训，对感染管理工作是十分有益的。有时从微生物实验室所得到的培养结果，对有效地控制感染会起到决定性的作用。微生物实验室工作的好坏，直接影响医院内感染病原菌的鉴定。而分离病原菌的基本技术、种属的鉴定和抗生素敏感试验等，都应由微生物学家提交感染管理委员会作出评价。这就要求感染管理委员会人员具备一定的微生物学知识。这种评价的目的，不是使感染管理委员会的人员成为熟练的实验室工作人员，而是要求其对微生物学实验室的有关程序和实践、对医院内各种感染的微生物、对于鉴定致病菌试验操作的准确性及试验结果的确切价值能够做到心中有数。

三、正确鉴定各种感染中存在的微生物

微生物实验室在追踪医院内微生物动向方面的任何情报，对判断医院内感染都是有用的。微生物学家分离、鉴定与感染有关微生物的能力，对于控制每位患者的感染都有决定性的意义[2]。对于流行病学家来说，实验室培养出来的阳性结果，只有能反映患者所在部位的感染才有意义。但由于标本的采集或运送不当，从实验室得出的结果可能因发生污染而检测不到真正的致病菌。例如，从患者的深部伤口或脓肿部位未能分离出致病菌；或从可能为厌氧菌感染的标本中进行革兰氏染色而未找到细菌，这可能是由于厌氧运送培养基不当，或在运送标本中延误了时间，或标本保存不当，或分离厌氧菌的技术不当。

实验室必须监测标本的质量，与病房的医生和护士密切合作，使标本的污染减少到最低限度。从临床标本中分离出可能为污染菌的频度，可以反映标本收集的质量。例如，痰涂片找抗酸菌，对其出现的假阳性做定期评价，可能会发现痰标本收集及处理所存在的问题。

标本送达实验室时对其进行评价是使标本采集质量不断提高的最佳方式。如果此时指出标本采集不当，既不会发生错误的报告，也不会使临床医生或流行病学家因错误报告而作出错误判断。

院内感染中判断一种细菌是否为致病菌往往是困难的。当前院内感染的病原主要是需氧的革兰氏阴性杆菌[3]。此外，病毒（如轮状病毒）、真菌（尤其是念珠菌及其他酵母样菌）和寄生虫（如卡氏肺囊虫等），均被证明是院内感染的重要病原菌。

感染管理人员通过调查来证明一种微生物在患者之间传播，必须通过实验室的工作，将这种微生物鉴定到种的水平。例如，鉴定一个分离物为洋葱假单胞菌（*Pseudomonas cepacia*），这对于流行病学家是有帮助的。因为这种细菌常通过污染医院的水或其他溶液而引起疾病或假性流行。相反，如果仅鉴定为假单胞菌属，价值就不大。如果对细菌不能鉴定到种的水平，就不能做流行病学分析，故流行病学家要求实验室对大多数微生物鉴定到种的水平。根据每个实验室的条件最低应能鉴定革兰氏阳性球菌和革兰氏阴性需氧杆菌到种的水平，以为处理医院内感染问题提供有用的信息。

正确地进行药物敏感试验，必须用纸片扩散法或琼脂稀释法进行检测，其中纸片扩散法要根据致病菌的种类，使用 Mueller-Hinton 琼脂（M-H 琼脂）平板或加血液的 M-H 琼脂培养基，同时还要选择含药纸片，将致病菌菌株按 0.5 麦氏标准制成菌液，用无菌棉拭

子醮取菌液并在试管旋转紧压，在 M-H 琼脂平板上均匀涂布接种 3 次，保证接种菌均匀分布，然后贴上药敏纸片，于 35℃培养 18～24 小时，观察药敏试验结果，并将结果立即向经治医师报告。

四、抓好实验室的各项技术操作的质量

许多院内感染的假性暴发，追查到最后，其原因大多是不规范的微生物试验操作。例如，对凝固酶试验结果观察不正确，将凝固酶阴性的葡萄球菌错误地鉴定为凝固酶阳性的金黄色葡萄球菌而发生金黄色葡萄球菌感染的"假性暴发"。如果能采取适当的质量控制，就能避免此类问题。实验室记录是监测医院内感染的重要工具。80%以上的感染可能是通过评价微生物学实验室的阳性结果而确定的。因此，感染管理人员从临床上取得的资料必须结合实验室的资料，才能成为进一步监测的重要基础，也必须以临床和实验室所得的资料来推算医院感染的发病率。

同时，实验室必须为提高有关医院感染细菌的检出率和细菌鉴定的正确率[4, 5]而增加实验室的试验种类，并不断提高技术水平，以利于有效地控制院内感染。例如，将半定量的方法用于静脉导管的培养，能帮助鉴别是由于拔管时污染，还是真正因使用静脉导管而引起的感染，这种技术所提供的信息，对于感染管理人员评价是否存在院内感染有相当大的帮助作用。

在准确鉴定医院感染致病菌的同时，还必须做好致病菌对药物的敏感试验，这一点非常重要，也就是确定了致病菌感染，必须要进行有效的治疗，而只有做好药敏试验，对患者的治疗才能有效。

临床微生物学家应经常对实验室所用的仪器、设备及操作方法进行评价，这对于保证各项实验室技术操作的质量是很关键的一环。实验室的培养基、试剂等，也要定期进行评价。因为每一项疏忽都会导致错误的鉴定。例如，盛放脑脊液的试管被布氏菌污染，当进行革兰氏染色镜检时发现有细菌，就可导致医院内脑膜炎的"假性暴发"。这种"假性流行"在实验室培养或染色结果与临床或流行病学指征不符时必须考虑在内。此外，微生物学家还要指导各种感染的致病菌对抗生素的敏感试验，这对于某些感染性疾病（如败血症等）患者的治疗有一定的指导作用。只要敏感谱是稳定的，敏感试验就具有指导作用。实验室的微生物学家还应定期向感染管理委员会提供敏感谱型总结。

五、做好感染调查工作

对于暴发的院内感染必须尽快处理。微生物实验室在感染发生的开始乃至流行的全过程都要进行感染调查工作。微生物学家对其所在医院过去经常发生的感染类型应作出应急计划，以应对临时发生的感染的暴发流行。对院内感染暴发的调查，不仅要对从患者标本

中分离的细菌进行分离与鉴定，也应对可能寄居暴发菌株的工作人员，乃至环境标本中的细菌进行分离培养与鉴定，以调查感染来源。这种调查需要微生物学实验室做大量的致病菌培养检查，也需要专门的技术及材料来帮助完成这项工作，如对沙门菌带菌者的检查[6]，就需要增菌及选择培养基，以及生化和血清学检查技术及相关试剂等。

对于医院内发生的各种感染，每一个问题都要认真对待，如曾发现野油菜黄单胞菌引起笔者所在医院患者感染，由于这种细菌少见，开始笔者也并不认识，但经过多方面努力，最终鉴定为野油菜黄单胞菌[7]，为首次报道。此外，笔者还发现了潘氏变形杆菌[8]。对于发生的任何致病菌感染，必须采取有效的控制措施，对所出现的问题及其原因加以估计和讨论，没有对所涉及微生物的快速鉴定和报告，其控制措施就不能做到合理设计，也不能很好地完成。甚至在没有发生感染暴发的情况下，微生物学和免疫学报告，都可成为将来流行病学调查的基础。通常这种调查也需要其他有关信息，如患者的病情、诊断及治疗操作等。综合这些资料并加以分析，对于制定控制感染措施大有好处。

流行病学家有时怀疑一群院内感染的微生物为同一来源，调查这一群菌株是相同还是不同的，通常用常规的生化试验和对常用抗生素的敏感谱型[9, 10]。然而在医院内遇到的某些细菌，如金黄色葡萄球菌或肺炎克雷伯菌等，它们的常规生化反应可能是相同的，但如果用另外一些方法，就可将同一个种分成许多不同的型别，这在感染的流行病学上有重要的意义。例如，生化分型（又称生物分型）、噬菌体分型、血清学分型可用于许多革兰氏阴性杆菌，尤其是沙门菌的分型。又如铜绿假单胞菌的细菌素分型，对同一血清型的铜绿假单胞菌，可用噬菌体和细菌素将其进一步分型；其他分型方法，如质粒分析、酶或标记蛋白等，在院内感染中偶尔也会应用。

以上论述了临床微生物学家及微生物学实验室在防止和控制医院内各种感染中的地位和作用，提示我们必须重视人员素质的培养、业务水平的提高，以及实验室设备的完善等。将要点归纳如下：

（1）医院领导要重视临床微生物学实验室的发展和建设，使实验室的工作适应临床医学发展需要，发挥临床微生物学家在控制、监测各种感染中的作用。

（2）不断提高临床微生物学家和专业人员的技术水平，不断扩大从事临床微生物学的人员队伍。

（3）保证临床微生物学家的基本工作条件，增加现代化的设备、仪器，以利于开展工作，更好地完成监测和控制医院内发生的各种感染中的任务。

参 考 文 献

[1] 刘振声，金大鹏，陈增辉. 医院感染管理学. 北京：军事医学科学出版社，2000.

[2] 李仲兴，郑家齐，李家宏. 诊断细菌学. 香港：黄河文化出版社，1992.

[3] Murray PR. Manual of Clinical Microbiology. 7th ed. Washington：American Society of Microbiology，1999.

[4] Holt JG，Krieg NR，Sneath PA. Bergey's Manual of Determinative Bacteriology. 9th ed. Baltimore：Williams & Wilkins，1994.

[5] Murray PR，Baron EJ，Pfaller MA, et al. Manual of Clinical Microbiology. 7th ed. Washington：American Society of Microbiology Press，1999.

[6] 李仲兴，边占水，岳云升，等. 一起由婴儿沙门氏菌引起新生儿腹泻爆发流行的细菌学调查. 中华医学检验杂志，1988，11（6）：356-357.

[7] Li ZX，Bian ZS，Zheng HP，et al. First isolation of *Xanthomonas campestris* from the blood of a Chinese woman. Chin Med J，1990，103（5）：435-439.

[8] 李仲兴，王秀华，边占水，等. 国内首次从硬膜外脓肿患者脓汁中分离出潘氏变形杆菌. 中华医学检验杂志，1990，13（2）：99-101.

[9] 申正义，田德英. 医院感染病学. 北京：中国医药科技出版社，2007.

[10] Bartlett RC. Control of hospital-associated infection. Prog Clin Pathol，1972，4：259-282.

（李仲兴　赵建宏　强翠欣）

第二篇

革兰氏阳性球菌感染及检测

第二章　凝固酶阳性葡萄球菌感染及检测

第一节　金黄色葡萄球菌

金黄色葡萄球菌（简称金葡菌）在许多著作中均有详细介绍，有关其生物学特性此处不再赘述。金葡菌厌氧亚种（*Staphylococcus aureus* subsp. *anaerobius*）是 1985 年由 Fuente 等[1]首次报道的，为引起羊脓肿病的致病菌。

此菌为直径 0.8～1.0μm 的革兰氏阳性球菌，可单个、成对存在，或呈葡萄状排列。在初次分离培养时，需要在培养基中加入血液、血清或卵黄，而且需要在微需氧或厌氧环境中进行培养。在血琼脂平板上经 2 天培养可形成 1～3mm 的菌落。不产生色素，在 Dorset 鸡蛋培养基上可形成 4～6mm 的菌落。经几次传代后，在有氧环境中能在固体培养基上生长，但生长很弱。所有菌株均能在含有 10% NaCl 的培养基中生长，在 15% NaCl 培养基上，85%的菌株不生长。在 20℃或 45℃不生长，最适生长温度是 30～40℃。所有菌株触酶和氧化酶阴性，此菌产生凝固酶（试管法，3～8 小时阳性），凝集因子阴性，耐热核酸酶和不耐热核酸酶阳性。能在羊、牛、兔和人血琼脂平板上生长，可产生溶血素，形成较大的溶血环。不发酵甘露醇，不能还原硝酸盐，VP 试验阴性。

金葡菌厌氧亚种能分解葡萄糖、果糖、麦芽糖和蔗糖而产酸。不分解半乳糖、甘露糖、鼠李糖、木糖、阿拉伯糖、乳糖、海藻糖、纤维二糖、蜜二糖、龙胆二糖、松三糖、棉子糖、肌醇、山梨醇和水杨素。菌株有很强的明胶酶活性，但对吐温 80 阴性，葡萄球菌激酶、透明质酸酶阳性，能还原亚碲酸盐。

参 考 文 献

[1] de la Fuente R, Suarez G, Schleifer KH. *Staphylococcus aureus* subsp. *Anaerobius* subsp. Nov., the causal agent of abscess disease of sheep. Int J Syst Bact, 1985, 35（1）: 99-102.

第二节　中间葡萄球菌

凝固酶阳性的葡萄球菌除金葡菌（有两个亚种）以外，还有中间葡萄球菌、假中间葡萄球菌、猪葡萄球菌、水獭葡萄球菌、施氏葡萄球菌亚种和海豚葡萄球菌。

中间葡萄球菌（*Staphylococcus intermedius*）是 1976 年由 Hajek[1]首次报道的从动物中分离的一种凝固酶阳性的葡萄球菌。

一、生物学特性

中间葡萄球菌是直径为 0.8～1.5μm、无动力、无芽孢的革兰氏阳性球菌，在普通琼脂平板上形成直径 5～6.5mm 的圆形、边缘整齐、光滑型的灰白色菌落，不产生色素，兼性厌氧，触酶阳性，凝固酶（用兔血浆或牛血浆）阳性（100%），在有氧条件下可分解葡萄糖、半乳糖、果糖、甘露糖、蔗糖、蕈糖和甘油，86% 的菌株分解甘露醇和乳糖而产酸，不分解阿拉伯糖、麦芽糖和木糖。VP 试验阴性，甲基红试验（MR 试验）阳性，β-半乳糖苷酶试验（ONPG 试验）阳性（100%）。能还原硝酸盐。酸性及碱性磷酸酶阳性，76%的菌株水解精氨酸，不水解七叶苷，94%的菌株产生明胶酶和尿素酶，耐热核酸酶阳性，在 0～12.5% 的 NaCl 琼脂平板上生长良好，在 45℃也能生长。其 DNA 的 G+C 含量为 31.4～36.1mol%。

2001 年 Werckenthin 等[2]报道了英国、美国和丹麦分离的中间葡萄球菌对抗菌药物的耐药，其结果见表 2-2-1。

表 2-2-1　中间葡萄球菌耐药菌株数量及对抗菌药物的耐药率

抗菌药物	美国，1986（197 株）	英国，1992（96 株）	美国/英国，1992（116 株）	丹麦，1995（50 株）
四环素	104（52.8）	50（52.1）	35（30.0）	10（20.0）
青霉素	163（82.7）	77（80.2）		30（60.0）
红霉素	52（26.4）	9（9.4）	15（12.9）	
林可/克林霉素	49（24.9）		15（12.9）	
链霉素		6（6.3）	27（23.3）	
庆大霉素	0		1（0.9）	
磺胺类/甲氧苄啶（TMP）	17（8.6）			0
恩氟沙星				0
氯霉素	21（10.7）		7（6.0）	8（16.0）

注：括号内数字为耐药百分率（%）。

1989 年 Talan 等[3]从犬的齿龈拭子标本中分离出 53 株中间葡萄球菌，并对其进行了体外抗生素敏感试验，发现中间葡萄球菌对阿莫西林/棒酸、头孢曲松、头孢噻肟、庆大霉素和万古霉素 100%敏感，对青霉素的敏感率为 72%，对氯霉素和克林霉素的敏感率为 98%。

二、中间葡萄球菌与人类感染

中间葡萄球菌（*S. intermedius*）以前被认为是动物的致病菌。1989 年 Talan 等[4]报道，从被犬咬伤的人的感染伤口中可分离到中间葡萄球菌，但此菌是否也能像金葡菌一样，在人体某一部位定植，进而感染开放的伤口尚不清楚。研究检查了 144 名兽医学院工作人员（年龄 18～66 岁），其中 61 人为男性（占 43%），99 名志愿者每天与犬接触，19 人每周与犬接触 2～3 次，14 人每周接触犬 1 次，8 人每个月与犬接触 1 次，4 人与犬不定期接触。所有志愿者与犬接触时间均在 1 年以上，90 名志愿者将犬作为宠物，有 72 人被犬舔过脸。但经鼻咽拭子培养，仅从 1 人标本中培养出中间葡萄球菌（占 0.7%），而 30 名志愿者却携带金葡菌。结果表明，中间葡萄球菌是真正的动物机会致病菌。

1989 年 Talan 等[5]报道了 3 例经犬咬后而被中间葡萄球菌所感染的病例。中间葡萄球菌是犬齿龈的优势菌群（占 39%），因此人被犬咬伤后特别容易被中间葡萄球菌所感染。

病例 1： 患者，45 岁，男性，其右手被德国牧羊犬咬伤，24 小时后，将咬伤部位用肥皂水、酒精、碘酒进行清洗和消毒，右手红肿，活动时疼痛。检查患者不发热，右手中指有两个达皮下组织的伤口，但未伤及肌腱、关节和骨骼。伤口有脓性分泌物，附近淋巴结不肿大，白细胞（WBC）计数为 $12.9×10^9$/L。伤口细菌培养有中间葡萄球菌生长，此菌对青霉素耐药。患者口服阿莫西林/棒酸，500mg/d，分 3 次，连用 10 天后痊愈。

病例 2： 患者，20 岁，男性，于 24 小时前被犬咬伤左手拇指、左侧大腿和右前臂。患者用水清洗伤口，活动时拇指疼痛。查体：患者左手拇指有长为 2.5cm 的伤口，已达皮下组织，但未伤及肌腱、关节和骨骼。周围皮肤红肿，无分泌物，左手拇指、左侧大腿和右前臂有几处刺伤，无感染征象。伤口细菌培养有中间葡萄球菌生长，同时还培养出卡他布兰汉菌等其他细菌，中间葡萄球菌对青霉素敏感。患者口服青霉素 V 钾 500mg/d，每天 4 次，连用 5 天，左手拇指于被咬伤 3 天后其蜂窝织炎消退，其他伤口也相继痊愈。

病例 3： 患者，34 岁，女性，2 小时前被德国牧羊犬咬伤右前臂，患者用肥皂水清洗伤口，伤口疼痛。检查患者不发热，在右前臂有长为 5.0cm 和 2.5cm 的伤口，已延伸到皮下组织，无感染征象。伤口细菌培养有中间葡萄球菌生长，还有其他链球菌和凝固酶阴性葡萄球菌生长，但都对青霉素敏感。患者用青霉素 V 钾 250mg/d，每天 4 次，连用 5 天。在被咬伤 3 天后，伤口红肿，有分泌物排出。无淋巴结肿大。暴露伤口，继续用青霉素治疗而痊愈。

2000 年 Tanner 等[6]报道从 1 名 38 岁患外耳道炎妇女的外耳道脓液中分离到了中间葡萄球菌，这一中间葡萄球菌感染的病例不是被犬咬后而发生的感染。

三、分离培养与鉴定

可根据患者的临床情况及标本的类型来选择培养基进行接种，同时要进行涂片，行革兰氏染色，观察细菌形态。如为革兰氏阳性葡萄球菌，可根据培养及生化特性与相关菌属进行鉴别，确定为中间葡萄球菌后，再做凝固酶试验，如凝固酶阳性，即可与凝固酶阳性的其他葡萄球菌按表 2-2-2 进行鉴别后定种。

表 2-2-2　中间葡萄球菌与其他凝固酶阳性葡萄球菌的鉴别

	中间葡萄球菌	金葡菌	金葡菌厌氧亚种	猪葡萄球菌
需氧生长	+	+	W 或 –	+
凝固酶	+	+	+	D
凝集因子	D	+	–	–
耐热核酸酶	+	+	+	+
溶血素	+	+	+	–
甘露醇发酵（厌氧）	–	+	–	–
产生透明质酸酶	–	+	+	+
VP 试验	–	+	–	–
硝酸盐还原	+	+	+	+
吐温 80 水解	+	d	–	+
色素产生	–	+	–	–
磷酸酶活性	+	+	+	+
麦芽糖产酸	–	+	+	–
半乳糖产酸	+	+	–	+
甘露糖产酸	+	+	–	+
海藻糖产酸	+	+	–	+

注：+，阳性；–，阴性；d，D，不同的反应；W，生长缓慢。

1981 年 Phillips 和 Kloos[7]利用几种简单的生化试验对中间葡萄球菌与猪葡萄球菌等凝固酶阳性葡萄球菌进行鉴别，方法简单，操作方便，基层医院可根据条件选择鉴别方法（表 2-2-3）。

表 2-2-3　凝固酶阳性葡萄球菌的鉴别

	试管凝固酶	菌落色素	麦芽糖（需氧产酸）	1%麦芽糖（紫琼脂基础培养基）*
金葡菌	+	+	+	NA
中间葡萄球菌	+	–	±	浅黄色，黄绿色
猪葡萄球菌	+	–	–	紫色

注：*紫琼脂基础培养基：含溴甲酚紫的无菌琼脂基础培养基中加 1%麦芽糖。+，阳性；±，弱阳性；–，阴性；NA，无资料。

参 考 文 献

[1] Hajek V. Staphylococcus intermedius，a new species isolated from animals. Int J Syst Bacteriol，1976，26：401-408.

[2] Werckenthin C，Cardoso M，Martel J，et al. Antimicrobial resistance in staphylococci from animals with particular reference to bovine *Staphylococcus aureus*，porcine *Staphylococcus hyicus*，and canine *Staphylococcus intermedius*. Vet Res，2001，32：341-362.

[3] Talan DA，Staatz D，Staatz A，et al. *Staphylococcus intermedius* in canine gingiva and canine-inflicted human wound infections：

laboratory characterization of a newly recognized zoonotic pathogen. J Clin Microbiol，1989，27（1）：78-81.

[4] Talan DA，Staatz D，Staatz A，et al. Frequency of *Staphylococcus intermedius* as human nasopharyngeal flora. J Clin Microbiol，1989，27（10）：2393.

[5] Talan DA，Goldstein EJC，Staatz D，et al. *Staphylococcus intermedius*：clinical presentation of a new human dog bite pathogen. An Emerg Med，1989，18（4）：410-413.

[6] Tanner MA，Everett CL，Youvan DC. Molecular phylogenetic evidence for noninvasive zoonotic transmission of *Staphylococcus intermedius* from a canine pet to a human. J Clin Microbiol，2000，38（4）：1628-1631.

[7] Phillips WE，Kloos VE. Identification of coagulase-positive *Staphylococcus intermedius* and *Staphylococcus hyicus* subsp. *hyicus* isolates from veterinary clinical specimens. J Clin Microbiol，1981，14（6）：671-673.

第三节 猪葡萄球菌

一、分类及生物学特性

猪葡萄球菌于 1950 年由 Sompolinsky 首次报道，是从猪的表皮分泌物中分离而来，后来 Sompolinsky 将其命名为猪微球菌（*Micrococcus hyicus*）。1955 年 Evans 等在进一步确定葡萄球菌属和微球菌属时，发现猪微球菌不是微球菌属的成员。1963 年 Baird-Parker[1] 在检查猪微球菌时，发现此菌的特性与葡萄球菌第 Ⅲ 亚群相同，然而他们并未提出改进意见，仍然采用猪微球菌这一名称。1974 年《Bergey 鉴定细菌学手册》（第 8 版）[2]将其列入表皮葡萄球菌的生物 2 型。

1978 年 Devriese 等[3]将 168 株猪葡萄球菌进行分类研究，其中 132 株不产色素，但产生耐热核酸酶，将其分类为猪葡萄球菌猪亚种（*Staphylococcus hyicus* subsp. *hyicus*），其余 36 株产色素菌株分类为猪葡萄球菌产色亚种（*S. hyicus* subsp. *chromogenes*）。1986 年 Hajek 等[4]建议，将猪葡萄球菌产色亚种上升到种的水平，成为一个独立的种，即产色葡萄球菌（*S. chromogens*）。

1. 猪葡萄球菌猪亚种[5] 即猪葡萄球菌，直径为 0.6～1.3μm，无动力、无芽孢的革兰氏阳性球菌，在固体培养基上可形成直径为 3～5mm 的菌落，不溶血，触酶阳性，在有氧及厌氧条件下均能生长，在 10%氯化钠肉汤和在 15℃均能生长，VP 试验阴性，产生明胶酶，硝酸盐还原阳性。该菌分解蔗糖、海藻糖、α-乳糖、D-半乳糖、β-D-果糖、D-核糖和甘露糖产酸，不分解 L-阿拉伯糖、D-木糖、阿东醇、D-纤维二糖、D-岩藻糖、棉子糖、水杨素、麦芽糖、D-甘露醇、β-龙胆二糖、来苏糖、蜜二糖、松二糖、山梨醇、山梨糖和木糖。不水解七叶苷。可产生碱性磷酸酶和精氨酸双水解酶，DNA 酶阳性，耐热核酸酶阳性。其他特性见表 2-3-1。

2. 猪葡萄球菌产色亚种 即产色葡萄球菌，为直径 0.7～1.3μm 的革兰氏阳性球菌，成对、四联状或葡萄状排列，无动力，不形成芽孢，在琼脂平板上可形成 3～5mm 的菌落。其他生化特性见表 2-3-1。

表 2-3-1 猪葡萄球菌与产色葡萄球菌的鉴别

	猪葡萄球菌	产色葡萄球菌
凝固酶（兔血浆）	V	−
溶血（兔、牛、羊血琼脂）	−	−
色素产生	−	+
溶纤维蛋白酶产生	+	−
马尿酸水解	+	+
精氨酸水解酶	+	+
透明质酸酶	+	−
吐温 80、吐温 85 水解	+	−
耐热核酸酶	+	弱
尿素酶	−	+
产酸		
核糖	+	+
果糖	+	+
乳糖	+	+
半乳糖	+	+
蕈糖	+	+
甘油	−	+
麦芽糖	−	−
甘露醇	−	−
松二糖	−	−

注：+，阳性；−，阴性；V，反应不定。

二、对抗菌药物的敏感性

1994 年 Wegener 等[6]对从幼猪表皮炎分泌物中分离的 100 株猪葡萄球菌进行了 13 种抗菌药物的敏感性测定，结果表明新生霉素的抗菌效果最好，其他抗生素对猪葡萄球菌的抗菌效果见表 2-3-2。

表 2-3-2 100 株猪葡萄球菌对 13 种抗菌药物的敏感性（单位：μg/ml）

	MIC_{50}	MIC_{90}	MIC 众数	MIC 范围
磺胺嘧啶/TMP[a]	>64.0	>64.0	>64.0	2.0～>64.0
磺胺嘧啶/TMP[b]	0.03	0.06	0.03	0.015～0.25
新生霉素	≤0.06	≤0.06	≤0.06	≤0.06～8.0
氨苄西林	0.25	0.5	0.25	≤0.03～2.0

续表

	MIC$_{50}$	MIC$_{90}$	MIC 众数	MIC 范围
四环素	0.25	>32.0	0.25	0.13～>32
头孢噻呋	1.0	1.0	1.0	0.13～1.0
恩氟沙星	0.13	0.25	0.13	0.13～0.5
红霉素	0.5	>32.0	0.5	0.25～>32
林可霉素	1.0	>64.0	>64.0	0.25～>64.0
大观霉素	64.0	>128.0	64.0	32.0～>128.0
林可霉素/大观霉素（1：2）	4.0	16.0	2.0	0.5～>64.0
林可霉素/大观霉素（1：8）	0.25	4.0	0.25	0.06～>16.0
链霉素	4.0	>64.0	2.0	1.0～>64.0

注：a 用未加胸腺嘧啶脱氧核苷磷酸化酶的 M-H 肉汤做试验；b 用加胸腺嘧啶脱氧核苷磷酸化酶（200U/L）的 M-H 肉汤做试验。

2001 年 Werckenthin 等[7]报道了英国、德国和丹麦分离的猪葡萄球菌对抗菌药物的耐药，其结果见表 2-3-3。

表 2-3-3　猪葡萄球菌菌株数量和对抗菌药物的耐药率

抗菌药物	英国，1988（37 株）	德国，1989（32 株）	丹麦，1992（100 株）	丹麦，1997（90 株）	德国，1997（34～71 株）
四环素	15（40.5）	21（65.6）	47（47.0）	26（28.9）	46（66.7）
青霉素	12（32.4）	8（25.0）	44（44.0）	56（62.2）	42（59.2）
红霉素	4（10.8）	1（3.1）	59（59.0）	57（63.3）	27（41.5）
林可霉素/克林霉素	4（10.8）	1（3.1）	59（59.0）	59（65.6）	37（59.7）
链霉素	19（51.4）	14（43.8）	56（56.0）	41（45.6）	32（68.1）
庆大霉素	0		0	0	27（39.7）
卡那霉素		1（3.1）	15（15.0）		18（51.4）
磺胺		32（100）		23（25.6）	22（57.9）
磺胺/TMP			0		18（26.5）
恩氟沙星			0	5（5.6）	9（13.2）
氯霉素	0	3（9.4）	0		3（8.8）

注：括号内数字为耐药百分率（%）。

三、猪葡萄球菌感染

猪葡萄球菌可引起各种动物包括猪、牛和马等的感染。1980 年 Phillips 等报道从患败血性多发性关节炎的猪体内分离出了猪葡萄球菌猪亚种[8]。1990 年日本学者 Sato 等[9]报道从排脓的患表皮炎的猪体内分离出了猪葡萄球菌猪亚种；1991 年 Hazarika 等[10]报道了猪葡萄球菌引起牛的皮肤感染，从各部位皮肤损伤处分离出 47 株猪葡萄球菌；1993 年 Tate 等[11]报道猪葡萄球菌与马的关节骨髓炎密切相关。

1988 年 Barnham[12]报道了 7 例人被猪咬伤后发生感染的病例，其中 6 例是被猪咬伤或抵伤后发生了局部感染。伤口通常很深，而且常发生在臀部和大腿的外侧。感染的严重程度不同，从简单的伤口感染，到蜂窝织炎和脓肿形成。

1997 年 Osterlund 和 Nordlund[13]报道指出，以前没有由猪葡萄球菌猪亚种引起人类感染的报道，只有猪葡萄球菌引起猪、牛和马等动物感染的报道，该作者首次报道了 1 例人被驴咬伤后发生的由猪葡萄球菌猪亚种引起伤口感染的病例。

参 考 文 献

[1] Baird-Parker AC. The classification of Staphylococci and micrococci from world-wide sources. J Gen Microbiol，1965，38：363-387.

[2] Buchanan RE，Gibbons NE. Bergey's Manual of Determinative Bacteriology. 8th ed. Baltimore：Williams & Wilkins，1974.

[3] Devriese LA，Hajek V，Oeding P，et al. *Staphylococcus hyicus*（Sompolinsky 1953）comb. nov. and *Staphylococcus hyicus* subsp. chromogenes subsp. nov. Int J Syst Bacteriol，1978，28：482-490.

[4] Hajek V，Devriese LA，Mordarskl M，et al. Elevation of *Staphylococcus hyicus* subsp. *chromogenes*（Devriese et al，1978）to species status：*Staphylococcus chromogenes*（Devriese et al，1978）comb. nov. Syst Appl Microbiol，1986，8：169-173.

[5] Holt JG，Krieg NR，Sneath PA. Bergey's Manual of Determinative Bacteriology，9th ed. Baltimore：Williams & Wilkins，1994.

[6] Wegener HC，Watts JL，Salmon SA，et al. Antimicrobial susceptibility of *Staphylococcus hyicus* isolated from exudative epidermitis in pigs. J Clin Microbiol，1994，32（3）：793-795.

[7] Werckenthin C，Cardoso M，Martel JL，et al. Antimicrobial resistance in staphylococci from animals with particular reference to bovine *Staphylococcus aureus*，porcine *Staphylococcus hyicus*，and canine *Staphylococcus intermedius*. Vet Res，2001，32：341-362.

[8] Phillips WE，King RE，Kloos WE. Isolation of *Staphylococcus hyicus* subsp. *hyicus* from a pig with septic polyarthritis. Am J Vet Res，1980，41（2）：274-276.

[9] Sato H，Tanabe T，Nakanowatari M，et al. Isolation of *Staphylococcus hyicus* subsp. *hyicus* from a pigs affected with exudative epidermitis and experimental infection of piglets with isolates. Kitasato Arch Exp Med，1990，63（2-3）：119-130.

[10] Hazarika RA，Mahanta PN，Dutta GN，et al. Cutaneous infection associated with *Staphylococcus hyicus* in cattle. Res Vet Sci，1991，50（3）：374-375.

[11] Tate CR，Mitchell WC，Miller RG. *Staphylococcus hyicus* associated with turkey stifle joint osteomyelitis. Avian Dis，1993，37（3）：905-907.

[12] Barnham M. Pig bite injuries and infection：report of seven human cases. Epidemiol Infect，1988，101（3）：641-645.

[13] Osterlund A，Nordlund E. Wound infection caused by *Staphylococcus hyicus* subspecies *hyicus* after a donkey bite. Scand J Infect Dis，1997，29（1）：95.

第四节　其他凝固酶阳性葡萄球菌

一、水獭葡萄球菌

水獭葡萄球菌（*Staphylococcus lutrae*）是 1997 年由 Foster 等[1]首次报道的从水獭中分离的一种葡萄球菌。为无动力、无芽孢的革兰氏阳性球菌，兼性厌氧，在 P 琼脂上可形成直径 3.5～4.5mm 的菌落，在羊血琼脂平板上可溶血，在 10% NaCl 培养基中能生长，但在 15% NaCl 培养基中则不生长，在 25℃和 42℃均能生长，凝固酶、触酶均阳性，但不产生凝集因子，氧化酶阴性，DNA 酶弱阳性，不产生透明质酸酶，尿素酶阳性，能还原硝酸盐，VP 试验阴性，不水解精氨酸。可分解阿东醇、卫茅醇、半乳糖、葡萄糖、肌醇、乳糖、麦芽糖、甘露糖、山梨醇、蕈糖和木糖产酸。对新生霉素敏感，对去铁胺和磷霉素也敏感，其 DNA 的 G+C 含量为 34mol%，与其他凝固酶阳性葡萄球菌的鉴别见表 2-4-1。

表 2-4-1　水獭葡萄球菌与其他凝固酶阳性葡萄球菌的鉴别

	水獭葡菌	施氏葡菌	施氏葡菌	金葡菌金	金葡菌厌	中间葡菌	猪葡萄	海豚葡菌
需氧生长	+	+	+	+	–/W	+	+	+
菌落直径＞5mm	–	+	–	+		+	+	+
色素	–	–	–	+		–	–	–
凝固酶（兔血浆）	+	+	–	+	+	+	D	+
凝集因子	–	–	+	+	–	D	–	–
DNA 酶	+	+	+	+	+	+	+	+
溶血	+							+
VP 试验		+	+	+				
产生透明质酸酶	–	–	ND	+	+	–		ND
产酸								
麦芽糖	+	–	–	+	+	–/W	–	+
半乳糖	+	+	ND	+	–	+	+	ND
D-海藻糖	+		D	+	–	+	+	–
D-木糖	+	–	–	–	–	–	–	–

注：+，90%以上菌株阳性；–，90%以上菌株阴性；D，11%～89%菌株阳性；W，弱反应；–/W，阴性或弱反应；ND，无资料。

二、假中间葡萄球菌

2005 年 Devriese 等[2]报道了一种与中间葡萄球菌的表型高度相似的葡萄球菌。该菌是从猫、犬、马和鹦鹉的身体及尸体解剖标本中分离而来，共分离出 4 株，经 16S rRNA 基因序列分析，发现这 4 株细菌与中间葡萄球菌和海豚葡萄球菌（S. delphini）在系统发生学上密切相关，其生长和生化特性以及 DNA-DNA 杂交方面经证明与已知的葡萄球菌种别不同，是一种新的葡萄球菌，建议命名为假中间葡萄球菌（S. pseudintermedius）。

假中间葡萄球菌是无动力、无芽孢的革兰氏阳性球菌，在哥伦比亚血琼脂平板上可形成不完的溶血环，如放在 4℃则转为完全溶血（热-冷溶血），而且是典型的 β-溶血。可形成直径 5～6.5mm 的圆形、边缘整齐、光滑型的灰白色菌落，不产生色素，兼性厌氧，触酶阳性，凝固酶（用兔血浆）阳性（100%），DNA 酶强阳性，β-葡糖苷酸酶、精氨酸双水解酶、尿素酶、硝酸盐还原酶和吡咯烷酮芳胺酶（PYR）阳性。对新生霉素敏感。

在有氧条件下假中间葡萄球菌可分解葡萄糖、半乳糖、果糖、甘露糖、麦芽糖、乳糖、蔗糖、蕈糖、甘油和松二糖（弱或迟缓）；不分解阿拉伯糖、木糖、阿东醇、山梨糖、鼠李糖、卫矛醇、肌醇、山梨醇、水杨素和纤维二糖。

VP、MR 试验阳性，ONPG 试验阳性（100%）。能还原硝酸盐。酸性及碱性磷酸酶阳性，76%的菌株水解精氨酸，不水解七叶苷，94%的菌株产生尿素酶，耐热核酸酶阳性，在 0～12.5% NaCl 琼脂平板上生长良好，在 45℃也能生长。其 DNA 的 G+C 含量为 31.4～36.1mol%。模式株：MLG 22219^T（=ON 86^T=CCUG 49543^T）。

尽管假中间葡萄球菌与其他凝固酶阳性葡萄球菌的生物学特性有一定区别，但需要注意的是在实际鉴定这些菌株的工作中，假中间葡萄球菌容易与中间葡萄球菌等相混淆。假中间葡萄球菌与其他凝固酶阳性葡萄球菌的鉴别见表 2-4-2。

表 2-4-2　假中间葡萄球菌与其他凝固酶阳性葡萄球菌的鉴别

	假中间葡萄球菌	金葡菌金黄亚种	金葡菌厌氧亚种	中间葡萄球菌	猪葡萄球菌	施氏葡萄球菌施氏亚种	施氏葡萄球菌凝结亚种	海豚葡萄球菌	水獭葡萄球菌
需氧生长	+	−	+	+	+	+	+	+	+
触酶	+		+	+	+	+	+	+	+
菌落>5mm	+	+	−	+	+	−	+	+	+
色素	−	+	−	−	−	−	−	−	−
凝固酶	+	+	+	+	D−	−*	+	+	+
凝集因子	−			D					
DNA 酶	+	+	+	+**	+	+	+	+	+**
溶血	+	+		+	+		+	+	+
β-溶血素	+	D	+	+		+	ND	ND	+
VP 试验	+	+	−	W			−	−	−
PYR 酶	+	−	−	−		+	D	ND	ND
麦芽糖	+	+	+	+/W			D	+	+
蔗糖	+	+	+	+	+	−		+	ND
D-海藻糖	+	+		+	D+	D			+
D-木糖	−	−		−					+
吖啶黄素敏感	+	−	ND	−	+	+†	+†	+†	+†
多黏菌素敏感	−	ND	+		+	+†	+†	+†	+†

注：+，阳性；−，阴性；D，依菌株而定；D+，通常阳性；D−，通常阴性；ND，未检测；W，弱反应。† 模式株的检测结果；* 施氏葡萄球菌施氏亚种的其他菌株可能产生假性凝固酶；** 水獭葡萄球菌和从鸽及水貂中分离的中间葡萄球菌的 E、F 生物型，不产生活性很强的 DNA 酶。

三、海豚葡萄球菌

海豚葡萄球菌（*S. delphini*）是 1988 年由 Varaldo 等[3]报道的另一种凝固酶阳性的葡萄球菌，从水族馆海豚的脓标本中分离而来（有 2 只海豚发生多发性化脓性皮肤损伤）。为直径 0.8～1.0μm 的革兰氏阳性球菌，单个、成对或成丛排列。无动力，无芽孢。兼性厌氧，但在有氧条件下生长最好，在45℃或在15% NaCl 培养基中均能生长，在营养琼脂平板上可形成直径 5～7mm 的圆形、突起的菌落。凝固酶阳性（兔、猪、牛或人血浆），触酶、磷酸酶、尿素酶和精氨酸双水解酶阳性，VP 试验阴性，在牛、羊或人血琼脂平板上可溶血，可分解葡萄糖、β-D-果糖、D-甘露醇、D-甘露糖、麦芽糖、α-乳糖和蔗糖产酸，不分解 D-木糖、L-阿拉伯糖、D-覃糖和木糖醇。与其他触酶阳性葡萄球菌的鉴别见表 2-4-2。

对青霉素、苯唑西林、头孢噻吩、头孢孟多、头孢西丁、头孢呋辛、万古霉素、替考拉宁、利福平、磺胺甲唑、氯霉素、红霉素、林可霉素、四环素、庆大霉素、奈替米星和氧氟沙星敏感。其 DNA 的 G+C 含量为39mol%。

参 考 文 献

[1] Foster G，Ross HM，Hutson RA，et al. *Staphylococcus lutrae* sp. nov.，a new coagulase-positive species isolated from otters. Int J Syst Bacteriol，1997，47（3）：724-726.

[2] Devriese LV，Vancanneyt M，Baele M. *Staphylococcus pseudintermedius* sp. nov.，a coagulase-positive species from animals. Int J Syst Evol Microbiol，2005，55（4）：1569-1573.

[3] Varaldo PE，Kilpper-Bälz R，Biavasco F，et al. *Staphylococcus delphini* sp. nov.，a coagulase-positive species isolated from dolphins. Int J Syst Bacteriol，1988，38（4）：436-439.

（李仲兴　赵建宏　王秀华）

第三章　凝固酶阴性葡萄球菌感染及检测

凝固酶阴性葡萄球菌（coagulase-negative staphylococci，CNS）的种类繁多。1993 年 Kleeman 等报道了从临床标本中检出的 499 株 CNS 的菌种分布（表 3-0-1）。临床医师与实验室可以根据感染部位、临床症状和这些细菌的特性来确定其致病性。

表 3-0-1　从各种临床标本中分离的 499 株 CNS 的菌种分布

菌种	血液	引流液	导管	组织	尿	伤口	耳	眼	其他	总计
表皮葡萄球菌	59	23	30	19	89	39	8	21	34	322
溶血葡萄球菌	6	2	5	4	38	7	2	1	2	67
人葡萄球菌	15	2	5	1	9	3		1	1	37
里昂葡萄球菌	1	2		3	2	5			1	14
瓦氏葡萄球菌	6	1	1	2	6	1	1	1	1	20
腐生葡萄球菌					5					5
拟态葡萄球菌				2	7	3				12
耳葡萄球菌	1									1
头状葡萄球菌	11		1		1	2			3	18
孔氏葡萄球菌					1	2				3
总计	99	30	42	31	158	62	11	24	42	499

注：其他包括从脑脊液、胃液、生殖道、淋巴结、溃疡、鼻腔分泌物和痰培养中分离的细菌。

第一节　溶血葡萄球菌

溶血葡萄球菌（*Staphylococcus haemolyticus*）于 1975 年由 Schliefer 和 Kloos 首次报道[1]，由于其可溶血，故命名为溶血葡萄球菌。

一、生物学特性

溶血葡萄球菌是直径为 0.8～1.3μm 的革兰氏阳性球菌，常成对或四联状排列，在非选择培养基上可形成光滑而突起的菌落。单个菌落直径为 5～9mm，菌落色素不定，大多数菌落无色素（灰白色或白色）或略带黄色。溶血葡萄球菌是兼性厌氧菌，在有氧条件下生长良好，触酶阳性，在含 10% NaCl 的培养基中生长良好，在 15% NaCl 的培养基中生长较差或不生长，大多数菌株在 18~45℃均能生长，最适温度为 30~40℃。

在有氧和无氧条件下均能使葡萄糖产酸，在有氧条件下，可使麦芽糖、蔗糖、海藻糖和甘油产酸，50%的菌株可使乳糖、半乳糖、果糖、松二糖或甘露醇产酸，不能分解鼠李糖、木糖、木糖醇、阿拉伯糖、龙胆二糖、纤维二糖、山梨醇、阿东醇、卫茅醇、阿拉伯醇、棉子糖、蜜二糖和山梨糖。

其生长需要氮源和 B 族维生素，厌氧生长也需要尿嘧啶和发酵碳源（如丙酮酸）。大部分菌株能还原硝酸盐，但不产生磷酸酶和 DNA 酶，大多数菌株精氨酸双水解酶阳性，尿素酶阴性，40%以上的菌株 β-葡萄糖苷酶和葡萄糖醛酸酶强阳性，大多数菌株精氨酸和鸟氨酸脱羧酶阴性。

二、溶血葡萄球菌对抗菌药物的敏感性

溶血葡萄球菌是 CNS 中引起临床感染的第二个最常遇到的种别，是自然瓣膜心内膜炎、尿路感染、败血症、腹膜炎和伤口感染的致病菌。1991 年法国 Renaud 等[2]报道了阿尔巴尼亚地拉那一所医院儿科发生的一起急性脱屑性红皮病的暴发流行，发现同一病房的儿童及工作人员中溶血葡萄球菌有很高的分离频度，而且这些细菌与从法国里昂路易斯儿科医院临床感染患者中所分离的溶血葡萄球菌对抗菌药物的耐药情况近似，这些溶血葡萄球菌的标本来源和对常用抗菌药物的敏感性见表 3-1-1 和表 3-1-2。

表 3-1-1　从法国里昂路易斯儿科医院患者中分离的溶血葡萄球菌

标本来源	青霉素	苯唑西林	庆大霉素	四环素	红霉素	复方新诺明	磷霉素	链霉素
血液	R	R	R		R	R	R	R
血液	R	R	R		R	R	R	R
血液	R	R	R		R	R	R	R
血液	R	R	R	R		R	R	R
血液	R		R		R	R	R	R
血液	R	R	R		R	R	R	R
血液	R	R	R		R		R	R
血液	R	R	R			R	R	R
尿	R	R	R	R				
尿	R	R	R	R	R			
血液	R	R	R		R	R	R	R
血液	R	R	R		R	R	R	R

注：R，耐药。

1989 年 Low 等[3]报道了 65 株苯唑西林耐药和 40 株苯唑西林敏感的溶血葡萄球菌对达托霉素等 5 种抗菌药物的敏感性测定，其结果见表 3-1-2。

表 3-1-2　溶血葡萄球菌对达托霉素等 5 种抗菌药物的敏感性（单位：μg/ml）

菌种	抗菌药物	MIC 范围	MIC$_{50}$	MIC$_{90}$
溶血葡萄球菌（OS）	达托霉素	0.25～2	0.5	1
（40 株）	替考拉宁	0.5～16	2	8
	万古霉素	1～4	2	4
	依诺沙星	0.064～2	0.128	0.128
	利福平	0.004～0.008	0.004	0.008
溶血葡萄球菌（OR）	达托霉素	0.25～2	8	16
（65 株）	替考拉宁	1～>32	8	16
	万古霉素	1～8	2	4
	依诺沙星	0.064～0.5	0.128	0.25
	利福平	0.004～>32	0.008	0.008

注：OS，苯唑西林敏感；OR，苯唑西林耐药。

2005 年王德等[4]报道了 188 株溶血葡萄球菌对 12 种抗菌药物的耐药情况，除对万古霉素 100% 敏感外，对其他抗菌药物均有不同程度的耐药（表 3-1-3）。

表 3-1-3　188 株溶血葡萄球菌对抗菌药物的耐药情况

抗菌药物	耐药菌株数	耐药率（%）
青霉素	174	92.6
苯唑西林	143	76.1
利福平	12	6.4
复方磺胺	43	22.9
四环素	95	50.5
万古霉素	0	0
红霉素	162	86.2
克林霉素	52	27.7
庆大霉素	87	46.3
环丙沙星	115	61.2
诺氟沙星	128	68.1
呋喃妥因	7	3.7

三、溶血葡萄球菌与人类感染

1989 年 Froggatt 等[5]报道了 524 株凝固酶阴性葡萄球菌，其中 70 株被鉴定为溶血葡萄球菌，这 70 株溶血葡萄球菌从 60 名患者中分离而来（51 名为住院患者），其标本来源见表 3-1-4。

表 3-1-4 70 株溶血葡萄球菌的标本来源

标本来源	分离菌株数	百分率（%）
伤口	31	44
尿液	18	26
血液	7	10
尿道分泌物	3	4
静脉内导管	3	4
静脉内导管-插入皮肤部位	2	3
胸腔穿刺引流物	2	3
腹内导管引流物	2	3
腹膜液	2	3

1992 年 Sanchis-Bayarri 等[6]报道了 8 例由溶血葡萄球菌引起的尿路感染病例，并指出尿路感染通常是由表皮葡萄球菌和腐生葡萄球菌所致，由溶血葡萄球菌引起的尿路感染少见。此 8 例中有 5 例患者的年龄均超过 66 岁，分别患有糖尿病、癌症和突发性疾病，3 例患儿尿路感染均与发热综合征、脑病和小肠结肠炎有关。作者认为溶血葡萄球菌是引起免疫力低下患者感染的机会致病菌。

1988 年 Gunn 和 Davis[7]报道了 1 例由溶血葡萄球菌引起的尿路感染病例。

病例：患者，男性，近几周尿频、尿急、排尿困难，近几天症状加重至门诊就诊，无发热、发冷、腹痛或血尿史。患者 8 年前因前列腺炎切除输精管，无合并症。4 年前患尿道结石，但未予以注意，直到诊断为尿路感染。第 1、6 和 18 天分别留取中段尿标本进行常规细菌培养，3 份尿标本均生长了溶血葡萄球菌（＞10^5CFU/ml）。第 1 次来门诊时未给予抗生素治疗，第 2 次（第 6 天）给予红霉素，第 3 次（第 18 天）时患者仍有尿路感染症状，根据第 1、2 次尿培养结果和抗生素敏感试验结果（溶血葡萄球菌对复方新诺明和红霉素敏感），给予口服复方新诺明（甲氧苄啶-磺胺甲噁唑）。随访 32 天后症状消失。

四、分离培养与鉴定

溶血葡萄球菌可按常法进行分离培养，即血液可先用血培养瓶进行需氧和厌氧增菌培养，然后再用血琼脂平板进行分离培养，脓液、胸腔积液、腹腔积液和脑脊液等可用血琼脂平板进行分离培养，经 35℃培养 24～48 小时，观察菌落特点，涂片、染色后的形态，定为葡萄球菌属后，再进行种间鉴别。

参 考 文 献

[1] Schleifer KH，Kloos WE. Isolation and characterization of staphylococci from human skin. I. Amended descriptions of *Staphylococcus epidermidis* and *Staphylococcus saprophyticus* and description of three new species：*Staphylococcus cohnii*，*Staphylococcus haemolyticus*，and *Staphylococcus xylosus*. Int J Syst Bacteriol，1975，25：50-61.

[2] Renaud F，Etienne J，Bertrand A. Molecular epidemiology of *Staphylococcus haemolyticus* strains isolated in an Albanian hospital. J Clin Microbiol，1991，29（7）：1493-1497.

[3] Low DE，McGeer A，Poon R. Activities of daptomycin and teicoplanin against *Staphylococcus haemolyticus* and *Staphylococcus epidermidis*，including evaluation of susceptibility testing recommendations. Antimicrob Agents Chemother，1989，33（4）：585-588.

[4] 王德，苏琪，杨虹，等.188 株溶血葡萄球菌感染及耐药性分析. 实用医技杂志，2005，12（9）：2358-2360.

[5] Froggatt JW，Johnston JL，Galetto DW. Antimicrobial resistance in nosocomial isolates of *Staphylococcus haemolyticus*. Antimicrob Agents Chemother，1989，33（4）：460-466.

[6] Sanchis-Bayarri VV，Sánchez SR，Marcaida BG，et al. A *Staphylococcus haemolyticus* study in urinary infections. An analysis of 8 cases. Rev Clin Esp，1992，190（9）：443-446.

[7] Gunn BA，Davis CE. *Staphylococcus haemolyticus* urinary tract infection in a male patient. J Clin Microbiol，1988，26（5）：1055-1057.

第二节　里昂葡萄球菌

里昂葡萄球菌（*Staphylococcus. lugdunensis*）是 1988 年由 Freney 等[1]报道的葡萄球菌属中的一个新种，在法国的里昂首次分离得到，所以称之为里昂葡萄球菌。

一、生物学特性

在 1988 年报道的里昂葡萄球菌有 11 株，是不产生芽孢、无动力的革兰氏阳性球菌，菌细胞直径 0.8～1μm，单个、成对，有时由 3～5 个菌细胞组成短链，在含有 10% NaCl 的 P 琼脂上经 24 小时培养生长良好，在含有 15% NaCl 时，经 96 小时培养可生长。在 30～45℃的脑心浸液中生长良好，在 20℃时生长较弱，兼性厌氧，在硫乙醇酸盐肉汤中生长良好。在厌氧条件下，可使葡萄糖产酸。触酶阳性，氧化酶阴性。用兔和牛血浆做实验，凝固酶阴性，耐热核酸酶阴性，用人血浆时凝集因子阳性，能还原硝酸盐，鸟氨酸脱羧酶阳性，吡咯烷基氨基肽酶和 N-乙酰葡萄糖胺酶阳性，碱性磷酸酶和 ONPG 阴性。可分解葡萄糖、β-D-果糖、D-甘露糖、麦芽糖、α-乳糖、D-蕈糖、蔗糖和甘油产酸，不分解 D-甘露醇、D-棉子糖、核糖、L-阿拉伯糖、D-纤维二糖、D-木糖、D-木糖醇、D-蜜二糖和 α-甲基-D-葡萄糖苷、七叶苷、L-精氨酸双水解酶阴性。在羊血琼脂平板上，经培养 2 天后出现很弱的溶血，在兔血琼脂平板上能溶血，不被抗葡萄球菌 α-毒素血清所中和。不产生肠毒素 A、B、C 及

TSST-1 毒素和剥脱毒素，对 25mg/ml 的溶葡萄球菌素敏感，对 400mg/ml 的溶菌酶耐药，对 O 129 和杆菌肽耐药，对 0.12μg/ml 的新生霉素敏感。

二、对抗菌药物的敏感性

里昂葡萄球菌与金葡菌（ATCC 29213）相似，对常用抗菌药物的敏感性见表 3-2-1。

表 3-2-1　常用抗菌药物对里昂葡萄球菌的最低抑菌浓度

抗菌药物	MIC（μg/ml）	抗菌药物	MIC（μg/ml）
青霉素 G	0.06	克林霉素	<0.06
苯唑西林	0.12～0.5	利福平	<0.06
庆大霉素	<0.06	万古霉素	0.5～1
卡那霉素	0.5	培氟沙星	1
阿米卡星	0.25～0.5	磷霉素	0.12～2
氯霉素	2	呋喃妥因	2.5～5
四环素	0.12～0.25	复方新诺明	1～4
红霉素	<0.06		

三、里昂葡萄球菌与人类感染

里昂葡萄球菌（*S. lugdunensis*）和施氏葡萄球菌（*S. schleiferi*）都是重要的机会致病菌。1989 年 Fleurette 等[2]报道了 108 株里昂葡萄球菌和施氏葡萄球菌，在 108 株上述菌种中，有 50 株以上与人类感染有关，包括严重感染，如心内膜炎、菌血症等。

里昂葡萄球菌可引起人类的严重感染，如自然感染性心内膜炎和人工瓣膜修复术后的心内膜炎，败血性休克、脑脓肿、深部组织感染、骨炎、慢性骨关节炎、脉管修复感染、伤口和皮肤感染、软组织感染、透析液污染、导管污染的患者，这些患者大多是易感人群。患有如糖尿病、肾衰竭、肿瘤、艾滋病、湿疹或银屑病等多种基础疾病，这些患者的致病菌的传染源主要来自腹膜透析液，手、腿、腹部蜂窝织炎，会阴部疖肿，腿骨、脚趾坏疽等。

1992 年 Shuttleworth 和 Colby[3]报道了 1 例由里昂葡萄球菌引起心内膜炎的 60 岁男性病例。

1998 年西班牙学者 Gomis 等[4]报道了 2 例由里昂葡萄球菌引起的软组织感染的病例。

1999 年西班牙学者 Sanchis-Bayarri Vaillant 等[5]报道了 7 例由里昂葡萄球菌引起的心内膜炎、伤口感染和尿路感染等多种感染的病例。

2000 年美国学者 Sampathkumar 等[6]报道了 2 例由里昂葡萄球菌引起的全髋关节成型术后感染的病例。

2001 年 Elliott 等[7]报道了 2 例由里昂葡萄球菌引起的脑室腹膜分流术后感染的病例。同年，Farrag 等[8]报道了 1 例由里昂葡萄球菌引起的 78 岁女性患者心内膜炎的病例；西班牙学者 Sánchez 等[9]报道了 1997～2000 年在其所在医院分离的 13 株里昂葡萄球菌，是从脓肿（9 株）、手术伤口（2 株）、血培养（1 株）和尿（1 株）中分离而来的，其中 10 株是纯培养、其余 3 株是混合培养分离出来的，另外有 2 株被排除，他们认为与临床感染无关。这 13 例患者的感染部位在局部，其中腹股沟 4 例；臀部和胸部各 2 例，腹壁和腿各 1 例。这 13 株里昂葡萄球菌中的 84.6%（11/13）对青霉素敏感，1 株产 β-内酰胺酶，另有 1 株耐甲氧西林，其感染大多为皮肤和软组织感染，尤其脓肿较多，发生感染的患者大多为肿瘤患者。

四、病例报告

1989 年 Etienne 等[10]报道了 3 例由里昂葡萄球菌引起的感染性心内膜炎。

病例 1： 患者，男性，64 岁，于 1972 年主动脉瓣置换，2 年后身体虚弱、出汗、发热，并能听到主动脉瓣有规律的杂音，11 次血培养均分离出 CNS，每天用 400 万单位的苄基青霉素和链霉素（1g/d）进行治疗，但持续发热，且有明显的一级房室传导阻滞，1 周后患者因腹膜后出血和肾梗死而死亡。

病例 2： 患者，女性，72 岁，1982 年因有 4 个月不间断的发热病史而入院，无心脏病史，因主动脉瓣和二尖瓣关闭不全而出现心、肾衰竭，4 次血培养均分离出 CNS，经静脉内用苯唑西林（8g/d）和庆大霉素（70mg/d），5 天后发生了急性肺水肿，超声心动图显示主动脉瓣有赘生物，2 天后三个主动脉瓣上有赘生物，在主动脉环上出现脓肿，在手术中发现二尖瓣及三尖瓣口有多发性损伤，三个瓣膜均有 CNS 生长，患者在手术中死亡。

病例 3： 患者，女性，65 岁，于 1983 年因持续性发热和心力衰竭（心衰）而收入院，超声心动图显示二尖瓣上有赘生物，8 次血培养均有 CNS 生长，细菌的侵入门户是手指皮肤损伤处，给予苯唑西林（6g/d）40 天，西索米星（150mg/d）30 天，治疗有效。3 年后，因针刺同一手指导致发热、心脏杂音和淋巴结炎而再次入院，10 次血培养均分离出 CNS，超声心动图证明二尖瓣有赘生物，静脉内给予替考拉宁（400mg/d），40 天后治愈。

五、分离培养与鉴定

里昂葡萄球菌和施氏葡萄球菌可引起人类的多种感染，如心内膜炎、败血症、腹膜炎、骨髓炎和乳腺炎等，可采取血液、脓汁等标本，以无菌操作接种血培养瓶或血琼脂平板，于 35℃培养 24～48 小时（血培养瓶要用血琼脂平板进行分离培养），观察菌落的大小、形状、溶血等情况，涂片行革兰氏染色后，使用 API 试剂盒等进行生化鉴定。

有文献报道了从澳大利亚不同地区分离出的 9 株施氏葡萄球菌，其表型特性相同，所有菌株凝固酶阴性，凝集因子阳性（用人血浆），耐热核酸酶和碱性磷酸酶阳性，尿素酶和麦芽糖均阴性，9 株中有 8 株为 PYR 试验阳性。作者报道了 146 株凝固酶阴性葡萄球菌的表型和生化特性。里昂葡萄球菌与其他葡萄球菌鉴别的关键反应见表 3-2-2。

表 3-2-2 里昂葡萄球菌与其他葡萄球菌鉴别的关键反应

	菌株数	试管凝固酶	人血浆凝集因子	兔血浆凝集因子	耐热核酸酶	PYR	碱性磷酸酶	鸟氨酸脱羧酶	尿素酶	麦芽糖
金葡菌	20	100	100	100	100	0	95	0	95	90
施氏葡萄球菌	9	0	100	78	100	89	100	0	0	0
里昂葡萄球菌	15	0	87	73	0	100	100	100	81	100
溶血葡萄球菌	25	0	0	0	NT	100	0	0	3	96
表皮葡萄球菌	37	0	0	0	NT	0	92	11	86	100
其他 CNS	40	0	0	0	NT	40	23	0	70	63

注：表内数字为阳性百分率（%）；NT，未检测。

还可以利用双歧索引（图 3-2-1）鉴定里昂葡萄球菌与施氏葡萄球菌。

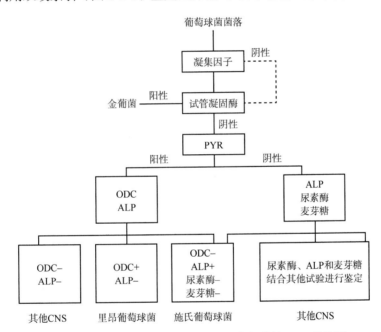

图 3-2-1 里昂葡萄球菌、施氏葡萄球菌与其他 CNS 的鉴别

PYR，吡咯芳胺酶；ODC，鸟氨酸脱羧酶；ALP，碱性磷酸酶；CNS，凝固酶阴性葡萄球菌

参 考 文 献

[1] Freney J，Brun Y，Bes M，et al. Staphylococcus lugdunensis sp. nov. and Staphylococcus schleiferi sp. nov.，two species from human clinical specimens. Int J Syst Bact，1988，38（2）：168-172.

[2] Fleurette J，Bes M，Brun Y，et al. Clinical isolates of Staphylococcus lugdunensis and S. schleiferi：bacteriological characteristics and susceptibility to antimicrobial agents. Res Microbiol，1989，140（2）：107-118.

[3] Shuttleworth R，Colby WD. Staphylococcus lugdunensis endocarditis. J Clin Microbiol，1992，30（8）：1948-1952.

[4] Gomis M，Sánchez B，Merino P，et al. Soft tissue infections with S. lugdunensis. Presentation of 2 cases and general review. Rev Clin Esp，1998，198（7）：433-436.

[5] Sanchís-Bayarri VV，Llucian RR，Sanchís-Bayarri BV. 7 cases of Staphylococcus lugdunensis infection. An Med Interna，1999，16（7）：361-362.

[6] Sampathkumar P, Osmon DR, Cockerill FR. Prosthetic joint infection due to *Staphylococcus lugdunensis*. Mayo Clin Proc, 2000, 75 (5): 511-512.

[7] Elliott SP, Yogev R, Shulman ST. *Staphylococcus lugdunensis*: an emerging cause of ventriculoperitoneal shunt infections. Pediatr Neurosurg, 2001, 35 (3): 128-130.

[8] Farrag N, Lee P, Gunney R, et al. *Staphylococcus lugdunensis* endocarditis. Postgrad Med J, 2001, 77: 259-260.

[9] Sánchez P, Buezas V, Maestre JR. *Staphylococcus lugdunensis* infection: report of thirteen cases. Enferm Infecc Microbiol Clin, 2001, 19 (10): 475-478.

[10] Etienne J, Pangon B, Leport C, et al. *Staphylococcus lugdunensis* endocarditis. Lancet, 1989, 18: 390.

第三节　孔氏葡萄球菌

一、生物学特性

孔氏葡萄球菌 (*Staphylococcus. cohnii*) 是在 1975 年由 Schleifer 和 Kloos 报道[1]，用德国的植物学家和细菌学家 Ferdinand Cohn 的名字来命名的。

孔氏葡萄球菌为革兰氏阳性球菌，菌细胞直径为 0.5～1.2μm，成对或葡萄状排列，在非选择性培养基上可形成突起、光滑、直径 4～7mm 圆形的灰白色菌落。兼性厌氧，在有氧条件下生长良好，在 OF 培养基中对葡萄糖弱发酵，此点易被错误鉴定为微球菌。触酶阳性，在含 10% NaCl 培养基中生长良好，在含 15% NaCl 培养基中生长较弱，大多数菌株在 15～45℃均能生长，最适温度 30～40℃。

在有氧条件下，可分解葡萄糖、麦芽糖、甘露醇、β-D-果糖、D-海藻糖和甘油而产酸，大多数菌株分解 D-甘露糖，对甘露醇分解缓慢，孔氏亚种很少分解乳糖和半乳糖，不分解鼠李糖、松二糖、核糖、纤维二糖、松三糖、山梨醇、肌醇、水杨素、阿东醇、卫茅醇、阿拉伯醇、棉子糖、蜜二糖、果糖、木糖和山梨糖。

1991 年 Kloos 和 Wolfshohl[2]基于 DNA-DNA 杂交等研究，认为孔氏葡萄球菌应分为两个亚种，即孔氏葡萄球菌孔氏亚种 (*S. cohnii* subsp. *cohnii*) 和孔氏葡萄球菌解脲亚种 (*S. cohnii* subsp. *urealyticum*)。

1. 孔氏葡萄球菌孔氏亚种　对 14～25 株孔氏葡萄球菌孔氏亚种的特性进行了总结。此菌为直径 0.5～1.2μm 的革兰氏阳性球菌，无动力，无芽孢，可单个或成对排列。在 P 琼脂平板上可形成直径 4～6.5mm 圆形、突起、边缘整齐、光滑的菌落。一般不产生色素，偶尔可产生淡黄色色素，兼性厌氧，触酶阳性，氧化酶阴性，凝固酶和耐热核酸酶阴性，不产生尿素酶和精氨酸双水解酶，不水解七叶苷，在有氧条件下可分解 D-葡萄糖、β-D-果糖、D-蕈糖和甘油而产酸。不分解 D-土拉糖、D-木糖、D-纤维二糖、L-阿拉伯糖、蔗糖、L-鼠李糖、D-核糖、β-蜜二糖或乳糖。在厌氧条件下不分解 D-甘露醇。

2. 孔氏葡萄球菌解脲亚种　对 18～33 株孔氏葡萄球菌解脲亚种的特性进行了总结。此菌为直径 0.6～1.2μm 的革兰氏阳性球菌，无动力，无芽孢，可单个或成对排列。在 P 琼脂平板上可形成直径 5.5～8.0mm 圆形、突起、边缘整齐、光滑的菌落。从人类标本中分离的菌株一般不产生色素，从非人类标本中分离的菌株，可产生亮黄色到橘黄色色素，兼性厌氧，触酶阳性，氧化酶阴性，凝固酶和耐热核酸酶阴性，产生尿素酶，碱性磷酸酶阳性，在有氧条件下，可分解 D-葡萄糖、D-甘露糖、β-D-果糖、D-蕈糖和甘油而产酸。不分解 D-木糖、D-纤维二糖、L-阿拉伯糖、L-鼠李糖、水杨素、龙胆二糖、D-核糖、棉子糖、D-松三糖和 β-蜜二糖。在厌氧条件下不分解 D-甘露醇。

二、孔氏葡萄球菌对抗菌药物的敏感性

1997 年 Bauernfeind[3]报道了 21 株孔氏葡萄球菌对莫西沙星等抗菌药物的敏感性，其结果见表 3-3-1。

表 3-3-1　21 株孔氏葡萄球菌对莫西沙星等抗菌药物的敏感性（单位：μg/ml）

抗菌药物	MIC 范围	MIC_{50}	MIC_{90}
莫西沙星	0.03～0.5	0.03	0.06
加替沙星	0.06～1	0.06	0.13
环丙沙星	0.25～4	0.25	0.5
曲沃沙星	0.016～1	0.06	0.06
可林沙星	0.03～0.25	0.03	0.06
左氧氟沙星	0.25～2	0.25	0.5

2002 年 John 等[4]报道了 31 株孔氏葡萄球菌对利奈唑胺等抗菌药物的敏感性，结果表明孔氏葡萄球菌只对利奈唑胺和万古霉素敏感，对红霉素等耐药（表 3-3-2）。

表 3-3-2　31 株孔氏葡萄球菌对利奈唑胺等抗菌药物的敏感性

抗菌药物	MIC_{50}（μg/ml）	MIC_{90}（μg/ml）	MIC 范围（μg/ml）	耐药率（%）
利奈唑胺	2.0	4.0	1.0～4.0	0
奎奴普丁/达福普丁	2.0	4.0	1.0～>16.0	29
泰利霉素	0.25	>16.0	<0.12～>16.0	23
克林霉素	0.5	1.0	<0.12～>16.0	10
红霉素	>16.0	>16.0	<0.12～>16.0	55
苯唑西林	2.0	>8.0	<0.06～>8.0	16
万古霉素	1.0	1.0	1.0～2.0	0

三、孔氏葡萄球菌与人类感染

孔氏亚种主要来源于人类标本，解脲亚种可来源于人和其他灵长类动物。1995 年意大

利学者 Mastroianni 等[5]报道了 1 例艾滋病患者的孔氏葡萄球菌性肺炎。

1996 年 Fernandes 等[6]报道了 1 例 38 岁女性患者由孔氏葡萄球菌引起的导管相关性菌血症，作者指出临床实验室一定要将致病菌鉴定到种的水平，以便临床医生合理应用抗菌药物，有针对性地治疗患者。

2000 年波兰学者 Szewczyk 和 Rózalska[7]报道，他们分离的 420 株孔氏葡萄球菌主要来自医院环境,在新生儿 ICU 病房的患儿、医院工作人员和非医院环境中也可分离到，以孔氏葡萄球菌孔氏亚种占多数（361 株）。在 ICU 分离的孔氏葡萄球菌孔氏亚种中，90%的菌株对甲氧西林耐药，对莫匹罗星强耐药，对许多其他抗菌药物也耐药。

四、分离培养与鉴定

怀疑为葡萄球菌感染的标本可接种于适宜培养基，血液标本可先进行增菌培养，再用血琼脂平板进行分离培养，脓汁、脑脊液等标本可直接用血琼脂平板进行分离培养，根据涂片、革兰氏染色的镜检结果及菌落形态，以及凝固酶试验等定为凝固酶阴性葡萄球菌后，再进一步进行鉴定。初步确定为孔氏葡萄球菌后，孔氏葡萄球菌的两个亚种与腐生葡萄球菌、木糖葡萄球菌的鉴别见表 3-3-3。

表 3-3-3　孔氏葡萄球菌两个亚种与其他葡萄球菌的鉴别

	孔氏葡萄球菌孔氏亚种	孔氏葡萄球菌解脲亚种	腐生葡萄球菌	木糖葡萄球菌
菌落≥6mm	d	+	+	+
菌落色素	−	D	D	D
硝酸盐还原	−	−	−	D
碱性磷酸酶活性	−	+	−	D
吡咯芳胺酶	−	D		D
尿素酶活性	−	+	+	+
β-葡萄糖苷酶活性	−	−	D	+
葡萄糖醛酸酶活性	−	+		+
半乳糖苷酶活性	−	+	+	+
需氧产酸				
D-甘露糖	d	+	−	+
D-松二糖	−	−	+	D
D-木糖	−	−	−	+
α-乳糖	−	+	D	D
蔗糖	−	−	+	+
N-乙酰葡萄糖胺	−	D	D	+

注：+, 阳性；−, 阴性；d, D, 不同的反应。

参 考 文 献

[1] Schleifer KH, Kloos WE. Isolation and characterization of staphylococci from human skin I. Amended descriptions of *Staphylococcus epidermidis* and *Staphylococcus saprophyticus* and description of three new species: *Staphylococcus cohnii*, *Staphylococcus haemolyticus*, and *Staphylococcus xylosus*. Int J Syst Bacteriol, 1975, 25: 50-61.

[2] Kloos WE, Wolfshohl JF. *Staphylococcus cohnii* subspecies: *Staphylococcus cohnii* subsp. *cohnii* subsp. nov. and *Staphylococcus cohnii* subsp. *urealyticum* subsp. nov. Int J Syst Bacteriol, 1991, 41 (2): 284-289.

[3] Bauernfeind A. Comparison of antibacterial activities of the quinolones Bay 12-8039, gatifloxacin (AM 1155), trovafloxacin, clinafloxacin, levofloxacin and ciprofloxacin. J Antimicrob Chemother, 1997, 40: 639-651.

[4] John MA, Pletch C, Hussain Z. In vitro activity of quinupristin/dalfopristin, linezolid, telithromycin and comparator antimicrobial agents against 13 species of coagulase-negative staphylococci. J Antimicrob Chemother, 2002, 50: 933-938.

[5] Mastroianni A, Coronado O, Nanetti A, et al. Community-acquired pneumonia due to *Staphylococcus cohnii* in an HIV-infected patient: case report and review. Eur J Clin Microbiol Infect Dis, 1995, 14 (10): 904-908.

[6] Fernandes AP, Perl TM, Herwaldt LA. *Staphylococcus cohnii*: a case report on an unusual pathogen. Clin Perform Qual Health Care, 1996, 4 (2): 107-109.

[7] Szewczyk EM, Rózalska M. *Staphylococcus cohnii*—resident of hospital environment: cell-surface features and resistance to antibiotics. Acta Microbiol Pol, 2000, 49 (2): 121-133.

第四节　头状葡萄球菌

一、分类及生物学特性

1. 头状葡萄球菌（*Staphylococcus capitis*）　是 1975 年由 Kloos 和 Schleifer 命名[1]，直径 0.8～1.2μm 的革兰氏阳性球菌，成对或堆状排列，在非选择性培养基上可形成扁平、光滑、圆突的菌落，一般不产生色素，某些菌株形成淡黄或橘黄色色素，为兼性厌氧菌。在有氧条件下生长良好，在含 10% NaCl 的培养基中生长良好，大多数菌株在 18～45℃均能生长，最适温度 30～40℃。

该菌能发酵葡萄糖，在有氧条件下可分解果糖、甘油、甘露糖和甘露醇，大多数菌株能缓慢分解蔗糖，不分解蕈糖、半乳糖、鼠李糖、木糖、阿拉伯糖、松二糖、龙胆二糖、纤维二糖、松三糖、山梨醇、肌醇和水杨素。大多数菌株能还原硝酸盐，不产生磷酸酶。尿素酶阴性，凝固酶阴性，不液化明胶；其 DNA 的 G+C 为 31～36mol%。模式株：ATCC 27840。

2. 头状葡萄球菌解脲亚种（*Staphylococcus capitis* subsp. *ureolyticus*）　是 1991 年 Bannerman 和 Kloos 首次报道[2]的一个新亚种。因其与头状葡萄球菌密切相关，能分解尿素，故定名为头状葡萄球菌解脲亚种，从人类皮肤标本中分离出来。

从健康人的皮肤分离得到的细菌经杂交实验证明与头状葡萄球菌解脲亚种的 DNA 相关度见表 3-4-1。

表 3-4-1 头状葡萄球菌解脲亚种和头状葡萄球菌与其他葡萄球菌的 DNA 相关度（单位：%）

	与头状葡萄球菌解脲亚种（ATCC 49328）的 DNA 相关度		与头状葡萄球菌（ATCC 27840）的 DNA 相关度	
	55℃	70℃	55℃	70℃
头状葡萄球菌解脲亚种				
ATCC 49328	100	100	88	83
ATCC 49324	99	100	91	77
ATCC 49325	100	97	88	74
ATCC 49327	98	97	87	28
头状葡萄球菌				
ATCC 27840	97	80	100	100
ATCC 27842			100	87
山羊葡萄球菌				
CCM 3573	71	23	63	25
表皮葡萄球菌				
ATCC 14990	32	13		

头状葡萄球菌解脲亚种（根据 15～26 株头状葡萄球菌解脲亚种鉴定试验结果）为直径 0.8～1.0μm 的革兰氏阳性球菌，单个、成对或葡萄状排列。在 P 琼脂培养基上经 35℃ 培养 3 天后，可形成直径 4.3～7.1mm 圆形、突起、边缘整齐而光滑的菌落，73% 的菌株产生黄色素，兼性厌氧，触酶阳性，氧化酶阴性，碱性磷酸酶和精氨酸芳基酰胺酶阴性，能利用精氨酸，尿素酶阳性，不水解七叶苷。分解 D-甘露糖而产酸，在有氧条件下不分解 D-海藻糖、D-木糖、D-纤维二糖、L-阿拉伯糖和棉子糖。还原硝酸盐，VP 试验阳性，可分解甘露醇、α-乳糖、麦芽糖和蔗糖而产酸，分解松二糖产酸，不分解 D-松三糖。

对青霉素耐药，对四环素、红霉素、苯唑西林、卡那霉素、林可霉素、链霉素、庆大霉素和红霉素敏感。其模式株为 ATCC 49326。

二、对抗菌药物的敏感性

1995 年 Marchese 等[3]对 11 株头状葡萄球菌进行了 9 种抗菌药物的敏感性测定，结果表明大多数抗生素对头状葡萄球菌的抗菌效果均较好，其 MIC_{90} 为 0.25～8mg/L（表 3-4-2）。

表 3-4-2 头孢地尼等抗菌药物对头状葡萄球菌的抗菌效果（单位：mg/L）

抗菌药物	MIC 范围	MIC_{50}	MIC_{90}
头孢地尼	0.125～64	0.5	0.5
环丙沙星	0.125～8	0.25	0.25
奈替米星	0.03～1	0.125	0.25
克拉霉素	0.125～0.5	0.125	0.25
磷霉素	0.25～8	2	8
利福平	<0.004～1	<0.004	1

续表

抗菌药物	MIC 范围	MIC50	MIC90
替考拉宁	0.5～1	1	1
万古霉素	0.5～1	1	1
苯唑西林	0.125～1	0.125	0.5

三、头状葡萄球菌与人类感染

1992 年法国学者 Lina 等[4]报道了 1 例由头状葡萄球菌引起的感染性心内膜炎病例。

病例 1：患者，男性，53 岁，因近 2 个月来持续发热、体弱和慢性头痛致体重减少 7kg。超声心动图显示在二尖瓣上有赘生物，在入院后第 8 天发生左肺动脉栓塞，7 次血培养阳性，即生长了头状葡萄球菌。细菌的侵入可能是患者每天用粗糙的指甲刷其头发而抓伤其头皮所致，从患者头皮、前额、颈部和耳部取标本进行细菌培养，头皮标本中分离出 1 株头状葡萄球菌。用阿莫西林（6g/d）和奈替米星（150mg，每日 2 次）治疗 14 天后，又用头孢曲松（3g，每日 1 次）静脉内用药治疗 30 天而痊愈。

头皮是头状葡萄球菌最常见的定植部位。本病例 7 次血培养和 1 次头皮标本培养所分离出的细菌是相同的，所有菌株均被鉴定为头状葡萄球菌头状亚种。略有区别的是对抗生素的敏感性，血培养分离株对所有抗生素敏感（磷霉素除外），而头皮分离株则对青霉素和夫西地酸耐药。

1992 年 Bandres[5]报道了 1 例由头状葡萄球菌引起的心内膜炎病例。

病例 2：患者，男性，72 岁，因 4 天来感到疲劳、发热（体温 38.9℃）和气喘而入院。患者有严重的外周血管病，右侧脑梗死。查体：体温 38.3℃，心尖部能听到收缩期杂音，两肺底部能听到少量水泡音。两小腿有蜂窝织炎，且多处破溃。WBC 计数 $12×10^9/L$，并有核左移。超声心动图显示在二尖瓣的瓣膜小叶后面有一 1cm 大小的赘生物，3 次血培养有 2 次生长了凝固酶阴性葡萄球菌，从小腿伤口的分泌物中也培养出凝固酶阴性葡萄球菌，两处生长的葡萄球菌最终鉴定为头状葡萄球菌。本病例说明头状葡萄球菌可引起人类感染。

1993 年 Mainardi 等[6]报道了由头状葡萄球菌引起的心内膜炎病例。

病例 3：患者，29 岁，一名居住于塞内加尔的养鸟员，于 1977 年 4 月出现发热和心动过速，因二尖瓣关闭不全出现杂音，但未做进一步检查。5 月，给予患者苄星青霉素（240 万单位）肌内注射（1 次/日）。10 月，患者因持续发热住进一家医院。查体未发现其他异常，白细胞计数 $4.7×10^9/L$，6 次血培养均生长了一种凝固酶阴性葡萄球菌。经法国国家葡萄球菌参考中心（巴斯德研究所）鉴定为头状葡萄球菌头状亚种。超声心动图显示二尖瓣关闭不全，但未发现有赘生物。病原菌对青霉素敏感，故联合应用青霉素（5000万单位/日，持续静脉滴注）和庆大霉素（80mg/12h）治疗 40 天，患者于末次治疗 3 个月后痊愈。

此外，Sandoe 等[7]报道了 6 例头状葡萄球菌引起的心内膜炎病例的临床情况（表 3-4-3）。

表 3-4-3   6 例头状葡萄球菌性心内膜炎患者的临床情况

	年龄（岁）	既往瓣膜病理	相关病情	涉及瓣膜	拔牙	手术	抗生素治疗	转归
1	72	NS	血管病，CVA	二尖瓣	NS	无	万古霉素+庆大霉素（iv, 28 天）	存活
2	53	二尖瓣脱垂	无	二尖瓣	无	无	阿莫西林+奈替米星（iv, 14 天），头孢曲松（iv, 30 天）	存活
3	63	心内膜炎，室间隔缺损	无	三尖瓣	有	无	克罗沙星	存活
4	29	二尖瓣关闭不全	无	二尖瓣	NS	无	青霉素+庆大霉素（iv, 40 天）	存活
5	62	二尖瓣脱垂、闭锁不全	无	二尖瓣	有	无	开始万古霉素+庆大霉素（iv），21 天后用青霉素+庆大霉素，14 天后用培氟沙星+利福平	存活
6	65	二尖瓣置换	NS	二尖瓣	无	是	亚胺培南+万古霉素（iv, 42 天）	存活

注：NS，无资料；CVA，脑血管意外；iv，静脉注射。

2000 年 Kamalesh 和 Aslam[8]报道了 1 例由头状葡萄球菌引起的主动脉瓣心内膜炎，由头状葡萄球菌引起的自然心内膜炎是不常见的，且通常保守治疗预后均较好。在笔者之前报道的 9 例由头状葡萄球菌引起的心内膜炎患者中，仅有 1 例死亡。该例糖尿病患者由头状葡萄球菌引起了自然心内膜炎，尽管采取了适当的抗生素治疗最终仍然死亡。

四、分离培养与鉴定

怀疑为凝固酶阴性葡萄球菌感染的标本可接种适宜培养基，血液标本可先进行增菌培养，再用血琼脂平板进行分离培养，脓汁、脑脊液等标本可直接用血琼脂平板进行分离培养，根据涂片、革兰氏染色的镜检结果及菌落形态，以及凝固酶试验等定为凝固酶阴性葡萄球菌后，再进一步按第五章中的方法进行鉴定。

头状葡萄球菌解脲亚种与其他葡萄球菌的鉴别[2]见表 3-4-4。

表 3-4-4   头状葡萄球菌解脲亚种与其他葡萄球菌的鉴别

	头状葡萄球菌解脲亚种	头状葡萄球菌	山羊葡萄球菌	表皮葡萄球菌	溶血葡萄球菌	人葡萄球菌	瓦氏葡萄球菌	解糖葡萄球菌
菌落直径（≥6mm）	D	−	d	−	+	−	d	−
色素	（d）	−	−	−	D	D	d	−
厌氧生长	（+）	（+）	（+）	+	（+）	（±）	+	+
需氧生长	+	+	+	+	+	+	+	（±）
溶血	（d）	（d）	（d）	（d）	（+）		（d）	−
碱性磷酸酶	−	−	+	+	−	−	−	D
尿素酶	+	−	+	+	−	+	+	ND
β-葡萄糖苷酶	−	−	−	（d）	D	−	+	ND
D-海藻糖	−	−	（+）	−	+	D	+	−

续表

	头状葡萄球菌解脲亚种	头状葡萄球菌	山羊葡萄球菌	表皮葡萄球菌	溶血葡萄球菌	人葡萄球菌	瓦氏葡萄球菌	解糖葡萄球菌
D-甘露醇	+	+	d	–	D	–	d	–
D-甘露糖	+	+	+	(+)	–	–	–	(+)
麦芽糖	+	–	(d)	+	+	+	(+)	–
蔗糖	–	(+)	–	+	+	(+)	+	–

注：+，90%以上菌株阳性；–，10%以下菌株阳性；D、d，11%~89%菌株阳性；±，90%以上菌株弱阳性；ND，未检测；括号表示迟缓反应。

参 考 文 献

[1] Kloos WE，Schleifer KH. Isolation and characterization of staphylococci from human skin Ⅱ. Description of four new species：*Staphylococcus warneri*，*Staphylococcus capitis*，*Staphylococcus hominis*，and *Staphylococcus simulans*. Int J Syst Bacteriol，1975，25：62-79.

[2] Bannerman TL，Kloos WE. *Staphylococcus capitis* subsp. *ureolyticus* subsp. nov. from human skin. Int J Syst Bacteriol，1991，41（1）：144-147.

[3] Marchese A，Saverino D，Debbia EA，et al. Antistaphylococcal activity of cefdinir，a new oral third-generation cephalosporin，alone and in combination with other antibiotics，at supra-and sub-MIC levels. J Antimicrob Chemother，1995，35：53-66.

[4] Lina B，Celard M，Vandenesch F，et al. Infective endocarditis due to *Staphylococcus capitis*. Clin Infect Dis，1992，15：173-174.

[5] Bandres JC Darouiche RO. *Staphylococcus capitis* endocarditis：a new cause of an old disease. Clin Infect Dis，1992，14：366-367.

[6] Mainardi JL，Lortholary O，Buu-Hoï A，et al. Native valve endocarditis caused by *Staphylococcus capitis*. Eur J Clin Microbiol Infect Dis，1993，12：789-791.

[7] Sandoe JAT，Kerr KG，Reynolds GW，et al. *Staphylococcus capitis* endocarditis：two cases and review of the literature. Heart，1999，82：e1-3.

[8] Kamalesh M，Aslam S. Aortic valve endocarditis due to *Staphylococcus capitis*. Echocardiography，2000，17（7）：685-687.

第五节 山羊葡萄球菌

一、生物学特性[1, 2]

山羊葡萄球菌（*Staphylococcus. caprae*）是 1983 年由 Devriese 等[1]报道的葡萄球菌属中的一个新种。

山羊葡萄球菌为无动力、无芽孢、直径 0.8~1.12μm 的革兰氏阳性球菌，单个、成对或葡萄状排列。为兼性厌氧菌，37℃和 45℃生长良好，30℃生长缓慢，在羊血琼脂平板上培养过夜可见溶血很弱，37℃培养 2 天后可见有狭窄的透明溶血环。触酶阳性，磷酸酶阳性，VP 试验阳性，水解精氨酸，能还原硝酸盐，尿素酶阳性，不产生 β-葡萄糖苷酶、β-葡糖苷酸酶和 β-半乳糖苷酶。能分解 D-蕈糖、D-甘露糖、甘油、D-半乳糖和 α-乳糖产酸。凝固酶阴性，不水解七叶苷，不分解苦杏仁苷、L-阿拉伯糖、D-纤维二糖、β-龙胆二糖、D-松三糖、蜜二糖、棉子糖、鼠李糖、水杨素、蔗糖、D-核糖、松二糖和 D-木糖。所有菌株对新生霉素（MIC 为 0.1μg/ml）敏感（表 3-5-1）。

表 3-5-1　患者分离株、山羊分离株和参考菌株等的生化特性试验结果

试验项目	参考菌株 CCM3573	患者分离株（8 株）	山羊分离株（15 株）	JA21，JA187（2 株）	总数（26 株）
耐热 DNA 酶	+	8	14	0	23（88）
硝酸盐还原	+	6	11	2	20（77）
尿素酶	–	8	12	2	22（85）
精氨酸水解	+	8	15	1	25（96）
PYR 酶	+	8	12	0	21（81）
β-半乳糖苷酶	–	0	1	0	1（4）
碱性磷酸酶	+	8	15	2	26（100）
VP	+	8	15	2	26（100）
产酸					
葡萄糖	+	8	15	2	26（100）
果糖	+	8	15	2	26（100）
甘露糖	+	8	14	0	23（88）
麦芽糖	–	8	7	2	17（65）
乳糖	+	4	12	2	19（73）
岩藻糖	+	8	14	2	25（96）
甘露醇	+	8	10	2	21（81）

注：表内数字为阳性菌株数；括号内数字为阳性百分率（%）。

二、对抗菌药物的敏感性

2002 年 John 等[3]报道了 34 株山羊葡萄球菌对利奈唑酮等抗菌药物的敏感性测定，结果表明山羊葡萄球菌只对利奈唑酮和万古霉素敏感，对红霉素等耐药（表 3-5-2）。

表 3-5-2　34 株山羊葡萄球菌对利奈唑酮等抗菌药物的敏感性

抗菌药物	MIC_{50}（μg/ml）	MIC_{90}（μg/ml）	MIC 范围（μg/ml）	耐药率（%）
利奈唑酮	1.0	1.0	1.0～4.0	0
奎奴普丁/达福普丁	1.0	2.0	0.5～4.0	6
泰利霉素	0.5	8.0	<0.12～>16.0	12
克林霉素	0.25	>16.0	<0.12～>16.0	12
红霉素	0.5	>16.0	0.25～>16.0	12
苯唑西林	0.5	0.5	<0.06～>8.0	6
万古霉素	1.0	1.0	0.5～2.0	0

2003 年 Fujimura 等[4]报道了 1 种新的头孢菌素（代号 S-3578）。S-3578 等 7 种抗菌药物对 8 株山羊葡萄球菌、2 株人葡萄球菌及模仿葡萄球菌、施氏葡萄球菌、孔氏葡萄球菌和猪葡萄球菌各 1 株（共 14 株）的体外抗菌活性结果见表 3-5-3。

表 3-5-3 山羊葡萄球菌等对 S-3578 等抗菌药物的敏感性

抗菌药物	MIC 范围（μg/ml）	MIC$_{50}$（μg/ml）	MIC$_{90}$（μg/ml）
S-3578	0.13～1	0.25	1
头孢曲松	1～>64	4	>64
头孢吡肟	0.25～>64	0.5	>64
头孢拉定	4～>64	4	>64
亚胺培南	≤0.06～32	≤0.06	32
万古霉素	0.5～2	1	1
苯唑西林	0.13～>64	0.25	>64

三、山羊葡萄球菌与人类感染

山羊葡萄球菌是常见的凝固酶阴性葡萄球菌之一，可能为人体正常菌群，也是一种机会致病菌，可以引起院内感染和社区感染，在致病性葡萄球菌中占有重要的地位。

1997 年 Shuttleworth 等[5]报道，自 1990 年 11 月至 1996 年 4 月，从人类骨和关节感染标本中分离出 10 株（其他标本 4 株）山羊葡萄球菌，有 9 名患者是创伤后感染。这些菌株均为触酶阳性的革兰氏阳性葡萄球菌，在含有 6.5% NaCl 的 P 琼脂培养基上生长良好，最终均被鉴定为山羊葡萄球菌。说明山羊葡萄球菌可引起人类感染。这 14 株山羊葡萄球菌的标本来源及 14 名患者的临床情况见表 3-5-4。

表 3-5-4 14 株山羊葡萄球菌的标本来源及患者的临床情况

年龄（岁）	临床诊断	山羊葡萄球菌的分离部位	分离菌株数/标本数	脓细胞/阳性球菌	分离出的其他细菌	转归
36	骨折，胫骨骨髓炎，败血性关节炎	踝关节滑膜液	1/6	少数/–	金葡菌	变性关节炎
54	骨折，败血症，肘关节肿	肘部脓液	1/1	少数/–	无	痊愈
52	两侧外耳炎	左、右耳脓液	2/2	–/++	铜绿假单胞菌	痊愈
44	骨折，跟骨骨髓炎	跟骨	8/18	+/少数	厌氧菌，金葡菌	未知
71	趾甲感染	踇趾趾甲	1/1	++/++	无	未知
60	肾移植，巨细胞病毒毒血症	肾切除部位	3/3	3+/少数	肺炎克雷伯菌，肠球菌	死亡
69	踝关节骨折，伤口破溃	踝部	7/11	+/少数	嗜麦芽窄食单胞菌	痊愈
44	肾移植	鼻腔	1/1	–/–	金葡菌	死亡
33	胫、腓骨远端骨折	踝部	5/9	少数/–	表葡菌	未知
69	骨折，踝骨骨髓炎	踝部组织	1/11	少数/–	咽峡炎链球菌群等	痊愈
60	肝移植	左、右耳脓液	2/2	++/3+	无	死亡
68	膝关节病，半月板切除术	膝部	5/6	++/少数	里昂葡萄球菌	转慢性膝关节病
18	髌骨骨折，坏死	膝关节滑液	5/16	3+/–	表葡菌等	未知
25	骨折，胫骨骨髓炎	胫骨	5/5	少数/+	G 群链球菌等	痊愈

四、分离培养与鉴定

各种临床标本可采用不同方法进行培养，血液标本可先进行增菌培养，再用血琼脂平板进行分离培养；脓汁、脑脊液等标本可直接用血琼脂平板进行分离培养，根据涂片、革兰氏染色的镜检结果及菌落形态，以及凝固酶试验等定为凝固酶阴性葡萄球菌后，再与相关葡萄球菌进行鉴别。特别要与溶血葡萄球菌和人葡萄球菌进行鉴别。

1998 年 Kawamura 等[6]收集了日本 6 家医院的 1230 株革兰氏阳性、触酶阳性的葡萄球菌，经 DNA-DNA 杂交试验鉴定了 132 株山羊葡萄球菌。在 1230 株葡萄球菌中，表皮葡萄球菌有 385 株（31.3%）；金葡菌 286 株（23.3%）；溶血葡萄球菌 150 株（12.2%）；排第四位的是山羊葡萄球菌，共 132 株（占 10.7%）。因此，山羊葡萄球菌是一种不容忽视的感染人类的致病性葡萄球菌。但在这 132 株山羊葡萄球菌中绝大多数曾被错误鉴定为溶血葡萄球菌（48%）、人葡萄球菌（45%）和瓦氏葡萄球菌（6%），因此，作者指出，在鉴定从临床标本中分离的葡萄球菌时，特别要注意山羊葡萄球菌、溶血葡萄球菌和人葡萄球菌之间的鉴别。可参照表 3-5-5 进行鉴别。

表 3-5-5　山羊葡萄球菌、溶血葡萄球菌和人葡萄球菌的鉴别

	CCM 3573	山羊葡萄球菌（60 株）a	山羊葡萄球菌	溶血葡萄球菌	人葡萄球菌
在牛血琼脂上溶血	+	d（53）	（+）	（+）	−w
硝酸盐还原	+	+（90）	+	D	d
产酸					
果糖	+	+（100）	−	D	+
木糖	−	−（0）	−	−	−
阿拉伯糖	−	−（0）	−	−	−
核糖	−	−（0）	−	D	−
麦芽糖		+（100）	D	+	+
乳糖	+	+（95）	+	D	d
蔗糖	−	d（27）	−	+	（+）
海藻糖	+	+（90）	+	+	d
木糖醇	−	−（0）	−	−	−
甘露醇	+	+（95）	−	D	−
纤维二糖	−	−（0）	−	−	−
β-葡萄糖苷酶	−	−（0）	−	D	−
β-葡糖苷酸酶	−	−（0）	−	D	−
β-半乳糖苷酶	−	−（0）	−	−	−
精氨酸双水解酶	+	+（100）	+	+	d
尿素酶	+	+（90）	+	−	+

注：CCM 3573 为参考菌株。a 此表内的山羊葡萄球菌为从人类临床标本中分离的菌株；此列括号内数字为阳性百分率(%)。+, 阳性；−, 阴性；−w, 弱阴性；d, D, 不同的反应。

此外，山羊葡萄球菌还要与其他从人类标本中分离的 DNA 酶阳性的葡萄球菌相鉴别[5]，可按表 3-5-6 与金葡菌、头状葡萄球菌等进行鉴别。

表 3-5-6　山羊葡萄球菌与其他 DNA 酶阳性的葡萄球菌的鉴别

	凝固酶试管法	鸟氨酸脱羧酶	甘露醇	麦芽糖	PYR
山羊葡萄球菌（38 株）	0	0	95	89	100
金葡菌（133 株）	99	0	94	100	0
头状葡萄球菌头状亚种（39 株）	0	0	97	3	0
头状葡萄球菌解脲亚种（36 株）	0	0	97	100	0
中间葡萄球菌（86 株）	94	0	13	100	99
里昂葡萄球菌（109 株）	0	100	1	100	99
施氏葡萄球菌施氏亚种（31 株）	6（弱反应）	0	0	0	100

注：表内数字为阳性百分率（%）。

参 考 文 献

[1] Devriese LA，Poutrel B，Kilpper-Bälz R，et al. *Staphylococcus gallinarum* and *Staphylococcus caprae*，two new species from animals. Int J Syst Bactereriol，1983，33：480-486.

[2] Holt JG，Krieg NR，Sneath PA. Bergey's Manual of Determinative Bacteriology. 9th ed. Baltimore：Williams & Wilkins，1994.

[3] John MA，Pletch C，Hussain Z. In vitro activity of quinupristin/dalfopristin，linezolid，telithromycin and comparator antimicrobial agents against 13 species of coagulase-negative staphylococci. J Antimicrob Chemother，2002，50：933-938.

[4] Fujimura T，Yamano Y，Yoshida I，et al. In vitro activity of S-3578, a new broad-spectrum Cephalosporin active against Methicillin-resistant staphylococci. Antimicrob Agents Chemother，2003，47（3）：923-931.

[5] Shuttleworth R，Behme RJ，Mcnabb A，et al. Human isolates of *Staphylococcus caprae*：association with bone and joint infections. J Clin Microbiol，1997，35（10）：2537-2541.

[6] Kawamura Y，Hou XG，Sultana F，et al. Distribution of *Staphylococcus* species among human clinical specimens and emended description of *Staphylococcus caprae*. J Clin Microbiol，1998，36（7）：2038-2042.

第六节　其他凝固酶阴性葡萄球菌

一、解糖葡萄球菌与人类感染

（一）生物学特性

解糖葡萄球菌（*Staphylococcus saccharolyticus*）是 Kilpper-Bälz 和 Schleifer[1]于 1984 年对其再命名的。解糖葡萄球菌[2]是直径为 0.6～1.0μm 的革兰氏阳性球菌，在厌氧条件下可形成直径 0.5～2mm 圆形、突起或扁平的菌落，在有氧条件下可形成直径＜0.5mm 的菌落。通常菌落为灰白色。

本菌为厌氧菌，在厌氧条件下生长良好，在有氧条件下生长很弱或不生长，在加入氯化血红素的培养基中触酶阳性，在无氯化血红素培养基中触酶呈弱反应或阴性。最适温度是 30～37℃。在 45℃能生长，但生长缓慢。能分解葡萄糖、α-D-果糖、D-甘露糖和甘油产酸，但产酸较弱或中等产酸，不分解 D-木糖、L-阿拉伯糖、蔗糖、麦芽糖、α-乳糖、D-蕈糖、木糖醇、D-甘露醇和 D-纤维二糖。能还原硝酸盐，可水解精氨酸，凝固酶阴性，凝集因子阴性。解糖葡萄球菌对 9 种抗菌药物的敏感性见表 3-6-1。

表 3-6-1　解糖葡萄球菌对抗菌药物的敏感性

抗菌药物	MIC（μg/ml）	MBC（μg/ml）
青霉素	0.015	0.48
氨苄西林	0.015	0.015
苯唑西林	0.015	0.015
头孢噻吩	0.015	0.015
万古霉素	0.015	0.015
亚胺培南	0.015	0.030
庆大霉素	0.48	1.92
环丙沙星	0.12	0.12
克林霉素	0.012	>100

注：MBC，最小抑菌浓度。

（二）解糖葡萄球菌与感染

1990 年 Westblom 等[3]报道了 1 例由解糖葡萄球菌引起的心内膜炎病例。解糖葡萄球菌是一种厌氧的革兰氏阳性球菌，是皮肤正常菌群中的一部分，以前称解糖消化球菌（*Peptococcus saccharolyticus*），但经 16S rRNA 寡核苷酸分析，它应归属于葡萄球菌属。需氧葡萄球菌可能引起心内膜炎。

病例：患者，男性，61 岁，因发热和体重减轻而住院。6 个月前低热（37.8℃），且体温逐渐升高，发冷，每天午夜发热。实验室检查（包括血培养），均无异常发现，心脏杂音显著，但未进行超声心动图检查。住院 1 个月前，体温升到 40℃，5 个月内体重减少 4.5kg，用环丙沙星治疗，超声心动图显示二尖瓣增厚。本次住院检查，患者不发热，病情稳定，查体无明显不适，只是在左胸第 4 肋间可听到 4 级收缩期杂音，未发现有瘀斑、片状出血、Ostler 小结或詹韦斑（Janeway's lesion）。实验室检查显示正色素性正常红细胞性贫血，Hb 10.4g/dl，血小板升至 547.00/mm³，停用环丙沙星。3 次血培养 10 天后生长了厌氧葡萄球菌，经鉴定为解糖葡萄球菌，药敏试验示此菌对青霉素、氨苄西林、苯唑西林、万古霉素、泰能均敏感，对甲硝唑和克林霉素耐药。给予患者奈夫西林（2g/4h）和庆大霉素（90mg/8h）治疗 6 周，其心内膜炎无变化，患者否认最近有牙病，口腔感染不明确，但其头部皮肤有损伤，在用抗生素治疗 2 周后治愈。患者住院期间无症状，再次超声心动图显示在二尖瓣膜上有中等大小的赘生物。患者出院后继续在诊所治疗 6 个月以上，感染未复发。

感染性心内膜炎由厌氧菌引起是罕见的，于两次较大规模的研究中，1498 例心内膜炎病例中由厌氧菌引起的只占 3.8%。近年来厌氧菌分离数增加，培养阴性数减少，表明实验室技术有了较大改进。在 20 世纪 70 年代最常遇到的厌氧菌是脆弱拟杆菌、梭杆菌和梭菌，后来发现厌氧性球菌的数量不断上升。

二、耳葡萄球菌

1983 年 Kloos 和 Schleifer 首次报道了耳葡萄球菌（*Staphylococcus auricularis*），共 20 株，从人类的外耳分离而来[4]。

耳葡萄球菌[2, 4]是直径为 0.8～1.2μm 的无动力、无芽孢的革兰氏阳性球菌，单个或堆状排列，在 P 琼脂上为圆形、突起、不透明、灰白色的小菌落，经 34℃培养 3 天，25℃培养 2 天，菌落直径为 1.4～2.8mm。90%菌株的菌落为光滑型，10%的菌株是颗粒状、皱起或粗糙型的菌落，培养 4～5 天后菌落紧缩，培养 1～3 天的菌落和微球菌落相似。

所有菌株均能在 0～10% NaCl 肉汤中生长，最适温度为 30～40℃，在 15℃不生长，90%的菌株在 45℃生长较弱。触酶阳性，凝固酶阴性，碱性磷酸酶阴性，尿素酶阴性，耐热核酸酶阴性，β-葡萄糖苷酶、β-葡糖苷酸酶阴性，β-半乳糖苷酶迟缓阳性。所有菌株分解 D-葡萄糖和甘油产酸，90%的菌株分解 β-D-果糖产酸，迟缓分解麦芽糖和海藻糖。不分解 β-龙胆二糖、D-山梨醇、L-山梨糖、水杨素、D-棉子糖、α-乳糖、L-鼠李糖、D-岩藻糖、D-半乳糖、D-木糖、L-阿拉伯糖、D-松三糖、D-核糖、D-甘露醇、D-甘露糖、D-蜜二糖和 D-纤维二糖。

与其他葡萄球菌的区别在于其生长缓慢和菌落形态、对碳水化合物的分解、细胞壁组分和 DNA 测序的相关度等。

2002 年 John 等[5]报道了 5 株耳葡萄球菌对利奈唑胺等的敏感性，测定结果表明耳葡萄球菌对利奈唑胺、万古霉素和奎奴普丁/达福普丁等抗菌药物均敏感，耐药菌株很少（表 3-6-2）。

表 3-6-2　5 株耳葡萄球菌对利奈唑胺等抗菌药物的敏感性

抗菌药物	MIC 范围（mg/L）	耐药率（%）
利奈唑胺	2.0～4.0	0
奎奴普丁/达福普丁	1.0～2.0	0
泰利霉素	<0.12～1.0	0
克林霉素	0.25～0.5	0
红霉素	1.0～>16.0	20
苯唑西林	0.25～0.5	0
万古霉素	0.5～1.0	0

耳葡萄球菌的分离培养与鉴定：从临床标本中分离出的葡萄球菌种类繁多，如何将其正确地鉴定至种的水平，需要认真细致地进行鉴别与筛查，尽量从生理、生化等表型特性方面进行比较。耳葡萄球菌与其他凝固酶阴性葡萄球菌的常规鉴别可按表 3-6-3 进行。

表 3-6-3　耳葡萄球菌与其他凝固酶阴性葡萄球菌的鉴别

	菌落大小	色素	需氧生长	碱性磷酸酶	溶血	新生霉素耐药	麦芽糖	海藻糖	甘露醇	蔗糖	木糖/阿拉伯糖	尿素酶
耳葡萄球菌	VS	−	±/−	−	−	−	+/−	+/±	−	−/+	−	−
表皮葡萄球菌	S/M	−	+	+	−/±	−	+	−	−	+	−	+

续表

	菌落大小	色素	需氧生长	碱性磷酸酶	溶血	新生霉素耐药	麦芽糖	海藻糖	甘露醇	蔗糖	木糖/阿拉伯糖	尿素酶
人葡萄球菌	S/M	+/−	−/+	−	−/±	−	+	+	+/−	−/+	−	+
溶血葡萄球菌	M/L	−/+	±/+	−	+/±	−	+	+	+/−	+	−	+
瓦氏葡萄球菌	S/M	+/−	+	−	−	−	+/±	+	+/−	+	−	+
头状葡萄球菌	S	−	+/±	−	−/±	−	−	−	−	+	+/−	−
腐生葡萄球菌	M/L	+/−	+/±	−	−	+	−	+	+/−	+	−	+
孔氏葡萄球菌	M/L	−	±/+	−/±	−/±	+	±/+	+	+/±	−	−	−/±
木糖葡萄球菌	M/L	+/−	+/±	+/−	−/±	+	+/±	+	+/±	+	+	+
模仿葡萄球菌	L	−	+	±/−	±/±	−	−/±	+	+/±	+/−	−	+

注：L，菌落≥7mm；M，菌落5～6mm；S，菌落小（2～4mm）；VS，菌落很小（1～2mm），生长缓慢。

三、小牛葡萄球菌

小牛葡萄球菌是1994年报道的一个新种[6]，普氏葡萄球菌是1995年报道的一个新种[7]。1998年Petrás指出普氏葡萄球菌即小牛葡萄球菌[8]，2004年Svec等指出普氏葡萄球菌可作为小牛葡萄球菌的同义语[9]，实际上小牛葡萄球菌和普氏葡萄球菌是一种细菌的两个名称。现将以小牛葡萄球菌和普氏葡萄球菌这两个名称发表的论文均加以介绍，供读者在实际工作中参考。

1. 小牛葡萄球菌　小牛葡萄球菌（*Staphylococcus vituluinus*）是1994年由Webster等[6]首次报道的一种新的葡萄球菌，共11株，其特性是在P琼脂上经35℃培养，其菌落直径约为3mm，菌落边缘不整齐，可产生淡黄色至黄色色素，在大豆酪蛋白琼脂培养基（TSA）上菌落较大，可达8～12mm，且菌落边缘整齐。在40℃不生长或生长不良，在45℃不生长，为无动力、无芽孢的革兰氏阳性球菌，凝固酶阴性，触酶阳性，在有氧条件下，可分解甘露醇、甘油、蔗糖和果糖产酸。与其他新生霉素耐药、氧化酶阳性的葡萄球菌的鉴别见表3-6-4。

表3-6-4　小牛葡萄球菌与其他新生霉素耐药、氧化酶阳性葡萄球菌的鉴别

	小牛葡萄球菌	松鼠葡萄球菌	缓慢葡萄球菌
在P琼脂上菌落≥6mm	−	+	−
厌氧生长	−	（+）	（±）
与葡萄球菌胶乳试剂反应（Remel）	+	D	D
在牛血琼脂平板上溶血	±	−	−
碱性磷酸酶活性	−	+	（±）
β-葡萄糖苷酶	D	−	−
七叶苷水解	D	+	+

续表

	小牛葡萄球菌	松鼠葡萄球菌	缓慢葡萄球菌
需氧产酸			
D-蕈糖	(d)	+	+
D-甘露糖	−	(d)	(+)
D-松二糖	−	(±)	(±)
D-木糖	(d)	(d)	(±)
D-纤维二糖	(d)	+	+
L-阿拉伯糖	−	D	D
麦芽糖	−	(d)	D
N-乙酰-D-葡糖胺	−	D	D
棉子糖	−	−	+

注：+，90%以上菌株阳性；±，90%以上菌株弱阳性；−，0~10%菌株阳性；D、d，11%~89%菌株阳性；括号表示迟缓反应。

2. 普氏葡萄球菌 1995年波兰学者 Zakrzewska-Czerwinska 等[7]首次报道了从人类和动物标本中分离的一种葡萄球菌，命名为普氏葡萄球菌（*Staphylococcus pulvereri*），以法国微生物学家 Pulverer 的名字来命名（Pulverer 在葡萄球菌感染研究方面作出了许多贡献）。

此菌为无动力、无芽孢的革兰氏阳性球菌，在固体培养基上可生长直径为 4~8mm 的光滑型菌落，兼性厌氧，在有氧条件下生长良好，能在含 15% NaCl 的培养基中生长，但在 17.5% NaCl 存在下可被杀死，在 10℃生长较弱，在 25℃和 37℃分别培养 24、48 小时均可生长出菌落。在 45℃不生长。

不同来源的 5 株普氏葡萄球菌对凝固酶阴性，对新生霉素耐药，触酶阳性，在有氧条件下可分解 D-果糖、D-葡萄糖、麦芽糖、蔗糖产酸，不分解 D-阿拉伯糖、D-纤维二糖、D-甘露醇、棉子糖、D-核糖和松二糖，大多数菌株 VP 试验阳性，大多数菌株产生精氨酸水解酶。与新生霉素耐药的葡萄球菌的鉴别见表 3-6-5。

表 3-6-5 普氏葡萄球菌与新生霉素耐药的葡萄球菌的鉴别

	阿氏葡萄球菌	孔氏葡萄球菌	马胃葡萄球菌	鸡葡萄球菌	克氏葡萄球菌	缓慢葡萄球菌	普氏葡萄球菌	腐生葡萄球菌	松鼠葡萄球菌	木糖葡萄球菌
菌落直径（≥6mm）	D	d	−	+	d	−	D	+	+	+
菌落色素	+	−		d	d	D	D	D	D	D
碱性磷酸酶	(+)	−	(+)	(+)	d	(±)	D	−	+	D
七叶苷	−		d	+	d		−		+	D
VP 试验	−	d	−		d		−	+		D
尿素	−		+	+	d		D	+	−	+
产酸										
D-麦芽糖	+	(d)	d	+	d	D	+	+	(d)	+
D-甘露醇	+	d	+	+	+		D	D	+	+
棉子糖	+	+	+	+	−	+	−	−	−	+
蔗糖	+	−	+	+	(±)	+	+	+	+	+

续表

	阿氏葡萄球菌	孔氏葡萄球菌	马胃葡萄球菌	鸡葡萄球菌	克氏葡萄球菌	缓慢葡萄球菌	普氏葡萄球菌	腐生葡萄球菌	松鼠葡萄球菌	木糖葡萄球菌
D-海藻糖	+	+	+	+	+	+	D	+	+	+
D-土拉糖	+	−	d	+	−	（±）	−	+	（±）	D

注：+，90%以上菌株阳性；±，90%以上菌株弱阳性；−，0~10%菌株阳性；D、d，11%~89%菌株阳性；括号表示迟缓反应。

其他凝固酶阴性葡萄球菌还有许多种别，如巴氏葡萄球菌（*S. pasteuri*）、猫葡萄球菌（*S. felis*）、鱼发酵葡萄球菌（*S. piseifermintans*）、蝇葡萄球菌（*S. mascae*）、肉葡萄球菌（*S. carnosus*）、琥珀葡萄球菌（*S. succinus*）、调料葡萄球菌（*S. condimenti*）、福氏葡萄球菌（*S. fleurettii*）和尼泊尔葡萄球菌（*S. nepalensis*）等，不再赘述。

参 考 文 献

[1] Kilpper-Bälz R，Schleifer KH. Transfer of Peptococcus saccharolyticus Foubert and Douglas to the genus Staphylococcus：Staphylococcus saccharolyticus（Foubert and Douglas）comb. nov. Zentralblatt Für Bakteriologie Und Hygiene，Reihe C，1981，2（4）：324-331.

[2] Holt JG，Krieg NR，Sneath PA. Bergey's Manual of Determinative Bacteriology. 9th ed. Baltimore：Williams & Wilkins，1994.

[3] Westblom TU，Gorse GJ，Milligan TW，et al. Anaerobic endocarditis caused by Staphylococcus saccharolyticus. J Clin Microbiol，1990，28（12）：2818-2819.

[4] Kloos WE，Schleifer KH. Staphylococcus auricularis sp. nov.：an inhabitant of the human external ear. Int J Syst Bacteriol，1983，33（1）：9-14.

[5] John MA，Pletch C，Hussain Z. In vitro activity of quinupristin/dalfopristin, linezolid, telithromycin and comparator antimicrobial agents against 13 species of coagulase-negative staphylococci. J Antimicrob Chemother，2002，50：933-938.

[6] Webster JA，Bannerman TL，Hubner RJ，et al. Identification of the Staphylococcus sciuri species group with EcoRI fragments containing rRNA sequences and description of Staphylococcus vitulus sp. nov. Int J Syst Bacteriol，1994，44：454-460.

[7] Zakrzewska-Czerwinska J，Gaszewska-Mastalarz A，Lis B，et al. Staphylococcus pulvereri sp. nov.，isolated from human and animal specimens. Int J Syst Bacteriol，1995，45（1）：169-172.

[8] Petrás P. Staphylococcus pulvereri= Staphylococcus vitulus？ Int J Syst Bacteriol，1998，48：617-618.

[9] Švec P，Vancanneyt M，Sedláček I，et al. Reclassification of Staphylococcus pulvereri Zakrzewska-Czerwinska et al. 1995 as a later synonym of Staphylococcus vitulinus Webster et al. 1994. Int J Syst Evol Microbiol，2004，54：2213-2215.

第七节　葡萄球菌的鉴定

对从临床标本中分离到的触酶阳性和阴性的革兰氏阳性球菌，在鉴定过程中必须遵循先定属、后定种的原则，即将临床标本中的细菌先按其特性鉴定到属，再按属内各菌种特性鉴定到种的水平。

一、按表型特征进行属间鉴别

可根据革兰氏阳性球菌的主要表型特征按表3-7-1进行菌属间鉴别，如根据触酶特征将革兰氏阳性球菌先分成两大类，触酶阳性的有微球菌属、差异球菌属、葡萄球菌属和黏滑罗氏菌，其余为触酶阴性。触酶阳性的菌属根据是否专性需氧又分为两类，专性需氧的有微球菌属和差异球菌属，两者的区别是氧化酶特征，氧化酶阳性的是微球菌属，阴性的是差异球菌属。触酶阴性的菌属用 PYR 试验鉴定又分为两类，PYR 试验阳性的菌属用亮氨酸氨基肽酶（LAP）试验鉴定又分为两类，以此类推，即可将革兰氏阳性球菌区分到属的水平。

在利用表 3-7-1 对革兰氏阳性球菌进行属间鉴别的同时，可按表 3-7-2 所列的表型特性，对革兰氏阳性葡萄球菌的主要种别与链球菌属、肠球菌属等相关菌属的主要种别进行鉴别。有时也可收到较好的效果。

表 3-7-1 革兰氏阳性球菌的菌属间鉴别[1]

触酶	专性需氧	氧化酶	PYR	LAP	NaCl	七叶苷	溶血	万古霉素	β-葡糖苷酸酶	菌属
+a	+	+			+b					微球菌属
		−			+c					差异球菌属
					+b					葡萄球菌属
					−b					黏滑罗氏菌 d
−			+	+	+c	+			−	狡诈球菌属
									+	血气球菌
									−	无反应费克蓝姆菌 e
					−c	+				黏滑罗氏菌
										溶血孪生球菌 f
			−				α			绿色气球菌 g
							γ			创伤球菌属
	−		+					R		片球菌属
								S	+	尿气球菌
			−						+	人尿气球菌
									−	柯氏气球菌

注：+a，大多数菌株阳性，−，大多数菌株阴性；b 5% NaCl 肉汤生长；c 6.5% NaCl 肉汤生长；d 黏滑罗氏菌通常触酶阴性或弱阳性，但也可能是强阳性；e 无反应费克蓝姆菌细胞排列为丛状，而其他费克蓝姆菌细胞排列成对或短链状；f 溶血孪生球菌的菌细胞成对、四联状或丛状排列，而其他孪生球菌通常成对或链状排列；g 创伤球菌在血琼脂平板上经 35℃培养 24 小时，可形成针尖大小、不溶血的菌落，而绿色气球菌则形成 α-溶血的较大菌落，与创伤球菌相反，绿色气球菌易在有氧环境中生长。

二、葡萄球菌属内的种间鉴别

根据上述革兰氏阳性球菌菌属之间的鉴别，确定为葡萄球菌属细菌后，根据形态、染色性质、菌落特点和凝固酶试验等，定为凝固酶阳性或阴性葡萄球菌后，再进一步进行表型鉴定。大多数临床标本中的种别可以通过表型特性进行鉴定。

从临床标本中分离的革兰氏阳性球菌，在确定为葡萄球菌之后，就要进行种的鉴定，对于一般临床实验室来说，应将葡萄球菌鉴定到种的水平。在葡萄球菌属之中，有的是最常见的种别，几乎天天在临床标本中遇到。因此，了解临床最常见的重要的葡萄球菌的特性（表 3-7-3 和表 3-7-4），对其鉴定很有帮助。

表 3-7-2　葡萄球菌的主要种别与其他革兰氏阳性球菌的鉴别

	葡萄球菌属	金菌厌氧亚种	解糖葡萄球菌	人葡萄球菌	耳葡萄球菌	腐生葡萄球菌 a	克氏葡萄球菌 b	中间葡萄球菌	松鼠葡萄球菌 c	肠球菌属	链球菌属	气球菌属	动球菌属	罗氏菌属	微球菌相关菌属	孔氏考克菌
DNA 的 G+C 含量（mol%）	30~39									34~42	34~46	35~40	39~52	56~60	66~75	67
专性需氧	-	±	-	±	-	D	±	-	±	-	-	-	+	-	+	±
兼性厌氧或微需氧	D	±	±	±	+	D	±	+	±	+	+	+	-	+	-	±
专性厌氧	±	±	±	±	-	-	-	-	-	D	D	-	-	-	-	-
四联状排列	D	-	+	+	+	-	-	-	D	-	-	+	d	d	+	+
对琼脂黏附力（强）	-	-	-	-	-	-	-	-	-	D	-	-	+	-	-	-
动力	-	-	-	-	-	-	-	-	-	D	-	-	+	-	-	-
生长：5% NaCl 琼脂	+	+	+	+	+	+	+	+	+	+	D	+	+	±	+	+
6.5% NaCl 琼脂	+	+	+	+	+	+	+	+	+	+	D	+	+	+	+	+
12% NaCl 琼脂	D	D	±	±	±	±	±	+	D	（±）	D	+	+	+	D	±
P 琼脂（18 小时）	+	+	-	+	-	+	D	+	D	±	-	-	+	-	D	-
触酶	+	+	-	+	+	+	+	+	+	-	-	±	+	+	+	+
联苯胺实验	+	+	-	+	+	+	+	+	+	-	-	-	+	-	+	+
改良氧化酶	-	-	ND	-	-	-	-	-	-	-	-	-	ND	-	-	-
葡萄糖（厌氧产酸）	D	-	+	+	+	+	+	+	+	+	+	（+）	-	+	-	（+）
甘油（需氧产酸）	+	+	+	+	+	+	D	+	+	D	D	ND	-	d	-	+
耐红霉素（0.4μg/ml）	+	+	+	+	+	+	+	+	+	+	D	ND	ND	ND	-	+
耐杆菌肽（0.04U/片）	+	ND	ND	+	+	+	+	+	+	D	D	-	ND	ND	+	-
耐呋喃唑酮（100μg/片）	-	-	-	-	-	-	-	-	-	-	-	-	-	-	+	-
耐溶葡素（200μg/ml）	-	-	-	-	-	-	-	-	-	+	+	+	+	+	+	+

注：a 包括孔氏葡萄球菌和木糖葡萄球菌；b 包括马葡萄球菌和阿莱特葡萄球菌；c 包括缓慢葡萄球菌和小牛葡萄球菌。d. D，11%~89% 的菌株阳性。ND，未检测。括号表示为迟缓反应。
+，90% 以上菌株阳性；-，90% 以上菌株阴性；±，90% 以上菌株弱阳性。

表 3-7-3　临床重要葡萄球菌鉴定的关键试验[1]

菌名	色素	凝固酶	凝集因子	热稳定核酸酶	氧化酶	鸟氨酸	碱性磷酸酶	VP	尿素酶	葡萄糖苷酶	常氧产酸							去铁胺
											蔗糖	麦芽糖	甘露醇	甘露糖	蕈糖	核糖	木糖	
金葡菌	+	+	+	+	-	-	+	+	W	+	+	+	+	+	+	+	-	+
金葡菌厌氧亚种	-	+	+	+	-	N	+	-	N	-	+	+	N	-	-	+	-	N
耳葡萄球菌	-	-	-	-	-	N	-	-	-	-	V	(+)	+	-	(+)	-	-	+
头状葡萄球菌	-	-	-	-	-	-	-	V	-	-	(+)	-	+	+	-	-	-	+
头状葡萄球菌解脲亚种	V	-	-	-	-	-	+	V	+	-	+	(V)	V	+	(+)	N	-	N
山羊葡萄球菌	-	-	-	V	-	-	+	+	+	-	-	-	+	+	V	N	-	N
肉葡萄球菌	-	-	-	N	-	-	-	+	-	-	V	V	V	+	V	V	-	N
解酪葡萄球菌	V	-	-	-	+	-	+	-	V	V	+	+	V	+	+	+	-	N
产色葡萄球菌	+	-	-	-	-	-	+	-	+	N	+	+	(+)	+	-	+	-	N
海豚葡萄球菌	-	+	-	+	-	N	+	-	+	(V)	+	+	(+)	(+)	-	N	-	
表皮葡萄球菌	-	-	-	-	-	V	+	+	+	(V)	+	+	-	+	-	V	-	N
猫葡萄球菌	-	-	-	-	-	-	+	-	+	+	V	-	V	-	+	+	-	+
溶血葡萄球菌	V	-	-	-	-	-	+	+	V	V	+	+	V	+	+	V	-	
人葡萄球菌	+	-	-	-	-	-	-	V	V	V	+	V	-	+	+	+	-	N
猪葡萄球菌	-	-	-	+	-	-	+	-	+	+	+	-	(V)	+	+	+	-	N
中间葡萄球菌	-	+	V	+	-	-	+	V	+	V	+	-	-	+	+	+	-	N
里昂葡萄球菌	V	V	+	+	-	+	-	+	V	+	+	+	-	+	-	-	-	N
黏质葡萄球菌	-	-	-	-	-	-	-	-	N	N	+	-	-	-	-	N	+	N
解糖葡萄球菌	-	-	-	+	-	N	N	N	N	N	-	-	-	(+)	V	-	-	N
施氏葡萄球菌	V	+	+	+	-	+	+	+	+	+	-	-	-	+	V	N	-	+
施氏葡萄球菌凝集亚种	-	+	-	+	-	N	+	V	+	V	V	V	V	V	V	+	-	N
模仿葡萄球菌	-	+	-	+	-	N	+	V	+	-	+	-	+	V	-	V	-	+
瓦氏葡萄球菌	-	-	-	-	-	-	-	+	+	V	+	V	V	-	+	(+)	-	+
巴氏葡萄球菌	(V)	-	-	-	-	-	+	V	+	+	+	V	V	-	+	-	-	+

注：+，90%以上菌株阳性；-，90%以上菌株阴性；W，90%以上菌株弱阳性；V，11%～89%菌株阳性；N，未检测；括号表示迟缓反应。

表 3-7-4　鉴定临床常见葡萄球菌的关键试验[1-3]

	金黄色葡萄球菌	表皮葡萄球菌	溶血葡萄球菌	猪葡萄球菌	中间葡萄球菌	里昂葡萄球菌	施氏葡萄球菌	腐生葡萄球菌
菌落色素	+	−	d	−	−	D	−	D
凝固酶	+	−	−	d	+	−	−	−
凝集因子	+	−	−		d	(+)	+	−
耐热核酸酶	+	−		+	+	−	+	−
碱性磷酸酶	+	+						
PYR	−		+	−		+	+	
鸟氨酸脱羧酶	−	(d)	−		+			
尿素酶	D	+		d	+	D		+
β-半乳糖苷酶	−	−		−	+		(+)	+
VP	+	+	+	−	−	+	+	+
新生霉素耐药	−	−	−	−	−	−	−	+
多黏菌素 B 耐药	+	+	−	+	−	D	−	−
需氧产酸								
D-覃糖	+	−	+	+	+	+	D	+
D-甘露醇	+	−	d	−	(d)	−	−	D
D-甘露糖	+	(+)		+	+	+	+	−
D-土拉糖	+	(d)	(d)		d	(d)	−	+
D-木糖	−	−	−					−
D-纤维二糖	−	−						−
麦芽糖	+	+	+	−	(±)	+	−	+
蔗糖	+	+	+	+	+	+	−	+

注：+，90%以上菌株阳性；−，90%以上菌株阴性；±，90%以上菌株弱阳性；d，D，11%～89%菌株阳性；括号表示迟缓反应。

三、各种葡萄球菌的生物学特性

葡萄球菌属内种类较多，现将美国《临床微生物学手册》（2003 年出版）中关于葡萄球菌各种别鉴别（44 个种和亚种）的表型特性列于表 3-7-5，供大家在鉴定葡萄球菌时参考。

表 3-7-5 葡萄球菌属内各种种别的鉴别[1-3]

葡萄球菌 a	菌落大小 b	菌落色素 c	厌氧生长 d	需氧生长 e	凝固酶	凝集因子 f	耐热核酸酶	溶血 g	触酶 h	氧化酶 i	碱性磷酸酶	精氨酸芳胺酶	吡咯烷基芳胺酶 j	鸟氨酸脱羧酶	尿素 j	β-葡萄糖苷酶 j	β-葡糖醛苷酸酶 j
金葡菌金黄亚种	+	+	+	+	+	+	+	+	+	-	+	-	-	-	d	+	-
金葡菌厌氧亚种	-	-	(+)	(±)	+	+	+	+	-	-	+	ND	ND	ND	ND	-	-
表皮葡萄球菌	-	-	+	+	-	-	-	(d)	+	-	+m	-	(d)	(d)	+	(d)	ND
头状葡萄球菌																	
头状亚种	-	-	(+)	+	-	-	-	(d)	+	-	-	-	-	-	-	-	-
解脲亚种	-	(d)	(+)	+	-	-	-	(d)	+	-	(+)	-	d	-	+	-	-
山羊葡萄球菌	D	-	(+)	+	-	-	-	(d)	+	-	(+)	-	d	-	+	-	ND
解糖葡萄球菌	-	-	+	(±)	-	-	-	-	-	-	d	ND	ND	ND	ND	ND	D
瓦氏葡萄球菌	D	D	+	+	-	-	-	(d)	+	-	-	-	-	-	+	+	+
巴氏葡萄球菌	D	D	+	+	+	-	-	(d)	+	-	-	-	-	-	+	+	D
溶血葡萄球菌	+	D	(+)	+	-	-	-	(+)	+	-	(+)	-	+	-	-	D	-
人葡萄球菌																	
人亚种	-	D	-	+	-	-	-	-	+	-	-	-	-	-	+	-	-
新生败血亚种	-	-	-	+	-	-	-	-	+	-	-	ND	-	+	+	+	-
里昂葡萄球菌	D	D	+	+	-	(+)	-	(+)	+	-	-	-	+	+	d	-	-
施氏葡萄球菌																	
施氏亚种	-	-	+	+	-	+	+	(+)	+	-	+	-	+	-	-	-	-
凝结葡萄球菌	D	-	+	+	+	+	+	(+)	+	-	+	ND	ND	ND	+	ND	ND
蝇葡萄球菌	D	-	+	+	-	-	-	(+)	+	-	+	ND	ND	ND	-	ND	ND
耳葡萄球菌	-	-	(±)	(+)	-	-	-	-	+	-	-	+	d	-	-	-	-
腐生葡萄球菌																	
腐生亚种	+	D	+	+	-	-	-	-	+	-	-	-	-	-	+	D	-
牛亚种	-	+	(+)	+	-	-	-	-	+	-	-	-	+	-	+	D	-

65

葡萄球菌 a	菌落大小 b	菌落色素 c	厌氧生长 d	需氧生长 c	凝固酶	凝集因子 f	耐热核酸酶	溶血 g	触酶 h	氧化酶 i	碱性磷酸酶 i	精氨酸芳胺酶	吡咯烷基芳胺酶 j	鸟氨酸脱羧酶	尿素 j	β-葡萄糖苷酶 j	β-葡糖醛酸酶 j
孔氏葡萄球菌																	
孔氏亚种	D	-	D	+	-	-	-	(d)	+	-	-	-	-	-	-	-	-
解脲葡萄球菌亚种	+	D	(+)	+	-	-	-	(d)	+	-	+	-	d	-	+	-	+
木糖葡萄球菌	+	D	D	+	-	-	-	-	+	-	d	-	d	-	+	+	+
柯氏葡萄球菌	D	D	-	+	-	-	-	(d)	+	-	d	-	d	-	d	D	D
马葡萄球菌	-	-	(+)	(+)	-	-	-	(d)	+	-	(+)	-	-	-	+	ND	+
阿莱特葡萄球菌	D	+	-	+	-	-	-	-	+	-	(+)	-	-	-	-	ND	+
鸡葡萄球菌	+	D	(+)	+	-	-	-	(d)	+	-	(+)	-	-	-	+	+	+
琥珀葡萄球菌	ND	-	-	+	ND	ND	ND	ND	+	-	+	ND	ND	ND	+	ND	ND
模仿葡萄球菌	+	-	+	+	-	-	-	(d)	+	-	(d)	ND	+	ND	+	-	D
肉葡萄球菌																	
肉亚种	+	-	+	+	-	-	-	-	+	+	+	-	+	-	-	-	-
有益亚种	-	-	+	+	-	ND	ND	ND	+	ND	-	ND	ND	ND	-	ND	-
鱼发酵葡萄球菌	ND	D	+	+	-	ND	ND	ND	+	-	+	ND	ND	ND	+	+	-
调料葡萄球菌	ND	D	+	+	-	ND	ND	ND	+	ND	+	ND	ND	ND	+	ND	ND
猫葡萄球菌	+	-	+	+	D	-	+	(d)	+	-	+	ND	d	ND	+	-	-
水獭葡萄球菌	-	+	(+)	+	+	D	(±)	+	+	-	+	ND	+	ND	+	ND	ND
中间葡萄球菌	+	+	(+)	+	+	-	+	D	+	-	+	-	+	-	+	D	+
海豚葡萄球菌	+	+	+	+	+	-	+	+	+	-	+	ND	ND	ND	+	ND	ND
猪葡萄球菌	+	D	+	+	D	-	+	+	+	-	+	-	d	-	d	D	+
产色葡萄球菌	+	+	+	+	-	-	-	(d)	+	+	+	-	-	-	+	D	D
松鼠葡萄球菌																	
松鼠亚种	+	D	(+)	+	-	-	-	(±)	+	+	+	-	-	-	-	+	-

葡萄球菌[a]	菌落大小[b]	菌落色素[c]	厌氧生长[d]	需氧生长[e]	凝固酶	凝集因子[f]	耐热核酸酶	溶血[g]	触酶[h]	氧化酶[i]	碱性磷酸酶	精氨酸芳胺酶	吡咯烷基芳胺酶[j]	鸟氨酸脱羧酶[j]	尿素[j]	β-葡萄糖苷酶[j]	β-葡萄糖苷酸酶[j]
肉亚种	-	D	(d)	+	-	d[p]	-	(±)	+	+	d	-	-	-	-	+	-
啮齿亚种	D	D	(d)	+	-	+[p]	-	(±)	+	+	d	-	-	-	-	+	-
缓慢葡萄球菌	-	D	(±)	(+)	-	-	-	-	+	+	(±)	-	-	-	-	+	-
福氏葡萄球菌	-	-	+	+	-	-	ND	ND	+	+	d	-	-	-	-	ND	-
小牛葡萄球菌	+	+	(+)	(+)	-	-	-	ND	+	+	-	ND	-	-	-	D	-

葡萄球菌	β-半乳糖苷酶[j]	精氨酸利用[j]	VP	硝酸盐还原	七叶苷水解	新生霉素耐药[k]	多黏菌素耐药[l]	D-蕈糖	D-甘露糖	D-甘露醇	D-土拉糖	D-木糖	D-纤维二糖	L-阿拉伯糖	麦芽糖	α-乳糖	蔗糖	N-乙酰葡糖胺	棉子糖
金葡菌金黄亚种	-	+	+	+	-	-	+	+	+	+	+	-	-	-	+	+	+	+	-
金葡菌厌氧亚种	-	ND	-	+	-	-	ND	-	ND	-	ND	-	-	-	+	-	+	-	-
表皮葡萄球菌	ND	d	+	+	-	-	+	-	-	(+)	-	-	-	-	+	d	+	d	-
头状亚种	-	d	D	D	-	-	-	+	+	+	-	-	-	-	-	+	-	+	-
头状葡萄球菌 解脲亚种	-	+	D	+	+	-	ND	+	+	+	-	-	-	(d)	(d)	+	+	+	-
山羊葡萄球菌	-	+	+	+	-	-	ND	(+)	D	D	-	-	-	+	+	-	-	+	-
解糖葡萄球菌	ND	+	ND	+	ND	-	ND	-	-	-	ND	-	-	-	-	-	-	ND	-
瓦氏葡萄球菌	-	d	+	D	-	-	-	+	D	D	(d)	-	-	d	(+)	d	+	d	-
巴氏葡萄球菌	-	d	D	D	-	-	ND	+	D	D	(d)	-	-	d	(d)	d	+	+	-
溶血葡萄球菌	-	+	+	+	-	-	-	+	D	D	+	-	-	+	+	d	+	+	-
人亚种	-	d	D	D	d	-	-	-	-	-	-	-	-	-	+	d	(+)	D	-
人葡萄球菌 新生吸血亚种	-	-	D	D	+	-	ND	+	ND	ND	ND	-	-	d	+	d	(+)	-	-
里昂葡萄球菌	-	+	+	+	+	-	D	-	-	+	(d)	-	-	-	+	+	+	+	-
施氏亚种 施氏葡萄球菌	(+)	+	+	+	-	-	-	d	-	-	-	-	-	-	(+)	-	-	(+)	-
凝结亚种	ND	+	+	+	ND	-	ND	-	D	+	d	-	-	-	D	d	D	D	-

葡萄球菌	β-半乳糖苷酶[j]	精氨酸利用[j]	VP	硝酸盐还原	七叶苷水解	新生霉素耐药[k]	多黏菌素耐药[l]	D-蕈糖	D-甘露醇	D-甘露糖	D-土拉糖	D-木糖	D-纤维二糖	L-阿拉伯糖	麦芽糖	α-乳糖	蔗糖	N-乙酰葡糖胺	棉子糖
蝇葡萄球菌	-	-	-	ND	ND	-	ND	+	-	+	+	+	-	-	-	-	+	ND	-
耳葡萄球菌	(d)	d	-	(d)	-	-	-	(+)	-	(d)	(d)	-	-	-	(+)	-	D	-	-
腐生葡萄球菌																			
腐生亚种	+	-	+	-	-	+	-	+	D	-	+	-	-	+	+	d	+	D	-
牛亚种	D	-	D	+	-	+	ND	+	+	-	+	-	-	+	+	-	+	+	-
孔氏葡萄球菌																			
孔氏亚种	-	-	D	-	-	+	-	+	D	D	-	-	(d)	(d)	-	-	+	-	-
解脲亚种	+	-	D	-	-	+	-	+	+	(d)	-	-	-	(+)	+	+	-	D	-
木糖葡萄球菌	+	-	D	D	D	+	-	+	+	+	d	+	D	+	d	+	-	+	+
柯氏葡萄球菌	D	-	D	D	D	+	-	+	+	-	-	(d)	-	D	D	d	+	+	+
马葡萄球菌	D	-	-	+	D	+	ND	+	+	+	D	+	(d)	D	D	d	(±)	D	-
阿莱特葡萄球菌	D	-	ND	-	-	+	ND	+	+	+	-	-	-	+	+	+	+	-	+
鸡葡萄球菌	D	-	-	+	+	+	-	+	+	+	+	-	+	+	+	d	+	+	+
琥珀葡萄球菌	ND	+	-	-	ND	ND	ND	+	ND	+	ND	ND	ND	ND	ND	+	ND	ND	(d)
模仿葡萄球菌	+	+	D	+	-	-	-	d	+	d	-	-	-	(±)	+	+	+	+	+
肉葡萄球菌																			
肉亚种	+	+	+	+	-	-	-	d	+	+	-	-	-	-	-	d	-	ND	-
有益亚种	-	d	ND	D	ND	ND	ND	d	D	d	-	ND	ND	ND	ND	d	D	ND	-
鱼发酵葡萄球菌	-	+	-	+	+	-	ND	+	+	+	-	-	-	D	-	d	D	NE	-
调料葡萄球菌	+	+	ND	+	-	ND	ND	+	+	+	-	ND	-	-	-	+	±	±	-
猫葡萄球菌	+	+	-	+	ND	-	ND	+	D	+	ND	-	-	-	-	+	D	+	+
水獭葡萄球菌	+	-	-	+	ND	-	ND	+	D	+	ND	+	ND	ND	+	+	ND	ND	ND
中间葡萄球菌	+	D	-	+	-	-	-	+	(d)	+	D	-	-	(±)	+	d	+	+	-

续表

葡萄球菌	β-半乳糖苷酶 j	精氨酸利用 j	VP	硝酸盐还原	七叶苷水解	新生霉素耐药 k	多黏菌素耐药 l	D-覃糖	D-甘露醇	D-甘露糖	D-土拉糖	D-木糖	D-纤维二糖	L-阿拉伯糖	麦芽糖	α-乳糖	蔗糖	N-乙酰葡糖胺	棉子糖
海豚葡萄球菌	ND	+	-	+	ND	ND	ND	-	(+)	-	ND	-	ND	-	-	+	+	ND	ND
猪葡萄球菌	-	+	-	+	-	-	+	+	-	+	-	-	-	-	-	+	+	+	-
产色葡萄球菌	-	+	-	+	-	-	+	+	D	+	d	-	-	-	D	+	+	D	-
松鼠葡萄球菌																			
松鼠亚种	-	-	-	+	+	+	-	+	+	(d)	(±)	(d)	+	D	(d)	(d)	+	-	-
肉亚种	-	-	-	+	+	+	-	+	+	(d)	ND	+	(d)	d	(d)	(d)	+	+	-
嗜皮亚种	-	+	-	+	+	+	-	(+)	+	(+)	ND	(d)	D	(d)	(d)	-	+	-	-
缓慢葡萄球菌	-	-	D	+	D	+	ND	+	ND	(+)	+	D	-	d	D	d	d	D	+
福氏葡萄球菌	-	-	D	+	D	+	ND	+	+	+	+	D	-	d	+	+	+	ND	-
小牛葡萄球菌	-	-	+	+	D	+	ND	(d)	+	-	D	D	D	d	-	+	+	+	+

a +，90%以上菌株阳性；±，90%以上菌株阴性；d或D，11%~89%的菌株阳性；ND，未检测；括号表示迟缓反应。

b 在P琼脂培养基上，经34~35℃培养3天（25℃，5天），菌落直径≥6mm为阳性。只有蹄似葡萄球菌（在胰酶大豆琼脂上4~6mm）和福氏葡萄球菌（在胰酶大豆琼脂上8~12mm）例外。

c 在一般培养或室温条件下，形成可见的类胡萝卜素（黄色，橙黄色或橙色）为阳性。在P琼脂培养基中加入牛奶，脂肪，甘油乙酸酯等可增强色素产生。

d 检测在半固体硫乙醇酸盐培养基中的生长情况，土，培养18~24小时形成中等厚度到浓厚的菌落；+，试管上部有较浓厚的菌落，下部有弱的生长；-，48小时内无可见生长，或只有些弱的扩散生长，或72~96小时试管下部有小菌落；括号表示24~72小时迟缓生长，有时在试管下部有几个大菌落。

e 在P琼脂或其他琼脂培养基上，经34~37℃培养后进行检测。马葡萄球菌在35~37℃生长，其最适生长温度是30℃；解糖葡萄球菌和金葡菌厌氧亚种在空气存在下生长很弱；金葡菌厌氧亚种和施次分别时，在培养基中需要加入血液，血清或卵黄。耳葡萄球菌，缓慢葡萄球菌和小牛葡萄球菌在P琼脂培养基上经24~36小时培养，菌落仍然很小（菌落直径1~2mm）。

f 用兔血浆检测凝集因子（玻片凝固酶试验），用人血浆检测里吊和施氏葡萄球菌的凝集因子。

g 牛血琼脂上检测溶血。+，24~36小时有很大的溶血环；（+），48~72小时出现中等到大的溶血环；（d），无或迟缓溶血；-，72小时内没有或仅有很窄的溶血环（1mm）。

h 不能在培养基中加入 H_2O_2 或氯化血红素诱导金葡菌厌氧亚种的触酶和细胞色素；解糖葡萄球菌存在少量细胞色素 a 和 b，其触酶可以用氯化血红素诱导。

i 用皮良氧化酶检测方法，检测其细胞色素 c。

j PYR 等试验可用商品快速检测试片进行检测。

k 检测新生霉素可用商品的新生霉素纸片，抑菌环直径≥16mm（或 MIC 为1.6µg/ml）确定为阳性。

l 在300单位多黏菌素 B 纸片的抑菌环直径<10mm 确定为阳性。

四、葡萄球菌的鉴定试验[2]

有些实验室要有选择地对凝固酶阴性葡萄球菌进行鉴定，如从无菌部位血液、关节液或脑脊液分离的葡萄球菌要进行鉴定，从尿液中分离的腐生葡萄球菌要与其他 CNS 进行鉴别，从定植旁路导管或人工瓣膜分离的葡萄球菌要进行里昂葡萄球菌、表皮葡萄球菌和施氏葡萄球菌的鉴定，从软组织感染或心内膜炎患者分离的葡萄球菌要进行表皮葡萄球菌、里昂葡萄球菌、溶血葡萄球菌和瓦氏葡萄球菌的鉴定。

参照上述常见的葡萄球菌的表型特征，可将葡萄球菌鉴定到种的水平。当然种的鉴定还可利用分子表型方法，如细胞脂肪酸分析、多位点酶电泳、全细胞多肽分析等；也可利用基因分型方法，如染色体限制性内切酶酶切谱型片段和核糖分型等。但大多数分子方法一般限于在参考实验室或研究室中进行。下面介绍一些常规鉴定方法。

1. 菌落 在非选择性血琼脂、营养琼脂、胰酶大豆琼脂、脑心浸液琼脂或 P 琼脂培养基上，经 34~37℃培养 24 小时大多数葡萄球菌可形成直径 1~3mm 的菌落，3 天后可形成直径 3~8mm 的菌落。有些葡萄球菌如金葡菌厌氧亚种、解糖葡萄球菌、耳葡萄球菌、马葡萄球菌、小牛葡萄球菌和缓慢葡萄球菌较其他葡萄球菌生长更慢，通常 24~36 小时才可长出菌落，菌落形态有助于各种的鉴定。观察菌落有时需 34~37℃培养数天，然后放置室温 2 天，进行对比观察效果更好。

金黄色葡萄球菌在 P 琼脂上通常菌落较大，直径 6~8mm，光滑，边缘整齐，稍突起，半透明。菌落经 3~5 天培养可接近透明。大多数菌株产生色素，淡黄色到橘红色。某些罕见金黄色葡萄球菌产生小菌落。表皮葡萄球菌的菌落稍小，为 2.5~6mm，某些产生黏质的菌株可很强地黏附于琼脂表面。溶血葡萄球菌通常较表皮葡萄球菌和人葡萄球菌的菌落较大，其直径可达 5~9mm。里昂葡萄球菌的菌落通常为 4~7mm，光滑且有光泽，可能不产生色素，或产生淡黄色到橙黄色色素，扁平，边缘整齐。施氏葡萄球菌的菌落通常为 3~5mm，不产生色素，光滑且有光泽，边缘整齐。腐生葡萄球菌的菌落为 5~8mm，边缘整齐，有光泽，光滑，不透明。

2. 凝固酶 对血浆的凝集力广泛用于致病葡萄球菌的鉴定。凝固酶试验有两种方法，即试管法检测游离凝固酶，玻片法检测结合凝固酶和凝集因子。试管法可作为确证试验，而玻片法可作为鉴定金黄色葡萄球菌的快速筛选试验。玻片法阳性也可对鉴定里昂葡萄球菌和施氏葡萄球菌有所帮助。

各种血浆均可应用于以上两种方法，商品脱水兔血浆含有乙二胺四乙酸（EDTA）较为适于应用，人血浆可用于里昂葡萄球菌和施氏葡萄球菌的鉴定。

（1）试管法凝固酶试验：取 0.1ml 被测菌脑心浸液的过夜培养物，于玻璃试管内与0.5ml 新鲜血浆充分混合，在 37℃水浴 4 小时，倾斜试管观察是否凝固。若凝固则为阳性。也可取一无抑制剂琼脂平板上的菌落，置于含 0.5ml 新鲜血浆的试管内，同样置 37℃水浴保温 4 小时，观察结果。注意，只要有结块就为阳性。但丝毛状或纤维沉淀不是凝固，应认为是阴性。鉴定金黄色葡萄球菌也可将试验延长至过夜，因少数菌株需 4 小时以上才形成凝固。中间型葡萄球菌和猪葡萄球菌的凝固酶需 4 小时以上才能呈阳性。这些葡萄球菌的凝固酶检测形成凝固需 12～24 小时。如果超过 4 小时凝固，必须考虑以下几点：①某些葡萄球菌菌株产生葡萄球菌激酶，延长保温时间可溶解凝块，产生假阴性结果；②如果所用血浆不是无菌的，假阴性或假阳性均可发生；③在培养基上生长的菌落如果不纯或被污染，延长培养后可出现假阳性。血浆含有 EDTA，优于枸橼酸盐血浆，后者可被能够利用枸橼酸盐的细菌（如某些链球菌）形成凝固。对于需要延长凝固酶保温时间的罕见金葡菌菌株，还可根据其他特性试验证实，一些附加特性对于鉴定罕见的凝固酶阴性和有荚膜菌株也是必要的。

（2）玻片法凝固酶试验：试验要用浓厚的菌悬液（用蒸馏水）与新鲜血浆混合后观察凝集，需要区分凝固与自凝，即于菌悬液中加 1 滴血浆，在 10 秒内观察。玻片法较试管法快且经济，然而有 10%～15% 的金黄色葡萄球菌可能产生阴性结果，需重复试管法进行检测。玻片法必须立即观察结果，因为延长时间超过 10 秒会出现假阳性结果。

此外，试验取菌落时严禁接触含高浓度 NaCl 的琼脂（如甘露醇-食盐琼脂），因为可出现自凝现象和假阳性结果。某些罕见的中间型葡萄球菌用玻片法可能出现阳性结果，用商品的血凝玻片试验可检测凝集因子，胶乳凝集试验可检测凝集因子和 A 蛋白。胶乳凝集试验具有很高的特异性和敏感性，尤其是鉴定金葡菌，而鉴定里昂葡萄球菌稍差。用胶乳凝集试验检测腐生葡萄球菌和猪葡萄球菌的某些菌株及巨大球菌可能取得阳性结果，但其玻片法通常呈阴性。用胶乳凝集试验检测金葡菌荚膜多糖血清型 5 和 8 是可靠的，无论是对甲氧西林敏感的金葡菌，还是耐甲氧西林金葡菌均如此。当检测疑似金葡菌时，玻片法阴性则应以试管法加以证实。

3. 耐热核酸酶 是具有裂解内、外核酸特性，并能裂解 DNA 或 RNA 的一种酶，大多数金葡菌、施氏葡萄球菌、中间型葡萄球菌和猪葡萄球菌的菌株均能产生此种酶，某些表皮葡萄球菌、模仿葡萄球菌和肉葡萄球菌可显示弱的耐热核酸酶活性。这种酶可用 DNA 甲苯胺蓝琼脂进行检测。另外，用血清抑制试验可区分金葡菌和其他凝固酶阳性葡萄球菌。商品的甲苯胺蓝琼脂可用于耐热核酸酶试验，并可在 4 小时内出结果。

4. 磷酸酶活性 可用 Pennock 等改良技术后进行检测，以 0.005mol/L 磷酸二氢钠酚酞溶液（钠盐溶于 0.01mol/L 枸橼酸-枸橼酸钠缓冲液，pH 5.8）作为基质，加入 4-氨基安替比林和铁氰化钠，产生深红色反应，表明有磷酸酶活性。较新的检测磷酸酶活性的方法是基于碱性磷酸酶水解对硝基苯磷酸盐而使其成为对硝基酚，即无色的基质释放出黄色的对硝基酚，表明细菌产生碱性磷酸酶。金葡菌、施氏葡萄球菌、中间型葡萄球菌和猪葡萄球菌，以及表皮葡萄球菌的大多数菌株，碱性磷酸酶阳性。表皮葡萄球菌某些碱性磷酸酶阴性的菌株，与人葡萄球菌的相关种的区分是基于其能在硫乙醇酸盐培养基中于 18～24 小时内厌氧生长，或其对多黏菌素 B（每片 300U）耐药。

5. PYR 试验（吡咯烷酮芳胺酶活性检测） PYR 试验原理是细菌水解吡咯谷氨酰β-萘酰胺（PYR 基质）为 L-吡咯烷酮和 β-萘胺，β-萘胺与 PYR 试剂（对二甲氨基肉桂醛）结合而产生红色。商品试剂盒含有 PYR 肉汤和 PYR 试剂，可用于 A 群链球菌和肠球菌的鉴定，在区别某些葡萄球菌时也是有用的。方法是取一环 24 小时琼脂斜面培养物或几个菌落（必须纯）混悬于 PYR 肉汤（含 0.01% RYR 基质），使其浓度为麦氏 2 号标准，在 35℃保温 2 小时后，加入 2 滴 RYR 试剂，不需混合，在 2 分钟内出现暗紫红色者为阳性，黄色、橘黄色或粉红色为阴性。溶血葡萄球菌、里昂葡萄球菌、施氏葡萄球菌和中间型葡萄球菌通常为 PYR 阳性。

6. 乌氨酸脱羧酶　阳性的乌氨酸脱羧酶试验可以正确地鉴定里昂葡萄球菌。乌氨酸脱羧酶试验可采用 Moeller 法，脱羧酶基础培养基可采用 BD Difco 等产品，加入 1%（*W*/*V*）L-乌氨酸盐酸盐，最终培养基用 NaOH 调整 pH 到 6，分装 3～4ml 于小试管内，于 121℃灭菌 10 分钟。接种待测菌后，每管加入无菌液体石蜡 4～5mm，于 35～37℃培养 24 小时，里昂葡萄球菌的大部分菌株可在 8 小时后出现阳性结果，而表皮葡萄球菌则为阴性。培养基变为碱性表明阳性。最初由于葡萄糖发酵，培养基可变为淡灰色或淡黄色，最终由于乌氨酸脱羧酶而使培养基变为紫色，24 小时培养基呈黄色为阴性。

7. 尿素酶活性　一般将具有缓冲能力的尿素酶试验肉汤（Difco）用于葡萄球菌的尿素酶检测，可在 4 小时内完成。试验时细菌产生尿素酶分解尿素而释放出氨，导致培养基的 pH 上升，使酚红指示剂由黄色变为红色，则为阳性。表皮葡萄球菌、中间型葡萄球菌和腐生葡萄球菌的大多数菌株通常为阳性。

8. β-半乳糖苷酶　其活性检测可用于区分某些葡萄球菌，中间型葡萄球菌为阳性，大多数腐生葡萄球菌也为阳性，施氏葡萄球菌为迟缓阳性或弱阳性。用 2-萘酚-β-D-吡喃半乳糖苷作为基质接种细菌，经培养后，β-半乳糖苷酶分解 2-萘酚-β-D-吡喃半乳糖苷，释放出游离的 β-萘酚，加入坚牢蓝 BB（溶于 2-甲氧苯乙醇）后如变紫色，则为阳性。

9. 新生霉素耐药　用简单的纸片扩散法敏感试验来鉴别腐生葡萄球菌与其他葡萄球菌，即将每片 5 μg 的新生霉素纸片贴于（接种 0.5 麦氏单位的菌悬液）P 琼脂、M-H 琼脂或胰酶大豆血琼脂平板上，于 35～37℃培养 24 小时，如抑菌环直径≤16mm 为耐药。

10. 多黏菌素 B 耐药　可按新生霉素耐药试验选用培养基，在贴新生霉素纸片的同时贴多黏菌素纸片（每片 300U），培养 24 小时后观察结果。抑菌环＜10mm 为耐药，金葡菌、表皮葡萄球菌、猪葡萄球菌和产色葡萄球菌通常耐药，里昂葡萄球菌的某些菌株也耐药。

参 考 文 献

[1] Murray PR，Manual of Clinical Microbiology. 8th ed.Washington DC：Society for Microbiology（ASM），2003.

[2] Murray PR，Baron EJ，Pfaller MA，et al. Manual of Clinical Microbiology. 7th ed. Washington DC：American. Society for Microbiology，1999.

[3] Holt JG，Krieg NR，Sneath PA. Bergey's Manual of Determinative Bacteriology. 9th ed. Baltimore：Williams & Wilkins，1994.

（李仲兴　赵建宏　王秀华　时东彦）

第四章 链球菌感染及检测

分子生物学研究的进展，特别是 16S rRNA 或 23S rRNA 序列检测在细菌分类中的应用，使得原来以表型特征为分类基础的情况已不复存在。链球菌的分类也不例外，出现了很大变化，总的趋势是该属的成员中有的成了新的菌属，如肠球菌属、乏养菌属、孪生球菌属、乳球菌属等，从而链球菌属的成员在不断减少。按近年来的分类，链球菌属可分为 7 个菌群（表 4-0-1）。

表 4-0-1 链球菌属中各菌群所包括的菌种

群	群名	菌种名称
1	化脓链球菌群	化脓链球菌、无乳链球菌、马链球菌、G 群链球菌、乳房链球菌、副乳房链球菌、海豚链球菌、犬链球菌、豕链球菌、肠链球菌、海豹链球菌
2	牛链球菌群	牛链球菌、马肠链球菌、不解乳糖链球菌
3	缓症链球菌群	缓症链球菌、戈氏链球菌、肺炎链球菌、口腔链球菌、血链球菌、副血链球菌
4	变异链球菌群	变异链球菌、仓鼠链球菌、道恩链球菌、猕猴链球菌、野鼠链球菌、鼠链球菌、表兄链球菌
5	唾液链球菌群	唾液链球菌、嗜热链球菌、前庭链球菌
6	米勒链球菌群	咽峡炎链球菌、星座链球菌、中间链球菌
7	不相关菌群	少酸链球菌、猪链球菌、多型链球菌

2002 年 Facklam 将链球菌分为三大类，即 β-溶血性链球菌、非 β-溶血性链球菌、草绿色链球菌。这种分类方法无论从认识链球菌的感染特性，还是从链球菌的鉴定来说，都是比较方便的。故本书采用 Facklam 的分类方法，对链球菌的各种别加以介绍。

β-溶血性链球菌有化脓性链球菌群、咽峡炎链球菌群等 12 个种别；非 β-溶血性链球菌有 7 个种别；草绿色链球菌有 5 个菌群 26 个种别（表 4-0-2）。

表 4-0-2 β-溶血性链球菌、非 β-溶血性链球菌和草绿色链球菌的主要种别

β-溶血性链球菌	非 β-溶血性链球菌	草绿色链球菌		
化脓性链球菌群	肺炎链球菌	变异链球菌群	唾液链球菌群	血链球菌群
无乳链球菌	马肠链球菌	变异链球菌	唾液链球菌	血链球菌
停乳链球菌停乳亚种	解没食子酸链球菌	表兄链球菌	前庭链球菌	副血链球菌
停乳链球菌似马亚种	巴氏链球菌	仓鼠链球菌	婴儿链球菌**	格氏链球菌
马链球菌马亚种	婴儿链球菌*	道恩链球菌	不解乳糖链球菌	缓症链球菌群
马链球菌兽疫亚种	巴黎链球菌	野鼠链球菌	猪肠链球菌	缓症链球菌
犬链球菌	猪链球菌	猕猴链球菌	嗜热链球菌	口腔链球菌

续表

β-溶血性链球菌	非 β-溶血性链球菌	草绿色链球菌	
咽峡炎链球菌群	鼠链球菌	咽峡炎链球菌群	嵴链球菌
星群链球菌咽炎亚种	猪阴道链球菌	咽峡炎链球菌	婴儿链球菌
豕链球菌		星群链球菌	泛口腔链球菌
海豚链球菌		中间链球菌	鼠链球菌
海豹链球菌			
袋鼠链球菌			

*婴儿链球菌：*Streptococcus infantarius*；**婴儿链球菌：*Streptococcus infantis*。

第一节　化脓性链球菌

1877 年 Billroth 和 Ehrlich 首次发现了链球菌，由于其特殊的致病作用而引起了人们的高度重视。少数菌种能产生外毒素和酶，造成严重的组织感染。某些链球菌能引起心、肾、关节和脑的非化脓性感染，临床表现包括风湿热、急性肾小球肾炎和舞蹈病。尽管某些链球菌对人致病，但有些链球菌则是人口腔和肠道中不可缺少的正常菌群，它们偶尔进入血流，引起菌血症，通常表现为心内膜炎。

一、生物学性状

化脓性链球菌（A 群链球菌）呈圆形或卵圆形，直径为 0.5～1.0μm，呈链状排列，长短不一。在固体培养基上呈短链，通常由 4～8 个细胞组成，少数成堆排列，常易与葡萄球菌相混淆。在液体培养基中一般链较长，长者可由 20～30 个菌细胞组成。细菌链的长短与细菌的培养条件有关。

化脓性链球菌在 5%脱纤维羊血琼脂平板上生长时呈 β-溶血，在肉汤培养基中，幼龄时多见荚膜，以后逐渐消失，无鞭毛，无芽孢，易被碱性染料染色，革兰氏染色为阳性，陈旧培养物或被细胞吞噬后可转为阴性。

该菌为需氧或兼性厌氧菌，但在有氧时生长较好，对营养要求较高，在普通培养基上不易生长，需在培养基中加入血液、血清和腹水才能生长。最适生长温度为 35～37℃，最适 pH 为 7.4～7.6。在血清肉汤培养基中 35℃培养 18～24 小时，在管底呈絮状或颗粒状沉淀生长，且链较长。在血琼脂平板上经 35℃培养 18～24 小时，可形成直径 0.5～0.75mm 的圆形、灰白色、透明或半透明、表面光滑、有乳光、突起的小菌落，呈 β-溶血，这对于该菌的鉴定有一定的意义。

该菌触酶阴性，能分解乳糖、水杨素、海藻糖，产生精氨酸脱羧酶和碱性磷酸酶，不分解菊糖、甘露醇、棉子糖、核糖、山梨醇。不水解马尿酸，VP 试验阴性，α-半乳糖苷酶阴性。40%胆汁可抑制其生长。化脓性链球菌是链球菌属中重要的致病菌，属 A 群 β-溶血性链球菌，其 DNA 的 G+C 含量为 33～44mol%。

二、对抗菌药物的敏感性

实验所测定的细菌对抗菌药物的敏感性数据，即最低抑菌浓度（MIC），对于指导临床合理使用抗菌药物具有重要作用。

1991 年 Fass[2]报道了 30 株化脓性链球菌对链阳性菌素（RP 59500）等 7 种抗菌药物的敏感性测定结果，对于治疗此菌感染有一定的参考价值（表 4-1-1）。

表 4-1-1　30 株化脓性链球菌对抗菌药物的敏感性（单位：μg/ml）

抗菌药物	MIC 范围	MIC$_{50}$	MIC$_{90}$
链阳性菌素	0.13～0.5	0.25	0.25
万古霉素	0.25～0.5	0.5	0.5
苯唑西林	≤0.015～0.06	0.06	0.06
氨苄西林	≤0.015～0.06	0.03	0.03
庆大霉素	2～4	2	4
环丙沙星	0.25～4	0.5	0.5
利福平	≤0.015～0.13	0.13	0.13

1997 年 Bauernfeind[3]报道了 47 株化脓性链球菌对 6 种抗菌药物的敏感性（表 4-1-2）。

表 4-1-2　47 株化脓性链球菌对莫西沙星等抗菌药物的敏感性（单位：μg/ml）

抗菌药物	MIC 范围	MIC$_{50}$	MIC$_{90}$
莫西沙星	0.06～0.5	0.25	0.25
加替沙星	0.06～1	0.25	0.5
环丙沙星	0.25～2	1	1
曲沃沙星	0.06～1	0.25	0.25
可林沙星	0.06～0.5	0.5	0.5
左氧氟沙星	0.5～1	1	1

2003 年 Hsueh 等[4]报道了 419 株化脓性链球菌对 25 种抗菌药物的敏感性，结果表明青霉素、阿莫西林和头孢噻肟等对化脓性链球菌的抗菌活性均较好（表 4-1-3）。

表 4-1-3　419 株化脓性链球菌对 25 种抗菌药物的敏感性

抗菌药物	MIC 范围（μg/ml）	MIC$_{50}$（μg/ml）	MIC$_{90}$（μg/ml）	敏感率（%）	中介率（%）	耐药率（%）
青霉素	<0.03～0.12	<0.03	<0.03	100	0	0
阿莫西林	<0.03～0.25	<0.03	0.06	100	0	0
头孢噻肟	<0.03～0.5	<0.03	<0.03	100	0	0
头孢匹罗	<0.03～0.25	<0.03	<0.03	—	—	—
头孢吡肟	<0.03～1.0	<0.03	0.06	100	—	—
亚胺培南	<0.03	<0.03	<0.03	—	—	—

续表

抗菌药物	MIC 范围（µg/ml）	MIC$_{50}$（µg/ml）	MIC$_{90}$（µg/ml）	敏感率（%）	中介率（%）	耐药率（%）
美洛培南	<0.03～0.12	<0.03	<0.03	100	0	0
厄他培南	<0.03～0.25	<0.03	<0.03	—	—	—
替加环素	<0.03～0.12	0.06	0.12	—	—	—
红霉素	0.06～>128	0.5	>128	22	54	24
阿奇霉素	0.12～>128	1.0	>128	22	54	24
克林霉素	0.06～>128	0.12	0.25	95	0	5
氯霉素	1～64	2	4	93	2	5
复方新诺明	0.5～>128	>128	>128	—	—	—
万古霉素	0.12～0.5	0.25	0.5	100	0	0
替考拉宁	<0.03～0.5	0.12	0.25	—	—	—
奎奴普丁/达福普丁	0.12～4	0.5	1	92	6	2
利奈唑胺	0.12～2	1	1	100	0	0
环丙沙星	0.12～4	0.5	1	—	—	—
左氧氟沙星	0.12～4	0.5	1	99	1	0
莫西沙星	<0.03～0.5	0.12	0.25	100	0	0
加替沙星	<0.03～2	0.25	1	99	1	0
吉米沙星	<0.03～2	<0.03	2	—	—	—
西他沙星	<0.03～0.12	<0.03	0.06	—	—	—
泰利霉素	0.03～>32	0.06	1	83	14	3

2002 年 Nagai 等[5]报道了 124 株检出耐药基因的化脓性链球菌对 5 种抗菌药物的敏感性，其中 *ermA* 耐药基因检出率最高，对阿奇霉素和红霉素呈现耐药（表 4-1-4）。

表 4-1-4　124 株检出耐药基因的化脓性链球菌对 5 种抗菌药物的敏感性

抗菌药物	耐药基因	MIC（µg/ml）	MIC$_{50}$（µg/ml）	MIC$_{90}$（µg/ml）
泰利霉素	*ermB*（12 株）	0.125～>64	16	>64
	ermB（6 株）	0.125～4	2	
	ermA（3 株）	0.03～0.125	0.06	
	ermA（72 株）	0.004～0.125	0.06	0.06
	mefA（29 株）	0.25～0.5	0.5	0.5
泰利霉素	其他（2 株）	0.125	0.125	
阿奇霉素	*ermB*（12 株）	>64	>64	>64
	ermB（6 株）	>64	>64	
	ermA（3 株）	4～>64	>64	
	ermA（72 株）	4～>64	16	64
	mefA（29 株）	4～16	8	8

续表

抗菌药物	耐药基因	MIC（μg/ml）	MIC$_{50}$（μg/ml）	MIC$_{90}$（μg/ml）
红霉素	其他（2 株）	2～8	8	
	ermB（12 株）	64～>64	>64	>64
	ermB（6 株）	>64	>64	
	ermA（3 株）	2～>64	64	
	ermA（72 株）	1～>64	4	8
	mefA（29 株）	4～16	8	16
克拉霉素	其他（2 株）	0.125～0.5	0.5	
	ermB（12 株）	16～>64	>64	>64
	ermB（6 株）	>64	>64	
	ermA（3 株）	0.5～32	16	
	ermA（72 株）	1～>64	2	4
	mefA（29 株）	2～8	4	8
克林霉素	其他（2 株）	0.125～0.25	0.25	
	ermB（12 株）	8～>64	>64	>64
	ermB（6 株）	0.125～0.25	0.25	
	ermA（3 株）	2～>64	>64	
	ermA（72 株）	0.06～1	0.25	0.5
	mefA（29 株）	0.06～0.25	0.125	0.125
	其他（2 株）	0.06～2	2	

2003 年 Reinert 等[6]报道了 37 株具有不同耐药基因的化脓性链球菌对 6 种抗菌药物的敏感性，其中 17 株化脓性链球菌检出 mefA 基因，16 株化脓性链球菌检出 ermA 基因，4 株化脓性链球菌检出 ermB 基因，这些耐药基因阳性的化脓性链球菌对红霉素均耐药。37 株检出不同耐药基因的化脓性链球菌对 6 种抗菌药物的敏感性结果见表 4-1-5。

表 4-1-5　37 株检出不同耐药基因的化脓性链球菌对 6 种抗菌药物的敏感性

	抗菌药物	MIC$_{50}$（μg/ml）	MIC$_{90}$（μg/ml）	敏感率（%）	中介率（%）	耐药率（%）
mefA 阳性化脓性链球菌（17 株）	青霉素 G	≤0.016	≤0.016	100	0	0
	头孢噻肟	≤0.016	≤0.016	100	0	0
	阿莫西林	≤0.016	≤0.016	100	0	0
mefA 阳性化脓性链球菌（17 株）	红霉素	8.0	8.0	0	0	100
	克林霉素	0.06	0.06	100	0	0
	泰利霉素	0.5	2.0	88.2	11.8	0
ermA 阳性化脓性链球菌（16 株）	青霉素 G	≤0.016	≤0.016	100	0	0
	头孢噻肟	≤0.016	≤0.016	100	0	0
	阿莫西林	≤0.016	≤0.016	100	0	0
	红霉素	≥32	≥32	0	0	100

续表

	抗菌药物	MIC$_{50}$（μg/ml）	MIC$_{90}$（μg/ml）	敏感率（%）	中介率（%）	耐药率（%）
	克林霉素	≥32	≥32	0	0	100
	泰利霉素	≤0.016	0.25	100	0	0
ermB 阳性化	青霉素 G	≤0.016	≤0.016	100	0	0
脓性链球菌	头孢噻肟	≤0.016	≤0.016	100	0	0
（4株）	阿莫西林	≤0.016	≤0.016	100	0	0
	红霉素	≥32	≥32	0	0	100
	克林霉素	1	≥32	25	0	75
	泰利霉素	4	16	0	25	75

三、化脓性链球菌与人类感染

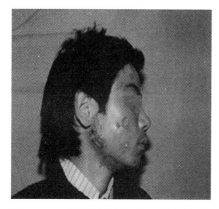

图 4-1-1　化脓性链球菌（A 群链球菌）引起的严重感染。不仅患者的头颈部发生化脓性感染，而且患者的两前臂和两只手都有化脓性感染的伤口

人是 A 群 β-溶血性链球菌的自然保存宿主，该菌通过呼吸道在人与人之间传播，常引起人类咽炎。大多数咽炎病例为 5～10 岁的儿童，冬春季多发。人感染该菌 2～4 天后，常突然发病，其临床表现为发热、咽喉痛、头痛和腹痛。后期常表现为咽炎和咽喉肿痛，扁桃体常有灰白色分泌物，颈前淋巴结柔软、肿大。A 群 β-溶血性链球菌也可引起猩红热。引起咽炎的并发症多有化脓性表现，如扁桃体脓肿、咽后壁脓肿、化脓性颈淋巴结炎、中耳炎、窦炎、乳突炎和菌血症（图 4-1-1）。

非化脓性表现常为急慢性风湿热、肾小球肾炎、毒素介导的链球菌毒素休克综合征。无并发症时，链球菌咽炎常为自限性。治疗后，约 15% 的链球菌咽炎患者表现为无症状带菌者。目前，链球菌性咽炎的治疗包括连续口服青霉素 V 10 天，肌内注射苯唑西林，口服红霉素 10 天，15 岁以上患者连续口服阿奇霉素 4 天或口服头孢羟氨苄 10 天。虽然在某些地区如澳大利亚、芬兰、夏威夷、日本、菲律宾有耐红霉素的 A 群 β-溶血性链球菌流行，但 A 群 β-溶血性链球菌对青霉素仍有一定的敏感性。

在 A 群链球菌引起的非化脓性疾病中，对咽炎的研究最为透彻，其次是急性风湿热（ARF）和急性肾小球肾炎。ARF 与 A 群链球菌引起的咽炎有关，肾小球肾炎则与 A 群链球菌引起的咽炎、皮肤感染有关。ARF 是迟发性、多系统胶原性脉管疾病，主要临床表现为心脏炎症、多关节炎、皮下结节、红斑狼疮和舞蹈病。ARF 常于 A 群链球菌感染性咽炎 2～5 周后发作。心脏的病理表现包括心内膜炎、心肌炎、心包炎，二尖瓣炎症最常见，临床表现有心音低沉、心室扩大、充血性心衰或少见的心搏停止和死亡。关节炎通常是可转移的，累及多个关节（尤其是膝、肘、踝和腕关节）。心脏出现炎症时，皮下同时出现无痛结节，并且常出现在四肢远端如手、脚等多骨的区域。红斑狼疮引起躯干、四肢部位出现红色的、突起的中心较淡的红斑。舞蹈病为神经系统疾病，以肌肉痉挛为特征。ARF期间或几个月后可发展为肌无力。ARF 通常持续 3～6 个月，对这些疾病的不同诊断依赖于各种综合征表现，包括风湿性关节炎、系统性红斑狼疮、镰刀细胞贫血、风疹、败血性关节炎、播散性淋球菌感染、莱姆病、细菌性心内膜炎和心肌炎。ARF 相关的实验室检查包括血沉加快、CRP 升高、咽拭子链球菌培养阳性、直接抗原检测阳性或链球菌抗体滴度[抗链球菌溶血素 O（ASO）、抗 DNase B、抗透明质酸酶]升高。治疗包括给予止痛药物、水杨酸制剂和考地松，同时增加支持疗法以预防心力衰竭。

急性肾小球肾炎是一种肾小球炎症性疾病，与肾小球弥散性损伤、高血压、血红蛋白尿和蛋白尿有关，肾小球损伤表现为补体（尤其是 C3）、备解素和免疫球蛋白沉积。风湿热常于链球菌性咽炎 1～5 周后发病，而肾小球肾炎常于咽炎后 10 天或皮肤感染超过 3 周后发作。这些疾病的临床特征包括不适、乏力、厌食、头痛、水肿和循环充血，如高血压和脑病。实验室检查包括贫血、血沉加快、总补体和 C3 降低、血红蛋白尿和蛋白尿，尿液检查可见红细胞、白细胞和管型。A 群链球菌感染出现临床症状前可从咽喉或皮肤损伤处分离出该菌或抗链球菌抗体升高，链球菌引起皮肤感染后，ASO 反应不定，应检测抗DNase B 和抗透明质酸酶的滴度。

几种有关链球菌引起 ARF 和肾小球肾炎机制的理论得到了发展，其中链球菌感染导致抗链球菌荚膜抗体、抗链球菌细胞壁抗体形成，菌体细胞膜抗原同人心肌、心内膜、心血管组织、心肌纤维膜、骨骼肌和关节组织抗原有交叉反应最有说服力。的确，某些M 型链球菌如 M1、M3、M5、M16 和 M18 表现为致风湿性，这些菌株通常为氧化-发酵试验（OF）阴性，初分离菌株的菌落呈黏液性。M 型链球菌某些菌株的抗原决定簇同人类心肌、肌纤维膜蛋白和滑膜有相同抗原。有研究人员发现，A 群链球菌多糖抗原同心血管的糖蛋白之间，链球菌的荚膜物质（透明质酸）同人类的透明质酸之间，链球菌细胞膜同人类中枢神经系统的尾状核、下丘脑神经核之间有交叉反应。后来的研究可解释这种作用，致肾炎的 A 群链球菌可分为 M2、M49、M55、M57、M59、M60 和 M61 型，与皮肤感染后引起肾小球肾炎有关，而 M1、M4、M12 和 M25 与咽部感染后并发肾小球肾炎有关。致肾炎的链球菌和肾组织之间存在交叉反应已经明确，肾炎的病理异常表现实际上与链球菌抗原和抗体形成的免疫复合物在肾小球组织的沉积有关。

化脓性链球菌引起感染常伴有多种易感因素，表现为社区获得性感染。41 例由化脓性链球菌引起脑膜炎的患者中，60% 的患者有耳炎或窦炎，最明显的临床表现是发热和颈项强直，癫痫发病率也较高，达 32%，发现有神经系统病灶的占 36%，58% 的患者有低钠血症，提示化脓性链球菌性脑膜炎呈暴发性，死亡率较高（27%），存活的患者中有 36% 出现了神经系统后遗症[7]。

化脓性链球菌的社区性播散可引起暴发流行。旧金山的一名化脓性链球菌感染患者造成了 24 名健康医务工作者感染，DNA 分型表明所有分离的化脓性链球菌均来自一个传染源，为 M1 型。24 名医务工作者在接触患者 25 小时内感染，4 天内表现为咽炎，由于鉴定快速、治疗及时，避免了大规模的暴发流行。此外，家庭成员之间、家庭护理人员与家庭成员间也可发生化脓性链球菌的传播[8]。2002 年 10 月，Recco 等报道纽约的一个家庭，丈夫首先感染了化脓性链球菌，2 周后妻子也感染了化脓性链球菌。可见密切接触可导致化脓性链球菌的传播，虽然目前还没有推荐监测化脓性链球菌或预防性使用抗生素，但应认识到预防的重要性[9]。

急性风湿热（ARF）的发病机制至今尚未完全明了。2002 年 12 月美国学者 Smoot 等的研究表明[10]，ARF 患者均接触了化脓性链球菌 M18，其基因 *speL* 和 *speM* 编码的蛋白为脓毒性超抗原，是引起 ARF 的主要原因。

2002 年 9 月，墨西哥学者 González Pedraza-Avilés 等[11]从猩红热患者中分离出 47 株化脓性链球菌，并测定了基因编码的链球菌化脓性外毒素 A（spaA）和 M 蛋白血清型，其中 96%具有 *speA* 基因的菌株能编码 M2 蛋白。2002 年 8 月，日本学者 Takeishi 等[12]报道了 1 例因化脓性链球菌感染而引起的成人关节病。该患者为男性，37 岁，咽痛后继发多关节痛、肌肉疼痛和皮疹，因皮肤溃疡和坏死导致病情恶化而住院。ASO 滴度明显升高，C-多肽反应阳性，提示链球菌感染。使用包括青霉素在内的多种抗菌药物进行治疗，疗效不佳，病情继续恶化。住院期间出现外周神经炎和上肢皮下结节，皮下结节活检结果显示为坏死性脉管炎。应用类固醇治疗，临床症状和 ASO 滴度明显改善。当类固醇的量逐渐减少时，出现复发。增加类固醇用量，症状减轻，经 2 年随访，发现 ASO 滴度与炎症反应有关。

四、分离培养与鉴定

见本章第十节链球菌的鉴定。

参 考 文 献

[1] Facklam R. What happened to the streptococci: overview of taxonomic and nomenclature changes. Clin Microbiol Rev, 2002, 15（4）: 613-630.

[2] Fass RJ. In vitro activity of RP 59500, a semisynthetic injectable pristinamycin, against staphylococci, streptococci, and enterococci. Antimicrob Agents Chemother, 1991, 35（3）: 553-559.

[3] Bauernfeind A. Comparison of antibacterial activities of the quinolones Bay 12-8039, gatifloxacin（AM 1155）, trovafloxacin, clinafloxacin, levofloxacin and ciprofloxacin. J Antimicrob Chemother, 1997, 40: 639-651.

[4] Hsueh P, Teng L, Lee C, et al. Telithromycin and quinupristin-dalfopristin resistance in clinical isolates of *Streptococcus pyogenes*: SMART program 2001 data. Antimicrob Agents Chemother, 2003, 47（7）: 2152-2157.

[5] Nagai K, Appelbaum PC, Davies TA, et al. Susceptibility to Telithromycin in 1011 *Streptococcus pyogenes* isolates from 10 central and eastern European countries. Antimicrob Agents Chemother, 2002, 46（2）: 546-549.

[6] Reinert RR, Lütticken R, Bryskier A, et al. Macrolide-resistant *Streptococcus pneumoniae* and *Streptococcus pyogenes* in the pediatric population in Germany during 2000—2001. Antimicrob Agents Chemother, 2003, 47（2）: 489-493.

[7] van de Beek D, de Gans DJ, Spanjaard L, et al. Group A streptococcal meningitis in adults: report of 41 cases and a review of the literature. Clin Infect Dis, 2002, 34（9）: e32-36.

[8] Kakis A, Gibbs L, Eguia J, et al. An outbreak of group A streptococcal infection among health care workers.Clin Infect Dis, 2002, 35（11）: 1353-1359.

[9] Recco RA, Zaman MM, Cortes H, et al. Intra-familial transmission of life-threatening group A streptococcus infection. Epidemiol Infect, 2002, 129（2）: 303-306.

[10] Smoot LM, McCormick JK, Smoot JC, et al. Characterization of two novel pyrogenic toxin superantigens made by an acute

rheumatic fever clone of *Streptococcus pyogenes* associated with multiple disease outbreaks. Infect Immun，2002，70（12）：7095-7104.

[11] González Pedraza-Avilés A，Ortiz-Zaragoza C，Mota-Vázquez R，et al. Antimicrobial sensitivity and characterization of *Streptococcus pyogenes* strains isolated from a scarlatina outbreak. Salud Publica Mex，2002，44（5）：437-441.

[12] Takeishi M，Mimori A，Adachi D，et al. A case of adult polyarteritis nodosa associated with fulminant group a streptococcal infection.Ryumachi，2002，42（4）：682-686.

第二节　无乳链球菌

无乳链球菌（B 群链球菌）主要引起新生儿及围产期感染，该菌常定植在女性的阴道及直肠，5%～35%的孕妇的阴道内有该菌定植，且无任何临床症状，高达60%的妇女间歇带菌。事实上，阴道内定植的无乳链球菌来源于直肠。新生儿定植的无乳链球菌为垂直传播，来源于母亲（子宫或分娩时）。另外，新生儿也可由于院内感染而定植该菌，感染发生率为1/1000～4/1000。无乳链球菌引起新生儿感染有两种模式，即早期感染和后期感染。

一、生物学性状

无乳链球菌属于 B 群 β-溶血性链球菌，直径 2.0μm，常成对或成短链状排列的革兰氏阳性球菌，兼性厌氧，在血琼脂平板上 35℃培养 18～24 小时呈 β-溶血。触酶阴性，分解核糖、海藻糖、精氨酸脱羧酶、VP、碱性磷酸酶，不分解菊糖、甘露醇、棉子糖、山梨醇、吡咯烷基芳香酰胺酶，水解马尿酸盐，乳糖、水杨素、α-半乳糖苷酶、β-葡萄糖醛酸酶反应不定。

二、对抗菌药物的敏感性

1991 年 Fass[1]报道了 30 株无乳链球菌对链阳性菌素（RP 59500）等 7 种抗菌药物的敏感性测定结果，对于治疗此菌感染有一定的参考价值（表 4-2-1）。

表 4-2-1　无乳链球菌对抗菌药物的敏感性

抗菌药物	MIC 范围（μg/ml）	MIC_{50}（μg/ml）	MIC_{90}（μg/ml）
链阳性菌素	0.13～0.25	0.13	0.25
万古霉素	0.13～0.5	0.25	0.5
苯唑西林	0.13～0.5	0.25	0.25
氨苄西林	≤0.015～0.13	0.06	0.06
庆大霉素	1～16	8	8
环丙沙星	0.25～2	1	1
利福平	0.06～0.25	0.13	0.25

1997 年 Bauernfeind[2]报道了 38 株无乳链球菌对 6 种抗菌药物的敏感性（表 4-2-2）。

表 4-2-2　无乳链球菌对莫西沙星等抗菌药物的敏感性

抗菌药物	MIC 范围（μg/ml）	MIC$_{50}$（μg/ml）	MIC$_{90}$（μg/ml）
莫西沙星	0.06~0.5	0.25	0.5
加替沙星	0.06~1	0.25	0.5
环丙沙星	0.25~2	1	2
曲沃沙星	0.06~1	0.25	0.5
可林沙星	0.06~0.25	0.13	0.25
左氧氟沙星	0.5~1	0.5	1

2001 年日本的 Matsubara 等[3]报道，1985~1986 年和 1999~2000 年从产妇中分离出 206 株 B 群链球菌（GBS），从新生儿中分离出 6 株 GBS，共 212 株 GBS。所有菌株对青霉素、头孢菌素和美洛培南敏感，对庆大霉素耐药，对四环素、氯霉素等也有一些耐药菌株（表 4-2-3）。作者认为在日本青霉素是预防 GBS 垂直传播的首选抗生素。

表 4-2-3　212 株 B 群链球菌对 14 种抗菌药物的敏感性

抗菌药物	MIC 范围（μg/ml）	MIC$_{50}$（μg/ml）	MIC$_{90}$（μg/ml）	耐药率（%）
青霉素	≤0.03~0.06	0.06	0.06	0
氨苄西林	≤0.03~0.125	0.06	0.125	0
头孢唑林	0.06~0.25	0.125	0.25	0
头孢替安	0.25~0.5	0.5	0.5	0
头孢噻肟	≤0.03~0.125	0.06	0.06	0
头孢曲松	≤0.03~0.125	0.06	0.06	0
头孢吡肟	0.06~0.125	0.125	0.125	0
美洛培南	≤0.03~0.125	0.06	0.06	0
红霉素	≤0.06~32	≤0.06	0.125	3
克林霉素	0.06~>4	0.06	0.125	1
氯霉素	1~32	2	2	8
四环素	0.125~>4	0.25	>4	26
庆大霉素	32~>256	32	64	100
万古霉素	0.25~0.5	0.5	0.5	0

2001 年 Hsueh 等[4]报道了 266 株无乳链球菌对 15 种抗菌药物的敏感性，无乳链球菌对大多数抗菌药物较为敏感，对红霉素类耐药率较高（表 4-2-4）。

表 4-2-4　266 株无乳链球菌对抗菌药物的敏感性

抗菌药物	MIC 范围（μg/ml）	MIC$_{50}$（μg/ml）	MIC$_{90}$（μg/ml）	敏感率（%）
青霉素	0.03～2	0.12	0.12	94
头孢噻肟	0.03～4	0.06	0.12	99
头孢吡肟	0.03～4	0.12	0.25	98
万古霉素	0.25～0.5	0.5	0.5	100
替考拉宁	0.03～0.5	0.25	0.25	100
庆大霉素	2～128	64	128	NA
环丙沙星	0.12～4	1	1	100
曲沃沙星	0.06～0.5	0.25	0.25	100
莫西沙星	0.06～0.5	0.12	0.5	100
利福平	0.03～>32	0.12	0.5	NA
红霉素	0.06～>128	0.25	>128	52
阿奇霉素	0.12～>128	1	>128	45
克林霉素	0.06～>128	0.25	>128	56
奎奴普丁/达福普丁	0.06～4	1	2	86
利奈唑胺	0.5～2	1	2	NA

注：NA，国家临床实验室标准委员会（NCCLS）未给出临界浓度（breakpoint，折点）标准。

2003 年 Fujimura 等[5]报道了 1 种新的头孢菌素（代号 S-3578）。S-3578 等 7 种抗菌药物对 68 株无乳链球菌群的体外抗菌活性结果见表 4-2-5。

表 4-2-5　无乳链球菌群对 S-3578 等抗菌药物的敏感性

抗菌药物	MIC（μg/ml）	MIC$_{50}$（μg/ml）	MIC$_{90}$（μg/ml）
S-3578	≤0.03～0.06	0.06	0.06
头孢曲松	≤0.03～0.13	0.06	0.06
头孢吡肟	0.06～0.13	0.06	0.13
头孢拉定	0.251	0.5	0.5
亚胺培南	≤0.03	≤0.03	≤0.03
万古霉素	0.5～1	1	1

三、无乳链球菌与人类感染

目前无乳链球菌已成为重要的致病菌。该菌可引起新生儿、孕妇及成人的慢性感染，生殖道无乳链球菌的大量定植可使新生儿感染的概率增加。

无乳链球菌可引起人类和某些动物感染。据统计，在所引起的新生儿感染性疾病中，90% 的病例有败血症表现，40% 的病例有呼吸道症状，30% 的病例为脑膜炎。早期感染（出生后 1～7 天）由子宫定植的无乳链球菌或经产道感染，虽然约有 50% 的新生儿有无乳链球菌的定植，但仅 1%～2% 的新生儿发病，死亡率约为 50%。感染通常于出生 5 天后发生，超过一半的新生儿的感染于出生 12～20 小时内发病，引起的疾病包括菌血症、肺炎、脑膜炎、败血性休克和中性粒细胞减少。虽然大多数感染发生在分娩期，但较高的发病率同分娩前因素有关。分娩期新生儿发生早期感染的死亡率为 2%～8%，更高的死亡率常见于早产儿，造成早期感染危险性上升的母亲方面的因素包括早产、破膜时间延长、分娩后菌血症、羊膜炎、阴道大量定植 B 群 β-溶血性链球菌和 B 群 β-溶血性链球菌菌尿。新生儿感染性疾病的发病率为 0.5/1000～1.8/1000，通常于出生后 1 周至 3 个月（平均 3～4 周）发病。一半以上的后期感染菌来自母亲产道的定植菌，其余感染患儿的病原菌来自母亲、其他携带者或来自院内感染，菌血症伴脑膜炎是主要的临床症状。后期新生儿感染的死亡率为 10%～15%，高达 50% 的后期感染脑膜炎有神经系统并发症和后遗症，相对于后期感染，早期感染的 B 群 β-溶血性链球菌的血清型是可变的。早期感染而无并发脑膜炎的新生儿中，B 群 β-溶血性链球菌的血清型可多为Ⅰ型、Ⅱ型和Ⅲ型，伴脑膜炎的患儿主要为Ⅲ型。在后期感染中，脑膜炎最为常见，Ⅲ型 B 群 β-溶血性链球菌占 90% 以上，血清型为Ⅱ型的 B 群 β-溶血性链球菌常引起成人的脑膜炎。

　　B 群 β-溶血性链球菌也能引起产后妇女的感染，如心内膜炎（20%），剖宫产后菌血症（25%），分娩后或分娩期无症状菌尿（25%～30%）。这些患菌血症妇女的并发症包括脑膜炎、心内膜炎、蜂窝织炎、筋膜炎和腹腔脓肿。另外，B 群 β-溶血性链球菌可引起其他人群如有基础疾病（糖尿病）者肺炎，也可并发积脓症和胸腔积液、皮肤和软组织感染，也可见于免疫功能低下的人群。其感染的严重程度从蜂窝织炎和脓肿到子宫肌炎和坏死性筋膜炎。B 群 β-溶血性链球菌引起的心内膜炎既可累及男性，也可累及女性，可为急性或亚急性。对于新生儿和婴儿，心内膜炎极少发生，对于成人可引起严重的血管损伤和肺栓塞。B 群 β-溶血性链球菌性关节炎通常表现为发热和关节痛或伴菌血症，也可引起婴儿的骨髓炎，对于成人，骨髓炎可发生在关节或压疮附近。B 群 β-溶血性链球菌引起脊椎骨髓炎的概率很小，有报道骨髓炎可并发于产后菌血症。B 群 β-溶血性链球菌很少引起脑膜炎，并且通常感染有慢性基础疾病的人群，如糖尿病、酒精肝、神经损伤、恶性肿瘤，肾衰竭和心血管或肺部疾病者。有报道称也可继发于脑外伤。B 群 β-溶血性链球菌很少引起结膜炎、角膜炎和出血性眼内炎，但眼损伤后可引起严重感染，导致视力下降或失明。

　　B 群 β-溶血性链球菌可引起孕期尿道感染，也可引起男性、非孕期妇女和儿童的膀胱炎及肾盂肾炎。其感染的危险因素包括基础疾病，如糖尿病和尿道结构异常。此外，B 群 β-溶血性链球菌可引起毒性休克综合征，Schlieverit 等报道了一例 27 岁女性发生了毒性休克综合征，表现为发热、低血压，累及多器官。虽然血培养阴性，但尿和阴道拭子可培养出 B 群 β-溶血性链球菌，进一步研究发现该菌可产生毒素样物质，与化脓性外毒素有关，可引起发热，提高试验动物对内毒素的敏感性，而且可作为促淋巴细胞分裂原。

　　1. 新生儿感染　儿科学研究的一个重要问题是预防新生儿 B 群链球菌感染，因为若母亲定植大量的 B 群链球菌，新生儿就容易发生早期感染。产前应用抗生素很难消除妇女 B 群 β-溶血性链球菌的定植，失败率达 70%，分娩过程中静脉滴注氨苄西林（AMP）可有效预防 B 群 β-溶血性链球菌的传播、新生儿早期感染和母亲的产后并发症。即使药物治疗能预防 70%～75% 的早期感染，但对于预防后期感染则没有明显的作用，分娩过程中应用抗菌药物可降低大量带菌母亲对新生儿的危险性。

无乳链球菌感染新生儿常局限于新生儿早期，约 80% 的新生儿感染发生在胎儿出生的第一天，称为早期感染。新生儿早期感染的无乳链球菌来源于母亲，其生殖道定植的大量无乳链球菌在分娩时传播给新生儿。若无乳链球菌污染了羊水，胎儿吸入这种羊水，也可导致侵入性感染。出生 1 周至 3 个月引起的新生儿感染称为迟期感染。虽有证据表明出生时经产道感染，但发病机制目前尚不清楚，约 50% 发生早期感染的新生儿母亲定植的无乳链球菌与感染菌的血清型相同，但其他发生感染的新生儿的传染源并不清楚。医院内感染和社区获得性感染可能是引起后期感染的原因，但这种危险因素未明，甚至当引起新生儿后期感染的无乳链球菌与母亲定植的无乳链球菌的血清型相同时，其母亲-新生儿之间也没有明确的传播机制。

无乳链球菌引起新生儿感染的临床症状包括败血症、脑膜炎、肺炎、蜂窝织炎、骨髓炎、败血性关节炎等，较大儿童的临床症状包括心内膜炎和咽炎。血液感染伴肺炎或无肺炎是无乳链球菌感染新生儿的主要临床症状，约占 81%，脑膜炎较少见，发生率约为 10%。临床诊断主要依据脑脊液（CSF）、血和其他无菌部位标本的培养。

据报道无乳链球菌引起新生儿感染的死亡率[6, 7]在 20 世纪 70 年代时为 55%，在 80 年代时为 10%～15%，最近估计死亡率低于 6%，这种现象与抗菌药物的早期应用有关。

1999 年 7～11 月，Werawatakul 等[8]调查了 901 名孕妇，自孕妇的阴道和会阴部采集标本培养，同时，胎儿出生后 30 分钟内自耳和肛门采集标本培养。56 例（6.22%）孕妇在分娩时有无乳链球菌定植，新生儿中有 14 例（1.55%）分离出无乳链球菌。孕妇在分娩期内有无乳链球菌定植和分娩时行外阴切开术均对新生儿感染构成威胁，其主要危险因素：①丈夫的工作；②分娩前发热；③分娩期内发热；④分娩后发热；⑤怀孕时的年龄。对每个孕妇均做细菌培养不太可能，出现下列情况时应考虑预防性应用抗生素：①孕妇发热超过 38℃；②破膜超过 18 小时；③有新生儿无乳链球菌感染史。

2. 非孕妇感染 1982～1983 年，研究人员调查了美国亚特兰大 20 岁以上男性和非怀孕的妇女（平均年龄 59 岁）无乳链球菌的感染情况，其感染率平均为 2.4/100 000，死亡率为 32%[9]。1989～1990 年，调查亚特兰大 18 岁以上非怀孕的成人（平均年龄 62 岁），其感染率为 4.4/100 000，21% 的患者死于医院[10]。1991～1992 年，调查美国三个大城市中人群的无乳链球菌感染率，结果显示，21% 的感染者死于医院，均为采集标本分离出无乳链球菌 5 天后死亡。在医院内死亡的患者年龄通常为 ≥65 岁，并且发现采取降温措施患者的死亡率（42%）比发热患者（12%）和中度发热患者（21%）的死亡率高。在考虑年龄因素后，与临床症状相关的死亡率（肺炎相关性死亡率为 41%，非肺炎相关性死亡率为 18%）无统计学上的差异[11]。

四、无乳链球菌的检测

通过从适当标本中培养 B 群 β-溶血性链球菌或通过检测脑脊液、血清和尿中 B 群

β-溶血性链球菌荚膜抗原可诊断 B 群链球菌感染疾病。1979 年，许多实验室应用胶乳凝集试验或快速酶免疫检测方法快速诊断 B 群链球菌感染。一般认为胶乳凝集试验的灵敏度为 80%～100%，特异性为 80%～100%。但有些研究认为胶乳凝集试验的灵敏度为 27%～54%。这些检测方法的灵敏度和特异性依赖于几个因素，包括标本类型、标本检测前是否浓缩和采集标本的时机。采集尿标本进行 B 群链球菌荚膜抗原检测，尿液浓缩后，胶乳凝集法和免疫学方法的灵敏度明显提高，不浓缩尿和浓缩尿，其检测特异性均超过了 99.5%。

产前阴道拭子培养可预测分娩时阴道细菌定植于新生儿的情况，60%～70% 的阴道拭子 B 群链球菌培养阳性的怀孕 6 个月的妇女，分娩时有 B 群 β-溶血性链球菌的定植，但超过 30% 的阴道 B 群链球菌培养阴性的妇女在分娩时阴道拭子培养阳性。一种快速酶免疫试剂盒（EIA）可直接检测阴道标本中的 B 群 β-溶血性链球菌。Tower 等报道，9 名新生儿的母亲轻微带菌（EIA 检测阴性），分娩后 2 名新生儿发生了早期感染。Morales 和 Lin 报道，37 名轻微带菌且快速筛选试验阴性的孕妇，分娩后 6 名新生儿发生了败血症。因此，寻找一种快速、灵敏、特异的方法以检测分娩前妇女阴道 B 群链球菌已成为临床微生物研究中的一个焦点。

目前检测阴道定植的 B 群 β-溶血性链球菌的方法有增菌法、胶乳凝集法和酶免疫法。对于增菌技术，是先将阴道拭子置选择性肉汤培养基内过夜培养，再转种血琼脂平板或直接采用胶乳凝集法检测。对于轻微带菌和严重带菌者，此法灵敏度高，但结果不可靠。然而这种方法可经改良用于检测带菌严重的妇女。Lim 等认为，严重带菌的妇女的阴道拭子在选择性肉汤培养基中培养 5 小时，然后采用胶乳凝集法可准确地检测 B 群链球菌。用于直接检测 B 群链球菌的试验有胶乳凝集试验、EIA 或 DNA 探针，直接检测阴道拭子的灵敏度为 11%～88%。

参 考 文 献

[1] Fass RJ. In vitro activity of RP 59500, a semisynthetic injectable pristinamycin, against staphylococci, streptococci, and enterococci. Antimicrob Agents Chemother, 1991, 35（3）: 553-559.

[2] Bauernfeind A. Comparison of antibacterial activities of the quinolones Bay 12-8039, gatifloxacin（AM 1155）, trovafloxacin, clinafloxacin, levofloxacin and ciprofloxacin. J Antimicrob Chemother, 1997, 40: 639-651.

[3] Matsubara K, Nishiyama Y, Katayama K, et al. Change of antimicrobial susceptibility of group B streptococci over 15 years in Japan. J Antimicrob Chemother, 2001, 48: 579-582.

[4] Hsueh PR, Teng LJ, Lee LN, et al. High incidence of Erythromycin resistance among clinical isolates of *Streptococcus agalactiae* in Taiwan. Antimicrob Agents Chemother, 2001, 45（11）: 3205-3208.

[5] Fujimura T, Yamano Y, Yoshida I, et al. In vitro activity of S-3578, a new broad-spectrum Cephalosporin active against Methicillin-resistant Staphylococci. Antimicrob Agents Chemother, 2003, 47（3）: 923-931.

[6] Anthony BF, Okada DM. The emergence of group B streptococci in infections of the newborn infant. Annu Rev Med, 1977, 28: 355-369

[7] Lannering B, Larsson LE, Rojas J, et al. Early onset group B streptococcal disease. Seven year experience and clinical scoring system. Acta Paediatr Scand, 1983, 72: 597-602

[8] Werawatakul Y, Wilailuckana C, Taksaphan S, et al. Prevalence and risk factors of *Streptococcus agalactiae*（group B）colonization in mothers and neonatal contamination at Srinagarind Hospital. J Med Assoc Thai, 2001, 84（10）: 1422-1429.

[9] Schwartz B, Schuchat A, Oxtoby MJ, et al. Invasive group B streptococcal disease in adults: a population-based study in metropolitan Atlanta. JAMA, 1991, 266: 1112-1114

[10] Farley MM, Harvey RC, Stull T, et al. A population-based assessment of invasive disease due to group B streptococcus in nonpregnant adults. N Engl J Med, 1993, 328: 1807-1811

[11] Jackson LA, Hilsdon R, Farley M, et al. Risk factors for group B streptococcal disease in adults. Ann Intern Med, 1995, 123: 415-420

第三节 马链球菌

一、分类

马链球菌（*Streptococcus equi*）属 C 群链球菌。传统分类上 C 群链球菌包括似马链球菌、兽疫链球菌、马链球菌和停乳链球菌，前 3 个种别为 β-溶血性链球菌（GCBHC）。所有这些细菌都具有兰氏 C 群糖抗原，都产生与 A 群链球菌相似的溶血素。停乳链球菌也具有 C 群抗原，但它是 α-溶血或不溶血。基因研究证明马链球菌和兽疫链球菌近似，但是两者之间在表型特征和某些酶活性方面不同，经基因研究相关度分析，将兽疫链球菌作为马链球菌的亚种，即马链球菌兽疫亚种。同样，研究证明似马链球菌与停乳链球菌也非常近似，只是似马链球菌呈 β-溶血。另外，小菌落 β-溶血、α-溶血或不溶血的 Milleri 链球菌也具有 C 群多糖抗原，这些菌与大菌落的 C 群链球菌不同，大菌落的 C 群链球菌可能引起咽炎，而 Milleri 链球菌群不引起这种疾病。

1994 年出版的《Bergey 鉴定细菌学手册》中，将马链球菌分为 3 个亚种，即马链球菌马亚种（*Streptococcus equi* subsp. *equi*）、马链球菌似马亚种（*Streptococcus equi* subsp. *equisimilis*）和马链球菌兽疫亚种（*Streptococcus equi* subsp. *zooepidemicus*）。

C 群链球菌很少引起人类的严重感染，通常为人类皮肤、鼻咽部、口咽部、肠道或阴道的正常菌群，也可引起人类上呼吸道轻微感染和皮肤、软组织感染。

兽疫链球菌是马皮肤和上呼吸道黏膜的正常菌群，常引起幼马伤口和上呼吸道感染，引起马的鼻咽炎和肺炎，出现脓性鼻咽分泌物增多和颌下淋巴结脓肿。

Mohr 等[1]报道 9 年间采集的 150 000 份血培养中，仅 8 例是由 C 群链球菌引起的菌血症。最近的一项研究表明，192 例由 β-溶血性链球菌引起的菌血症中，仅 6 例（3.1%）分离出了 C 群链球菌。789 例细菌性脑膜炎患者中，无一例是由 C 群链球菌引起的[2]。以往文献仅报道了 14 例由 C 群链球菌引起的脑膜炎，死亡率为 57%，并且多数无明显感染源[3]。

二、生物学性状[4]

马链球菌为直径 0.6～1.0μm 的革兰氏阳性球菌，成对或成短链排列，在肉汤中可形成很长的链。某些菌株的幼嫩培养物或在培养基中加入血清时可见荚膜。具有兰氏 C 群抗原。可分解葡萄糖、麦芽糖、蔗糖和水杨素而产酸，但不分解阿拉伯糖、乳糖、海藻糖、棉子糖、菊糖、甘油、甘露醇和山梨醇。触酶、PYR 试验阴性。

马链球菌在普通培养基中生长很弱，除非加入血清强化。其培养基中至少需要维生素 B 和二氧嘧啶。生长的最低温度为 20℃。初次分离的菌落为非黏液性，通过菌落大小可与其他链球菌相鉴别。在血琼脂平板上，形成小的水滴样并迅速干燥、有光泽的扁平菌落，能产生很宽的 β-溶血环。在血清肉汤中可产生与链球菌溶血素 O 和 S 不同的可溶性溶血素。马链球菌与其他 β-溶血性链球菌的鉴别见表 4-3-1。

表 4-3-1　马链球菌与其他 β-溶血性链球菌的鉴别

	马链球菌	海豹链球菌	海豚链球菌	犬链球菌	化脓链球菌	无乳链球菌	豕链球菌	肠链球菌	Milleri链球菌群
产酸									
菊糖	–	–	–	–	–	–	–	–	
乳糖	–	–	+	+	+	D	d		
甘露醇	–	–	+	–	–	–	+		
D-棉子糖	–	–	–	–	–	+	–		
核糖	–	+	+	+	–	+	d		
水杨素	+	–	+	N	+	D	+		
山梨醇	–	–	+	+	+	+	+	+	+
蕈糖	–	–	+	+	+	+	+		+
水解									
精氨酸	+	–	N	+	+	+	+		
七叶苷	D	–	+	–	D	–	+	+	+
马尿酸盐						+			
VP	–	–	N	–	–	+	+	–	+
产生									
碱性磷酸酶	+	+	N	+	+	+	+	N	
β-葡糖苷酸酶	+	–	N	+	+	+	+		+
PYR 酶	–	–	N	–	+	–	–		
β-溶血	+	+	+	+	+	+	+	+	+※
Optochin 敏感	–	–	–	–	–	–	–		
对杆菌肽敏感	–	+			+		–		–
Lancefield 分群	C	–/F/C	–	G	A	B	E/P/U/V	G	–/F/A/C/G

注：+，90%以上菌株阳性；–，90%以上菌株阴性；d，11%～89%菌株阳性；N，未试验。※ 5%菌株 α-溶血或不溶血。

三、对抗菌药物的敏感性

2001 年 Zaoutis 等[5]报道了 48 株 C 群链球菌对 5 种抗菌药物的敏感性，MIC 和 MBC 均比较低，说明其抗菌效果较好（表 4-3-2）。

表 4-3-2　5 种抗菌药物对 48 株 C 群链球菌的 MIC 和 MBC（单位：μg/ml）

抗菌药物	MIC 范围	MIC_{50}	MIC_{90}	MBC 范围	MBC_{50}	MBC_{90}
青霉素	≤0.06～0.06	≤0.06	≤0.06	≤0.06～0.03	≤0.06	≤0.06
万古霉素	0.06～1.0	0.25	0.5	0.25～>16	>16	>16
利奈唑酮	0.5～2	2.0	2.0	ND	ND	ND
美洛培南	≤0.06～0.12	≤0.06	0.06	≤0.06～>16	≤0.06	0.06
奎奴普丁/达福普丁	0.06～0.25	0.25	0.25	0.06～0.5	0.25	0.25

四、马链球菌与人类感染

马链球菌兽瘟亚种可以引起动物各种类型的疾病，包括牛乳腺炎、马呼吸道感染和家禽生殖道感染，也可以引起人类感染，包括肺炎、菌血症、心内膜炎、脑膜炎、败血性关节炎、腹主动脉瘤、深部静脉血栓、肾炎和宫颈淋巴腺炎。兽疫链球菌引起人类咽炎暴发流行也有报道。这种暴发流行与饮用未经巴氏消毒的牛奶和含有这种菌的自制奶酪有关。一些人也可发生肾小球性肾炎。

马链球菌可引起人类脑膜炎、上呼吸道感染、皮肤及软组织脓肿、眼内炎、肺炎、败血症、关节炎、腹内感染、化脓性心包炎、腹膜炎等，也可引起动物（马）疾病，为人畜共患菌。

1979 年 3 月，Mohr 等调查了 1968～1977 年的 150 000 例血标本进行培养的患者，结果显示，仅 8 名患者为 C 群链球菌感染，临床表现为细菌性心内膜炎、脑膜炎、肺炎、蜂窝织炎和菌血症。另外，所引起的脑膜炎通常是急性的，病情较重，抗生素治疗效果不明显。

1980 年 7 月，Low 等[6]报道兽疫链球菌可引起人类脑膜炎，从患者的脑脊液及其所饲养的马的鼻咽部均分离出该菌，估计是由马将该菌传播至其主人而导致感染，患者经抗生素治疗而痊愈。2001 年 4 月，Shah 等[7]报道了 1 例由兽疫链球菌引起的一名 13 岁女孩的脑膜炎，应用万古霉素和第三代头孢菌素治疗而痊愈。

1989 年，Barnham 等[8]调查了临床分离的 308 株 C 群链球菌，其中包括 276 株似马链球菌，23 株米氏链球菌，9 株兽疫链球菌。似马链球菌常引起败血症、蜂窝织炎、脓肿、腹膜炎、脓毒性关节炎、肺炎、真菌性动脉瘤和急性咽炎。米氏链球菌常引起腹腔脓肿、腹膜炎、胸腔积液和骨髓炎。兽疫链球菌常引起败血症、肺炎、脑膜炎和脓毒性关节炎。

1991 年 3 月，Bradley 等[9]分析了 88 例 C 群链球菌性菌血症，多数患者有基础疾病（72.7%），主要为心血管疾病（20.5%）或恶性肿瘤（20.5%）。最初感染多来源于上呼吸道（20.5%）、胃肠道（18.2%）或皮肤（17.1%）。23.9%的病例发病前未接触过动物。C 群链球菌感染最常见的临床表现为心内膜炎（27.3%）、原发菌血症（22.7%）和脑膜炎（10.2%）。所分离的 C 群链球菌中，61.4%不能定种，19.3%为似马链球菌，17.1%为兽疫链球菌，2.3%为马链球菌。它们对大多数抗生素敏感，感染死亡为 25%，尤其老年患者和心内膜炎、腹膜炎及弥漫感染的患者死亡率更高。

1997 年，Faix 等[10]报道，一名孕妇在妊娠期应用抗生素治疗绒毛羊膜炎，造成新生儿感染，采集其脑脊液进行培养，分离出似马链球菌。

1998 年，Albarracin 等[11]报道 3 例腹主动脉硬化性动脉瘤患者继发兽疫链球菌感染，2 例应用了大剂量抗生素，但最终死亡。第 3 例行动脉置换术，静脉滴注大剂量青霉素 4 周而痊愈。

1998 年，Ferrandiere 等[12]报道了 1 例兽疫链球菌引起的败血症和脑膜炎患者。该患者免疫功能低下，机械通气 1 周后，从患者的血和脑脊液中分离出兽疫链球菌。该菌对所有青霉素类抗生素均敏感，经静脉滴注氨苄西林和庆大霉素，患者于 3 周后痊愈。

2001 年 6 月，Hewson 和 Cebra 报道[13]，一名 7 个月大的男孩由于接触马，导致马链球菌兽疫亚种感染而引起腹膜炎。2002 年 1 月，Boucher 等[14]报道，一对 60 多岁的夫妻所经营的一个牧场中有很多马患有严重的呼吸道感染，导致这对夫妻感染了马链球菌兽疫亚种。1997 年 5 月，Steinfeld 等[15]报道，一名艾滋病患者因感染似马链球菌而导致膝关节炎，脓性关节液培养获得该菌的纯培养，经抗生素治疗后患者的膝关节功能恢复。

五、马链球菌的分离培养与鉴定

C 群链球菌原来包括 4 个种（亚种），它们之间的鉴别主要是其发酵乳糖、山梨醇和海藻糖的能力，马链球菌兽疫亚种通常发酵乳糖和山梨醇，不发酵海藻糖，而停乳链球菌停乳亚种对上述 3 种糖的发酵不定，但它不溶血。

参见第四章第十节链球菌的鉴定。

参 考 文 献

[1] Mohr DN，Feist DJ，Washington JA，et al. Infections due to group C streptococci in man. Am J Med，1979，66：450-456.

[2] Carmeli Y，Ruoff KL. Report of cases of and taxonomic considerations for large-colony-forming Lancefield group C streptococcal bacteremia. J Clin Microbiol，1995，33：2114-2117.

[3] Bateman AC，Ramsay AD，Pallett AP. Fatal infection associated with group C streptococci. J Clin Pathol，1993，46：965-967.

[4] Sneath PHA，Mair NS，Sharpe ME. Bergey's Manual Systematic Bacteriology. Baltimore：Williams & Wilkins，1984.

[5] Zaoutis T，Moore LS，Furness K，et al. In vitro activities of Linezolid, Meropenem, and Quinupristin-Dalfopristin against group C and G streptococci，including Vancomycin-tolerant isolates. Antimicrob Agents Chemother，2001，45（7）：1952-1954.

[6] Low DE，Young MR，Harding GK. Group C streptococcal meningitis in an adult. Probable acquistion from a horse. Arch Intern Med，1980，140（7）：977-978.

[7] Shah SS，Matthews RP，Cohen C. Group C streptococcal meningitis：case report and review of the literature. Pediatr Infect Dis J，2001，20（4）：445-448.

[8] Barnham M，Kerby J，Chandler RS，et al. Group C streptococci in human infection：a study of 308 isolates with clinical correlations. Epidemiol Infect，1989，102（3）：379-390.

[9] Bradley SF，Gordon JJ，Baumgartner DD，et al. Group C streptococcal bacteremia：analysis of 88 cases. Rev Infect Dis，1991，13（2）：270-280

[10] Faix RG，Soskolne EI，Schumacher RE. Group C streptococcal infection in a term newborn infant. J Perinatol，1997，17（1）：79-82.

[11] Albarracin C，Rosencrance G，Boland J. Bacteremia due to *Streptococcus zooepidemicus* associated with an abdominal aortic aneurysm. W V Med J，1998，94（2）：90-92.

[12] Ferrandiere M，Cattier B，Dequin PF，et al. Septicemia and meningitis due to *Streptococcus zooepidemicus*. Eur J Clin Microbiol Infect Dis，1998，17（4）：290-291.

[13] Hewson J，Cebra CK. Peritonitis in a llama caused by *Streptococcus equi* subsp. *zooepidemicus*. Can Vet J，2001，42（6）：465-467.

[14] Boucher C，Higgins R，Nadeau M，et al. A case of zoonosis associated with *Streptococcus equi* ssp. *zooepidemicus*. Can Vet J，2002，43（2）：123-124.

[15] Steinfeld S，Galle C，Struelens M，et al. Pyogenic arthritis caused by streptococcus equisimilis（group-C streptococcus）in a patient with AIDS. Clin Rheumatol，1997，6（3）：314-316.

第四节 海豚链球菌

海豚链球菌（*Streptococcus iniae*）是一种β-溶血性革兰氏阳性球菌。1976年首次报道从海豚的皮下脓肿中分离出海豚链球菌，该菌在养鱼池中可引起淡水海豚的皮下脓肿[1]。海豚链球菌与 Lancefield 抗血清不发生反应。希氏链球菌（*S. shiloi*）是海豚链球菌（*S. iniae*）的同义名，生化特性相同，可引起鳟鱼的脑膜脑炎。早在20世纪80年代，海豚链球菌就已成为公认的养鱼场中发病率和死亡率都很高的流行性脑膜脑炎的重要致病菌，在日本、中国、以色列和美国引起水产品养殖场中鲑鱼、罗非鱼等鱼类脑膜脑炎的暴发流行，死亡率高达50%[2]。海豚链球菌可在鱼的表面定植，或引起侵袭性疾病。被感染的罗非鱼变得嗜睡、游动漂移不定、脊背僵硬，且几天内死亡[3]。

一、生物学特性[4]

海豚链球菌呈链状排列。触酶阴性，亮氨酸氨基肽酶阳性，对万古霉素敏感。当厌氧培养时，呈β-溶血，类似化脓性链球菌。该菌无 Lancefield 群抗原。在有氧、厌氧和加入5% CO_2 的条件下均能生长，能在10℃生长。通常在6.5% NaCl 肉汤中不生长，若延长培养时间，可在6.5%Na Cl 肉汤中生长，不能在胆汁七叶苷琼脂上生长，能水解七叶苷和精氨酸，CAMP 阳性，VP、脲酶和马尿酸盐阴性。典型菌株发酵葡萄糖、水杨素、核糖、海藻糖、蔗糖和甘露醇，不发酵树胶醛糖、菊糖、乳糖、密二糖、棉子糖和山梨醇。不产生 PYR 酶。

二、海豚链球菌与人类感染

尽管海豚链球菌在全世界鱼类中都有分布，但海豚链球菌引起人类感染在北美以外的国家尚无报道，自1976年在淡水海豚中发现海豚链球菌以来，十几年后，才第一次发现海豚链球菌引起人类感染。

1991年得克萨斯州报道了第一例海豚链球菌引起人类感染的病例。1994年加拿大渥太华报道了第2例海豚链球菌引起人类感染的病例。

1996年 Weinstein 等[5]报道，1995～1996年在多伦多发现4名海豚链球菌感染患者，3名患蜂窝织炎，1名患心内膜炎、脑膜炎和脓毒性关节炎。4名患者均为亚洲人，均有加工鱼或被鱼的背鳍、鱼骨、刀划伤手指史，且多是罗非鱼，临床表现为蜂窝织炎、淋巴管炎等。4名患者最初被诊断为草绿色链球菌群感染，通过进一步试验，认为鉴定为草绿色链球菌群是错误的，应为海豚链球菌。

1997年 Weinstein 等报道了11例由海豚链球菌引起人类感染的病例，9名患者是侵入性的海豚链球菌感染，其中8人为手蜂窝织炎，1人为心内膜炎。所有患者都接触和烹调过活鱼或新鲜鱼，主要是罗非鱼，8人被刺破过皮肤。

三、分离培养与鉴定

通过细菌培养分离出的海豚链球菌,在含5%脱纤维羊血的胰酶消化的肉汤培养基上表现为β-溶血,不能与 Lancefield A-V 群抗血清凝集。对万古霉素敏感,无气体产生,无动力,PYR 和亮氨酸氨基肽酶阳性,不水解胆汁七叶苷,VP 和马尿酸盐阴性。多数能在10℃生长,45℃不生长。多数不能在 6.5% NaCl 肉汤中生长,通过 Vitek 系统鉴定为"乳房链球菌"或"不能鉴定"。

海豚链球菌感染在亚洲尚无诊断报道。

Lau 等[6]报道了 2 个海豚链球菌菌株,2 种商品鉴定系统(试剂盒)报告为"不能鉴定",而另一试剂盒将海豚链球菌错误地鉴定为了停乳链球菌。用 16S rRNA 基因测序,则明确地将 2 个菌株鉴定为海豚链球菌。因此,对临床标本,用普通生化方法鉴定海豚链球菌很可能会失败,临床实验室可采用 PCR 和测序技术,用 16S rRNA 基因分析技术鉴定海豚链球菌和其他链球菌。1998 年 Goh 等[7]利用伴侣蛋白 60 基因方法对从动物和人类临床标本中分离的 34 株需氧的革兰氏阳性菌进行鉴定,并从中正确鉴定出了 12 株海豚链球菌。

鉴于上述情况,对于海豚链球菌感染,临床医师应考虑容易发生海豚链球菌感染的环境和条件;微生物学实验室的工作人员也应了解患者接触和处理鱼的经历,以及采集脓性分泌物标本时取软组织受伤的部位。这些对于确定海豚链球菌感染及其流行病学研究,以及公共卫生安全是非常重要的。

参 考 文 献

[1] Pier GB,Madin SH. *Streptococcus iniae* sp. nov., a beta-hemolytic streptococcus isolated from an Amazon freshwater dolphin, Inia geoffrensis. Int J Syst Bacteriol,1976,26:545-553.

[2] Eldar A,Bejerano Y,Livoff A,et al. Experimental streptococcal meningoencephalitis in cultured fish. Vet Microbiol,1995,43:33-40

[3] Kaige N,Miyazaki T,Kubota S. The pathogen and histopathology of vertebral deformity in cultured yellowtail Seriola-quinqueradiata. Fish Pathol,1984,19:173-180.

[4] Holt JG,Krieg NR,Sneath PA. Bergey's Manual of Determinative Bacteriology. 9th ed. Baltimore:Williams & Wilkins,1994.

[5] Weinstein M,Low D,McGeer A,et al. Invasive infection due to *Streptococcus iniae*:a new or previously unrecognized disease—Ontario,1995-1996(1). Canada Communicable Disease Report,1996,22:129-132.

[6] Lau SKP,Woo PCY,Tse H,et al. Invasive *Streptococcus iniae* infections outside north America. J Clin Microbiol,2003,41(3):1004-1009.

[7] Goh SH,Driedger D,Gillett S,et al. *Streptococcus iniae*,a human and animal pathogen:specific identification by the chaperonin 60 gene identification method. J Clin Microbiol,1998,36(7):2164-2166.

第五节　其他化脓性链球菌

一、乳房链球菌

1. 生物学特性　乳房链球菌(*Streptococcus uberis*)是 1932 年由 Diernhofer 首次报道的。乳房链球菌是成对或短链排列的革兰氏阳性球菌,无动力、无芽孢、微需氧。在血琼

脂平板上呈弱的 α-溶血。在 10℃缓慢生长或不生长，于 45℃不能生长，在 60℃能存活 30 分钟。能在 4% NaCl 肉汤中生长，但在 6.5% NaCl 肉汤中不生长，能水解马尿酸和精氨酸，CAMP 试验阳性。能分解纤维二糖、七叶苷、葡萄糖、果糖、半乳糖、菊糖、麦芽糖、甘露醇、甘露糖、核糖、水杨素、山梨醇、淀粉、蔗糖和海藻糖而产酸。不发酵阿拉伯糖、阿东醇、甘油、山梨糖和木糖。不产生色素，不溶血，兼性厌氧，触酶阴性。

2002 年 Klein 等[1]在报道中介绍了乳房链球菌和副乳房链球菌的生化特性（表 4-5-1）。

表 4-5-1 乳房链球菌和副乳房链球菌的生化特性

	乳房链球菌（130 株）	副乳房链球菌（1 株）	乳房链球菌（参考菌株 2 株）	副乳房链球菌（参考菌株 2 株）
阿拉伯糖	0（0%）	0（0%）	0（0%）	0（0%）
精氨酸	129（99%）	1（100%）	2（100%）	2（100%）
七叶苷	130（100%）	1（100%）	2（100%）	2（100%）
果糖	130（100%）	1（100%）	2（100%）	2（100%）
葡萄糖	130（100%）	1（100%）	2（100%）	2（100%）
菊糖	90（69%）	0（0%）	2（100%）	2（100%）
乳糖	129（99%）	1（100%）	2（100%）	2（100%）
麦芽糖	130（100%）	1（100%）	2（100%）	2（100%）
甘露醇	130（100%）	1（100%）	2（100%）	2（100%）
马尿酸盐	130（100%）	1（100%）	2（100%）	2（100%）
棉子糖	2（1.5%）	0（0%）	0（0%）	2（100%）
核糖	129（99%）	1（100%）	2（100%）	2（100%）
蔗糖	130（100%）	1（100%）	2（100%）	2（100%）
水杨素	130（100%）	1（100%）	2（100%）	2（100%）
山梨醇	130（100%）	1（100%）	2（100%）	2（100%）
海藻糖	130（100%）	1（100%）	2（100%）	2（100%）

注：表中数字为阳性菌株数，括号内为阳性百分率（%）。

2. 对抗菌药物的敏感性　1997 年 Owens 等[2]报道了 22 株乳房链球菌对 8 种抗菌药物的敏感性，结果表明乳房链球菌对大多数抗菌药物敏感（表 4-5-2）。

表 4-5-2 22 株乳房链球菌对 8 种抗菌药物的敏感性

抗菌药物	MIC 范围（μg/ml）	MIC_{50}（μg/ml）	MIC_{90}（μg/ml）	敏感率（%）
头孢噻呋	≤0.06～0.5	≤0.06	0.5	100
头孢匹林	0.06～5	≤0.06	0.25	100
氯唑西林	0.125～4	0.5	4	91
恩氟沙星	0.125～4	0.5	2	86
红霉素	≤0.06～1	≤0.06	1	95
新生霉素	≤0.06～4	2	4	—
青霉素	≤0.06～0.125	≤0.06	≤0.125	100
吡利霉素	≤0.06～0.125	≤0.06	0.125	100

3. 乳房链球菌与人类感染 1977 年 Facklam 报道[3]乳房链球菌可引起人类的心内膜炎和泌尿生殖道感染，所研究的 1227 株草绿色链球菌中发现有 7 株为乳房链球菌，其中从血液和体液标本中各分离出 2 株，从泌尿生殖道感染标本中分离出 2 株，从牙菌斑中分出 1 株。

1988 年 Rabe 等[4]报道在研究妇女生殖道的草绿色链球菌中，发现乳房链球菌占 0.2%。

1991 年 Sanchez 等[5]报道了由乳房链球菌引起 1 名 61 岁的养牛者发生肝脓肿的病例，患者腹内不适，触诊右季肋部时疼痛，超声检查发现右肝区有一肿物，后抽出 200ml 混浊而有臭味的液体，最终培养出乳房链球菌。

1999 年 Bouskraoui 等[6]报道了 1 例由乳房链球菌引起的出生 11 个月的新生儿心内膜炎的病例。患儿体温高，血培养阳性，经生化和血清学鉴定为乳房链球菌感染，此乳房链球菌对青霉素和阿莫西林敏感。

二、副乳房链球菌

1979 年 Gsrvie 和 Bramley[7]用 DNA-DNA 杂交技术对乳房链球菌进行研究，证明乳房链球菌种内存在 2 个基因型，基因 I 型和基因 II 型。1990 年 Williams 和 Collins[8]在对乳房链球菌进行 16S rRNA 核苷酸序列研究时，也发现乳房链球菌有 2 个基因型，而且这 2 个型在系统发生学上是 2 个独立的种，建议将基因 II 型作为一个新种，即副乳房链球菌。由于这 2 个种在生化特性和血清学方面没有区别，故乳房链球菌和副乳房链球菌的鉴别很困难。

三、尿链球菌

尿链球菌（*S. urinalis*）是 2000 年由 Collins 等[9]报道的从人尿中分离而来的一种链球菌，是单个、成对或短链排列的革兰氏阳性球菌，无动力、无芽孢、不产生色素，不溶血，兼性厌氧，触酶阴性。在 10℃不生长，能在 6.5% NaCl 肉汤中生长，胆汁七叶苷阳性，与 Lancefield 抗血清无反应，LAP 和 PYR 试验阳性，不利用丙酮酸盐，分解葡萄糖、乳糖、蔗糖、麦芽糖和蕈糖而产酸，不分解阿拉伯糖、蜜二糖、山梨醇或山梨糖。

四、袋鼠链球菌

袋鼠链球菌（*S. didelphis*）是 2000 年由 Rurangirwa 等[10]从化脓性皮炎和肝纤维化的袋鼠组织中分离而来的。此菌在血琼脂平板上为 β-溶血的半透明菌落，在麦康凯琼脂上不生长，在肉汤培养基中为链状的革兰氏阳性球菌，与 Lancefield 抗血清无反应。与其他大多数链球菌不同的是其在血琼脂平板上生长后，出现强阳性的触酶反应。

五、豕链球菌

豕链球菌（*S. porcinus*）与 Lancefield E、P、U 和 V 抗原反应，可引起猪的感染。1995年，Facklarn 及其同事报道了从人类标本中分离的 13 株豕链球菌，其中 5 株来自妇女的生殖道（阴道、宫颈），3 株来自胎盘组织，2 株来自血液，另外 3 株分别从皮肤、尿液和感染的伤口中分离而来。这 13 株中有 9 株与新的 provisional 群抗原 C1 有反应，3 株与 Lancefield P 群抗血清反应，1 株不能分群。

六、肠链球菌

肠链球菌（*S. intestinalis*）是一种 β-溶血性链球菌，它是猪的结肠正常菌群，也是唯一尿素阳性的链球菌。最初报道的 130 株肠链球菌中有 29 株与 Lancefield G 群抗血清发生反应。

参 考 文 献

[1] Klein RS，Recco RA，Catalano MT，et al. Association of *Streptococcus bovis* with carcinoma of the colon. New England Journal of Medicine，1997，297（15）：800-802.

[2] Owens WE，Ray CH，Watts JL，et al. Comparison of success of antibiotic therapy during lactation and results of antimicrobial susceptibility tests for bovine mastitis. J Dairy Sci，1997，80：313-317.

[3] Facklam RR. Physiological differentiation of viridans streptococci. J Clin Microbiol，1977，5（2）：184-201.

[4] Rabe LK，Winterscheid KK，Hillier SL. Association of viridans group Streptococci from pregnant women with bacterial vaginosis and upper genital tract infection. J Clin Microbiol，1988，26（6）：1156-1160.

[5] Sanchez J，Moreno JJ，Roldan A，et al. Hepatic abscess caused by *Streptococcus uberis*. Enferm Infect Microbiol Clin，1991，9（3）：189-190.

[6] Bouskraoui M，Benbachir M，Abid A. *Streptococcus uberis* endocarditis in an infant with atrioventricular defect. Arch Pediatr，1999，6（4）：481.

[7] Gsrvie IE，Bramley AJ. *Streptococcus uberis*：an approach to its classification. J Appl Bacteriol，46：295-304.

[8] Williams AM，Collins MD. Molecular taxonomic studies on *Streptococcus uberis* types I and II. Description of *Streptococcus parauberis* sp. nov. J Appl Bacteriol，1990，68（5）：485-490.

[9] Collins MD，Hutson RA，Falsen E，et al. An unusual *Streptococcus* from human urine，*Streptococcus urinalis*，sp. nov. Int J Syst Evol Microbiol，2000，50：1173-1178.

[10] Rurangirwa FR，Teitzel CA，Cui J，et al. *Streptococcus didelphis* sp. nov.，a streptococcus with marked catalase activity isolated from opossums（didelphis virginiana）with suppurative dermatitis and liver fibrosis. Int J Syst Evolut Microbiol，2000，50：759-765.

第六节 牛链球菌

一、分类

牛链球菌（*Streptococcus bovis*）的分类比较混乱。1977 年 Klein 等[1]报道牛链球菌菌血症与人类结肠癌有关，因此对人类肠道菌群中 D 群链球菌的鉴定具有重要意义。D 群链球菌原分为肠球菌和非肠球菌。1980 年前后，采用基因技术进行研究将 D 群链球菌的肠球菌划分为独立的菌属，即肠球菌属；而 D 群链球菌的非肠球菌包括 2 个种，即牛链球菌和马肠链球菌。牛链球菌与人类感染有关，而马肠链球菌主要发现于马的消化道，很少引起人类的菌血症和心内膜炎。

2000 年 Schlegel 等[2]对 18 株婴儿链球菌（*S. infantarius*，以前称牛链球菌生物Ⅱ/1 型菌株）与牛链球菌生物Ⅱ/2 型，以及牛链球菌/马肠链球菌复合群中的 DNA 同源群代表菌株进行分析与对比研究，证明在新种婴儿链球菌中有 2 个亚种：①婴儿链球菌婴儿亚种（*S. infantarius* subsp. *infantarius*）；②婴儿链球菌结肠亚种（*S. infantarius* subsp. *coli*），2002 年 Poyart 等[3]又将此亚种分类为巴黎链球菌（*S. lutetiensis*）。

2003 年 Schlegel 等[4]根据生化试验和 DNA-DNA 相关度，以及 16S rDNA 测序的区别，将巴氏链球菌、马其顿链球菌与解没食子酸链球菌合并为单一的种，即解没食子酸链球菌，包括 3 个亚种：①解没食子酸链球菌解没食子酸亚种（*S. gallolyticus* subsp. *gallolyticus*），包括牛链球菌生物 1 型菌株；②解没食子酸链球菌巴氏亚种（*S. gallolyticus* subsp. *pasteurianus*），以前称牛链球菌生物Ⅱ/2 型菌株或巴氏链球菌（*S. pasteurianus*）[3]；③解没食子酸链球菌马其顿亚种（*S. gallolyticus* subsp. *macedonicus*），以前称马其顿链球菌（*S. macedonicus*）。

二、生物学特性

根据上述研究，牛链球菌/马肠链球菌复合群内有 7 个种及亚种，即马肠链球菌、解没食子酸链球菌解没食子酸亚种、解没食子酸链球菌巴氏亚种、解没食子酸链球菌马其顿亚种、婴儿链球菌婴儿亚种、婴儿链球菌结肠亚种和不解乳链球菌。

1. 婴儿链球菌（*S. infantarius*）　为革兰氏阳性球菌，成对或形成短链排列，无动力，不形成芽孢，触酶阴性。在血琼脂平板经 37℃培养 24 小时，可形成直径约 1mm 的圆形、无色素、α-溶血的菌落。在 5% CO_2 环境中，于缓冲葡萄糖和脑心浸汤中生长良好。在 6.5% NaCl 肉汤中不生长。在 5% 蔗糖培养基中不产生胞外多糖。40% 的菌株存在 D 群抗原、VP、亮氨酸氨基肽酶和丙氨酰-苯丙氨酰-脯氨酸芳胺酶（APPA）阳性，精氨酸双水解酶、碱性磷酸酶和 PYR 试验阴性。不水解尿素和马尿酸盐。所有菌株 α-半乳糖苷酶阳性，所有菌株分解乳糖、麦芽糖和蔗糖产酸。不分解阿拉伯糖、阿拉伯醇、环糊精、甘露醇、松三糖、菊糖、核糖、山梨醇、D-塔格糖。分解糖原、蜜二糖、甲基 β-D-吡喃葡糖苷、支链淀粉、D-棉子糖和淀粉不定。

2. 解没食子酸链球菌

（1）解没食子酸链球菌解没食子酸亚种：为革兰氏阳性球菌，成对或短链排列。在血琼脂平板上经 37℃培养 24 小时，可形成直径约 1mm 的圆形、无色素、α-溶血或不溶血的菌落。兼性厌氧，触酶阴性。在 MRS 肉汤中生长，不产气。在 6.5% NaCl 肉汤中生长不定。能水解甲基没食子酸盐（单宁酶活性）。能使焦性没食子酸脱羧为连苯三酚。大多数菌株发酵甘露醇、海藻糖和菊糖，可分解淀粉和糖原产酸。大多数菌株从有袋类动物如无尾熊、袋鼠等，以及各种哺乳动物如牛、马、猪、犬和豚鼠的粪便中分离出。某些菌株可引起牛的乳腺炎，大多数感染人类的菌株是从血液和粪便中分离而来。模式株为ACM 3611^T=CCUG 35224^T。

（2）解没食子酸链球菌巴氏亚种（巴氏链球菌）：以前属于牛链球菌生物Ⅱ/2型，为革兰氏阳性球菌，成对或形成短链排列，无动力，不形成芽孢。兼性厌氧，触酶阴性。大多数菌株可在脑心浸汤和葡萄糖肉汤中经37℃培养18～24小时而生长良好。在MRS肉汤中也生长，不产气。在血琼脂或营养琼脂平板上，可形成圆形、边缘整齐、光滑的菌落。不产生色素，在血琼脂平板上呈α-溶血。其模式株从脑膜炎患者的脑脊液中分离而来。

（3）解没食子酸链球菌马其顿亚种（马其顿链球菌）：该亚种原称为马其顿链球菌（*S. macedonicus*），由Tsakalidou等于1998年报道，从希腊北部的马其顿首次分离得到，故名马其顿链球菌。为革兰氏阳性球菌，成对或成堆状排列，在脑心浸汤中经37℃或42℃培养生长情况相似，在30℃生长良好，25℃生长较差，在6.5%NaCl肉汤中经37℃培养3天不生长。在哥伦比亚血琼脂平板上呈α-溶血，无动力，不产生色素，不水解七叶苷。在卡那霉素七叶苷偶氮琼脂培养基上菌落很少生长，但能使培养基变黑。所有菌株对VP和亮氨酸芳胺酶阳性，分解D-葡萄糖、半乳糖、D-果糖、D-甘露糖、*N*-乙酰葡糖胺、纤维二糖、麦芽糖、乳糖、蔗糖和D-棉子糖产酸，不分解阿东醇、L-阿拉伯糖、β-龙胆二糖、卫茅醇、肌醇、甘露醇、松三糖、棉子糖、鼠李糖和山梨醇。精氨酸双水解酶阴性，对β-葡萄糖苷酶、碱性磷酸酶、β-半乳糖苷酶、PYR酶和尿素酶均阴性。所有菌株对万古霉素、克林霉素、红霉素和苯唑西林敏感。其G+C的DNA含量为38mol%。

2003年Schlegel等[4]报道了从人类临床标本中分离出的牛链球菌/马肠链球菌复合群及其相关菌群的分类，共列出12个种，即马肠链球菌、牛链球菌、解没食子酸链球菌、马其顿链球菌、waius链球菌、牛链球菌Ⅱ/2生物型等，并列出了这些链球菌的生化谱型，如七叶苷、精氨酸水解，产生β-葡萄糖苷酶、β-半乳糖苷酶，分解乳糖、甘露醇产酸等（表4-6-1）。

表4-6-1　牛链球菌/马肠链球菌复合群及其相关菌群（12个种）的生化特性

	1[a]	2	3	4	5	6	7	8	9	10	11	12
水解												
精氨酸	–	–	–	–	–	–	–	–	–	+	–	–
七叶苷	+	+	+	–	–	+	V	+	+	+	+	+
没食子酸盐	–	–	+	–	–	–	–	–	–	–	–	–
产生												
VP	+	+	+	+	+	+	+	+	+	+	+	+
β-葡萄糖苷酶	+	+	–	–	–	–	–	–	–	–	–	–
β-葡糖苷酸酶	–	–	–	–	–	+	–	–	–	–	–	–
α-半乳糖苷酶	–	+	+/–	–	–	+/–	–	–	–	–	V	+
β-半乳糖苷酶*	–	–	+	+	–	–	–	–	–	–	+	–
β-半乳糖苷酶**	–	–	–	–	–	+	–	–	–	–	–	–

续表

	1[a]	2	3	4	5	6	7	8	9	10	11	12
β-甘露糖苷酶	−	−	−	−	−	+	−	−	−	−	−	−
PYR	−	−	−	−	−	−	−	−	−	+	−	−
产酸												
糖原	−	+	+	−	−	−	+	−	−	+	+	−
菊糖	−	+	+	−	−	−	−	−	−	+	+	+
乳糖	−	+	+	+	+	+	+	+	−	+	+	+
甘露醇	−	−	+	−	−	−	−	−	−	−	+/−	+
蜜二糖	−	+	−	−	−	−	+/−	−	−	−	−	+
松三糖	−	−	−	−	−	−/+	−	−	−	−	−	+
甲基-β-D-吡喃葡糖苷	+/−	+	+	−/+	−	+	−/+	+	+/−	−	+	+
棉子糖	−	+/−	−	−	−	+/−	+/−	−/+	−/+	+	+	+
淀粉	−	+	+	+	−	−	+	+/−	−	+	+	+
海藻糖	−/+	−/+	+	−	−	−	−	−	−	+	+	+
DNA 同源群	1	1	2	−	−	−	4	4	6	−	3	5
DNA 簇	I	I	II	II	II	II	III	III	IV	−	−	−

注：1，马肠链球菌（9 株）；2，牛链球菌（8 株）；3，解没食子酸链球菌（13 株）；4，马其顿链球菌（4 株）；5，waius 链球菌（1 株）；6，牛链球菌 II/2 生物型（21 株）；7，婴儿链球菌婴儿亚种（10 株）；8，婴儿链球菌结肠亚种（14 株）；9，不解乳链球菌（4 株）；10，猪链球菌（1 株）；11，DNA 3 群（2 株）；12，解糖肠球菌（1 株）。+，90%～100%菌株阳性；+/−，50%～89%菌株阳性；−/+，20%～49%菌株阳性；−，1%～19%菌株阳性。* β-GAL 试验；** β-GAR 试验。

三、对抗菌药物的敏感性

2001 年 Teng 等[5]报道了从患者血培养中分离的 60 株牛链球菌对 13 种抗菌药物的敏感性（表 4-6-2）。结果表明，有 38 株（63.3%）牛链球菌对红霉素高水平耐药（MIC≥128μg/ml）。在这 38 株高水平耐药的菌株中有 21 株（55%）对大环内酯类-林可霉素类-链阳性菌素类药物产生诱导耐药（iMLS 菌株），有 17 株（45%）对大环内酯类-林可霉素类-链阳性菌素类药物产生结构耐药（cMLS 菌株）。

表 4-6-2　60 株牛链球菌的临床菌株对 13 种抗菌药物的敏感性

抗菌药物	MIC（μg/ml）	MIC$_{50}$（μg/ml）	MIC$_{90}$（μg/ml）	耐药率（%）
青霉素	≤0.03～0.12	0.06	0.12	0
亚胺培南	≤0.03～≤0.03	≤0.03	≤0.03	0
头孢噻肟	≤0.03～0.5	≤0.03	0.25	0
红霉素	≤0.03～>512	>512	>512	63.3
克拉霉素	≤0.03～>512	256	512	63.3
克林霉素	0.03～256	0.06	256	28.3[a]，35[b]
奎奴普丁/达福普丁	1～6	4	8	NA

续表

抗菌药物	MIC（μg/ml）	MIC$_{50}$（μg/ml）	MIC$_{90}$（μg/ml）	耐药率（%）
四环素	0.5～64	64	64	75
氯霉素	1～2	2	2	0
庆大霉素	1～32	2	4	NA
环丙沙星	1～4	2	4	NA
万古霉素	0.25	0.25	0.25	0
替考拉宁	0.06	0.25	0.5	0

注：a iMLS 菌株；b cMLS 菌株。NA，NCCLS 对折点尚无标准。

2004 年 Fluit 等[6]报道了 12 株牛链球菌对达托霉素等抗生素的敏感性，并检测了这些菌株的耐药决定簇。其中，11 株具有红霉素耐药基因 *ermB*，1 株具有红霉素耐药基因 *ermB* 和 *ermC*。具有红霉素耐药基因（*ermB* 和 *ermC*）的菌株对红霉素有不同程度的耐药（表 4-6-3）。

表 4-6-3　具有红霉素耐药基因的牛链球菌对抗菌药物的敏感性

	抗菌药物	MIC（μg/ml）
牛链球菌（11 株）	达托霉素	0.03～0.12
具有 *ermB* 基因	克林霉素	≥1
	红霉素	>2
牛链球菌（1 株）	达托霉素	0.06
具有 *ermB* 和 *ermC* 基因	克林霉素	>1
	红霉素	>2

四、牛链球菌与人类感染

1. 牛链球菌与结肠疾病

（1）牛链球菌菌血症与结肠疾病：发生牛链球菌菌血症、自然及人工瓣膜心内膜炎均与结肠癌有关，牛链球菌常可从肿瘤患者的粪便和血液中分离到，从肿瘤患者的粪便中分离到更有临床意义。结肠癌患者粪便中牛链球菌的检出率为 56%，而其他疾病患者粪便中的检出率仅为 10%。牛链球菌菌血症也与肝病和免疫功能低下有关。58% 的牛链球菌性心内膜炎患者和 46% 的牛链球菌菌血症患者有结肠疾病。52% 的心内膜炎患者和 57% 的菌血症患者有肝病。27% 的心内膜炎患者有结肠疾病和肝病。

（2）牛链球菌性心内膜炎与结肠癌：在 21 名牛链球菌性心内膜炎患者中，63% 的患者有结肠疾病，其中肠道炎症占 24%，憩室炎占 14%、结肠息肉占 10%、结肠绒毛腺癌占 10% 和结肠癌占 5%。牛链球菌感染的传播与特发性溃疡性结肠炎和慢性放射性小肠炎也有一定关系。可能是结肠基础疾病或肝脏分泌胆汁的改变，或是免疫球蛋白进入肠腔促进了牛链球菌过度生长，继而细菌从肠道进入门静脉循环，当患者免疫功能低下时细菌进入肝脏的网状内皮系统，导致菌血症和脑膜炎的发生。因此，牛链球菌菌血症、心内膜炎和脑膜炎患者，应采用结肠镜检查胃肠道有无损伤与其他病变。

（3）牛链球菌菌血症和血源播散：可导致患者出现各种临床表现，牛链球菌性脑膜炎、脑脓肿患者可发现有绒毛腺癌和结肠癌。没有肿瘤的患者也可能发生牛链球菌性脑膜炎。艾滋病患者发生牛链球菌性脑膜炎时也伴有严重的结肠炎和胃肠出血，由于继发于粪圆线虫感染，粪圆线虫感染可能造成了黏膜溃疡，从而使牛链球菌进入血液。牛链球菌造成的其他感染包括急性椎间盘炎、骨髓炎和脑脓肿。

牛链球菌也可在其他动物中出现，一般在动物的胃肠道定植。实际上，最初从牛粪中分离的牛链球菌与从人类标本中分离的菌株是不同的，有些菌株是引起鸽子败血症的重要致病菌。牛链球菌样菌株也可从猪和鸡的胃肠道中分离出来，以前曾被命名为不解乳链球菌。尽管牛链球菌的大部分菌株对青霉素敏感，但也有对青霉素耐药菌株的报道。

1977 年 Klein 等[1]对牛链球菌败血症与胃肠道损伤进行了前瞻性研究，1979 年 Klein等[7]又进行了牛链球菌菌血症与结肠癌的相关性研究，发现结肠癌与患者粪便中携带牛链球菌有关。研究提示所有牛链球菌败血症患者，均应积极地检查和评估胃肠道，尤其是结肠的情况。

1981 年 Ribaudo 和 Januzzi[8]报道了 1 例结肠腺癌患者，在手术后第 21 个月发生了牛链球菌性心内膜炎。1982 年 Friedrich 等[9]也报道了牛链球菌菌血症与结肠癌的相关性。1983年 Belinkie 等[10]报道有 2 名患者，分别患有牛链球菌菌血症和心内膜炎，而后发生了结肠肿瘤和脾脓肿。同年 Kewal 等[11]报道了 1 例无症状的结肠癌患者，在检查牛链球菌菌血症时才被发现。患者做过人工主动脉瓣置换术，而后发生了牛链球菌菌血症，由于牛链球菌与胃肠道疾病有关，进一步检查才发现患者已患乙状结肠癌。此外，Jadeja 等[12]报道了 1 例牛链球菌败血症和脑膜炎与慢性辐射性小肠结肠炎有关的病例。1984 年 Trajber 等[13]报道牛链球菌性亚急性细菌性心内膜炎可作为结肠癌的隐性症状。1984 年 Silver[14]报道了牛链球菌性心内膜炎与结肠癌的相关性，作者检测了 2 名结肠癌的患者，均患有牛链球菌性心内膜炎，研究指出，对于所有患有牛链球菌性心内膜炎的患者，即使无症状，也均应检查其是否患结肠癌。1986 年 Kaye 和 Kearns[15]报道了 1 例牛链球菌导管相关性感染与短肠综合征的病例，作者认为牛链球菌菌血症与几种胃肠道失调有关，最主要的是结肠癌，作者报道了 1 名 57 岁患短肠综合征的女性患者，并患有牛链球菌菌血症，是由胃肠外营养导管所引起的感染（见下述病例 1）。1987 年 Klein 等[16]指出，251 名牛链球菌菌血症患者中，至少 89 人（35%）有结肠肿瘤，仅有 9 名患者（4%）是结肠以外的胃肠道肿瘤，说明牛链球菌菌血症主要涉及结肠。1990 年 Emiliani 等[17]指出牛链球菌是心内膜炎的致病菌，然而牛链球菌引起中枢神经系统感染是罕见的，但牛链球菌性脑脓肿与结肠绒毛状腺瘤又有一定的相关性。

1992 年台湾学者 Ma 等[18]报道了 1 例 74 岁的男性患者，间断发热 2 个月，曾有主动脉撕裂的病史，1 年前做了 Bentall 手术。其右手有 Janeway 损伤，6 次血培养生长了牛链球菌，静脉内用青霉素 G（300 万 U，q6h）治疗，3 天后体温正常。在没有任何胃肠道症状的情况下进行结肠镜检查，发现在盲肠上有 2cm×2cm 大小的肿物，经病理证实为腺癌。患者于住院第 23 天由于颅内大出血而死亡。作者指出这一病例表明牛链球菌性心内膜炎可能与肠道腺癌有关。

牛链球菌败血症和心内膜炎与结肠肿瘤有关，然而牛链球菌局部手术伤口感染与结肠和直肠无关，但 1995 年 Martinez 等[19]报道 1 例结肠肿瘤可能与牛链球菌所致局部手术伤口感染有关。患者在 4 个月前做了经膀胱的前列腺腺瘤切除术，手术后伤口发生牛链球菌感染，可能是手术期间结肠受压，手术中细菌定植于手术伤口所致。1996 年 Spadafora 等[20]报道了 3 例牛链球菌性心内膜炎并发椎骨骨髓炎的病例，作者认为牛链球菌性心内膜炎与结肠肿瘤有关，但牛链球菌性心内膜炎并发椎骨骨髓炎是罕见的。1997 年 Goumas 等[21]报道了牛链球菌引起颈部脓肿的患者，在治疗期间发现了结肠肿瘤。1998 年 Genta 等[22]报道了牛链球菌菌血症有几种不常见合并症，有的合并椎间盘炎，有的合并脾脓肿。1999 年 Link 和 Orenstein[23]报道了 1 例由牛链球菌引起脑膜炎的病例。2002 年 Carnero-Fernandez 等[24]报道了 1 例 74 岁的男性患牛链球菌性脑膜炎和心内膜炎的病例，通过 4 周的抗生素治疗患者痊愈。2004 年 Goldh 等[25]报道了 45 例牛链球菌菌血症的病例，认为牛链球菌菌血症与结肠肿瘤和非结肠肿瘤均相关。1990 年 Purdy 等[26]报道了 2 例由牛链球菌引起脑膜炎的病例，并对以前报道的 9 个病例进行了讨论，作者指出，牛链球菌引起脑膜炎是罕见的，其临床和实验室特征几乎无区别。脑脊液的革兰氏染色通常阴性，大多数患者有基础疾病或有牛链球菌感染的诱因，包括胃肠道功能紊乱、心内膜炎、风湿病等，其治疗通常采用高剂量的青霉素。

2. 病例报告 1982 年 Gavryck 等[27]报道了 1 例牛链球菌引起脑膜炎的病例。

病例 1：患者，男性，66 岁。诊断为脑膜炎，从脑脊液中分离出牛链球菌。缺乏典型的体征和化脓性脑膜炎的症状。血培养也分离出牛链球菌，提示有心内膜炎，并说明血液中细菌是患者中枢神经系统感染的来源。用青霉素 G 治疗 4 周后患者痊愈。此例报告是牛链球菌引起脑膜炎的第 4 例报告。

1986 年 Kaye 等[15]报告了 1 例牛链球菌导管相关性感染的病例，患者在家中用 Hickman 导管进行胃肠外营养而发生的牛链球菌感染。作者认为牛链球菌性菌血症与几种胃肠道失调有关，最主要的如结肠癌。尚无牛链球菌性菌血症与短肠综合征的相关报道。

病例 2：患者，女性，57 岁，1966 年进行了二尖瓣人工瓣膜置换，1979 年患者的肠系膜上动脉有一栓子阻塞，结果发现其小肠梗阻。将小肠广泛切除，保留 45cm 空肠与横结肠吻合。手术结果发生了吸收障碍，大量腹泻，每天排出 2L 粪便。1979 年患者在家中应用 Hickman 导管进行胃肠外营养。1980 年 1 月至 1984 年 2 月一直未住院。

1984 年 2 月，出现发冷、腹部疼痛性痉挛、呕吐和腹肌痛而住院。查体：体温 38.2℃，血压 90/60mmHg，脉搏 90 次/分，肺两侧有啰音，心脏杂音无变化，导管部位无炎症。血 WBC 计数 10.7×10^9/L，中性粒细胞 41%，杆状核 35%，淋巴细胞 19%，单核细胞 4%，嗜碱性粒细胞 1%。6 次血培养中有 5 次培养出革兰氏阳性球菌，最终鉴定为牛链球菌。拔去导管，导管尖培养也生长了牛链球菌。患者静脉用青霉素 G 治疗 4 周，静脉用庆大霉素治疗 2 周，顺利恢复。钡餐反流到胃，发现有憩室和显著缩短的小肠。患者重新置入静脉营养导管，7 个月后随访仍然健康，无心内膜炎征象。

1990 年 Emiliani 等[17]指出牛链球菌是心内膜炎的致病菌，然而引起中枢神经系统感染是罕见的，但牛链球菌性脑脓肿与结肠绒毛状腺瘤又有一定的相关性。

病例 3：患者，男性，57 岁，于 1987 年 10 月住进纽约市的哈莱姆中心医院，无明显的外伤史，患者意识不清，定向反射消失。有吸烟和大量饮酒史。查体：患者清醒，但定向反射消失。体温 39.4℃，颈项强直，心脏正常，无杂音。腹部和直肠检查正常，粪便隐血阴性。WBC 计数 18.3×10^9/L，并有核左移现象。尿分析和血液化学检查正常。胸部 X 线检查正常。腰椎穿刺后，初压为 220mmH$_2$O。脑脊液细胞计数：WBC 65/mm^3，中性粒细胞 80%，淋巴细胞 20%，无红细胞。脑脊液蛋白 179mg/dl，葡萄糖 46mg/dl（血清葡萄糖 115mg/dl），脑脊液离心后涂片染色，发现许多白细胞，但无细菌。CT 扫描发现两侧脑白质水肿。在两侧灰白质界面上有几个增强的环状损伤，增强环光滑而有规律，与脑脓肿一致。患者神经系统情况恶化，从脑脓肿部位抽出 10ml 脓液，经培养生长了牛链球菌，血培养阴性。患者静脉用青霉素 G（2400 万 U/d）治疗 6 周，病情有所好转。

由于牛链球菌与结肠肿瘤有关，对患者进行结肠镜检查，发现结肠肿物并用内镜切除。病理检查证实为结肠绒毛状腺瘤。患者 1 个月后死亡。

3. 综合病例报告　1998 年 Kupferwasser 等[28]报道了 177 例细菌性心内膜炎病例，其中 94 例为链球菌性心内膜炎（占 53.1%），22 例为牛链球菌性心内膜炎（占 12.4%），说明心内膜炎的致病菌主要是链球菌，且牛链球菌占很大比重（表 4-6-4）。

表 4-6-4　177 例牛链球菌及其他链球菌和葡萄球菌等引起的心内膜炎病例的临床情况

	牛链球菌	其他链球菌 a	葡萄球菌 b	其他细菌 c	P
病例数	22（12.4%）	94（53.1%）	44（24.9%）	17（9.6%）	ND
平均年龄（范围，岁）	67（49~76）	57（29~74）	53（21~72）	54（32~62）	<0.001
性别（女/男）	46/54	39/61	41/59	47/53	NS
手术治疗（%）	73	34	34	41	<0.001
尸体解剖（%）	18	9	11	6	ND
原有心内膜炎（%）	5	9	5	0	NS
静脉内药物成瘾者（%）	0	1.1	2.3	0	NS
原有心脏病（%）	18	30	27	24	NS
心脏外疾病（%）	32	20	11	12	NS
治疗期限，天数（SD）	14（6）	9（4）	7（4）	9（7）	<0.001

注：a 其他链球菌包括 58 株草绿色链球菌、16 株化脓性链球菌、13 株肠球菌、4 株肺炎链球菌和 3 株中间链球菌；b 葡萄球菌包括 32 株金葡和 12 株表皮葡萄球菌；c 其他细菌包括 1 株沙雷菌、2 株流感嗜血杆菌、1 株副流感嗜血杆菌、2 株变形杆菌、2 株假单胞菌、1 株克雷伯菌、2 株大肠埃希菌和 6 株革兰氏阳性球菌。ND，未检测。

五、马肠链球菌及其感染

马肠链球菌主要发现于马的消化道，很少引起人类的菌血症和心内膜炎。但引起人类的其他感染也有一些报道。1989 年 Gilon 和 Moses[29]报道了 1 例结肠癌患者发生马肠链球菌菌血症的病例。

病例 1：患者，男性，66 岁，因右肩疼痛和高热而住院。患者在住院前 2 个月一直很好，只是粪便偶尔带血，住院 3 周前间断发生便秘。主诉：住院 4 天前，右肩部疼痛，体温 39℃，查体发现右肋腹有轻微触痛。实验室检查：粪便隐血阳性，谷丙转氨酶 92IU/L（ALT，参考范围 6～45IU/L），γ-谷酰转肽酶 141IU/L（GGT，参考范围 0～40IU/L）。6 次血培养均生长了马肠链球菌。胸部和右肩部 X 线检查正常。心脏超声心动图检查正常，患者静脉用氨苄西林和庆大霉素治疗，其发热和肩痛消失。由于病史和血培养生长了马肠链球菌，马肠链球菌和牛链球菌又与肠道疾病有关，于是进行了胃肠道检查。结肠镜检查发现，在降结肠有绒毛腺癌，分类为杜可（Duke）A 类。随即进行了左结肠部分切除，患者痊愈。

牛链球菌与结肠肿瘤有关，马肠链球菌菌血症与隐性结肠癌的关系以前尚无报道，但对马肠链球菌菌血症患者，也应进行全面的胃肠道检查。

1993 年 Elliott 等[30]报道了 1 例患有主动脉瓣膜病的农场主并发马肠链球菌性心内膜炎的病例。

1997 年谢湘峰和何竟[31]报道了 1 例由马肠链球菌引起血尿的病例。

病例 2：患者，女性，68 岁，患血尿伴腰痛月余，于 1996 年 11 月到医院就诊。尿红细胞++，白细胞+，尿培养阳性，在血琼脂平板上生长了表面光滑、圆形突起、溶血的针尖大小的菌落，经 API 20 Strep 系统鉴定为马肠链球菌。此菌经用 K-B 法做药敏试验，对青霉素、红霉素、去甲万古霉素、头孢唑林、头孢噻甲羧肟、庆大霉素、阿米卡星、环丙沙星和诺氟沙星均敏感。患者服用诺氟沙星后，尿培养阴性。

1999 年 Sechi 和 Ciani[32]报道了 1 例由马肠链球菌引起的肺组织细胞增多症患者发生感染性心内膜炎的病例，作者指出，尽管可以从人类肠道中分离到马肠链球菌，但马肠链球菌作为人类的致病菌是罕见的。该例无心脏病史的患者发生了马肠链球菌性心内膜炎，但后来证明患者有肺组织细胞增多症。用抗生素治疗后心内膜炎迅速缓解，但需要做主动脉瓣置换。患者发生心内膜炎，可能是患组织细胞增多病后免疫系统异常所致。

2000 年 Sechi 等[33]报道了 1 例由马肠链球菌引起的患有肺组织细胞增多症 X 患者发生感染性心内膜炎的病例。

六、牛链球菌群的鉴定

牛链球菌群包括牛链球菌、马肠链球菌、解没食子酸链球菌的 3 个亚种、婴儿链球菌的 2 个亚种及不解乳链球菌等，这些种的名称变化较大，其鉴定也比较困难。

关于链球菌的溶血特性，溶血在鉴定链球菌中是非常重要的。正常情况下，而鉴定牛链球菌用的 D 群抗原和检测猪链球菌用的 R 群或其他型抗原具有重要意义。非 β-溶血性链球菌的鉴定参考表 4-6-5。

表 4-6-5 非 β-溶血性链球菌的鉴定

菌名	抗原（分型抗血清）	Op.	胆汁溶菌	胆汁七叶苷	6.5%氯化钠	PYR	七叶苷水解	VP	甘露醇	蜜二糖	山梨醇	海藻糖	淀粉水解	果聚糖产生	感染来源
肺炎链球菌	分型抗血清	+	+	-	-	-	V	-	-	+	-	V	-	-	人
马肠链球菌	D	-	-	+	-	-	+	+	-	-	-	V	-	-	马，牛
牛链球菌 I	D	-	-	+	-	-	+	+	-	+	-	+	+	+	人，熊，牛
牛链球菌 II/2	D	-	-	+	-	-	+	+	-	+	-	+	-	-	
牛链球菌 II/1	D（V）	-	-	-	-	-	V	+	-	+	-	-	+	-	人，牛
巴黎链球菌	D（V）	-	-	+	-	-	+	+	-	-	-	-	V	-	
猪链球菌	1-35 型[R，S，T]	-	-	-	-	-	+	-	-	-	-	+	+	-	猪，人
草绿色链球菌	A，C，G，F，无	-	-	V	-	-	V	V	V	V	V	V	V	V	人
其他链球菌	未知	-	-	V	V	V	V	V	V	V	V	V	V	V	动物，人

注：+，≥92%菌株阳性；-，≤8%菌株阳性；V，8%～91%菌株阳性；猪链球菌和草绿色链球菌的区别是血清分型；Op.，Optochin。

2003 年 Schlegel 等[4]根据生化试验和 DNA-DNA 相关度,以及 16S rDNA 测序的区别,将巴氏链球菌和马其顿链球菌与解没食子酸链球菌合并,变成 3 个亚种,即解没食子酸链球菌解没食子酸亚种(*Streptococcus gallolyticus* subsp. *gallolyticus*)、解没食子酸链球菌巴氏亚种(*S. gallolyticus* subsp. *pasteurianus*)和解没食子酸链球菌马其顿亚种(*S. gallolyticus* subsp. *macedonicus*)。解没食子酸链球菌的 3 个亚种与马肠链球菌、巴黎链球菌(婴儿链球菌结肠亚种)和不解乳链球菌的鉴别见表 4-6-6。

表 4-6-6　解没食子酸链球菌与相关链球菌的鉴别

	解没食子酸链球菌解没食子酸亚种	解没食子酸链球菌巴氏亚种	解没食子酸链球菌马其顿亚种	马肠链球菌	婴儿链球菌婴儿亚种	巴黎链球菌	不解乳链球菌
水解							
七叶苷	+	+		+	V	+	+
没食子酸盐	+	–		–	–	–	–
产生							
β-葡萄糖苷酶	+	+	–	+	V	+	+
β-葡糖苷酸酶	–	+	–	–	–	–	–
α-半乳糖苷酶	+	V	V	–/+	+	+	+
β-半乳糖苷酶*	–	–	+	–	–	–	–
β-半乳糖苷酶**	–	+	V	–	–	–	–
β-甘露糖苷酶	V						
产酸							
淀粉	+	–	+	–/+	+	V	
糖原	+	–		–/+	+		
菊糖	+	–		–/+			
乳糖	+	+	+	–/+	+		
甘露醇	+	–	–	–	–	–	–
甲基-β-吡喃葡糖苷	+	+	–	+	–	+	V
棉子糖	+	V	–	–/+	+	–	–
海藻糖	+	+	–	V	–	–	–

* β-GAR 试验;** β-GAL 试验;V,反应不定。

此外,由于牛链球菌与结肠癌有关,所以牛链球菌的鉴定变得十分重要,牛链球菌具有 D 群抗原,能在 40%胆汁存在下水解七叶苷,能在 45℃生长,但不能在 6.5% NaCl 肉汤中生长,在 10℃不生长,PYR 阴性。大多数牛链球菌生物 Ⅰ 型和生物 Ⅱ 型/1 菌株发酵甘露醇、乳糖、棉子糖、水杨素、蜜二糖、蕈糖和菊糖,不发酵阿拉伯糖和山梨醇。在快速链球菌鉴定系统中,牛链球菌生物 Ⅰ 型和生物 Ⅱ 型/2 菌株可分解苦杏仁苷和糖原,牛链球菌变种(生物 Ⅱ 型/1)通常不发酵甘露醇,而能使淀粉(苦杏仁苷)产酸(表 4-6-5)。

由于这些菌株的生理、生化特性与唾液链球菌相似，故两者常发生混淆。牛链球菌与唾液链球菌的鉴别可参考表 4-6-7。

表 4-6-7 牛链球菌与相关链球菌的鉴别

	牛链球菌	牛链球菌变种	唾液链球菌
溶血	γ、α	α、γ	A
胆汁七叶苷琼脂生长	+	+	−
6.5% NaCl 肉汤生长	−	−	−
七叶苷水解	+	+	+
PYR	−	−	−
D 群抗原	+	+	−
VP	+	+	+
精氨酸水解	−	−	−
淀粉水解	+	−	−
尿素酶	−	−	+
产酸			
甘露醇	+	−	−
棉子糖	+	+	+
菊糖	+	−	+
乳糖	+	+	+

唾液链球菌的某些菌株产生尿素酶，这有助于与牛链球菌进行鉴别。检测淀粉水解可使用 M-H 琼脂平板，划线接种后培养 48 小时，平板内加入革兰氏碘液，如菌株水解淀粉，则在菌落周围出现透明区，若平板仍保持蓝紫色则为阴性。

参 考 文 献

[1] Klein RS，Recco RA，Catalano MT，et al. Association of *Streptococcus bovis* with carcinoma of the colon. N Engl J Med，1977，297（15）：297-802.

[2] Schlegel L，Grimont F，Collins MD，et al. *Streptococcus infantarius* sp. nov.，*Streptococcus infantarius* subsp. *infantarius* subsp. nov. *Streptococcus infantarius* subsp. *coli* subsp. nov.，isolated from humans and food. Int J Syst Evol Microbiol, 2000，50：1425-1434.

[3] Poyart C，Quesne G，Trieu-Cuot P. Taxonomic dissection of the *Streptococcus bovis* group by analysis of manganese-dependent superoxide dismutase gene（sodA）sequence：reclassification of *Streptococcus infantarius* subsp. colias *Streptococcus lutetiensis* sp. nov. and of *Streptococcus bovis* biotype II.2 as *Streptococcus pasteurianus* sp. nov. Int J Syst Evol Microbiol，2002，52：1247-1255.

[4] Schlegel L，Grimont F，Ageron E，et al. Reappraisal of the taxonomy of the *Streptococcus bovis*/*Streptococcus equinus* complex and related species：description of *Streptococcus gallolyticus* subsp. *gallolyticus* subsp. nov.，*S. gallolyticus* subsp. *macedonicus* subsp. nov. and *S. gallolyticus* subsp. *pasteurianus* subsp. nov. Int J Syst Evolut Microbiol，2003，53：631-645.

[5] Teng LJ，Hsueh PR，Ho SW，et al. High prevalence of inducible erythromycin resistance among *Streptococcus bovis* isolates in Taiwan. Antimicrob Agents Chemother，2001，45（12）：3362-3365.

[6] Fluit AC，Schmitz FJ，Verhoef J，et al. In vitro activity of daptomycin against Gram-positive European clinical isolates with defined resistance determinants，2004，48（3）：1007-1011.

[7] Klein RS，Catalano MT，Edberg SC，et al. *Streptococcus bovis* septicemia and carcinoma of the colon. Ann Intern Med，1979，91（4）：560-562.

[8] Ribaudo TP，Januzzi JL. *Streptococcus bovis* bacteremia following surgical cure of colonic cancer. Am J Gastroenterol，1981，76（6）：542-543.

[9] Friedrich IA，Wormser GP，Gottfried EB. The association remote *Streptococcus bovis* bacteremia with colonic neoplasia. Am J Gastroenterol，1982，77（2）：82-84.

[10] Belinkie SA，Narayanan NC，Russell JC. Splenic abscess associated with *Streptococcus bovis* septicemia and neoplastic lesions of the colon. Dis Colon Rectum，1983，26（12）：823-824.

[11] Kewal N，Seneviratne BI，Wilkinson RK，et al. Asymptomatic colonic carcinoma revealed by investigation of *Streptococcus bovis* bacteremia. Aust N Z J Med，1983，13（2）：173-174.

[12] Jadeja L，Kantarjian H，Bolivar R. *Streptococcus bovis* septicemia and meningitis associated with chronic radiation enterocolitis. South Med J，1983，76（12）：1588-1589.

[13] Trajber I，Solomon A，Michowitz M，et al. *Streptococcus bovis* subacute bacterial endocarditis as a presenting symptom of occult double carcinoma of the colon. J Surg Oncol，1984，27（3）：186-188.

[14] Silver SC. *Streptococcus bovis* endocarditis and its association with colonic carcinoma. Dis Colon Rectum，1984，27（9）：613-614.

[15] Kaye BR，Kearns PJ. *Streptococcus bovis* catheter infection and the short bowel syndrome. Am J Med，1986，80（4）：735-737.

[16] Klein RS，Warman SW，Knackmuhs GG，et al. Lack of association of *Streptococcus bovis* with noncolonic gastrointestinal carcinoma. Am J Gastroenterol，1987，82（6）：540-543.

[17] Emiliani VJ，chodos JE，Comer GM，et al. *Streptococcus bovis* brain abscess with an occult colonic villous adenoma. Am J Gastroenterol，1990，85（1）：78-80.

[18] Ma HM，Shyu KG，Hwang JJ，et al. *Streptococcus bovis* endocarditis associated with colonic adenocarcinoma：report of a case. J Formos Med A SSOC，1992，91（8）：814-817.

[19] Martinez ME，Navarro IV，Ruiz del CJ. *Streptococcus bovis* in a surgical wound and a colonic neoplasm. Gastroenterol Hepatol，1995，18（9）：474-476.

[20] Spadafora PF，Qadir MT，Cunha BA. *Streptococcus bovis* endocarditis and vertebral osteomyelitis. Heart Lung，1996，25（2）：165-168.

[21] Goumas PD，Naxakis SS，Rentzis GA，et al. Lateral neck abscess caused by *Streptococcus bovis* in a patient with undiagnosed colon cancer. J Laryngol Otol，1997，111（7）：666-668.

[22] Genta PR，Garneiro L，Genta EN. *Streptococcus bovis* bacteremia：unusual complications. South Med J，1998，91（12）1167-1168.

[23] Link K，Orenstein R. Bacterial complications of strongyloidiasis：*Streptococcus bovis* meningitis. Souther Med J，1999，92（7）：728-731.

[24] Carnero-Fernandez M，Morano-Amado LE，Moreno-Carretero MJ，et al. *Streptococcus bovis* meningitis. An infrequent cause of bacterial meningitis in the adult patient. Rev Neurol，2002，34（9）：840-842.

[25] Gold JS，Bayar S，Salem RR. Association of *Streptococcus bovis* bacteremia with colonic neoplasia and extracolonic malignancy. Arch Surg，2004，139（7）：760-765.

[26] Purdy RA，Cassidy B，Marrie TJ. *Streptococcus bovis* meningitis：2 cases. Neurology，1990，40（11）：1782-1784.

[27] Gavryck WA，Sattler FR. Meningitis caused by *Streptococcus bovis*. Arch Neurol，1982，39（5）：307-308.

[28] Kupferwasser I，Darius H，Müller AM，et al. Clinical and morphological characteristics in *Streptococcus bovis* endocarditis：a comparison with other causative microorganisms in 177 cases. Heart，1998，80：276-280.

[29] Gilon D，Moses A. Carcinoma of the colon presenting as *Streptococcus equinus* bacteremia. Am J Med，1989，86：135-136.

[30] Elliott PM，Williams H，Brooksby IA. A case of infective endocarditis in a farmer caused by *Streptococcus equinus*. Europ Heart J，1993，14（9）：1292-1293.

[31] 谢湘峰，何竞. 马肠链球菌引起血尿 1 例. 中华检验医学杂志，1997，20（4）：236.

[32] Sechi LA，Ciani R. *Streptococcus equinus* endocarditis in a patient with pulmonary histiocytosis X. Scand J Infect Dis，1999，31（6）：598-599.

[33] Sechi LA，De Carli S，Ciani R. *Streptococcus equinus* endocarditis in a patient with pulmonary histiocytosis X. Am J Med，2000，108：522-523.

第七节　缓症链球菌

一、生物学特性

缓症链球菌群包括缓症链球菌、口腔链球菌、婴儿链球菌、泛口腔链球菌（*S. peroris*）、峡链球菌和鼠口腔链球菌，还有近来报道的贫发酵链球菌。

缓症链球菌（*Streptococcus mitis*）为革兰氏阳性球菌，在血清肉汤中形成短或长链、无芽孢、无动力，兼性厌氧，触酶阴性。能在 10℃生长，在 6.5% NaCl 肉汤中不生长，在马血琼脂平板上呈 α-溶血。能发酵乳糖、海藻糖和纤维二糖产酸，不发酵棉子糖、山梨醇和甘露醇。能水解精氨酸、七叶苷和淀粉，不水解马尿酸盐，产生 α-半乳糖苷酶，不产生 β-葡糖醛酸糖苷酶，能在 10%胆汁中生长，VP 试验阴性[1, 2]，有 2 个生物变种，其 DNA 的 G+C 含量为 39～41mol%。该菌存在于人类口咽部。模式株为 NCTC 12261，其 DNA G+C 含量为 41mol%。

二、对抗菌药物的敏感性

Kaufhold 和 Potgieter 报道[3]了 4 株血培养分离的缓症链球菌对青霉素的 MIC 为 16～32μg/ml，其中 2 株对庆大霉素的 MIC 为 128μg/ml，另 2 株对庆大霉素高水平耐药（MIC＞1000μg/ml）。用 PCR 对这些菌株进行检测证明，缓症链球菌具有与粪肠球菌和屎肠球菌相同的编码庆大霉素耐药的结构基因。这种基因决定簇整合在染色体上而不在质粒上。

Wilcox 及其同事[4]测定了 44 株从心内膜炎患者分离的草绿色链球菌，发现有 20%菌株对青霉素耐药，对头孢菌素的耐药率更高。为了治疗缓症链球菌感染，更好地选择抗菌药物，现列出缓症链球菌对抗菌药物敏感性的报告。

2003 年 Fujimura 等[5]报道了 1 种代号为 S-3578 的新的头孢菌素，S-3578 等 7 种抗菌药物对 30 株缓症链球菌的体外抗菌活性结果见表 4-7-1。

表 4-7-1　缓症链球菌对 S-3578 等抗菌药物的敏感性

抗菌药物	MIC 范围（μg/ml）	MIC$_{50}$（μg/ml）	MIC$_{90}$（μg/ml）
S-3578	≤0.03～＞32	0.13	8
头孢曲松	≤0.03～16	0.13	8
头孢吡肟	≤0.03～＞32	0.13	4
头孢拉定	0.06～＞32	2	＞32
亚胺培南	≤0.03～4	≤0.03	2
万古霉素	0.25～2	0.5	1

2004 年 Bancescu 和 Dumitriu[6]报道了 85 株缓症链球菌，口腔链球菌 73 株，缓症链球菌 6 株，血链球菌 5 株，戈氏链球菌 1 株。其对 7 种抗菌药物的敏感性见表 4-7-2。

表 4-7-2 85 株缓症链球菌株对 7 种抗菌药物的敏感性

抗菌药物	菌株	MIC（μg/ml）	MIC$_{50}$（μg/ml）	MIC$_{90}$（μg/ml）	敏感率（%）
青霉素	口腔链球菌（73）	0.016~0.75	0.064	0.25	82.19
	缓症链球菌（6）	0.047~0.75	0.187	0.75	50
	血链球菌（5）	0.047~0.25	0.094	0.25	60
	戈氏链球菌（1）	0.047			100
氨苄西林	口腔链球菌（73）	0.016~2.0	0.064	0.25	93.15
	缓症链球菌（6）	0.047~2.0	0.22	1.125	83.33
	血链球菌（5）	0.047~0.25	0.064	0.125	100
	戈氏链球菌（1）	0.023			100
头孢噻肟	口腔链球菌（73）	0.016~1.0	0.047	0.25	98.63
	缓症链球菌（6）	0.032~1.0	0.297	0.75	83.33
	血链球菌（5）	0.032~0.25	0.064	0.125	100
	戈氏链球菌（1）	0.023			100
红霉素	口腔链球菌（73）	0.016~3.0	0.016	0.25	91.78
	缓症链球菌（6）	0.032~4.0	0.063	2.047	83.33
	血链球菌（5）	0.032~2.0	0.094	0.094	80
	戈氏链球菌（1）	0.016			100
克林霉素	口腔链球菌（73）	0.016~0.047	0.047	0.047	100
	缓症链球菌（6）	0.047~0.047	0.047	0.047	100
	血链球菌（5）	0.023~0.047	0.047	0.047	100
	戈氏链球菌（1）	0.016			100
氯霉素	口腔链球菌（73）	0.500~4.0	1	2	100
	缓症链球菌（6）	0.750~2.0	1.5	2	100
	血链球菌（5）	0.500~4.0	1	1.5	100
	戈氏链球菌（1）	0.190			100
四环素	口腔链球菌（73）	0.047~256	4	48	45.21
	缓症链球菌（6）	0.125~48	2.19	32	50
	血链球菌（5）	0.125~8	0.38	1	80
	戈氏链球菌（1）	0.064			100

三、缓症链球菌感染

1985 年 Ram 和 Hellwege[7]报道了 1 例由缓症链球菌引起新生儿脑膜炎的病例。该新生儿经妊娠 37 周正常娩出后患了致命的缓症链球菌性脑膜炎，用青霉素治疗后痊愈。缓症链球菌可以引起健康新生儿感染，以前很少有此类报道。

1986 年 Rapeport 等[8]报道了 17 例由缓症链球菌引起心内膜炎的病例，作者统计了 1981 年 9 月至 1984 年 9 月共 210 例草绿色链球菌性菌血症患者，其中 68 例是缓症链球菌性菌血症，17 例是缓症链球菌性心内膜炎，这 17 例患者的临床特征见表 4-7-3。

表 4-7-3　17 例缓症链球菌心内膜炎患者的临床特征

临床特征	药瘾者	非药瘾者
患者例数	13	4
病程（周）	1～16	1～4
平均年龄（岁）	31	53
既往心脏病史（例）	5	0
涉及的瓣膜（例）		
主动脉瓣	1	4
二尖瓣	4	0
三尖瓣	10	0
败血性肺栓塞（例）	7	0
并发症（例）		
心脏病（充血性心力衰竭，心包炎）	5	1
神经精神方面（脑膜炎，谵妄）	1	2
肾病（肾小球性肾炎，肾病综合征）	1	0
其他（重复感染，外周血管栓塞）	0	0

1999 年以来朱白等[9, 10]报道了 1990 年冬至 1998 年春江苏省海安县等地发生的缓症链球菌致猩红热样疾病的流行，重症者表现为中毒性休克综合征（TSS），作者对收治的 178 例 TSS 患者的临床和病原学情况报告如下。

（1）诊断标准：依据美国推荐的 A 组链球菌 TSS 诊断标准。

（2）一般情况：共 178 例，男 133 例，女 45 例，年龄 5～46（平均 28.5）岁，发病至入院时间为 1～4（平均 2.3）天。

（3）临床特征：①起病情况及全身中毒症状：178 例均以急起畏寒、寒战、高热发病，平均体温 39.6℃，均伴有头痛，150 例有全身关节酸痛，170 例有恶心、呕吐、腹泻（水样便）等消化道症状，45 例巩膜黄染，16 例神志不清，4 例大小便失禁。②皮疹：发病 1～3 天内，178 例均出现猩红热样皮疹，其中 80 例伴有出血性皮疹，20 例手背有对称性红斑、肿痛，3 例下肢结节性红斑。176 例恢复期脱屑、脱皮。③低血压、休克：血压低于 70mmHg（1mmHg=0.133kPa）、有明显休克者 93 例，其中 3 例血压为 0，收缩压曾低于 90mmHg 者 85 例。心电图异常 20/61 例（32.8%）。

（4）实验室检查：谷草转氨酶（AST）升高 91/102 例（89.2%）；谷丙转氨酶（ALT）升高 96/102（94.1%）；血清总胆红素（TBil）升高 49/78 例（62.8%）；血清肌酐（Cr）升高 91/102 例（89.2%）；血清尿素氮（BUN）升高 12/102 例（11.8%）；血小板减少 80/102 例（78.4%）；脑脊液蛋白增高 1/5 例（20.0%）。

（5）治疗：178 例缓症链球菌 TSS 患者经扩容、纠酸、血管活性药物、激素及较大剂量青霉素抗感染等处理，多数经 2～3 天，少数需 7 天血压恢复正常。病情反复者加用氨基糖苷类或改用大环内酯类或其他 β-内酰胺类抗生素有效。

（6）病原学检测：178 例中毒性休克患者中，110 例进行了咽拭子培养，有 88 例培养出草绿色链球菌（80.0%），血培养阴性，培养出的草绿色链球菌，经中国药品生物制品检定所鉴定为缓症链球菌。又经生化和 16S rRNA 测序分析，再次证明为缓症链球菌，还进行了脉冲场凝胶电泳（PFGE）谱型分析。另外，采用已知抗体测定抗原的方法（ELISA 竞争法）检测现场患者血清中的外毒素，证明患者血清中含有缓症链球菌外毒素，而正常人血清中则无缓症链球菌外毒素[11, 12]。

四、缓症链球菌群的分离培养与鉴定

从临床标本中分离出疑似缓症链球菌的菌株，要通过检测细菌的形态、染色、培养和生化等特性，按照先定科、属，再定种别的原则进行鉴定，还必须与相关链球菌的种别进行鉴别。可按表 4-7-4 所列的生化试验项目进行鉴别。

表 4-7-4　缓症链球菌与相关链球菌的鉴别

	水解		产酸				产生		
	精氨酸	马尿酸盐	乳糖	棉子糖	蕈糖	蜜二糖	α-半乳糖苷酶	β-葡糖苷酸酶	碱性磷酸酶
贫发酵链球菌	−	+	−/+	−/+	−/+	−	−/+	−	−/+
中国链球菌	+	−	+	−	+	−	−	−	−
血链球菌	+	−	+	+/−	+	+/−	−/+	+	−/+
戈氏链球菌	+	−	+	−	+	−	+	+	+
缓症链球菌	−	−	+	−/+	+	−/+	+/−	+/−	+/−
泛口腔链球菌	−	−	+						+
婴儿链球菌	−	−						+	
澳大利亚链球菌	+	−							+
口腔链球菌	−	−	+/−	−/+	+/−		−/+		+/−
副血链球菌	+	−	+	+/−	−/+	+	+/−	−/+	−/+
肺炎链球菌	−/+		+	+	+	−	−	−	−
嵴链球菌	+	N	+	−/+	+/−	−/+	−/+	+/−	+/−

注：+，>90%菌株阳性；−，<10%菌株阳性；+/−，50%～89%菌株阳性；−/+，11%～49%菌株阳性；N，未试验。

综合以上资料，缓症链球菌感染并非少见，其感染诱因及临床类型有多种，但常因培养后误定为草绿色链球菌而漏诊。然而缓症链球菌比草绿色链球菌的耐药性更易出现，现已发现耐糖肽类药物的缓症链球菌菌株。因此，微生物检验人员与临床医生应对该菌感染加强警觉性，提高诊断水平和加强疗效观察，根据药敏试验结果及时调整药物。

参 考 文 献

[1] Sneath PHA, Mair NS, Sharpe ME. Bergey's Manual Systematic Bacteriology: vol. 2. Baltimore: Williams & Wilkins, 1984.

[2] Holt JG, Krieg NR, Sneath PA. Bergey's Manual of Determinative Bacteriology. 9th ed. Baltimore: Williams & Wilkins, 1994.

[3] Kaufhold A, Potgieter E. Chromosomally mediated high-level Gentamicin resistance in *Streptococcus mitis*. Antimicrob Agent Chemother, 1993, 37（12）: 2740-2742.

[4] Willcox MDP, Zhu H, Knox KW. *Streptococcus australis* sp. nov., a novel oral *Streptococcus*. Int J Syst Evol Microbiol, 2001, 51: 1277-1281.

[5] Fujimura T, Yamano Y, Yoshida I, et al. In vitro activity of S-3578, a new broad-spectrum Cephalosporin active against Methicillin-resistant *Staphylococci*. Antimicrob Agents Chemother, 2003, 47（3）: 923-931.

[6] Bancescu G, Dumitriu S. Susceptibility testing of *Streptococcus mitis* group isolates. Indian J Med Res, 2004, 119（suppl）: 257-261.

[7] Ram W, Hellwege HH. Neonatal meningitis caused by *Streptococcus mitis*.Monatsschr Kinderheilkd, 133（11）: 843-844.

[8] Rapeport KB, Giron JA, Rosner F. *Streptococcus mitis* endocarditis. Arch Intern Med, 1986, 146: 2361-2363.

[9] 朱白, 姜夕南, 王华雨, 等. 缓症链球菌中毒性休克综合征的临床研究. 江苏医药, 1999, 25（12）: 918-919.

[10] Lu HZ, Weng XH, Zhu B, et al. Major outbreak of toxic shock-like syndrome caused by *Streptococcus mitis*. J Clin Microbiol, 2003, 41（7）: 3051-3055.

[11] 卢洪洲, 翁心华, 尹有宽, 等.16 份缓症链球菌中毒性休克综合征患者血清中外毒素蛋白的测定. 复旦学报（医学版）, 2003, 30（2）: 170-172.

[12] Hall GE, Baddour LM. Apparent failure of endocarditis prophylaxis caused by penicillin-resistant *Streptococcus mitis*. Am J Med Sci, 2002, 324（1）: 51-53.

第八节　猪 链 球 菌

猪链球菌（*Streptococcus suis*）是 1966 年由 Elliott[1]首次报道，1987 年由 Kilpper-Bälz 和 Schileifer[2]再次进行了化学分类及 DNA 同源研究，认为应属于一个新种。

一、生物学特性

此菌是猪的重要致病菌，可引起猪菌血症和脑膜炎。为革兰氏阳性、卵圆形、直径＞2μm 的球菌，单个或成对排列，很少形成短链。无动力，兼性厌氧，触酶阴性，按 Lancefield 血清学方法分群，属于 R、S、RS 和 T 血清群，或不能分群。可发酵 D-葡萄糖、蔗糖、乳糖、麦芽糖、水杨素、蕈糖和菊糖而产酸，不发酵 L-阿拉伯糖、D-甘露醇、D-山梨醇、甘油、松三糖和 D-核糖。发酵棉子糖和蜜二糖不定，水解 L-精氨酸、七叶苷、水杨素、淀粉和糖原，不水解马尿酸盐。VP 试验阴性，酸性和碱性磷酸酶试验阴性，鸟氨酸脱羧酶、N-乙酰葡萄糖胺酶和 α-半乳糖苷酶试验阳性，对欧普头钦（optochin）耐药，在 10℃、45℃、6.5% NaCl 或 0.04%亚碲酸盐中不生长，某些菌株能耐受 40%胆汁，在羊血琼脂平板上呈 α-溶血，在马血琼脂平板上呈 β-溶血。其 DNA 的 G+C 含量为 38～42mol%。

猪链球菌的血清学分型：1966 年，猪链球菌首次由 Elliott[1]正式报道，1975 年 Windsor 等利用荚膜特异性抗原的不同将其分为不同的荚膜型（血清型），即 1、2 和 1/2

型；1983 年 Perch 等又报道了从病猪中分离的猪链球菌中的 6 个新的荚膜型，即荚膜型 3～8 型；1989～1991 年 Gottschalk 等报道了猪链球菌 22 个新的荚膜型，即 9～28 型。1995 年 Higgins 等[3]又报道了 29～34 型，到目前为止，猪链球菌共有 35 个荚膜型（1～34，1/2 型），其中荚膜型 2、1/2、3、4 和 8 型对猪的致病性最强，而荚膜型 17、18、19 和 21 型常可在无临床症状的健康猪窦腔中分离到。猪链球菌在猪群中是一个重要的病原体，主要引起猪的脑膜炎、关节炎、心内膜炎、肺炎和败血症，并可引起人及其他动物的感染。

二、对抗菌药物的敏感性

2000 年董德平等[4]报道了 4 株猪链球菌 Ⅱ 型对抗菌药物的敏感性，结果表明 4 株猪链球菌对苯唑西林、头孢唑林、红霉素、万古霉素等大多数抗菌药物敏感（表 4-8-1）。

表 4-8-1　4 株猪链球菌对抗菌药物的敏感性

抗菌药物	菌株 1	菌株 2	菌株 3	菌株 4
阿米卡星	8	6	6	6
青霉素	27	26	28	27
苯唑西林	13	13	13	14
氨苄西林/舒巴坦	32	32	32	29
头孢唑林	30	28	28	31
头孢曲松	31	31	31	30
氧氟沙星	19	18	18	18
环丙沙星	20	20	20	19
万古霉素	21	23	21	21
红霉素	26	25	24	26
克林霉素	23	24	24	24
头孢西丁	28	30	30	30

注：表中数据为抑菌环直径，单位为 mm。

三、猪链球菌与人类感染

最初认为此菌是引起幼猪脑膜炎、败血症和化脓性关节炎的致病菌。幼猪出生 5～10 周后，猪链球菌便可在其扁桃体和鼻腔中定植，在这些健康动物中带菌率可高达 80%。在患病的动物中最初引起厌食，发热波及脑组织可引起瘫痪或死亡。1968 年丹麦报道了第 1 例猪链球菌引起的人类感染，到 1989 年猪链球菌引起的人类感染达 108 例，大多数病例发生在荷兰、丹麦、大不列颠、法国、加拿大、比利时、德国和瑞典，大部分都是接触猪的个案报道。中国香港报道的病例都是因接触病猪肉而患病，实际上在香港猪链球菌是成人脑膜炎最常见的致病菌。在美国明尼苏达州等地，这种菌可以从圈养的猪群中分离到。1991年，在北美报道了第1例由猪链球菌引起人类心内膜炎的病例。

1975年Zanen等报道了由猪链球菌引起的人类脑膜炎和败血症的病例。

1983年Chau等[5]报道了在香港发生的猪链球菌性脑膜炎的病例。以接触猪或猪肉为职业的人群易于发病，发病早期有感觉性耳聋、关节炎、葡萄膜炎及失去平衡的症状。

1986年Lutticken等[6]报道了1例由猪链球菌引起的化脓性脑膜炎的病例，并做了文献综述。

1988年Kaufhold等[7]报道猪链球菌2型引起了1名49岁的屠夫发生全身感染，即败血症和脑膜炎，从血液和脑脊液中分离出了猪链球菌（2型）。经过高剂量的青霉素G快速治疗，其发热及神经系统症状全部消失。

2000年杜亚平等[8]报道了1999年8～9月由猪链球菌引起的8例脑膜炎的病例。

2002年Kopic等[9]从克罗地亚报道了2例猪链球菌1型严重感染的病例。其中，1名患者病情严重，由败血性休克导致多脏器衰竭而死亡；另1名患者为化脓性脑膜炎和耳聋。2人均为免疫力低下患者，均在家里处理过猪肉。因此，人类感染猪链球菌的流行病学监测具有重要的意义，特别是对于接触猪或猪肉的人员的监测。

2005年Lopreto等报道了拉丁美洲第1例猪链球菌脑膜炎病例。

（一）流行病学

1. 病原学　猪链球菌是世界各地养猪业中引起猪感染的最主要的致病菌，可引起猪的支气管炎、脑膜炎、心内膜炎和关节炎，也可引起人类的脑膜炎。

2. 传染途径　猪链球菌可通过割伤的皮肤进入人体，也可以通过鼻咽腔和消化道进入人体，主要是通过接触传播。人类接触病猪、病死的猪，如屠宰场和养猪场的工作人员，尤其是有伤口的人员容易被感染。接触病死猪的肉、脏器、排泄物等污染物也可被感染。

3. 易感人群　猪链球菌可感染任何人，但主要还是发生在接触病猪、病猪肉及内脏的人员，包括屠宰场和养猪场的工人、肉食稽查员、兽医及其他在食品加工厂、肉制品厂的工人等。

（二）临床表现

人类感染猪链球菌病的潜伏期为数小时至数天，平均潜伏期为2～3天。

猪链球菌通过割伤的皮肤、鼻咽腔和消化道进入人体，细菌侵入部位不同，其临床症状也不同。临床上主要有两种类型，即败血症型和脑膜炎型。其他感染类型包括关节炎、脊椎炎、眼内炎、肺炎和胃肠炎。人体感染猪链球菌后，发病以感冒为前期症状，迅速发展成败血症和脑膜炎，没有菌血症也可发展成脑膜炎。

1. 败血症型　表现为起病急，多为突起高热，肢体远端出现瘀点、瘀斑，病情进展快，常发生中毒性休克综合征，很快转入多器官衰竭，预后较差，病死率极高。

2. 脑膜炎型　主要表现为头痛、高热、脑膜刺激征阳性等，此型的临床症状较轻，预后较好，病死率较低。脑膜感染最常见的并发症是侵犯耳蜗和前庭，引起意识不清和眩晕，累及第 8 对脑神经也很常见，可造成单侧或双侧听觉丧失。

（三）治疗

除对症治疗外，由于猪链球菌对大多数抗菌药物均敏感，包括青霉素、氨苄西林/舒巴坦、头孢唑林等，故可用于治疗猪链球菌导致的全身感染。在能够培养猪链球菌的医院，还应进行病原学检测和抗菌药物敏感试验，根据抗菌药物敏感试验结果，合理应用抗菌药物，可使治疗效果更佳。

（四）病例报告

1978 年 McLendon 等[10]报道了 1 例由猪链球菌引起眼内炎的病例。

病例 1：患者，男性，46 岁，维修工程师，在一家肉饼厂工作。1976 年开始发病，表现为发冷、寒战，4 天后双侧耳鸣、右耳耳聋、走路不稳、呕吐、睡眠不好、狂躁、两眼水肿、头痛，病情逐渐加重，住院 2 天前视力减低，全科医生检查左眼角膜边界模糊，左眼瞳孔扩大，诊断为脑膜炎或脑炎。

全身检查：脱水，化脓性咽炎，腕关节肿胀，体温 36.7℃，患者嗜睡，但能回答问题，无颈项强直，两侧第 8 对脑神经性耳聋（右耳重）且有明显的迷路炎，皮肤无损伤，肘部观察到有斑点。眼科检查显示右眼视力 6/9，左眼仅见手动。右眼眼压 36mmHg、左眼眼压 38mmHg，两侧弥散性结膜和巩膜出血，左眼结膜出血，上眼睑有出血性乳头状突起，右结膜囊有脓性分泌物排出，右角膜显示弥散性管状表皮水肿（中度基质水肿）。诊断为继发于青光眼的双侧内眼炎，左眼化脓性结膜炎，中毒性迷路炎，相继诊断为脑膜炎和败血症。

实验室检查：双侧鼻拭子未生长细菌，脑脊液和血培养生长了革兰氏阳性球菌，成对或短链排列，最初鉴定为粪肠球菌，经链球菌实验室鉴定为猪链球菌 2 型。此菌对青霉素和氨苄西林的最低抑菌浓度（MIC）为 0.3mg/L。血液学检查 Hb 145g/L，血细胞比容 0.44，WBC $8×10^9$/L，中性粒细胞 84%，淋巴细胞 14%，单核细胞 2%，血沉 84mm/h。

治疗：最初治疗包括使用苄基青霉素 400 万 U/4h（iv），泼尼松龙 80mg/d，丙磺舒 500mg/8h，乙酰佐拉米得 250mg/6h。此外，患者双眼用杆菌肽（5000U/ml，每日 4 次）、0.1%地塞米松（1 次/小时）、1%阿托品（2 次/日）滴眼，结膜下用青霉素 50 万 U、倍他米松 4mg 和麦屈卡因 0.3ml。2 天后，全身抗生素治疗，改用氨苄西林（1g/4h），结膜下给予氨苄西林 100mg，患者结膜下用氨苄西林和倍他米松，全身用抗生素治疗持续 6 周。全身治疗后，患者体温恢复正常，右眼眼压 24 小时恢复正常，继续治疗，恢复了前庭功能。

1980 年 Shneerson 等[11]报道了 1 例由猪链球菌 II 型引起的永久性感受性耳聋病例。

病例 2：患者，男性，60 岁，患有中度腹泻，住院前几天开始不能工作，近 2 天来出现严重的耳聋，有饮酒史，在食品加工厂工作 17 年，住院时体温 39℃，腰椎有压痛且运动失调，几乎完全耳聋，颈项强直，无畏光。血液检查：Hb 141g/L，WBC $17.2×10^9$/L，中性粒细胞 90%，血沉 8mm/h。脑脊液检查有革兰氏阳性球菌，血液和脑脊液培养生长了 β-溶血性链球菌，CSF 蛋白 1.06g/L，葡萄糖 1.5mmol/L（血浆葡萄糖 9.5mmol/L），RBC 1.8×10^{12}/L。用氯霉素治疗 4 天，青霉素 1800 万 U/d 治疗 3 周，体温迅速下降，但停用抗生素后体温再次上升。CSF 培养生长了相同的链球菌，由链球菌参考实验室鉴定为猪链球菌 2 型，继续使用青霉素 4 周和氯霉素 1 周，用庆大霉素 3 周，血培养阴性，CSF 正常，但其听力和运动失调无改善。

四、猪链球的分离培养与鉴定

按常规方法无菌抽取静脉血或做腰椎穿刺取脑脊液等标本，置于血培养瓶中进行增菌培养，若增菌培养阳性，用血琼脂平板进行分离培养。经 35～37℃培养 18～24 小时，可生长出灰白色的、针尖大小的菌落，菌落周围有狭窄的 α-溶血环。革兰氏染色后可见革兰氏阳性球菌，呈单个或短链排列。触酶阴性。生化反应：七叶苷、α-半乳糖苷酶、精氨酸双水解酶、鸟氨酸脱羧酶、N-乙酰葡萄糖胺酶、β-葡糖苷酸酶阳性，可发酵 D-葡萄糖、蔗糖、乳糖、麦芽糖、水杨素、蕈糖和菊糖而产酸，不发酵 L-阿拉伯糖、D-甘露醇、D-山梨醇、甘油、松三糖和 D-核糖。猪链球菌的鉴定见表 4-8-2。

表 4-8-2 猪链球菌的鉴定

试验	反应	试验	反应
溶血（羊血琼脂）	α	产酸	
七叶苷	+	阿拉伯糖	−
6.5% NaCl 肉汤生长	−	葡萄糖	+
10℃、45℃生长	−	甘油	−
40% 胆汁生长	V	菊糖	+
D 群抗原	+	乳糖	+
亮氨酸芳胺酶	+	麦芽糖	+
精氨酸双水解酶	+	甘露醇	−
淀粉水解	+	松三糖	−
VP	−	蜜二糖	V
碱性磷酸酶	−	棉子糖	V
α-半乳糖苷酶	+	核糖	−
β-半乳糖苷酶	V	水杨素	+
β-葡糖苷酸酶	+	山梨醇	−
		蔗糖	+

注：+，阳性；−，阴性；V，反应不定。

可用 API 20 Strep 鉴定系统、ATB rapid ID 32 Strep 系统进行鉴定。有条件时可用更准确的 16S rRNA 测序进行鉴定。

参 考 文 献

[1] Elliott SD. Streptococcus infections in young pigs：I. An immunochemical study of the causative agent（PM Streptococcus），J Hyg Camb，1966，64（2）：205-212.

[2] Kilpper-Bälz R，Schileifer KH. *Streptococcus suis* sp. nov.，nom. Rev. Int J Syst Bacteriol，1987，37（2）：160-162.

[3] Higgins R，Gottschalk M，Boudreau M，et al. Description of six new capsular types（29-34）of *Streptococcus suis*. J Vet Diagn Invest，1995，7（3）：405-406.

[4] 董德平，韩立中，项明洁，等. 猪链球菌Ⅱ型流行菌株同源性分析. 上海医学检验杂志，2000，15（2）：99-100.

[5] Chau PY，Huang CY，Kay R. *Streptococcus suis* meningitis：An important underdiagnosed disease in Hong Kong. Med J Aust，1983，1（9）：414-417.

[6] Lutticken R，Temme N，Hahn G, et al. Meningitis caused by *Streptococcus suis*：Case report and review of the literature. Infection，1986，14（4）：181-185.

[7] Kaufhold A，Lutticken R，Litterscheid S. Systemic infection caused by *Streptococcus suis*. Dtsch Med Wochenschr，1988，113（42）：1642-1643.

[8] 杜亚平，钱卫娟，徐国彬. 猪链球菌Ⅱ型菌株引起化脓性脑膜炎调查. 中华预防医学杂志，2000，34（5）：305.

[9] Kopic J，Paradzik MT，Pandak N. *Streptococcus suis* infection as a cause of severe illness：2 cases from Croatia. Scand J Infect Dis，2002，34（9）：683-684.

[10] McLendon BF，Bron AJ，Mitchell CJ. *Streptococcus suis* type Ⅱ（group R）as a cause of endophthalmitis. Br J Ophthalmol，1978，62（10）：729-731.

[11] Shneerson JM，Chattopadhyay B，Murphy MF，et al. Permanent perceptive deafness due to *Streptococcus suis* type Ⅱ infection. J Larynsol Otol，1980，94（4）；425-427.

第九节　口腔链球菌

一、概述

口腔链球菌（*Streptococcus oralis*）是 1989 年由 Kilian 等[1]重新分类的一种草绿色链球菌。为革兰氏阳性球菌，在血清肉汤中生长，通常可形成长链，无动力、无芽孢，兼性厌氧，触酶阴性，在马血琼脂平板上呈 α-溶血，不能使赖氨酸脱羧。在有氧、厌氧和加入 5% CO_2 的条件下均能生长，不能在 10℃ 和 45℃ 生长。在 6.5% NaCl 肉汤中不生长，不能水解精氨酸、七叶苷和马尿酸盐。能发酵乳糖和海藻糖，分解棉子糖不定，不分解山梨醇、甘露醇、菊糖和水杨素，产生碱性磷酸酶不定，不产生 β-葡糖醛酸糖苷酶。不产生 PYR 酶，VP 试验不定[2]。可在人类口腔中存在。其 DNA 的 G+C 含量为 39～42mol%。口腔链球菌、婴儿链球菌等菌的生物学特性见表 4-9-1。

表 4-9-1　口腔链球菌、婴儿链球菌等菌的生物学特性

	泛口腔链球菌	婴儿链球菌	口腔链球菌	鼠口腔链球菌	崎链球菌	澳大利亚链球菌
产生						
β-葡萄糖苷酶	−	−	−		−	−
α-半乳糖苷酶	−	−	−		−	−
碱性磷酸酶	+	−	+	−	−	+
β-半乳糖苷酶	−	+	−			
N-乙酰 β-葡糖胺酶	−	+	−			−
β-甘露糖苷酶						
产酸						
乳糖	+	+	+	+	+	+
蕈糖	−	−	+	+	+	−
支链淀粉	−	+	−	+		+
蜜二糖	−	−	−	+		
松三糖	−	−	−			
甲基-β-D-吡喃葡糖苷	−	−	−		−	−
塔格糖	−	+	−			
L-阿拉伯糖	−	−	−	−		
精氨酸水解	−	−	−	−	+	+
七叶苷水解	−	−	−	+		

注：+，阳性；−，阴性。

（一）对抗菌药物的敏感性

1997 年 Endtz 等[3]报道了 62 株口腔链球菌对 9 种抗菌药物的敏感性，结果表明，口腔链球菌对大多数抗菌药物敏感，只对培氟沙星耐药（表 4-9-2）。

表 4-9-2　口腔链球菌对抗菌药物的敏感性

抗菌药物	MIC 范围（μg/ml）	MIC_{50}（μg/ml）	MIC_{90}（μg/ml）
曲沃沙星	0.015～0.5	0.125	0.25
斯帕沙星	0.125～2	0.5	2
环丙沙星	0.5～32	4	16
氧氟沙星	0.5～16	4	4
培氟沙星	4～128	32	64
青霉素	0.008～8	0.03	0.25
阿莫西林	0.008～2	0.03	0.25
万古霉素	0.06～2	0.5	1
替考拉宁	0.03～4	0.25	0.25

2004 年 Bancescu 等[4]报道了 73 株口腔链球菌对 7 种抗菌药物的敏感性（表 4-9-3）。

表 4-9-3　73 株口腔链球菌对 7 种抗菌药物的敏感性

抗菌药物	MIC 范围（μg/ml）	MIC$_{50}$（μg/ml）	MIC$_{90}$（μg/ml）
青霉素	0.016～0.75	0.064	0.25
氨苄西林	0.016～2	0.064	0.25
头孢噻肟	0.016～1	0.047	0.25
红霉素	0.016～3	0.016	0.25
克林霉素	0.016～0.047	0.047	0.047
氯霉素	0.5～4	1	2
四环素	0.047～256	4	48

2004 年 Fluit 等[5]报道测定了 4 株口腔链球菌对达托霉素等抗菌药物的敏感性，并检测了这些菌株的耐药决定簇。4 株具有耐药决定簇 *mefA* 的菌株对达托霉素等抗菌药物的敏感性见表 4-9-4。

表 4-9-4　具有耐药基因的口腔链球菌对抗菌药物的敏感性

	抗菌药物	MIC 范围（μg/ml）
口腔链球菌（4 株）	达托霉素	0.5～2
具有 *mefA* 的菌株	克林霉素	≤0.025～≤0.25
	红霉素	≥2

（二）口腔链球菌感染

2000 年解放军总医院赵莉萍等[6]报道从 1 例肝硬化患者血液中检出了口腔链球菌。

病例：患者，男性，47 岁。1998 年 9 月因呕血收入医院，诊断为肝硬化。于 10 月 27 日通过胃镜对食管静脉曲张进行治疗。29 日患者突然出现高热，体温 39.2℃，心率 92 次/分，WBC 22.1×10^9/L，中性粒细胞 90%。当即抽血做血培养，结果生长了口腔链球菌。此菌对青霉素、氨苄西林、头孢唑林、头孢他啶、头孢噻肟、头孢曲松、红霉素和万古霉素敏感，对环丙沙星耐药。用头孢曲松进行治疗，患者体温恢复正常而痊愈。

二、嵴链球菌

嵴链球菌（*S. crista*）是 1991 年由 Handley 等[7]报道的一个新种，从人类口咽部分离而来，为革兰氏阳性、触酶阴性的球菌。菌细胞直径约为 1μm，链状排列，在血琼脂平板上经 37℃培养 2 天，可形成直径 1～2mm 的灰白色、α-溶血的菌落，在含有蔗糖的培养基上可产生葡聚糖，可分解麦芽糖、蕈糖和 *N*-乙酰葡糖胺产酸，不分解苦杏仁苷、阿拉伯糖、菊糖、甘露醇、松三糖、棉子糖、鼠李糖、山梨糖、山梨醇和塔格糖。所有菌株产 H_2O_2，VP 试验阴性。其 DNA 的 G+C 含量为 42.6～43.2mol%。模式株为 CR311（=NCTC 12479）。

峰链球菌是草绿色链球菌的新种，特别是其有意义的生态学，目前只能提示其病理学的基本特性。该菌种与原来的血链球菌 I 型相似，不同的是其菌细胞表面侧位有一簇稀疏的短纤毛，排列整齐。这种菌在牙菌斑内外均与马棒状杆菌（C. matruchotii）特异地结合在一起。在电镜下这种特殊的相互作用叫作玉米样排列（corn on the cob），直的马棒状杆菌是玉米轴（cob），而黏附的链球菌是玉米粒（corn）。这种菌曾被称为具有纤毛丛的血链球菌 I 型（S. sanguis I with tufts of fibrils）、CR-群（CR-group）和簇状纤维群（tufted fibril group），且与其他草绿色链球菌表型不同。峰链球菌与马棒状杆菌特殊的相互作用，在牙菌斑的致病机制中所起的作用尚不清楚。

三、泛口腔链球菌

1998 年 Kawamura 等[8]报道了缓症链球菌的 2 个新种，即泛口腔链球菌（S. peroris）和婴儿链球菌（S. infantis），均是从人类临床标本中分离而来。

泛口腔链球菌是从人类口腔中分离而来，为无动力、触酶阴性的革兰氏阳性球菌，短链状排列，兼性厌氧，在哥伦比亚血琼脂平板上可呈 α-溶血，其生物特性见表 4-9-1。其 DNA 的 G+C 含量为 39.8～40.5mol%。

四、婴儿链球菌

婴儿链球菌(S. infantis)是 1998 年 Kawamura 等[8]从婴儿牙齿表面和咽部分离而来的，为无芽孢、无动力、触酶阴性的革兰氏阳性球菌，可单个或短链排列，兼性厌氧，在哥伦比亚血琼脂平板上呈 α-溶血。其 DNA 的 G+C 含量为 39.9～40.4mol%。

五、鼠口腔链球菌

鼠口腔链球菌（S. orisratti）是一个新种，2000 年由 Zhu 等[9]首次报道，是从鼠口腔中分离而来的。此菌为兼性厌氧、无动力、触酶阴性的革兰氏阳性球菌，成对或短链状排列，在羊血琼脂平板上呈 α-溶血，菌落为灰白色，圆形（直径为 0.5～1.0mm）或不规则，能在 45℃和 40%胆汁中生长，但不能在 50℃或 6.5% NaCl 肉汤中生长。发酵半乳糖、葡萄糖、果糖、甘露糖、苦杏仁苷、水杨素、纤维二糖、麦芽糖、乳糖、蜜二糖、蔗糖、蕈糖、棉子糖和淀粉，但不发酵阿拉伯糖、甘露醇、山梨醇或松三糖。水解淀粉和七叶苷，不水解精氨酸。其 DNA 的 G+C 含量为 39.6～43.5%。模式株为 ATCC 700640。

六、澳大利亚链球菌

澳大利亚链球菌（*S. australis*）是口腔链球菌中的一个新种，由澳大利亚学者 Willcox 等[10]于 2001 年首次报道，是从幼儿口腔中分离而来。

澳大利亚链球菌为无动力、无芽孢、触酶阴性的革兰氏阳性球菌，成对或短链状排列，在血琼脂平板上经 3 天培养，可生长出直径 0.5～1.0mm 圆形、α-溶血的菌落，兼性厌氧，所有菌株均产生碱性磷酸酶，可分解乳糖、支链淀粉、麦芽糖和蔗糖产酸，水解精氨酸，VP 试验阴性，PYR 试验阴性，不分解甘露醇、山梨醇、蕈糖、棉子糖、蜜二糖、松三糖、L-阿拉伯糖和塔格糖。水解马尿酸盐，其 DNA 的 G+C 含量为（43.5±1.2）mol%。模式株为 ATCC 700641。

参 考 文 献

[1] Kilian M，Mikkelsen L，Henrichsen J. Taxonomic study of viridans Streptococci：Description of *Streptococcus gordonii* sp. nov. and emended description of *Streptococcus sanguis*（White and Niven 1946），*Streptococcus oralis*（Bridge and Sneath 1982），and *Streptococcus mitis*（Andrewes and Horder 1906）. Int J Syst Bacteriol，1989，39（4）：471-484.

[2] Holt JG，Krieg NR，Sneath PA. Bergey's Manual of Determinative Bacteriology. 9th ed. Baltimore：Williams & Wilkins，1994.

[3] Endtz HP，Mouton JW，den Hollander JG，et al. Comparative in vitro activities of Trovafloxacin（CP-99，219）against 445 Gram-positive isolates from patients with endocarditis and those with other bloodstream infections. Antimicrob Agent Chemother，1997，41（5）：1146-1149.

[4] Bancescu G，Dumitriu S，Bancescu A，et al. Susceptibility testing of *Streptococcus mitis* group isolates. Indian J Med Res，2004，119（suppl）：257-261.

[5] Fluit AC，Schmitz FJ，Verhoef J，et al. In vitro activity of daptomycin against Gram-positive European clinical isolates with defined resistance determinants. Antimicrob Agents Chemother，2004，48（3）：1007-1011.

[6] 赵莉萍，张军民，唐开洪. 从肝硬化病人血液中检出口腔链球菌. 临床检验杂志，2000，18（6）：360.

[7] Handley P，Coykendall A，Beighton D，et al. *Streptococcus crista* sp. nov.，a viridans *Streptococcus* with tufted fibrils，isolated from the human oral cavity and throat. Int J Syst Bact，1991，41（4）：543-547.

[8] Kawamura Y，Hou XG，Todome Y，et al. *Streptococcus peroris* sp. nov.，new members of the *Streptococcus mitis* group，isolated from human clinical specimens. Int J Syst Bacteriol，1998，48：921-927.

[9] Zhu H，Willcox MDP，Knox KW. A new species of oral *Streptococcus* isolated from sprague-dawley rats，*Streptococcus orisratti* sp. nov. Int J Syst Evol Microbiol，2000，50：55-61.

[10] Willcox MDP，Zhu H，Knox KW. *Streptococcus australis* sp. nov.，a novel oral streptococcus. Int J Syst Evol Microbiol，2001，51：1277-1281.

第十节 链球菌的鉴定

一、Bergey 鉴定细菌学方法

按 1994 年出版的《Bergey 鉴定细菌学手册》（*Bergey's Manual of Determinative Bacteriology*）[1]，将链球菌分成 4 个类别，即化脓性链球菌群、口腔链球菌群、厌氧链球菌群和其他链球菌群。其中，厌氧链球菌群现在只剩下多形链球菌，链球菌的鉴别见表 4-10-1～表 4-10-3。

表 4-10-1　化脓性链球菌的种间鉴别

	无乳链球菌	犬链球菌	停乳链球菌	马链球菌马亚种	马链球菌似马亚种	马链球菌兽疫亚种	海豚链球菌	豕链球菌	化脓性链球菌	猪链球菌
大气中生长	+	+	+	+	+	+	+	+	+	+
5%CO$_2$生长	+	+	+	+	+	+	+	+	+	+
厌氧生长	+	+	+	+	+	+	+	+	+	+
生长										
10℃	D	N	–	–	–	–	+	N	+	N
45℃	–	N	–	–	–	–	–	–	–	N
6.5% NaCl	D	–	–	–	–	–	–	d	–	N
40%胆汁	D	–	–	–	–	–	–	d	–	+
0.25% Optochin	+	N	+	+	+	+	+	+	+	N
α-溶血	–	–	+	–	–	–	+	–	–	+
β-溶血	D	+	–	+	+	+	+	±	+	D
水解										
精氨酸	+	+	+	+	+	+	N	+	+	N
马尿酸盐	+	–	–	–	–	–	–	–	–	–
七叶苷	–	+	–	V	–	V	+	±	V	+
产酸										
菊糖	–	–	–	–	–	–	–	–	–	+
乳糖	D	–	+	-	d	+	–	d	+	+
甘露醇	–	–	–	–	–	–	+	+	–	–
棉子糖	–	–	–	–	–	–	–	–	–	–
核糖	+	+	N	–	+	±	+	+	–	N
水杨素	D	+	D	+	N	N	+	+	+	+
山梨醇	–	–	D	–	–	+	–	–	–	–
蕈糖	+	V	+	–	+	–	+	+	+	+
产生										
碱性磷酸酶	+	+	+	+	+	+	N	+	+	–
α-半乳糖苷酶	–	D	–	–	–	–	N	–	–	+
β-葡糖苷酸酶	D	V	–	–	–	–	N	+	V	+
β-半乳糖苷酶	–	±	–	–	–	–	N	–	–	–
PYR 酶	–	–	–	–	–	–	–	–	+	–
VP	+	–	–	–	–	–	N	+	–	N
兰氏血清群	B	G	C	C	C	C	不定	E, P, U, V	A	D, R, S

注：+，90%以上菌株阳性；–，90%以上菌株阴性；±，80%～89%菌株阳性；D，d，21%～79%菌株阳性；V，11%～20%菌株阳性；N，未检测。

表 4-10-2　口腔链球菌的种间鉴别

	仓鼠链球菌	道恩链球菌	野鼠链球菌	戈氏链球菌	猕猴链球菌	米勒链球菌	温和链球菌	缓症链球菌	变异链球菌	口腔链球菌	肺炎链球菌	鼠链球菌	唾液链球菌	血链球菌	表兄链球菌	前庭链球菌
大气中生长	d	+	D	+	w	D	+	+	D	+	+	D	+	+	d	+
5%CO_2生长	d	+	D	+	+	D	+	+	D	+	+	D	+	+	d	+
厌氧生长	+	+	+	+	+	+	+	+	+	+	+	+	+	+	+	+
生长																
10℃	–	N	–	N	N	–	–	+	–	V	–	–	–	–	–	–
45℃	d	–	–	N	–	D	d	d	D	D	–	D	V	D	d	–
6.5% NaCl	d														d	N
40%胆汁	d	D	N	N	+	D		d	D			D	d	D	D	–
0.25% Optochin	+	+	+	+	+	N	+	N	+	+		+	+	+	+	+
α-溶血	–	N	–		–	–	+	V		+	+		d	+		+
β-溶血	–	N				D						V				
水解																
精氨酸	–	–	–	+		D		d	V	V	V	+		+	–	–
马尿酸盐	–	–	–	N												N
七叶苷	d	–	+	+	+	D		d	+	V	d	+	+	D	d	V
产酸																
菊糖	d	+	+	D	–	D	V	d	+	–	d	+	+	V	d	–
乳糖	+	+	N	+	N	V	d	+	+	+	+	+	V	+	+	+
甘露醇	+	+	+	–	+	V		+	–	V	+		V	+	–	
棉子糖	+	–	–	D		D	d	d		D			D	+		–
核糖	N	N	N	N	–	N	N	N	N	N		N	N	N		
水杨素	+	+	+	+	N	±	N	d				+	±	+		
山梨醇	+	–	+	+		V		V				+		V	d	
蕈糖	+	+	+	N		±	+	+					±	±	±	D
产生																
碱性磷酸酶	N	N	N	N	N	+	d	d	–	D		N	d	D	N	N
α-半乳糖苷酶	N	N	N	D	N	D	–	±	D	D	±	N	–	D	N	N
β-葡糖苷酸酶	N	N	N	–	N	–	N					N		N		N
β-半乳糖苷酶	N	N	N	±	N	–	D	d	–	+	d	N	–	D	N	N
PYR 酶	N	N	N	N	N				N	d	N				N	N
VP	+	+	D	–	N	D	d	–	+	D	–	+	±	–	–	±
兰氏血清群	无	N	无	无	N	F, G	HKO	无	无	无	无	无	K	H	无	N

注：+，90%以上菌株阳性；–，90%以上菌株阴性；±，80%～89%菌株阳性；D，d，21%～79%菌株阳性；V，11%～20%菌株阳性；w，弱反应；N，未检测。

表 4-10-3　其他链球菌的种间鉴别

	少酸链球菌	不解乳链球菌	牛链球菌	马肠链球菌	猪肠链球菌	肠链球菌	嗜热链球菌	乳房链球菌
大气中生长	+	+	+	+	+	+	+	+
5%CO_2生长	+	+	+	+	+	+	+	+
厌氧生长	+	+	+	+	+	+	+	+
生长								
10℃	−	N	−	−	N	−	−	+
45℃	−	+	D	−	N	−	−	−
6.5% NaCl	N	+	−	−	−	−	−	−
40%胆汁	N	N	+	+	−	−	−	D
0.25% Optochin	N	N	+	N	N	N	N	N
α-溶血	D	D	Dw	dw	+	−	d	D
β-溶血	−	−	−	−	−	+	−	−
水解								
精氨酸	V	−	−	−	−	−	d	+
马尿酸盐	Dw	−	−	−	−	−	−	+
七叶苷	−	+	+	+	+	+	−	+
产酸								
菊糖	−	−	D	V	−	N	−	+
乳糖	+	−	+	−	+	−	+	+
甘露醇	+	±	D	−	−	−	−	+
棉子糖	−	+	N	V	D	−	N	V
核糖	−	−	−	−	−	−	N	+
水杨素	+	±	+	±	+	+	−	+
山梨醇	+	−	D	−	−	−	−	+
蕈糖	±	D	D	N	+	−	N	+
产生								
碱性磷酸酶	±	−	−	−	+	N	N	D
α-半乳糖苷酶	−	+	D	−	D	N	N	−
β-葡糖苷酸酶	D	−	±	−	−	N	N	+
β-半乳糖苷酶	D	−	±	−	−	N	N	−
PYR 酶	−	−	−	−	−	N	N	−
VP	+	+	N	+	+	N	N	N
兰氏血清群	N	N	D	D	无	G	不定	E

注：+，90%以上菌株阳性；−，90%以上菌株阴性；±，80%～89%菌株阳性；D, d，21%～79%菌株阳性；V，11%～20%菌株阳性；w，弱反应；N，未检测。

二、链球菌的鉴定实验[2, 3]

1. 涂片、革兰氏染色　含链球菌的临床标本在直接涂片做革兰氏染色时，链球菌常显示为革兰氏阳性或不定的球菌，可成对或呈短链状排列，标本或肉汤培养物中链球菌易形成链状排列，单个细胞可出现双球状、球杆状或棒状，这种形态常可从肉汤或固体培养基中见到。草绿色链球菌易形成长链，肺炎链球菌常成对，并呈矛头状。涂片后可见菌体成黏液状并有荚膜，染色后菌体周围的荚膜呈粉红色或无色。

2. 分离用培养基　含有适量血液的培养基可预期分离到链球菌。琼脂基础培养基（如胰酶大豆琼脂、Todd-Hewitt 肉汤琼脂等）应是不含糖的，尽管链球菌在含葡萄糖培养基中（如哥伦比亚基础培养基）经 24 小时培养，其菌落较大，但细菌利用葡萄糖后产酸，可使 A 群链球菌的溶血素 S 失活，并可干扰细菌的溶血量。在基础培养基中加入 5%羊血可作为溶血的指示剂。如果培养基中血液浓度过低会给观察溶血反应造成困难，而若浓度过高在观察完全溶血时也会模糊不清。在羊血琼脂平板上，A、B、C、F 和 G 群链球菌为β-溶血，而肠球菌和 D 群链球菌为α-溶血或不溶血。D 群链球菌和 B 群链球菌有时例外，但较罕见。羊血琼脂不支持溶血嗜血杆菌或副溶血嗜血杆菌的生长，在此培养基上从临床标本中生长的β-溶血的小菌落，通常是链球菌。有文献报道，咽炎的致病菌——溶血隐秘杆菌（*Arcanobacterium haemolyticum*）在进行喉拭子培养时可能也会在此培养基上生长，虽然此菌为β-溶血和触酶阴性，但它是革兰氏阳性杆菌。

选择培养基用于喉拭子培养，可增加 A 群链球菌的分离率。最常用的选择培养基是在胰酶大豆陈琼脂基础培养基中加入 5%羊血和 SMZ（23.7μg/ml）-TMP（1.25μg/ml）。在此培养基中咽喉部的许多正常菌群（如草绿色链球菌、微球菌、葡萄球菌和奈瑟菌）将受到抑制。用此培养基可提高 A 群和 B 群链球菌的分离率，且没有其他细菌生长的背景，使 A、B 群链球菌的β-溶血清晰可见。

商品选择培养基有链球菌选择琼脂和 A 群链球菌分离琼脂。Pacifico 等分别用选择培养基和羊血琼脂分离培养 A 群链球菌并做了对比研究，发现在厌氧条件下培养 48 小时，可提高 A 群链球菌培养的阳性率。

3. 在血琼脂平板上溶血　链球菌在羊血琼脂平板上有 4 种溶血类型（表 4-10-4），对链球菌溶血特性的观察与正确解释是非常重要的，因为对链球菌溶血的判定与之后所进行的实验密切相关。

表 4-10-4　溶血类型的确定

溶血类型	溶血特性
α-溶血	菌落周围的红细胞部分溶解，引起培养基变色，出现绿色到灰色或褐色
β-溶血	菌落周围的红细胞完全溶解，培养基出现透明区
γ-溶血	不溶血，菌落周围培养基无颜色改变
α-prime	接近菌落大小的完全溶血环，这种类型的溶血可能易与β-溶血相混淆，此种溶血也称为宽环α-溶血

观察溶血最好是在厌氧条件下，用倾注平板法或划线穿刺法观察培养基表面之下菌落的溶血情况，因为只有在厌氧条件下，才能观察 A 群链球菌的氧不稳定（链球菌溶血素 O）和氧稳定（链球菌溶血素 S、S-L-S）溶血活性。某些 C 群和 G 群链球菌也产生不耐氧溶血素，因此在厌氧条件下，也能增强对这些细菌所产生的溶血素的检测。但在有氧或 CO_2 环境条件下，用倾注平板法或划线穿刺法接种，可使溶血检测的效果最好。为了诊断链球菌性咽炎，在血琼脂平板上接种喉拭子标本，即可用划线穿刺技术。在琼脂下接种可创造一个相应的厌氧环境。在未接种标本的血琼脂平板空隙处也可进行穿刺接种，平板可在有氧或 5%～7% CO_2 环境中进行培养。

4. 菌落形态 标本接种到血琼脂平板培养 18～24 小时后，A 群链球菌的菌落直径约为 0.5mm，半透明或透明，表面光滑或略粗糙，其溶血环通常是菌落的 2～4 倍。菌落圆形，突起，边缘整齐。C、G 群链球菌的菌落与 A 群相似，但其溶血环通常很大。B 群链球菌在琼脂培养基上可形成更大的菌落。有 11% 左右的菌株是不溶血的。D 群链球菌的菌落较 A 群链球菌更大，过夜培养后可达 0.5～1mm，在羊血琼脂平板上呈 α-溶血或不溶血。菌落通常灰色、光滑、边缘整齐。F 群链球菌形成针尖大小的菌落，但溶血环很大。形成这种小菌落是 Milleri 链球菌群的特性。Milleri 链球菌在固体培养基上生长有一种奶糖香味，这一特性在 α-溶血、β-溶血和不溶血的链球菌中是显著的。

肺炎链球菌菌落的荚膜情况也不一样，一般在菌落周围出现较大的 α-溶血环，有荚膜的菌株可生长为黏液样菌落，可能在琼脂表面形成油滴样菌落，培养时间延长其菌落中央可出现凹陷。

5. 杆菌肽敏感试验 此试验主要用于 A 群 β-溶血链球菌的推测性鉴定。进行杆菌肽敏感试验应在血琼脂平板上先划线接种被测菌，然后贴上杆菌肽鉴别纸片（每片 0.04U）。于 35℃培养 18～24 小时观察结果，只要纸片周围有抑菌环出现就应认为是敏感。尽管此试验对于推测性鉴定 A 群链球菌简单、廉价且相当准确，但其特异性不是很高。10% 以上的 C、G 群链球菌对于杆菌肽敏感，约 5% 的 B 群链球菌也敏感。因此，这一试验常与 SXT（SMZ-TMP）敏感试验同时进行，因 C、G 群链球菌通常对 SXT 敏感，而 A、B 群链球菌对 SXT 耐药。有研究者在做喉拭子培养时，在非选择性血琼脂平板上直接贴上杆菌肽纸片，以快速检测和鉴定 A 群链球菌。然而这一方法仅能鉴定 50%～60% 的菌株。

6. SXT 敏感试验 此试验主要是用于区分 A、B 群链球菌与其他 β-溶血性链球菌，当与杆菌肽敏感试验同时应用时，SXT 敏感试验可帮助筛选非 A、B 群链球菌，非 A、B 群链球菌对杆菌肽敏感，A、B 群链球菌对 SXT 耐药，而 C、F、G 群链球菌则对 SXT 敏感。此试验与杆菌肽敏感试验相同，商品的 SXT 纸片每片含 1.25μg TMP 和 23.75μg SMZ，只要有抑菌环则认定是对 SXT 敏感。

7. CAMP 试验和色素产生 CAMP 试验是用于推测性鉴定 B 群链球菌，用产生 β-溶血素的金葡菌株（ATCC 25923）一起进行试验，B 群链球菌能分泌一种叫作 CAMP 因子的蛋白，与金葡菌产生的 β-溶色素相互作用而发生协同溶血，在两种细菌划线接种接近交叉处，B 群链球菌划线处出现箭头状透明溶血区。此试验有很高的敏感性，即使是不溶血的 B 群链球菌，其 CAMP 试验也呈阳性。有很少的 A 群链球菌和产单核细胞李斯特菌 CAMP 试验也呈阳性。这一试验常常在同一血琼脂平板上与杆菌肽敏感试验和 SXT 敏感试验同时进行。其鉴定结果解释见表 4-10-5。

表 4-10-5　杆菌肽、SXT 和 CAMP 试验结果解释

	杆菌肽	SXT	CAMP 试验
A 群链球菌	S	R	阴性
B 群链球菌	R	R	阳性
非 A 或 B 群链球菌	R	S	阴性
非 A 或 B 群链球菌	S	S	阴性

注：S，敏感；R，耐药。

8. PYR 试验　PYR 试验主要用于鉴定 A 群链球菌和肠球菌，检测细菌产生的吡咯烷基芳胺酶，培养基可用 PYR 肉汤（含有 L-吡咯烷基-β-萘酰胺），接种细菌后于 35℃培养 4 小时，PYR 被水解而释放出游离的 β-萘胺，加入偶氮染料对二甲氨基肉桂醛使其与 β-萘胺发生偶合，如 PYR 水解则产生红色。这一试验对 A 群链球菌和肠球菌有很高的敏感性和特异性。但乳球菌、绿色气球菌、溶血孪生球菌、营养变异链球菌（NVS）和某些葡萄球菌 PYR 试验也呈阳性。

9. 亮氨酸氨基肽酶（LAP）试验　LAP 试验可用于检测细菌是否有 LAP，其基质是亮氨酸-α-萘酰胺，被亮氨酸氨基肽酶水解成亮氨酸和 α-萘胺，α-萘胺与对二甲氨基肉桂醛反应，形成红色。

LAP 与 PYR 试验同时进行对于鉴定链球菌、肠球菌和某些链球菌样细菌很有帮助。LAP 试验有商品试纸条供应，试验条含 3 部分，一为 PYR，一为 LAP，一为七叶苷水解。可将试验纸条用琼脂培养物（菌落）浸湿，10 分钟后，于 PYR 和 LAP 试验条上各加 1 滴显色试剂，3 分钟后出现红色为阳性，黄色为阴性，粉红色为弱阳性。

10. Optochin 敏感试验　对 Optochin（盐酸乙基氢化铜蛋白）的敏感性主要可用于鉴别肺炎链球菌与草绿色链球菌。与杆菌肽敏感试验一样，也是在血琼脂平板上进行，划线接种后贴上 Optochin 纸片，经 35℃培养 18~24 小时后，如出现≥14mm 的抑菌环，则为对 Optochin 敏感，可鉴定为肺炎链球菌，如抑菌环<14mm，则应进行胆汁溶血试验等鉴定，因为某些草绿色链球菌和气球菌也可出现小抑菌环。草绿色链球菌和 D 群链球菌通常对 Optochin 耐药，虽然肺炎链球菌对 Optochin 也有耐药的报道，但是非常罕见。

11. 胆汁溶菌试验　胆汁溶菌试验是鉴定肺炎球菌的另一个试验，可利用肉汤、细菌盐水菌悬液或直接在血琼脂平板上进行。平板法：在羊血琼脂平板上培养新鲜菌落（35℃培养 18~24 小时），于菌落上直接滴加 2%去氧胆酸钠溶液 1 滴，将平板（不能倒置）置 35℃温箱中培养 30 分钟后观察结果，如在滴加试剂处的菌落消失，保留了溶血区（菌落处），则为阳性。如在滴加试剂处其菌落保持不变则为阴性。

12. 胶乳凝集试验　该试验是利用聚苯乙烯胶乳粒子作为群特异性抗血清的载体，与细菌提取物发生反应。此类试剂盒已得到了广泛应用（如 Streptex、Marex、Norcross GA、bioMerieux-Vitek 等）。实际上胶乳凝集试验方法，已代替 Lancefield 毛细管沉淀技术，成为 β-溶血性链球菌血清学分群的参考方法。对于这一试验，以及与其他细菌的交叉反应，

正确观察细菌的溶血特性是相当重要的，如 Lee 和 Wetherall 证明，某些肺炎链球菌与 C 群链球菌有交叉反应，这种现象可能是用血培养瓶中的细菌直接进行实验，而没有首先检查细菌的溶血特性所致。

13. 肺炎链球菌的血清学鉴定　肺炎链球菌的确切鉴定还应利用特异性抗血清对肺炎链球菌荚膜多糖进行血清学检测，因为肺炎链球菌有 83 种以上的荚膜血清型。全血清能检测肺炎链球菌的所有血清型。对于每个荚膜血清型的特异性鉴定采用 Quellung 试验来完成。

Quellung 试验是在一张玻片上加接种环菌悬液（不能太浓），加抗血清与之混合，再加接种环亚甲蓝液，加盖玻片。将玻片在室温放置 10 分钟后，于高倍镜或油镜下（弱光线下）观察在细菌表面发生的微量沉淀反应，染成蓝色的菌细胞周围可见荚膜改变的折射指数和荚膜膨胀情况，也可观察细菌凝集，尤其是荚膜较厚的菌株更易于观察。对于 Quellung 试验必须用盐水代替抗血清作为对照试验。

参 考 文 献

[1] Holt JG，Krieg NR，Sneath PA. Bergey's Manual of Determinative Bacteriology. 9th ed. Baltimore：Williams & Wilkins，1994.

[2] Murray PR，Baron EJ，Pfaller MA，et al. Manual of Clinical Microbiology. 7th ed. Washington DC：Am. Society for Microbiology，1999.

[3] Murray PR. Manual of Clinical Microbiology. 8th ed. Washington DC：Am. Society for Microbiology，2003.

（李仲兴　杨敬芳）

第五章　肠球菌感染及检测

第一节　肠球菌属的分类

肠球菌原属于链球菌属细菌，如粪链球菌（*Streptococcus faecalis*）和屎链球菌（*S. faecium*）等。但近年来随着分子生物学的研究进展，基因分析结果表明，粪链球菌和屎链球菌与其他链球菌属（*Streptococcus*）细菌不同，因此 Kalina 建议将肠球菌作为一个独立的菌属。1984 年 Schleifer 和 Kilpper-Bälz 正式在 *Int J Syst Bact* 上公布了这一新的菌属名称，即肠球菌属（*Enterococcus*）[1]。1984 年以来直至 2003 年肠球菌属已增加到 27 个种（表 5-1-1），且均已被 DNA-DNA、DNA-rRNA 杂交和 16S rRNA 序列分析所证明。

表 5-1-1　肠球菌属的主要种别

菌名称	拉丁名	菌名称	拉丁名
驴肠球菌	*E. asini*	小肠肠球菌	*E. hirae*
鸟肠球菌	*E. avium*	病臭肠球菌	*E. malodoratus*
犬肠球菌	*E.canis*	莫拉维亚肠球菌	*E. moraviensis*
铅黄肠球菌	*E. casseliflavus*	蒙特肠球菌	*E. mundtii*
盲肠肠球菌	*E. cecorum*	亮黄肠球菌	*E. pallens*
鸽肠球菌	*E. columbae*	腓尼基肠球菌	*E. phoeniculicola*
殊异肠球菌	*E. dispar*	猪肠球菌	*E. porcinus*
耐久肠球菌	*E. durans*	类鸟肠球菌	*E. pseudoavium*
粪肠球菌	*E. faecalis*	棉子糖肠球菌	*E. raffinosus*
屎肠球菌	*E. faecium*	鼠肠球菌	*E. ratti*
黄色肠球菌	*E. flavescens*	解糖肠球菌	*E. saccharolyticus*
鸡肠球菌	*E. gallinarum*	硫磺肠球菌	*E. sulfurous*
浅黄肠球菌	*E. gilvus*	肠绒毛肠球菌	*E. villorum*
血过氧化物肠球菌	*E. haemoperoxidus*		

在 2001 年出版的《Bergey 系统细菌学手册》中，肠球菌属已上升为肠球菌科，即属于芽孢杆菌纲、乳杆菌目中的第四科——肠球菌科[2]。

第二节　生物学特性

　　肠球菌为革兰氏阳性球菌，呈单个、成对或短链状排列，从琼脂平板上挑取菌落经涂片、革兰氏染色，有时可见球杆状，从硫乙醇酸盐肉汤挑取菌落经涂片、染色后，往往可见链状排列。肠球菌为兼性厌氧菌。最适生长温度为 35℃，多数菌株在 10～45℃均能生长，所有菌株均能在 6.5% NaCl 肉汤中生长，并能水解七叶苷。某些种别有动力，大多数菌株能水解 PYR，只有盲肠肠球菌、鸽肠球菌和解糖肠球菌不水解 PYR。所有菌株能水解亮氨酸-β-萘胺（LAP）。肠球菌无细胞色素。偶尔产生假触酶，但很弱，在含血培养基中粪肠球菌可表现出触酶假阳性。发酵葡萄糖不产气，且终末代谢产物为乳酸。其 DNA 的 G+C 含量为 37～45mol%。

　　1. 粪肠球菌　在 1984 年以前称为粪链球菌。1984 年 Schleifer 等[1]建议另立一属，即肠球菌属，粪链球菌和屎链球菌则移入肠球菌属，分别改名为粪肠球菌和屎肠球菌。粪肠球菌为革兰氏阳性球菌，单个、成对或短链状排列，无动力，在 10℃和 45℃均能生长，在血琼脂平板上可形成圆形、平滑、突起的菌落，α-溶血或不溶血，能在 6.5% NaCl 肉汤中生长，可分解甘露醇、蔗糖、蕈糖、D-塔格糖、核糖、半乳糖、D-葡萄糖、D-果糖、D-甘露糖、N-乙酰氨基葡萄糖苷、水杨素、纤维二糖、麦芽糖、乳糖、β-龙胆二糖、苦杏仁苷和熊果苷。不分解 D-阿拉伯糖、L-木糖、阿东醇、蜜二糖、D-棉子糖、D-松二糖和 D-阿拉伯醇。能利用丙酮酸盐，能在含 0.04%亚碲酸盐的培养基中生长，大多数菌株能水解马尿酸和七叶苷，不水解淀粉。其 DNA 的 G+C 含量为 37～40mol%。模式株为 ATCC 19433。

　　2. 屎肠球菌　为革兰氏阳性球菌，成对或成短链状排列，某些菌株有动力，能在 10℃和 50℃生长，在 60℃能存活 30 分钟，能在 6.5% NaCl 肉汤中生长，在血琼脂平板上形成圆形、突起的光滑型菌落，α-溶血或不溶血，无色素，可分解核糖、半乳糖、D-葡萄糖、D-果糖、D-甘露糖、N-乙酰氨基葡萄糖苷、苦杏仁苷、熊果苷、水杨素、纤维二糖、麦芽糖、乳糖、β-龙胆二糖、L-阿拉伯糖和蕈糖。不分解 D-木糖、L-木糖、阿东醇、L-山梨糖、鼠李糖、卫茅醇、山梨醇、松二糖、D-棉子糖、D-松二糖、D-塔格糖、D-阿拉伯糖和肌醇。可利用丙酮酸盐，可水解精氨酸、七叶苷和马尿酸盐。不能在含有 0.04%亚碲酸盐培养基中生长。其 DNA 的 G+C 含量为 37～40mol%。模式株为 ATCC19434。

　　1995 年 Teixeira 等利用甘露醇、甘油、棉子糖和山梨醇将屎肠球菌分成 10 个生物型[3]，这些生物型与对万古霉素的敏感性有关（表 5-2-1）。

表 5-2-1　屎肠球菌的生物型

生物型	产酸				对万古霉素的敏感性
	甘露醇	甘油	棉子糖	山梨醇	
1	+	−	−	−	S
2	+	−	−	−	R
3	+	−	+	−	S

续表

生物型	产酸				对万古霉素的敏感性
	甘露醇	甘油	棉子糖	山梨醇	
4	+	−	+	−	R
5	+	−	+	+	S
6	+	−	+	+	R
7	+	+	+	+	S
8	+	+	+	+	R
9	+	+	−	−	R
10	−	−	−	−	S

3. 蒙特肠球菌（*E. mundtii*） 1986 年 Collins 等报道了肠球菌属的一个新种，以美国微生物学家 Mundt 的名字来命名[4]，可从奶牛的乳头和挤奶工人的手上分离而来，也可从土壤、植物和人类感染标本中分离而来。

此菌为革兰氏阳性球菌，可成对或短链状排列，无动力，在血琼脂或营养琼脂上可形成光滑菌落，可产生黄色素，触酶阴性，能在 10℃和 45℃及 6.5%NaCl 的培养基中生长。为兼性厌氧菌，发酵葡萄糖、苦杏仁苷、L-阿拉伯糖、纤维二糖、D-果糖、半乳糖、β-龙胆二糖、麦芽糖、D-甘露糖、甘露醇、蜜二糖、水杨素、蔗糖、蕈糖和 D-木糖，大多数菌株分解 α-甲基-D-甘露糖苷、D-棉子糖、鼠李糖，分解甘油和山梨醇不定，不分解阿东醇、D-阿拉伯糖、L-阿拉伯醇、D-阿拉伯醇、卫矛醇、肌醇、2-酮基葡萄糖酸盐、5-酮基葡萄糖酸盐、α-甲基-D-葡萄糖苷、α-甲基木糖苷、L-山梨糖、D-塔格糖、D-松二糖和木糖。所有菌株 VP 试验阳性，水解七叶苷，马尿酸盐阴性，所有菌株能水解精氨酸、β-半乳糖苷，PYR 试验阳性、碱性磷酸酶阴性，与其他肠球菌的区别见表 5-2-2。

4. 鸟肠球菌（*E. avium*） 鸟肠球菌、铅黄肠球菌、耐久肠球菌、鸡肠球菌和病臭肠球菌原是链球菌属中的种别，1984 年 Collins 等建议[5]将上述菌从链球菌属移入肠球菌属。鸟肠球菌为革兰氏阳性链球菌，有时成对或短链状排列，无动力，在血琼脂平板表面可形成 α-溶血、光滑型小菌落，无色素，不水解精氨酸和淀粉，产生 H_2S，不还原硝酸盐，在 0.04%亚碲酸钾培养基或 0.5%亚甲蓝牛乳培养基中不生长。鸟肠球菌和病臭肠球菌均可产生 H_2S，其他肠球菌则不能产生 H_2S。H_2S 检测可用营养琼脂加入 0.05%盐酸半胱氨酸，用醋酸铅试纸检测，可用 45℃生长和 60℃分解存活以及发酵谱型与病臭肠球菌区分。可从人、动物和鸡粪中分离出，其 DNA 的 G+C 含量为 39~40mol%。

5. 鸽肠球菌（*E. columbae*） 从家鸽的肠道中分离而来，是肠球菌属中的一个新种。此菌与盲肠肠球菌密切相关，最初作为盲肠链球菌（*Streptococcus cecorum*），与从鸡肠道中分离的嗜二氧化碳的种别。此菌与盲肠肠球菌、鸟肠球菌相似，缺乏 D 群抗原，对 NaCl 敏感。模式株为 STR 345（=NCIMB 13013）。

6. 铅黄肠球菌（*E. casseliflavus*） 为有动力的革兰氏阳性、成对或短链状的链球菌，菌落可产生黄色素，在 0.04%亚碲酸钾培养基上可形成灰白色点状菌落，不产生 H_2S，可分解 α-甲基-D-甘露糖苷、鼠李糖和 D-松二糖产酸。

7. 耐久肠球菌（*E. durans*）　为革兰氏阳性球菌，成对或短链状排列，在血琼脂平板上不产生色素，形成 α-溶血光滑型小菌落，少数菌株不溶血或 β-溶血，在含 0.04%亚碲酸钾培养基上不生长，不产生 H₂S。不分解甘露醇和蕈糖，不水解马尿酸，不易与尿肠球菌区分，但尿肠球菌能在含 0.1%葡萄糖的营养肉汤中生长（50℃），而耐久肠球菌则不能生长。

8. 鸡肠球菌（*E. gallinarum*）　其形态与其他肠球菌相似，有动力，在血琼脂平板上可形成圆形、扁平的光滑型菌落，在马血琼脂平板上可出现 β-溶血，无色素，大多数菌株在 60℃能耐受 5 分钟，但不能耐受 30 分钟，在醋酸铊四唑盐琼脂中于室温可缓慢生长，可生长成深粉红色的菌落，可使精氨酸产氨，明胶、H₂S 阴性。可从家禽的肠道中分离，其 DNA 的 G+C 含量为 39～40mol%。

9. 病臭肠球菌（*E. malodoratus*）　为革兰氏阳性球菌，成对或短链状排列，无动力，某些菌株产生黏质，在血琼脂或营养琼脂上可形成圆形、边缘整齐的光滑型菌落。通常在 45℃不生长，无色素，在 60℃ 30 分钟可被杀死，VP 试验阴性，产生 H₂S，不分解甘油、D-松二糖、D-木糖和 L-木糖，不水解马尿酸。其他特性见表 5-2-2。

10. 小肠肠球菌（*E. hirae*）　是 1985 年由 Farrow 和 Collins 报道的肠球菌属中的一个新种[6]。此菌为无动力的革兰氏阳性球菌，成对或短链状排列，在血琼脂平板上可形成圆形、光滑、边缘整齐的菌落，不溶血，触酶阴性，能在 10℃、45℃或 6.5%NaCl 肉汤中生长，兼性厌氧，发酵葡萄糖的终末代谢产物主要是乳酸；所有菌株水解七叶苷、精氨酸、VP、PYR 试验阳性，可分解苦杏仁苷、熊果苷、N-乙酰氨基葡萄糖苷、纤维二糖、果糖、半乳糖、葡萄糖、β-龙胆二糖、乳糖、麦芽糖、甘露糖、蜜二糖、水杨素、蔗糖和蕈糖产酸，不分解阿东醇、D-阿拉伯糖、L-阿拉伯糖、D-阿拉伯醇、卫茅醇、肌醇、D-木糖、甘露醇、鼠李糖、山梨糖、山梨醇和 L-木糖。其 DNA 的 G+C 含量为 37～38mol%，模式株为 NCDO 1258。

11. 硫磺肠球菌（*E. sulfureus*）　是 1991 年由 Martinez-Murcia 和 Collins 报道的一种新的产黄色素的肠球菌[7]，为革兰氏阳性球菌，成对或短链状排列，产生黄色素，无动力，能在 10℃、40℃生长，在 45℃不生长，在 6.5%NaCl 肉汤或胆汁七叶苷琼脂培养基中生长，能分解纤维二糖、D-果糖、半乳糖、D-葡萄糖、β-龙胆二糖、乳糖、D-甘露糖、蜜二糖、松三糖、麦芽糖、N-乙酰氨基葡萄糖苷、D-棉子糖、核糖、水杨素、蔗糖和蕈糖而产酸，不分解阿东醇、D-阿拉伯糖、L-阿拉伯糖、卫茅醇、肌醇、甘露醇、D-木糖、山梨醇和 D-塔格糖，水解七叶苷和精氨酸。其 DNA 的 G+C 含量为 38mol%，模式株为 NCDO 2379。

12. 殊异肠球菌（*E. dispar*）　是 1991 年由 Collins 等报道的从人类标本中分离的一种肠球菌[8]。菌细胞为革兰氏阳性，卵圆形，常成对或短链状排列。无色素，无动力。兼性厌氧，触酶阴性。在 10℃和 40℃生长，45℃不生长，可在 6.5%NaCl 和胆汁七叶苷琼脂中生长。可分解甘油、乳糖、蜜二糖、棉子糖、核糖、水杨素、蔗糖和海藻糖产酸，不分解 L-阿拉伯糖、美沙酮、菊糖、甘露醇、山梨糖和山梨醇。水解七叶苷，马尿酸盐水解不定。精氨酸水解酶、α-半乳糖苷酶、β-半乳糖苷酶、PYR 和亮氨酸芳胺酶试验阳性，可利用丙酮酸盐，β-葡萄糖醛酸酶和碱性磷酸酶试验阴性。其 DNA 的 G+C 含量为 39mol%，模式株为 NCFB 2821 或 NCLMB 13000。

13. 黄色肠球菌（*E. flavescens*）　是 1992 年由意大利学者 Pompei 等报道的一种肠球

菌[9]，菌细胞为卵圆形，革兰氏阳性，成对或短链状排列，在血琼脂平板上的菌落为圆形、光滑、边缘整齐，不溶血，触酶试验阴性，兼性厌氧，产生黄色素，有动力，水解七叶苷、精氨酸，VP、β-半乳糖苷酶阳性，可分解 L-阿拉伯糖、D-木糖、半乳糖、D-果糖、D-甘露糖、甘露醇、N-乙酰氨基葡萄糖苷、苦杏仁苷、熊果苷、水杨素、纤维二糖、麦芽糖、乳糖、蔗糖、蕈糖、D-棉子糖、鼠李糖和龙胆二糖。不分解甘油、核糖、L-木糖、阿东醇、L-山梨糖、卫矛醇、山梨醇、松三糖、淀粉、D-松二糖、D-木糖和 D-塔格糖。其 DNA 的 G+C 含量为 42mol%。

14. 肠绒毛肠球菌（*E. villorum*） 是 2001 年由比利时学者 Vancanneyt 等报道，为从腹泻的新生猪的肠道中分离的新种[10]，为触酶阴性、无芽孢、无动力的革兰氏阳性球菌，在血琼脂平板上能生长，α-溶血，能在胆汁七叶苷琼脂和 6.5%NaCl 肉汤中生长，VP、PYR试验阳性，水解七叶苷和精氨酸，可分解苦杏仁苷、纤维二糖、D-果糖、半乳糖、龙胆二糖、乳糖、麦芽糖、D-甘露糖、蜜二糖、水杨素和蕈糖，不分解阿东醇、L-阿拉伯糖、卫矛醇、肌醇、D-来苏糖、麦芽糖、甘露醇、松三糖、棉子糖、鼠李糖、山梨糖、山梨醇和木糖。所有菌株对妥布霉素敏感。其 DNA 的 G+C 含量为 35.1～35.3mol%。

15. 血过氧化物肠球菌（*E. haemoperoxidus*） 是 2001 年 Svec 等报道的新种，由于此菌在血琼脂平板上培养时可将过氧化氢分解成氧和水，故命名为血过氧化物肠球菌[11]。

此菌为革兰氏阳性球菌，无动力，链状排列，可产生少量黄色色素，当用接种环刮取菌落时很容易看到色素，在血琼脂平板上做触酶试验呈阳性，但在无血培养基上检测则触酶试验阴性，淀粉酶试验弱阳性，具有 D 群链球菌抗原，可分解甘油、核糖、半乳糖、D-葡萄糖、D-果糖、D-甘露糖、N-乙酰氨基葡萄糖苷、水杨素、纤维二糖、麦芽糖、乳糖、蔗糖、蕈糖、松三糖、β-龙胆二糖和麦芽三糖。不分解 D-或 L-阿拉伯糖、D-或 L-木糖、阿东醇、L-山梨糖、鼠李糖、卫矛醇、肌醇、山梨醇、蜜二糖、D-棉子糖、D-来苏糖、D-塔格糖。VP 试验阳性，水解七叶苷和精氨酸。

16. 莫拉维亚肠球菌（*E. moraviesis*） 是 2001 年由 Svec 等报道的一个新种，从捷克的莫拉维亚分离得到，故名莫拉维亚肠球菌[11]。此菌是无色素、无动力、触酶阴性的革兰氏阳性球菌，成对、短链、成丛或链状排列，有 D 群抗原，在哥伦比亚琼脂上产生淀粉酶，但较弱。可分解甘油、L-阿拉伯糖、核糖、半乳糖、D-葡萄糖、D-果糖、D-甘露糖、甘露醇、水杨素、纤维二糖、麦芽糖、乳糖、蔗糖、蕈糖、松三糖、β-龙胆二糖、D-松二糖、D-塔格糖和麦芽三糖产酸，不分解 D-阿拉伯糖、D-或 L-木糖、阿东醇、鼠李糖、卫矛醇、山梨醇、蜜二糖等，不水解精氨酸和尿素。模式株为 330^T（=CCM 4856）。

17. 猪肠球菌（*E. porcinus*） 是 2001 年由 Teixeira 等报道的一个新种，从腹泻的猪的肠道和粪便中分离而来[12]。VP 试验阳性，水解七叶苷，不水解精氨酸和尿素。为无动力、无色素、触酶阴性的革兰氏阳性球菌，成对或短链状排列，在羊血琼脂平板上为α-溶血，兼性厌氧，能在 10℃和 45℃生长，也能在 6.5%NaCl 肉汤中生长，对万古霉素和依罗霉素敏感，PYR 试验阳性，胆汁七叶苷试验阳性，能利用丙酮酸盐，可分解乳糖、麦芽糖、蜜二糖、D-蕈糖和 D-木糖而产酸，但不分解 L-阿拉伯糖、D-甘露醇、D-棉子糖、D-山梨醇、L-山梨糖和蔗糖。具有 D 群抗原。模式株为 ATCC700913^T。

表 5-2-2　肠球

	溶血	D群抗原	胆汁七叶苷	6.5%NaCl肉汤	10℃生长	45℃生长	动力	黄色素	PYR	LAP	七叶苷水解	马尿酸水解	精氨酸水解	α-半乳糖苷酶	β-半乳糖苷酶
粪肠球菌	γ、β	∓	+	+	+	+	∓	−	+	+	∓		+	−	−
屎肠球菌	γ、α	∓	+	+	+	+	∓	−	+	+	∓	∓	+	−	+
鸟肠球菌	α、γ	∓	+	+	N	+	−	−	+	+	+	V	−	−	∓
耐久肠球菌	Aβ	∓	+	+	N	+	−	−	+	+	+	V		−	V
鸡肠球菌	Aβ	+	+	+	+	+	−	−	+	+	+	∓		+	+
病臭肠球菌	Γ	+	+	+	N	−	−	−	+	+	+	V	−	−	+
铅黄肠球菌	A	+	+	+	N	+	+	+	+	+	+	−	∓	+	+
蒙特肠球菌	Γ	∓	+	+	+	+	−	+	+	+	+	−	∓	+	+
小肠肠球菌	Γ	∓	+	+	+	+	−	+	+	+	+	∓	+	N	+
棉子糖肠球菌	α、γ	∓	+	+	+	+	−	−	+	+	∓		−	−	−
类鸟肠球菌	A	−	+	−	+	+	−	+	+	+	∓				
解糖肠球菌	A	−	N	+	+	−	−	+	+	+	−		−	+	+
硫磺肠球菌	A	−	+	+	+	−	−	+	+	+	−		−	+	+
盲肠肠球菌	A	−	N	±	+	−	−	+	+	+	−		∓	∓	+
鸽肠球菌	α、γ	−	+	−	N	N	−	−	+	+	+	−		+	V
殊异肠球菌	α、γ	N	+	+	+	+	−	−	+	+	+	V	+	+	+
黄色肠球菌	Γ	+	N	N	∓	∓	+	+	+	+	+	−	+	+	+
莫拉维亚肠球菌	α、γ	+	N	+	+	−	−	−	V	+	+	+	−		∓
血过氧化物肠球菌	A														
猪肠球菌	A	+	+	+	+	+	−	−	+	+	+		+		
鼠肠球菌	α、γ	+	+	+	+	+	−	−	+	+	+	V	+		
绒毛肠球菌	A		+	+	−	−	−	−	+	+	+		+	+	
浅黄肠球菌		+			−	+			+				−		
亮黄肠球菌		+				+			+				+		
腓尼基肠球菌	N	−	−	−	−										
犬肠球菌	A	+	+	−	−	−		+	+	+	−		−		−

注：+，阳性；−，阴性；±，90%以上阳性；∓，90%以上阴性；W，缓慢反应；V，反应不定；N，无资料。

...约表型特性

VP	碱性磷酸酶	阿东醇	阿米酮	苦杏仁苷	L-阿拉伯糖	葡萄糖	甘油	肌醇	菊糖	甘露醇	蜜二糖	松三糖	乳糖	棉子糖	山梨醇	山梨糖	蔗糖	D-塔格糖	蕈糖	D-木糖
N	N	−	∓	+	−	+	∓	−	−	+	−	∓	+	−	∓	−	∓	+	+	−
N	N	−	−	+	+	+	V	−	−	∓	∓	−	+	−	−	V	±	+	±	
V	N	+	−	N	+	+	V	N	−	+	V	∓	N	−	∓	−	∓	+	+	−
N	N	−	−	N	−	−	N	−	∓	V	−	N	−	−	−	−	−	±	∓	
N	N	−	∓	+	−	−	∓	±	V	+	−	∓	+	−	−	−	+	∓	+	+
−	N	+	−	N	−	+	V	N	−	+	−	+	+	+	+	+	+	+	+	V
+	N	−	+W	N	+	+	V	N	∓	+	+	−	N	∓	−	−	+	∓	+	+
+	−	−	∓	+	−	+	V	−	±	+	−	+	−	∓	∓	−	+	−	+	+
+	−	−	N	+	−	+	±	−	−	−	∓	V	+	V	−	+	+	−	±	±
+	−	N	V	N	+	+	+	N	−	−	+	+	+	+	+	+	N	+	N	
+	−	N	−	N	−	+	N	−	−	−	+	+	+	−	+	+	N	+	N	
−	−	−	+	−	−	+	+	−	+	+	+	+	+	∓	+	−	+	−		
N	−	−	N	−	+	−	+	+	+	+	+	N	+	−	∓	+	−	+	−	
+	−	+	−	+	V	+	−	−	+	+	+	V	V	+	−	+	V	+	+	
N	−	N	−	N	+	+	N	−	+	N	−	+	−	N	+	−	N	+	N	
+	−	−	−	+	+	−	+	+	V	−	−	+	−	+	+	−	+	+		
+	−	−	N	+	+	+	+	∓	−	+	−	+	−	+	+	+	+	+	−	
	−	−	+	+	−	V	−	+	+	+	−	+	−					+		
−		N	N	N	−		−		+	+		+		+			−		+	+
V		N	N	N	−		−	∓	−	V		−	−		−		−		±	−
+	−			+	−	+	+W	−	−	+	−	+		+	−	+		−	+	−
				−		+					+		+	+		+			+	−
				−		+					+		+	+		+			+	−
−				+	+	+W	+W	−	−	−	−		−	+		−	+W	+	+	+
	−	+	+	+	+	+	+W	+	+	+	+	+	−	+	+	−	−/+	−/+	+	

18. 鼠肠球菌（*E. ratti*）　是 2001 年由 Teixeira 等报道的一个新种[12]。此菌为无动力、无色素、触酶阴性的革兰氏阳性球菌，可成双或短链状排列，在羊血琼脂平板上可形成 α-溶血或不溶血的菌落，不产生色素，兼性厌氧，能在 10℃、45℃和 65%NaCl 肉汤中生长，对万古霉素或依罗霉素敏感，PYR 试验阳性，水解精氨酸，胆汁七叶苷试验阴性，不利用丙酮酸盐，可分解 D-核糖和麦芽糖产酸，不分解 L-阿拉伯糖、蜜二糖、D-棉子糖、D-山梨醇、L-山梨糖、蔗糖和 D-木糖。可从腹泻鼠的肠道和粪便中分离而来，模式株为ATCC700914。

19. 浅黄肠球菌（*E. gilvus*）　由于其产生微黄色色素而得名，2002 年由 Tyrrell 等首次报道的一个新种[13]。此菌为革兰氏阳性球菌，可成短链状排列，与产生色素的肠球菌如铅黄肠球菌、蒙特肠球菌等对比，其色素较浅。此菌无动力，触酶阴性，具有 D 群抗原，能在 10℃和 35℃生长，在 45℃迟缓生长。能在 2%、4%和 6.5% NaCl 肉汤中生长，可分解甘油、乳糖、甘露醇、蜜二糖、棉子糖、核糖、水杨素、山梨醇、山梨糖、蔗糖和海藻糖。不分解阿拉伯糖、菊糖、甲基-α-D-吡喃葡糖苷和木糖。胆汁七叶苷阳性，在亚锑酸盐培养基生长时，菌落不变黑。能利用丙酮酸盐，能还原四唑盐，水解 PYR 和 LAP，产生精氨酸双水解酶，能水解马尿酸盐。可利用全细胞蛋白电泳和 16S rRNA 序列分析与其他肠球菌相鉴别。模式株为ATCC BAA-350（CCUG 45553；PQ1）。

20. 亮黄肠球菌（*E. pallens*）　也是 2002 年由 Tyrrell 等首次报道的一个新种[13]。此菌为革兰氏阳性球菌，可形成短链状排列，产生亮黄色色素，无动力，触酶阴性，具有 D 群抗原，能在 10℃、35℃和 45℃生长，也能在 2%、4%和 6.5% NaCl 肉汤中生长。能分解阿拉伯糖、甘油、乳糖、甘露醇、蜜二糖、棉子糖、核糖、水杨素、山梨醇、山梨糖、蔗糖和海藻糖。不分解阿拉伯糖、菊糖、甲基-α-D-吡喃葡糖苷和木糖。胆汁七叶苷阳性，能水解马尿酸盐，能利用丙酮酸盐，不能还原四唑盐，LAP 试验阳性，PYR 试验阴性，不水解精氨酸。可利用全细胞蛋白电泳和 16S rRNA 基因序列分析与其他肠球菌进行鉴别。模式株为 ATCC BAA-351（CCUG 45554；PQ2）。

21. 腓尼基肠球菌（*E. phoeniculicola*）　是 2003 年由 Law-Brown 和 Meyers 首次报道的肠球菌属中的一个新种[14]，是从一种红嘴林戴胜的尾脂腺分泌物中分离而来。此菌为兼性厌氧菌，无动力，不形成芽孢，触酶和氧化酶阴性，为革兰氏阳性球菌，成对排列或形成短链状。在营养琼脂培养基上经 30～37℃培养 16 小时可形成灰白色的、直径为 0.5mm 的圆形菌落。最适生长温度为 30～37℃，最适生长 pH 为 8.0。在 3% NaCl 肉汤中能生长，但在 6% NaCl 肉汤或 40% 胆汁中不能生长。能分解阿拉伯糖、纤维二糖、环糊精、果糖、葡萄糖、麦芽糖、甘露糖、鼠李糖、核糖、水杨素、蔗糖、海藻糖和木糖。能分解卫矛醇、甘油、肌醇、乳糖、甘露醇、山梨醇和山梨糖而迟缓产酸。不分解半乳糖、菊糖、松三糖、蜜二糖、棉子糖。不液化明胶，不还原硝酸盐，不产生 H₂S 和吲哚，VP 试验阴性。不水解七叶苷、淀粉、马尿酸盐、DNA 和精氨酸。在血琼脂平板上不溶血。模式株为 ATCC BAA-412。

22. 犬肠球菌（*E. canis*）　是 2003 年公布的肠球菌属中的一个新种，由比利时学者 De Graef 等首次报道，是从患有慢性外耳道炎的狗的脓拭子中分离而来[15]。此菌为无动力、革兰氏阳性的兼性厌氧球菌，菌体有时略延长，成对、短链或成丛排列。在血琼脂平板上可形成圆形的光滑菌落，并有狭窄的 α-溶血环。最适生长温度是 37℃，在 25℃、30℃ 和 42℃ 生长缓慢。5% CO_2 对其生长无影响。能在 6.5% NaCl 肉汤中生长，在胆汁七叶苷琼脂培养基上生长并变黑，不分解淀粉。用 API 20 Strep 和（或）API 50 CH 试剂盒检测，可分解甘油（常迟缓）、L-阿拉伯糖、核糖、半乳糖、D-葡萄糖、D-果糖、D-甘露糖、甘露醇、N-乙酰葡糖胺、苦杏仁苷、水杨素、纤维二糖、麦芽糖、乳糖、β-龙胆二糖和 2-酮基葡萄糖酸盐而产酸，大多数菌株分解 D-阿拉伯糖和 D-木糖产酸，少数菌株可分解蔗糖、海藻糖和淀粉。用 API 试剂盒检测，马尿酸盐、碱性磷酸酶和 β-葡糖醛酸糖苷酶阴性。不分解 L-木糖、阿东醇、L-山梨糖、鼠李糖、卫矛醇、山梨醇、蜜二糖、松三糖、D-棉子糖、D-土拉糖、D-塔格糖和 L-阿拉伯醇。其 DNA 的 G+C 含量为 41.7～43.0mol%。模式株为 LMG 12316[T]（=CCUG 46666[T]）。

第三节　肠球菌耐药情况

肠球菌是革兰氏阳性球菌，是人类胃肠道的正常菌群，然而也是引起心内膜炎、尿路感染、血流及伤口感染的重要致病菌。近 10 年来耐万古霉素肠球菌显著增加，尤其在美国更为显著。例如，在英国，通过 9 年监测，发现耐万古霉素的粪肠球菌血培养分离率在 1993 年为 6.3%，1995 年为 20%，而 1998 年则达 24%。据美国 CDC 报道在 ICU 耐万古霉素肠球菌（vancomycin-resistant enterococci，VRE）的分离率在 1984 年为 0.3%，而 1999 年则达 25.2%。最近公布的监测资料表明，在

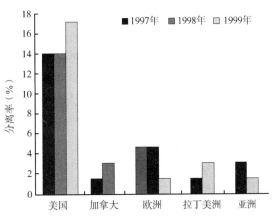

图 5-3-1　1997～1999 年各地分离的 5000 株肠球菌对万古霉素的耐药趋势

美国 VRE 的分离率已从 1997 年的 14%，上升到 1999 年的 17%（图 5-3-1）[16]。实际上所有患者中 VRE 的分离率可能会更高。

近年来，肠球菌已作为重要的医院内感染致病菌而不断出现，许多国家报道了从感染的患者中分离到 VRE，在美国出现了医院内 VRE 感染的暴发流行，但在欧洲一些国家医院内感染的发生率很低。2000 年 Cetinkaya 等报道了肠球菌对糖肽类耐药有 6 个不同表型的 VRE（VanA～VanE 和 VanG）[17]，VanA 和 VanB 型与临床关系最密切[18]，VanA 型可被糖肽类抗生素所诱导。医院内 VRE 的暴发流行既可由耐药决定簇水平传播，也可通过流行菌株的克隆播散。

肠球菌是人类肠道和女性外阴部的常见菌，迄今已有 27 个种别，但临床分离的肠球菌中 80%～85% 是粪肠球菌，15%～20% 为屎肠球菌，是尿路感染、胆囊炎、腹膜炎、败

血症、亚急性细菌性心内膜炎（SBE）、脑膜炎、伤口感染及各种机会感染的致病菌[19]。在欧美，耐万古霉素的肠球菌（VanA）已成为临床中出现的一个重要问题。该菌可长期在肠道中定植，可在人与人之间传播，VanA 型的 VRE（万古霉素的 MIC≥64μg/ml）对替考拉宁耐药（MIC≥16μg/ml）。VanB、VanC 型对替考拉宁敏感（表 5-3-1）。

表 5-3-1　肠球菌对糖肽类抗生素的耐药类型

	VanA	VanB	VanC	VanD	VanE
万古霉素	高度耐药	中度耐药	低度耐药	中度耐药	低度耐药
MIC（μg/ml）		32～64	8～32	64	16
替考拉宁	高度耐药	敏感	敏感	敏感	敏感
MIC（μg/ml）	16～512	0.5～1	0.5～1	4	0.5
获得性耐药	+	+	−	−	+
固有耐药性	−	−	+	+	−
肠球菌种别	屎肠球菌 粪肠球菌	粪肠球菌 屎肠球菌	鸡肠球菌 铅黄肠球菌	屎肠球菌	粪肠球菌

对于含 VanC 基因的肠球菌，如鸡肠球菌和铅黄肠球菌必须进一步强调，即纸片扩散法不能检测有关 VanC 基因的肠球菌的耐药水平，而含 VanC 菌株通常可在万古霉素筛选试验琼脂培养基上生长。对含 VanC 菌株的耐药水平表达的临床意义尚不清楚，体外实验结果对于患者管理的意义也不清楚。然而为了治疗患者，以及感染控制和监测等，必须在菌株鉴定中将 VanA 或 VanB 菌株与 VanC 菌株准确地区分开。用万古霉素琼脂生长筛选法做上述区分经常失败，需要采用其他标准，这些标准包括种的鉴定，在粪肠球菌和屎肠球菌中仍然出现 VanC 耐药，既有 VanA 耐药又有 VanC 耐药的菌种是鸡肠球菌。因此对肠球菌鉴定的种别若仅有 VanC 耐药，这种情况下测定菌株对万古霉素的 MIC 是有用的，VanC 耐药对万古毒素的 MIC≤16μg/ml，而 VanA 和 VanB 耐药通常对万古霉素的 MIC＞32μg/ml。对其他抗菌药物如氨苄西林和氨基糖苷类抗生素 VanC 耐药不常见。在观察和讨论肠球菌时始终有多重耐药问题，主要是对氨苄西林和万古霉素的耐药问题，常常与屎肠球菌有关。在耐药监测中这是一个重要的问题，由于粪肠球菌与屎肠球菌相比，其对氨苄西林和万古霉素耐药的菌株相当少见，在粪肠球菌耐药出现播散和异化加重了现代多重耐药肠球菌问题，为此从治疗和监测目的出发对肠球菌的鉴定是十分重要的。

2002 年 Colak 等报道从 1998 年 4 月至 1999 年 3 月在土耳其发生了一起耐万古霉素屎肠球菌的暴发流行，从 Antalya 大学医院 ICU 病房的 5 名患者中共分离出 20 株耐万古霉素屎肠球菌，其中菌株 1、3、9、12 和 19 为 VanA 型。通过脉冲场凝胶电泳（PFGE）分型，有 2 株 VanA 型、6 株 VanB 型、2 株 VanC 型、8 株 VanD 型、1 株 VanE 型。对这些菌株的分子研究表明，VanA 基因可被 Tn1546 样转座子所携带并插入到一种约 200kb 的可自行转移的质粒中。1 名患者被 2 种不同菌株感染，表明此基因可在患者体内水平转移。这是在土耳其第一次 VRE 的暴发流行，并同时有质粒中和不同菌株间传播两种方式。

这 20 株屎肠球菌的耐药情况见表 5-3-2。

表 5-3-2 20株尿肠球菌感染患者及菌株的耐药情况[20]

患者	性别	年龄	菌号	分离日期	标本	MIC（mg/L）									PFGE 分型
						AMP	SAM	IPM	VAN	TEC	GEN	STR	CIP		
1	男	11个月	1	1998.04.22	胸腔积液	128	64	>32	128	32	>1024	32	4		A
			2	1998.04.23	胸腔积液	128	64	>32	128	32	>1024	32	4		A
2	男	42岁	3	1998.12.19	脑脊液	128	64	>32	>256	64	>1024	64	16		B
			4	1998.12.20	脑脊液	128	64	>32	>256	64	>1024	64	16		B
			5	1998.12.22	脑脊液	128	64	>32	>256	32	>1024	64	16		B
			6	1998.12.23	脑脊液	128	64	>32	>256	32	>1024	64	16		B
3	男	17岁	7	1998.12.23	尿	128	64	>32	>256	256	>1024	64	8		B
			8	1998.12.24	尿	128	64	>32	>256	256	>1024	64	8		B
			9	1999.01.03	尿	0.25	0.25	0.25	>256	32	>1024	16	0.5		C
			10	1999.01.04	血	0.25	0.25	0.25	>256	32	>1024	32	0.5		C
			11	1999.01.03	血	128	64	>32	>256	32	>1024	32	4		B
4	男	62岁	12	1999.02.08	尿	64	32	>32	>256	64	16	32	2		D1
			13	1999.02.10	血	64	32	>32	>256	64	16	32	2		D1
			14	1999.02.13	导管	64	32	>32	>256	64	16	32	2		D1
			15	1999.03.01	粪便	64	32	>32	>256	32	>1024	64	2		D2
			16	1999.03.01	粪便	32	32	>32	>256	32	>1024	64	2		D3
			17	1999.03.08	粪便	64	32	>32	>256	32	>1024	32	2		D4
			18	1999.03.15	粪便	32	16	>32	>256	32	>1024	32	1		D5
5	男	40岁	19	1999.03.15	粪便	32	16	>32	>256	32	16	32	8		E
环境			20	1999.03.08		32	16	>32	>256	24	>1024	64	4		D3

注：AMP，氨苄西林；SAM，氨苄西林-舒巴坦；IPM，亚胺培南；VAN，万古霉素；TEC，替考拉宁；GEN，庆大霉素；STR，链霉素；CIP，环丙沙星。1、2 号患者死于肠球菌严重感染。

139

第四节　肠球菌对抗菌药物的敏感性

2002 年笔者对国产替考拉宁和万古霉素 140 株肠球菌进行了 MIC 测定[21]，结果表明国产替考拉宁对 140 株肠球菌的抑菌效果比万古霉素好，肠球菌对前者的敏感率为 100%，而对万古霉素的敏感率则为 99.29%，但肠球菌对头孢硫脒的敏感率为 84.3%，对利福平的敏感率为 76.4%（表 5-4-1）。

表 5-4-1　国产替考拉宁与万古霉素等对 140 株肠球菌的抑菌效果

	临界浓度 （mg/L）	MIC 范围 （μg/ml）	MIC$_{50}$ （μg/ml）	MIC$_{90}$ （μg/ml）	MIC 众数 （μg/ml）	敏感率 （%）
替考拉宁	8	0.063～8	0.25	1	1	100
万古霉素	4	0.25～64	1	2	0.5	99.29
头孢硫脒	4	0.5～256	1	128	1	84.3
利福平	2	0.063～128	1	8	1	76.4

万古霉素和替考拉宁对 140 株肠球菌的抑菌情况见表 5-4-2 和表 5-4-3。

表 5-4-2　万古霉素对 140 株肠球菌的抑菌效果

	MIC 范围 （μg/ml）	MIC$_{50}$ （μg/ml）	MIC$_{90}$ （μg/ml）	MIC 众数 （μg/ml）	敏感率 （%）
粪肠球菌（93）	0.5～4	1	2	1	100
屎肠球菌（40）	0.25～2	0.5	2	0.5	100
其他肠球菌（4）	0.5～64	0.5	64	0.5	75
未定种（3）	0.25～1	0.5	1	0.5	100

表 5-4-3　替考拉宁对 140 株肠球菌的抑菌效果

	MIC 范围 （μg/ml）	MIC$_{50}$ （μg/ml）	MIC$_{90}$ （μg/ml）	MIC 众数 （μg/ml）	敏感率 （%）
粪肠球菌（93）	0.125～4	1	2	2	100
屎肠球菌（40）	0.125～8	0.5	1	0.5	100
其他肠球菌（4）	0.063～2	0.25	2	0.25	100
未定种（3）	0.125～1	0.25	1	0.25	100

第五节　肠球菌与临床感染

一、肠球菌在自然界、人类和动物体内的分布

肠球菌可在各种环境中生长和存活。在土壤、水、食品、植物、动物（鸟类和昆虫等）

中均有肠球菌的存在，肠球菌是胃肠道和女性泌尿生殖道中的菌群。随着人类相关生理条件的改变，如年龄、饮食及其他因素的不同也可影响肠球菌群的存在。

一些种别的肠球菌是人类肠道的正常菌群，有的种别则是动物口腔和肠道的正常菌群，有的种别是动物的致病菌，但这些细菌也可以引起人类感染。来源于动物的肠球菌见表 5-5-1。

表 5-5-1 从动物中分离的肠球菌种别[22]

	分离菌株数								
	家禽	牛	猪	狗	马	绵羊	山羊	兔	鼠
粪肠球菌	25	21	22	17	5	1	4	1	0
屎肠球菌	39	15	11	5	3	3	0	0	0
小肠肠球菌	25	6	11	4	4	5	2	2	0
耐久肠球菌	13	0	0	0	0	0	0	0	0
鸡肠球菌	4	0	0	0	0	0	0	0	0
鸟肠球菌	0	2	1	0	0	0	0	0	0
蒙特肠球菌	0	1	1	0	1	0	0	0	0
铅黄肠球菌	1	0	0	0	0	0	0	0	0
猪肠球菌	0	0	5	0	0	0	0	0	0
鼠肠球菌	0	0	0	0	0	0	0	0	5
绒毛肠球菌	0	0	5	0	0	0	0	0	0
未知	2	0	2	2	2	0	1	0	0

二、肠球菌与人类感染

1990 年 Murry 总结并评价了肠球菌引起人类的各种感染，其中尿路感染是最常见的。肠球菌尿路感染约占 10%，占医院内尿路感染的 16%。肠球菌性菌尿症通常于基础或尿路插管之后出现。腹内或盆腔内感染和伤口感染是第二种最常见的感染，然而伤口感染通常是多菌性的，肠球菌的致病性尚有争议。肠球菌从伤口感染的分离率增加，可能与应用抗菌药物增加有关。菌血症是第三种最常见的肠球菌感染类型，肠球菌也是医院内感染菌血症中的第三类致病菌，这类感染多发生于有严重的基础疾病的患者，而且大多是住院时间长并接受了抗生素治疗的免疫功能低下的患者。尽管细菌性心内膜炎是由严重的肠球菌感染引起的，但其较菌血症更为少见。肠球菌性心内膜炎占细菌性心内膜炎的 5%～20%，常见于老年人和瓣膜病或泌尿生殖道退行性变的患者，粪肠球菌是这一部位最常见的种别。肠球菌感染在呼吸道或中心静脉系统也能发生，但较罕见，从这些部位分离到的肠球菌在确定其致病性时要认真评价。

尽管肠球菌引起的感染谱型不变，但肠球菌作为医院内感染的致病菌还在不断增加，肠球菌是仅次于大肠埃希菌的在医院内尿路感染中占第二位的致病菌。在医院内菌血症中是仅次于金葡菌和 CNS，是占第三位的致病菌，随着患者年龄的增加和健康情况的变化，更多的人还将有持续感染的风险。

2002 年美国学者 Vergis 等报道了粪肠球菌产生的毒性因子，包括肠球菌表面蛋白（ESP）、明胶酶和溶血素。产生明胶酶和溶血素表明粪肠球菌在肠球菌感染的动物模型中具有毒性。产生 ESP 可增强粪肠球菌在膀胱中的定植能力。作者检测了 219 株产生 ESP、明胶酶、溶血素的粪肠球菌菌株，这些菌株是从 398 名肠球菌的菌血症患者中分离到的，研究发现这些菌株有 32% 携带 ESP 基因，64% 的菌株产生明胶酶，11% 的菌株产生溶血素。2002 年巴西学者 Sigueira 等报道从 27 例急性牙周脓肿患者的 53 颗感染牙中取标本检测，用基因检测证明其中粪肠球菌占 7.5%。2002 年法国学者 Archimbaud 等报道从心内膜炎、菌血症或健康志愿者粪便中分离出 29 株粪肠球菌，研究这些菌株对 Int-407 细胞和 Girardi 心脏细胞的黏附能力和肠球菌毒性因子，发现有 8 株菌株可对 Int-407 细胞产生黏附，肠球菌黏附可因被蛋白水解酶消化而增强，表明用胰蛋白酶处理后其黏合组分表面暴露。肠球菌的潜在毒性因子包括：ESP（72.4%）、明胶酶（58.6%）、聚合物质（48.3%）和溶血素（17.2%）、但细菌黏附与上述毒性因子无重要相关。

肠球菌可引起人类的各种感染，现简介如下。

1. 肠球菌性尿路感染　1986 年美国 Morrison 等报道了 1975～1984 年，由肠球菌引起的尿路感染的情况[23]，研究了 224 623 名出院患者，其中 5101 名患者发生了医院内尿路感染，即平均每 1 万名出院患者就有 277 人发生尿路感染（每年为 156～290 例），由肠球菌引起的医院获得性尿路感染是平均每 1 万名出院患者有 21.1 人（每年为 12.3～32.2 例），由肠球菌引起的尿路感染占所有尿路感染病例的 9.3%（每年为 5.3～15.7 例）。10 年间共发现有肠球菌性医院获得性尿路感染患者 473 例，其中 72 例死亡，死亡率为 15.2%。

2. 肠球菌性菌血症　1998 年英国学者 Das 等[24]评价了一所儿童医院发生的 75 例肠球菌性菌血症病例。对小儿菌血症的流行病学、临床与实验室诊断等进行了前瞻性研究，收集了从 1995 年 1 月 1 日至 1997 年 12 月 31 日 3 年间发生的肠球菌性菌血症病例的临床及微生物学资料，共 75 例，其中 67 例（89.3%）有严重的基础疾病，48 例（64%）在发生肠球菌性菌血症前 2 周接受过抗生素治疗，47 例（62.7%）是在医院内发生的，26 例（34.7）是由多种细菌感染，50 例（66.7%）是 1 岁及以下的婴幼儿。33 例（44%）菌血症的来源是相同的，为静脉内导管。73 株鉴定至种的水平，包括 36 株屎肠球菌、36 株粪肠球菌、1 株鸟肠球菌。60 例接受了适当的抗生素治疗，死亡率为 7.5%，4 例临床感染类型是相同的，即自身感染，占 16%，轻型败血症经特殊治疗预后良好，占 65.3%，严重感染和长时间感染死亡率高达 14.7%，健康婴幼儿发生的一过性败血症占 4%。

1997 年西班牙学者 Perez-Castrillon 等[25]报道了 1 例鸟肠球菌性心内膜炎，并指出鸟肠球菌作为人类致病菌是罕见的，此例由鸟肠球菌引起的心内膜炎病例，应用氨苄西林和庆大霉素后治愈。

肠球菌性菌血症的细菌来源：Graninger 等的研究表明肠球菌性菌血症与腹内感染和泌尿生殖道感染有关（表 5-5-2），住院患者因尿路插管造成的肠球菌性尿路感染，其发病率高于门诊者。该研究中表明，尿路感染的致病菌中肠球菌占第 3 位，仅次于大肠埃希菌和白色念珠菌。软组织感染通常与其他细菌有关，这些感染包括会阴感染、糖尿病性坏疽和压疮，这类感染很少侵入血流和发生菌血症。然而，在烧伤患者的伤口肠球菌感染占 5%～15%。在这些患者中 5% 的肠球菌也可从血液中分离到，但患者的死亡率很高。

表 5-5-2　肠球菌性菌血症的细菌来源（单位：%）[26]

	Shlaes 等 （74 例）	Grarrison 等 （114 例）	Malone 等 （55 例）	Maki 等 （153 例）	Graninger 等 （55 例）
尿道	22	19	24	17	25
皮肤伤口（含烧伤）	26	15	11	14	11
腹内脓肿	14	12	11	26	13
呼吸道	/	4	7	<1	2
静脉内导管	/	2	5	14	7
其他	29	4	5	14	5
未知	8	42	36	14	36

在 ICU 从支气管分泌物中分离的肠球菌仅占 3%，然而肠球菌性肺炎则少见。在中心静脉导管中肠球菌是致病菌，去掉导管通常可见于这种感染的治疗中。

3. 肠球菌性心内膜炎　1992 年 Megran 对肠球菌性心内膜炎的流行病学、微生物学、发病机制、临床表现、诊断和治疗进行了论述[27]，认为肠球菌引起的心内膜炎，在所有感染性心内膜炎中占 5%～20%，通常引起老年人发病，最常见的感染来源于泌尿生殖道。肠球菌性心内膜炎通常是亚急性的，主要侵犯正常和损伤的心瓣膜，其临床表现和实验室资料与其他致病菌引起的感染性心内膜炎相似（表 5-5-3）。其诊断依靠感染性心内膜炎的临床诊断标准和阳性血培养。

治疗由链霉素高水平耐药的肠球菌所引起的病例，应适当使用干扰细菌细胞壁合成的抗生素（青霉素、氨苄西林和万古霉素）与庆大霉素或链霉素联合治疗。对大多数病例可采用 4 周为 1 个疗程。对于耐链霉素菌株感染的患者、二尖瓣瓣膜病、病程超过 3 个月和（或）治疗后复发者，应采用 6 周的疗程。应用标准治疗和适当的瓣膜置换，肠球菌性心内膜炎的治愈率可达 85%。

表 5-5-3　肠球菌性心内膜炎与所有感染性心内膜炎的临床和实验室特征及比例

	肠球菌性 心内膜炎（%）	所有感染性 心内膜炎（%）		肠球菌性 心内膜炎（%）	所有感染性 心内膜炎（%）
发热	95～100	90	Roth 斑	8～12	2～10
心脏杂音	95～100	85	体重减轻	7～70	25
脾大	20～68	20～57	背痛	13～26	10
紫癜	24～60	20～40	贫血	63～81	70～90
裂片型出血	11～40	15	白细胞增多	36～47	20～30

续表

	肠球菌性 心内膜炎（%）	所有感染性 心内膜炎（%）		肠球菌性 心内膜炎（%）	所有感染性 心内膜炎（%）
Janeway 损伤	0	＜10	血尿、脓尿、管型 或蛋白尿	33～79	30～50
Osler 结节	12～21	10～23	ESR＞30mm/h	97	90～100
杵状指	29～37	12～52	类风湿因子阳性	25～42	40～50

4. 肠球菌性脑膜炎 肠球菌不是细菌性脑膜炎的主要致病菌，从脑脊液分离的肠球菌也很少见。Quaade 和 Kristensen 评价了 1949～1959 年的 658 例细菌性脑膜炎的病例，仅有 2 例是肠球菌性脑膜炎[28]。Eigler 等报道了 294 例细菌性脑膜炎的病例，仅有 12 例（4%）是由肠球菌所引起的。Durand 等评价了 1962～1988 年 493 例成人急性细菌性脑膜炎病例，仅有 4 例是肠球菌性脑膜炎，占 0.8%[29]。

所有肠球菌感染中，粪肠球菌占人类感染的 90%，屎肠球菌感染占第二位，其他肠球菌在肠球菌性脑膜炎中仅占＜1%。

Stevenson 等[30] 报道在肠球菌性脑膜炎中，成人死亡率为 6%，而未成年人死亡率则为 19%。他们收集了大量资料，肠球菌性脑膜炎的死亡率为 25%，而由流感嗜血杆菌、脑膜炎球菌和肺炎球菌所致脑膜炎的死亡率则分别是 6%、10.3%和 26.3%。30 例肠球菌性脑膜炎的抗生素治疗效果见表 5-5-4。

表 5-5-4 30 例肠球菌性脑膜炎的抗生素治疗效果

	患者例数（%）	死亡人数（%）
单用青霉素或氨苄西林	4（13）	1（25）
青霉素或氨苄西林+氨基糖苷类	20（67）	1（5）
万古霉素+氨基糖苷类	4（13）	0
万古霉素+青霉素	1（3）	0
氨霉素+庆大霉素	1（3）	1（100）

第六节 耐万古霉素肠球菌感染的治疗

1. 常用抗生素 治疗耐万古霉素肠球菌（VRE）感染的常用抗生素有氨苄西林、替考拉宁、多西环素等，还有近来批准新上市的抗生素（表 5-6-1）。

（1）氨苄西林和氨苄西林/舒巴坦：氨苄西林可用于对氨苄西林敏感的 VRE 感染的治疗，通常每日剂量是 8～10g。如果该菌株显示对氨基糖苷类药物高敏感，可以加用庆大霉素以发挥协同杀菌活性。大多数对万古霉素耐药的屎肠球菌也存在对氨苄西林的高水平耐药，导致 PBP-3 增加，从而降低了对青霉素/氨苄西林的亲和力。

表 5-6-1 用于治疗 VRE 感染的抗菌药物

常用抗菌药物	批准的新抗菌药物
高剂量氨苄西林或氨苄西林/舒巴坦	奎奴普丁/达福普丁
替考拉宁	利奈唑胺
多西环素	达托霉素
新生霉素	奥利万星（Ly-333328）
杆菌肽	替加环素（GAR-936）
呋喃妥因	

氨苄西林或氨苄西林/舒巴坦用于严重的 VRE 感染，包括心内膜炎，采用胃肠外高剂量（18～24g/d）是有效的。尽管氨苄西林的临界浓度是 16μg/ml，对于不常见的 VRE 菌株的 MIC 达到 32～64μg/ml，然而仍可被血浆中通常浓度（100～150μg/ml）的氨苄西林所抑制[31]。

连续性地输入高剂量的氨苄西林（20g/d）或氨苄西林/舒巴坦（30g/d），并与氨基糖苷类联合应用治疗 VRE 菌血症，已有成功治疗 6 名患者的报道，用大剂量氨苄西林和链霉素，对脑内脓肿来源的菌血症患者是有效的。可能是氨苄西林和庆大霉素（分别作用于细胞壁和核糖体）对细菌的不同靶位产生协同作用，而在这些患者中产生了良好的临床和细菌学效果。然而，舒巴坦的作用机制仍然不明了，由于对 VRE 的抗菌活性不需要 β-内酰胺酶抑制剂，其治疗可能是通过舒巴坦对青霉素结合蛋白（PBP）的作用。

（2）糖肽类抗生素：血清中万古霉素的最高浓度，也达不到高水平万古霉素耐药肠球菌的 MIC 浓度。替考拉宁在欧洲及其他国家还是有市场的，但在美国则很少用于治疗肠球菌感染。研究表明替考拉宁对 VanB 型肠球菌有活性，对 1 名由 VanB 型高水平氨基糖苷类耐药的屎肠球菌引起的神经外科术后脑膜炎的 6 岁患儿，椎管内使用替考拉宁（10mg/d），并全身用氨苄西林、克林霉素和利福平联合治疗后患儿痊愈[32]，然而替考拉宁对 VanB 型粪肠球菌的疗效不佳[33, 34]。

应用糖肽类抗生素可使 VRE 感染增加，口服万古霉素或替考拉宁可使肠道内 VRE 过度生长，可成为 VRE 感染增加的危险因素[35]，然而近来的两份研究报告表明胃肠外使用万古霉素与肠内 VRE 增殖和 VRE 感染无关。

（3）氯霉素：研究证明其抑菌是通过抑制细菌蛋白质合成。氯霉素对肠球菌有抑菌活性，但对治疗肠球菌来说，氯霉素并不是首选药物。

Norris 等报道了使用氯霉素（12 名患者）和氯霉素加利福平（4 名）治疗的 16 名肠球菌感染的患者，包括器官移植患者 4 人，粒细胞减少症患者 2 人，用呼吸机者 5 人和肾病患者 8 人。患者的临床和微生物学有效率分别为 8/14（57%）和 8/11（73%），未观察到有氯霉素耐药者。

大样本研究中，在总的 80 名参加评价的 VRE 菌血症患者中，也可看到氯霉素有良好的治疗效果，临床有效率为 61%（22/36），然而用氯霉素治疗的患者其死亡率无明显降低。单个病例如 VRE 脑膜炎患儿用氯霉素治疗有效者也有报道。应用氯霉素治疗 VRE 感染需要考虑监测氯霉素的浓度，以避免浓度依赖性骨髓抑制和再生不良性贫血的发生。

（4）其他抗生素：有报道其他抗生素如四环素、多西环素和口服新生霉素与环丙沙星或多西环素联合应用治疗 VRE 感染有较好效果，但只是个别的经验。

呋喃妥因对治疗尿路感染或慢性前列腺炎（与利福平联用）有效[36]，但不能表明对治疗前尿道以外的其他部位 VRE 感染有效，因其主要从尿中排泄。还应注意患者的肌酐清除率＜30ml/min 时不能使用，以避免高血浓度而增加尿路对呋喃妥因的排泄，减少对肝、肺和血液等的毒性和并发症的发生。

2. 近来批准上市的抗菌药物　包括两种新的抗菌药物，即奎奴普丁/达福普丁和利奈唑胺，在美国和欧洲已广泛应用于耐万古霉素的屎肠球菌感染的治疗。这两种抗菌药物的主要特性可参见表 5-6-2。

表 5-6-2　奎奴普丁/达福普丁和利奈唑胺的主要特性对比

	奎奴普丁/达福普丁	利奈唑胺
抗生素类别	链阳性菌素	噁唑烷酮类
血清峰浓度（mg/L）	10～12	15.1
半衰期（h）	0.8（Q）0.6（D）	5.5
主要代谢途径	肝、胆	外周、非氧化
主要排泄途径	粪便（70%～75%）	肾外（65%）
	尿（19%）	尿（30%）
蛋白结合率（%）	30（Q）70（D）	31
作用机制	抑制蛋白质合成	抑制蛋白质合成
作用位点	50S 核糖体	70S 初始复合物
抗生素后效应（h）	6.8	1
杀菌（VRE、VSE）	无	无
抑制细胞色素 P450	是	否
用法（剂型）	胃肠外	胃肠外、口服
剂量	5～7.5mg/kg，q8～12h	600mg，q12h
剂量调整	无	无
适应证	VRE	VRE
	皮肤及软组织感染	皮肤及软组织感染
	医院内肺炎	医院内肺炎
主要不良反应	静脉炎（周围）	骨髓抑制
	肌肉痛/关节痛	

（1）奎奴普丁/达福普丁（Q/D）：是一种胃肠外、半合成的普那霉素的衍生物，是由始旋链霉菌（*Streptomyces pristinaspiralis*）产生的一种化合物。这种化合物属于链阳性菌素，与大环内酯类和林可酰胺类相关，但与其化学结构不同。其作用机制是抑制细菌早期（肽链延伸）和晚期的蛋白质合成。其对许多革兰氏阳性菌有活性，包括对甲氧西林敏感或耐药的金葡菌和凝固酶阴性葡萄球菌、屎肠球菌、肺炎链球菌、化脓性链球菌及其他链球菌、棒状杆菌及其他少见的革兰氏阳性菌[37, 38]。稳态剂量（7.5mg/kg）输入

Q/D，其血清峰浓度是 10～12mg/L。虽然 Q/D 半衰期很短，但输入 8h，由于其代谢的变化，对耐万古霉素的屎肠球菌可有 0.2～3.5h 的抗生素后效应，但比对万古霉素敏感的屎肠球菌的抗生素后效应短。

（2）利奈唑胺：属于噁唑烷酮家族，是针对细菌及真菌病。最初研究发现了两种化合物（杜邦-721 和杜邦-105）对许多革兰氏阳性菌有活性，然而这种化合物在动物模型中有毒性，从而停止了研究。后来对之前的化合物进行改进，合成了两种新的化合物，即依哌唑胺和利奈唑胺。这两种化合物显示对革兰氏阳性菌有活性，并在动物模型和人类的 1 期临床实验中未发现有毒性。基于利奈唑胺的药理学特性，从而选择了利奈唑胺做进一步的临床应用研究。

利奈唑胺对主要的院内获得性革兰氏阳性菌均有抗菌活性，对多重耐药的菌株其抑菌活性也不降低。用琼脂稀释法确定的临界浓度：对肠球菌、肺炎链球菌及其他链球菌为 ≤2μg/ml，对葡萄球菌为≤4μg/ml。利奈唑胺等抗菌药物对肠球菌的体外抑菌活性见表 5-6-3[39]。

表 5-6-3 利奈唑胺等抗菌药物对肠球菌的体外抑菌活性（单位：μg/ml）

抗菌药物	粪肠球菌（1137 株）			屎肠球菌（452 株）		
	MIC_{50}	MIC_{90}	MIC 范围	MIC_{50}	MIC_{90}	MIC 范围
青霉素	2	8	2～>8	>8	>8	2～>8
氨苄西林				128	>128	0.25～>128
氨苄西林/舒巴坦	2	2	0.25～8	128	>128	0.25～>128
亚胺培南	4	8	1～>8	>8	>8	2～>8
哌拉西林	8	16	8～128	128	128	8～128
哌拉西林/他唑巴坦	8	16	8～128	128	128	8～128
氯霉素	8	16	8～>16	8	>16	8～>16
利奈唑胺	2	4	1～4	2	4	0.5～4
万古霉素	2	8	2～>64	>64	>64	2～>64
替考拉宁	10	10	10～>10	>10	>10	10～>10

3. 研制中的抗菌药物 目前，为控制 VRE 感染而研制的几种抗菌药物正在进行Ⅱ、Ⅲ期临床试验，如达托霉素、奥利万星等。

（1）达托霉素：是一种广谱抗革兰氏阳性菌的快速的抗生素，为环状结构的脂肽类抗生素，其作用机制独特，作用靶位是细胞膜，可通过扰乱细菌细胞膜对氨基酸的转运，从而阻碍细菌细胞壁肽聚糖的生物合成，从理论上可望降低交叉耐药。此药对革兰氏阳性菌如粪肠球菌及屎肠球菌均有较好的抑菌活性（表 5-6-4），包括对 VRE 的 MIC_{90} 为 2μg/ml[40, 41]。此抗生素为浓度依赖型抗生素，并受到 pH 和离子钙浓度的影响，在有钙离子存在的条件下其体外敏感性可增加 2～4 倍。此抗生素的开发与研制曾在 1990 年停止，主要是由于 12h 输入后会出现剂量依赖性毒性（肌酸磷酸激酶升高）。然而，近年的研究显示，在剂量为 4mg/（kg·24h）时，既能够保持临床疗效，又可使其毒性最低。此抗生素正在进行Ⅲ期临床试验。

表 5-6-4　达托霉素等对肠球菌的抑菌活性（单位：μg/ml）

抗菌药物	粪肠球菌（25 株）			屎肠球菌（25 株）		
	MIC_{50}	MIC_{90}	MIC 范围	MIC_{50}	MIC_{90}	MIC 范围
达托霉素	0.5	1	0.25～4	2	4	0.5～4
万古霉素	1	64	1～64	64	64	2～64
利奈唑胺	2	4	1～8	4	4	1～8
链阳性菌素	4	16	0.25～16	0.5	4	0.25～4

（2）奥利万星（LY333328）：是一种糖肽类抗生素，为万古霉素的 2-磷酸盐衍生物，对所有革兰氏阳性细菌，包括 VRE、MRSA 和对糖肽类中度敏感的菌株，在体外均有很好的抗菌活性。尽管奥利万星与万古霉素具有相同的分子结合靶位，但在低浓度时，它对细菌细胞膜也有亲和力，从而对 VRE 也有活性，其 AUC 比万古霉素大 10 倍。

2001 年意大利学者 Noviello 等报道了奥利万星对革兰氏阳性球菌的体外抗菌活性，其对粪肠球菌和屎肠球菌的抗菌活性较好，并与替考拉宁进行了对比，结果表明奥利万星不仅对万古霉素敏感的肠球菌有很好的抑菌效果，对万古霉素耐药的屎肠球菌也有很好的抑菌效果（表 5-6-5）[42]。

表 5-6-5　奥利万星与替考拉宁对肠球菌的抑菌活性比较

	菌株数	抗菌药物	MIC（μg/ml）			MBC（μg/ml）		
			MIC_{50}	MIC_{90}	MIC 范围	MBC_{50}	MBC_{90}	MBC 范围
屎肠球菌	10	奥利万星	0.12	0.25	≤0.03～0.5	1	2	0.06～4
（万古霉素敏感）		替考拉宁	0.25	0.5	≤0.03～1	2	4	1～16
屎肠球菌	10	奥利万星	1	2	0.12～2	4	8	2～16
（万古霉素耐药）		替考拉宁	>16	>16	>16	>16	>16	>16
粪肠球菌	25	奥利万星	0.5	1	0.25～2	1	2	0.06～4
（万古霉素敏感）		替考拉宁	≤0.03	0.25	≤0.03～0.25	2	4	1～16

用时间-杀菌曲线检测表明奥利万星是 VRE 快速杀菌剂[43]，其与蛋白结合率高，但在首次输入时半衰期很长，约为 144 小时，这与药物的积累和有潜在毒性有关。奥利万星对血流感染包括 VRE 菌血症显示了极好的临床效果。

（3）甘氨酰环素和替加环素：甘氨酰环素是四环素的衍生物，对 VRE 等革兰氏阳性菌和许多革兰氏阴性菌具有活性，这种抗生素的最初开发是为了治疗难治性的恶心与呕吐。替加环素（GRA-936）：是一种米诺环素的衍生物（三丁基米诺环素），对临床分离的重要致病菌（包括四环素、糖肽与氟喹诺酮类耐药的革兰氏阳性菌）有广泛的活性，对 MRSA、PRSP 与 VRE 的 MIC_{90} 分别为 0.5μg/ml、0.03μg/ml 与 0.12μg/ml，优于万古霉素与利奈唑胺。在低浓度下，即可抑制四环素高度耐药菌（MIC≤128μg/ml）。

第七节 肠球菌的鉴定

一、肠球菌属与相关菌属的鉴别

从临床标本中分离到疑似肠球菌的菌株时,首先要与相关菌属进行鉴别,可按表 5-7-1、表 5-7-2 进行。

表 5-7-1 兼性厌氧、触酶阴性革兰氏阳性链球菌的表型特征

	万古霉素 a	葡萄糖产气	PYR	LAP	胆汁七叶苷	6.5%NaCl肉汤	生长 10℃	生长 45℃	动力	溶血
肠球菌属	S b	−	+	+	+	+	+	+	V	α/β/n
链球菌属	S	−	−c	+	−d	−e	−	V	−	α/β/n
气球菌属	S	−	+	−	V	+	−	+	−	α
孪生球菌属	S	−	+	V						α/n
创伤球菌属	S	−	+	+	+	+			−	n
乳球菌属	S	−	+	+	+	V	+	V		α/n
漫游球菌属	S	−	+	+	+	+		V	+	α/n
片球菌属	R	−	−	+	+	V		+	−	α
乏养球菌属	S	−	+	+	−	−	V			α/n
球链菌属	S	−	+	−		+				α
无色藻菌属	R	+	−	−	V	V	+	V	−	α/n

注:a 对万古霉素(每片 30μg)的敏感性;b 某些菌株对万古霉素耐药抑菌圈较小;c A 群链球菌等 PYR 试验阳性,其他菌株阴性;d 在草绿色链球菌中有 5%～10%的菌株对胆汁七叶苷阳性;e 某些 β 链球菌能在 6.5% NaCl 肉汤中生长;V,反应不定。

表 5-7-2 肠球菌与相关菌属的鉴别

	阳性菌株百分率(%) 肠球菌属(188 株)	乳球菌属(3 株)	无色藻菌属(6 株)
革兰氏阳性球菌	100	100	100
D 群抗原	77	0	17
胆汁七叶苷	100	100	100
6.5%NaCl 肉汤生长	100	100	100
对万古霉素敏感性	99	100	0
葡萄糖产气	<1	0	100
PYR	100	33	0

二、肠球菌属中的主要种别检索

肠球菌属细菌的双歧索引鉴定见图 5-7-1。

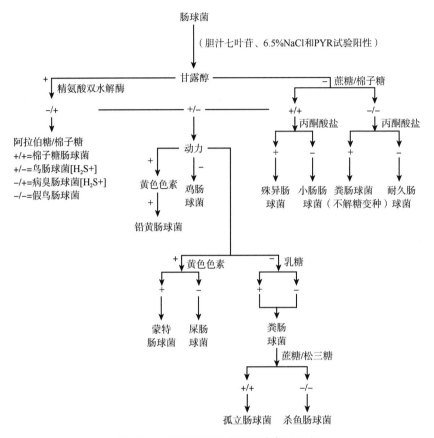

图 5-7-1　肠球菌属细菌的双歧索引鉴定

三、肠球菌属各种别的分群鉴定

肠球菌属各种别的分群鉴定首先要建立对未知的触酶阴性、革兰氏阳性球菌即肠球菌属与密切相关的菌属鉴定到种的试验检测程序（表 5-7-3），由于要认识屎肠球菌、粪肠球菌、铅黄肠球菌和鸡肠球菌的不同表型，还包括对乳球菌和漫游球菌属的判定，按分解甘露醇、山梨糖产酸和水解精氨酸的能力，将其分为 5 个菌群进行鉴定（表 5-7-3）。

表 5-7-3 内 5 个菌群中，第 1 群能分解甘露醇和山梨糖而产酸，但不水解精氨酸。

第 1 群可通过对阿拉伯糖、棉子糖和丙酮酸盐的利用进行鉴定。鸟肠球菌和棉子糖肠球菌可使阿拉伯糖产酸，棉子糖肠球菌分解棉子糖产酸，而鸟肠球菌则阴性。病臭肠球菌（*E. malodoratus*）可分解棉子糖，但不能分解阿拉伯糖，棉子糖肠球菌可使棉子糖和阿拉伯糖产酸，而类鸟肠球菌则对两种糖均不分解。解糖肠球菌能分解棉子糖，但不分解阿拉伯糖，与病臭肠球菌相似，但解糖肠球菌不利用丙酮酸盐，而病臭肠球菌可利用丙酮酸盐。莫拉维亚肠球菌不分解山梨醇和山梨糖。

表 5-7-3　肠球菌的分群鉴定

	甘露醇	山梨糖	精氨酸	阿拉伯糖	山梨醇	棉子糖	0.04%亚碲酸钾	动力	色素	蔗糖	丙酮酸盐	MGP	依罗霉素
第 1 群													
鸟肠球菌	+	+	-	+	+	-	-	-	-	+	+	+	R
病臭肠球菌	+	+	-	-	+	-	-	-	-	+	+	-	S
棉子糖肠球菌	+	+	-	+	+	+	-	-	-	+	+	+	R
类鸟肠球菌	+	+	-	+	+	-	-	-	-	+	+	+	R
解糖肠球菌	+	+	-		+	+				+		+	R
莫拉维亚肠球菌	+		-	+						+			
第 2 群													
粪肠球菌	+*	-	+*	-	+	-	+	-	-	+*	+	-a	R
乳球菌	+	-	+	-	-	-	-	-	-	V	-		S
屎肠球菌	+*	-	+	+	V	V	-	-	-	+*	-		S
铅黄肠球菌	+	-	+*	+	V	+	-*	+*	+*	+	V	+	R
蒙特肠球菌	+*	-	+*	+	V	-		-*	-	+			R
鸡肠球菌	+	-	+	+	-	+		+	-	+	-	+	R
血过氧化物肠球菌	V	-	+		-	-		-	+	+			
第 3 群													
耐久肠球菌	-	-	+	-	-	-	-	-	-	+	-	-	S
小肠肠球菌	-	-	+	-	-	V		-	-	+			S
殊异肠球菌	-	-	+	-	-	+		-	-	+	+	+	R
猪肠球菌	-	-	+							+			S
鼠肠球菌	-	-	+							+			S
绒毛肠球菌	-	-	+							+			
第 4 群													
硫磺肠球菌	-	-	-	-	-	+		-	+	+			R
盲肠肠球菌	-	-	-	-	+	+		-	-	+	+	-	R
第 5 群													
鸽肠球菌	+	-	-	+	+	+		-	-	+	+		R
河流漫游球菌	+	-	-	-	+	-		+	-	+	-	+	R
黄色肠球菌	-	+	+	ND	+	+		+	+	+			

注：+，>90%阳性；-，<10%阳性；V，不同反应；R，耐药；S，敏感。ND，未检测。* 3%以下菌株例外。a 某些菌株培养 2 周后阳性。

第 2 群肠球菌能分解甘露醇而产酸，水解精氨酸，但不水解山梨糖。不典型菌株不水解精氨酸或分解甘露醇产酸。在第 2 群还包括乳球菌属，由于发现于人类的乳球菌有两个种，即格氏乳球菌（*L. garvieae*）和乳酸乳球菌（*L. lactis*），其表型特性与第 2 群肠球菌相近似，故第 2 群也包括乳球菌。

粪肠球菌是第 2 群中仅有的能耐受亚碲酸盐和利用丙酮酸盐的一个种。屎肠球菌和鸡肠球菌有相似的特性，但可通过动力试验、对依罗霉素的敏感性和甲基-α-D-吡喃葡萄糖苷（MGP）产酸而区分。鸡肠球菌有动力，对依罗霉素耐药，分解 MGP 产酸，屎肠球菌则无动力，对依罗霉素敏感，不分解 MGP。铅黄肠球菌和蒙特肠球菌产生色素，铅黄肠球菌有动力和依罗霉素耐药，分解 MGP 产酸，而蒙特肠球菌则相反。血过氧化物肠球菌可根据其触酶情况定种，即在血琼脂平板上的菌落触酶试验为强阳性，而在无血培养基上的菌落则为阴性。

第 3 群中耐久肠球菌、小肠肠球菌（E. hirae）和殊异肠球菌（E. dispar）这 3 个种水解精氨酸但不分解甘露醇、山梨糖和山梨醇。

第 3 群较易于鉴定，可根据其对丙酮酸盐、阿拉伯糖、棉子糖和蔗糖的反应而加以鉴别。耐久肠球菌对上述 4 种反应呈阴性，小肠肠球菌对棉子糖和蔗糖其中之一呈阳性，而对阿拉伯糖和丙酮酸盐为阴性。殊异肠球菌能发酵棉子糖和蔗糖产酸并能利用丙酮酸盐，但对阿拉伯糖为阴性。耐久肠球菌与猪肠球菌、鼠肠球菌等性质相似，可按表 5-7-4 和表 5-7-5 进行区分。

表 5-7-4　耐久肠球菌与猪肠球菌等的鉴别

	耐久肠球菌	猪肠球菌	鼠肠球菌	绒毛肠球菌
石蕊牛乳反应	+/+	+/−	−/−	−/+
丙酮酸盐利用	−	−		
马尿酸水解	+	−	V	−
耐受亚碲酸盐	−	−		
产酸				
阿拉伯糖	−	−	−	−
乳糖	+	+	V	+
甘油	−	−	−	
蜜二糖	+	+		+
甲基-α-D-吡喃葡萄糖苷	−	−		−
棉子糖	−	−	−	−
蔗糖	−	−	−	−
蕈糖	+	+	V	+
木糖	−	+	−	+/−

表 5-7-5　耐久肠球菌与绒毛肠球菌的鉴别

	绒毛肠球菌	耐久肠球菌
β-甘露糖苷酶	−	+/−
对妥布霉素敏感	+	+
甲基-β-D-吡喃葡萄糖苷	−	+
蔗糖	−	V
木糖	+/−	−

在对第 1、2、3 群肠球菌的鉴定中，有几项试验非常重要。在鉴定 1、2、3 群肠球菌的实践中，可参照表 5-7-6 进行。

表 5-7-6　鉴定常见肠球菌（1、2、3 群）的关键试验

			反应			
	菌株数	群别	甘露醇	山梨醇	山梨糖	精氨酸
鸟肠球菌	43	1	+（100）	+（97）	+（97）	-（0）
棉子糖肠球菌						
病臭肠球菌						
类鸟肠球菌						
粪肠球菌	113	2	+（99）	V（63）	-（0）	+（94）
孤立肠球菌						
鸡肠球菌						
屎肠球菌						
铅黄肠球菌						
蒙特肠球菌						
耐久肠球菌	28	3	-（7）	-（0）	-（0）	+（100）
小肠肠球菌						
粪肠球菌						

注：括号内数字为阳性百分率。

第 4 群不分解甘露醇或山梨糖，也不水解精氨酸。第 4 群的 2 个种，即硫磺肠球菌和盲肠肠球菌，可根据它们分解山梨醇和 MGP，产生色素和利用丙酮酸盐而加以鉴定。

第 5 群由鸽肠球菌、河流漫游球菌（*Vagococcus fluvialis*）和黄色肠球菌组成。因为河流漫游球菌的表型特性与这个群的其他肠球菌表型特性相近似，其鉴定可通过特殊的反应进行。第 5 群的细菌可根据其对阿拉伯糖、棉子糖、丙酮酸盐、MGP 的反应和动力试验加以区分。

参 考 文 献

[1] Schleifer K, Kilpper-Bälz R. Transfer of *Streptococcus faecalis* and *Streptococcus faecium* to the Genus *Enterococcus* nom. Rev. as *Enterococcus faecalis* comb. nov. and *Enterococcus fasecium* comb. nov. Int J Syst Bacteriol, 1984, 34（1）: 31-34.

[2] Boone DR, Castenholz RW. Bergey's Manual of Systematic Bacteriology. 2nd ed. New York: Springer-Verlag, 2001.

[3] Teixeira LM, Facklam RR, Steigerwalt AG. Correlation between phenotypic characteristics and DNA relatedness within *Enterococcus faecium* strains. J Clin Microbiol, 1995, 33: 1520-1523.

[4] Collins MD, Farrow JAE, Jones D. *Enterococcus mundtii* sp. nov. Int J Syst Bacteriol, 1986, 36（1）: 8-12.

[5] Collins MD, Jones D, Farrow JAE, et al. *Enterococcus avium* nom. Rev., comb. nov.; *E. casseliflavus* nom. Rev., comb. nov.; *E. durans* nom. Rev, comb. nov.; *E. gallinarum* comb. nov.; and *E. malodoratus* sp. nov. Int J Syst Bacteriol, 1984, 34（2）: 220-223.

[6] Farrow JAE, Collins MD. *Enterococcus hirae*, a new species that includes amino acid assay strain NCDO 1258 and strains causing growth depression in young chickens. Int J Syst Bacteriol, 1985, 35（1）: 73-75.

[7] Martinez-Murcia AJ, Collins MD. *Enterococcus sulfureus*, a new yellow-pigmented *Enterococcus* species. FEMS Microbiol Lett,

1991，80：69-74.

[8] Collins MD，Rodrigues UM，Pigott NE. *Enterococcus dispar* sp. nov. A new *Entrococcus* species from human sources. Lett App Microbiol，1991，12：95-98.

[9] Pompei R，Berlutti F，Thaller MC. *Enterococcus* sp. nov.，a new species of enterococci of clinical origin. Int J Syst Bacteriol，1992，42（3）：365-369.

[10] Vancanneyt M，Snauwaert C，Cleenwerck I，et al. *Enterococcus villorum* sp. nov.，an enteroadhernt bacterium associated with diarroea in piglets. Int J Syst Evol Microbiol，2001，51：393-400.

[11] Svec P，Devriese LA，Sedlacek I，et al. *Enterococcus haemoperoxidus* sp. nov. and *Enterococcus moraviensis* sp. nov.，isolated from water. Int J Syst Evol Microbiol，2001，51：1567-1574.

[12] Teixeira LM，Carvalho MGS，Espinola MMB，et al. *Enterococcus porcinus* sp. nov. and *Enterococcus ratti* sp. nov.，associated with enteric disorders in animals. Int J Syst Evol Microbiol，2001，51：1737-1743.

[13] Tyrrell GJ，Turnnbull L，Teixeira LM. et al. *Enterococcus gilvus* sp. nov. and *Enterococcus pallens* sp.n isolated from human clinical specimens. J Clin Microbiol，2002，40（4）：1140-1145.

[14] Law-Brown J，Meyers PR. *Enterococcus phoenculicola* sp. nov.，a novel member of the entrococci isolated from the urropygial gland of the red-billed woodhoopoe，phoenniculus purpureus. Int J Syst Evolut Microbiol，2003，53：683-685.

[15] De Graef EM，Devriese LA，Vancanneyt M，et al. Description of *Enterococcus canis* sp. nov. from dogs and reclassification of *Enterococcus porcinus* Teixeira et al. 2001 as a junior synonym of *Enterococcus villorum* Vancanneyt et al. 2001. Int J Syst Evolut Microbiol，2003，53：1069-1074.

[16] Harbarth S，Cosgove S，Carmeli Y. Effects antibiotics on nosocomial epidemiology of Vancomycin-resistant enterococci. Antimicrob Agents Chemother，2002，46（6）：1619-1628.

[17] Cetinkaya Y，Falk P，Mayhall CG. Vancomycin-resistant enterococci. Clin Microbiol Rev，2000，13：686-707.

[18] Linden PK. Treatment options for Vancomycin-resistant enterococcal infections. Drugs，2002，62（3）：425-441.

[19] Zhanel GG，Hoban DJ，Karlowsky JA. Nitrofurantoin is actttive against Vancomycin-resistant enterococci. Antimicrob Agents Chemother，2001，45（1）：324-326.

[20] Colak D，Naas T，Gunseren F，et al. First outbreeak of vancomycin-resistant entrococci in a tertiary hospital in Turkey. J Antimicrob Chemothen，2002，50（3）：397-401.

[21] 李仲兴，张立志，王秀华. 国产替考拉宁对140株肠球菌的体外抗菌活性观察. 中国抗生素杂志，27（6）：362-364.

[22] Sader HS，Pfaller MA，Tenover FC. Evalution and characterization of multiresistant *Enterococcus faecium* from 12 U.S. medical centers. J Clin Microbiol，1994，32（11）：2840-2842.

[23] Morrison AJ, Wenzel RP. Nosocomial urinary tract infections due to *Enterococcus*. Arch lntern Med,1986,146:1549-1551.

[24] Das I, Gray J. Enterococcal bacteremia in childn:a review of seventy-five episodes in a pediatric hospital Pediatr Infect Dis, 1998, 17(12):1154-1158.

[25] Perez-Castrillon JL, Martin-Luquero M, Martin-Escudero JC, et al. Endocarditis caused by *Enterococcus avium*. Scand J Infect Dis, 1997, 29(5):530.

[26] Graninger W, Ragette R. Nosocomial bectermia due to *Enterococcus faecalis* without endocarditis. Clin Infect Dis,1992,15:49-57.

[27] Megran DW. Enterococcal endocarditis. Clin Infect Dis, 1992, 15:63-71.

[28] Quaade F, Kristensen KP, Purulent meningitis:a review of 658 cases. Acta Med Scand, 1962, 117:334-337.

[29] Durand ML, Calderwood SB,Weber DJ. et al. Acute bacterial meningitis in adults:a review of 493 episodes. N Engl J Med, 1993, 328:21-28.

[30] Stevenson KB, Murray EW, Saubbi FA. Enterococcal meningitis:report of four cases and review. Clin Infect Dis, 1994, 18:223-239.

[31] Losonsky GA,Wolf A , Schwalbe RS, et al. Successful treatment of meningitis due to multiply resistant *Enterococcus faecium* with a combination of intrathecal and intravenous antimicrobial agents. Clin Infec Dis, 1994, 19:163-165.

[32] Aslangul E, Baptista M, Fantin B, et al. Selection of glycopeptides-resistant mutants of VanB type *Enterococcus faecalis* BM4281 in vitro and in experimental endocarditis. J Infec Dis, 1997, 175:598-605.

[33] Hayden MK, Trenholme GM, Schultz JE, et al. Invivo development of teicoplanin resistant in a VanB *Enterococcus faecalis* J Infect Dis, 1993, 167:1224-1227.

[34] Van der Auwerap, Pensart N, Korten V, et al. Influence of oral glycopeptodes on the fecal flora of human volunteers:selection of highly glycopeptides-resistant enterococci. J Infect Dis, 1996, 73:1129-1136.

[35] Raz R, Colodenr R, Rohana Y. Effectiveness of estriol-containing vaginal pessaries and nitrofurantoin macrocrystal therapy in the prevention of recurrent urinary tract infection in postmenopausal women. Ckun Infect Dis, 2003, 36(11):1362-1368.

[36] Jones RN, Ballow CH, Biedenbach B, et al. Quinupirstin/dalfoprstin antimicrobial activity of quinupirstin-dalfoprstin(RP59500, Synercid) tssted against over 28,000 recent clinical isolates from 200 medical centers in the United States and Canada. Diagno Microbial Infect Dis, 1998, 31:437-451.

[37] Dowzicky M, Nadler HL, feber C, et al. Ecaluation of in vitro activity of quinupirstin/dalfoprstin and comparator antimicrobial agents against worldwide clinical trial and other laboratory isolates. Am J Med,104(Suppl.5A):34S-42S.

[38] Moellering RC, Linden PK, Peinhardt J, et al. The efficacy and safety of quinupirstin/dalfoprstin for the treatment of infections caused by vancomycin resistant *Enterococcus faecium*. J Antimicrob Chemother, 1999, 44:251-261.

[39] Noskin GA, Siddiqul F, Stosor V, et al. In vitro activities of linezolid agaist important gram-positive bacterial pathogens including vancomycin-resistant enterococci. Antimicrob Agents Chemother, 1999, 43: 2059-2062.

[40] Linden P, Pasculle AW, McDevitt D, et al. Effect of quinupirstin/dalfoprstin on the ouutcom of vancomycin-resistant *Enterococcus faecium* bacteremia:comparision with a control cohort. J Antimicrob Chemother, 1997, 39(Suppl.A):145-151.

[41] Aeischlmann JR, Zervos MJ, Rybak MJ. Treatment of vancomycin-resistant *Enterococci faecium* with RP 59500(quinupirstin/ dalfoprstin) administered by intermittent or continuous infusion, aline or in combination with doxycycline, in an in vitro pharmacodynamic infection model with simulated endocardial vegetation. Antimicrob Agents Chemother, 1998, 42:2710-2717.

[42] Noviello S, Ianniello F, Esposito S. In vitro activity of LY333328(oritavancin) against Gram-positive aerobic cocci and synergy with ciprofloxacin against enterococci. Antimicrob Agents Chemother, 1997, 41(10):2165-2172.

[43] Manero A, Blanch A. Identification of Enterococcus spp. with a biochemical key. Appl Evolut Microbiol, 1999, 65（10）: 4425-4430.

（李仲兴 杨 靖 牛亚楠 李 玮）

第六章 其他革兰氏阳性球菌感染及检测

第一节 气 球 菌

一、气球菌的分类现状

气球菌最初是从空气、尘埃、牛奶中分离而得[1]，在咸肉、生肉和加工的蔬菜中也广泛分布。据报道气球菌可引起人类感染而致病，可从亚急性、细菌性心内膜炎患者的血液，也可从泌尿系感染患者的尿中分离出来，在罕见的情况下，还可从脓胸或感染的伤口中分离出来。

气球菌属由 Williams、Hirch 和 Cowan 于 1953 年正式命名[2]，直到 1992 年，一直只是一个单一的种别，即绿色气球菌。

1992 年，英国学者 Aguirre 等报道从尿道感染患者中分离出了 5 株气球菌样细菌，经16S rRNA 序列检测，认为应分类为气球菌属。这种细菌为一种新种，正式命名为尿道气球菌（A. urinae），其模式株为 NCFB 2893[3]。

1999 年英国学者 Collins 等报道了气球菌的另一个新种[4]，即柯氏气球菌（A. christensenii）。Collins 等对从阴道分离出的气球菌样细菌进行表型和遗传学研究，并对比了 16S rRNA 序列，证明其属于气球菌属，并通过生化及全细胞蛋白电泳分析，证明与绿色气球菌和尿道气球菌不同，提议将其分类为气球菌属，命名为柯氏气球菌，其模式株为柯氏气球菌 CCUG 28831^T。

2001 年英国学者 Lawson 等报道了从人类血液中分离出来的革兰氏阳性、触酶阴性的球菌[5]，对比了 16S rRNA 基因序列，证明此菌应属于气球菌属，生化及全细胞蛋白电泳分析表明这种细菌与柯氏气球菌、尿道气球菌和绿色气球菌不同，建议将其分类为气球菌属，命名为血气球菌（A. sanguicola），其模式株为 CCUG 43001^T（=CIP 106533^T）。

2001 年 Lawson 等报道了从人尿液中分离到一株类似气球菌的菌株，最后定名为人尿气球菌（A. urinaehominis），其模式株为 CCUG 420386^T（=CIP 106675^T）[6]。

截至 2002 年气球菌属共有 5 个被承认的种，即绿色气球菌、尿道气球菌等（表 6-1-1）。

气球菌属在 2001 年出版的《Bergey 系统细菌学手册》（第 2 版）第 1 卷中被分类于芽孢杆菌纲、乳杆菌目之中，气球菌属已升为气球菌科，气球菌属为其中的第 1 属[7]。

2002 年挪威学者 Grude 等报道了从尿液分离的 27 株 α-溶血链球菌，最后证明有 7 株是尿道气球菌，占所在实验室尿培养细菌的 0.3%。他们认为尿培养时应注意对这种细菌的鉴定，并推荐治疗尿道气球菌感染时应使用氨苄西林或呋喃妥因。

表 6-1-1　气球菌属的主要种别

报道年份	报道者	细菌名称
1953	Williams、Hirch 和 Cowan	绿色气球菌（A. viridans）
1992	Aguirre 等	尿道气球菌（A. urinae）
1999	Collins 等	柯氏气球菌（A. christensenii）
2001	Lawson 等	血气球菌（A. sanguicola）
2001	Lawson 等	人尿气球菌（A. urinaehominis）

二、生物学特性

气球菌属细菌的菌细胞呈球形，直径为 1.0～2.0μm，为革兰氏阳性菌。在液体培养基中呈四联状，不运动，兼性厌氧，在降低气压下生长最好，在空气和厌氧条件下生长差。好氧生长时产 H_2O_2，在血琼脂平板上显著变绿。呼吸代谢为化能异养菌。对各种碳水化合物类产酸不产气，触酶阴性或反应极弱。不液化明胶，不还原硝酸盐。最适生长温度为 30℃，在 10℃能生长，45℃不生长；在 pH 9.6、10% NaCl 和 40%胆盐条件下能生长[8]。

1. 绿色气球菌　为革兰氏阳性球菌，菌细胞直径为 1～2μm。在液体培养基上容易形成四联状排列，无动力，微需氧，触酶阴性或弱阳性，在血琼脂平板上呈现绿色（图 6-1-1、图 6-1-2）。一般为腐生菌，但与人类心内膜炎有关，其模式种为绿色气球菌（A. viridans）[9]。

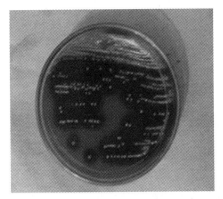

图 6-1-1　绿色气球菌在血琼脂平板上的菌落形态

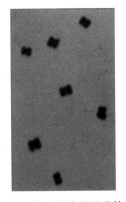

图 6-1-2　革兰氏染色的菌体形态

2. 尿道气球菌　1992 年 Aguirre 等研究了从尿道感染患者尿中分离的尿道气球菌，此菌为革兰氏阳性球菌，成堆、成对或四联状排列，无色素，无动力，微需氧，触酶阴性，在 10℃和 45℃不生长，在 5%马血琼脂平板上产生 α-溶血反应，可分解阿拉伯醇、D-葡萄糖、甘露醇、核糖（慢反应）、山梨醇、蔗糖和木糖醇产酸，不分解阿拉伯糖、半乳糖、甘油、肌醇、乳糖、麦芽糖、D-棉子糖和蕈糖，水解马尿酸盐，不水解七叶苷，对 β-葡萄糖醛酸酶和亮氨酸氨基肽酶阳性，对 α-或 β-半乳糖苷酶、PYR、碱性磷酸酶和精氨酸双水解酶、硫化氢阴性，不还原硝酸盐，DNA 的 G+C 含量为 44.4mol%。其模式株为尿道气球菌 NCFB 2893。

3. 柯氏气球菌　由 Collins 等于 1999 年报道，是用丹麦微生物学家 Christensen 的名字来命名的。为无动力、无芽孢的革兰氏阳性球菌，可成对或四联状排列，在血琼脂平板上呈 α-溶血，能在含 6.5% NaCl 培养基中生长，兼性厌氧，触酶和氧化酶阴性。用 API 系统（快速鉴定 32 链球菌系统）检测不分解 D-阿拉伯醇、L-阿拉伯糖、环糊精糖原、乳糖、蜜二糖、甘露醇、麦芽糖、松三糖、甲基-β-D-吡喃葡萄糖苷、棉子糖、核糖、山梨醇、蔗糖、塔格糖和蕈糖，不产生碱性磷酸酶、尿素酶、精氨酸双水解酶和 β-半乳糖苷酶，水解马尿酸，VP 试验阴性，可从女性阴道中分离到。其 DNA 的 G+C 含量为 38.5mol%。

4. 人尿气球菌　为触酶阴性、不形成芽孢的革兰氏阳性球菌，单个、成对或四联状排列，兼性厌氧、氧化酶阴性，在哥伦比亚马血琼脂平板上经 37℃培养 24 小时，可形成直径＜1mm 的菌落，无色素，α-溶血，用商品的 API 系统检测可使葡萄糖、甲基-β-D-吡喃葡萄糖苷、D-核糖和蔗糖产酸，不能使 D-阿拉伯糖、L-阿拉伯糖、环糊精、糖原、乳糖、芽梗孢糖、山梨醇、塔格糖、甘露醇、蜜二糖、松三糖、棉子糖、蕈糖和 D-木糖产酸。对酸性磷酸酶阳性，对精氨酸阴性，水解七叶苷和马尿酸盐，不液化明胶，不还原硝酸盐，VP 试验阴性，可从人类尿液中分离到。其模式株为 CCUG420386（CIP106675）。

5. 血气球菌　为兼性厌氧、触酶阴性、不形成芽孢的革兰氏阳性球菌，单个、成对或四联状排列，能在 6.5% NaCl 培养基中生长，在哥伦比亚马血琼脂上可长出直径小于 1mm 的菌落，无色素，α-溶血，胆汁七叶苷阳性。用 API 系统检测可分解麦芽糖、蔗糖和蕈糖，但不分解 D-阿拉伯醇、山梨醇、塔格糖、甘露醇、蜜二糖、甲基-β-D-吡喃葡萄糖苷、D-棉子糖和木糖。对酸性磷酸酶、精氨酸双水解酶阳性，对 N-乙酰葡萄糖胺酶、尿素酶阴性，VP 试验阴性，水解马尿酸盐，可从人血液中分离到。其模式株为 CCUG43001^T（CIP106533^T）。

三、对抗菌药物的敏感性

由于气球菌发现的时间比较短，从临床标本中分离的菌株也比较少，但气球菌的种类在逐渐增多，有关气球菌的抗菌药物敏感试验的报道也在逐渐增多。2001 年 Skov 等[10]报道了尿道气球菌对 14 种抗菌药物的敏感性（表 6-1-2）。

表 6-1-2　56 株尿道气球菌对 14 种抗菌药物的敏感性

抗菌药物	MIC 范围（μg/ml）	MIC$_{50}$（μg/ml）	MIC$_{90}$（μg/ml）
青霉素 G	0.032～0.25	0.064	0.125
阿莫西林	0.016～0.25	0.064	0.125
哌拉西林	0.064～0.5	0.125	0.5
头孢曲松	0.125～32	2.0	8.0
头孢吡肟	0.032～8.0	0.25	1.0

续表

抗菌药物	MIC 范围（μg/ml）	MIC$_{50}$（μg/ml）	MIC$_{90}$（μg/ml）
庆大霉素	4~256	64	128
奈替米星	4~256	32	64
阿米卡星	16~>512	256	512
万古霉素	0.5~1	0.5	1.0
利福平	0.008~64	0.032	0.064
红霉素	0.125~2.0	0.5	1.0
环丙沙星	0.125~4.0	1.0	2.0
司帕沙星	0.125~1.0	0.5	0.50
羟四环素	1.0~4.0	2.0	2.0

四、气球菌与人类感染

1976 年 Parker 和 Ball[11]报道了由链球菌和气球菌引起人类感染的情况，在 820 株链球菌和气球菌中，有 719 株是从心内膜炎、化脓性疾病和菌血症患者中分离出来的。其中共分离出 7 株气球菌，4 株从心内膜炎患者、3 株从菌血症患者中分离出。本菌除对头孢菌素类抗生素和万古霉素敏感外，对绝大多数抗生素耐药，因而给治疗带来了一定的困难。

1978 年以来，从人类标本中分离的 178 株革兰氏阳性球菌由 CDC 的细菌参考实验室鉴定为气球菌[12]，主要从血液、尿液、脑脊液和伤口中分离而来。气球菌可在自然界的植物、空气和尘埃中存在，由于它可引起人类的脑膜炎[13]、心内膜炎、败血症[14]和其他感染[15]，它是重要的机会致病菌。

1989~1991 年，丹麦细菌学家 Christensen 等[16]对尿道分离的气球菌样细菌（*Aerococcus*-like organisms，ALO）进行了一系列的研究，认为大多数感染该菌的患者有临床症状，尿路感染症状明显，且反复发作，认为该菌是一种机会致病菌（表 6-1-3）。

表 6-1-3 培养出气球菌样细菌的尿路感染患者的症状

症状	ALO 纯培养		ALO 与其他细菌	
	无导管患者例数	有导管患者例数	无导管患者例数	有导管患者例数
排尿困难+发热+脓尿	1	1	1	
排尿困难+发热	1	1	1	
排尿困难+脓尿	13	1	8	2
发热+脓尿			1	1
排尿困难	1		1	
发热	1			
脓尿	10		6	1
无症状	1		1	
无信息	4		3	

气球菌样细菌具有气球菌的共同特性,但与绿色气球菌在表型上有区别,经 16S rRNA 序列检测,应归属于气球菌属,1992 年 Aquirre 等证实该菌为尿道气球菌,定名为尿道气球菌(*Aerococcus urinae*)。从尿中分离到尿道气球菌的患者均有易感条件和尿道感染症状,引起尿道感染的尿道气球菌已引起丹麦、瑞典、荷兰、法国、美国、加拿大和南美洲的一些国家的极大关注[17]。尿道气球菌也可从败血症患者血液中分离而来,在丹麦 1987~1995 年就从 26 名患者血液中分离出了尿道气球菌,发病率为每年 0.5/100 万,发生感染性心内膜炎者占 0.8%[18],菌血症/败血症患者单独用 β-内酰胺类抗生素治疗,合并心内膜炎的患者以 β-内酰胺类与氨基糖苷类联用进行治疗。据报道,这类患者每 6 人中就有 5 人死亡,并且从 1 名尸检患者的心瓣膜培养出了尿道气球菌,因此正确实施抗生素治疗,对于尿道气球菌性心内膜炎的患者至关重要。

柯氏气球菌、血气球菌和人尿气球菌是从人类标本的血液、尿液和阴道中分离而来,也需要微生物学家和实验室的工作人员高度重视,注意在临床标本中发现并正确鉴定这些致病菌,通过抗生素敏感试验来指导临床治疗。从 3 例败血症患者(1 例是生后 6 天的新生儿)中分离出绿色气球菌[19, 20],说明该菌有一定致病力。

五、细菌的分离培养与鉴定

气球菌按常规方法进行血培养,用血琼脂平板进行分离培养,于 35℃、24 小时后菌落为针尖大小,溶血不明显,培养 48 小时后菌落直径约为 1mm,灰白色,呈明显的 α-溶血。该菌经染色,为革兰氏阳性的四联状球菌。接种于营养琼脂及牛心浸汤,于 35℃培养,24 小时后牛心浸汤中为均匀混浊生长,营养琼脂于 48 小时后开始有菌落生长。在麦康凯琼脂上不生长,触酶阴性。能在 6.5% NaCl 肉汤中生长。

气球菌是介于葡萄球菌与链球菌之间的细菌,但更接近后者。与葡萄球菌和肠球菌的相似之处是能在 6.5% NaCl 肉汤中生长,但其触酶阴性、菌落小、α-溶血等特性更接近链球菌。

气球菌为四联状革兰氏阳性球菌,偶尔成对或成丛排列。在液体培养基中,更倾向形成四联状,从形态上与其他阳性球菌很难区分开,稍有疏忽就会造成鉴定错误。气球菌无鞭毛,不运动,微需氧,氧化酶阴性,能耐受 6.5% NaCl 和 40%胆汁,某些菌株能在胆汁七叶苷琼脂斜面上生长,并使培养基变黑,这一点与肠球菌相似,但其缺乏 D 群链球菌所应有的抗原。

若从临床标本中分离到 α-溶血的革兰氏阳性球菌,以四联状排列为主,如触酶阴性(或弱阳性),能在 6.5% NaCl 肉汤中生长,应怀疑为气球菌,但要与肠球菌或微球菌进行鉴别。同时,应进行全部生化试验检测,与相关菌属进行鉴别(表 6-1-4),种间鉴别见表 6-1-5。

表 6-1-4　气球菌与相关菌属的鉴别[21]

	肠球菌属	气球菌属	乳球菌属	片球菌属	链球菌属	明串珠菌属	孪生球菌属	创伤球菌
形态								
球状	+	+	+	+	+	+	+	+
球杆状	+	－	+	－	+	+	－	－
杆状	－	－	－	－	+	+	－	－
排列								
链状	+	－	+	－	+	+	－	－
成对	+	+	+	+	+	+	+	+
四联状	－	+	－	+	－	－	+	+
精氨酸水解	+、－	－	+、－	+、－	+、－	－	－	－
生长								
10℃	+、－	－（+）	+（－）	+、－	－（+）	+	－	－
45℃	+、－	－（+）	－	+（－）	－（+）	－（+）	－	－
6.5% NaCl	+	+	+（－）	－（+）	－	+（－）	－	+
链球菌群抗原	D（－）	－	N（－）	－（D）	A~V	－（D）	－	－
万古霉素	S（R）	S	S	R	S	R	S	S
PYRase	+	+	+、－	－	－	－	V	+
黄色素	－（+）	－（+）	－	－	－	－（+）	－	－
葡萄糖产气	－（+）	－	－	－	－	+	－	V
亮氨酸氨基肽酶	+	－	+	+	+	－		
胆汁七叶苷	+	V	V	+	V	+	－	V

注：D, 不同反应；A~V, 链球菌群抗原；S, 敏感；R, 耐药；V, 反应不定。

表 6-1-5　气球菌属各种别的鉴别[5, 6]

	血气球菌	柯氏气球菌	尿道气球菌	人尿气球菌	绿色气球菌
产酸					
乳糖	－	－	－	－	+
麦芽糖	+	－	－	+	+
甘露醇	－	－	+	－	V
核糖	－	－	V	+	V
蔗糖	+	－	+	+	+
蕈糖	+	－	－	－	+
山梨醇	－	－	+	－	－
β-半乳糖苷酶	－	－	－	－	+
β-葡萄糖苷酸酶	+	－	+	+	－
吡咯谷氨酸芳胺酶	+	－	－	－	+
精氨酸双水解酶	+	－	－	－	－

注：V, 反应不定。

参 考 文 献

[1] Sneath PHA，Mair NS，Sharpe ME. Bergey's Manual of Systematic Bacteriology：Vol.2. Baltimore：Williams & Wilkins，1986.

[2] Williams REO，Hirch A，Cowan ST. *Aerococcus*，a new bacterial genus. J Gen Microbiol，1953，8：475-480.

[3] Aguirre M，Collins MD. Phylogenetic analysis of some *Aerococcus*-like organisms from urinary tract infections：description of *Aerococcus urinae* sp. nov. J General Microbiology，1992，138：401-405.

[4] Collins MD，Jovita MR，Hutson RA，et al. *Aerococcus christensenii* sp. nov.，from the human vagina. Int J Syst Bacteriol，1999，49：1125-1128.

[5] Lawson PA，Falsen E，Truberg-Jensen K，et al. *Aerococcus sanguicola* sp. nov.，isolated from a human clinical source. Int J Syst Bacteriol，2001，51：475-479.

[6] Lawson PA，Falsen E，Ohlen M，et al. *Aerococcus urinaehominis* sp. nov.，isolated from human urine. Int J Syst Bacteriol，2001，51：683-686.

[7] Garrity GM. Bergey's Manual of Systematic Bateriology. 2nd ed. New York：Springer，2001.

[8] Holt JG，Krieg NR，Sneath PHA. Bergey's Manual of Determinative Bacteriology. 9th ed. Baltimore/New York：Williams & Wilkins，1994.

[9] 李仲兴，王秀华，边占水，等. 21 株绿色气球菌的生物学特性研究. 临床检验杂志，1990，8：2-3.

[10] Skov R，Christensen JJ，Korner B，et al. In vitro antimicrobial of *Aerococcus urinae* to 14 antibiotics，and time-kill curves for penicillin，gentamicin and vancomycin. J Antimicrob Agents Chemother，2001，48：653-658.

[11] Parker MT，Ball LC. Streptococci and aerococci associated with systemic infections in man. J Med Microbol，1976，9：275-302.

[12] Bosley GS，Wallace PL，Moss CW，et al. Phenotypic characterization，celluar fatty acid composition，and DNA relatedness of aerococci and comparison to related genera. J Clin Microbiol，1990，28：416-421.

[13] Nathavitharana KA，Arseculeratrne SN，Aponson HA，et al. Acute meningitis in early childhood caused by *Aerococcus viridans*. Br Med J，1983，286：6373.

[14] Taylor PV，Trueblood MC. Septic arthritis due to *Aerococcus viridans*. J Rheumatol，1985，12：1604-1605.

[15] Aguirre M，Collins MD. Development of a Polymerase chain reaction test for specific identification of the urinary tract pathogen *aerococcus urinae*. J Clin Microbiol，1993，31：1350-1353.

[16] Christensen JJ，Vibits H，Ursing J，et al. *Aerococcus*-like organism，a newly recognized potential urinary tract pathogen. J Clin Microbiol，1991，29：1049-1053.

[17] Christensen JJ，Komer B. *Aerococcus urinae*. A newcomer in clinical and microbiological practice. Antimicrobics and Infectious Diseases Newsletter，1996，15：78-80.

[18] Christensen JJ，Jensen IP，Faerk B，et al. Bacteremia/septicemia due to *Aerococcus*-Like organisms：report of seventeen cases.Clin Infect Dis，1995，21：943-947.

[19] 李仲兴，王秀华，赵宝珍，等. 绿色气球菌的分离培养与鉴定. 临床检验杂志，1987，5：66-67.

[20] 李仲兴，边占水，岳云升. 新生儿绿色气球菌性败血症 1 例报告. 实用儿科杂志，1988，5：264.

[21] Facklam R，Hollis D，Collins MD. Identification of Gram-positive coccal and coccobacillary Vancomycin-resistent bacteria. J Clin Microbiol，1989，27：724-730.

第二节　罗　氏　菌

一、分类

　　罗氏菌属是 1967 年由 Georg 和 Brown 建议设立的菌属[1]，属于放线菌科。其模式种为龋齿罗氏菌（*Rothia dentocariosa*）。截止到 2004 年罗氏菌属内共有 5 个种。

　　1. 龋齿罗氏菌　龋齿罗氏菌是罗氏菌属中的模式种。此菌以前称为龋齿放线菌[2]或龋齿奴卡氏菌[3]。1967 年 Georg 和 Brown 建议设立罗氏菌属后，有关龋齿罗氏菌引起人类感染的报道不断增多，已成为该属中主要的机会致病菌。

　　2. 黏滑罗氏菌　由 Migula[4]于 1900 年首次报道，当时称为黏滑微球菌（*M. mucil-aginosus*），其后，于 1907 年 Andrewes 和 Gordon 将其命名为唾液葡萄球菌（*S. salirarius*），

1967 年，Gordon 基于其厌氧发酵葡萄糖的能力而进一步加以证实。Bergan 等于 1970 年提议将其再次命名为黏滑微球菌。1982 年 Bergan 和 Kocur[5]根据其厌氧糖酵解的特性，并对比了与微球菌属和葡萄球菌属的不同生化特性，建议将其另立一属，即口腔球菌属（*Stomatococcus*）。2000 年 Collins 等[6]将其分类为罗氏菌属，命名为黏滑罗氏菌（*Rothia mucilaginosa*）。

3. 鼠鼻罗氏菌　2000 年 Collins 等[6]报道了罗氏菌属中的一个新种，即鼠鼻罗氏菌（*R. nasimurium*）。此菌是从鼠的鼻腔中分离的一种革兰氏阳性、卵圆形的球菌，经 16S rRNA 基因测序证明，与龋齿罗氏菌和黏滑罗氏菌在种系发生学方面密切相关，但与龋齿罗氏菌和黏滑罗氏菌在生化和全细胞蛋白电泳分析方面仍有区别。鉴于此，Collins 等建议将此菌分类为罗氏菌属中的一个新种，命名为鼠鼻罗氏菌。

4. 阴沟罗氏菌　是 2002 年由我国上海交通大学的 Fan 等[7]首次报道的新种，从阴沟的污泥中分离而来。经 16S rRNA 测序分析证明，此菌属于罗氏菌属，并与鼠鼻罗氏菌有区别，建议分类为罗氏菌属中的一个新种，即阴沟罗氏菌（*R. amarae*）。

5. 大气罗氏菌　是从俄罗斯宇宙空间实验室的空气中分离而来的。共分离出 4 株革兰氏阳性球菌，其中菌株 A1-17B 经 16S rRNA 测序分析，属于罗氏菌属，最终定名为大气罗氏菌（*R. aeria*）[8]。

2005 年出版的《Bergey 系统细菌学手册》（第 1 卷）将罗氏菌属列入放线菌纲的第 5 亚纲、放线菌目、微球菌亚目、微球菌科的第 9 属，即罗氏菌属[9]。黏滑罗氏菌 DNA 的 G+C 含量为 56～60mol%。而微球菌属和葡萄球菌属则分别为 64～75mol% 和 30～40mol%。

二、生物学特性

1. 龋齿罗氏菌　此菌是罗氏菌属中的模式种，与奴卡氏菌、放线菌相似，但其在细胞壁结构和生理学上与奴卡氏菌、放线菌不同[10]。龋齿罗氏菌是革兰氏阳性球菌，有时呈丝状。需氧或兼性厌氧，最适生长温度为 35～37℃，无动力，不形成芽孢，触酶阳性，吲哚阴性，能还原硝酸盐为亚硝酸盐。能水解七叶苷，在三糖铁培养基中可产生 H_2S（用醋酸铅试纸检测）。能分解葡萄糖、麦芽糖、蔗糖和水杨素产酸，不分解甘露醇、乳糖、阿拉伯糖、肌醇、淀粉和木糖。

2. 黏滑罗氏菌　形态与染色：为直径 0.9～1.3μm 的革兰氏阳性球菌，多数呈葡萄状排列，偶尔成双或成四联状排列，无动力，有荚膜（可用墨汁染色），无芽孢。培养与生化特性：本菌为兼性厌氧菌，在血琼脂平皿需氧或 CO_2 环境中培养生长良好，培养过夜后，其菌落可达 1～1.5mm，为圆形、突起、灰白色、树胶样、不溶血的菌落，且坚实地黏附于琼脂表面。这种特性在培养几天后更为明显。本菌触酶为弱阳性或阴性，氧化酶和凝固酶均为阴性，能分解葡萄糖、果糖、半乳糖、甘油、麦芽糖、甘露糖、蔗糖、水杨素和海藻糖，产酸不产气。不分解甘露醇、棉子糖、山梨醇和侧金盏花醇。能水解七叶苷，液化明胶，能还原硝酸盐（不产气），VP 试验阳性，DNA 酶阳性，不水解淀粉，不能在含有 5% NaCl 的培养基中生长，不产生吲哚，尿素酶阴性，不产生 H_2S，不能利用枸橼酸盐（表 6-2-1）。

表 6-2-1 黏滑罗氏菌的表型特征

试验	结果	阳性率（%）	试验	结果	阳性率（%）
VP	+	100	产酸		
明胶液化	+	100	甘露醇	–	0
硝酸盐还原	+	100	棉子糖	–	0
厌氧生长	+	100	山梨醇	–	0
触酶	+	70	阿东醇	–	0
5% NaCl 生长	–	10	凝固酶	–	0
产酸			氧化酶反应		
果糖	+	95	磷酸酶	–	0
葡萄糖	+	95	吐温 80 水解	–	0
蔗糖	+	90	尿素酶	–	0
甘油	+	94	淀粉水解	–	0
水杨素	+	90	枸橼酸盐		
蕈糖	+	79	H$_2$S	–	0
甘露糖	+	83	吲哚	–	0
麦芽糖	+	70	苯丙氨酸		0

对抗菌药物的敏感性：本菌对氨苄西林、杆菌肽、氯霉素、红霉素、褐霉素、林可霉素、新霉素、新生霉素、竹桃霉素、土霉素、青霉素敏感。1990 年 Mitchell 等[11]对 6 株黏滑罗氏菌用微量肉汤稀释法进行了敏感性测定，发现所有菌株对阿米卡星、羟氨苄西林/棒酸、氨苄西林/亚砜青霉素、头孢曲松、头孢呋辛、头孢噻吩、亚胺培南、甲苯达唑、青霉素、利福平和四环素敏感，而对诺氟沙星耐药（MIC≥8μg/ml）。

3. 鼠鼻罗氏菌 此菌为无动力的革兰氏阳性球菌，为兼性厌氧菌，触酶阳性。不产生色素，在血琼脂平板上可产生弱的 α-溶血。可分解葡萄糖、乳糖、麦芽糖、甲基-β-D-吡喃葡糖苷、蔗糖和海藻糖而产酸，不分解 L-阿拉伯糖、D-阿拉伯醇、环糊精、糖原、甘露醇、蜜二糖、松三糖、N-乙酰葡萄糖胺、支链淀粉、棉子糖、核糖、山梨醇和 D-木糖。产生丙氨酸-苯丙氨酸-脯氨酸芳胺酶、胱氨酸芳胺酶、酯酶 C-8、吡嗪酰胺酶、β-半乳糖醛酸酶、α-葡糖苷酶和缬氨酸芳基酰胺酶。不产生碱性磷酸酶、精氨酸双水解酶、酯酶 C-4、α-果糖苷酶、α-半乳糖苷酶、β-葡萄糖醛酸酶。水解七叶苷，能还原硝酸盐，不水解马尿酸盐，VP 试验阴性。其 DNA 的 G+C 含量为 56mol%。模式株为 CCUG 35957。

4. 阴沟罗氏菌 此菌为无动力的革兰氏阳性球菌，可单个、成对、四联状或包裹样排列，菌落为奶油色，幼龄菌的菌落为光滑型，老龄菌的菌落为粗糙型。不产生色素，不形成芽孢。本菌为兼性厌氧菌，触酶阳性。能分解葡萄糖、蔗糖、甘油、麦芽糖、甘露糖、核糖、水杨素和海藻糖产酸，不分解乳糖、甘露醇、棉子糖和山梨醇。能产生酯酶 C-8 和缬氨酸芳基酰胺酶，不产生胰蛋白酶、尿素酶和磷酸酶。能还原硝酸盐，能水解七叶苷和明胶。最适生长温度为 30～37℃，在 15～45℃不生长。其模式株 DNA 的 G+C 含量为 54.5mol%。模式株为 J18^T（=AS 4.1721^T=JCM 11375^T）。

5. 大气罗氏菌 此菌为在血琼脂平板上于 30℃有氧条件下生长良好，无动力的球状、球杆状或丝状革兰氏阳性球菌，幼龄菌为乳白色的光滑型菌落，老龄菌的菌落为粗糙型、干燥、有皱褶、突起的菌落，并黏附于琼脂培养基上而不易分开。能利用 3-甲基葡萄糖、甲基-α-D-葡糖苷、甲基-β-D-葡糖苷、D-阿洛酮糖、水杨素、甘油、D-果糖、麦芽糖、麦芽三糖、D-甘露糖、D-松三糖、蔗糖、水杨素和土拉糖，不利用 L-阿拉伯糖、纤维二糖、L-果糖、D-半乳糖、D-甘露醇。触酶试验阳性，碱性磷酸酶试验阴性。不产生色素。其模式株 DNA 的 G+C 含量为 57.8mol%。模式株为 A1-17B^T（=GTC 867^T=JCM 11412^T=DSM 14556^T）。

三、对抗菌药物的敏感性

1995 年德国学者 von Eiff 等[12]报道了 63 株黏滑罗氏菌对 18 种抗菌药物的敏感性（表 6-2-2）。

表 6-2-2　63 株黏滑罗氏菌对 18 种抗菌药物的敏感性（单位：mg/L）

抗菌药物	MIC 范围	MIC$_{50}$	MIC$_{90}$
青霉素	≤0.031～1	≤0.031	0.125
氨苄西林	<0.031～0.25	≤0.031	≤0.031
头孢唑林	≤0.031～8	0.063	0.5
头孢替安	≤0.031～16.0	0.125	1.0
头孢呋辛	≤0.031～1.0	≤0.031	0.125
头孢噻肟	≤0.031～0.5	≤0.031	0.063
亚胺培南	≤0.031～0.25	≤0.031	0.125
庆大霉素	≤0.031～16.0	2.0	4.0
阿米卡星	≤0.031～>16.0	4.0	8.0
红霉素	≤0.031～>16	1.0	1.0
克拉霉素	≤0.031～4.0	≤0.031	≤0.031
克林霉素	≤0.031～>16	0.5	2.0
万古霉素	≤0.031～1.0	0.5	1.0
替考拉宁	≤0.031～0.5	0.25	0.5
利福平	≤0.031	≤0.031	≤0.031
磷霉素	≤0.031～>16	1.0	>16
夫西地酸	≤0.031～0.5	0.5	0.5
奈替米星	≤0.031～>16	16.0	>16

四、罗氏菌与人类感染

（一）龋齿罗氏菌与人类感染

罗氏菌属中共 5 个种，目前只发现龋齿罗氏菌和黏滑罗氏菌能引起人类感染。

　　龋齿罗氏菌是人类口腔的正常菌群，也是一种机会致病菌，可引起人类的各种感染。1975 年 Scharfen 报道了龋齿罗氏菌引起腹内感染的病例，1979 年 Pape 等[13]报道了龋齿罗氏菌引起感染性心内膜炎的病例，1987 年 Schiff 和 Kaplan[14]报道了由龋齿罗氏菌引起免疫功能低下患者肺炎的病例，1988 年 Isaacson 和 Grenko[15]报道了龋齿罗氏菌性心内膜炎并发脑脓肿的病例。1993 年 Sudduth 等[16]报道了龋齿罗氏菌性心内膜炎并发瓣膜周围脓肿的病例。1999 年 Braden 等[17]报道了由龋齿罗氏菌引起的小儿心内膜炎的病例。2001 年 Mackinnon 等[18]报道了由龋齿罗氏菌引起的眼内炎的病例，2003 年 Boudewijns 等[19]报道了由龋齿罗氏菌引起的心内膜炎和细菌性动脉瘤的病例。

　　病例：患者，男性，37 岁，因持续性发热、厌食、呼吸短促而入院。无心脏病家族史，每天大量饮啤酒和葡萄酒，否认静脉内药物成瘾。查体：体温 39.5℃，脉搏 120 次/分，血压 125/40mmHg，有收缩期杂音，肝脏扩大，但没有慢性肝病体征。有严重蛀牙。超声心动图显示在三尖瓣和主动脉瓣上有大赘生物，并发现二尖瓣、三尖瓣和主动脉瓣反流。腹部超声发现在肝内有一直径约 7cm 的团块，活检发现已分化为癌变组织。微生物检查结果为阴性，血清中甲胎蛋白水平显著升高。乙型肝炎表面抗原阳性，HIV 阴性。

　　因药物治疗不能改变血流动力学的恶化状况，患者转到了另一家医院做紧急的瓣膜的置换手术。术中发现一个大的赘生物附着在二尖瓣小叶前面的心房表面，并有赘生物脱垂到左心室。主动脉瓣和房室瓣活检标本的组织学检查发现大量的革兰氏阳性球菌。术前的血培养和瓣膜的培养最初均为阴性，送到巴斯德研究所（法国巴黎）的瓣膜标本做进一步检查，14 天后，从瓣膜中培养出了龋齿罗氏菌。在固体培养基上，该菌形成干燥、易碎的菌落。其形态为分支丝状、杆状和球状。在 37℃进行培养和生化试验，触酶阳性，最终鉴定为龋齿罗氏菌。对青霉素、阿莫西林、红霉素、螺旋霉素和利福平等敏感，对妥布霉素、庆大霉素、多西环素、普那霉素、磺胺和培氟沙星耐药。

　　患者手术后继续应用抗生素治疗，用奈替米星和甲硝唑治疗 3 周，用阿莫西林治疗 6 周。2 个月后，患者因肝癌进行了部分肝切除。

　　1969 年 Brown 等报道了 50 株龋齿罗氏菌，其标本的主要来源是咽喉拭子和痰等。1998 年 Kong 等[20]报道了法国统计的 1987～1995 年两个研究所的微生物实验室培养龋齿罗氏菌阳性的标本来源，发现人类感染最多的标本来自痰、咽分泌物和血液（表 6-2-3）。

表 6-2-3　法国两个研究所培养龋齿罗氏菌阳性的标本来源

标本来源	巴斯德研究所	路易斯巴斯德细菌研究所
痰和咽分泌物	18	45
血液	8	11
支气管灌洗液或支气管吸出物	0	6
心瓣膜	1	0
其他	10	4
总数	37	66

（二）黏滑罗氏菌与人类感染

黏滑罗氏菌是人类口腔和上呼吸道的正常菌群，从鼻咽、口咽部和支气管分泌物中均可分离到。然而，近年来研究表明，本菌是重要的机会致病菌，将未稀释的活菌培养物于小鼠皮下注射可引起局部脓肿，大剂量注射可使小鼠致死。对豚鼠则无致病性。

有关黏滑罗氏菌引起人类感染的报道在不断增加。1978 年，Rubin 等[21]报道了因二尖瓣脱出所致的细菌性心内膜炎。1985 年 Ragnaud 等报道了由此菌引起的因腹膜透析而并发的腹膜炎。1986 年 Balows 等[22]报道了黏滑罗氏菌性败血症。1987 年 Coudron 等[23]报道了 1 例 29 岁男青年由此菌引起的心内膜炎，患者有静脉内滥用药物史，曾行主动脉瓣置换术，并应用两性霉素 B 进行治疗，于 4 个月后发生了心内膜炎。Relman 等[24]于 1987 年也报道了由于滥用药物而引发的黏滑罗氏菌性心内膜炎。1989 年 Pinsky[25]也报道了同类型的病例。

1990 年 Mitchell 等[11]报道的 3 例菌血症，均从患者血液中分离到了黏滑罗氏菌。患者均有基础疾病，为糖尿病、乳腺癌和冠心病，这些疾病为黏滑罗氏菌感染提供了条件。发生上述感染常需具备以下几种条件之一：异物（动静脉导管、人工心瓣膜或血管移植物），胃肠外营养，静脉内滥用药物，中性粒细胞缺乏症，白血病和免疫功能低下（如艾滋病患者，Patey 等[26]于 1991 年报道了 2 例艾滋病相关性黏滑罗氏菌感染）。因此，从临床标本分离到此菌后，必须在鉴定的同时立即进行药敏试验，并尽快将结果通知经治医师，以及时救治患者。

1991 年，美国 Ascher 等[27]报道了 10 例由黏滑罗氏菌引起的菌血症，并评价了其他 8 个病例，认为该菌最常见的是引起心内膜炎、导管相关性感染和败血症，其相关的危险因素是瓣膜性心脏病、血管内插管和免疫力低下。黏滑罗氏菌菌血症易用抗生素治疗，这种细菌毒性低，但它是一种机会致病菌，许多自动化微生物鉴定系统中并不包括这种细菌，因而极易造成错误鉴定。

1992 年，德国 Kaufhold 等[28]报道他们在两所大学医院 3 年中发现有 8 名患者的血培养生长了黏滑罗氏菌，其中 1 例患者应用中央静脉导管发现有这种细菌定植，但患者没有任何临床症状；2 名患者有一过性菌血症；其余 5 名患者为临床严重感染，其中 1 名患者做了头颈部手术，4 名患者有中等到严重的粒细胞减少的血液病（其中 2 例因做牙科手术而感染）。作者还指出使用喹诺酮类药物预防感染，也是引起黏滑罗氏菌菌血症的另一种危险因素，并指出不能首选青霉素 G 治疗，尤其是在严重感染时。作者还提出这种细菌很容易与其他阳性细菌相鉴别，如菌落与培养基表面琼脂黏附、在 MH 琼脂上很难生长、有荚膜，以及其他生化特性。

五、细菌学检验

罗氏菌属内共有 5 个种，这 5 个种的生化特性及其鉴别见表 6-2-4。在这 5 个种之中黏滑罗氏菌和龋齿罗氏菌与人类感染有关，因此将这两个种的鉴定分别进行介绍。

表 6-2-4　罗氏菌属各种别的鉴别

	龋齿罗氏菌	大气罗氏菌	阴沟罗氏菌	黏滑罗氏菌	鼠鼻罗氏菌
触酶	+	+	+	−	+
碱性磷酸酶	−	−	−	+	−
硝酸盐还原	+		+	+	+
七叶苷水解	+		+		+
尿素酶	−		−		
明胶酶	−		+	+	
产酸					
葡萄糖	+	+	+	+	+
乳糖	−	−	+	+/−	
麦芽糖	+	+	+	+	+
D-甘露醇	−	−	−		
D-甘露糖	+	+	+	+	
蔗糖	+	+	+	+	+
L-阿拉伯糖	−	−			
海藻糖		+	+	+	+
核糖	+	+	+	−	−
水杨素	+/−	+		+	
甘油	+	+			
D-棉子糖	−	−	−		−
山梨醇					
阿洛酮糖	+/−	+			
甲基-β-D-葡糖苷	+/−	+		+	
颉氨酸芳基酰胺酶	−		W	−	+

1. 龋齿罗氏菌的分离培养与鉴定　Brown 等于 1969 年对 50 株龋齿罗氏菌进行了培养条件和生化反应检测，发现龋齿罗氏菌在有氧条件下生长良好，在微需氧+CO_2 条件下生长稍差，在厌氧+CO_2 环境下生长不好或不生长。50 株龋齿罗氏菌的生化反应结果见表 6-2-5。

表 6-2-5　龋齿罗氏菌的生化反应

试验	反应结果**	试验	反应结果**
触酶	100	产酸	
硝酸盐还原	100	葡萄糖	100
亚硝酸盐还原	100	甘露醇	0
吲哚	0	乳糖	0
明胶	0	蔗糖	100
三糖铁斜面产酸	100	麦芽糖	100
三糖铁高层产酸	100	水杨素	100

续表

试验	反应结果**	试验	反应结果**
H₂S（三糖铁，醋酸铅试纸）	96	甘油	72
牛乳反应	0	淀粉	0
七叶苷水解	100	阿拉伯糖	0
尿素酶	0	木糖	0
		肌醇	0

**表内数字为阳性百分率（%）。

2. 黏滑罗氏菌的分离培养与鉴定　从临床标本中分离到呈葡萄状或四联状排列有荚膜的革兰氏阳性球菌，触酶阴性或弱阳性，产生白色黏附于血琼脂平皿上不溶血的菌落，迅速水解七叶苷，发酵葡萄糖和蔗糖，不发酵甘露醇。黏滑罗氏菌与微球菌属、葡萄球菌属和动球菌属相近似，故从临床标本中分离到疑似黏滑罗氏菌时，必须与微球菌和凝固酶阴性的葡萄球菌相鉴别（表 6-2-6）。

表 6-2-6　黏滑罗氏菌与相关菌属的鉴别

	微球菌属	黏滑罗氏菌	葡萄球菌属
不规则葡萄状	+	+	+
四联状	+	−	−
荚膜（墨汁染色）	−	+	−
树胶样菌落（血琼脂平皿）	−	+	−
厌氧发酵葡萄糖	−	+	+
触酶	+	−/+（弱）	+
溶血	−	−	+/−
5% NaCl 琼脂上生长	+	−	+
杆菌肽（每片 0.04U）	S	S	R
呋喃唑酮（每片 100μg）	R	S	S
O/129	S	S	R
溶葡萄球菌素	R	R	S
新生霉素（每片 5μg）	S	S	R

注：S，敏感，R，耐药。

在这些鉴别试验中，采用 5% NaCl 的营养琼脂或肉汤，在 35℃培养 24 小时，所有凝固酶阴性葡萄球菌和大多数微球菌均能生长，而黏滑罗氏菌则被抑制。某些葡萄球菌在此培养基上也可能不生长，尽管如此，黏滑罗氏菌仍然容易被错误地鉴定为葡萄球菌，因此，Coudron 等认为最好应用溶葡萄球菌素加以鉴别，可取得快速而准确的结果。Mitchell 等主张在区分上述 3 个菌属时，除应用杆菌肽、呋喃唑酮、新生霉素外，还应增加多黏菌素B（每片 300U），黏滑罗氏菌表现为耐药，微球菌为敏感，而葡萄球菌则为敏感或耐药。

　　此外，黏滑罗氏菌也易被错误地鉴定为肠球菌，尤其是触酶阴性时更易如此。黏滑罗氏菌的某些菌株与肠球菌的菌落和形态相近似，且黏滑罗氏菌在七叶苷培养基中培养24 小时呈弱阳性，为此应用 D 群链球菌血清凝集试验相鉴别，排除肠球菌。此外，尚可利用生物性状（表 6-2-1）与肠球菌属细菌加以鉴别。

参 考 文 献

[1] Georg LK，Brown JM. *Rothia*，gen.nov.，an aerobic genus of the family Actinomycetaceae. Int J Syst Bacteriol，1967，17：79-88.

[2] Onisi M. Study on the *Actinomyces* isolated from the deeper layers of carious dentine. Shikagaku Zasshi，1949，6：273-282.

[3] Roth GD. Proteolytic organisms of the carious lesion. Oral Surg Oral Med Oral Pathol，1957，10：1105-1117.

[4] Migula W. System der Bakterien：Vol 2. East Germany：Gustav Fischer，1900.

[5] Bergan T，Kocur M. *Stomatococcus mucilaginosus* gen. nov.，sp. nov.，ep. Rev.，a member of the family Micrococcaceae. Int J Syst Bact，1982，32（3）：374-377.

[6] Collins MD，Hutson RA，Baverud V，et al. Characterization of a *Rothia*-like organism from a mouse：description of *Rothia nasimurium* sp. nov. and reclassification of *Stomatococcus mucilaginosus* as *Rothia mucilaginosa* comb. Int J Syst Evolut Microbiol，2000，50（3）：1247-1251.

[7] Fan Y，Jin Z，Tong J，et al. *Rothia amarae* sp. nov.，from sludge of a foul water sewer. Int J Syst Evolut Microbiol，2002，52（10）：2257-2260.

[8] Li Y，Kawamura Y，Fujiwara N，et al. *Rothia aeria* sp. nov.，*Rhodococcus baikonurensis* sp. nov. and *Arthrobacter russicus* sp. nov.，isolated from air in the Russian space laboratory Mir. Int J Syst Evolut Microbiol，2004，54（3）：827-835.

[9] Garrity GM. Bergey's Manual of Systematic Bateriology. 2nd ed. Springer：New York，2001.

[10] Brown JM，Georg LK，Waters LC. Laboratory identification of *Rothia dentocariosa* and its occurrence in human clinical materials. Appl Microbiol，1969，17（1）：150-156.

[11] Mitchell PS，Huston　BJ，Jones RN，et al. *Stomatococcus mucilaginosus*. Diagn Microbiol Infect Dis，1990，13：521.

[12] von Eiff C，Herrmann M，Peters G. Antimicrobial susceptibilities of *Stomatococcus mucilaginosus* and of *Micrococcus spp*. Antimicrob Agents Chemother，1995，39（1）：268-270.

[13] Pape J，Singer C，Kiehn TE，et al. Infective endocarditis caused by *Rothia dentocariosa*. Ann Intern Med，1979，91（5）：746-747.

[14] Schiff MJ，Kaplan MH. *Rothia dentocariosa* pneumonia in an immunocompromised patient. Lung，1987，165（5）：279-282.

[15] Isaacson JH，Grenko RT. *Rothia dentocariosa* endocarditis complicated by brain abscess. Am J Med，1988，84（2）：352-354.

[16] Sudduth EJ，Rozich JD，Farrar WE. *Rothia dentocariosa* endocarditis complicated by perivalvular abscess. Clin Infect Dis，1993，17（4）：772-775.

[17] Braden DS，Feldman S，Palmer AL，et al. *Rothia endocarditis* in a child. South Med J，1999，92（8）：815-816.

[18] Mackinnon MM，Amezaga MR，Mackinnon JR. A case of *Rothia dentocariosa* endophthalmitis. Eur J Clin Microbiol Infect Dis，2001，20（10）：756-757.

[19] Boudewijns M，Magerman K，Verhaegen J，et al. *Rothia dentocariosa*，endocarditis and mycotic aneurysms：case report and review of the literature. Clin Microbiol Infect，2003，9（3）：222-229.

[20] Kong R，Mebazaa A，Heitz B，et al. Case of triple endocarditis caused by *Rothia dentocariosa* and results of a survey in France. J Clin Microbiol，1998，36（1）：309-310.

[21] Rubin SJ，Lyons RW，Murcia AJ. Endocarditis associated with cardiac catheterization due to a Gram-positive coccus designated *Micrococcus mucilaginosus* incertae sedis. J Clin Microbiol，1978，7（6）：546-549.

[22] Balows A，Hausler WJ，Herrmann KL，et al. Manual of Clinical Microbiology. 5th ed. Washington：American Society for Microbiology，1991：223.

[23] Coudron PE，Markowitz SM，Mohanty LB，et al. Isolation of *Stomatococcus* from drug user with endocarditis.J Clin Microbiol，1987，25：1359.

[24] Relman DA，Ruoff　K，Ferraro MJ. *Stomatococcus mucilaginosus* endocarditis in an intravenous drug abuser. J Infect Dis，1987，155：1080.

[25] Pinsky RL，Piscitelli V，Patterson JE. Endocarditis caused by relatively Penicillin-resistant *Stomatococcus mucilaginosus*. J Clin Microbiol，1989，27（1）：215-216.

[26] Patey O，Markin JE，Coutaux A，et al. AIDS-related *Stomatococcus mucilaginosus* infection. Lancet，1991，338：631.

[27] Ascher DP，Zbick C，White C，et al. Infections due to *Stomatococcus mucilaginosus*：10 cases and review. Rev Infect Dis，1991，13（6）：1048-1052.

[28] Kaufhold A，Reinert RR，Kern W. Bacteremia caused by *Stomatococcus mucilaginosus*：report of seven cases and review of the literature. Infection，1992，20（4）：213-220.

第三节　乳　球　菌

乳球菌属是一个新的菌属，是 1985 年由 Schleifer 等提议设立的一个菌属，这个菌属中的大多数细菌原来属于链球菌属和乳杆菌属。乳球菌属细菌是从链球菌属中新分离出的一个菌属，有的种别可以引起人类感染，如败血症、心内膜炎和骨髓炎等，近年来又有增多的感染趋势。国内乳球菌感染的报道极少，本节重点介绍乳球菌属细菌主要种别的生物学特性、引起人类感染的病例，以及临床微生物实验室对乳球菌的分离培养与鉴定方法。

一、生物学特性

在 2001 年出版的《Bergey 系统细菌学手册》（第 1 卷）中[1]，乳球菌被分类于乳杆菌目、第 6 科（链球菌科）中的第 2 属，即乳球菌属（*Lactococcus*）。由于细菌分类与命名相关技术研究的进展，细菌种属的名称也在不断变迁[2]。经基因分析，根据 DNA-DNA 相关度和 16S rRNA 测序数据，将乳酸链球菌列入乳球菌属。

1985 年 Schleifer 等[3]建议将乳酸链球菌（*Streptococcus lactis*）及其相关的链球菌归入一个新的菌属，即乳球菌属。这一建议于 1986 年正式公布[4]。乳球菌属主要种别的现名称和原名称及报道者等情况见表 6-3-1。

表 6-3-1　乳球菌属的主要种别名称及其来源

现名称	原名称	作者（原作者）	模式株	ATCC
格氏乳球菌（*L. garvieae*）	格氏链球菌（*S. garvieae*）	Schleifer 等（Collins 等）	NCDO 2155	ATCC43921
乳酸乳球菌（*L. lactis*）	乳酸链球菌（*S. lactis*）	Schleifer 等（Lohnis）	NCDO 604	ATCC 19435
乳酸乳球菌乳脂亚种 A	乳脂链球菌（*S. cremoris*）	Schleifer 等（Orla-Jensen）	NCDO 607	ATCC 19257
乳酸乳球菌霍氏亚种 B	霍氏乳杆菌（*L. hordniae*）	Schleifer 等	NCDO 2181	ATCC 29071
植物乳球菌（*L. plantarum*）	植物链球菌（*S. plantarum*）	Schleifer 等（Collins 等）	NCDO 1869	ATCC43199
棉子糖乳球菌 C	棉子糖链球菌	Schleifer 等，1988	NCDO 617	ATCC43920
鱼乳球菌（*L. piscium*）		Williams 等，1990	HRIA68	ATCC700018
木糖乳球菌（*L. xyloses*）				

注：A　*L. cremoris*；B　*L. lactis* subsp. *hordniae*；C　*L. raffinolactis*。

乳球菌属细菌形态为球形或卵圆形，大小为（0.5～1.2）μm×（0.5～1.5）μm，在液体培养基中成对或形成短链，不形成芽孢，触酶阴性，无动力，无荚膜，兼性厌氧，发酵碳水化合物而产酸，不产气，氧化酶阴性，能在10℃生长，但在45℃不生长，最适生长温度为30℃，大部分种别可从乳制品、植物产品等分离出，有些菌种可从人类标本中分离出。模式种为乳酸乳球菌（*Lactococcus lactis*）。

乳球菌属中有8个种或亚种，均可通过生化反应进行鉴别，从人类标本中分离到的主要是乳酸乳球菌乳酸亚种和格氏乳球菌。

1. 格氏乳球菌　以前称为杀鱼肠球菌（*Enterococcus seriolicida*），首次是从牛乳腺炎标本中分离而来，也可从感染的鱼中分离。1999年Eldar等[5]对从意大利、西班牙、日本、美国、澳大利亚等国家收集的格氏乳球菌菌株进行深入研究，根据其对塔格糖和蔗糖产酸情况分为3个生物型，经DNA的相关度和特异度PCR检测，这3个生物型属于同一基因种，所有格氏乳球菌菌株属于Lancefield血清群N群，并指出此菌是鱼类的主要致病菌，可引起生活在各种环境中的鱼类的致死性败血症。

2. 鱼乳球菌　鱼乳球菌（*L. piscium*）为触酶阴性、无动力的革兰氏阳性球菌。2002年Sakala等[6]报道从保存于2℃的5个样品（真空包装的冷藏牛肉）中，分离出89株鱼乳球菌。这一发现使我们了解到真空包装的冷藏牛肉中存在微生物群。目前尚未发现鱼乳球菌引起人类感染的报道。此菌发酵葡萄糖不产气，在4%～6.5% NaCl肉汤中不生长，能在0℃、10℃和25℃生长，在30℃生长很弱或不生长，在40℃不生长。能水解七叶苷，VP试验阳性。

3. 乳球菌对抗菌药物的敏感性　有关乳球菌对抗菌药物的敏感性的报道很少。1996年Elliott和Facklam[7]报道了13种抗菌药物对6株乳酸乳球菌和13株格氏乳球菌的最低抑菌浓度，测定结果表明乳酸乳球菌和格氏乳球菌对大多数抗菌药物是敏感的（表6-3-2）。

表6-3-2　13种抗菌药物对6株乳酸乳球菌和13株格氏乳球菌的最低抑菌浓度（单位：μg/ml）

抗菌药物	乳酸乳球菌	格氏乳球菌
万古霉素	≤1.0	≤1.0
阿莫西林/棒酸	≤0.12/0.06～1.0/0.48	0.48/0.24～1.0/0.48
氨苄西林	≤0.12～0.24	0.48
青霉素	0.12～0.24	1.0
氯霉素	2.0～4.0	2.0～4.0
克林霉素	≤0.12	≥8.0
红霉素	≤0.12	≤0.12
头孢西丁	≤1.0～4.0	4.0～8.0
头孢呋辛	≤4.0	≤4.0
环丙沙星	≤1.0～4.0	≤1.0～2.0
诺氟沙星	≤4.0～16.0	≤4.0～16.0
复方新诺明	≤1.0/19	≤1.0/19
四环素	≤2.0	≤2.0～≥8.0

二、乳球菌与人类感染

近些年来才有乳球菌引起人类感染的报道，这些报道的临床资料表明乳球菌所引起的各种感染与肠球菌相似。实际上，乳球菌早就是公认的人类致病菌，1991 年 Elliott 等[8]报道了从临床标本中分离的 24 株乳球菌，其中有 15 株是从血液中分离而来的，其余是从尿液、伤口、眼部和皮肤等标本中分离而来，说明乳球菌可引起人类的各种感染。这 24 株乳球菌中有 14 株为格氏乳球菌(*Lacococcus garvieae*)，10 株为乳酸乳球菌(*Lactococcus lactis*)，说明这两种乳球菌是人类的主要致病性乳球菌。

1991 年 Paul 等[9]报道了 1 例继发于阑尾炎的肝脓肿病例；1993 年 Campbell 等[10]报道了由于饮用未经巴氏消毒的牛奶而发生的败血性髋关节炎；1995 年 Durand 等[11]报道了 1 例慢性淋巴性白血病并发乳酸乳球菌败血症的病例；1998 年 Fefer 等[12]报道了 1 例由格氏乳球菌引起的心内膜炎病例；2000 年 James 等[13]报道了 1 例由格氏乳球菌引起的骨髓炎病例；2000 年日本学者 Nakarai 等[14]报道了 1 例由乳酸乳球菌引起的肝脓肿病例；2002 年 Halldorsdottir 等[15]报道了 1 例由乳酸乳球菌引起的心内膜炎的病例；2003 年 Mat 等[16]报道了 1 例由乳酸乳球菌引起腹膜透析患者腹膜炎的病例；2004 年 Antolin 等[17]报道了 1 例由乳酸乳球菌引起肝脓肿的病例。

2001 年 Goyache 等[18]报道了乳酸乳球菌乳酸亚种引起的水鸟感染，有 3000 只以上水鸟发病，约 50%发生呼吸窘迫，约 20%死亡。尸检后发现大多数病鸟肺部中度充血，其他无异常。从 5 只病鸟的肺、肝和脾脏取标本进行细菌培养，经 37℃培养 48 小时，肺、肝和脾脏标本均生长了乳酸乳球菌乳酸亚种。

1. 乳酸乳球菌感染 1993 年 Campbell 等报道了 1 例乳酸乳球菌引起的败血性髋关节炎病例[10]。

病例 1：患者，女性，57 岁，因近 10 周来臀部左侧疼痛而入院，无外伤史。在症状发作时，X 线片表明髋骨仅有轻度变形，其他无异常改变。无发热，但左髋部疼痛活动受限，静止时正常，住院时 X 线片显示左髋关节明显破坏，血 WBC 计数增多，胸部 X 线片正常。髋关节穿刺抽出黏稠的脓液标本，经细菌培养生长出乳酸乳球菌。脓汁涂片找抗酸菌及培养均为阴性，其他检查包括血葡萄糖、类风湿因子和布氏杆菌病抗体等均正常。未进行关节切开引流观察关节破坏情况，采取保守治疗，即静脉应用及口服青霉素，左下肢牵引每日 2 小时，患者情况逐步改善。该患者来自农村，曾饮用了自家未经巴氏消毒的牛奶。作者指出乳酸乳球菌是牛皮肤的正常菌群，此菌可能污染了牛奶，从而引发了上述感染。

2. 格氏乳球菌感染 格氏乳球菌引起人类感染较为罕见。2000 年 Mofredj 等[19]报道了 1 例由格氏乳球菌引起败血症的病例。

病例 2：患者，女性，68 岁，因胃肠道出血而入院，住院 2 个月前在胆道的肝内分支发现胆管癌，在肝内置入一人工胆管，用泼尼松进行治疗，近来无感染史或与鱼等动物的接触史。在住院期间，患者无腹痛、发热或发冷，患者面色苍白、恶心，有黄疸，体温 37.1℃，其他无异常。实验室检查：血红蛋白 6.6g/dl，红细胞比容 26%，WBC 计数 28 900/μl，中性粒细胞 86.6%，天冬氨酸转氨酶 181IU/L，乳酸脱氢酶 694IU/L。内镜检查在十二指肠处有出血，表明胆道出血。

对患者进行输血，并用奥美拉唑治疗，行逆行胆管造影，显示植入的人工胆管梗阻，且在胆道内的左肝内分支形成了一个肝内脓肿腔，直径 4cm。3 次血培养生长了链球菌，取出人工胆管，用阿莫西林（1g/d，分 3 次）、奈替米星（250mg/d）和甲硝唑（500mg/d，分 3 次）进行治疗。经快速链球菌系统（Rapid ID 32 strep）鉴定该菌为格氏乳球菌。该菌对阿莫西林、四环素、红霉素、万古霉素和替考拉宁敏感。患者于住院第 12 天因胃肠道大量出血而死亡。

2000 年英国学者 James 等报道了 1 例格氏乳球菌性骨髓炎的病例[13]。

病例 3：患者，女性，56 岁，因风湿病 9 周来后背疼痛，近 5 周夜间盗汗严重，6 周来厌食，体重下降 3.5kg，全身检查无异常所见。既往史：早在 12 年前因主动脉瓣狭窄而做主动脉瓣置换术，病前未用药，也无其他不适。查体：除 L_5/S_1 上有触痛，左胸有主动脉口反流。常规检查：Hb 9g/L，WBC 计数 $6.1×10^9$/L，血沉（ESR）74mm/h，C 反应蛋白 12.6mg/L，尿素氮、电解质、肌酐、肝功能等正常，尿培养阴性，胸部 X 线片正常，心电图显示窦性心率，在外侧区 T 波倒置，患者有主动脉瓣狭窄史，胸廓和腰椎 X 线显示胸廓和腰椎侧弯，在 L_2/L_3 椎间盘消失，骨扫描显示在中腰部位追踪剂增强。住院 3 天后，背部疼痛加重，体温升高，诊断为骨髓炎，用止痛药治疗并卧床休息。在体温高时采血做血培养，在 CT 指导下进行腰椎活检。在住院 6 天后，其指甲开裂并出血（以前无此现象），脾脏不大，无血尿，也无其他部位血栓形成迹象，主动脉口反流杂音仍然存在，其他瓣膜正常，无赘生物，高度怀疑有感染性心内膜炎。所有血培养、骨髓培养均生长了革兰氏阳性、链状排列的球菌，经鉴定为格氏乳球菌。骨穿刺后用万古霉素进行治疗，由于此菌对替考拉宁敏感，故改用替考拉宁静脉内治疗 1 个月后出院，继续用替考拉宁治疗 2 个月，患者情况良好。

3. 乳脂链球菌（现为乳酸乳球菌乳脂亚种）**感染** 2002 年 Halldorsdottir 等[20]报道了 1 例由乳脂链球菌（*S. cremoris*）引起亚急性细菌性心内膜炎的病例，与饮用未经巴氏消毒的牛奶有关。经用阿莫西林/克拉维酸和青霉素治疗，血培养结果为阴性，患者完全恢复。

三、乳球菌的分离培养与鉴定

由于乳球菌与肠球菌相似，用普通方法鉴定乳球菌是比较困难的，乳球菌对胆汁七叶苷阳性，能在 6.5% NaCl 肉汤中生长，且 PYR 酶试验阳性，故许多乳球菌被错误地鉴定为肠球菌。据 Elliott 等报道 24 株乳球菌的临床菌株中有 16 株上述 3 个试验均阳性，4 株上述前 2 个试验阳性（表 6-3-3）。因此，24 株乳球菌中有 23 株被错误鉴定为肠球菌。

表 6-3-3　24 株乳球菌对胆汁七叶苷等试验的结果

	乳球菌菌株数			
	$n=16$	$n=4$	$n=3$	$n=1$
胆汁七叶苷	+	+	+	+
在 6.5% NaCl 肉汤中生长	+	+	−	−
PYR 酶	+	−	+	−

注：+，阳性；−，阴性。

1. 与相关菌属和种别的鉴别 主要是与肠球菌属和链球菌属进行鉴别。在生长实验中，在 45℃时肠球菌可生长，而乳球菌在 45℃时于 24 小时或 48 小时内均不生长（个别菌株延长至超过 48 小时也可能生长，但生长很弱）。因此，对于胆汁七叶苷阳性、非溶血的革兰氏阳性球菌，可用 10℃和 45℃生长试验进行鉴别。如用肠球菌基因探针方法检测，所有乳球菌阴性，而大多数肠球菌则阳性。此外，乳球菌具有 N 群抗原，而肠球菌则具有 D 群抗原。乳球菌与粪肠球菌、屎肠球菌、耐久肠球菌和小肠肠球菌容易混淆，粪肠球菌能耐受亚碲酸盐，能利用丙酮酸盐，分解山梨醇产酸，而乳球菌则相反。屎肠球菌分解阿拉伯糖产酸，乳球菌则阴性。乳球菌与耐久肠球菌和小肠肠球菌的鉴别可利用甘露醇产酸加以区分。

乳球菌与肠球菌和链球菌可按表 6-3-4 和表 6-3-5[21]进行菌属间和相关种间鉴别。

表 6-3-4 乳球菌属与相关菌属的鉴别

	排列	万古霉素	葡萄糖产气	PYR活性	LAP活性	6.5% NaCl生长	10℃生长	45℃生长	动力
肠球菌属	链状	S/R	−	+	+	+	+	+	V
乳球菌属	链状	S	−	+	+	V	+	V	−
链球菌属	链状	S	−	−	+	V	−	V	−

注：S，敏感；R，耐药；−阴性；+，阳性；V，反应不定。

表 6-3-5 乳球菌与肠球菌的某些种别的鉴别

	甘露醇	山梨醇	阿拉伯糖	棉子糖	0.04%亚碲酸盐	丙酮酸盐
粪肠球菌	+	+	−	−	+	+
乳球菌	+	−	−	V	−	−
屎肠球菌	+	V	+	V	−	−
耐久肠球菌	−	−	−	−	−	−
小肠肠球菌	−	−	−	+	−	−

注：+，阳性；−，阴性；V，反应不定。

2. 乳球菌属的种间鉴别 乳球菌属中有 8 个种或亚种，均可通过生化反应进行鉴别，如 40℃生长，4% NaCl 生长，乳糖、麦芽糖分解等，先按表 6-3-6 所列试验进行初步鉴别，必要时按表 6-3-7 所列试验项目进行全面鉴定[7, 22]。

表 6-3-6 乳球菌属的种间鉴别

特征	格氏乳球菌	乳酸乳球菌			鱼乳球菌	植物乳球菌	棉子糖乳球菌
		乳脂亚种	霍氏亚种	乳酸亚种			
40℃ 生长	+	−	−	(+)	−	−	−
4% NaCl	+	−	−	+	ND	+	−
精氨酸水解	+	−	+	+	−	−	(−)

特征	格氏乳球菌	乳酸乳球菌			鱼乳球菌	植物乳球菌	棉子糖乳球菌
		乳脂亚种	霍氏亚种	乳酸亚种			
产酸							
乳糖	+	+	-	+	+	-	+
甘露醇	(+)	-	-	(-)	+	+	D
棉子糖	-				+		+
吡咯芳胺酶	+	-	-	-	ND	-	-

注：+，≥90%菌株阳性；（+），80%～89%菌株阳性；D，21%～79%菌株阳性；（-）：11%～20%菌株阳性；-，≥90%菌株阴性。ND，无资料。

表 6-3-7　乳球菌属的各种别鉴别

特征	格氏乳球菌	乳酸乳球菌			植物乳球菌	棉子糖乳球菌	鱼乳球菌	木糖乳球菌
		乳酸亚种	乳脂亚种	霍氏亚种				
产酸								
苦杏仁苷	+	-	-	-	+	-	+	
半乳糖	+	+	+	-	-	(+)	+	
乳糖	-	+	+	-	-	-	+	-
甘露醇	+	+	-	-	+	V		+
麦芽糖	+	+	-	-	+	+	+	+
蜜二糖	-	-	-	-	-	+	+	
山梨醇	-	-	-	-	+			-
松三糖	-	-	-	-	+	+	+	
α-甲基-D-葡糖苷	-	(+)	-	-	-	-	+	
α-甲基-D-甘露糖苷	-	-	-	-	-	-	+	
D-棉子糖	-	-	-	-	-	+	+	-
蔗糖	-	-	-	+	+	+	+	+
海藻糖	+	+	-	+	+	+	+	+
D-土拉糖	-	-	-	-	+	(+)	+	
D-木糖	-	+	-	-	-	+	+	
生长								
0℃	-	-	-	-	-	-	+	
40℃	+	+						
4% NaCl	+	+			+			
APPA	+	+	+	+	-	+	+	
精氨酸水解	+	+		+			-	+
α-半乳糖苷酶	+	-	-	-	-	+	+	
β-半乳糖苷酶	+	+	+	+	-	+	+	
β-甘露糖苷酶	-	-	-	-	-	-	+	
PYR	+	-	-	-	-	-	-	+
VP	+	+	+	+	+	+		+
马尿酸盐水解	-	+	+	-	-	-	-	

注：+，≥90%菌株阳性；（+），80%～89%菌株阳性；-，≥90%菌株阴性；V，反应不定。

此外，API 快速链球菌系统（Amaldtab）可用于属的鉴定，但不能用于种的鉴定，能正确鉴定乳酸乳球菌和格氏乳球菌的试验，是 DNA-DNA 同源性测定，但因其方法复杂，很难应用于常规鉴定。全细胞蛋白谱型分析可用于乳球菌的几个种的鉴别，也可用于乳品工业和临床菌株的鉴定。

参 考 文 献

[1] Garrity GM. Bergey' Manual of Systematic Bacteriology. 2nd ed. New York：Springer，2001.

[2] Holt JG，Krieg NR，Sneath PHA. Bergey's Manual of Determinative Bacteriology. 9th ed. Baltimore：Williams & Wilkins，1994.

[3] Schleifer KH，Kraus J, Dvorak C, et al. Transfer of *Streptococcus* lactis and related streptococci to the genus *Lactococcus* gen. nov. Syst Appl Microbiol，1985，6：183-195.

[4] Int Un Microbiol Societ. Validation of the publication of new names and new combinations previously effectively published outside the IJSB. Int J Syst Bacteriol，1986，36（2）：354-356.

[5] Eldar A，Goria M，Ghittino C，et al. Biodiversity of *Lactococcus garvieae* strains isolated from fish in Europe，Asia，and Australia. App Environm Microbiol，1999，65（3）：1005-1008.

[6] Sakala RM，Hayashidani H，Kato Y，et al. Isolation and characterization of *Lactococcus piscium* strains from vacuum-packaged refrigerated beef. J App Microbiol，2002，92（1）：173-179.

[7] Elliott JA，Facklam RR. Antimicrobial susceptibility of *Lactococcus lactis* and *Lactococcus garvieae* and a proposed method to discriminate between them. J Clin Microbiol，1996，34（5）：1296-1298.

[8] Elliott JA，Collins MD，Pigott NE，et al . Differentiation of *Lactococcus lactis* and *Lactococcus garvieae* from humans by comparison of whole-cell protein patterns. J Clin Microbiol，1991，29（12）：2731-2734.

[9] Paul G，Buysschaert M，De Canniere L，et al. Liver abscess and appendicular foreign body. Gastroenterol Clin Biol，1991，15（10）：762-765.

[10] Campbell P，Dealler S，Lawton JO. Septic arthritis and unpasteurised milk. J Clin Pathol，1993，46（11）：1057-1058.

[11] Durand JM，Rousseau MC，Gandois JM，et al. *Streptococcus lactis* septicemia in a patient with chronic lymphocytic leukemia. Am J Hematol，1995，50（1）：64-65.

[12] Fefer JJ，Ratzan KR，Sharp SE，et al. *Lactococcus garvieae* endocarditis：report of a case review of the literature. Diagn Microbiol Infect Dis，1998，32（2）：127-130.

[13] James PR，Hardman SM，Patterson DL. Osteomyelitis and possible endocarditis secondary to *Lactococcus garvieae*：a first case report. Postgrad Med J，2000，76（895）：301-303.

[14] Nakarai T，Morita K，Npjiri Y，et al. Liver abscess due to *Lactococcus lactis* subsp. *cremoris*. Pediatr Int，2000，42（6）：699-701.

[15] Halldorsdottir HD，Haraldsdottir V，Bodvarsson A，et al. Endocarditis caused by *Lactococcus cremoris*. Scand J Infect Dis，2002，34（3）：205-206.

[16] Mat O，Rossi C，Beauwens R，et al. Peritonitis due to *Lactococcus cremoris* in an automated peritoneal dialysis patient. Nephrol Dial Transplant，2003，18（12）：2690-2691.

[17] Antolin J，Ciguenza R，Saluena I，et al. Liver abscess caused by *Lactococcus lactis* cremoris：a new pathogen. Scand J Infect Dis，2004，36（6-7）：490-491.

[18] Goyache J，Vela AI，Gibello A，et al. *Lactococcus lactis* subsp. *lactis* infection in waterfowl：first confirmation in animals. Emerg Infect Dis，2001，7（5）：884-886.

[19] Mofredj A，Baraka D，Reanimation S，et al. *Lactococcus garvieae* septicemia with liver abscess in an immunosuppressed patient. Am J Med，2000，109（6）：513-514.

[20] Halldorsdottir HD，Haraldsdottir V，Bodvarsson A，et al. Endocarditis caused by *Lactococcus cremoris*. Scand J Infect Dis，2002，34（3）：205-206.

[21] Facklam R，Elliott JA. Identification，classification，and clinical relevance of catalase-negative，Gram-positive cocci，excluding the streptococci and enterococci. Clin Microbiol Rev，1995，8（4）：479-795.

[22] Koneman EW，Allen SD，Janda WM，et al. Color Atlas & Textbook of Diagnostic Microbiology. 5th ed. Philadelphia：Lippincott Williams & Wilkins，1997.

第四节　孪生球菌

一、分类

在 2001 年出版的《Bergey 系统细菌学手册》（第 2 版）中，孪生球菌属被列入芽孢杆菌纲、芽孢杆菌目、葡萄球菌科中的第 2 属[1]。

麻疹孪生球菌的分类在历史上有几次变更。1933 年 Prevot 将此菌定名为麻疹双球菌（*Diplococcus morbillorum*）。然而此菌第一次分离是由 Tunnicliff 完成的。1957 年 Smith[2]将麻疹双球菌移入消化链球菌属，称为麻疹消化链球菌（*Peptostreptococcus morbillorum*）。1974 年，该菌又被移入链球菌属，称为麻疹链球菌（*Streptococcus morbillorum*）。《Bergey 系统细菌学手册》（1986 年出版）中，将其分于厌氧链球菌群中，由于其为耐氧菌，而不是专性厌氧菌，故 Kilpper-Bälz 和 Schleifer[3]于 1988 年将其移入孪生球菌属。

孪生球菌属（*Gemella*）由触酶阴性、兼性厌氧、革兰氏阳性球菌组成，其排列可成对、四联状或形成短链。孪生球菌属目前有溶血孪生球菌（*G. haemolysans*）、麻疹孪生球菌（*G. morbillorum*）、伯氏孪生球菌（*G. bergeriae*）、血孪生球菌（*G. sanguinis*）和犬腭孪生球菌，其中溶血孪生球菌是模式种，而溶血孪生球菌和麻疹孪生球菌是人类的共生菌群。孪生球菌的临床意义尚不完全清楚，其 4 个种可从亚急性细菌性心内膜炎患者的血液中分离到，溶血孪生球菌和麻疹孪生球菌也可从脑膜炎患者的 CSF 中分离出。此外，从患者的尿液、脓液中也可分离到。

二、生物学特性

孪生球菌属细菌为球形或椭圆形，大小为 0.5μm×（0.5～1.4）μm，常成对排列，有时形成短链，革兰氏染色阳性，且易于脱色，无动力，不形成芽孢，兼性厌氧，但初次分离时在空气中不易生长，在兔或马血琼脂平板上菌落小，α-溶血或 β-溶血，以发酵形式分解葡萄糖或其他碳水化合物但不产气，触酶、氧化酶阴性，不液化明胶，在 10℃和 45℃均不生长，最适生长温度为 37℃，是人类口腔、呼吸道、肠道的正常菌群，易与奈瑟菌、韦荣球菌和链球菌相混淆。其 DNA 的 G+C 含量为 33.5mol%。

1. 麻疹孪生球菌　此菌为厌氧至耐氧、无动力、无芽孢的革兰氏阳性球菌。单个、成对或形成短链状排列，其形态、大小不等[（0.3～0.8）μm×（0.5～1.4）μm]，在血琼脂平板上经 2 天培养可形成直径约 0.5mm 的菌落，有的菌株呈 α-溶血，有的不溶血，首次分离后在需氧或 CO₂ 环境不生长，最适生长温度为 35～37℃，发酵碳水化合物，可发酵葡萄糖产酸，分解麦芽糖、甘露醇、甘露糖、山梨醇和蔗糖。可产生少量酸，不分解纤维二糖、果糖、半乳糖、乳糖、水杨素和棉子糖。触酶阴性，不水解马尿酸盐和七叶苷，不水解精氨酸，不还原硝酸盐。

2. 溶血孪生球菌 此菌原来属于奈瑟菌属，即溶血奈瑟菌（ *N. haemolysans* ），经气相色谱检测其全细胞的脂肠酸和糖含量与奈瑟菌属不同，故将其移入孪生球菌属，命名为溶血孪生球菌。溶血孪生球菌能发酵葡萄糖、麦芽糖、果糖、蔗糖、淀粉和糊精而产酸，偶尔可分解甘露醇、阿拉伯糖、山梨醇或葡萄糖。水解七叶苷，不水解精氨酸，不产生吲哚、H_2S、尿素酶、氧化酶、触酶或过氧化酶，对 Optochin 耐药，不还原硝酸盐。对青霉素、链霉素、四环素、氯霉素、万古霉素等敏感。

3. 伯氏孪生球菌 此菌是 1998 年由 Collins 等[4]首次报道的，是以细菌学家 Berger 的名字来命名的（因其对孪生球菌做出了许多贡献）。伯氏孪生球菌是革兰氏阳性、无芽孢的球菌，成对或形成短链状排列，在血琼脂平板上经 35℃培养 48 小时，可形成小的、圆形、扁平而无色素的菌落，在 6.5% NaCl 肉汤中不生长，在 10℃或 45℃也不生长，兼性厌氧，触酶、氧化酶阴性，可分解葡萄糖产酸，某些菌株可分解麦芽糖和甘露醇而产酸，不分解 D-阿拉伯醇、乳糖、蜜二糖、松三糖、山梨醇、蔗糖、蕈糖和木糖。精氨酸双水解酶、VP 试验阴性，不还原硝酸盐。可从临床标本中分离出来。

4. 血孪生球菌 此菌是 1998 年由 Collins 等[5]报道的一个新种，从人类临床标本中分离而来。为不形成芽孢的革兰氏阳性球菌，单个、成对或形成短链状排列，在血琼脂平板上经 48 小时培养，可形成圆形、边缘整齐、无色素的小菌落，某些菌落可溶血。兼性厌氧，触酶和氧化酶阴性。采用 API 系统检测时，可分解葡萄糖、甘露醇、山梨醇和蔗糖而产酸。大多数菌株可分解麦芽糖产酸，不分解 D-阿拉伯醇、L-阿拉伯糖、糖原、乳糖、蜜二糖、松三糖、甲基-β-D-吡喃葡萄糖苷、支链淀粉、棉子糖、塔格糖、海藻糖和木糖。可产生碱性磷酸酶和酸性磷酸酶。不水解精氨酸，不分解尿素，七叶苷阴性，不液化明胶，不还原硝酸盐，VP 试验结果不定。

5. 犬腭孪生球菌 1999 年由 Collins 等[6]首次报道，从犬的齿龈炎性泡囊拭子中分离而来。犬腭孪生球菌为革兰氏阳性无芽孢的球菌，成对或形成短链状排列。在血琼脂平板上经 35℃培养 72 小时，可形成小的、圆形、扁平而透明的光滑型菌落，不产生色素，不溶血。兼性厌氧，触酶和氧化酶阴性，可分解葡萄糖、乳糖、麦芽糖、蔗糖和蕈糖而产酸。不分解 D-阿拉伯糖、L-阿拉伯糖、环糊精、糖原、甘露醇、蜜二糖、松三糖、甲基-β-D-吡喃葡萄糖苷、支链淀粉、棉子糖和山梨醇。精氨酸双水解酶、VP 试验阴性，不水解马尿酸盐。模式株为 M 663-98-1^T（ =CCUG 39489^T ）。

三、孪生球菌感染

（一）溶血孪生球菌感染

1989 年 Kaufhold 等[7]报道了由溶血孪生球菌引起的心内膜炎的病例，从 1 例心内膜炎患者的血液中分离出了溶血孪生球菌。1993 年 Reed 等[8]报道了从患者血液标本中分离出了耐糖肽类抗生素的溶血孪生球菌。2000 年，日本学者 Nonaka 等[9]报道了由溶血孪生球菌引起的化脓性脊椎骨髓炎病例。2004 年 Khan 等[10]报道了美国第 1 例因固定牙而由溶血孪生球菌引起的亚急性细菌性心内膜炎的病例。患者固定牙后而发生感染，从血培养中分离出溶血孪生球菌，用氨苄西林治疗 6 周后病情显著改善。其结论指出固定牙是导致患者发生感染性心内膜炎的一种危险因素，应该做好预防工作。

1991 年，Morea 等[11]报道了由溶血孪生球菌引起心内膜炎的病例。

病例 1：患者，男性，47 岁，其二尖瓣和主动脉瓣均为生物瓣，后发生心内膜炎，血培养生长了溶血孪生球菌，立即根据细菌对抗生素敏感和耐药谱型开始适当抗生素治疗。急性期过后继续治疗。多普勒超声和主动脉造影显示，人工主动脉瓣已不能工作，手术中证实为感染性心内膜炎。

2002 年 Ritterband 等[12]报道了 1 例发生溶血孪生球菌性角膜炎和进行性眼内炎的病例。

病例 2：患者，女性，47 岁，有 10 年全身性结节病史，左眼角膜中央溃疡，近四五天来疼痛。红肿、流泪、视力减弱，无外伤，有应用接触镜或干眼综合征病史，无全身症状，患者 2 年来一直口服泼尼松（强的松）。左眼视力稍差，裂隙灯检查显示角膜水肿，有渗出，并有 4mm×6mm 大小的脓肿，中央角膜后弹力层突出，并有针尖大小的穿孔，前房显示有许多（4+）细胞，并有 3mm 厚的一层眼前房积脓。由于溃疡和渗出性角膜水肿，故视像限于后面，AB 型超声扫描显示有晶状体炎，右眼正常。左眼角膜溃疡进行细菌培养，患者进行了穿透角膜移植术和玻璃体切割术，玻璃体内注入抗生素，包括万古霉素 1000mg、头孢他啶 2.25mg 和地塞米松 400mg。手术后患者开始局部应用 3%环丙沙星，25mg/ml 万古霉素（每小时 1 次），还用 1% 醋酸泼尼松龙滴眼（每小时 1 次）。口服泼尼松增加到 600mg/d（1 周），第 2 周下降到维持量。

左眼角膜房水和玻璃体培养均生长了溶血孪生球菌，手术 6 周后停用抗生素，角膜移植后炎症减少。手术 5 个月后矫正视力灵敏度达 20/400，局部每 4 小时用 1% 醋酸泼尼松龙 1 次。为了治疗结节病，口服泼尼松（20mg/d）。

1998 年 La Scola 等[13]报道了 3 例孪生球菌性心内膜炎病例，其中 2 例是麻疹孪生球菌、1 例是溶血孪生球菌心内膜炎病例，并根据近年来的文献总结了 25 例麻疹孪生球菌和溶血孪生球菌所引起的感染性心内膜炎病例的临床情况，包括溶血孪生球菌性心内膜炎患者 13 例（表 6-4-1）。

表 6-4-1　13 例溶血孪生球菌性心内膜炎病例的临床情况

编号	性别	年龄（岁）	基础条件或感染来源	感染的瓣膜	治疗药物	瓣膜置换	转归
1	男	62	牙治疗	二尖瓣	青霉素，庆大霉素，阿莫西林	无	脊椎关节盘炎，治愈；静脉炎
2	男	48	呼吸道病毒感染综合征，二尖瓣	主动脉瓣	青霉素，庆大霉素	有	治愈
3	男	56	二尖瓣关闭不全，牙治疗	二尖瓣	青霉素，庆大霉素	无	治愈
4	男	68	主动脉瓣关闭不全	主动脉瓣	青霉素，链霉素	有	治愈
5	男	47	修复性主动脉瓣，牙周病	主动脉瓣	红霉素，利福平	有	治愈
6	女	62	无	二尖瓣	青霉素，妥布霉素，克林霉素	无	治愈
7	男	74	二尖瓣脱垂	二尖瓣	青霉素，庆大霉素，阿莫西林	无	治愈
8	男	42	主动脉瓣关闭不全，头皮伤口	主动脉瓣	万古霉素，庆大霉素，阿莫西林	无	治愈

续表

编号	性别	年龄（岁）	基础条件或感染来源	感染的瓣膜	治疗药物	瓣膜置换	转归
9	男	74	结肠癌	二尖瓣	阿莫西林/棒酸，庆大霉素	无	治愈
10	女	53	二尖瓣反流	二尖瓣	青霉素，庆大霉素	有	治愈
11	男	20	无	主动脉瓣	青霉素，庆大霉素	有	治愈
12	男	NA	多瓣膜置换，感染性心内膜炎，无症状	主动脉瓣	环丙沙星，红霉素，头孢呋辛，妥布霉素	无	中性粒细胞减少，治愈
13	男	63	梗阻性支气管炎	二尖瓣	阿莫西林，阿米卡星	有	肾脓肿

NA，无资料。

（二）麻疹孪生球菌感染

1993 年 Omran 和 Wood[14]报道了 1 例由麻疹孪生球菌引起的血管内膜感染及败血性关节炎的病例；1994 年 Terada 等[15]报道了 1 例由麻疹孪生球菌引起的感染性心内膜炎的病例。

1995 年 Condoluci 等[16]报道了 1 例由麻疹孪生球菌引起的 11 岁男孩化脓性心包炎的病例。近 1 年来患者胸部疼痛，心包内有大量液体（超声心动图检测为 18mm），用利尿药、广谱抗生素和类固醇治疗，临床情况无改善，心包积液培养有麻疹孪生球菌生长。按体外抗生素敏感试验结果进行抗生素治疗，病情改善，患者最终恢复。

1996 年 Lopez-Dupla 等[17]报道了由麻疹孪生球菌引起的腺瘤性息肉和结肠癌患者心内膜炎的病例。1997 年 Pradeep 等[18]报道了 1 例由麻疹孪生球菌引起的咽后壁脓肿的病例。1998 年西班牙学者 Roca 等[19]报道了 1 例由麻疹孪生球菌引起的败血症病例，同年德国学者 Eisenberger 等报道了 1 例由麻疹孪生球菌引起的肾移植患者的脊椎炎。1999 年 Rosina 等[20]报道了由麻疹孪生球菌引起的全身感染，1999 年印度 Mathur 等[21]报道了由麻疹孪生球菌引起的菌血症病例。此外，麻疹孪生球菌引起的胸腔积脓、心内膜炎和坏死性肺炎的病例也有报道。

1998 年 La Scola 等[13]根据近年来的文献总结了 25 例麻疹孪生球菌和溶血孪生球菌所引起的感染性心内膜炎病例的临床情况，其中麻疹孪生球菌性心内膜炎有 12 例（表 6-4-2）。

表 6-4-2 12 例麻疹孪生球菌性心内膜炎病例的临床情况

编号	性别	年龄（岁）	基础条件或感染来源	感染的瓣膜	治疗	瓣膜置换	转归
1	男	60	牙治疗	NA	青霉素，利福平	无	治愈
2	男	38	皮下括约肌切开术，乙状结肠镜检查	二尖瓣	青霉素，庆大霉素，红霉素	无	治愈
3	男	39	牙治疗，二尖瓣反流	主动脉瓣	青霉素，庆大霉素	有	治愈
4	男	42	二尖瓣反流	二尖瓣	青霉素，链霉素	无	脑细菌性动脉瘤，治愈
5	男	19	吸毒	三尖瓣	青霉素，庆大霉素，氟氯西林	无	治愈（？赘生物缩小）
6	男	48	收缩期杂音，肾病晚期	二尖瓣	万古霉素	无	腕关节炎，治愈
7	男	64	牙治疗	二尖瓣，主动脉瓣	青霉素	有	急性阑尾炎，治愈

续表

编号	性别	年龄（岁）	基础条件或感染来源	感染的瓣膜	治疗	瓣膜置换	转归
8	女	29	梗阻性肥厚型心肌病，牙治疗	NA	青霉素，庆大霉素，红霉素，利福平	无	治愈
9	男	74	直肠肿瘤，左结肠切除	三尖瓣	头孢呋辛，阿米卡星，青霉素	无	肺栓塞，治愈
10	男	75	曾患小儿风湿热	二尖瓣	青霉素，庆大霉素，替考拉宁，利福平	无	对抗生素过敏，治愈
11	男	74	慢性酒精中毒	主动脉瓣	阿莫西林，庆大霉素	有	治愈
12	男	NA	二尖瓣，主动脉瓣	主动脉瓣	NA	NA	NA

注：NA，无资料。

Bernard 等指出麻疹孪生球菌和溶血孪生球菌均为引起心内膜炎和其他严重感染的机会致病菌，应引起临床医师的重视。一旦发现此类感染，首先确定病原菌，并通过抗生素敏感和耐药的谱型，选择适当的抗生素进行治疗，患者大多可以治愈。

（三）血孪生球菌感染

2002 年，Shukla 等[22]报道了由血孪生球菌引起的感染性心内膜炎的病例，患者有牙周病和牙脓肿病史。作者指出口咽部可能是孪生球菌性菌血症的感染来源，并建议将血孪生球菌纳入引起心内膜炎的孪生球菌的种别之中。

（四）伯氏孪生球菌感染

2004 年，Elsayed 和 Zhang[23]报道了 1 例伯氏孪生球菌引起心内膜炎的病例。

病例 3：患者，男性，32 岁，加拿大人，曾去西欧旅游，有哮喘、高胆固醇血症和胃食管反流病史，近 1 个月来间断发热、发冷、出汗、疲劳、肌痛、头晕和厌食，近 1 周呼吸困难且左胸部不适。无皮肤斑疹、关节痛或体重减轻。患者吸烟，很少饮酒。否认静脉用毒品。曾用过奥美拉唑和沙丁胺醇，无药物过敏史。

查体：体温 38.6℃，心率 79 次/分，呼吸 18 次/分，四肢无心内膜炎特异性斑疹，呼吸音正常。心脏检查：有 2/6 级吹风样收缩期杂音，在左下胸骨边缘可闻及 1/6 级舒张期杂音。实验室检查：Hb 129g/L，WBC 19.1×10^9/L，并有核左移现象。电解质、肌酐和心肌酶正常。连续进行需氧和厌氧血培养，经食管超声心动图检查显示，有严重的主动脉瓣反流，主动脉瓣环脓肿，在撕裂的非冠状尖处有多个赘生物。

临床诊断为亚急性感染性心内膜炎。开始于静脉内输注氨苄西林和庆大霉素，24 小时后用机械瓣膜置换主动脉瓣，并刮除瓣环脓肿。将刮除的瓣膜组织进行细菌学检测，革兰氏染色发现有中等大小的与链球菌相似的革兰氏阳性球菌。经鉴定患者的血培养和瓣膜组织均生长了伯氏孪生球菌。患者手术后 3 天需要插管，其间发生了急性肾衰竭，透析后病情改善。继续用氨苄西林和庆大霉素治疗，但仍有低热和出汗，加用利福平后不再发热而出院。

四、孪生球菌的分离培养与鉴定

孪生球菌属中各种别的鉴定是比较困难的,由于其革兰氏染色易于脱色、不易生长(生长率低),且不好确定每个种的生化特性等,这就给鉴别革兰氏阳性球菌中相关的种别增加了难度,当然,最好能进行 16S rRNA 序列分析,以做出确切的鉴定。

孪生球菌属各种别在生理、生化特性及引起人类感染方面都与草绿色链球菌相近,因此必须将孪生球菌属与相关菌属相鉴别(表 6-4-3)。在表 6-4-3 的基础上,可按表 6-4-4 鉴定至种。

表 6-4-3　革兰氏阳性(或弱阳性)球菌的鉴别

	PYR	万古霉素	LAP	葡萄糖产气	七叶苷水解	6.5% NaCl 肉汤生长
链球菌属	V[a]	S	+	−	V	V[b]
肠球菌属	+	V[c]	+	−	+	+
乳球菌属	V	S	+	−	V	V
乏养球菌属	+	S	+	−	V	−
无色藻菌属	−	R	−	+	V	V
片球菌属	−	R	+	−	V	V
孪生球菌属	+	S	V	−	−	−
绿色气球菌	+	S	−	−	V	+
尿道气球菌	−	S	+	−	V	+
创伤球菌	+	S	−	−	+	V
球链菌属	+	S	−	−	+	+
口腔球菌属	+[d]	S	+	−	+	−

注:a 化脓性链球菌和某些肺炎球菌 PRY 阳性;b 草绿色链球菌群和 D 群链球菌阴性,B 群链球菌阳性;c 除 VRE 外,主要分离株是敏感的;d 大多数菌株阳性。

表 6-4-4　孪生球菌属 4 个种的鉴别

	血孪生球菌	溶血孪生球菌	伯氏孪生球菌	麻疹孪生球菌
产酸				
甘露醇	+	−	V	V
山梨醇	+	−	−	−(+)
蔗糖	+	V	−	+
产生				
碱性磷酸酶	+	+	−	−
酸性磷酸酶	+	+	−	−
丙氨酸-苯丙氨酸-脯氨酸芳胺酶	+(−)	−	−	V
VP	V	−	−	−

注:+,阳性;−,阴性;+(−),少数菌株阴性;−(+),少数菌株阳性;V,反应不定。

参 考 文 献

[1] Garrity GM. Bergey's Manual of Systermatic Bacteriology. 2nd. ed. New York：Springer，2001.

[2] Smith LDS. Peptostreptococcus khnyver and Van Hiel，1936. Breed RS，Murray EGD，Smith NR. Bergey's Manual of Determinative Bacteriology. 8th ed. Baltimore：Williams & Wilkins Co.，1957.

[3] Kilpper-Bälz R，Schleifer KH. Transfer of *Streptococcus morbillorum* to the genus *Gemella* as *Gemella morbillorum*，comb. nov. Int J Syst Bacteriol，1988，38：442-443.

[4] Collins MD，Hutson RA，Falsen E，et al. *Gemella bergeriae* sp. nov.，isolated from human clinical specimens. J Clin Microbiol，1998，36（5）：1290-1293.

[5] Collins MD，Hutson RA，Falsen E，et al. Description of *Gemella sanguinis* sp. nov，isolated from human clinical specimens. J Clin Microbiol，1998，36（10）：3090-3091.

[6] Collins MD，Jovita MR，Foster G，et al.Characterization of a Gemella-like organism from the oral cavity of a dog：description of *Gemella palaticanis* sp. nov. Int J Syst Bacteriol，1999，40（4）：1521-1526.

[7] Kaufhold A，Fransen D，Lutticken R. Endocarditis caused by *Gemella haemolysans*. Infection，1989，17（6）：385-387.

[8] Reed C，Efstratiou A，Morrison D，et al. Glycopeptide-resistant Gemella haemolysans from blood. Lancet，1993，342（8876）：927-928.

[9] Nonaka Y，Kiyofuji C，Takano Y，et al. Pyogenic vertebral osteomyelitis caused by *Gemella haemolysans*. Nippon Naika Gakkai Zasshi，2000，89（5）：980-982.

[10] Khan R，Urhan C，Rubin D，et al. Subacute endocarditis caused by *Gemella haemolysans* and a review of the literature. Scand J Infect Dis，2004，36（11-12）：885-888.

[11] Morea P，Toni M，Bressan M，et al. Prosthetic valve endocarditis caused by *Gemella haemolysans*. Cardioloogia，1991，36（3）：247-249.

[12] Ritterband D，Shah M，Krealoff M，et al. *Gemella haemolysans* keratitis consecutive endophthalmitis. Am J Ophthalmol，2002，13（2）：268-269.

[13] La Scola B，Raoult D. Molecular identification of *Gemella* species from three patients with endocarditis. J Clin Microbiol，1998，36（4）：866-871.

[14] Omran Y，Wood CA. Endovascular infection and septic arthritis caused by *Gemella morbillorum*. Diagn Microbiol Infect Dis，1993，16（2）：131-134.

[15] Terada H，Miyahara K，Sohara H，et al. Infective endocarditis caused by an indigenous bacterium（*Gemella morbillorum*）. Intern Med，1994，33（10）：628-631.

[16] Condoluci G，Chessa M，Butera G，et al. Pericarditis caused by *Gemella morbillorum*，description of a case. Minerva Pediatr，1995，47（12）：545-547.

[17] Lopez-Dupla M，Creus C，Navarro O，et al. Association of *Gemella morbillorum* endocarditis with adenomatous polyps and carcinoma of the colon：case report and review. Clin Infect Dis，1996，22（2）：379-380.

[18] Pradeep R，Ali M，Encarnacion CF. Retropharyngeal abscess due to *Gemella morbillorum*. Clin Infect Dis，1997，24（2）：284-285.

[19] Roca B，Perez E，Simon E. Sepsis from *Gemella morbillorum*. An Med Interna，1998，15（3）：176.

[20] Rosina P，Cunego S，Meloni G，et al. Cutaneous and systemic infection by *Gemella morbillorum*. Acta Derm Venereol，1999，79（5）：398.

[21] Mathur P，Dhawan B，Kumar L，et al. Bacteremia due to *Gemella morbillorum*. Indian Pediatr，1999，36（12）：1264-1266.

[22] Shukla SK，Tak T，Haselby RC，et al. Second case of infective endocarditis caused by *Gemella sanguinis*. WMJ，2002，101（3）：37-39.

[23] Elsayed S，Zhang K. *Gemella bergeriae* endocarditis diagnosed by sequencing of rRNA genes in heart valve tissue. J Clin Microbiol，2004，42（10）：4897-4900.

第五节 漫 游 球 菌

1989 年 Collins 等报道了漫游球菌属，当时只有 1 个种，截止到 2004 年已增加至 5 个种，其中只有河流漫游球菌与人类感染有关，可从患者的血液、腹膜液和伤口中分离而来，其他漫游球菌尚未发现有引起人类感染的报道。鉴于国内尚无报道，临床细菌学实验室在从临床标本分离出肠球菌样细菌时，应注意与漫游球菌相鉴别，以免漏检。

临床标本中分离出来的触酶阴性的革兰氏阳性球菌，大多用常规的鉴定方法难以鉴定，近年来鉴定出来的新的菌属和种别，如乏养球菌属（*Abiotrophia*）、颗粒链菌属（*Granulicatella*）等，都是用 16S rRNA 基因测序方法鉴定出来的。

一、分类

漫游球菌属（*Vagococcus*）是 1989 年由 Collins 等[1]首次报道设立的一个新的菌属，包含 1 个新的菌种，即河流漫游球菌（*V. fluvialis*），此菌与肠球菌相似，但有动力。1990 年 Wallbanks 等[2]又报道了第 2 个种，即鲑鱼漫游球菌（*V. salmoninarum*）。1994 年 Schmidtke 等[3]比较了从病鲑鱼中分离的鲑鱼漫游球菌与鲑鱼漫游球菌模式株的特性，两者结果相似。

1999 年 Lawson 等[4]报道了水獭漫游球菌（*V. lutrae*），从水獭皮中分离而来，是一种革兰氏阳性、触酶阴性的球菌。经 16S rRNA 基因测序证明，此菌是漫游球菌属中的一个新种，通过生化试验和全细胞蛋白电泳分析，与前 2 个种很容易鉴别。

2000 年 Hoyles 等[5]报道了漫游球菌属中的第 4 个新种，即海豹漫游球菌（*V. fessus*），从死海豹和海豚中分离而来，也是一种革兰氏阳性、触酶阴性的球菌。经 16S rRNA 基因测序证明，此菌与漫游球菌属中的前 3 个种不同，通过生化试验和全细胞蛋白电泳分析，与前 3 个种很容易区分。2004 年 Shewmaker 等报道了漫游球菌属中的第 5 个新种，即嗜肉漫游球菌（*V. carniphilus*），是从碎牛肉中分离而来的。

在 2001 年出版的《Bergey 系统细菌学手册》（第 2 版）中，漫游球菌属被列入芽孢杆菌纲、乳杆菌目第 4 科中的第 4 属[6]。

二、生物学特性

1. 河流漫游球菌 是单个、成对或链状排列的革兰氏阳性球菌，有动力，周生鞭毛，在 10～40℃能生长，在 4% NaCl 和 0.1%亚甲蓝牛乳中均能生长。但在 45℃和 6.5% NaCl 中不能生长。在 60℃加热 30 分钟不能存活。能分解苦杏仁苷、β-龙胆二糖、葡萄糖、果糖、甘露醇、甘露糖、N-乙酰葡萄糖胺、核糖、水杨素和海藻糖产酸。某些菌株分解山梨醇、蔗糖和 D-土拉糖产酸。不分解 D-阿拉伯糖、L-阿拉伯糖、阿拉伯醇、阿东醇、卫矛醇、蜜二糖、鼠李糖、山梨糖、淀粉和木糖。水解七叶苷，不水解马尿酸盐和明胶。某些菌株能水解精氨酸。VP 试验阴性。能与兰氏 N 群抗血清发生反应，其 DNA 的 G+C 含量为 33.6mol%，模式株为 NCDO 2497[7]。

2. 鲑鱼漫游球菌　是单个、成对或链状排列的革兰氏阳性球菌，无动力，触酶阴性，能在 5～30℃生长，在 40℃不生长。兼性厌氧，分解葡萄糖产酸不产气。能分解苦杏仁苷、N-乙酰葡萄糖胺、葡萄糖、麦芽糖、甘露糖、核糖、水杨素、淀粉、蔗糖、D-塔格糖和海藻糖产酸。不分解 D-阿拉伯糖、L-阿拉伯糖、D-阿拉伯醇、L-阿拉伯醇、阿东醇、卫矛醇、半乳糖、甘油、肌醇、乳糖、蜜二糖、松三糖、甘露醇、鼠李糖、棉子糖、山梨醇、山梨糖、D-土拉糖和木糖。不水解精氨酸，不产生尿素酶，不还原硝酸盐，产生 H_2S。其 DNA 的 G+C 含量为 36～36.5mol%。模式株为 NCFB 2777。

3. 水獭漫游球菌　是单个、成对或链状排列的革兰氏阳性球菌，无芽孢，无动力，在血琼脂平板上经 37℃培养可形成直径约 0.2mm 的光滑型菌落。兼性厌氧，触酶阴性，分解葡萄糖、环糊精、麦芽糖、D-核糖、山梨醇、蔗糖和海藻糖产酸。不分解 D-阿拉伯醇、L-阿拉伯糖、糖原、甘露醇、蜜二糖、松三糖、支链淀粉、D-棉子糖、D-塔格糖和 D-木糖。不水解精氨酸，产生酸性磷酸酶、α-半乳糖苷酶、α-葡糖苷酶和 β-葡糖醛酸糖苷酶。不产生尿素酶，水解七叶苷，不水解马尿酸盐和明胶。不还原硝酸盐，VP 试验阴性。其 DNA 的 G+C 含量为 40.5mol%。模式株为 CCUG39187。

4. 海豹漫游球菌　是单个、成对或链状排列的革兰氏阳性球菌，在血琼脂平板上呈 α-溶血，兼性厌氧，触酶阴性，分解葡萄糖产酸不产气。不分解 D-阿拉伯醇、L-阿拉伯糖、乳糖、甘露醇、蜜二糖、松三糖、支链淀粉、D-棉子糖、D-核糖、山梨醇、蔗糖、D-塔格糖、海藻糖和 D-木糖。不水解精氨酸，不产生 N-乙酰葡糖胺酶、α-果糖苷酶、α-半乳糖苷酶、β-半乳糖苷酶。不水解马尿酸盐，不还原硝酸盐，VP 试验阴性。其 DNA 的 G+C 含量为 40.5mol%。模式株为 CCUG 41755。

5. 嗜肉漫游球菌　2004 年 Shewmaker 等[8]报道，嗜肉漫游球菌是 2000 年从美国一个商店的碎牛肉中分离而来的，共有 9 株肠球菌样菌株。送往 CDC 链球菌实验室鉴定，经生化试验和全细胞蛋白电泳分析，与现有的肠球菌属和漫游球菌属中的种别不同，经 16S rRNA 基因测序研究，这些菌株与河流漫游球菌密切相关，经检测证明，这 9 株细菌属于一个新的类群，并建议分类为嗜肉漫游球菌。模式株为 1843-02（=ATCC BAA-640^T=CCUG 46823^T）。

三、对抗菌药物的敏感性

1997 年 Teixeira 等报道了漫游球菌对 24 种抗菌药物的敏感性（表 6-5-1）。河流漫游球菌对大多数抗菌药物敏感。

表 6-5-1 漫游球菌对抗菌药物的最低抑菌浓度（单位：μg/ml）

抗菌药物	鲑鱼漫游球菌	河流漫游球菌	
	NCFB 2777[T]	ATCC 49515[T]	临床菌株
氨苄西林	0.25	0.25	0.25~1
氨苄西林/舒巴坦	≤2/1	≤2/1	≤2/1
头孢克洛		16	8~16
头孢唑林	16	8	8~16
头孢克肟	>2	>2	>2
头孢噻肟	16	≤4	≤4~8
头孢曲松	8	≤4	≤4~16
头孢呋辛	16	≤4	≤4~16
氯霉素	≤4	≤4	≤4~>16
环丙沙星	0.5	>2	1~2
克拉霉素	≤0.5	1	≤0.5~>4
克林霉素	1	>2	>2
红霉素	≤5	1	≤0.5~>4
庆大霉素	1	1	1~6
美洛培南	2	0.5	0.5~8
洛美沙星	4	>4	>4
氧氟沙星	2	>4	>4
苯唑西林	>6	2	1~6
青霉素	0.25	0.25	0.25~1
哌拉西林/他唑巴坦	8/4	4/4	4/4~8/4
利福平	≤1	≤1	≤1~2
四环素	≤2	>8	≤2~>8
复方新诺明	≤0.5/9.5	≤0.5/9.5	≤0.5/9.5
万古霉素	≤1	≤1	≤1~2

四、河流漫游球菌与人类感染

漫游球菌属（*Vagococcus*）是 1989 年由 Collins 等建议设立的一个新的菌属。1997 年 Teixeira 报道从人类标本中分离出 4 株河流漫游球菌，最初分类为未鉴定的肠球菌。漫游球菌与肠球菌、乳球菌密切相关。Teixeira 等报道了河流漫游球菌的表型和基因型，包括这些菌株标本的分离来源，共报道了 9 株漫游球菌，有 7 株是河流漫游球菌（表 6-5-2），在河流漫游球菌中，有 4 株是从人类标本中分离而来的（2117-82 和 2296-95 号菌株来自血液，2143-93 号菌株来自腹膜液，1981-94 号菌株从伤口分离而来），说明河流漫游球菌可引起人类败血症、腹膜炎等感染。菌株 546-90 来自水，2063-92 和 2064-92 是从猪的标本中分离而来。在 1994 年出版的《Bergey 鉴定细菌学手册》（第 9 版）中介绍了漫游球菌属和模式种的特性，以及与相关菌属的鉴别，也介绍了两个主要种别的鉴别方法[9]。在近年来出版的有关临床细菌学或诊断细菌学方面的专著中[10, 11]，也用了一定的篇幅对漫游球菌属及其主要种别的鉴定进行了描述。

表 6-5-2   河流漫游球菌与鲑鱼漫游球菌的表型特性 [a]

	鲑鱼漫游球菌					河流漫游球菌		
	ATCC 49515[T]	2117-82	546-90	2063-92	2064-92	2143-93	1981-94	2296-95
6.5% NaCl 生长	+	+	+	+	−	−	+	−	+
10℃生长	+	+	+	+	+	+	+[b]	+	
45℃生长	−		+	+	−				
丙酮酸盐	+	+	−	−	+[b]	+	+		
亚碲酸盐耐受	−		−	−					
动力	−	+	+	+	+	+	+	+	+
VP	−				+	+	+		
产酸									
甘油	−	+	+	+	+[b]	+	+	+[b]	
甘露醇		+	+	+	+[b]	+	+	+[b]	
棉子糖	+		−						
山梨醇	−	+	+	+	+	+	+	+	+
蔗糖	+	+	+[b]	+	−	+	+[b]	+[b]	
血清群	D[b]	D[b]	−	−	D[b]	D[b]	D[b]	−	−

a 所有菌株对 PYR、LAP、胆汁七叶苷阳性，对万古霉素敏感，不产生色素，分解麦芽糖、海藻糖和核糖产酸，不分解阿拉伯糖、菊糖、乳糖、蜜二糖和山梨糖，不水解精氨酸。能与 AccuProbe 肠球菌基因探针发生反应。b 迟缓或弱反应。+，阳性；−，阴性。

五、分离培养与鉴定

从目前来看，漫游球菌中只有河流漫游球菌可引起人类感染。故从临床标本中主要分离培养河流漫游球菌。由于河流漫游球菌可在羊血琼脂平板上生长，因此可按常规方法进行河流漫游球菌的分离培养。从各种标本分离出疑似漫游球菌属细菌时，首先应与相关菌属进行鉴别（表 6-5-3）[12]。

表 6-5-3   漫游球菌属和肠球菌属等相关菌属的鉴别

	万古霉素	葡萄糖产气	PYR	LAP	胆汁七叶苷	6.5% NaCl生长	10℃生长	45℃生长	动力	溶血
肠球菌属	S	−	+	+	+	+	+	+	V	α/β/n
乳球菌属	S	−	+	+	+	V	+	V	−	α/n
漫游球菌属	S	−	+	+	+	+	+	V	+	α/n
链球菌属	S							V	V	α/β/n
乏养球菌属	S	−	+	−	−		V	−	−	α/n
球链菌属	S					+				α
无色藻菌属	R	+	−	−	V	V	+	V	−	α/n

注：+，阳性；−，阴性；R，耐药；S，敏感；V，反应不定。

关于漫游球菌的鉴定，可根据分离菌株的来源及菌株特性等情况而定，如怀疑为嗜肉漫游球菌，可利用表 6-5-4 进行鉴别。因嗜肉漫游球菌与漫游球菌属和肠球菌属中相关种别的表型相似，它们的鉴别可按表 6-5-4 进行。

由于河流漫游球菌有动力，因此在鉴定河流漫游球菌时，必须与有动力的铅黄肠球菌和鸡肠球菌进行鉴别。1994 年 Devriese 等[13]在报道从家养动物中分离的河流漫游球菌时，介绍了河流漫游球菌与铅黄肠球菌、鸡肠球菌的鉴别，对从临床标本中鉴定河流漫游球菌与铅黄肠球菌等具有一定的参考价值（表 6-5-5）。

在确定从临床标本分离的菌株为漫游球菌之后，可按表 6-5-6 所列各项试验做漫游球菌属内各种别的鉴别。鉴定有困难时，可请中国普通微生物菌种保藏管理中心进行复核鉴定。

表 6-5-4 嗜肉漫游球菌与漫游球菌属和肠球菌属中相关种别的鉴别

	嗜肉漫游球菌	海豹漫游球菌	鲑鱼漫游球菌	驴肠肠球菌	盲肠肠球菌	硫黄肠球菌
吡咯烷基-β-萘胺	+（100）	+	+	+	−	+
亮氨酸-β-萘胺	+（100）	+	+	+	+	−
胆汁七叶苷	+（100）	+	+	+	+	+
6.5%NaCl 生长	+（100）	+	−	+	+	+
10℃生长	+（100）	+W	+	+	+	+
45℃生长	V（56）	−	−	+	+	+
七叶苷	+（100）	−	+	+	+	+
丙酮酸盐	+（100）	+	+	−	+	+
亚碲酸盐	−（0）	−	−	+	−	−
动力	V（78）	−	−	−	−	−
VP	−（0）	−	−	−	−	+
产酸						
阿拉伯糖	−（0）	−	−	−	−	−
甘油	+（100）	+W	−	−	−	−
菊糖	−（0）	−	−	−	+	−
乳糖	−（0）	−	−	+	+	+
麦芽糖	+（100）	+	+	+	+	+
甘露醇	−（0）	−	−	−	−	−
蜜二糖	−（0）	−	−	−	+	−
棉子糖	−（0）	−	+W	−	+	+
核糖	+（100）	+	+	+	+	+
山梨醇	−（0）	−	−	−	−	−
蔗糖	+（56）	−	+	+	+	+
海藻糖	+（100）	−	+	+	+	+
甲基-α-D-吡喃葡糖苷	+（100）	−	−	−	+	+
肠球菌基因探针	+（100）	−	+	+W	+W	+W

注：表中括号内数字为阳性百分率（%）。+，阳性；−，阴性；W，缓慢生长。

表 6-5-5　河流漫游球菌与铅黄肠球菌、鸡肠球菌的鉴别

	河流漫游球菌	铅黄肠球菌	鸡肠球菌
黄色素	−	+	+
万古霉素耐药	−	+	+
6.5% NaCl 生长	−（W）	+	+
45℃生长	−	+	+
β-半乳糖苷酶	−	+	+
精氨酸双水解酶	V−	+	+
在羊血琼脂平板上 α-溶血	+	+	−
产酸			
L-阿拉伯糖	−	+	+
甘油	+	V	−
菊糖	−	+	+
山梨醇	+	−	V
D-木糖	−	+	+
蜜二糖	−	+	+

注：+，阳性；−，阴性；W，缓慢生长；V，反应不定。

表 6-5-6　漫游球菌属各种别的鉴别

	河流漫游球菌	鲑鱼漫游球菌	水獭漫游球菌	海豹漫游球菌	嗜肉漫游球菌
40℃生长	+	−			+
产酸					
甘油	+	−			+
半乳糖	+	−		−	−
山梨醇	+	−	+	−	−
D-塔格糖	−	+	−	−	−
甘露醇	+	−	−	−	−
蔗糖	+	+	+	−	+
D-核糖	+	+	+	−	+
α-半乳糖苷酶	−	−	+	−	−
β-半乳糖苷酶	−	−	+	−	−
H₂S 产生	−	+			

注：+，阳性；−，阴性。

参 考 文 献

[1] Collins MD, Ash C, Farrow JA, et al. 16S ribosomal ribonucleic acid sequence analyses of lactococci and related taxa. description of *Vagococcus fluvialis* gen. nov., sp. nov. J Appl Bacteriol, 1989, 67（4）: 453-460.

[2] Wallbanks S, Martinez-Murcia AJ, Fryer JL, et al. 16S rRNA sequence determination for members of the genus *Carnobacterium* and related lactic acid bacteria and description of *Vagococcus salmoninarum* sp. nov. Int J Syst Bacteriol, 1990, 40: 224-230.

[3] Schmidtke LM, Carson J. Characteristics of *Vagococcus salmoninarum* isolated from diseased salmonid fish. J App Bacteriol, 1994, 77: 229-236.

[4] Lawson PA, Foster G, Falsen E, et al. V*agococcus lutrae* sp. nov., isolated from the common otter（Lutra lutra）. Int J Syst Bacteriol, 1999, 49（3）: 1251-1254.

[5] Hoyles L, Lawson PA, Foster G, et al. *Vagococcus fessus* sp. nov., isolated from a seal and a harbour porpoise. Int J Syst Evol

Microbiol，2000，50（3）：1151-1154.

[6] Garrity GM. Bergey's Manual Systematic Bacteriol. 2nd ed. New York：Springer，2001.

[7] Teixeira JM，Carvalho MDS，Merquior VC，et al. Phenotypic and genotypic characterization of *Vagococcus fluvialis*，including strains isolated from human sources. J Clin Microbiol，1997，35（11）：2778-2781.

[8] Shewmaker PL，Steigerwalt AG，Morey RE，et al. *Vagococcus carniphilus* sp. nov.，isolated from ground beef. Int J Syst Evol Microbiol，54（5）：1505-1510.

[9] Hollt JG，Krieg NR，Sneath PH，et al. Bergey's Manual of Determinative Bacteriology. Philadelphia：Lippincott Williams & Wilkins，1994.

[10] Koneman EW，Allen SD，Janda WM，et al. Color Atlas and Diagnostic Microbiology. 5th ed. Philadelphia：Lippincott Williams & Wilkins，1997.

[11] Forbes BA，Sahm DF，Weissfeld AS. Bailey & Scott's Diagnostic Microbiology. 11th ed. St. Louis：Mosby，2002.

[12] Murray PR，Baron EJ，Pfaller MA. et al. Manual of Clinical Microbiology. 7th ed. Washington DC：Am Society for Microbiology，1999.

[13] Devriese BPLA，Hommez J，Miry C，et al. Characterization and identification of *Vagococcus fluvialis* strains isolated from domestic animals. J App Bacteriol，1994，77（4）：362-369.

第六节　乏养球菌与颗粒链菌

乏养球菌属与颗粒链菌属细菌是机会致病菌，也是引起院内感染的致病菌，在其他国家已有报道，国内至今尚无报道，但也应引起临床工作人员的注意。

一、分类

乏养球菌属（*Abiotrophia*）由营养苛求的革兰氏阳性球菌组成，以前称为营养变异链球菌（nutritionally variant *Streptococci*，NVS），其生长过程中需要盐酸吡哆醛（VB$_6$）。1961年 Frenkel 和 Hirsch 首次报道了这些细菌，可在其他细菌菌落周围呈现卫星生长现象[1]。它是人类口腔、咽喉、肠道和泌尿生殖道的正常菌群，可从心内膜炎患者，以及中耳炎、伤口感染、菌血症、胰腺脓肿和结膜炎患者中分离出来。

缺陷乏养球菌（*A. defectiva*）和毗邻乏养球菌（*A. adiacens*）有过许多名称，包括卫星链球菌、需硫链球菌（thio-reguiring *Streptococci*）、共生链球菌、吡多醛依赖性链球菌和NVS，其中NVS是最常用的名称，因其与链球菌密切相关，将其列入缓症链球菌（*S. mitis*）。

1989年 Bouvet 等[2]通过 DNA-DNA 杂交，将 NVS 菌株和链球菌各种别进行研究，确定 NVS 为缺陷链球菌和毗邻链球菌，但这仅是阐明了这些细菌的基因相关度。1995年 Kawamura 等[3]通过对缺陷链球菌、毗邻链球菌及链球菌属细菌进行 16S rRNA 序列研究，认为这两种细菌与链球菌属在系统发生学上无亲缘关系，应增加一个新的菌属，即乏养球菌属，将缺陷链球菌和毗邻链球菌移入乏养球菌属，即缺陷乏养球菌和毗邻乏养球菌。

1998年 Roggenkamp 等[4]报道了乏养球菌属的一个新种，即苛求乏养球菌（*A. elegans*，现称苛求颗粒链菌），是从一例38岁心内膜炎患者的血液中分离而来的。1999年 Lawson 等[5]又报道了一个新种，是从苏格兰东北海岸的一只貂鲸死后尸检时分离的，主要从肺、脾、肝和肾中分离得到，定名为貂鲸乏养球菌（*A. balaenopterae*，现称貂鲸颗粒链菌）。2000年，

Kanamoto 等[6]又报道了 1 个种，即副毗邻乏养球菌（*A. para-adiacens*）。

2001 年出版的《Bergey 系统细菌学手册》（第 2 版）第 1 卷中该属菌的分类又有了很大的变化，将乏养球菌属分类于芽孢杆菌纲、乳杆菌目、气球菌科中的第 2 属，即乏养球菌属[7]。

2000 年 Collins 和 Lawson[8]根据 16S rRNA 基因测序结果，证明乏养球菌属在系统发生学上不是一个谱系，而是由两个不同的谱系组成，在系统发生学上，其一是缺陷乏养球菌，即这个属中的模式株，其二是由 3 个种组成的菌群，即毗邻乏养球菌、苛求乏养球菌和貂鲸乏养球菌。因此，乏养球菌属的分类需要重新修正，即乏养球菌属中，只留下缺陷乏养球菌，再加上 1 个新种，也就是副毗邻乏养球菌（*A. para-adiacens*）。另外 3 个种应再分类到一个新的菌属，即颗粒链菌属（*Granulicatella*），毗邻乏养球菌、苛求乏养球菌和貂鲸乏养球菌，分别称为毗邻颗粒链菌、苛求颗粒链菌和貂鲸颗粒链菌。为了前后衔接，以下将两个菌属一起介绍。

二、生物学特性

乏养球菌属和颗粒链菌属细菌是无芽孢、无动力的革兰氏阳性球菌，兼性厌氧，触酶和氧化酶阴性，发酵葡萄糖不产气。在 10℃和 45℃不生长，在 6.5% NaCl 肉汤中不生长，对营养要求较高，通常要在培养基中加入 0.01% L-半胱氨酸或维生素 B_6（0.001%盐酸吡哆醛），在血琼脂平板上，可在表皮葡萄球菌菌落周围有卫星现象，PYR 试验阳性，对 Optochin 耐药，对万古霉素敏感，其 DNA 的 G+C 含量为 36.6～46.6mol%。模式种为缺陷乏养球菌。

1. 缺陷乏养球菌 为无动力、无芽孢的革兰氏阳性球菌，兼性厌氧，触酶和氧化酶阴性，在血琼脂平板上（含维生素 B_6）可生长为直径约 0.2mm 的菌落，α-溶血，有卫星现象（表皮葡萄球菌菌落周围菌落大），产生 α-半乳糖苷酶、β-半乳糖苷酶，不产生葡糖苷酸酶，发酵蕈糖，不发酵菊糖，PYR 试验阳性，分解淀粉而产酸，不分解精氨酸和马尿酸、L-阿拉伯糖、D-甘露醇、山梨醇和糖原。此菌主要从患者（心内膜炎或菌血症）血液中分离而来。

2. 毗邻颗粒链菌 为无动力、无芽孢的革兰氏阳性球菌，其形态可依营养情况而不同，卵圆形，成对或短链状排列。兼性厌氧，触酶和氧化酶阴性，在血琼脂平板上毗邻颗粒链菌（*G. adiacens*）于表皮葡萄球菌的菌落周围可出现卫星生长现象。在血琼脂平板（1000ml 培养基加入 10mg 吡多醛和 100mg 半胱氨酸）上可形成直径约 0.2mm 的菌落，对 Optochin 和万古霉素敏感，PYR 试验阳性，碱性磷酸酶、α-半乳糖苷酶、β-半乳糖苷酶阴性，不发酵海藻糖和淀粉。LAP 试验阳性，不水解精氨酸和马尿酸盐，不发酵核糖、阿拉伯糖、甘露醇、山梨醇、乳糖、棉子糖和糖原。此菌是咽喉部的正常菌群，可从心内膜炎患者的血液中分离而来，也可从患者的尿液中检测到。其 DNA 的 G+C 含量为 36.6～37.4mol%。

3. 苛求颗粒链菌 1998 年 Roggenkamp 等从一名心内膜炎患者中分离出一种触酶阴性，在表皮葡萄球菌菌落周围有卫星生长现象的革兰氏阳性球菌，认为此菌应属于颗粒链菌属，并与以前报道的 2 个种不同，建议将此菌称为苛求颗粒链菌（*G. elegans*）。苛求颗粒链菌对营养要求较高，其菌落大小与培养基的营养有关，为革兰氏阳性球菌，可形成短链状排列，无动力，不形成芽孢，触酶阴性，兼性厌氧，在羊血琼脂平板上可呈 α-溶血，并在表皮葡萄球菌菌落周围有卫星现象。在血琼脂平板上经 48 小时培养，可长出直径为 0.2mm的菌落，在巧克力平板上可见生长。在 27～37℃能生长，但在 20℃和 42℃不生长。PYR 和LAP 试验阳性，碱性磷酸酶阴性、α-半乳糖苷酶和 β-半乳糖苷酶阴性，能水解马尿酸盐，能发酵棉子糖，不发酵蕈糖、菊糖、乳糖、淀粉和糖原。

4. 貂鲸颗粒链菌（*G. balaenopterae*） 是 1999 年由 Lawson 等报道的一种颗粒链菌，是从貂鲸尸体标本中分离而来的。此菌为革兰氏阳性球菌，单个、成对或短链状排列，在哥伦比亚马血琼脂上经 37℃培养可形成直径 0.2mm 的菌落。无卫星现象，兼性厌氧，触酶阴性。可分解葡萄糖、麦芽糖和海藻糖产酸，不分解阿拉伯糖、阿拉伯醇、糖原、乳糖、甘露醇、蜜二糖、松三糖、棉子糖、蔗糖、塔格糖、山梨糖和木糖。能水解精氨酸，尿素酶弱阳性，碱性磷酸酶阴性、α-半乳糖苷酶和 β-半乳糖苷酶阴性。模式株为 CCUG 37380。

5. 副毗邻乏养球菌 是 2000 年由日本学者 Kanamoto 等[6]报道的，是革兰氏阳性球菌，其生长需要在培养基中加入吡多醛，α-半乳糖苷酶和 β-半乳糖苷酶阴性。发酵蔗糖，不发酵海藻糖和支链淀粉，不水解精氨酸。

三、对抗菌药物的敏感性

2000 年 Michelow 等[9]报道了 27 株毗邻颗粒链菌和 12 株缺陷乏养球菌对 12 种抗菌药物的敏感性（表 6-6-1）。

表 6-6-1　毗邻颗粒链菌和缺陷乏养球菌对抗菌药物的敏感性（单位：μg/ml）

抗菌药物	毗邻颗粒链菌（27 株）			缺陷乏养球菌（12 株）		
	MIC 范围	MIC$_{50}$	MIC$_{90}$	MIC 范围	MIC$_{50}$	MIC$_{90}$
青霉素	≤0.06～>8	0.12	2	≤0.06～4	0.5	1
阿莫西林	≤0.06～4	≤0.06	1	≤0.06～4	0.25	0.25
头孢唑林	≤0.06～>8	0.5	8	2～>8	>8	>8
头孢曲松	≤0.06～>8	0.5	4	0.25～1	0.5	1
美洛培南	0.06～1.0	0.12	0.5	0.25～0.5	0.5	0.5
克林霉素	≤0.06～0.25	≤0.06	≤0.06	≤0.06～0.25	≤0.06	0.25
奎奴普丁/达福普丁	0.12～0.5	0.25	0.5	0.25～1	0.5	0.5
利福平	≤0.06	≤0.06	≤0.06	≤0.06	≤0.06	≤0.06
左氧氟沙星	≤0.25～2	0.5	1	≤0.25	≤0.25	≤0.25
氧氟沙星	0.5～2	1	2	≤0.25～1	0.5	0.5
庆大霉素	0.5～4	2	4	0.25～4	2	4
万古霉素	0.5～1	0.5	1	0.5	0.5	0.5

四、乏养球菌和颗粒链菌感染

1998 年 Heath 等报道了由毗邻乏养球菌引起椎骨骨髓炎的病例。2000 年 Michelow 等[9]报道了 1 例 Down 综合征的患儿发生乏养球菌性脑脓肿的病例；2001 年 Murray 等[10]报道了 1 例由乏养球菌引起的菌血症病例；2002 年 Rosenthal 等[11]报道了 1 例 68 岁男性糖尿病患者因起搏器而发生的由缺陷乏养球菌引起的骨髓炎和心内膜炎，同年德国学者 Ince 等[12]报道了 1 例由缺陷乏养球菌引起全膝关节成型术感染的病例。

2001 年 Christensen 和 Facklam[13]报道了 97 名乏养球菌和颗粒链菌感染者的临床情况，其中缺陷乏养球菌感染者 39 人，毗邻颗粒链菌感染者 55 人，苛求颗粒链菌感染者 3 人，其临床情况见表 6-6-2。

表 6-6-2　97 名乏养球菌和颗粒链菌感染患者的临床情况

	缺陷乏养球菌	毗邻颗粒链菌	苛求颗粒链菌
分离的菌株数	43	55	3
患者数	39	55	3
平均年龄（岁）（范围）	34（2~88）	50（1~81）	6
未知年龄例数	13	17	2
性别（例数）			
男	19	29	2
女	17	18	1
未知	3	8	0
标本来源（例数）			
血液	38	39	1
其他	2[a]	4[b]	0
未知	2	12	2
临床诊断（例数）			
心内膜炎	18	25	1
败血症	7	7	0
菌血症	3	3	0
其他[c]	6	7	0
未知	5	14	2

注：a 从眼标本中分离出 2 株；b 从鼻窦、骨髓、阴囊脓肿和眼部溃疡中分离出 4 株；c 6 株缺陷乏养球菌是从角膜炎、角膜溃疡、组织胞浆菌病、风湿性心脏病、发热和吸毒者中分离而来，7 株毗邻颗粒链菌是从肺炎、淋巴瘤、转移性肺癌、窦炎、骨髓感染、阴囊脓肿和眼部溃疡中分离而来。

1. 乏养球菌感染

病例 1：患者，女性，80 岁，为糖尿病患者，因右眼急性感染性眼内炎而入院。在住院 6 天前曾做过白内障摘除术。其视力几乎丧失，只可见手动，患者非常痛苦。检查发现眼前房有黏稠的脓性房水，由于眼内炎发展迅速，很可能致盲。对患者立即施行手术，包括眼前房穿刺和眼前房透明。在眼内和结膜下注射万古霉素和头孢他啶的情况下，行玻璃体次全摘除术（由于角膜水肿，瞳孔不能散开很大，不可能全部摘除玻璃体）。将脓性晶状体液做细菌培养。术后第 2 天应用酚麻美敏（泰诺）、乙酰唑胺丹木斯和环丙沙星，患者康复，无合并症而出院。脓性晶状体液经细菌培养有革兰氏阳性球菌生长，最终鉴定为缺陷乏养球菌，此菌对青霉素、利福平、万古霉素、克林霉素和庆大霉素敏感（MIC 分别为 0.06μg/ml、≤1μg/ml、≤2μg/ml、≤0.25μg/ml 和≤1μg/ml）。对四环素和红霉素耐药（MIC 分别为 128μg/ml 和 4μg/ml）。

2001 年美国学者 Leonard 等[4]报道了 1 例静脉应用毒品患者发生了乏养球菌引起的菌血症和真菌性动脉瘤的病例。

病例 2：患者，42 岁，男性，近 3 天来因右上臂软组织红肿和发热而入院，患者静脉内长期应用毒品，患者体温 38.6℃，其右前臂有 3cm×4cm 大小的红肿区，并曾进行引流，查体无其他发现。WBC 计数 18 000/mm³，中性粒细胞 70%，淋巴细胞 4%，杆状粒细胞 11%，单核细胞 15%，CT 显示软组织肿胀，未发现动脉瘤和脓肿，住院后用氨苄霉素/舒巴坦治疗，血培养生长了乏养球菌。

2002 年 Ince 等[12]报道了 1 例由缺陷乏养球菌引起的全膝关节成型术后感染的病例。

病例 3：患者，女性，65 岁，2000 年 4 月因右膝部进行性疼痛和肿胀而入院。患者于 4 年前进行了全膝关节成型术，由于肾小球性肾病而进行了肾切除，并患有非胰岛素依赖型糖尿病，嗜酒。查体：不发热，未发现异常。无菌血症和心内膜炎样出血斑，经同位素检查人工膝关节无松弛。普通 X 线检查正常。实验室检查：WBC 正常（5500/mm³），C 反应蛋白 41mg/L。从右膝关节抽出 10ml 浑浊的液体进行革兰氏染色，但未发现任何微生物。因此，根据临床表现诊断为全膝关节成型术后感染。对患者施行清创术，并对修复术所有聚乙烯材料进行置换。手术内抽出物置入需氧和厌氧瓶接种 5% 哥伦比亚血琼脂和巧克力琼脂，分别于 37℃、需氧和含有 5% CO_2 的厌氧环境培养，培养 24 小时后，在血琼脂平板上生长了几个小的 α-溶血菌落。经革兰氏染色，发现为具有多形性的革兰氏阳性的球杆菌，最终鉴定为缺陷乏养球菌。抗生素治疗包括应用头孢唑林 10 天，随即口服环丙沙星 26 天，直至 C 反应蛋白和各种检查转为正常。

2000 年 7 月，曾感染的人工膝关节再次疼痛、肿胀，抽出的关节液经革兰氏染色，鉴定确定为缺陷乏养球菌。经 2 次关节成型术后修复，开始静脉内应用环丙沙星，由于患者出现腹泻，改用青霉素，后口服氟氯西林，直至 C 反应蛋白转为正常，2000 年 12 月，应用一种新的异常关节成型术后患者的膝关节功能正常。

2000 年 Poyart 等[15]报道了 1 例由缺陷乏养球菌引起小儿心内膜炎的病例。

病例 4：患儿，男性，5 岁，患室间隔缺损和肺动脉瓣狭窄，由于严重的充血性心力衰竭，于 2 个月前第 1 次感染性心内膜炎发作时进行了手术介入治疗，病情稳定。由于近 2 周来间断发热，再次住院。查体：体温 38℃，生命指征正常。经胸超声心动图检查发现心瓣膜正常，无赘生物。住院后进行了 6 次血培养。培养物经革兰氏染色，发现有多形性的革兰氏阳性球状和球杆状的细菌。对患儿用青霉素[20 万 U/（kg·d），每 4 小时 1 次]和庆大霉素[3mg/（kg·d），i.v.，每 8 小时 1 次]治疗 10 天，所有症状消失。出院后继续口服阿莫西林[100mg/（kg·d）]2 周。

2 个月后，因发热而再次住院，查体结果和出院前的结果一样，2 次血培养生长了同样的细菌。超声心动图检查无变化，治疗采用阿莫西林[200mg/（kg·d），每 4 小时 1 次]，静脉内应用 2 周，加用庆大霉素[3mg/（kg·d），i.v.，每 8 小时 1 次]，相继口服阿莫西林[100mg/（kg·d）] 3 周，血培养阴性。然而，停用抗生素 1 天后患儿再次发热，2 次血培养生长了同样细菌，最终鉴定为缺陷乏养球菌。未找到感染源，牙齿检查正常。用阿莫西林[150mg/（kg·d）]和利福平[20mg/（kg·d）]治疗 6 个月，患者痊愈，18 个月后无复发。

2004 年 Zenone 和 Durand[16]报道了 1 例应用免疫抑制剂（泼尼松和环磷酰胺）治疗结缔组织病的患者并发缺陷乏养球菌性脑脓肿的病例。曾有因神经外科手术而造成免疫力低下患者发生中枢神经系统乏养球菌感染的报道，这可能是在手术时细菌进入人体组织所致。这是第一次由缺陷乏养球菌引起应用免疫抑制剂患者发生脑脓肿的报道。

2. 颗粒链菌感染　1999 年德国学者 Biermann 等[17]报道了 1 例神经外科手术后由毗邻颗粒链菌引起脑脓肿的病例。

病例 5：患者，女性，46 岁，由于近 3 周来头痛、恶心、呕吐而入院。因患星状细胞瘤，曾做过两次手术。住院期间患者发病，轻度颈项强直，在手术部位检查无其他不适，体温不高，WBC 计数 17.4×10^9/L，C 反应蛋白 6mg/dl，CT 显示在以前手术部位（右额颞顶半环）病灶周围有一脓肿团块，进一步检查未发现其他导致脑脓肿的诱因，患者接受颅骨切开术，从硬脑膜切开处吸出脓性物，完全切开后发现在肿瘤切除部位有一大脓肿。组织病理学检查显示脓肿被坚固的结缔组织包绕，中心坏死，表明为慢性炎症反应，脓肿切除后，对患者应用头孢曲松（1g/d）和庆大霉素（240mg/d）治疗 10 天，C 反应蛋白和WBC 计数达正常水平，临床治愈，15 天后患者出院。

患者脓拭子进行普通培养无细菌生长，但手术后 36 小时于手术部位流出脑脊液，脑脊液涂片经革兰氏染色，除有大量多核细胞外，还可见革兰氏阳性球菌，CSF 培养用血琼脂平板（需氧和厌氧）和脑心浸汤，培养 24 小时后，在血琼脂平板上可见少数 α-溶血的菌落，经 16S rDNA 序列分析和常规方法鉴定均为毗邻颗粒链菌。作者指出由毗邻颗粒链菌引起的中枢神经系统感染是罕见的。

1998 年德学者 Roggenkamp 等[4]报道了 1 例由苛求颗粒链菌引起心内膜炎的病例。

病例 6：患者，38 岁，因患急性心内膜炎（主动脉瓣）而入院，连续 4 次血培养均生长了革兰氏阳性球菌，应用哌拉西林/他唑巴坦和庆大霉素治疗，但患者仍发热，2 次血培养生长了革兰氏阳性球菌，为此，改用万古霉素进行治疗，患者出现了心内膜炎、心瓣膜功能不全的征象，随即对患者进行了主动脉瓣置换术，并应用抗生素治疗 10 天。14 天后患者无发热征象而出院。从患者血培养中分离的细菌为革兰氏阳性球菌，触酶和氧化酶均阴性，无动力，经 API 20Step 鉴定无结果，经 16S rRNA 基因测序表明与苛求颗粒链菌密切相关，最终鉴定为苛求颗粒链菌。

1999 年美国学者 Namdari 等[18]报道了 2 例由毗邻颗粒链菌和缺陷乏养球菌引起的急性玻璃体感染，1 例是 83 岁男性患者，另 1 例是 80 岁的女性患者，几乎是相同的感染性眼内炎、前房积脓，这两名患者的左、右眼视力分别降低到只可观察到手动，都进行了玻璃体摘除术，眼内注入抗生素，2 名患者分别于玻璃体内注入万古霉素/阿米卡星和万古霉素/头孢他啶，最终完全恢复。

病例 7：患者，男性，83 岁，白内障手术术后，因诊断为术后眼内炎而入院。查体：

患者视力显著降低，只可见手动，眼前房积脓，存在严重的前房反应，玻璃体感染。有高血压、哮喘和前列腺癌病史，行玻璃体切割术，并注射阿米卡星和万古霉素，术后局部用头孢唑林和妥布霉素，口服类固醇。玻璃体液做细菌培养。术后患者病情略有改善，玻璃体切割术后 5 天，静脉内输入抗生素，患者的眼内炎完全缓解，无合并症而出院，局部继续用阿托品、妥布霉素和头孢唑林治疗。

玻璃体液直接涂片，革兰氏染色，显微镜下发现大量多核白细胞和革兰氏阳性球菌。细菌培养有革兰氏阳性球菌生长，最终鉴定为毗邻颗粒链菌，此菌对青霉素、利福平、万古霉素、四环素和红霉素敏感（MIC 分别为 0.03μg/ml、≤1μg/ml、≤2μg/ml、≤2μg/ml 和≤0.25μg/ml）。对克林霉素和庆大霉素耐药（MIC 分别为 1μg/ml 和 4μg/ml）。

五、分离培养与鉴定

乏养球菌属和颗粒链菌属可按常规方法分离培养，从临床标本分离到的触酶阴性的革兰氏阳性球菌，必须与气球菌、乳球菌、片球菌、孪生球菌等相关菌属进行鉴别（表 6-6-3）[19]。

2001 年 Christensen 和 Facklam[13]对从来自 37 个国家的 97 名患者中所分离的 101 株 NVS 重新进行了表型和基因型的鉴定，其中有 55 株和 43 株分别为毗邻颗粒链菌和缺陷乏养球菌，3 株为苛求颗粒链菌（表 6-6-3）。

表 6-6-3　乏养球菌 a 与其他触酶阴性革兰氏阳性球菌的鉴别

	卫星现象	动力	对万古霉素敏感 b	葡萄糖产气	PYR活性	亮氨酸氨基肽酶	6.5% NaCl肉汤生长	10℃生长	45℃生长	溶血，5%羊血琼脂
乏养球菌属 a	+	−	S	−	+	+	−	−	−	α
气球菌属	−	−	S	−	+	−	+	−	+	α
肠球菌属	−	V	S	−	+	+	+	+	+	α, β, N
乳球菌属	−	−	S	−	+	+	V	+	−	α, N
孪生球菌属	−	−	S	−	+	V	−	−	−	α, N
无色藻菌属	−	−	R	+	+	−	V	+	V	α, N
片球菌属	−	−	R	−	+	+	V	−	−	α
链球菌属	−	−	S	−	+	+	−	−	V	α, β, N
漫游球菌属	−	+	S	−	+	+	+	−	+	α, N

注：+，阳性；−，阴性；S，敏感；R，耐药；V，反应不定；N，不溶血。a 包括颗粒链菌属；b 每片 30μg。

确定为乏养球菌属和颗粒链菌属后，乏养球菌属和颗粒链菌属各主要种别的鉴别和鉴定，可按表 6-6-4～表 6-6-6 进行[20]。采用快速鉴定系统鉴定可能会出现错误结果，因为这些系统有的尚未包括这些较少见细菌的数据。确定为乏养球菌属后，可根据条件先进行表型鉴定，有条件的单位可用分子生物学方法进行鉴定。

表 6-6-4　乏养球菌属和颗粒链菌属各种别的鉴别

	缺陷乏养球菌	毗邻颗粒链菌	苛求颗粒链菌	貂鲸颗粒链菌	副毗邻乏养球菌
生长					
6.5% NaCl	–	–	–	–	–
卫星现象	+	+	+	–	ND
精氨酸水解	–	–	+	+	–
马尿酸水解	–	–	+		
尿素	–	–	+	+（W）	
45℃	–	–	–	–	–
产生					
吡咯芳氨酸酶	+	+	+		
碱性磷酸酶	–	–	–		
α-半乳糖苷酶	+	–	–		
β-半乳糖苷酶	+	–	–		–
β-葡糖苷酸酶	–	+	–		±
β-葡萄糖苷酶	–	–	–		+
亮氨酸芳胺酶	+	+	+		
产酸					
蕈糖	+	–	–	+	
乳糖	+	–	–		–
棉子糖	+	–	+		
淀粉	+	–	–		
糖原	–	–	–		
菊糖	–	±	–		
蔗糖	+	+	+	–	+
塔格糖	±	+	–		
麦芽糖				+	
葡萄糖				+	
支链淀粉	V	–		+	–

注：+，阳性；–，阴性；±，通常阴性；V，反应不定；W，弱阳性；ND，未检测。

表 6-6-5　乏养球菌和颗粒链菌的生物型和血清型

	缺陷乏养球菌（9 株）	毗邻颗粒链菌（15 株）	副毗邻乏养菌（13 株）	苛求颗粒链菌（8 株）
生物型				
生物型 1	9	0	0	0
生物型 2	0	8	6	0
生物型 3	0	7	7	0
生物型 4	0	0	0	8

续表

	缺陷乏养球菌（9 株）	毗邻颗粒链菌（15 株）	副毗邻乏养菌（13 株）	苛求颗粒链菌（8 株）
血清型				
Ⅰ	9	0	0	0
Ⅱ、Ⅲ	0	14	2	0
Ⅳ、Ⅴ、Ⅵ	0	1	8	0
Ⅶ、Ⅷ	0	0	0	7
未定型	0	0	3	1

表 6-6-6　鉴别乏养球菌属和颗粒链菌属中主要种别的表型试验[13, 21]

	缺陷乏养球菌	毗邻颗粒链菌	苛求颗粒链菌	貂鲸颗粒链菌
产生				
α-半乳糖苷酶	+	−	−	−
β-半乳糖苷酶	+	−	−	−
β-葡糖苷酸酶	−	+	−	−
水解				
马尿酸盐水解	−	−	V	−
精氨酸水解	−	−	+	+
产酸				
蕈糖	+	−	−	+
蔗糖	+	+	+	−
塔格糖	V	+	−	−
支链淀粉	+	−	−	+

注：+，阳性；−，阴性；V，反应不定。

参 考 文 献

[1] Frenkel A，Hirsch W. Spontaneous development of L forms of streptococci requiring secretions of other bacteria or sulphydryl compounds for normal growth. Nature，1961，191（6）：728-730.

[2] Bouvet A，Grimont F，Grimont PAD. *Streptococcus defectivus* sp. nov. and *Streptococcus adjacens* sp. nov.，nutritionally variant streptococci from human clinical specimens. Int J Syst Bact，1989，39（3）：290-294.

[3] Kawamura Y，Hou XG，Sultana F，et al. Transfer of *Streptococcus adjacens* and *Streptococcus defectivus* to *Abiotrophia* gen. nov. as *Abiotrophia adiacens* comb. nov. and *Abiotrophia defectiva* comb. nov. respectively. Int J Syst Bacteriol，1995，45（4）：798-803.

[4] Roggenkamp A，Abele-Horn M，Trebesius K，et al. *Abiotrophia elegans* sp. nov.，a possible pathogen in patients with culture-negative endocarditis. J Clin Microbiol，1998，36（1）：100-104.

[5] Lawson PA，Foster G，Falsen E，et al. *Abiotrophia balaenopterae* sp. nov.，isolated from the minke whale（Balaenoptera acutorostrata）. Int J Syst Bacteriol，1999，49（2）：503-506.

[6] Kanamoto T，Sato S，Inoue M. Genetic heterogeneities and phenotypic characteristics strains of the Genus *Abiotrophia* and proposal of *Abiotrophia para-adiacens* sp. nov. J Clin Microbiol，2000，38（2）：492-498.

[7] Garrity GM. Bergey's Manual of Systematic Bacteriology. 2nd ed. New York：Springer，2001.

[8] Collins MD，Lawson PA. The genus *Abiotrophia*（Kawamura et al.）is not monophyletic：proposal of *Granulicatella* gen. nov.，*Granulicatella adiacens* comb. nov.，*Granulicatella elegans* comb. nov. and *Granulicatella balaenopterae* comb. nov. Int J Syst Evolut Microbiol，2000，50（1）：365-369.

[9] Michelow IC，McCracken GH，Luckett PM，et al. *Abiotrophia* spp. brain abscess in a child with Down's syndrome. Pediatr Infect Dis J，2000，19（8）：760-763.

[10] Murray CK，Walter EA，Crawford S，et al. *Abiotrophia bacteremia* in a patient with neutropenic fever and antimicrobial susceptibility testing of *Abiotrophia isolates*. Clin Infect Dis，2001，32（10）：E140-142.

[11] Rosenthal O，Woywodt A，Kirschner P，et al. Vertebral osteomyelitis and endocarditis of a pacemaker lead due to *Granulicatella*（*Abiotrophia*）adiacens. Infection，2002，30（5）：317-319.

[12] Ince A，Tiemer B，Gille J，et al. Total knee arthroplasty infection due to *Abiotrophia* defective. J Clin Microbiol，2002，51（10）：899-902.

[13] Christensen JJ，Facklam RR. *Granulicatella* and *Abiotrophia* species from human clinical specimens. J Clin Microbiol，2001，39（10）：3520-3523.

[14] Leonard MK，Pox CP，Stephens DS. *Abiotrophia* species bacteremia and a mycotic aneurysm in an intravenous drug abuser. N Engl J Med，2001，344（3）：233-234.

[15] Poyart C，Quesen G，Acar P，et al. Characterization of the Tn916-like transposon Tn3872 in a strain of *Abiotrophia defectiva*（*Streptococcus defectivus*）causing sequential episodes of endocarditis in a child. Antimicrob Agents Chemother，2000，44（3）：790-793.

[16] Zenone T，Durand DV. Brain abscesses caused by *Abiotrophia defectiva* complication of immunosuppressive therapy in a patient with connective-tissue disease. Scand J Infect Dis，2004，36（6-7）：497-499.

[17] Biermann C，Fries G，Jehnichen P，et al. Isolation *Abiotrophia adiacens* from a brain abscess which developed in a patient after neurosurgery. J Clin Microbiol，1999，37（3）：769-771.

[18] Namdari H，Kintner K，Jackson BB，et al. *Abiotrophia* species as a cause of endophthalmitis following cataract extraction. J Clin Microbiol，1999，37（5）：1564-1566.

[19] Murray PR，Baron EJ，Pfaller MA. et al. Manual of Clinical Microbiology. 7th ed. Washington DC：Am. Society for Microbiology，1999.

[20] Koneman EW，Allen SD，Janda WM，et al. Color Atlas and Diagnostic Microbiology. 5th ed. Philadelphia：Lippincott Williams & Wilkins，1997.

[21] Facklam R. What happened to the streptococci：Overview of taxonomic and nomenclature changes. Clin Microbiol Rev，2002，15（4）：613-630.

第七节　费克蓝姆菌

一、分类

1997 年 Collins 等为了解决从临床标本中遇到的触酶阴性、链状排列的革兰氏阳性球菌系统发生学有关问题，而建议设立费克蓝姆菌属。最初费克蓝姆菌属只有 1 个种，即人费克蓝姆菌（*F. hominis*）。其后，无反应费克蓝姆菌（*F. ignava*）等 3 个新种先后归属于费克蓝姆菌属，至今该菌属已有 6 个种。费克蓝姆菌属（*Facklamia*）于 1997 年首次由 Collins 等报道，是将某些兼性厌氧、触酶阴性的革兰氏阳性球菌，经 16S rRNA 序列检测后而定名的新菌属。该菌属的名称是用美国微生物学家 Facklam 的名字来命名的，因 Facklam 在革兰氏阳性细菌研究方面作出了重要的贡献。

1997 年 Collins 等报道了 6 株费克蓝姆菌，1 株从 7 岁女孩的尿中分离出，3 株从阴道中分离出，1 株从血液中分离出，1 株从患者臀部脓肿中分离出，经研究发现这些细菌应分类为新的菌属[1]，即费克蓝姆菌属，当时只有 1 个种，这些细菌都是从人类标本分离而来，故命名为人费克蓝姆菌。

1998 年 Collins 等[2]又报道了从临床标本血液中分离的另一个新种，定名为无反应费克蓝姆菌。1999 年后又相继报道了 3 个新种，即 1999 年 Collins 等报道的苏瑞氏费克蓝姆菌（*F. sourekii*），这个名称是用捷克学者 Soureki 的名字来命名的[3]；同年，Lawson 等[4]报道了从人类标本中分离的另一个新种，即无活性费克蓝姆菌（*F. languida*）；1999 年 Collins 等[5]又报道了从烟草中分离的烟草费克蓝姆菌（*F. tabacinasalis*）。2001 年 Hoyles 等[6]报道了费克蓝姆菌属的另一个新种，即海象费克蓝姆菌（*F. miroungae*）。至 2001 年，费克蓝姆菌属共有 6 个种，大多数种别是从人类标本中分离到的，这些细菌可以引起各种临床机会感染，因此这种机会致病菌引起了临床医师和临床微生物学家的高度注意。

费克蓝姆菌在 2001 年出版的《Bergey 系统细菌学手册》[7]中被分类于芽孢杆菌纲、乳杆菌目、气球菌科中的第 5 菌属。

二、生物学特性

人费克蓝姆菌是这个菌属的模式种，来源于各种临床标本，包括血液、尿液、脓肿和阴道拭子，无反应费克蓝姆菌和苏瑞氏费克蓝姆菌也来源于临床标本，这 3 个种与无活性费克蓝姆菌在生化上密切相关，经聚丙烯酰胺凝胶电泳（PAGE）证明菌种之间有很高的同源性。

费克蓝姆菌属细菌为革兰氏阳性球菌，不形成芽孢，无动力，兼性厌氧，触酶、VP 试验阴性。本菌属细菌大多数种别除苏瑞氏费克蓝姆菌外，发酵水化合物能力弱，大多数菌种能水解马尿酸盐和淀粉，少数种别对精氨酸水解酶阳性，不还原硝酸盐，其 DNA 的 G+C 含量为 41mol%，模式种为人费克蓝姆菌。

1. 人费克蓝姆菌 此菌为革兰氏阳性、卵圆形的球菌，可成对或成丛排列，无色素、无动力，兼性厌氧，触酶阴性，能在 5% 血琼脂平板上生长，呈弱 α-溶血，能在含 5% NaCl 的培养基中生长。不能分解苦杏仁苷、L-阿拉伯糖、D-阿拉伯醇、纤维二糖、葡萄糖、菊糖、乳糖、麦芽糖、D-甘露糖、蜜二糖、松三糖、甘露醇、D-木糖、山梨醇、蔗糖、D-棉子糖、D-塔格糖和蕈糖。能水解精氨酸，不产生碱性磷酸酶，尿素酶反应不定，不水解七叶苷和明胶，水解马尿酸，VP、吲哚阴性，不还原硝酸盐。

2. 无反应费克蓝姆菌 此菌为革兰氏阳性、卵圆形球菌，成对排列或形成短链状，无动力，不溶血，不产生色素，不形成芽孢，兼性厌氧，触酶阴性，能在含 5% NaCl 肉汤中生长，在 10℃和 45℃不生长。分解葡萄糖可产生弱酸，不分解苦杏仁苷、阿拉伯糖、纤维二糖、菊糖、乳糖、麦芽糖、甘露糖、蜜二糖、松三糖、甘露醇、棉子糖、山梨糖、蔗糖、木糖、D-塔格糖和海藻糖。不水解精氨酸，不产生 α-半乳糖苷酶和 β-半乳糖苷酶，不分解尿素。能水解马尿酸盐。VP、吲哚阴性。其 DNA 的 G+C 含量为 42mol%。

3. 苏瑞氏费克蓝姆菌 此菌为革兰氏阳性、无芽孢、较大的球菌。大多数成对排列，也可单个存在或形成短链状。α-溶血，不产生色素，兼性厌氧，触酶和氧化酶阴性，能在含 5% NaCl 肉汤中生长。对下列碳水化合物产酸：D-阿拉伯醇、甘露醇、麦芽糖、山梨醇、蔗糖、蕈糖、葡萄糖。不水解精氨酸，不产生尿素酶，水解马尿酸盐，其 DNA 的 G+C 含量为 41.5mol%。

4. 无活性费克蓝姆菌　在 TSA-SB 培养基于空气加 CO_2 条件下，经 24 小时培养，可形成微溶血的灰色到无色的小菌落，48 小时后，在菌落周围可形成小的 α-溶血环。此菌为革兰氏阳性球菌，通常成对排列，但也可单个存在或形成短链状，兼性厌氧，触酶和氧化酶阴性，能在含 5% NaCl 肉汤中生长，在 10℃和 45℃不生长。PYR 和 LAP 试验阳性，采用 API 系统检测时可分解海藻糖产酸，不分解 L-阿拉伯糖、乳糖、麦芽糖、蜜二糖、松三糖、甘露醇、棉子糖、山梨醇、蔗糖、D-塔格糖。碱性磷酸酶阳性，酸性磷酸酶和尿素酶阴性。VP 试验阴性，不水解马尿酸盐。此菌可从临床标本中分离而来。

5. 烟草费克蓝姆菌　此菌也是兼性厌氧、触酶阴性的革兰氏阳性球菌，通常成对排列，但也可单个存在或形成短链状。在马血琼脂平板上呈 α-溶血，经 30℃培养 48 小时可形成直径约 0.5mm 的菌落。不产生色素，触酶和氧化酶阴性，不分解糖醇类。大多数生化反应阴性。

6. 海象费克蓝姆菌　此菌为直径 0.8～0.9μm 的革兰氏阳性球菌，成对排列或形成短链状，无动力，不形成芽孢，在血琼脂平板上经 24 小时培养，可形成直径约 0.5mm、α-溶血的灰白色菌落。能在含 5% NaCl 肉汤中生长，在 25℃和 42℃生长。能分解葡萄糖和海藻糖，不分解 L-阿拉伯糖、乳糖、麦芽糖、蜜二糖、松三糖、甘露醇、棉子糖、山梨醇、蔗糖和D-塔格糖。能水解精氨酸，尿素酶阳性。VP、七叶苷阴性，不液化明胶，不还原硝酸盐。

三、对抗菌药物的敏感性

2000 年 LaClaire 和 Facklam[8]对从临床标本中分离而来的费克蓝姆菌，包括人费克蓝姆菌、无反应费克蓝姆菌、无活性费克蓝姆菌和苏瑞氏费克蓝姆菌共 18 株，进行了对 15 种抗菌药物的敏感性测定，其结果见表 6-7-1。

表 6-7-1　18 株费克蓝姆菌对 15 种抗菌药物的敏感性

抗菌药物	MIC（μg/ml）										
	≤0.03	0.06	0.12	0.25	0.5	1	2	4	8	16	≥32
青霉素	6	6	3	1	2	0	0	0	0	0	
阿莫西林	13	4	0	1	0	0	0	0	0		
头孢噻肟		3	1	1	3	2	3	5	0		
头孢呋辛			3	3	0	6	3	2	1	0	0
美洛培南	6	0	0	1	6	5					
红霉素	7	5	1	1	0	0	1	0		3	
克林霉素	5	1	5	1	2	4					
复方新诺明		4	3	1	4	1	1	4			
氯霉素						9	8	1	0		
洛氟沙星				12	4	1	1	1	0		0
曲氟沙星			17	1	0	0	0	0			
万古霉素			6	7	4	1	0				

续表

抗菌药物	MIC（μg/ml）									
	≤0.03	0.06	0.12	0.25	0.5	1	2	4	8	16	≥32
利福平							15	0	3		
四环素							15	0	3	0	
奎奴普丁/达福普丁							16	0	2		

注：表内数字为达到相应 MIC 的菌株数。

四、费克蓝姆菌与人类感染

2000 年 Laclaire 等报道了从临床标本中分离的费克蓝姆菌，即 18 株费克蓝姆菌人源分离株，是美国各州和其他国家送往 CDC 链球菌实验室进行复核鉴定的类似链球菌的疑难菌株，只有标本来源及很少的临床信息。这 18 株费克蓝姆菌中，12 株来源于血培养，有 5 株是从脓肿、骨、脑脊液（CFS）和胆囊等标本中分离而来，表明费克蓝姆菌是一种机会致病菌（表 6-7-2）。其他有关费克蓝姆菌引起人类感染的资料，还需要进一步积累。

表 6-7-2 18 株费克蓝姆菌的分离来源

菌种	CDC 编号	标本来源	临床诊断	患者性别	年龄	地理分布
人费克蓝姆菌						
	ss-1463	脓肿	脓肿	未知	未知	法国
	1811-77	阴道	阴道炎	女	8 岁	美国罗得岛州
	660-79	血液	白血病	男	7 岁	美国宾夕法尼亚州
	2063-80	血液	伤口感染	女	37 岁	美国卡罗林纳州
无反应费克蓝姆菌						
	164-97	血液	未知	女	83 岁	加拿大
	1440-97	血液	败血症	女	87 岁	美国北卡罗林纳州
	3493-97	血液	未知	女	1 岁	加拿大
	2160-97	骨	未知	女	76 岁	加拿大
	246-98	血液	未知	女	48 岁	加拿大
无活性费克蓝姆菌						
	1664-95	血液	未知	女	74 岁	加拿大
	1144-97	血液	未知	女	6 岁	美国俄亥俄州
	1502-86	血液	心脏停搏	女	62 岁	美国密苏里州
	763-92	血液	未知	女	86 岁	加拿大
	5940-99	胆囊	未知	女	未知	美国俄亥俄州
	SS-1530	CFS	未知	女	40 岁	瑞典
苏瑞氏费克蓝姆菌						
	SS-1533	血液	未知	未知	未知	瑞典
	1665-95	血液	未知	未知	未知	加拿大
	SS-1019	未知	未知	未知	未知	法国

五、分离培养与鉴定

1. 与相关菌属鉴别　近年来，临床标本中遇到的触酶阴性、革兰氏阳性球菌的种类不断增加，临床实验室鉴定这些不典型或有疑问的细菌有一定难度，必须按程序一步一步地与有关菌属鉴别。费克蓝姆菌属与相关菌属的鉴别可按表 6-7-3 进行[9]。

表 6-7-3　费克蓝姆菌属与相关菌属的鉴别

	形态	溶血	触酶	万古霉素	LAP	PYR	动力	胆汁七叶苷	6.5% NaCl	10℃ 生长	45℃ 生长
差异球菌属	球状，四联状	n	+w	S	+	+	−		+	−	−
费克蓝姆菌属	链状，葡萄状	α, n	−	S	+	+	−	nt	+b	−	−
懒惰狡诈球菌	球状，葡萄状	n	−	S	+	+w	−		+	−	−
Ignavigranuum	球状，葡萄状	α	−	S	+	+	−		+	−	−
罗氏菌属	球状，葡萄状	n	−/+w	S	+	+	−	nt			
孪生球菌属	链状，四联状	α, n	−	S	Va	V	−				
片球菌属	四联状，葡萄状	α, n	−	R	+	+	−	+	V		V
四联球菌属	四联状，葡萄状	α	−	S	+	+	−		+		+
尿道气球菌	四联状，葡萄状	α	−	S	+	+	−		+		V
绿色气球菌	四联状，葡萄状	α	+w	S	+	+	−	V		V	V
孔氏创伤球菌	链状，葡萄状	n	−	S	−	−	−		+	−	−

注：a 溶血孪生球菌和血孪生球菌的 LAP 试验阴性，而麻疹孪生球菌和伯氏孪生球菌 LAP 试验阳性；b 人费克蓝姆菌、无反应费克蓝姆菌和无活性费克蓝姆菌能在 6.5% NaCl 肉汤中生长，而苏瑞氏费克蓝姆菌则不能生长。w，弱阳性；+，阳性；−，阴性；S，敏感；R，耐药；V，反应不定；nt，无资料；n，不溶血。

2. 与相关细菌鉴别　从人类临床标本中分离到的新的触酶阴性、革兰氏阳性球菌，包括少酸链球菌、尿链球菌、乳房链球菌和血球链菌等，如怀疑为费克蓝姆菌，可按表 6-7-4 所列试验项目进行鉴别。然后，再进行费克蓝姆菌属内的种间鉴别。

表 6-7-4　费克蓝姆菌属与罕见的链状排列的革兰氏阳性球菌的鉴别[10]

	LAP	PYR	6.5% NaCl	胆汁七叶苷	七叶苷	精氨酸水解	VP	马尿酸盐	甘露醇产酸	山梨醇产酸	标本来源
少酸链球菌	+	+	−	−	+	−	−	−	+	−	食品
托尔豪链球菌	+	−	+	+	+	+	+	V	+	+	猪
乳房链球菌	+	+	+	−	+	V	V	+	+	+	牛
副乳房链球菌	+	+	+	−	+	V	V	+	+	+	牛
尿链球菌	+	+	+	−	+	+	+	+	+	+	人
少食虚伪球菌	−	+	+	−	+	−	−	−	+	−	人
费克蓝姆菌属	+	+	+	V	V	V	−	V	+	V	人
Ignavigranuum	+	+	+	−	+	−	−	−	+	−	人
血球链菌	−	V	+	+	+	−	−	+	+	V	人

注：+，阳性；−，阴性；V，反应不定。

3. 种间鉴别　费克蓝姆菌属原来只有 1 个种，即人费克蓝姆菌（*Facklamia hominis*），其后又陆续报道了 5 个种，即无反应费克蓝姆菌（*F. ignava*）、苏瑞氏费克蓝姆菌（*F. sourekii*）、无活性费克蓝姆菌（*F. languida*）、烟草费克蓝姆菌（*F. tabaciasalis*）和海象费克蓝姆菌（*F. miroangae*），其中烟草费克蓝姆菌对人类不致病，其他几个种（除无反应费克蓝姆菌外），大多数种别常呈链状排列，而无反应费克蓝姆菌呈堆状排列，可形成短链状。目前尚无鉴定上述种别的快速鉴定系统，已有的快速鉴定系统，因缺乏资料而未将其包括在内。可利用表 6-7-5 所列表型特征进行种别的鉴定。

表 6-7-5　费克蓝姆菌各种别的表型特性

	苏瑞氏费克蓝姆菌	无反应费克蓝姆菌	人费克蓝姆菌	无活性费克蓝姆菌	海象费克蓝姆菌	烟草费克蓝姆菌
产酸						
D-阿拉伯醇	+	−	−	−	−	−
麦芽糖	+	−	−	−	−	−
甘露醇	+	−	−	−	−	−
山梨醇	+	−	−	−	−	−
蔗糖	+	−	−	−	−	−
蕈糖	+	+	−	+	+	−
L-阿拉伯糖	−	−	−	−	−	−
纤维二糖						
葡萄糖	+		−	+	+	
乳糖	−	−	−	−	−	−
蜜二糖	+	−	−	−	−	−
棉子糖	−	−	−	−	−	−
产生						−
精氨酸双水解酶	−	−	+	−	+	−
APPA 酶	−	+	+	−	+	−
α-半乳糖苷酶	−	−	+	−	−	+
β-半乳糖苷酶	−	−	+	−	−	−
甘氨酸-色氨酸芳胺酶	−	−	+	+	−	−
尿素酶	−	−	V	−	+	−
马尿酸水解	+	+	+			
6.5% NaCl 生长	（+）	+	（+）	（+）	（+）	
45℃生长				−	−	−
触酶	−	−	−	−	−	−

注：（+），5% NaCl 肉汤中可生长。+，阳性；−，阴性；V，反应不定。

在分离培养时，对于从各种标本中分离出的兼性厌氧、触酶阴性的革兰氏阳性球菌应认真对待，且不能盲目按照快速鉴定系统（包括 API 鉴定系统）出报告，以免造成错误鉴定。

近年来，临床微生物学家开始对临床标本中遇到的革兰氏阳性、兼性厌氧、触酶阴性的球菌进一步进行分类，除表型特性外，还增加了分子基因方法（16S rRNA 基因测序）和分子化学方法（如全细胞蛋白分析），尤其是 16S rRNA 基因测序与快速测序技术，为实验室鉴定不典型或有疑问的细菌提供了良好的基础。例如，一些从人类标本中分离到的新的触酶阴性、革兰氏阳性球菌，包括乏养球菌、尿道气球菌、中耳差异球菌、人费克蓝姆菌、孔氏创伤球菌等。

参 考 文 献

[1] Collins MD，Falsen E，Lemozy J，et al. Phenotypic and phylogenetic characterization of some *Globicatella*-like organisms from human sources：description of *Facklamia hominis* gen. nov.，sp. nov. Int J Syst Bacteriol，1997，47（3）：880-882.

[2] Collins MD，Lawson PA，Monasterio R，et al. *Facklamia ignava* sp. nov.，isolated from human clinical specimens. J Clin Microbiol，1998，36：2146-2148.

[3] Collins MD，Hutson RA，Falsen E. *Facklamia sourekii* sp. nov.，isolated from human sources. Int J Syst Bacteriol，1999，49：635-638.

[4] Lawson PA，Collins MD，Falsen E，et al. *Facklamia languida* sp. nov.，isolated from human clinical specimens. J Clin Microbiol，1999，37（4）：1161-1164.

[5] Collins MD，Hutson RA，Falsen E，et al. *Facklamia tabacinasalis* sp. nov.，from powdered tobacco. Int J Syst Bacteriol，1999，49：1247-1250.

[6] Hoyles L，Foster G，Falsen E，et al. *Facklamia miroungae* sp. nov.，from a juvenile southern elephant seal（*Mirounga leonina*）. Int J Syst Evol Microbiol，2001，51：1401-1403.

[7] Garrity GM. Bergey's Manual of Systematic Bacteriology. 2nd ed. New York：Springer，2001.

[8] LaClaire L，Facklam R. Antimicrobial susceptibility and clinical species. Antimicrob Agents Chemother，2000，44（8）：2130-2132.

[9] Forbes BA，Sahm DF，Weissfeld AS. Bailey & Scott's Diagnostic Microbiology. 11th ed. St. Louis：Mosby，2002：301-309.

[10] Facklam R. What happened to the *Streptococci*：Overview of taxonomic and nomenclature changes. Clin Microbiol Rev，2002，15（4）：613-630.

第八节　无色藻菌

一、分类及生物学特性

1. 无色藻菌属（*Leuconostoc*）　也称明串珠菌属，本菌属由触酶阴性、革兰氏阳性球菌组成，原属于链球菌科、无色藻菌属。《Bergey 系统细菌学》（第 2 版，第 1 卷）中将无色藻菌属提升到科的水平，即为芽孢杆菌纲、乳杆菌目、无色藻菌科、无色藻菌属。无色藻菌科内有 3 个属，即无色藻菌属，酒球菌属（*Oenococcus*）和魏斯氏菌属（*Weissella*）[1]。本菌属细菌的细胞呈球形或卵圆形，在成对或链状时长大于宽，为（0.5～0.7）μm×（0.7～1.2）μm。在长链时呈圆端的短杆状。此菌为革兰氏阳性，不运动，不产生芽孢；生长缓慢，在蔗糖培养基上，可形成有黏性的小菌落；兼性厌氧，化能异养，专性需氧，发酵碳水化合物时需要营养丰富的培养基。最适生长温度为 20～30℃，发酵葡萄糖产酸、产气，发酵主要局限于单糖和双糖类。触酶阴性，不水解精氨酸。吲哚阴性，不溶血，不还原硝酸盐，葡萄糖液体培养基中的培养物最终 pH 为 4.4～5.0。广泛分布于植物、乳制品及其他食品。对动物、植物不致病，但柠檬无色藻菌（*L. citreum*）和假肠膜无色藻菌（*L. pseudomesenteroides*）可发现于人类临床标本。其 DNA 的 G+C 含量为 38~44mol%[2]。模式菌株：肠膜无色藻菌。

2. 肠膜无色藻菌（*L. mesenteroides*） 最早是 1878 年由 Tsenkovskii 作为肠膜囊球菌（*Ascococcus mesenteroides*）加以介绍，1879 年 van Tieghem 则以肠膜无色藻菌命名[3]。肠膜无色藻菌现有 3 个亚种，即肠膜无色藻菌肠膜亚种（*L. mesenteroides* subsp. *mesenteroides*）、肠膜无色藻菌葡聚糖亚种（*L. mesenteroides* subsp. *dextranicum*）和肠膜无色藻菌奶油亚种（*L. mesenteroides* subsp. *cremoris*）。3 个亚种中肠膜亚种和葡聚糖亚种的生化特性较强，奶油亚种的生化特性较弱，前 2 个种可生成葡聚糖，分解果糖、蔗糖和蕈糖，而奶油亚种则对上述反应呈阴性。这 3 个亚种的生化特性见表 6-8-1。

表 6-8-1 常见无色藻菌各种别的生化特性

	肠膜无色藻菌			乳酸无色藻菌	柠檬无色藻菌	假肠膜无色藻菌	谲诈无色藻菌
	肠膜亚种	葡聚糖亚种	奶油亚种				
生长							
6.5% NaCl	d	−	−	−	D	−	−
10℃	w	w	−	W	+	+	+
41℃	+	+	W	W	−	−	−
葡聚糖形成	+	+	−	−	+	−	−
ONPG	+			+			
七叶苷	+				+	+	+
精氨酸					−		−
产酸							
苦杏仁苷	w	−	−	−	V	d	
L-阿拉伯糖	+	−	−	W	+	+	−
纤维二糖	w	−	−	−	+	+	
果糖	+	+	−	−	+	+	
半乳糖	+	−	+	+	−	+	+
龙胆二糖	w	−	−	−	ND	+	
葡萄糖	+	+	+	+	+	+	+
乳糖	w	w	−	+	−	−	−
麦芽糖	+	+	−	+	+	+	−
甘露醇	+	−	−	−	D	−	
甘露糖	+	+	−	+	+	(+)	+
蜜二糖	+	−	−	−	−	+	
棉子糖	+	−	−	−	−	+	
水杨素	w	−	−	−	+	D	
蕈糖	+	+	−	+	+	+	
木糖	w	−	−	−	−	+	−
VP							

注：+，阳性；−，阴性；D、d，不同反应；W、w，缓慢生长；V，反应不定；ND，无资料。

3. 假肠膜无色藻菌（*L. pseudomesenteroides*） 是 1989 年由 Farrow 等首次报道的。在报道的 7 株假肠膜无色藻菌中有 2 株是从血液标本中分离的[4]。此菌形态与柠檬无色藻菌相似，但不产生色素，无动力，10～37℃均能生长，可分解 *N*-乙酰葡萄糖胺、D-果糖、D-葡萄糖、麦芽糖、D-甘露糖、蜜二糖、棉子糖、蕈糖和 D-木糖而产酸，大多数菌株可分解 L-阿拉伯糖、纤维二糖、七叶苷、半乳糖、β-龙胆二糖、乳糖、蔗糖和 D-松二糖。少数菌株可分解苦杏仁苷和甘露醇而产酸，不分解阿东醇、D-阿拉伯醇、D-阿拉伯糖、卫矛醇、D-岩藻糖、肌醇、D-木糖、松三糖、L-鼠李糖、L-山梨糖、山梨醇、D-塔格糖和 L-木糖。不水解精氨酸、尿素。其 DNA 的 G+C 含量为 38.1～40.8mol%。可从食品和临床标本中分离。

4. 柠檬无色藻菌（*L. citreum*） 也是 1989 年由 Farrow 等首次报道。大多数菌株是从人类血液标本中分离而来。此菌为革兰氏阳性球菌，大小为（0.5～0.7）μm×（0.7～1.2）μm，成对或成短链状排列，无动力，大多数菌株产生柠檬黄色素，10～30℃均能生长，某些菌株在 37℃生长，但在 42℃不生长。能水解七叶苷，可分解葡萄糖、D-果糖、D-甘露糖、麦芽糖、α-甲基葡萄糖苷、蔗糖、蕈糖和松二糖产酸，大多数菌株可分解苦杏仁苷、L-阿拉伯糖、纤维二糖、β-龙胆二糖、D-甘露醇和水杨素，少数菌株分解 α-酮基葡萄糖酸盐、半乳糖和 D-木糖，不分解阿东醇、D-阿拉伯醇、D-阿拉伯糖、卫矛醇、甘油、肌醇、菊糖、乳糖、松三糖、蜜二糖、棉子糖、山梨醇、淀粉和塔格糖。此菌可从临床标本中分出。其 DNA 的 G+C 含量为 38～40.3mol%，模式菌株为 NCDO1837。

5. 乳酸无色藻菌（*L. lactis*） 其形态与前几个种相似。乳酸无色藻菌也可从人类标本中分离而来。

此外，无色藻菌属中有肉无色藻菌（*L. carnosum*）[5]、冷生无色藻菌（*L. gelidum*）、阿根廷无色藻菌（*L. argentinum*）[6]、果糖无色藻菌（*L. fructosum*）、无花果无色藻菌（*L. ficulneum*）[7]、谲诈无色藻菌（*L. fallex*）、酸败气无色藻菌（*L. gasicomitatam*）[8]、甘蓝无色藻菌（*L. kimchii*）[9]及银海无色藻菌（*L. inhae*）[10]等。这些种别大多与人类感染无关，如甘蓝无色藻菌和银海无色藻菌[10]是从朝鲜泡菜中分离而来。无色藻菌各种别的生化特性见表 6-8-1。

二、对抗菌药物的敏感性

1990 年美国学者 Swenson 等对 43 株无色藻菌用微量稀释法进行了 29 种抗菌药物的 MIC 测定[11]，其中肠膜无色藻菌 18 株，柠檬无色藻菌 12 株，假肠膜无色藻菌 4 株，乳酸无色藻菌 2 株，其他无色藻菌 7 株，其结果见表 6-8-2。

表 6-8-2　43 株无色藻菌对 29 种抗菌药物的敏感性

抗菌药物	MIC 范围（μg/ml）	MIC$_{50}$（μg/ml）	MIC$_{90}$（μg/ml）	临界浓度（μg/ml）	敏感率（%）
万古霉素	256～>256	>256	>256	≤4	0
替考拉宁	128～>256	>256	>256	≤4	0
达托霉素	≤0.25	≤0.25	≤0.25	≤2	100
青霉素	0.03～2	0.5	1	≤0.12	0

续表

抗菌药物	MIC 范围(μg/ml)	MIC50（μg/ml）	MIC90（μg/ml）	临界浓度（μg/ml）	敏感率（%）
氨苄西林	0.03~2	1	2	≤0.12	0
头孢孟多	0.5~64	16	32	≤8	49
头孢呋辛	≤0.25~32	8	16	≤8	66
头孢唑肟	≤0.25~128	8	32	≤8	62
头孢曲松	≤0.25~128	8	32	≤8	57
头孢噻肟	≤0.25~64	8	16	≤8	66
头孢他啶	4~≥128	64	128	≤8	17
注射用亚胺培南西司他丁钠	≤0.06~8	2	8	≤4	81
红霉素	≤0.015~0.06	0.03	0.06	≤0.5	100
罗红霉素	≤0.06~0.25	0.12	0.12		
交沙霉素	≤0.06~0.25	0.12	0.25		
庆大霉素	≤0.25~0.5	≤0.25	0.5	≤4	100
妥布霉素	≤0.25~2	0.5	1	≤4	100
卡那霉素	1~16	4	16	≤16	100
多西环素	0.25~16	4	8	≤16	91
米诺环素	0.25~4	1	2	≤4	100
利福平	0.06~64	1	8	≤1	55
环丙沙星	0.5~4	2	4	≤1	24
TMP	≤0.5~16	4	8	≤8	98
复方新诺明	0.03~16	1	4	≤2	70

2000 年 Luh 等[12]报道了 35 株无色藻菌对 11 种抗菌药物的敏感性测定，其结果见表 6-8-3。

表 6-8-3 35 株无色藻菌对 11 种抗菌药物的敏感性

抗菌药物	MIC 范围（μg/ml）	MIC50（μg/ml）	MIC90（μg/ml）	敏感率（%）
奎奴普丁/达福普丁	2~>128	2	16	0
青霉素	0.5~1	0.5	1	0
万古霉素	>128	>128	>128	0
替考拉宁	>128	>128	>128	0
头孢噻肟	0.5~64	8	32	3
庆大霉素	0.03~1	0.25	0.5	-
环丙沙星	1~>128	1	2	-
曲沃沙星	0.06~0.5	0.25	0.5	100
莫西沙星	0.12~2	0.25	1	100
利福平	0.25~16	2	16	-
利奈唑胺	1~4	2	2	100

三、无色藻菌与人类感染

在 1985 年前无色藻菌通常被认为是非致病菌，在临床微生物学中意义不大。1985 年后由无色藻菌引起人类感染的报道不断增加，人类意识到这种菌是引起人类感染的病死率较高（主要是菌血症）的机会致病菌，尤其是无色藻菌，其对万古霉素耐药，更应引起临床的注意。在临床上遇到此类感染的患者时，必须正确诊治。国外有关无色藻菌引起人类感染的报道很多，国内尚无报道，但我们必须对无色藻菌引起的感染性疾病有一个清醒的认识，掌握其感染规律。

1990 年 Barreau 和 Wagener 报道[13]，在法国巴黎于 1984～1987 年从临床标本中分离出 23 株耐万古霉素的链球菌样细菌，其中 14 株是乳酸无色藻菌，12 株从血液标本中分离而来。

1994 年 Kikuchi 等[14]报道了 3 例耐万古霉素的无色藻菌和片球菌性败血症病例，这 3 例败血症患者均有严重的基础疾病，即胰腺癌、食管癌和糖尿病合并慢性肾衰竭，血培养均生长了革兰氏阳性球菌，肠膜无色藻菌葡聚糖亚种、乳酸无色藻菌和乳酸片球菌各 1 株。这些菌株对替考拉宁和磷霉素耐药，2 例患者是多菌性的，1 例食管癌患者经抗生素治疗临床症状无改进，10 天后死亡。

1995 年 Ferrer 等[15]报道了 1 例无色藻菌引起艾滋病患者肺部感染的病例。1996 年美国学者 Dhodapkar 和 Henry[16]报道了 1 例患短肠综合征的新生儿发生无色藻菌性菌血症病例。1997 年，Monsen 等[17]报道了 1 例短肠综合征患儿发生无色藻菌引起的败血症的病例，同年以色列学者 Borer 等[18]报道了 1 例无色藻菌引起的胸部积脓病例，西班牙学者 Jimenez-Mejias 等[19]报道了 1 例严重烧伤患者发生由奶油无色藻菌引起的菌血症的病例，美国学者 Espinoza 等[20]报道了 1 例肝移植后无色藻菌引起的菌血症病例，患者于肝移植后发生了腹膜炎，60 天后又发生了菌血症。1998 年 Vázquez 等[21]报道了 1 例 72 岁女性患者发生了由肠膜无色藻菌引起的人工瓣膜感染性心内膜炎病例。1999 年澳大利亚学者 Mulford 和 Mills[22]报道了由无色藻菌引起的骨髓炎病例，同年意大利学者 Scano 等[23]报道了一起 3 名患者同时发生由无色藻菌引起的医院感染的事例。2000 年 Montejo 等[24]报道了 1 例肝移植患者由无色藻菌引起腹部脓肿的病例。2001 年 Templin 等[25]报道了 1 例肝病患者由无色藻菌引起的自发性、细菌性腹腔炎和菌血症的病例。2002 年美国学者 Gillespie 等[26]报道了 1 名儿童在接受腹膜透析时发生了无色藻菌性腹膜炎，同年希腊学者 Vagiakov-Voudris 等[27]报道了 1 例多发性肝脓肿并发乳酸无色藻菌性菌血症的病例。

1999 年巴西学者 Cappelli 等[28]报道了 5 例由假肠膜无色藻菌引起的医院内获得性尿路感染的病例，5 名患者来自同一层楼的两间病房，患者的临床表现有排尿困难和发热。5 名患者均因其他病而住院，仅有 1 名患者有尿道插管，其他情况见表 6-8-4。

表 6-8-4　5 名假肠膜无色藻菌尿路感染患者的情况

编号	性别	年龄（岁）	基础疾病	治疗	相关症状	尿细菌浓度（CFU/ml）	转归
1	男	16	脑积水，住院时间长	万古霉素、头孢菌素	发热	5×10^5	死亡
2	男	29	哮喘，酒精中毒，药物成瘾	无	排尿困难，发热	5×10^5	痊愈
3	女	14	肾移植，长期住院	万古霉素，复方新诺明	排尿困难	3×10^5	痊愈
4	女	18	子宫内膜异位症，住院时间长	万古霉素、头孢菌素	排尿困难，发热	4×10^5	痊愈
5	女	37	未确诊	无	排尿困难，发热	4×10^5	痊愈

四、无色藻菌的分离培养与鉴定

无色藻菌的鉴定较为困难，由于其某些特性与相关菌属相近，故此菌常被错误鉴定为乳杆菌、链球菌、片球菌或肠球菌。在鉴定无色藻菌时，首先应了解标本种类，目前从临床标本分离而来的有肠膜无色藻菌的 3 个亚种、乳酸无色藻菌、假肠膜无色藻菌和柠檬无色藻菌等，有一些种别尚未从临床标本分离出来（表 6-8-5、表 6-8-6）。

表 6-8-5　无色藻菌各种别的分离来源

菌种	分离来源	
	一般来源	临床标本
肠膜无色藻菌（*L. mesenteroides*）		
奶油亚种（*L.* subsp. *eremons*）	乳制品	血液
葡聚糖亚种（*L.* subsp. *dextranicam*）		血液
肠膜亚种（*L.* subsp. *mesenteroides*）	牛奶、饲料、豆类	伤口、尿液、血液、脑脊液
假肠膜无色藻菌（*L. pseudomesenteroides*）	食品	血液、尿液
乳酸无色藻菌（*L. lactis*）	肉制品、乳制品	血液等
柠檬无色藻菌（*L. citreum*）	番茄罐头	血液、脑脊液
谲诈无色藻菌（*L. fallex*）		
冷生无色藻菌（*L. gelidum*）	低温储存的真空包装肉	
肉无色藻菌（*L. carnosum*）	低温储存的真空包装肉	
无花果无色藻菌（*L. ficulneum*）	无花果	
果糖无色藻菌（*L. fructosum*）	花卉	
酸败气无色藻菌（*L. gasicomitatam*）	番茄	
阿根廷无色藻菌（*L. argentinum*）	生乳	
绿色魏斯氏菌（*W. vridescens*）		
副肠膜魏斯氏菌（*W. paramesenteroides*）	青储饲料	

表 6-8-6　其他无色藻菌的生化特性

	冷生无色藻菌	肉无色藻菌	无花果无色藻菌	果糖无色藻菌	酸败气无色藻菌	绿色魏斯氏菌	副肠膜魏斯氏菌	阿根廷无色藻菌
产酸								
L-阿拉伯糖	+	-	-	-	+	-	+	D
果糖	+	+	+	+	+			D
半乳糖	-	-	-	-	D	-	+	+
麦芽糖	D	D	-		+	(d)	+	+
水杨素	+	-	ND		-			
蔗糖	+	+	w	-	+	-	+	+
蕈糖	+	-	(d)		+	-	+	D
木糖	+	-			+			D
纤维二糖	+	D	-					
D-甘露糖	+	-	-		+	W	+	+
棉子糖	+	-	-		+		-	D
乳糖	-	-					W	+
甘露醇	-	-	+	+				
蜜二糖	+	-	-	-	+		ND	+
淀粉	ND	ND	(d)		-		(d)	
葡萄糖	+	+	+	+	+	+	+	+
精氨酸水解	-	-	-	-	-	-		-
果聚糖产生	+	+	-	-	+			
6.5% NaCl 生长			+	+	-			
七叶苷	+	D			+		D	
10℃生长	+	+	+	+	+	+		+
37℃生长	-	-	-	+	-	-	D	+

注：+，阳性；-，阴性；D、d，不同反应；W、w，缓慢生长；ND，无资料。

　　无色藻菌通常是无动力的兼性厌氧球杆菌，成对或链状排列，在哥伦比亚琼脂培养基上形成无色素的小菌落，VP 试验阴性，发酵葡萄糖产气，能在 10℃ 生长，但在 43℃ 则不生长，在 10% NaCl 中也不生长，触酶、尿素酶、精氨酸双水解酶、赖氨酸脱羧酶、乌氨酸脱羧酶试验阴性，不还原硝酸盐，不水解淀粉、明胶。

参 考 文 献

[1] Garrity GM. Bergey' Manual of Systematic Bacteriology. 2nd ed. New York：Springer，2001.

[2] 东秀珠，蔡妙英. 常见细菌系统鉴定手册. 北京：科学出版社，2001.

[3] Holt JG. Bergey' Manual of Systematic Bacteriology. Baltimore：Williams & Wilkins，1986.

[4] Farrow JAE，Facklam RR，Collins MD. Nucleic acid homologies of some Vancomycin-resistant *Leuconostocs* and description of

Leuconostoc citreum sp. nov.，and *Leuconostoc pseudomesenteroides* sp. nov. Int J Syst Bacteriol，1989，39（3）：279-283.

[5] Shaw BG，Harding CD. *Leuconostoc gelidum* sp. nov. and *Leuconostoc carnosum* sp. nov. from chill-stored meats. Int J Syst Bacteriol，1989，39（3）：217-223.

[6] Dicks LMT，Fantuzzi L，Gonzalez FC. *Leuconostoc argentine* sp. nov.，isolated from Argentine raw milk. Int J Syst Bacteriol，1993，43（2）：347-351.

[7] Antunes A，Rainey FA，Nobre MF，et al. *Leuconostoc ficulneum* sp. nov.，a novel lactic acid bacterium isolated from a ripe fig，and reclassification of *Lactobacillus fructosus* as *Leuconostoc fructosum* comb. nov. Int J Syst Evol Microbiol，2002，52：647-655.

[8] Björkroth KJ，Geisen R，Schillinger U. Characterization of *Leuconostoc gasicomitatum* sp. nov.，associated with spoiled raw tomato-marinated broiler meat strips packaged under modified-atmosphere conditions. App Environment Microbiol，2000，66（9）：3764-3772.

[9] Kim J，Chun J，Ui-Han H. *Leuconostoc kimchii* sp. nov.，a new species from kimchi. Int J Syst Evol Microbiol，2000，50：1915-1919.

[10] Kim B，Lee J，Jang J，et al. *Leuconostoc inhae* sp. nov.，a lactic acid bacterium isolated from kimchi. Int J Syst Evol Microbiol，2003，53：1123-1126.

[11] Swenson JM，Facklam RR，Thornsberry C. Antimicrobial susceptibility of vancomycin-resistant *Leuconostoc*，*Pediococcus*，and *Lactobacillus* species. Antimicrob Agents Chemother，1990，34（4）：543-549.

[12] Luh KT，Hsueh PR，Teng LJ，et al. Quinupristin-Dalfupristin resistance among Gram-positive bacteria in Taiwan. Antimicrob Agents Chemother，2001，44（12）：3374-3380.

[13] Barreau C，Wagener G. Characterization of *Leuconostoc lactis* strains from human sources. J Clin Microbiol，1990，28（5）：1728-1733.

[14] Kikuchi K，Totsuka K，Shimizu K，et al. Microbiological and clinical studies of vancomycin-resistant *Leuconostoc* spp. and *Pediococcus* spp. isolated from septicemia patients. Kansenshogaku Zasshi，1994，68（9）：1084-1092.

[15] Ferrer S，Miguel G，Domingo P，et al. Pulmonary infection due to *Leuconostoc* species in a patient with AIDS. Clin Infect Dis，1995，21（1）：225-226.

[16] Dhodapkar KM，Henry NK. *Leuconostoc* bacteremia in an infant with short-gut syndrome：case report and literature review. Mayo Clin Proc，1996，71（12）：1171-1174.

[17] Monsen T，Granlund M，Olofsson K，et al. *Leuconostoc* spp. septicaemia in a child with short bowel syndrome. Scand J Infect Dis，1997，29（3）：310-311.

[18] Borer A，Weber G，Avnon LS，et al. Pleural empyema caused by *Leuconostoc* spp. Scand J Infect Dis，1997，29（3）：311-312.

[19] Jimenez-Mejias ME，Becerril B，Gomez-Cia T. Bacteremia caused by *Leuconostoc cremoris* in a patient with severe burn injuries. Eur J Clin Microbiol Infect Dis，1997，16（7）：533-535.

[20] Espinoza R，Kusne S，Pasculle AW，et al. *Leuconostoc* bacteremia after liver transplantation：another cause of vancomycin resistant gram-positive infection. Clin Transplant，1997，11（4）：322-324.

[21] Vázquez E，Carazo I，Martín A. Infections endocarditis caused by *Leuconostoc mesenteroides*. Enferm Infect Microbiol Clin，1998，16（5）：2378-238.

[22] Mulford JS，Mills J.Osteomyelitis caused by *Leuconostoc* species. Aust N Z J Surg，1999，69（7）：521-542.

[23] Scano F，Rossi L，Cattelan A，et al. *Leuconostoc* species：a case-cluster hospital infection. Scand J Infect Dis，1999，31（4）：371-373.

[24] Montejo M，Ggande C，Valdivieso A，et al. Abdominal abscess due to *Leuconostoc* species in a liver transplant recipient. J Infect，2000，41（2）：197-198.

[25] Templin KS，Crook T，Riley T，et al. Spontaneous bacterial peritonitis and bacteremia due to *Leuconostoc* species in a patient with end-stage liver disease：a case report. J Infect，2001，43（2）：155-157.

[26] Gillespie RS，Symons JM，McDonald RA. Peritonitis due to *Leuconostoc* species in a child receiving peritoneal dialysis. Pediatr Nephrol，2002，17（11）：966-968.

[27] Vagiakov-Voudris E，Mylona-Petropoulou D，Kalogeropoulou E，et al. Multiple liver abscesses associated with bacteremia due to *Leuconostoc lactis*. Scand J Infect Dis，2002，34（10）：766-767.

[28] Cappelli EA，Barros RR，Camello TCF，et al. *Leuconostoc pseudomesenteroides* as a cause of nosocomial urinary tract infections. J Clin Microbiol，1999，37（12）：4124-4126.

第九节　创　伤　球　菌

一、分类

创伤球菌属（*Helcococcus*）为触酶阴性的革兰氏阳性球菌，在 2001 年出版的《Bergey 系统细菌学手册》中，被分类于梭菌纲、梭菌目、第 3 科（消化球菌科）中的第 4 属。

1993 年，英国学者 Collins 等[1]对临床分离的一些少见的、未知其分类学地位的触酶阴性、革兰氏阳性球菌进行了 16S rRNA 序列同源性研究，认为这些细菌是在低 G+C 含量革兰氏阳性细菌中至今未知的一个新种，并提议设立一个新菌属，即创伤球菌属。其模式种为孔兹氏创伤球菌（*H. kunzii*，NCFB2900）。孔兹氏创伤球菌 DNA 的 G+C 含量为 29.5～30mol%。

1999 年，Collins 等[2]利用表型和分子分类学方法，对 2 株来自羊的至今尚未描述的革兰氏阳性、触酶阴性、兼性厌氧球菌进行研究，通过对分离菌株的 16S rRNA 序列分析，认为其与孔兹氏创伤球菌高度同源，但又不同于后者而提议设立一个新的菌种，命名为羊创伤球菌（*H. ovis*，CCUG37441^T），其 DNA 的 G+C 含量为 29mol%。迄今为止，创伤球菌属由 2 个菌种组成，即孔兹氏创伤球菌和羊创伤球菌。

二、生物学特性

1. 孔兹氏创伤球菌　为触酶阴性的革兰氏阳性球菌，多成双、成簇排列，亦有四联状，但不形成链状排列。无动力。孔兹氏创伤球菌为兼性厌氧菌，在有氧、厌氧环境均可生长。5%羊血琼脂平板上在 35℃孵育 24 小时，可形成针尖大小、灰白色、半透明、不溶血或轻微 α-溶血菌落。在麦康凯平板上不生长。在 6.5% NaCl 培养基中生长不定，在胆汁七叶苷肉汤、10℃和 45℃均不生长，且有明显的亲脂性，1%的血清或 0.1%的吐温 80 明显可刺激其生长。

该菌与绿色气球菌的生化特性近似，均为 PYR 试验阳性、LAP 试验阴性。Hass 等用API 20 Strep 系统对 13 株此菌进行鉴定，其编码均为 4100413，提示为"可疑绿色气球菌"。做追加试验，此菌水解七叶苷，对乳糖、淀粉、糖原和海藻糖产酸，分解葡萄糖产酸不产气。对 VP、马尿酸盐、硝酸盐、α-半乳糖苷酶、β-葡萄糖醛酸酶、β-半乳糖苷酶、碱性磷酸酶、精氨酸双水解酶均为阴性。对核糖、阿拉伯糖、甘露醇、山梨醇、菊糖、棉子糖不产酸。加拿大国家链球菌中心（NCS）公布的 8 株临床分离的孔兹氏创伤球菌的生化特性见表 6-9-1。

表 6-9-1 孔兹氏创伤球菌的生化特性

试验	反应	试验	反应
吡咯烷酮芳胺酶	+	菊糖	−
亮氨酸氨基肽酶	−	乳糖	+
精氨酸双水解酶	−	麦芽糖	+
七叶苷	+	甘露醇	−
马尿酸盐	−	蜜二糖	−
尿素酶	−	棉子糖	−
VP	−	水杨苷	v
6.5% NaCl[a]	+ (延迟)	山梨糖	−
10℃ 生长	−	山梨醇	−
45℃ 生长	−	淀粉	+
阿拉伯糖[b]		蔗糖	−
葡萄糖	+	海藻糖	+
甘油	−		

注：+，≥88%阳性；−，≤12%阳性；v，反应不定。a 添加 0.1%吐温 80。b 产酸试验，含 1%碳水化合物的脑心浸液并添加 0.1%的吐温 80，在 35℃ 孵育 7 天。

2. 羊创伤球菌 为革兰氏阳性球菌，成单个、成双或短链状排列，无动力。该菌为兼性厌氧菌，在血平板上形成针尖大小、无色素、不溶血的菌落。发酵葡萄糖产酸不产气，对糊精、糖原、麦芽糖产酸不定。对阿拉伯糖、阿拉伯醇、菊糖、乳糖、甘露醇、松三糖、蜜二糖、甲基-β-吡喃葡萄糖苷、棉子糖、核糖、山梨醇、淀粉、蔗糖、塔格糖或木糖不产酸。碱性磷酸酶、酸性磷酸酶、β-葡萄糖醛酸酶和亮氨酸芳胺酶试验阳性。对丙氨酸-苯丙氨酸-脯氨酸芳胺酶、甘氨酰-色氨酸芳胺酶、精氨酸双水解酶、糜蛋白酶、酯酶 C4、酯酶 C8、α-果糖苷酶、α-半乳糖苷酶、β-葡萄糖苷酶、β-半乳糖苷酶和磷酸胺酶反应不定。不水解七叶苷、明胶、马尿酸盐和尿素。硝酸盐还原、VP 试验阴性。对万古霉素敏感。

三、创伤球菌与人类感染

一般认为，孔兹氏创伤球菌是人类和动物皮肤的常住菌群，很少与伤口感染有关，但可以引起免疫缺陷患者的机会感染，如心内膜炎、败血症、脑膜炎及伤口感染等。

1995 年，美国学者 Caliendo 等对 10 例孔兹氏创伤球菌感染病例进行分析，认为此菌感染与性别无关，老年人易感，多数病例伴有基础疾病（如糖尿病、高血压等），多在足部发生化脓性感染，且感染标本多分离出复数菌（以葡萄球菌常见），具体见表 6-9-2。认为孔兹氏创伤球菌可能是人类的机会致病菌。

表 6-9-2　10 例伤口感染标本分离出孔兹氏创伤球菌的临床特征

病例	年龄（岁）	性别	基础疾病	感染部位	分离菌	临床表现	结果
1	96	女	高血压	左脚	CNS	皮肤破损，蜂窝织炎	恢复
2	57	女	糖尿病	左乳腺	厌氧菌	乳腺大部分化脓	恢复
3	87	女	糖尿病	右脚	金葡菌、肠球菌、类白喉杆菌	溃疡、蜂窝织炎	恢复
4	67	女	糖尿病、高血压	右大脚趾	副流感嗜血杆菌厌氧菌	脓疱、蜂窝织炎	恢复
5	59	男	糖尿病、高血压	右脚	金葡菌、雷氏普鲁威登斯菌	溃疡、蜂窝织炎	恢复
6	59	男	冠心病	右脚	CNS	溃疡、蜂窝织炎	恢复
7	18	男	无	右大脚趾	金葡菌	混合型软骨肉瘤	切断
8	35	男	无	右胫骨	金葡菌、消化链球菌	慢性骨髓炎	未知
9	48	男	酒精中毒	左脚	金葡菌、聚团肠杆菌	慢性溃疡	未知
10	69	女	高血压	右侧面部	金葡菌	皮脂腺囊肿感染	恢复

1997 年，美国学者 Hass 等[3]对孔兹氏创伤球菌的皮肤定植进行研究，利用选择性培养基，对 120 例足病（60 例糖尿病、60 例非糖尿病）患者和 50 例健康人员进行了孔兹氏创伤球菌分离，虽然各组之间没有显著的统计学意义，但在足病患者中显示出有较高分离率的趋势，而且在使糖尿病患者脚溃疡的发病中，可能是一个未被认识的致病因素。1998 年，英国学者 Chagla 等[4]报道了 1 例孔兹氏创伤球菌引起的免疫正常患者左乳腺脓肿病例；1997 年，澳大利亚学者 Peel 等[5]从 1 例右肩膀皮脂腺囊肿感染患者的囊液中分离出纯的孔兹氏创伤球菌，并应用氟氯西林后患者治愈，进一步证明了孔兹氏创伤球菌的致病作用。该菌对青霉素、氨苄西林、万古霉素、头孢菌素敏感；对红霉素、林可霉素耐药。

仅从羊的标本中分离到 2 株羊创伤球菌，其中 1 株是从死公羊的肺、肝脏和脾脏中分离到，而另 1 株分离于无明显症状的患乳腺炎的羊所产的奶中。至今尚未从临床标本分离到，故与人类感染的关系尚不清楚。

病例 1：患者，男性，36 岁。主因右肩膀皮脂腺囊肿感染收入院。2 年前发现右肩皮脂腺囊肿，于入院前 2 周出现发炎症状。有高血压、肥胖症及高胆固醇血症。有蜂窝织炎存在，切开病变组织后引流，脓拭子送微生物学检查。革兰氏染色显示大量多核白细菌和革兰氏阳性球菌，培养出革兰氏阳性球菌，经鉴定为孔兹氏创伤球菌。在感染菌未鉴定出来前，应用氟氯西林 1g 进行静脉滴注，间隔时间为 8 小时。后来改为口服氟氯西林 0.5g/8h，5 天后炎症消失。1 个月后切除囊肿，病理组织学检查为表皮囊肿慢性炎症。

病例 2：患者，女性，57 岁。免疫功能正常，无糖尿病史。左乳内上象限皮脂腺囊肿感染，发热，但无全身感染症状。患者出现左乳腺局部红肿、赤热、疼痛，在局部麻醉下切开囊肿引流，进行一般外科治疗，并口服头孢氨苄，每 8 小时 0.5g，连续 5 天。脓液经革兰氏染色显示大量多核白细胞和成对、成堆排列的革兰氏阳性球菌。将脓液分别接种到胰蛋白酶-大豆血平板（5%羊血）、巧克力平板、麦康凯平板和肉汤培养基。血平板和巧克力平板置于 36℃、5%CO_2 环境培养 24 小时；另一只血平板于 36℃厌氧培养 72 小时。肉汤培养基和麦康凯平板置于需氧环境，于 36℃培养 48 小时。于 5% CO_2 环境培养 24 小时后，血平板和巧克力平板上长出纯的、针尖大小、灰白色、无溶血菌落；厌氧环境生长，从肉汤中转种血平板和巧克力平板得到相同特征的菌落。在麦康凯平板上不生长。该分离菌为革兰氏阳性球菌，成双、成堆排列，触酶阴性，PYR 试验阳性、LAP 试验阴性，后经鉴定为孔兹氏创伤球菌。治疗 1 周后检查，仍有残余红脓，嘱其每天用热水冲洗、并热敷 1~2 次。1 个月后，疼痛、红肿或明显硬块等症状消失。由于肿块消失，未行囊肿切除。

四、分离培养与鉴定

孔兹氏创伤球菌为人类少见的机会致病菌，可引起软组织脓肿、伤口化脓性感染等。故可采取脓汁直接划线接种于胰蛋白酶-大豆血平板，置于 36℃、5% CO_2 环境培养 24 小时。该菌生长较缓慢，可长出针尖大小、灰白色、半透明、无溶血或轻微 α-溶血的菌落。

此菌触酶阳性。革兰氏染色为成双、成簇的阳性球菌，亦可有四联状排列。从形态染色特征方面很难与其他触酶阴性的革兰氏阳性球菌区分，故必须利用其他试验加以区别（表 6-9-3）。

表 6-9-3 创伤球菌与其他触酶阴性的革兰氏阳性球菌的鉴别[6]

细菌名称	G 染色[a]	万古霉素[b]	产气	PYR	LAP	6.5% NaCl[c]	10℃	45℃	动力	溶血
无色藻菌属（Leuconostoc）	ch	R	+	−	−	V	+	+	−	α/γ
魏斯氏菌属（Weisella）	ch	R	+	−	−	+	V	V	−	α/γ
肠球菌属（Enterococcus）	ch	S/R	−	+	+	+	+	+	V	α/γ
乳球菌属（Lactococcus）	ch	S	−	+	+	V	+	V	−	α/γ
漫游球菌属（Vagococcus）	ch	s	−	+	+	V	+	V	−	α/γ
链球菌属（Streptococcus）	ch	S	−	−	+	V	−	V	−	α/γ
乏养球菌属（Abiotropha）	ch	S	−	+	+	−	−	V	−	α/γ
球链菌属（Globicatella）	ch	S	−	+	+	+	−	−	−	α
虚伪球菌属（Dolosicoccus）	ch	S	−	+	−	−	−	−	−	α
片球菌属（Pediococcus）	cl/t	R	−	−	+	V	−	+	−	α
四联球菌属（Teteragenococcus）	cl/t	S	−	−	+	+	−	−	−	α
尿道气球菌（Aerococcus urinae）	cl/t	S	−	−	+	+	−	−	−	α
绿色气球菌（Aerococcus viridans）	cl/t	S	−	+	−	+	−	−	−	α
创伤球菌属（Helcococcus）	cl/t	S	−	+	−	+	−	−	−	γ
孪生球菌属（Gemella）	cl/t/ch	S	−	+	V	−	−	−	−	α/γ
费克蓝姆菌属（Facklamia）	cl/ch	S	−	+	+	+	−	−	−	γ
差异球菌属（Alloiococcus）	cl/t	S	−	+	+	+	−	−	−	γ
Ignavigranum	cl/ch	S	−	+	+	+	−	−	−	γ
狡诈球菌属（Dolosigranulum）	cl/t	S	−	+	+	+	−	−	−	γ

注：+，阳性；−，阴性；S，敏感；R，耐药；V，反应不定。a ch，链状；cl，成团、簇状；t，四联状。b 万古霉素（每片 30μg）；c 6.5% NaCl 生长试验。

从表 6-9-3 可以看出，在触酶阴性、革兰氏阳性球菌中，创伤球菌与绿色气球菌的生理、生化特性很接近，应相鉴别。绿色气球菌在厌氧环境不生长或生长不良，在血平板上需氧培养，形成直径 $0.5\sim1.0mm$、明显 α-溶血的菌落，且因为生长时产生 H_2O_2，使血琼脂明显变绿；可分解更多的碳水化合物，如菊糖、棉子糖、甘露醇等。另外，Chagla 等认为，对红霉素耐药是孔兹氏创伤球菌区别于绿色气球菌的一个重要特征。其主要鉴别特性见表 6-9-4。

表 6-9-4　孔兹氏创伤球菌与绿色气球菌的鉴别特性

	孔兹氏创伤球菌	绿色气球菌
6.5% NaCl 生长	V	+
胆汁七叶苷	–	+
ONPG	–	+
蔗糖	–	+
甘露醇	–	V

注：+，阳性；–，阴性；V，反应不定。

孔兹氏创伤球菌与羊创伤球菌的鉴别可按表 6-9-5 进行。

表 6-9-5　孔兹氏创伤球菌与羊创伤球菌的鉴别特性

	孔兹氏创伤球菌	羊创伤球菌
产酸		
乳糖	+	–
支链淀粉	V	–
海藻糖	+	–
水解		
七叶苷	+	–
淀粉	V	–
产生		
碱性磷酸酶	–	+
β-葡萄糖苷酶	+	–
β-葡萄糖醛酸酶	–	+
亮氨酸芳胺酶	–	+
焦谷氨酸芳胺酶	+	–
N-乙酰-β-葡糖胺酶	+	–

注：+，阳性；–，阴性；V，反应不定。

孔兹氏创伤球菌的抗生素敏感性试验可以采用琼脂扩散法或稀释法。可用 M-H 琼脂添加 5%羊血和（或）1%小牛血清或 0.1%吐温 80 以促进该菌生长。将接种后的平板置于 35℃、5% CO_2 环境培养 24 小时，然后以 NCCLS 标准判读。

参 考 文 献

[1] Collins MD，Facklam RR，Rodrigues UM，et al. Phylogenetic analysis of some *Aerococcus*-like organisms from clinical sources：description of *Helcococcus kunzii* gen. nov.，sp. nov. Int J Syst Bacteriol，1993，43：425-429.

[2] Collins MD，Falsen E，Foster G，et al. *Helcococcus ovis* sp. nov.，a Gram-positive organism from sheep. Int J Syst Bacteriol，1999，49：1429-1432.

[3] Haas J，Jernick SL，Scardina RJ，et al. Colonization of skin by *Helcococcus kunzii*. J Clin Microbiol，1997，35：2759-2761.

[4] Chagla AH，Borczyk AA，Facklam RR，et al. Breast abscess associated with *Helcococcus kunzii*. J Clin Microbiol，1998，36：2377-2379.

[5] Peel MM，Davis JM，Griffin KJ，et al. *Helcococcus kunzii* as sole isolate from an infected sebaceous cyst. J Clin Microbiol，1997，35：328-329.

[6] Laclaire JM，Facklam RR.Comparison of three commercial rapid identification systems for the unusual Gram-positive cocci *Dolosigranulum pigrum*，*Ignavigranum ruoffiae*，and *Facklamia* species. J Clin Microbiol，2000，38：2037-2042.

（李志荣）

第三篇

革兰氏阴性球菌和球杆菌感染及检测

第七章 革兰氏阴性球菌感染及检测

在 1984 年出版的《Bergey 系统细菌学》中，奈瑟菌科（Neisseriaceae）包括 4 个菌属，即奈瑟菌属、莫拉菌属、金氏菌属和不动杆菌属。

奈瑟菌属由 10 个奈瑟菌种组成，另外还有 3 个动物种，即豚鼠奈瑟菌（N. caviae）、羊奈瑟菌（N. ovis）和兔奈瑟菌（N. cuniculi）。由于分子生物学技术的应用，其分类发生了很大变化。在 2001 年出版的《Bergey 系统细菌学》（第 2 版）中，奈瑟菌科属于 β-变形菌纲的第 4 目，即奈瑟菌目。奈瑟菌科有 14 个属，包括奈瑟菌属、金氏菌属、艾肯菌属（Eikenella）、西蒙菌属（Simmonsiella）和小链菌属（Alysiella）等。CDC 以前的 M5 现在成为魏氏奈瑟菌（N. weaveri），M6 命名为长奈瑟菌硝酸盐还原亚种（N. elongata subsp. nitroreducens）。

第一节 奈 瑟 菌 属

一、分类

奈瑟菌属（Neisseria）有 10 个种，包括淋病奈瑟菌（N. gonorrhoeae）、脑膜炎奈瑟菌（N. meningitidis）、乳糖奈瑟菌（N. lactamica）、干燥奈瑟菌（N. sicca）、浅黄奈瑟菌（N. subflava）、黄色奈瑟菌（N. flavescens）、黏膜奈瑟菌（N. mucosa）、灰色奈瑟菌（N. cinerea）、长奈瑟菌（N. elongata）和多糖奈瑟菌（N. polysaccharea）。

二、生物学特性

本属细菌为球状或球杆状的革兰氏阴性球菌，常成对或短链状排列，呈咖啡豆样或双球状，相接处平齐。除长奈瑟菌的 2 个亚种和魏氏奈瑟菌是中到大的杆菌，有时成对或短链状排列外，其他奈瑟菌均是球菌。奈瑟菌属中所有的细菌均居留在温血宿主的黏膜表面。这些奈瑟菌是需氧菌，无动力，不产生芽孢。生长的最适温度是 35～37℃。奈瑟菌生长需要 CO_2 和一定的湿度。淋病奈瑟菌不仅在初代分离培养时需要 CO_2，继续传代时也需要 CO_2，利用 CO_2 进行核酸和蛋白的生物合成。奈瑟菌属细菌氧化分解碳水化合物产酸，所有种氧化酶试验阳性，而只有长奈瑟菌长亚种和长奈瑟菌硝酸盐还原亚种氧化酶试验阴性、触酶试验阳性，金氏菌属的细菌则氧化酶试验阳性、触酶试验阴性（表 7-1-1）。

表 7-1-1　奈瑟菌属、卡他莫拉菌和脱氮金氏菌的特性

在巧克力平板上的菌落形态	生长			产酸					硝酸盐还原	多聚糖	三丁酸甘油酯
	MTM、ML 和 NYC 培养基	巧克力或血琼脂（22℃）	营养琼脂（35℃）	葡萄糖	麦芽糖	乳糖	蔗糖	果糖			
淋病奈瑟菌　0.5~1mm 米黄色-棕灰色、透明的光滑型菌落	+	0	0	+	0	0	0	0	0	0	0
脑膜炎奈瑟菌　1~3mm 米黄色-棕灰色、透明的光滑型菌落	+	0	V	+	+	0	0	0	0	0	0
乳糖奈瑟菌　1~2mm 米黄色-棕灰色、透明的光滑型菌落	+	V	+	+	+	+	0	0	0	0	0
灰色奈瑟菌　1~2mm 米黄色棕灰色-浅黄色、透明的光滑型菌落	V	0	+	+	0	0	0	0	0	0	0
多糖奈瑟菌　1~2mm 米黄色-棕灰色-黄色、透明的光滑型菌落	V	+	+	+	+	0	V	0	0	+	0
黄色奈瑟菌　1~3mm 黄绿色、不透明的光滑-粗糙型菌落	V	+	+	+	+	0	V	V	0	V	0
干燥奈瑟菌　1~3mm 白色、不透明的光滑型菌落	0	+	+	+	+	0	+	+	0	+	0
黏膜奈瑟菌　1~3mm 黄绿色、不透明的菌落，黏附琼脂	0	+	+	+	+	0	+	+	+	+	0
浅黄奈瑟菌　1~2mm 黄色、不透明的菌落	0	+	+	0	0	0	0	0	0	+	0
长奈瑟菌　1~2mm 棕灰色、透明、有光泽、干燥的光滑型菌落	0	+	+	+	+	0	0	0	0	0	0
卡他莫拉菌　1~3mm 红褐色、干燥、不透明的菌落	V	+	+	0	0	0	0	0	+	0	+
脱氮金氏菌　1~2mm 米黄色-棕灰色、透明的光滑型菌落	+	N	+	+	0	0	0	0	+	0	0

注：+，阳性；0，阴性；V，反应不定。N，无资料。

尽管奈瑟菌属种类很多，但致病性的奈瑟菌主要是淋病奈瑟菌和脑膜炎奈瑟菌，奈瑟菌的鉴定见表 7-1-2。

表 7-1-2 致病性奈瑟菌的鉴定试验

	产酸				γ-谷氨酰胺肽酶	丙基氨肽酶	丁酸酯酶
	葡萄糖	麦芽糖	乳糖	蔗糖			
淋病奈瑟菌	+	−	−	−	−	+	−
脑膜炎奈瑟菌	+	+	−	−	+	V	−
乳糖奈瑟菌	+	+	+	−	−	−	−
灰色奈瑟菌	+	+	−	−	−	NA	−
卡他莫拉菌	−	−	−	−	−	−	+

注：+，阳性；−，阴性；V，反应不定。NA，无资料。

对于大多数的奈瑟菌其生长所需的营养是不定的。淋病奈瑟菌要求有更多的营养，缺少氨基酸、半胱氨酸和能量来源（如葡萄糖、丙酮酸盐和乳酸）则不能生长，某些菌株如果缺乏需要的氨基酸、嘧啶和嘌呤，可能会改变其生物合成的途径。对于这些生长需求类型，可作为淋病奈瑟菌的菌株分型方法的基础。

奈瑟菌是需氧菌，但如果有低浓度的电子受体存在，就能够在厌氧条件下生长。从动物分离的球形莫拉菌不分解糖，在含有羊、兔、马或人血的培养基上能改变其溶血特性，并产生焦糖色的色素。所有的球形莫拉菌也产生丁酸酯酶，丁酸酯酶的存在还可用于临床实验室快速鉴定卡他莫拉菌。

第二节 淋病奈瑟菌

淋病是性传播疾病中发病率最高的一种。淋病奈瑟菌是淋病的病原菌，可引起男性的尿道炎、前列腺炎、附睾炎、关节炎，引起女性的尿道炎、阴道炎和子宫颈炎，新生儿经过产道时可被感染而患细菌性结膜炎。

一、生物学特性

1. 形态 本菌为革兰氏阴性双球菌，与脑膜炎球菌的形态极为相似（图 7-2-1）。直径为 $0.6 \sim 1.0\mu m$。无鞭毛及芽孢。已证实淋病奈瑟菌（淋球菌）具有荚膜，在电镜下可观察到菌体表面有菌毛。根据菌毛的有无可将淋球菌分为 5 型（$T_1 \sim T_5$）。

2. 培养特性 本菌为需氧菌，在初次分离培养时需要 $5\% \sim 10\%$ CO_2。对营养要求严格，在普通培养基上不生长。培养基中必须加入适量的血液、血清或腹腔积液等。最适生长温度为 35℃，在 30℃ 以下不能生长。最适 pH 为 7.5。常用的培养基为巧克力琼脂

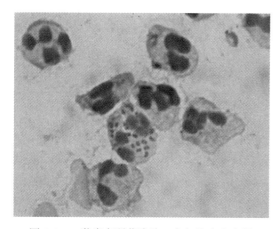

图 7-2-1　淋病奈瑟菌涂片，白细胞内有大量淋病奈瑟菌

平板，在此培养基上经 35℃培养 48 小时后，其菌落小而透明，似水滴状、凸起、光滑、圆形、无色素，并易于乳化。T$_1$ 及 T$_2$ 型菌落小而致密，有毒力，有菌毛；T$_3$～T$_5$ 型菌落较大，呈颗粒状，无菌毛，对人无毒力。

3. 生化反应　其氧化酶、触酶试验均为阳性，只分解葡萄糖，产酸不产气，不分解其他糖，不形成吲哚，不产生硫化氢，不还原硝酸盐。主要生物学特性见表 7-1-2。

4. 抵抗力　淋病奈瑟菌的抵抗力极弱，培养时应在采取标本后，立即培养于含 CO_2 的湿润环境中。此菌对冷、热、干燥和化学消毒剂都很敏感。经干燥 1～2 小时或在 55℃加热 5 分钟即死亡。

二、对抗菌药物的敏感性

体外药敏试验可用于预测治疗效果，检测和监测抗菌药物的敏感性，可发现耐药趋势。可用纸片扩散法或用测定折点的琼脂稀释法来测定 MIC。淋球菌的敏感性测试可能比较困难，因为淋病奈瑟菌对营养很挑剔，需要营养丰富的培养基，否则会干扰抗菌药物的作用。

采用国家临床实验室标准委员会（NCCLS）推荐的方法来进行淋病奈瑟菌对抗菌药物敏感试验。可根据每个实验室的情况选择方法，但最常用的是纸片扩散法。另外，常规使用的替代方法是断点琼脂稀释法，使用很低的抗菌药物浓度进行检测，可发现敏感和耐药菌株。

大多数菌株对青霉素敏感，对红霉素、四环素及氯霉素亦敏感。淋病奈瑟菌对大多数抗菌药物原本是敏感的，但因持续使用而逐渐出现了耐药（表 7-2-1），也可通过其他细菌（如嗜血杆菌）获得质粒，或通过选择抗性突变体，也能出现耐药[1]。

表 7-2-1　各种淋病奈瑟菌对抗菌药物耐药确定的折点

菌株名	确定菌株的折点
CMRNG（染色体介导耐药的淋病奈瑟菌）	对青霉素的 MIC≥1mg/L（≥2mg/L），对四环素的 MIC 为 2～8mg/L
PPNG（产生青霉素酶的淋病奈瑟菌）	对四环素的 MIC<16mg/L
TRNG（不产生青霉素酶的淋病奈瑟菌）	对四环素的 MIC≥16mg/L
PPTRNG（产生/不产生青霉素酶的淋病奈瑟菌）	产生青霉素酶的淋病奈瑟菌对四环素的 MIC≥16mg/L
QRNG（喹诺酮耐药的淋病奈瑟菌）	对环丙沙星的 MIC≥1mg/L

对青霉素的耐药可以是质粒或染色体介导的。产生青霉素酶的淋病奈瑟菌（PPNG）具有高水平质粒介导的耐药（MIC≥4mg/L）。

淋病奈瑟菌对抗生素呈现广泛耐药，淋病奈瑟菌产生的青霉素酶（β-内酰胺酶）可以破坏青霉素的结构，使青霉素失去活性，呈现淋病奈瑟菌对青霉素耐药不断增加。近年来，淋病奈瑟菌对各种抗菌药物出现广泛耐药。

2002年，张水娥等[2]报道了108株淋病奈瑟菌（NG）对5种抗菌药物的敏感性测定，结果表明，108株淋病奈瑟菌仅有1.85%的NG对青霉素敏感，74.07%的菌株对青霉素耐药；仅有5.56%的菌株对四环素敏感，有66.67%的菌株对四环素耐药；4.63%的菌株对环丙沙星敏感，52.78%的菌株对环丙沙星耐药；58.33%的菌株对头孢三嗪敏感，5.56%的菌株对头孢三嗪耐药；96.30%的菌株对大观霉素敏感，3.70%的菌株对大观霉素耐药（表7-2-2）。

表 7-2-2　108 株淋病奈瑟菌对 5 种抗菌药物的药敏结果

抗菌药物	敏感菌			耐药菌		
	株数	敏感率（%）	MIC（μg/ml）	株数	耐药率（%）	MIC（μg/ml）
青霉素	2	1.85	≤0.06	80	74.07	≥1.0
四环素	6	5.56	≤0.25	72	66.67	≥2.0
环丙沙星	5	4.63	≤0.03	57	52.78	≥1.0
头孢曲松	63	58.33	≤0.03	6	5.56	≥1.0
大观霉素	104	96.30	≤32	4	3.70	=64

2002年，朱健铭等[3]报道对杭州市不同时期（1998和2001年）分离的淋病奈瑟菌进行5种抗菌药物（青霉素、四环素、大观霉素、头孢曲松及氧氟沙星）的MIC测定，结果表明，1998～2001年，除大观霉素外其MIC均有较大提高。青霉素MIC范围从0.06～64mg/L上升到0.25～≥256mg/L，MIC_{90}上升了3倍；氧氟沙星MIC范围从0.03～8mg/L上升到0.125～64mg/L，MIC_{90}上升了7倍；四环素MIC范围从0.06～1mg/L上升到0.125～4mg/L，MIC_{90}上升了3倍；头孢曲松MIC范围从0.03～1mg/L上升到0.03～2mg/L，MIC_{90}上升了1倍。由此可见，随着抗菌药物反复、甚至不规则使用，耐药菌株会大大增加（表7-2-3）。

表 7-2-3　1998 年与 2001 年 5 种抗菌药物对淋病奈瑟菌 MIC 的比较

抗菌药物	年份	菌株数	MIC 范围（mg/L）	MIC_{50}（mg/L）	MIC_{90}（mg/L）
青霉素	1998	78	0.06～64	1	64
	2001	101	0.25～≥256	1	256
四环素	1998	78	0.06～1	0.125	0.5
	2001	101	0.125～4	0.5	2
头孢曲松	1998	78	0.03～1	0.03	0.03
	2001	101	0.03～2	0.03	0.06
大观霉素	1998	78	4～128	16	32
	2001	101	4～128	16	32
氧氟沙星	1998	78	0.03～8	1	4
	2001	101	0.125～64	8	32

三、淋病奈瑟菌与人类的各种感染

在人类标本中发现的奈瑟菌包括淋病奈瑟菌、脑膜炎奈瑟菌、乳糖奈瑟菌、干燥奈瑟菌、浅黄奈瑟菌、黏膜奈瑟菌、黄色奈瑟菌、灰色奈瑟菌、多糖奈瑟菌、长奈瑟菌长亚种、长奈瑟菌解糖亚种和长奈瑟菌硝酸盐还原亚种。淋病奈瑟菌考氏亚种（*N. gonorrhoeae* subsp. *Kochii*，也称考氏奈瑟菌）是在苏丹分离得到的，其他地区罕见。淋病奈瑟菌与脑膜炎奈瑟菌的表型和基因型密切相关。在动物相关的奈瑟菌中，犬奈瑟菌和魏氏奈瑟菌是犬的呼吸道的正常菌群的一部分，脱硝金氏菌存在于豚鼠的呼吸道。猕猴奈瑟菌（*N. macacae*）、丹氏奈瑟菌（*N. dentiae*）和蜥蜴奈瑟菌（*N. iguanae*）分别是恒河猴、牛和大蜥蜴的口腔菌群的一部分。

淋病奈瑟菌不论其分离部位如何，均应认为是致病菌。脑膜炎奈瑟菌引起人类的严重疾病，但也可定植于鼻咽部而不引起疾病。卡他莫拉菌是发现于人类的一种球形莫拉菌。豚鼠莫拉菌和兔莫拉菌分别发现于豚鼠和兔的呼吸道。

淋病奈瑟菌是淋病的致病菌，在美国1960～1970年初淋病的发病率最高达460人/10万人，一直持续到1975年。1980～1990年淋病的发病率稳步下降，一直持续到1997年。1998年略有增加（122～131.6例/10万人），之后趋于稳定。

1994年，沙眼衣原体病例数首次超过淋病病例数，但淋病的发病率在有性活动的青少年和青年人中仍然居高不下，在15～24岁的青少年中发病率最高。淋病奈瑟菌感染与社会经济落后、缺乏教育、卫生条件差、未婚、种族、同性恋、卖淫及其他性传播疾病有关。

造成获得性淋病的危险是多因素的，与暴露的位置和次数有关。男性暴露于1名已感染的女性，其获得性尿道感染的危险性是20%，暴露于4名已感染的女性，则上升到80%。由于解剖位置的不同，女性暴露于已感染的男性，生殖道被感染的危险性更高。直肠感染的传播也相当严重，近来对男性同性恋和异性恋的研究表明，随着与已感染的性伙伴进行口淫者的增多，这些人当中诊断为尿道感染的占26%。在女性中，采用激素避孕的方法增加了淋病奈瑟菌感染的危险性。而采用屏障的方法，如应用避孕套、阴道隔膜、杀精子泡沫剂和凝胶，对于抗感染有效。

对于男性，淋病奈瑟菌可引起急性尿道炎，并有排尿困难和尿道排出脓液。潜伏期为2～7天（范围为1～14天），感染后95%～99%的男性患者尿道有黏液样脓性排出物，并可能存在很长时间。无症状的比例最高为5%，如果不治疗，男性淋病可自发性缓解，但有10%的患者会发生上行感染，引起附睾炎、附睾睾丸炎、前列腺炎、尿道周围脓肿或尿道狭窄。

对于女性，淋病奈瑟菌感染开始于子宫颈内膜，70%～90%的患者伴有尿道感染，8～10天的潜伏期后，子宫颈、阴道出现排出物，月经间期异常出血，腹部或盆腔疼痛，疼痛存在即说明有生殖道疾病。青春期后的女性阴道鳞状上皮的淋病奈瑟菌感染是不常见的。

对于子宫切除的妇女，尿道是最常见的感染部位。没有并发子宫颈感染的其他症状通常与其他细菌感染的症状相似。淋病奈瑟菌子宫颈内膜炎，常并发沙眼衣原体、阴道毛滴虫和（或）白色念珠菌感染。20%～75%的妇女存在黏液脓性的宫颈排出物。前庭大腺和斯基恩氏腺感染的患者，有1/3存在生殖道感染。宫颈内感染淋病奈瑟菌的妇女也可怀孕，但可能出现自发性流产、绒膜羊膜炎、早产、破膜等。母亲的生殖道有淋病奈瑟菌感染，则新生儿有发生淋菌性结膜炎和咽部淋菌感染的危险。

淋菌感染的女性有10%～20%可导致急性盆腔炎症性疾病，可能表现为输卵管炎、子宫内膜炎、输卵管卵巢脓肿等，从而导致瘢痕形成、异位妊娠、不孕和慢性盆腔疼痛。淋菌性盆腔炎症性疾病，包括双侧的下腹疼痛、异常宫颈排出物和出血、活动性疼痛、发热和外周白细胞增多。淋菌性盆腔炎症性疾病，其感染通常发生在月经期开始不久。对于输卵管炎的妇女淋菌可从输卵管直接进入肝脏和腹膜，导致右上腹疼痛，肝脏与前腹壁粘连。孕妇的淋菌感染有增加并发症的危险，包括早产、胎膜早破、自发性流产和新生儿死亡。

淋菌也引起咽部和肛门、直肠感染，同性恋或两性恋的男性的口腔和生殖器官，与已感染淋菌的异性恋女性接触，可发生口咽部淋菌感染。90%以上的口咽部淋病无症状，只有通过淋菌培养才能进行诊断。同性恋和两性恋的男性进行不加保护的肛门性交，可发生肛门直肠淋菌感染。妇女也可通过这些途径发生直肠淋菌感染，但大多数妇女的直肠淋菌感染是由肛周被已感染淋菌的宫颈、阴道分泌物污染所致。尽管有的人在感染5～7天后，发生急性直肠炎，出现肛门、直肠疼痛、瘙痒、有黏液脓性排出物、出血、里急后重和便秘等症状，但直肠淋菌感染通常是无症状的。肛门镜检查通常可发现直肠黏膜水肿和红斑，以及与肛窦有关的脓性排出物。

新生儿主要是在出生时通过已感染的产道而被感染。实验室工作人员如果未保护好眼睛，偶尔也可发生感染。眼部感染可发生眶蜂窝织炎，有很多脓性分泌物，造成结膜充血、眼睑水肿和间质性角膜炎。眼部感染如治疗不当，可导致溃疡性角膜炎、角膜穿孔甚至失明。应该注意的是，灰色奈瑟菌也能引起新生儿的结膜感染，且容易被错误地鉴定为淋菌感染。因此，鉴定革兰氏阴性、氧化酶阳性的细菌时，在报告淋菌性结膜感染前，应进行确证试验。

四、细菌学诊断[4]

（一）标本采集

淋病奈瑟菌病的诊断主要依靠细菌学诊断，其标本采取的质量占有重要地位。在所有病例中，均应收集生殖部位的标本，男性收集尿道标本，女性收集宫颈内标本。根据患者性接触的情况，可采取口咽部和肛管等标本。怀疑播散性淋菌感染的患者，可采取血液进行培养，同时采取生殖道和外生殖器部位标本。

标本应用涤纶或人造丝的拭子采集，棉拭子也可应用，但有些脱脂棉含有脂肪酸，能抑制淋病奈瑟菌，也不能用藻酸钙拭子，因其对淋病奈瑟菌有毒性。因此，藻酸钙拭子或棉拭子仅仅是用于将标本直接接种生长培养基，或用非营养拭子培养基进行运送。借助器械采取标本也要注意，如用阴道窥镜取标本，在用温水或盐水润滑时，注意有些水和润滑剂也能抑制淋病奈瑟菌生长。标本采集方法：

（1）男性：尿道炎患者先以灭菌盐水清洗尿道口，用无菌棉拭子于尿道口0.5cm深处采取脓性分泌物；前列腺炎患者则从直肠侧对前列腺进行按摩，待分泌物排出后采集。

（2）女性：尿道炎患者先清洗尿道口后，从阴道后壁从后向前压迫尿道使分泌物排出，用接种环或棉拭子采集。子宫颈炎患者，先用无菌盐水清洗宫颈口和阴道壁，再用阴道窥镜压迫子宫阴道部使分泌物排出，用接种环或棉拭子采取标本。

此外，患有泌尿生殖系统淋病的妇女中，有40%～60%合并直肠炎，因此亦可在直肠镜下用棉拭子采取直肠腺窝黏膜的黏液进行检查。无论男性还是女性患者均可检查尿，最好在治疗前检查。

临床微生物学实验室在诊断儿童淋菌感染中具有重要的作用，对于收集到的标本要进行适当处理，而且要正确鉴定分离出的细菌。对于青春期前的女性，从阴道、尿道、口咽部和直肠取得标本后，直接接种至培养基。阴道标本用拭子在阴道壁吸取分泌物10～15秒，如果处女膜完整，从阴道口取标本。儿童直肠、尿道和口咽部淋菌感染时，标本采取与成人相同。

（二）标本运送

收集标本后最好立即直接接种至培养基，然而，对于临床和急诊室，可利用各种运送系统运送标本。

1. 非营养拭子运送系统　Stuart和Amies缓冲半固体运送培养基可用于淋病奈瑟菌拭子标本的运送。运送系统应维持室温，如果放在冰箱中则可使淋病奈瑟菌死亡，致使培养失败。某些拭子运送系统用运送培养基浸泡海绵，如加或不加活性炭的半固体培养基。近来研究出了新的拭子收集装置，即半固体Amies运送培养基（加或不加活性炭），可将淋病奈瑟菌保存48小时，尽管在24小时后淋病奈瑟菌的活菌数会降低。这些系统在用前其装置中的海绵应用培养基浸泡。为了防止活菌减少，应将运送培养基中的拭子标本在收集后的6小时内接种培养基。

2. 培养基运送系统　标本直接接种到培养基运送比拭子运送系统更好。这些商品的培养基运送系统包括JEMBEC平板、各种选择性培养基、Gono-Pak和In Tray GC系统，用前需要在冰箱中储存。密封的In Tray GC系统在室温可存放1年。用拭子将标本接种到培养基，立即放入不渗漏的塑料袋，袋内有碳酸氢盐-枸橼酸颗粒，在培育时使塑料袋内产生富含CO_2的环境。在这种环境下运送到实验室的淋菌能保持存活。

（三）直接涂片检查

将送检标本如脓性分泌物制作涂片，行革兰氏染色、镜检。急性淋病患者的脓性分泌物中发现中性粒细胞内有革兰氏阴性双球菌则具有诊断价值。对于慢性炎症患者，宫颈分泌物中含淋病奈瑟菌少而杂菌多时镜检困难，可进一步培养检查。

对于淋菌性尿道炎男性成人患者，用尿道排出物进行涂片，革兰氏染色后镜检，发现在多核白细胞内及其邻近有革兰氏阴性双球菌，即可进行诊断。这种方法对于有症状的男性生殖道淋病的诊断，其敏感性可达90%～95%，特异性为95%～100%。

对于女性患者，在放入窥器后取子宫颈内的标本进行涂片，革兰氏染色后镜检，可见在细胞内有革兰氏阴性双球菌。这种方法如运用正确，其敏感性可达 50%～70%。特别是对于有淋菌感染症状的妇女，具有很高的诊断价值。然而，在无症状的妇女中，标本的涂片、革兰氏染色的价值不大。

对于有症状的直肠炎患者，在肛门镜下取标本进行涂片、革兰氏染色、镜检，可使 70%～80% 的患者确诊。不用肛门镜取直肠排出物涂片，其敏感性也能达 40%～60%。

由于直肠内存在其他革兰氏阴性球杆菌和两极染色的杆菌，宫颈内也可能被阴道分泌物所污染，因此从这些部位取标本必须注意，尽量不污染。咽部的淋菌感染进行涂片、革兰氏染色、镜检无价值。

从尿道和宫颈内取标本，进行涂片、染色和培养应使用不同的拭子。在制作涂片时，应将拭子轻轻在玻片上滚动，尽量使多核白细胞保持其完整形态，不变形，也不受到破坏，保持淋菌的原有形态。男性患者的标本涂片、染色后通常有许多多核白细胞，在细胞内有 2 个以上的革兰氏阴性双球菌，但男性患者的早期标本涂片可能有黏液丝样的蛋白物质，有少量到中等的多核白细胞，主要是细胞外有革兰氏阴性双球菌。

（四）分离培养

采取标本后，应立即或在数分钟之内进行培养，否则会影响阳性率。拭子应在湿润的培养基上"Z"形滚动，使拭子表面与培养基接触，再用接种环划线接种。分离培养时，为了抑制非病原性奈瑟菌生长而有利于提高淋病奈瑟菌的检出率，可使用双倍巧克力琼脂培养基内加入多黏菌素 B 及万古霉素（Thayer-Martin 培养基），有报道用番茄选择培养基培养淋病奈瑟菌效果较好，阳性率较高。培养方法与脑膜炎球菌相同。如有可疑菌落生长，经涂片镜检为革兰氏阴性双球菌，则可分离后进行鉴定。

进行淋病奈瑟菌的分离培养，选择培养基很重要[5]，要根据人体的分离部位来选择适当的培养基，一般可采用表 7-2-4 推荐的原则。

表 7-2-4　淋病奈瑟菌的分离部位和使用的培养基

综合征	性别及性取向	分离部位或标本来源	培养基
无并发症	女	宫颈内膜、直肠、尿道和咽部	选择性培养基
	男：异性恋	尿道	选择性培养基
	男：同性恋，两性恋	尿道、直肠和咽部	选择性培养基
急性骨盆炎症性疾病	女	宫颈内膜、子宫内膜和输卵管	选择或非选择性培基
播散性淋菌感染		宫颈内膜、尿道（男）皮肤损伤处	选择或非选择性培基
		关节液	非选择或选择性培基
		血液	血液增菌培养基
眼炎		结膜	非选择性培养基

各种选择性培养基，可以从混有人体内在菌群的标本中将淋菌分离出来。选择分离培养淋菌的各种选择性培养基，包括改进的 Thayer-Martin（MTM）培养基、Martin-Lewis（ML）培养基、GC-Lect 培养基和 New York City（NYC）培养基，其中 MTM、ML 和 GC-Lect

培养基是巧克力基础培养基，加入营养要求高的细菌用的生长因子。而 NYC 培养基是蛋白胨-玉米淀粉基础培养基，并含有酵母透析液、柠檬酸抗凝的马血浆和冻融马红细胞。这些培养基含有抗菌药物以抑制其他细菌生长，可选择性地分离淋菌、脑膜炎奈瑟菌和乳糖奈瑟菌（表 7-2-5）。

表 7-2-5　选择分离致病性奈瑟菌用选择性培养基的抗菌药物及含量

抗菌药物	药物含量（μg/ml）			
	MTM 培养基	ML 培养基	NYC 培养基	GC-Lect 培养基
万古霉素	3	4	2	2
林可霉素				1
黏菌素	7.5	7.5	5.5	7.5
制霉菌素	12.5			
茴香霉素		20		
两性霉素 B			1.2	1.5
TMP	5	5	5	5

在这些培养基中均有万古霉素和黏菌素，主要是抑制革兰氏阳性细菌和革兰氏阴性细菌（包括腐生的奈瑟菌），加入 TMP 是抑制直肠、宫颈、阴道标本中变形杆菌的蔓延生长，制霉菌素、两性霉素 B 和茴香霉素主要抑制酵母菌和霉菌。NYC 培养基也支持生殖道的支原体和脲原体的生长。

商品的选择性培养基支持致病性奈瑟菌生长，抑制非致病性奈瑟菌及其他污染菌的生长。由于某些淋菌对万古霉素敏感，各种选择性培养基分离淋菌时有可能失败。分离致病性奈瑟菌的培养基在接种前应放在室温，不能过于干燥或潮湿。拭子标本可将拭子在选择培养基上旋转滚动，然后用接种环交叉划线，也可以同时划线接种巧克力琼脂平板进行分离培养。于 35～37℃ 的 CO_2 培养箱或烛缸内进行培养，CO_2 培养箱的 CO_2 浓度在 3%～7%，如果 CO_2 浓度过高，可抑制某些菌株的生长。关于培养环境的湿度，如用烛缸，从培养基蒸发出来的水蒸气可满足细菌的生长。如用 CO_2 培养箱，不需配备加湿器，在箱中放一盘水即可。如用烛缸培养，要用白蜡或蜂蜡，带有香味或有颜色的蜡烛在熄灭时可能会释放挥发性产物，能抑制细菌生长。在最后报告"无菌生长"前，平板应分别于 24、48 和 72小时检查。可疑菌落用巧克力平板传代，直至最后鉴定。

（五）淋病奈瑟菌的推定性鉴定

如发现有疑似淋病奈瑟菌，则应做氧化酶试验，阳性时可进一步做糖类分解及有关试验，参照表 7-1-2 进行鉴定。

产生青霉素酶的淋病奈瑟菌（PPNG）的鉴定：近年来，随着淋病的流行，产生青霉素酶的淋球菌也逐年增加。PPNG 的检验是基于 PPNG 产生的 β-内酰胺酶能分解青霉素，使之生成酸性青霉噻唑酸，使酚红指示剂显色。方法：用 0.01mol/L NaOH 和蒸馏水配成 pH 8.5 的溶液，加等体积无水甲醇混合，取此液 0.02ml 分别加到空白药敏纸片上。纸片干后再向每张纸片加 0.02ml 酚红混合液（10%酚红与等量无水甲醇混合）。试验时取 pH 6.8～7.2 无菌生理盐水 0.5ml 加入试管中，挑选菌落制成悬液。每管中放 1 张青霉素-酚红纸片，35℃孵育 1 小时，纸片变黄即为 PPNG 菌株。此外，亦可用琼脂稀释法检测。

1. 菌落形态 淋病奈瑟菌在培养时可产生几种菌落形态，典型的为直径 0.5～1.0mm 圆形、有光泽、突起的菌落。

2. 革兰氏染色和氧化酶试验 对生长的菌落制备涂片，进行革兰氏染色，应该是一致的革兰氏阴性双球菌，某些菌株特别是幼龄菌落制备涂片，可能出现四联状的形态，老龄菌可能出现菌体膨大，染色强度也有很大差别。氧化酶试剂是四甲基对苯二胺 1%水溶液。做试验时，取 1 滴试剂滴在一块滤纸上，用接种环取少量新鲜菌落涂抹在含有试剂的滤纸上，10 秒内滤纸出现暗紫色为阳性。

3. 触酶试验 用 30%的过氧化氢溶液试验，可快速推定性鉴定淋病奈瑟菌。将玻片滴加 1 滴 30%的过氧化氢溶液，取被测菌菌落与其混悬，如为淋病奈瑟菌，会迅速产生大量气泡。尽管脑膜炎奈瑟菌和卡他莫拉菌的某些菌株产生的气泡与淋病奈瑟菌相似，但在选择培养基上生长的脑膜炎奈瑟菌、乳糖奈瑟菌及其他种别可产生很弱的气泡，而且迟缓。如果在泌尿生殖道部位分离出的氧化酶阳性的革兰氏阴性双球菌，能在选择性培养基上生长，可推定性鉴定为淋病奈瑟菌。

淋病奈瑟菌的推定和确证鉴定依靠淋病奈瑟菌与其他细菌在选择培养基上的生长能力，这些细菌包括脱硝金氏杆菌、卡他莫拉菌、其他莫拉菌、不动杆菌和二氧化碳噬纤维菌。脱硝金氏杆菌在 MTM 培养基上的菌落与淋病奈瑟菌的菌落相似，可用触酶试验加以区分。淋病奈瑟菌可产生很强的气泡，而脱硝金氏杆菌则为阴性。

卡他莫拉菌和其他莫拉菌与淋病奈瑟菌相似，这些菌的区别是青霉素敏感试验。将细菌划线接种于胰酶大豆血琼脂平板上，再放 1 片青霉素纸片（每片 10U），于 CO_2 环境培养过夜，从有抑菌环的边缘取菌进行革兰氏染色，尽管奈瑟菌和卡他莫拉菌菌细胞可能膨胀，但仍然保持双球菌的形态，而其他莫拉菌和脱硝金氏杆菌在青霉素次抑菌浓度的影响下，则形成长丝状和纺锤形。不动杆菌为双球菌形态，在青霉素的影响下可形成丝状，而且氧化酶试验阴性。二氧化碳噬纤维菌为略弯曲的革兰氏阴性的梭形杆菌，且氧化酶和触酶试验阴性。延长培养时间 48 小时以上，由于此菌有动力，可出现蔓延生长，妨碍从口咽部标本分离淋菌。

（六）确证鉴定

对淋病奈瑟菌、脑膜炎奈瑟菌及其他奈瑟菌的确证鉴定，包括碳水化合物产酸试验、产色酶基质试验、免疫学试验（如荧光抗体、葡萄球菌凝集试验等）、多实验鉴定系统和 DNA 探针试验等。碳水化合物产酸试验和多实验鉴定系统可鉴定淋病奈瑟菌、脑膜炎奈瑟菌及其他奈瑟菌。产色酶基质试验只限于鉴定生长在选择培养基上的淋病奈瑟菌、脑膜炎奈瑟菌、乳糖奈瑟菌和卡他莫拉菌的某些菌株。荧光抗体、葡萄球菌凝集试验、其他免疫学试验和 DNA 探针培养证实试验仅可用于鉴定淋病奈瑟菌。新的核酸杂交和核酸扩增试验可直接检测生殖道和尿标本中的淋病奈瑟菌。

淋病奈瑟菌的鉴定[1]可以通过使用淋病奈瑟菌的特定试剂或一系列试验，与奈瑟菌属中的其他种别相鉴别（表 7-2-6）。如果致病菌是革兰氏阴性球菌和氧化酶试验阳性，则可认为可能是奈瑟菌属细菌。从历史上看，碳水化合物利用试验早已用于淋病奈瑟菌的鉴定，并能与其他奈瑟菌相鉴别，传统的碳水化合物利用试验，使用琼脂基础培养基，添加碳水化合物来支持奈瑟菌的生长。淋病奈瑟菌仅可分解葡萄糖产酸，而脑膜炎奈瑟菌还可分解葡萄糖和麦芽糖，乳糖奈瑟菌可发酵葡萄糖、麦芽糖和乳糖而产酸[1]。

表 7-2-6　致病性奈瑟菌的鉴定

	产酸				γ-谷氨酰胺肽酶	丙基氨肽酶	丁酸酯酶
	葡萄糖	麦芽糖	乳糖	蔗糖			
淋病奈瑟菌	+	−	−	−		+a	−
脑膜炎奈瑟菌	+	+	−	−	+	V	−
乳糖奈瑟菌	+	+	+	−	−	−	−
灰色奈瑟菌	−	−	−	−		Na	−
卡他莫拉菌	−	−	−	−	−	−	+

注：+，阳性；−，阴性；V，反应不定；N，无资料。a 有报告为阴性菌株。

1. 碳水化合物产酸试验　传统鉴定奈瑟菌的技术使用的是胱氨酸-胰酶消化的半固体基础培养基（CTA），含有 1% 的糖类及酚红指示剂，另加 1 个无糖的 CTA 对照管。ONPG可代替乳糖管。另外，果糖可帮助鉴定浅黄奈瑟菌的生物变种。某些商品的 CTA 配方中加入了腹水，供营养要求高的细菌生长。将培养 18～24 小时的巧克力平板上的菌落制成浓厚的菌悬液接种到 CTA 培养基。于 35℃（不用 CO_2 培养箱）进行培养。若接种菌量适当，可在 24 小时产酸而使酚红指示剂变色。如果接种菌量大，某些菌株可在 4 小时内产酸使指示剂变色。然而，淋病奈瑟菌中某些营养要求高的菌株可能需要 24～72 小时，才能产生足够的酸使指示剂变色。由于 CTA 培养基含有 1% 的糖类可用于检测细菌发酵糖类所产生的酸，奈瑟菌的某些菌株氧化糖类产生少量的酸则不能被检出。另外，这种方法鉴别淋病奈瑟菌和灰色奈瑟菌也有问题，其检测糖类产酸不太理想。

2. 产色酶基质试验　用于特殊生化基质的酶鉴定系统。细菌的酶水解酶基质后产生有色的终末产物，可立即或加入偶氮染料偶联试剂后检测。这种试验只限于在选择培养基上生长的淋病奈瑟菌、脑膜炎奈瑟菌和乳糖奈瑟菌菌落。这种方法也为卡他莫拉菌提供了推测性鉴定。产色酶基质鉴定试验不能用于选择培养基中生长的菌落，可用于未经传代而在血琼脂和（或）巧克力琼脂生长的疑似淋病奈瑟菌、脑膜炎奈瑟菌的鉴定。

这一系统中检测的酶包括 β-半乳糖苷酶、γ-谷氨酰胺肽酶和脯氨酰-羟脯氨酰氨肽酶。β-半乳糖苷酶、γ-谷氨酰胺肽酶分别用于检测乳糖奈瑟菌和脑膜炎奈瑟菌时是特异的，脯氨酰-羟脯氨酰氨肽酶可用于鉴定淋病奈瑟菌。脑膜炎奈瑟菌的某些菌株可产生 γ-谷氨酰胺肽酶和脯氨酰-羟脯氨酰氨肽酶。卡他莫拉菌不产生上述 3 种酶。The Gonochek Ⅱ 是一种检测这 3 种酶活性（单管）的产品，用于卡他莫拉菌的鉴定。注意某些淋菌以外的其他奈瑟菌，也能在淋菌选择性培养基上生长，这些非淋病性奈瑟菌大多数为脯氨酰-羟脯氨酰氨肽酶阳性，如果不追加辅助试验，可能将这些非淋菌性奈瑟菌错误地鉴定为淋病奈瑟菌。

3. 凝集试验 鉴定淋病奈瑟菌有两种凝集试验，一种是 Phadebact 单克隆淋菌试验，另一种是 GonoGen I 凝集试验。

Phadebact 单克隆淋菌试验中用单克隆抗体检测 Por I 外膜蛋白的耐热表位。单克隆淋菌试验用到 1 个与淋病奈瑟菌 WI 群菌株发生反应的试剂，还有 1 个与淋病奈瑟菌 WII/WIII 群菌株发生反应的试剂。由于不包括阴性对照试剂，淋病奈瑟菌与 WI 或 WII/WIII 试剂发生反应，依靠每个菌株 Por I 表位的表达。将被测菌用缓冲盐水（pH 7.2～7.4）制成 0.5 麦氏标准的菌悬液，煮沸，混匀，在 cardboard 玻片上与对照试剂混合，1 分钟之内发生凝集为阳性。推荐新鲜传代的 WI 血清群（ATCC 19424）和 WII/WIII 血清群（ATCC 23051）作为质量控制菌株。

GonoGen I 凝集试验用抗-Por I 单克隆抗体包被葡萄球菌的菌细胞，这种试剂盒包括试验和对照凝集试验试剂、阳性和阴性的淋病奈瑟菌对照菌悬液。试验时，也是采用煮沸的菌悬液（3 号麦氏标准），需要防止出现假阳性和假阴性。据报道某些淋病奈瑟菌与试剂不发生反应，但与其他奈瑟菌（如脑膜炎奈瑟菌、乳糖奈瑟菌及灰色奈瑟菌）和脱销金氏杆菌可出现交叉反应。

GonoGen II 凝集试验是用抗蛋白单克隆抗体与胶体金结合作为检测试剂，将琼脂平板上的菌落制成菌悬液，加入 1 滴抗体试剂，5 分钟后，将 2 滴悬液通过滤膜，保留抗原-抗体复合物，复合物在滤膜上浓缩并变为红色，则鉴定为淋病奈瑟菌，非淋病奈瑟菌则为白色或浅粉红色。淋病奈瑟菌的某些菌株与试剂不发生反应，故不能鉴定，而脑膜炎奈瑟菌、乳糖奈瑟菌的某些菌株可产生假阳性反应，应予以注意。

4. 多种试验鉴定系统 鉴定奈瑟菌、嗜血杆菌及其他苛养的革兰氏阴性杆菌有许多试剂盒，包括 RapID NH（奈瑟菌和嗜血杆菌鉴定）、Vitek NHI card、HNID panel（奈瑟菌-嗜血杆菌鉴定）和 API NH。这些试剂盒改进了普通试验和产色基质，在 2～4 小时内完成鉴定。Vitek NHI card 可鉴定致病性奈瑟菌、乳糖奈瑟菌、灰色奈瑟菌，但不能鉴别卡他莫拉菌与其他莫拉菌。HNID panel 的数据库不包括灰色奈瑟菌，对 86 株淋病奈瑟菌能正确鉴定 82 株（鉴定率为 95.3%），对 28 株乳糖奈瑟菌的鉴定率为 100%，对 25 株阴道加德那尔菌的鉴定率为 96%，对 68 株脑膜炎奈瑟菌的鉴定率仅为 64.7%[6]。RapID NH 能可靠地鉴定致病性奈瑟菌、灰色奈瑟菌和卡他莫拉菌。API NH 试剂盒能在 2 小时内鉴定淋病奈瑟菌、乳糖奈瑟菌和卡他莫拉菌。其他奈瑟菌的正确鉴定需要附加试验。

5. DNA 探针 精确淋病奈瑟菌探针试验（accuprobe *Neisseria* gonorrhoeae culture confirmation test）是通过检测种特异的 rRNA 序列来鉴定淋病奈瑟菌的试验[7]。从琼脂培养基上取菌、溶菌，用化学发光的吖啶酯标记、并与淋病奈瑟菌 rRNA 互补的单股 DNA 探针混合，DNA 探针/rRNA 杂交，通过化学过程的选择，杂交的探针通过吖啶酯的水解后释放光能，再用化学发光计检测光的能量，并报告相应的光单位。核酸探针试验比生化和免疫学方法更为敏感和特异，尤其是对疑难菌株的鉴定更加有用。

6. 直接探针和扩增探针 探针和核酸扩增试验（NAATs）可从临床标本中直接检测淋

病奈瑟菌，这种试验也能检测沙眼衣原体。其优点是几天内标本通过运送和储存到达实验室进行检测均可，此试验不需要活的细菌，可用于检测各地区运来的标本中的淋病奈瑟菌，不用保持活菌，非常方便。NAATs 也可检测尿液中的淋病奈瑟菌，可避免宫颈内检查或用拭子从尿道内取标本。

用非培养的核酸探针试验或 NAATs 进行检测时，其主要缺点是结果必须根据临床诊断的情况进行解释，如对淋菌感染有效治疗 3 周后，标本中仍然存在淋病奈瑟菌的 DNA，则扩增试验不能用于评价治疗效果。NAATs 结果仅可用于淋菌感染的推测性诊断。另外，如果治疗效果出现问题，对所分离出的菌株的不断监测和对抗生素的敏感试验结果均不能使用。

7. 核酸杂交（DNA 探针）**试验**　为 FDA 批准的检测淋菌的两种核酸探针试验，即基因探针 PACE 2 和 PACE 2C 试验和杂交捕捉Ⅱ试验。在基因探针试验中，用吖啶酯标记的 DNA 探针与标本中的任何互补 rRNA 杂交，测定沙眼衣原体或淋病奈瑟菌特异序列。标记的吖啶酯可与任何未杂交吖啶酯-标记的 DNA 探针进行杂交。吖啶酯-DNA-RNA 杂交后产生化学发光，再对发光进行检测。

参 考 文 献

[1] Knapp JS. Historical perspectives and identification of *Neisseria* and related species. Clinical Microbiology Reviews, 1988, 1（4）: 415-431.

[2] 张水娥，周齐艳，聂光华. 108 株淋病奈瑟菌对 5 种抗生素的敏感性特点分析. 南华大学学报，2002，30（3）: 302-303.

[3] 朱健铭，吴晋兰，徐天梁，等. 不同时期分离的淋病奈瑟菌对 5 种抗生素的敏感性研究. 中国微生态学杂志，2002，14（4）: 217，226.

[4] Murray PR. Manual of Clinical Microbiology. 8th ed. Washington DC: American Society Microbiology，2001.

[5] Young H, Moyes A. An evaluation pre-poured selective media for the isolation of *Neisseria gononhoeae.* J Meed Microbiol，1996，44: 253-260.

[6] Janda WM，Bradna JJ，Ruther P. Identification of *Neisseria* spp.，*Hsemophilus* spp.，and other fastidious Gram-negative bacteria with the MicroScan *Haemophilus-Neisseria* identification panel. J Clin Microbiol，1989，27（5）: 869-873.

[7] Janda WM，Wilcoski LM，Mandel KL，et al. Comparison of monoclonal antibody methods and a ribosomal ribonucleic acid probe test for *Neisseria gonorrhoeae* culture confirmation. Eur J Clin Microbiol Infect Dis，1993，12（3）: 177-184.

第三节　脑膜炎奈瑟菌

奈瑟菌属的另一种人类重要致病菌为脑膜炎奈瑟菌，又称脑膜炎球菌，它主要引起人类的流行性脑脊髓膜炎。

一、生物学性状

1. 形态与染色　脑膜炎奈瑟菌为革兰氏阴性双球菌,形似肾脏或咖啡豆状,凹面相对,常成双排列。菌体直径为 0.6～0.9μm，无鞭毛和芽孢，新分离的菌株常有荚膜和菌毛。幼龄菌菌体形态整齐，衰老菌易呈多形性。在脑脊液涂片中，本菌常位于中性粒细胞内外，形态典型，对流行性脑脊髓膜炎（流脑）具有诊断意义。经人工培养的细菌形态多呈卵圆形或球形，排列不规则，菌体大小不等。如培养过久，培养物涂片所见细菌常出现衰退或膨大的球菌体。本菌用复红、苯胺染料染色易于着色，吕氏亚甲蓝或奈瑟染液染色时，可染出蓝黑色的异染颗粒，衰老的菌体着色多不均匀。

2. 培养特性 脑膜炎奈瑟菌初次分离时对营养要求较高，在普通培养基上不易生长，如在培养基中加入血液、血清或腹水等发育较好。本菌为需氧菌，但在初次分离时必须在含有 5%～10% CO_2 环境中培养，主要是 CO_2 能中和细菌所产生的氨，以减少其对细菌的毒性。最适生长温度为 35℃，低于 30℃不生长。最适 pH 为 7.4～7.6。

在血琼脂平板上，经 35℃培养 24 小时后，可形成灰蓝色、透明或半透明、光滑、湿润、有光泽、边缘整齐的菌落，直径为 1～2mm。不溶血，不形成色素，菌落易于乳化。在卵黄双抗琼脂平板上培养 24 小时后，可形成光滑、湿润、有光泽、边缘整齐、质地呈奶油状的直径约为 2mm 的圆形菌落。有荚膜的 A、C 群为黏液型菌落。培养时间过久，菌落可变粗糙，且菌体可发生自溶或死亡。在液体培养基中有轻度混浊，有颗粒状或黏稠沉淀，但无菌膜。

3. 生化反应 脑膜炎奈瑟菌绝大多数能分解葡萄糖和麦芽糖，产酸不产气，一般脑膜炎奈瑟菌分解葡萄糖的能力较分解麦芽糖的能力弱，不分解果糖、甘露醇、乳糖、半乳糖和蔗糖。不分解蛋白质及尿素，不产生硫化氢，不形成吲哚，也不凝固血清及牛乳，硝酸盐还原试验为阴性。

4. 抗原构造与血清学分群

（1）核蛋白抗原：为细菌的内毒素。抗原性较弱，无特异性，与肺炎链球菌菌体核蛋白抗原相同。

（2）细胞壁多糖抗原：无特异性，与其他奈瑟氏菌、肺炎链球菌、肺炎克雷伯菌的某些菌株的抗原相同。

（3）型特异性抗原：具有特异性，各型间互不相同。利用特异性免疫血清可进行分型。

利用凝集反应及琼脂扩散试验等方法可将脑膜炎奈瑟菌分成 A、B、C、D、X、Y、Z、29E 和 W135、H、I、K 和 L 等 13 个血清群，其中 H、I、K 是在我国发现并建立的。

国内对脑膜炎奈瑟菌的血清学分群，除上述 A、B、C、D 群等之外，还建立了 1889、1890、1892、319、1916、1486 和 1811 等 7 个血清群。其后证实，1889、1892、319 和 1916 群与国外报道的 Y、29E、W135 和 X 群相同。在我国流行的以 A 群为主，从流行性脑脊髓膜炎患者中分离的细菌中 A 群占 95%。而在欧美流行的主要是 B 群和 C 群。此外，亦可用脑膜炎球菌的细菌素进行分型，可将 B 群分为 32 个亚群，C 群分为 11 个亚群。从患者血液和脑脊液中分离的菌株大多能分群，不能分群的菌株一般无荚膜。

5. 抵抗力 脑膜炎奈瑟菌的抵抗力很弱。对干燥、湿热、寒冷等均敏感。在室温 3 个小时即死亡，在 55℃ 5 分钟即被杀死。菌种保存在血琼脂培养基上，室温下经 1～2 天往往死亡，对常用消毒剂也很敏感，1%苯酚（石炭酸）处理 1 分钟即可被杀死。由于脑膜炎奈瑟菌抵抗力弱，又有自溶现象，临床上采取标本后要立即送检。在运送标本时注意保温，防止干燥和避免阳光照射。

二、对抗菌药物的敏感性

1994 年在英格兰和威尔士分离的所有脑膜炎奈瑟菌菌株，对治疗剂量的青霉素敏感，93%的菌株显示 MIC<0.1mg/L，其余菌株的 MIC 为 0.16～0.64mg/L[1]。

在尚未分离出耐青霉素脑膜炎奈瑟菌菌株的国家，一旦确诊，头孢菌素可以代替高剂量胃肠外氨苄西林。

尽管从临床标本中分离到的脑膜炎奈瑟菌对青霉素的敏感性在降低，但青霉素 G 仍然是治疗脑膜炎奈瑟菌性脑膜炎的首选药物[2]。对青霉素过敏的患者可以用氯霉素代替。广谱的头孢菌素，如头孢噻肟、头孢曲松、头孢唑肟和头孢他啶等，在脑脊液中对感染性菌株其 MIC 可达几百倍，这些头孢菌素均可用于治疗脑膜炎奈瑟菌性脑膜炎。

20 世纪 40～60 年代，磺胺类药物是治疗和根除脑膜炎奈瑟菌性脑膜炎的主要药物。然而，现在对磺胺类药物耐药的菌株（MIC≥10mg/L）在世界范围内已普遍存在。而菌株对利福平的耐药（MIC≥5mg/L）并不常见，对环丙沙星的耐药（MIC<0.02mg/L）则极为罕见。

口服利福平（1 次/12 小时）2 天疗程（成人 600mg，儿童 10mg/kg，婴儿 5mg/kg）对95%的病例有效。然而，由于缺乏依存性，耐药或复发而导致的失败也是众所周知的。利福平不能用于妊娠和肝病患者，并且这种药物价格昂贵，也可导致体液和隐形眼镜的变色，并具有口服避孕药的作用。替代治疗药物是单剂量环丙沙星（口服 500mg，不能用于幼儿）和头孢曲松（肌内注射 250～500mg，12 岁以下儿童肌内注射 125mg）。

三、脑膜炎奈瑟菌与人类感染

脑膜炎奈瑟菌（*N. meningitidis*）主要引起人类的流行性脑脊髓膜炎（流脑）。一般情况下细菌先侵入鼻咽腔，引起上呼吸道感染，进而侵入血流，造成单纯菌血症。若细菌侵入血流或经淋巴到达脑脊髓膜，则引起脑脊髓膜炎。还可发生关节炎、化脓性眼结合膜炎、心内膜炎和原发性肺炎。

本病在世界各地均有发生。我国每年均有散发或在局部地区流行。全年均可发生，但冬季末开始至来年 3～4 月为高峰，以后迅速下降。

流行性脑脊髓膜炎患者是传染源，但带菌者或轻型患者在本病流行中也为重要的传染源。因此必须早期发现患者，及时检查带菌者，一旦发现应及时采取措施，防止疫情蔓延。

脑膜炎奈瑟菌引起的疾病谱型，从脓毒血症可迅速发展成致死性疾病。脑膜炎奈瑟菌的主要毒性因子是荚膜多糖，脑膜炎奈瑟菌可引起流行性和地方性脑膜炎，全球 90%的病例是由 A、B、C 血清群所引起。人类是膜炎奈瑟菌唯一的自然宿主。此菌在人与人间是通过呼吸道传播。人类的口咽和鼻咽部可带菌，不出现症状，带菌率为 8%～20%，大龄儿童和青年人的带菌率比婴幼儿高。带菌可能是短暂的、间歇性的或持久性的。携带的菌株可能有荚膜（能分群）或无荚膜（不能分群）。感染的结果是形成群特异性抗体，以及抗几种其他外膜抗原的主要交叉抗体。定植于某些人的不能分群的菌株，也可产生对能分群菌株的高滴度抗体，可能是由于抗原决定簇的原因。这种反应不能排除带菌状态，但可以保护宿主不发病。

在某些个体，脑膜炎奈瑟菌从上呼吸道进入血流，导致全身性疾病。若入侵的脑膜炎奈瑟菌是新菌株，能对抗脑膜炎奈瑟菌血清群特异性抗体的杀灭，因此得以发病。同时，上呼吸道有病毒和支原体感染也会促进脑膜炎奈瑟菌的侵入。脑膜炎奈瑟菌性脑膜炎的危险因素包括补体（如 C5、C6、C7、C8、C9 和备解素）缺乏及其他基础疾病，如肝衰竭、系统性红斑狼疮、多发性骨髓瘤、无脾综合征等。

脑膜炎奈瑟菌病的临床谱型包括脑膜脑炎、有或无脑膜炎奈瑟菌血症的脑膜炎、无脑膜炎的脑膜炎奈瑟菌菌血症和无败血症的脑膜炎奈瑟菌菌血症。急性脑膜炎奈瑟菌性脑膜炎通常突然以发热、发冷、肌痛和关节痛而发病。脑膜炎的体征，约半数患者有精神紊乱、头痛、发热和颈项强直；部分患者出现呕吐，尤其是儿童患者。脑膜炎奈瑟菌菌血症的细菌广泛播散，50%～60%的患者以出现皮疹为前驱症状。这种皮疹逐渐变成粉红色斑丘疹，继之而成为瘀点。瘀点开始出现在黏膜（如结膜），相继播散到躯干和下肢。皮肤损伤形成紫色或出血和坏死的瘀斑区，导致出现暴发性、进行性的疾病。这种皮肤损伤是全身性凝血疾病的标志，是对脑膜炎奈瑟菌的反应，而释放多种细胞因子的结果。继凝血病之后，可导致广泛的组织破坏，约有 10%的脑膜炎奈瑟菌菌血症患者发生暴发性紫癜。在脑膜炎奈瑟菌性脑膜炎的患者中扩散到神经系统和心肌的也很常见。暴发性脑膜炎奈瑟菌性休克，在脑膜炎奈瑟菌性脑膜炎和败血症的临床表现中较为常见。由于缺乏表浅和深层肌腱反射，以及抑郁的感觉中枢，患者可能无反应。弥散性血管内凝血（DIC）由于外周血管收缩，四肢出现坏疽性改变，导致患者死亡，尸体解剖发现有终末心肌炎，并伴有小血栓，同时许多器官有血栓形成。肾上腺急性出血性坏死，出现弗-华二氏综合征的解剖标志。伴有败血症的脑膜炎的死亡率可达 30%。

脑膜炎奈瑟菌也能引起急性或慢性血流感染（未合并脑膜炎），患者出现发热、头痛、不适和外周白细胞增多。从血培养中可分离出脑膜炎奈瑟菌，此时患者可能通常临床情况无大碍，未治疗或住院进行短期治疗。慢性脑膜炎奈瑟菌菌血症患者可能有症状，临床表现与淋菌性关节炎-皮炎综合征相似。有基础疾病的患者、系统性红斑狼疮和 HIV 感染者，均有发生严重脑膜炎奈瑟菌病的危险。

脑膜炎奈瑟菌也可由血源播散而发生各种感染，包括骨髓炎、关节炎、蜂窝织炎、心包炎、眼内炎和自发性、细菌性腹膜炎。脑膜炎奈瑟菌肺炎与社区获得性肺炎和其他急性细菌性肺炎的临床表现相似。由 B、C、Y 群脑膜炎奈瑟菌引起暴发性细菌性声门上喉炎也有报道。在成人、儿童和新生儿中脑膜炎奈瑟菌性结膜炎均有报道，是全身感染或原发性感染的并发症。脑膜炎奈瑟菌感染在眼科的并发症，包括角膜溃疡、角膜炎、结膜下出血和虹膜炎。也可从男性尿道、女性生殖道和肛管中分离到脑膜炎奈瑟菌，在这些部位，脑膜炎奈瑟菌所引起的感染与淋菌感染（如急性化脓性尿道炎、宫颈炎、输卵管炎和直肠炎）无区别。

四、细菌学检验

1. 标本采取与接种 根据病期采取不同标本。

（1）血液：本菌在发病初期大多存在于血液内，菌血症期取患者血液 3～5ml，注入葡萄糖肉汤做增菌培养。留 1~2ml 血液注入无菌试管内，做血清学诊断（间接血凝、对流免疫电泳等）。

（2）脑脊液：取患者脑脊液 2~3ml，3000r/min 离心 20 分钟，取沉淀直接接种在巧克力琼脂平板上，置于含 5%~10% CO_2 环境中，35℃培养 18~24 小时，并制作涂片，行革兰氏染色镜检。其上清液亦可做反向血凝等快速试验。

（3）瘀斑组织液：以酒精消毒局部，用无菌针头挑破瘀斑，轻轻挤出组织液，用无菌棉拭子取标本后，立即接种于巧克力琼脂平板进行分离培养，同时做涂片，行革兰氏染色镜检。也可先接种于双抗兔血清肉汤内增菌，再分离培养。

（4）带菌者鼻咽拭子：一般用前端略向上弯曲（约 45° 角）的无菌棉拭子蘸取鼻咽部分泌物，直接接种于 10%巧克力双抗琼脂平板或卵黄双抗琼脂平板进行分离培养。如采样的拭子不能立即分离培养，可插入卵黄双抗液体培养基或双抗兔血清肉汤中，或插入保护液中（无菌盐水 1 份，卵黄盐水 2 份配成）送检。

各种标本在分离培养时，可按表 7-3-1 选择适当培养基进行接种。

表 7-3-1　脑膜炎奈瑟菌与卡他莫拉菌标本和培养基选择

	所致疾病	标本来源	培养基选择
脑膜炎奈瑟菌	脑膜炎	脑脊液，皮肤损伤处	选择性培养基
		血液	血液增菌培养基
		鼻咽部	选择或非选择性培基
卡他奈瑟菌	肺炎	痰（或深部呼吸道标本）	非选择性培养基
	中耳炎	鼓膜穿刺放液术	非选择性培养基
	窦道	窦活检标本或吸出物	非选择性培养基

2. 检验程序　具体见图 7-3-1。

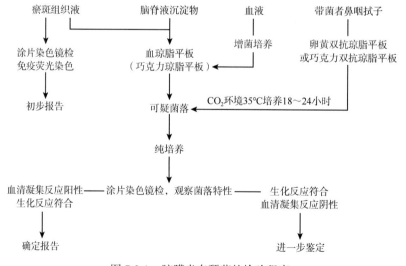

图 7-3-1　脑膜炎奈瑟菌的检验程序

五、脑膜炎奈瑟菌的鉴定

分离出的菌株必须在当地实验室鉴定到种的水平，进一步分类、鉴定可在参考实验室中进行。对于脑膜炎奈瑟菌，必须应用生化和免疫学试验[3]与其他氧化酶阳性、革兰氏阴性的双球菌进行鉴别。

虽然在很多国家，快速碳水化合物利用试验在很大程度上已被更为简便的试验所取代，但它提供了快速可靠的鉴定脑膜炎奈瑟菌的方法。在此试验中，取浓厚的细菌接种物，在含有单种糖的肉汤中悬浮；脑膜炎奈瑟菌可在 1 小时内发酵葡萄糖和麦芽糖（但不发酵乳糖和蔗糖）。γ-谷氨酰氨基肽酶活性可以在快速测试中检测到，如 Gonochek Ⅱ（EY 实验室），其中将脑膜炎球菌的菌落，添加到碳水化底物将产生黄色。从鼻咽、咽喉、结膜、直肠或其他部位分离的淋球菌和呼吸道携带的奈瑟菌，必须精确鉴定。协同凝集试验如 Phadebact 单克隆 GC 试验，使用特定的抗淋球菌与非活性葡萄球菌蛋白 A 结合的抗体，可鉴定或排除淋球菌，但不包括脑膜炎奈瑟菌。

乳胶凝集试验、凝集和双向免疫电泳等免疫学试验可用于检测荚膜多糖抗原，从而鉴定脑膜炎奈瑟菌的血清群。

脑膜炎奈瑟菌的检验方法如下。

1. 涂片检查 脑脊液的离心沉淀物可直接涂片染色，也可做免疫荧光染色检查。

（1）直接涂片检查：取脑脊液的沉淀物制成涂片，进行革兰氏染色、镜检。如发现在细胞内有典型的革兰氏阴性双球菌，结合临床表现，一般可作出初步诊断。瘀斑组织液亦可做涂片检查，有时也会获得满意结果。涂片检查必须在采取标本后尽快进行，否则可因脑膜炎奈瑟菌自身而出现假阴性结果。脑脊液及瘀斑的涂片检查，如检查及时其阳性率可达 85%。

（2）免疫荧光染色：取洁净薄载玻片用蜡笔划分 3 格后，分别用接种环蘸取脑脊液沉淀物制成涂片，自然干燥后，火焰固定。将兔抗脑膜炎奈瑟菌抗血清放于第 1 涂膜处。正常兔血清放第 2 涂膜处，第 3 涂膜处不加任何血清作为对照。将玻片置于湿盒内，于 37℃处理 20～30 分钟后取出，用自来水冲洗。吸干或自然干燥后，再滴 1∶10 稀释的羊抗兔免疫血清，玻片溶液染 1～2 分钟。水洗、吸干。用 0.1ml pH 9.0 碳酸盐缓冲液封片后镜检。用脑膜炎球菌免疫血清染的涂片，若能检出 3 个以上形态符合脑膜炎球菌且苹果绿色的特异染色则为阳性。

2. 脑膜炎奈瑟菌的分离培养 分离培养病原菌，并尽可能在服用抗生素之前采取所有标本进行培养，培养出致病菌并尽快予以鉴定，对临床和流行病学来说都是重要的。分离出产致病菌可以确定诊断。不仅影响抗生素的选择，还能提供有用的流行病学信息和促进临床医生对脑膜炎奈瑟菌病诊断的信心。脑膜炎球菌可以从许多标本中分离出来，包括脑脊液、血液、咽喉或鼻咽拭子、病变皮肤、关节抽吸液、眼拭子或任何其他体液或组织标本。

分离培养所使用的培养基及待接种的标本，在接种前均需置于 35℃孵育箱中保温。鼻咽拭子、瘀斑组织液直接接种于卵黄双抗琼脂平板（含有多黏菌素 B 及万古霉素）以抑制杂菌生长，有利于脑膜炎奈瑟菌的检出。血液及脑脊液经增菌培养后，再接种于巧克力琼脂平板，然后置于含 5%～10% CO_2 环境中培养 18～24 小时。如在上述培养基上生长有类似脑膜炎奈瑟菌的菌落，以生理盐水检查无自凝现象，涂片染色为革兰氏阴性双球菌，即可纯培养后进行生化反应及血清学分型等鉴定。

3. 生化性状检查　可接种葡萄糖、麦芽糖、乳糖、甘露醇、果糖和蔗糖等发酵培养基。脑膜炎奈瑟菌分解葡萄糖和麦芽糖，不分解其他糖类。氧化酶及触酶试验，两者均为阳性。

4. 用分群血清做凝集试验　主要用于脑膜炎奈瑟菌的鉴定及分群。目前国内应用的脑膜炎奈瑟菌诊断血清共 14 种，包括多价和分群血清。多价 I 血清：包括 A、B、C、D 各群血清。多价 II 血清：包括 1889、1890、1892、319 各群血清。多价 III 血清：包括 1916、1486、1811 各群血清。先将待检菌与多价血清凝集，再与分群血清做凝集。患者标本先做 A 群，再做 B、C……群；带菌者标本先做 B 群，再做 A、C、1892、1916、1889、319 群等。

5. 脑膜炎奈瑟菌的判定标准　菌体及菌落形态必须典型，在盐水中无自凝现象，发酵葡萄糖和麦芽糖，不发酵其他糖类。在普通培养基上不生长（10% CO_2 下 24 小时），用玻片凝集反应与分群血清凝集。注意处理活的脑膜炎奈瑟菌、进行生化或抗生素敏感性试验等，具有潜在的危险，容易发生脑膜炎奈瑟菌感染[4]。因此，脑膜炎奈瑟菌活菌培养，应在 2 级生物安全柜内进行。

参 考 文 献

[1] Jones DM，Kaczmarski EB. Meningococcal infections in England and Wales：1994. Communicable Disease Report，1995，5：R125-R130.

[2] Apicella MA. *Neisseria* meningitidis //Mandell GI，et al. Mandell，Douglas，and Bennett's Principles and Practice of Infections Diseases，5th ed. Philadelphia，PA：Churchill-Livingstone，2000.

[3] Barrow G，Feltham RKA. Cowan and Steel's Manual for the Identification of Medical Bacteria. Cambridge：Cambridge University Press，1993.

[4] Jack DL，Jarvis GA，Booth CL，et al. Mannose-binding lectin accelerates complement activation and increases serum killing of *Neisseria meningitidis* serogroup C. The Journal of Infectious Diseases，2001，184：836-845.

第四节　其他奈瑟菌

一、乳糖奈瑟菌

乳糖奈瑟菌与脑膜炎奈瑟菌的菌落形态相似。乳糖奈瑟菌通常是儿童咽喉部的正常菌群，在成人咽喉部则很少见[1]。此菌能在选择培养基上生长，并能发酵葡萄糖、麦芽糖和乳糖而产酸，能水解 ONPG 代替乳糖发酵。此菌的某些菌株可引起凝集试验的假阳性反应。

二、灰色奈瑟菌

灰色奈瑟菌（*N. cinerea*）是上呼吸道的正常菌群，从其他部位，包括子宫颈、直肠、眼结膜、血液和脑脊液中可分离出来[2]。灰色奈瑟菌能在血琼脂和巧克力琼脂平板上生长，在巧克力琼脂平板上，经 24 小时培养，其菌落与淋病奈瑟菌的大菌落相似，可形成约 1mm 的中间突起的光滑型菌落。灰色奈瑟菌在糖发酵培养基和快速产酸试验中（表 7-1-1）均不能产酸。用某些鉴定系统检测时，对葡萄糖培养过夜，结果呈弱阳性。灰色奈瑟菌作为淋病奈瑟菌鉴定时，阳性的脯氨酰-羟基脯氨酰氨肽酶反应，可能出现错误的鉴定结果。然而，大多数灰色奈瑟菌菌株在 MTM 培养基或其他选择培养基中不生长，而这种细菌的排除试验是产色基质试验，如 BactiCard-Neisseria。

灰色奈瑟菌与不解糖的奈瑟菌，如浅黄奈瑟菌相鉴别，在于其不能将蔗糖分解为多糖，以及缺乏辨别黄色素的能力。此菌也能与另一种不分解糖的卡他莫拉菌鉴别开，即通过阴性的硝酸盐还原、DNA 酶和三丁酸甘油酯水解反应（表 7-1-1）。

一种有助于鉴别淋病奈瑟菌的试验，就是对多黏菌素的敏感性试验。将被测菌用肉汤制成菌悬液（相当于 5 个麦氏浊度标准），在巧克力琼脂或血琼脂平板上涂布接种，采用纸片扩散法，将含有 10μg 多黏菌素的纸片放在巧克力琼脂或血琼脂平板上，于 CO_2 环境中培养 18~24 小时，灰色奈瑟菌对多黏菌素是敏感的，其纸片周围的抑菌环≥10mm，而淋病奈瑟菌的抑菌环很窄，只在纸片边缘有很窄的抑菌环。

三、黄色奈瑟菌

黄色奈瑟菌为革兰氏阴性卵圆形球菌，成对排列。菌细胞大小不等，常见巨大细胞形态，染色深浅不一。在血琼脂平板上生长良好（37℃），在普通琼脂平板上和在 22℃条件下也能生长。菌落为金黄色，光滑、不透明。对糖类的分解能力较弱，常不分解糖类。本菌一般无致病性，偶尔可引起脑膜炎、败血症或心内膜炎。

四、干燥奈瑟菌

干燥奈瑟菌（*N. sicea*）为革兰氏阴性小双球菌，在血琼脂平板上也能生长。菌落表面干燥、皱起，不透明而略呈黄色，常黏附在培养基上，在盐水中不易乳化。可分解葡萄糖、麦芽糖、果糖和蔗糖，产酸不产气，不分解乳糖。本菌存在于人类鼻咽部，不引起疾病。

五、浅黄奈瑟菌

浅黄奈瑟菌（*N. flavescens*）为革兰氏阴性双球菌，有时呈四联状或成堆排列，有些菌株有荚膜。在普通培养基上能生长，菌落为淡黄色或黄绿色，光滑或粗糙，常黏附于培养基上，在盐水中难于乳化，有自凝现象。在肉汤中生长后，不混浊，在管底形成粗颗粒沉淀，有时在肉汤表面呈环状生长。本菌能分解葡萄糖和麦芽糖，产酸不产气。对蔗糖、果糖的分解不定，不分解乳糖。能产生硫化氢。将本菌于小鼠皮下注射不致病，大剂量腹腔内注射可致毒血症而死亡。

六、黏液奈瑟菌

黏液奈瑟菌（*N. mucosa*）为革兰氏阴性双球菌，有时可见四联状排列，有荚膜。在血琼脂平板上，于 37℃生长良好，在普通琼脂平板上于 22℃亦生长。菌落光滑、不透明、灰白色，易于乳化。在血清肉汤中呈中等混浊，环状生长，并有中等黏性沉淀。能分解葡萄糖、麦芽糖和蔗糖，不分解乳糖，能还原硝酸盐，氧化酶及触酶试验均为阳性，DNA 酶试验阴性。本菌对青霉素耐药，对氯霉素敏感。为人类鼻咽部的正常菌群，偶尔对人有致病性。

此外，尚有从动物中分离的奈瑟菌和莫拉菌，表 7-4-1 可供在细菌检验工作中参考。

表 7-4-1　动物来源的奈瑟菌和莫拉菌的特性

	细胞形态	产酸				还原		蔗糖转化为多糖	三丁酸甘油酯水解
		葡萄糖	麦芽糖	蔗糖	乳糖	硝酸盐	亚硝酸盐		
犬奈瑟菌	双球状	0	0	0	0	+	0	0	0
黏液奈瑟菌	双球状	+	+	+	+	0	+	+	0
瓦氏奈瑟菌	杆状	0	0	0	0	0	+	NT	NT
蜥蜴奈瑟菌	双球状	V	0	0	NT	+	V	+	NT
豚鼠莫拉菌	双球状	0	0	0	0	+	+	NT	+
兔莫拉菌	双球状	0	0	0	0	0	0	NT	+

注：+，阳性；0，阴性；V，反应不定；NT，未试验。

参 考 文 献

[1] Gold R，Goldschneider I，Lepow ML，et al. Carriage of *Neisseria menningitidis* and *Neisseria lactamica* in infants children. J Infect Dis，1978，137：112-121.

[2] Dolter J，Wong J，Janda JM. Association of *Neisseria cinerea* with ocular infections in paediatric patients. J Infect，1998，36：49-52.

（李仲兴　李继红　王　鑫）

第八章　莫拉菌与金氏杆菌感染及检测

第一节　莫　拉　菌

莫拉菌属（*Moraxella*）包括亚特兰大莫拉菌、卡他莫拉菌、奥斯陆莫拉菌和非液化莫拉菌等，其中卡他莫拉菌是这个菌属中比较重要的种别。过去，卡他莫拉菌（*M. catarrhalis*）被认为是鼻咽部的非致病菌，属于奈瑟菌科的一种非淋菌和非脑膜炎奈瑟菌的一种细菌，叫作卡他奈瑟菌（*Neisseria catarrhalis*）。人们发现，卡他莫拉菌实际上包括 2 个截然不同的种，即灰色奈瑟菌和卡他奈瑟菌。

根据系统发生学的研究，卡他奈瑟菌成为真正的奈瑟菌属的一个种，为了纪念 Sara E. Branham，该菌被转移到了布兰汗菌属（*Branhamella*）[1]。1984 年，卡他布兰汗菌（*Branhamella catarrhalis*）作为卡他莫拉菌，被重新分配到莫拉菌属[2]。核糖体 DNA 测序证实了这种分类方法的有效性[3]。

Catlin[4]提出了一个新的科，即布兰汗菌科，然而 16S rDNA 序列比较，表明卡他莫拉菌与腔隙莫拉菌腔隙亚种（*Moraxella lacunata* subsp. *lacunata*）存在亲缘关系[3]，显然没有单独设立布兰汗菌属的理论依据。因此，卡他莫拉菌是这种细菌的首选名称。

一、分类

莫拉菌属（*Moraxella*）包括亚特兰大莫拉菌（*M. atlantae*）、犬莫拉菌（*M. canis*）、卡他莫拉菌（*M. caiarrhalis*）、腔隙莫拉菌（*M. lacunata*）、林氏莫拉菌（*M. lincolnii*）、非液化莫拉菌（*M. nonliquefaciens*）、奥斯陆莫拉菌（*M. osloensis*）、羊莫拉菌（*M. ovis*）和牛莫拉菌（*M. bovis*）等。

二、生物学特性

莫拉菌属的各种别形态相似，均为革兰氏阴性双球菌，如卡他莫拉菌，通称卡他球菌，为革兰氏阴性双球菌，形态呈咖啡豆状，在痰中可于细胞内、外找到，有时呈四联状，偶见成堆排列。人工培养的菌体较大。无芽孢、无荚膜，也无鞭毛。染色均匀一致。

本菌对营养无特殊要求，在普通培养基上能生长，为需氧菌，在 18～42℃均能生长，最适温度为 37℃。在血琼脂平板上经 37℃培养 18～24 小时，可形成光滑、不透明、圆凸、灰白色的菌落，继续培养时菌落表面干燥、坚韧，如用接种环推移，整个菌落可在培养基上移动，不易于盐水中乳化。不产生色素。在肉汤中培养可形成颗粒状沉淀，继续培养可出现液面膜性生长。本菌生化反应不活跃，不分解任何糖类，不产生硫化氢，不形成吲哚。能还原硝酸盐，氧化酶及触酶反应阳性，能产生 DNA 酶[5]。

本菌抵抗力较强，在干燥的痰中可存活 27 天，培养物置于 21℃，防止干燥，可存活 4～5 个月之久。在 65℃ 30 分钟可被杀死。

三、对抗菌药物的敏感性

1976 年，研究人员第 1 次分离到产 β-内酰胺酶的卡他莫拉菌菌株[6]，1980 在美国研究人员从 75%的卡他莫拉菌中分离出产 β-内酰胺酶的菌株[7]。最新研究表明 90%以上的卡他莫拉菌菌株均产生 β-内酰胺酶[8]。

尽管卡他莫拉菌具有 β-内酰胺酶介导的对青霉素的普遍耐药，对 TMP 存在固有耐药，但用于治疗呼吸道感染的大多数抗菌药物仍然是敏感的。产生 β-内酰胺酶的菌株，预期对青霉素、氨苄西林、阿莫西林和哌拉西林耐药。

94%以上的卡他莫拉菌产生 β-内酰胺酶，在 0～3 岁年龄组 97%（CI 95%～99%）的卡他莫拉菌产生 β-内酰胺酶；在 4～16 岁年龄组 94%（CI 88%～100%）的卡他莫拉菌产生 β-内酰胺酶；在 16 岁以上的年龄组 86%（CI 79%～93%）的卡他莫拉菌产生 β-内酰胺酶。从 1 岁以下儿童分离的卡他莫拉菌，全部都产生 β-内酰胺酶。根据 NCCLS MIC 折点，1995 年芬兰市 446 株卡他莫拉菌对抗菌药物的敏感性研究见表 8-1-1。

表 8-1-1 446 株卡他莫拉菌对抗菌药物的敏感性

抗菌药物	耐药率（%）	中介率（%）	MIC 范围（mg/L）	MIC_{50}（mg/L）	MIC_{90}（mg/L）
青霉素	94.4	0	≤0.032～>4	4	>4
头孢克洛	0	0.9	≤0.25～16	2	>4
氯碳头孢	0	0.2	≤0.06～16	1	>2
甲氧苄啶-磺胺甲噁唑	0.7	0	0.125/0.38～76	0.5/9.5	>1/19
红霉素	0	0.2	≤0.032～1	0.125	>0.25

1990 年，Wallace 等报道了卡他莫拉菌对 7 种抗菌药物的敏感性，其 MIC_{50} 和 MIC_{90} 见表 8-1-2。

表 8-1-2 卡他莫拉菌对口服非 β-内酰胺类抗菌药物的敏感性[9]

抗菌药物	MIC_{50}（mg/L）	MIC_{90}（mg/L）
红霉素	0.125	0.125
四环素	0.25	0.5

续表

抗菌药物	MIC$_{50}$（mg/L）	MIC$_{90}$（mg/L）
甲氧苄啶-磺胺甲噁唑	0.125	0.25
磺胺异噁唑	2.0	4.0
利福平	0.03	0.03
环丙沙星	0.007	0.015
庆大霉素	0.125	0.25

四、卡他莫拉菌与临床感染

在临床上目前尚不能确定细菌的传播媒介。然而，Ikram 等[10]发现卡他莫拉菌在医院内广泛传播，特别是在呼吸科病房。考虑到卡他莫拉菌对环境的污染，也有气溶胶传播的可能，在医院内人与人之间传播，或从环境源传播。幼儿园是可能发生频繁的菌株交换的主要场所[11]。

卡他莫拉菌存在于人类的鼻咽部，在成人的上呼吸道中占 1.5%~5.4%，在健康儿童中更多，占 50.8%，在老年人中占 26.5%。可引起呼吸道及其相邻解剖部位的感染，包括中耳炎、鼻窦炎、化脓性支气管炎、肺炎、脓胸和心内膜炎。卡他莫拉菌引起的中耳炎、鼻窦炎在儿童多见，而肺炎在儿童时期不常见。卡他莫拉菌引起的下呼吸道感染主要见于老年人和免疫力低下患者，特别是有慢性阻塞性肺疾病（COPD）、支气管扩张、进行性心力衰竭者和对吸入易感的患者，均可发生卡他莫拉菌感染。有脓痰的患者、中等的呼吸窘迫症患者，均可出现低度发热、呼吸困难和脓性痰增加。

卡他莫拉菌也可从原发性菌血症、心内膜炎、脑膜炎、眼部感染、泌尿生殖道感染、伤口感染、败血性关节炎、医院内呼吸道感染和持续性腹膜透析性相关腹膜炎患者中分离出。有各种基础疾病的免疫力低下的患者（包括白血病、淋巴瘤、免疫球蛋白缺乏和艾滋病患者）和接受侵入性操作如气囊血管成形术等，均可能发生心内膜炎。

目前卡他莫拉菌被认为是呼吸道感染的重要病原菌，在有潜在性 COPD 的儿童和成人中，有时也会引起全身性疾病。对于免疫功能紊乱、发热的患儿，以及上呼吸道感染的患儿，应考虑由卡他莫拉菌引起的菌血症。此外，卡他莫拉菌可能是儿童鼻窦炎、中耳炎、气管炎、支气管炎或肺炎，以及较不常见的眼部感染的致病菌。在儿童中，鼻咽部卡他莫拉菌的定植常先于卡他莫拉菌引起的疾病[12]。

卡他莫拉菌性脑膜炎和脑室炎较为罕见，头颈部手术、脑室腹膜分流术或脑室外引流后可能出现感染。引起新生儿眼炎的致病菌，可能来自定植于母亲生殖道的细菌，或来自保姆的呼吸道。从男性和女性的生殖道分离到卡他莫拉菌较为罕见，医院内获得性卡他莫拉菌性肺炎发生在呼吸科病房和儿科 ICU 已有报道。

五、分离培养与鉴定

由于非致病奈瑟菌的存在，从临床标本中（如痰标本）分离出的卡他莫拉菌通常是复杂的。尽管通常不需要选择性琼脂培养基，但在分离卡他莫拉菌时，选择培养基能取得一定的成效。例如，培养基中加入乙酰唑胺，可减少奈瑟菌的生长。在需氧条件下使用抗菌剂，如在琼脂培养基中加入万古霉素、甲氧苄啶和两性霉素 B，可以抑制正常菌群的生长。

不考虑地区标准的差异，卡他莫拉菌与其他细菌的鉴别一般包括：革兰氏染色；菌落形态；在血琼脂平板上菌落产生的色素；氧化酶产生；产生 DNA 酶；不水解葡萄糖、麦芽糖、乳糖、果糖和蔗糖产酸；在营养琼脂上 22℃能生长；在改进的 MTM 培养基上生长不良；能还原硝酸盐为亚硝酸盐。其中，革兰氏染色在从临床标本中分离细菌及其鉴定中仍然起着至关重要的作用。

在典型的革兰氏染色中，卡他莫拉菌是革兰氏阴性双球菌，染色时常着色差。血琼脂上产生灰白色的圆形、不透明、突起的、不溶血的菌落。菌落在琼脂表面上保持完整。本菌为氧化酶阳性，并产生 DNA 酶。能还原硝酸盐为亚硝酸盐，水解三丁酸甘油酯是其鉴别时应注意的特性。卡他莫拉菌的鉴定，最好有至少 3 项阳性反应来证实（表 8-1-3）。

表 8-1-3 莫拉菌属细菌的生化特性

	亚特兰大莫拉菌	犬莫拉菌	卡他莫拉菌	腔隙莫拉菌	林氏莫拉菌	非液化莫拉菌	奥斯陆莫拉菌	解脲寡源杆菌
动力，鞭毛	0	0	0	0	0	0	0	100
麦康凯培养基生长	80（20）	100	5	2	0	8（2）	70	62（27）
西蒙枸橼酸盐	0	0	0	0	0	0	0	14（16）
柯氏尿素	0	0	68	0	0	0	0	97
硝酸盐还原	0	100	92	98	0	95	24	100
硝酸盐产气	0	0	0	0	0	0	0	60
亚硝酸盐还原	3	ND	86	0	0	0	0	100
H_2S（醋酸铅试纸）	61	100	73	34	0	83	74	38
明胶液化	0	0	0	42	0	0	0	0
生长								
25℃	51	100	85	33	100	93	96	67
35℃	99	100	97	73	100	88	98	88
42℃	46	100	23	0	0	15	51	18
苯丙氨酸脱氨酶	0	100	ND	17	ND	ND	14	100
青霉素敏感	100	ND	ND	95	ND	99	92	ND
乙酸钠碱化	ND	ND	ND	0	0	0	100	ND
营养肉汤（0% NaCl）	0	100	47	5	0	22	98	19（3）
营养肉汤（6% NaCl）	0	100	ND	2	0	0	12	15（5）
DNA 酶	0	100	100	0	0	0	0	0

注：表内数字为阳性百分率（%）。

对卡他莫拉菌的 PCR 试验已经应用于临床，用 PCR 法直接检测卡他莫拉菌的 DNA，与细菌培养和内毒素检测的结果是一致的，甚至 DNA 测定比培养的结果更好。对中耳积液的分析表明，DNA 扩增试验的灵敏度较高[13]。

参 考 文 献

[1] Catlin BW. Transfer of the organism named *Neisseria catarrhalis* to *Branhamella* gen. nov. Int J Syst Bacteriol, 1970, 20: 155-159.

[2] Bovre K. The genus *Moraxella*.//Krieg NR，Holt JG. Bergey's Manual of Systematic Bacteriology，Vol. 1. Baltimore，MD：Williams & Wilkins，1984.

[3] Enright MC，Carter PE，MacLean IA，et al. Phylogenetic relationships between some members of the genera *Neisseria*，*Acinetobacter*，*Moraxella*，and *Kingella* based on partial 16S ribosomal DNA sequence analysis. Int J Syst Bacteriol，1994，44：387-391.

[4] Catlin BW. Notes：Branhamaceae fam. nov.，a proposed family to accommodate the genera *Branhamella* and *Moraxella*. Int J Syst Bacteriol，1991，41：320-323.

[5] Murray PR. Manual of Clinical Microbiology. 9th ed. Washington DC：American Society for Microbiology，2007.

[6] Wallace RJ，Steingrube VA，Nash DR，et al. BRO beta-lactamases of *Branhamella catarrhalis* and *Moraxella* subgenus *Moraxella*，including evidence for chromosomal beta-lactamase transfer by conjugation in *B. catarrhalis*，*M. nonliquefaciens*，and *M. lacunata*. Antimicrob Agents Chaemother，1989，33：1845-1854.

[7] Catlin BW. *Branhamella catarrhalis*：an organism gaining respect as a pathogen. Clin Microbiol Rev，1990，3：293-320.

[8] Manninen R，Huovinen P，Nissinen A. Increasing antimicrobial resistance in *Streptococcus pneumoniae*，*Haemophilus influenzae* and *Moraxella catarrhalis* in Finland. J Antimicrob Chaemother，1997，40：387-392.

[9] Wallace RJ，Jr Nash DR，Steingrube VA. Antibiotic susceptibilities and drug resistance in *Moraxella* (*Branhamella*) *catarrhalis*. Am J Med，1990，88：46S-50S.

[10] Ikram RB，Nixon M，Aitken J，et al. A prospective study of isolation of *Moraxella catarrhalis* in a hospital during the winter months. J Hosp Infect，1993，25：7-14.

[11] Yano H，Suetake M，Kuga A，et al. Pulsed-field gel electrophoresis analysis of nasopharyngeal flora in children attending a day care center. J Clin Microbiol，2000，38：625-629.

[12] Faden H，Harabuchi Y，Hong JJ. Epidemiology of *Moraxella catarrhalis* in children during the first 2 years of life：relationship to otitis media. J Infect Dis，1994，169：1312-1317.

[13] Dingman JR，Rayner MG，Mishra S，et al. Correlation between presence of viable bacteria and presence of endotoxin in middle-ear effusions. J Clin Microbiol，1998，36：3417-3419.

第二节　金　氏　杆　菌

1972 年 Hollis 发表了分类为脱氮金氏杆菌（*K. denitrificans*）的第一篇论文[1]。当时这种细菌被称为 TM-1，因为它是从咽喉拭子标本中用 Thayer-Martin 培养基分离而来。后来，研究认为 TM-1 菌群与解糖的莫拉菌相似[现已被称为金氏金氏杆菌（*K. kingae*）]。金氏金氏杆菌以前作为莫拉菌属的新种，称金氏莫拉菌（*M. kingii*）。1976 年，该菌被移入金氏杆菌属（*Kingella*）[2]。到 20 世纪 80 年代末，人们对金氏杆菌属内的菌种进行了研究。由于它们的脂肪酸组成不同，似乎脱氮金氏杆菌和金氏金氏杆菌不能确定作为独立的种。后来通过生化试验，研究证明了对金氏杆菌属内的菌种的鉴定。

更明确的鉴定方案是基于 DNA-DNA 杂交研究，金氏金氏杆菌、脱氮金氏杆菌和产吲哚金氏杆菌（*K. indologenes*，已移入萨顿菌属，称产吲哚萨顿菌）形成了不同的菌群，很好地与莫拉菌属的各菌群区分开来。之后，基于以核糖体 RNA 序列的研究，产吲哚金氏杆菌被移入萨顿菌属（*Suttonella*），用同样的实验方法人们在金氏杆菌属内发现了口金氏杆菌（*K. oralis*）这个新种。口金氏杆菌在口腔内普遍存在，对 27 人取口腔标本进行培养，在 26 人中培养出了口金氏杆菌[3]。

一、生物学特性

金氏杆菌属是革兰氏阴性菌，大小为（2～3）μm×0.4μm，革兰氏染色不均匀，有脱色的倾向。无鞭毛，触酶试验阴性，氧化酶试验阳性，吲哚试验阴性，不水解七叶苷，能发酵葡萄糖产酸。培养时对营养要求不高，不需要 CO_2 环境，培养 48 小时其菌落直径为 1～2mm，在血琼脂平板上可出现不同的 β-溶血。金氏金氏杆菌 DNA 的 G+C 含量是 47mol%，脱氮金氏杆菌的 G+C 含量是 54～57mol%。其他生物学特性见表 8-2-1。

表 8-2-1　金氏杆菌属细菌与侵蚀艾肯氏菌等的生化特性[4]

	紫色色杆菌	侵蚀艾肯氏菌	金氏金氏杆菌	脱氮金氏杆菌	口金氏杆菌	波特斯金氏杆菌	人类心杆菌
触酶	+	−	−	−	−	−	−
氧化酶	V	+	+	+	+	+	+
吲哚	V	−	−	−	−	−	+
精氨酸双水解酶	+	−	−	−	−	−	−
硝酸盐还原	+	+	−	+/产气	−	−	−
七叶苷水解	−	−	−	−	−	−	−
鸟氨酸脱羧酶	−	+	−	−	−	−	−
麦康凯培养基	+	−	−	−	−	−	−
碱性磷酸酶	+	−	+	−	+	−	−
产酸							
葡萄糖	+f	−	+	+	+	−	+
乳糖	−	−	−	−	−	−	−
蔗糖	V	−	−	−	−	−	+
木糖	−	−	−	−	−	−	+
甘露糖	−	−	+	−	−	−	−
甘露醇	−	−	−	−	−	−	−
特征		LD v	β-溶血			DNA 酶+，黄色素	

注：+，90%以上菌株阳性；−，≥90%菌株阴性；LD v，赖氨酸脱羧酶；V，反应不定；f，某些菌株形成，少量产气。

二、对抗菌药物的敏感性

金氏金氏杆菌似乎仍然普遍对青霉素和氨苄西林敏感，最小抑菌浓度（MIC）在 0.25～0.5mg/L。虽然这是 20 世纪 90 年代初的报道，但在之后的 10 年中，这种情况并没有发生显著改变。所有菌株对庆大霉素敏感（MIC＜1mg/L），但对克林霉素具有固有的耐药性。Meta 分析表明，金氏杆菌属仍普遍对 β-内酰胺类、氨基糖苷类、氟喹诺酮类药物，红霉素和复方新诺明敏感。对初代的喹诺酮类药物、克林霉素、TMP 和万古霉素呈现显著耐药，然而，尽管最初的研究是用次优试验系统进行的检测，但美罗培南似乎比亚胺培南抗菌效果更好。

迄今为止许多研究表明，金氏金氏杆菌的所有临床分离株对红霉素、庆大霉素、氯霉素、四环素敏感，近 40%局部分离的菌株对克拉霉素耐药，单一分离株对复方新诺明耐药，对四环素高水平耐药。

三、金氏杆菌与人类感染

金氏金氏杆菌被认为是儿童传染病的一种新的致病菌，发病率更高，每年每 10 万名儿童（≤24 个月）中就有 25 人发生侵入性感染。这种细菌可引起阴道炎、脑膜炎、软组织感染、口腔炎和眼内炎等，然而，这些感染是罕见的，大多是病例报告。相反，美国CDC 的评估表明，由金氏金氏杆菌引起的儿童侵袭性疾病并不少见，在监测研究期间收到的来自侵袭性疾病的临床分离株占有相当大的比例，从血液、骨、关节或体液中分离的 78 株金氏金氏杆菌，有 58 株来自侵袭性疾病。

不断有金氏金氏杆菌性骨髓炎的报道，甚至是在偏远地区。作为一种细菌，金氏金氏杆菌最常引起骨、关节感染，最常累及下肢的骨和关节[5]。由于其在机体中挑剔的生长要求，这些感染被确定为"难以检测和治疗"。

通过^{99m}锝骨扫描，调查人员发现所有受影响的儿童，在发生骨髓炎的前一个月，都患有上呼吸道感染或湿疹。对患败血性关节炎或亚急性骨髓炎小儿的临床分析发现，金氏金氏杆菌已成为最常见的临床分离的细菌之一，取代了流感嗜血杆菌。这可能是因为疫苗接种有效，或是使用改进的自动血培养仪，提高了关节液和血液中金氏金氏杆菌的阳性培养率。

在儿童中感染金氏金氏杆菌可引起菌血症，心内膜炎可能是一种原发性疾病，或继发于毛发、软骨发育不良和水痘等。金氏金氏杆菌趋向于引起骨关节和心脏部位的感染，可在同一患者的这两个部位观察到。

免疫力低下的患者发生金氏金氏杆菌菌血症，与二尖瓣瓣膜的金氏金氏杆菌赘生物有关，在系统性红斑狼疮（SLE）和抗磷脂综合征的患者，心脏瓣膜伴有活动的赘生物[6]。人工瓣膜也可能有金氏杆菌定植，但主要是脱氮金氏杆菌，而不是金氏金氏杆菌，但分离和鉴定这种致病菌有一定困难。作者在随访研究中证实了一种假说，指出了携带金氏金氏杆菌的重要特征。似乎 0～3 岁的儿童金氏金氏杆菌携带率最高，男性和女性的携带率相等，但在男性中感染更容易发生。金氏金氏杆菌的致病性与季节有关，不能按携带金氏金氏杆菌量的多少来解释。

四、金氏杆菌的鉴定

金氏金氏杆菌不产生触酶（过氧化氢酶），其氧化酶的活性也很弱，特别是用二甲基对苯二胺来代替更有效的四甲基对苯二胺来检测氧化酶时。用营养丰富的培养基（如 10%～20%腹水琼脂）进行培养时，所有金氏金氏杆菌全部发酵葡萄糖，某些种别可能发酵麦芽糖和蔗糖，然而在常规糖发酵的试验中则可能为阴性。金氏杆菌的鉴定可参考表 8-2-1。

与莫拉菌属细菌相比，金氏杆菌属细菌可通过将亚硝酸盐还原为氮气和分解某些碳水化合物的能力来与其鉴别。两种细菌均能水解三丁酸甘油酯和产生 DNA 水解酶。但金氏金氏杆菌有可能被错误鉴定为侵蚀艾肯氏菌（*Eikenella corrodens*）。

对几种血液培养系统进行比较,结果表明:能够生长于 BACT/Alert 有氧和 BACT/Alert PEDI BACT 培养瓶[7]。在 BACT/Alert FAN 厌氧培养基和 Bactec Plus 需氧培养基中培养 12 天后，可观察到分别有 63%和 88%的接种菌株生长。

参 考 文 献

[1] Hollis DG，Wiggins GL，Weaver RE. An unclassified Gram-negative rod isolated from the pharynx on Thayer–Martin medium （selective agar）. Appl Microbiol，1972，24：772-777.

[2] Snell JJS，Lapage SP. Transfer of some saccharolytic *Moraxella* species to *Kingella* Hendriksen and Bøvre 1976，with descriptions of *Kingella indologenes*，sp. nov. and *Kingella denitrificans* sp. nov. Int J Syst Bacteriol，1976，26：451-458.

[3] Chen C. Distribution of a newly described species，*Kingella oralis*，in the human oral cavity. Oral Microbiol Immunol，1996，11：425-427.

[4] Murray PR. Manual of Clinical Microbiology. 9th ed. Washington DC：American Society for Microbiology，2007.

[5] Dodman T，Robson J，Pincus D. *Kingella kingae* infections in children. J Paediatr Child Health，2000.

[6] Wolak T，Abu-Shakra M，Flusser D，et al. *Kingella* endocarditis and meningitis in a patient with SLE and associated antiphospholipid syndrome. Lupus，2000，9：393-396.

[7] Host B，Schumacher H，Prag J，et al. Isolation of *Kingella kingae* from synovial fluids using four commercial blood culture bottles. Eur J Clin Microbiol Infect Dis，2000，19：608-611.

（李仲兴　孙　倩）

第九章 不动杆菌及其他革兰氏阴性球杆菌感染及检测

第一节 不 动 杆 菌

一、分类

多年来，不动杆菌（*Acinetobacter*）在分类学上发生了相当大的变化。直到 1986 年，Bouvet 和 Grimont 利用现代基因学方法（遗传转化、DNA-DNA 杂交和 RNA 序列比较）将不动杆菌属重新分类[1]。从那时起，人们利用各种新的基因型方法[核糖分型、tRNA 间隔物指纹识别、扩增片段长度多态性分析（AFLP）和扩增核糖体 DNA 限制性分析（ARDRA）]已鉴定出 20 余种基因组和新物种，包括南氏不动杆菌（*A. nannii*，以前为乙酸钙不动杆菌硝阴变种和非液化性糖酵解不动杆菌）、溶血不动杆菌（*A. haemolyticus*）、琼氏不动杆菌（*A. junii*）、约翰逊不动杆菌（*A. johnsonii*）和耐辐射不动杆菌（*A. radioresistens*）等。不动杆菌的定义是基于其表型特征（生物分型）和基因型种的鉴定。

表 9-1-1 中总结了不动杆菌属的生物学特征。菌种包括先前命名的硝阴不动杆菌（*A. antraatus*）的葡萄糖阳性菌株和鲁氏不动杆菌（*A. lwoffii*）葡萄糖阴性菌株。其中包括在最近的文献中使用的乙酸钙不动杆菌。葡萄糖产酸（氧化葡萄糖产生葡萄糖酸）不再被认为是分类学的主要特征。

临床常见的不动杆菌种别有乙酸钙不动杆菌（*A. calcoaceticus*）、鲍曼不动杆菌（*A. baumannii*）、鲁氏不动杆菌（*A. lwoffii*）、溶血不动杆菌（*A. haemolyticus*）、琼氏不动杆菌（*A. junii*）和约翰逊不动杆菌（*A. johnsonii*）。

二、生物学特性

不动杆菌属（*Acinetobacter* spp.）细菌为需氧型革兰氏阴性杆菌或球杆菌，在土壤和水中均可存在，为腐生菌。它们是从人类皮肤、咽喉和各种分泌物中分离的共生菌群，亦可导致人类感染。不动杆菌不能运动，尽管细胞显示出"抽搐运动"。为严格需氧菌，在 20～30℃的温度下能在普通培养基上生长，大多数菌株在 33～35℃生长良好。少数菌种能在 44℃生长。

表 9-1-1 鉴定不动杆菌属：乙酸钙不动杆菌最常见的生物学特性

Bouvet 等, 1986[a]	硝阴不动杆菌（葡萄糖产酸）			乙酸钙不动杆菌（葡萄糖产酸）			鲁氏不动杆菌（葡萄糖阴性）				
	乙酸钙不动杆菌	鲍曼不动杆菌	未命名的基因种	溶血不动杆菌	琼氏不动杆菌	未命名的基因种	约翰逊迹不动杆菌	鲁氏不动杆菌	未命名的基因种	未命名的基因种	兩辐射不动杆菌
	1	2	3	4	5	6	7	8/9	10	11	12
生长特性	41℃不生长	44℃能生长	41℃生长，44℃不生长	37℃	37℃	37℃	—	37℃	37℃	37℃	37℃
葡萄糖	+	+	+	+	+	+	—	—	—	—	—
溶血	—	—	—	+	—	+	—	—	—	—	—
明胶液化	—	—	—	—	—	+	—	—	—	—	—
利用试验											
β-丙氨酸、DL 乳酸同化	+	+	—	+	+	+	+	—	+	—	—
枸橼酸盐	+	+	+	+	+	+	+	—	+	+	+
丙二酸盐	+	+	+	—	—	—	—	—	—	—	+

注：a 基于 DNA-DNA 杂交的基因种的编号；+，阳性；—，阴性。

鉴别不动杆菌的关键特性是其氧化酶阴性，过氧化氢酶试验阳性，吲哚、硝酸盐还原试验阴性。此菌为革兰氏阴性菌，以氧化方式分解 D-葡萄糖、D-核糖、D-木糖和 L-阿拉伯糖，产酸或不产酸。利用早期鉴定菌株的方法，不动杆菌以前被指定为硝阴不动杆菌或鲁氏不动杆菌变种（表 9-1-1）。这些表型特征包括在具有 20 个生化试验的商业鉴别系统（API 20NE）中，不是一种非常可靠的鉴定方法，更准确和精确的鉴定，是基于 DNA 检测的方法。

不动杆菌在自然界中广泛分布，使用适当的培养技术，几乎在所有土壤和淡水样品中都能发现不动杆菌菌株。

三、对抗菌药物的敏感性

不动杆菌对多种抗菌药物存在着固有耐药，特别是具有迅速获得抗菌药物耐药性的倾向。自 1975 以来，不动杆菌临床分离株增加了耐药性。最近监测报告显示，不动杆菌的临床分离株对抗菌药物的耐药率很高，包括氨基糖苷类、第三代头孢菌素类、广谱青霉素和单环 β-内酰胺类抗生素[2]。在对 5 个欧洲国家的 100 多个 ICU 的一项研究中，不动杆菌对环丙沙星、庆大霉素、哌拉西林和头孢他啶的耐药率经常超过 50%。在不同国家的检测，可能由于不动杆菌的种类分布和使用抗生素的差异，其耐药谱型有很大变化。最近对英国 595 株不动杆菌的研究表明，89% 的鲍曼不动杆菌对头孢他啶耐药，40% 以上的鲍曼不动杆菌对环丙沙星或庆大霉素耐药。

碳青霉烯类化合物保持着最大抗菌活性，但最近有报道显示不动杆菌对亚胺培南和美罗培南的耐药性有所增加[3]。

除了鲍曼不动杆菌，其他不动杆菌如鲁氏不动杆菌、约翰逊不动杆菌和琼氏不动杆菌在医院内感染中少见，而且这些不动杆菌通常对抗菌药物敏感。然而，有一些证据表明，这些不动杆菌的耐药性也在增加。

四、不动杆菌与临床感染

不动杆菌感染的散发病例，在医院的各类患者中均可见到。然而，由地方性毒性菌株而引起的感染暴发的报道越来越多，尤其是在 ICU 病房。住院患者皮肤上的不动杆菌携带率显著高于社区，是一个重要的感染源[4]。据推测，这是因住院患者卫生标准的降低，以及医院病床温暖、潮湿的环境所致，而这种环境致使不动杆菌容易定植，尤其在夏季更为频繁。最近应用 DNA 鉴定技术的 2 项研究已证明，这种定植在很大程度上与不动杆菌的种类有关，而与通常的临床感染无关。

在 ICU 感染暴发期间，鲍曼不动杆菌的携带率非常高。这种细菌在 ICU 中患者的皮肤、咽喉、呼吸道和消化道频繁定植。在呼吸道和泌尿生殖道定植可能是医院内感染最重要的感染源。在法国一项对 ICU 中成人患者的研究中，在 9 天时间内，33%的患者其口咽或直肠携带了鲍曼不动杆菌和（或）肺炎克雷伯菌。对烧伤患者的研究已经证实，鲍曼不动杆菌的定植率超过了 50%，主要是由于浅表伤口的定植。在机械通气患者中的感染暴发也由呼吸道的高定植率所致。此外，45%的气管造口术患者被发现有不动杆菌定植。尽管通常认为消化道定植不是不动杆菌的重要来源，但一些研究表明，在 ICU 患者中直肠携带鲍曼不动杆菌是明显的[5]。

不动杆菌与许多医院内的机会感染密切相关。不动杆菌医院内感染的主要部位，随着时间和局部的流行病学因素而改变。在早期的报道中，尿路感染（UTI）在 ICU 感染中占主导地位，但最近 UTI 的发病率有所下降，可能与尿路导管更好的护理有关，而医院内肺炎发病率明显增加[6]。

欧洲对 7 个国家医院内感染肺炎的病原学进行调查，不动杆菌性肺炎的总发病率约为10%。不常见的感染，如脑膜炎、心内膜炎、皮肤及软组织感染、腹膜炎或外科手术伤口感染等，被视为散发性病例，烧伤患者中发现有不动杆菌的重叠感染。

（1）呼吸道感染：不动杆菌肺炎与最严重的革兰氏阴性杆菌肺炎在临床上没有区别。临床症状都包括发热、嗜中性粒细胞增多、产生脓性痰，以及在 X 线或 CT 扫描中肺部出现新的浸润。因此必须要进行微生物学调查，病原体可从支气管抽吸物、支气管刷或支气管肺泡灌洗液中分离出来。不动杆菌呼吸道感染主要发生在机械通气的患者。

美国国家医院感染监测系统（NNIS）报道，所有医院获得性肺炎中 40%是由鲍曼不动杆菌引起的。在欧洲重症感染监护病房（EPIIC）的研究表明，10%的肺炎是由不动杆菌所引起的。

据报道，不动杆菌性肺炎的粗死亡率在 30%～75%，其中通气患者的粗死亡率最高。西班牙最近的一项研究显示，在 ICU 鲍曼不动杆菌感染患者的归因死亡率为 53%，与对照组相比，延长住院时间 13 天，死亡率为 4.0%。据报道，澳大利亚北部的一份报告显示，社区获得性肺炎是罕见的病例，10%的患者（尤其是酗酒者）有不动杆菌肺炎。

（2）菌血症：菌血症的危险因素和主要病原体的来源是肺炎、创伤、外科手术、导管或静脉导管的存在，以及透析和烧伤等。入院时免疫抑制或呼吸衰竭可使菌血症的风险增加 3 倍，而且医院内感染性肺炎的风险也增加。住院时间延长、转院、肠内营养、曾使用第三代头孢菌素，均被认为是不动杆菌定植/感染的危险因素。

确定菌血症的相关临床征象是发热、白细胞增多和连续血培养并培养出具有相同基因型的不动杆菌。不动杆菌菌血症的发病率在肺炎之后，位居第二位，其预后是由患者的基础情况而决定的。在美国 5 家医院进行的多中心的分子分型研究显示，菌血症是在地方特定医院内，由散发菌株和流行菌株所引起的，其结果取决于患者的基础情况，在 20%～30%的患者中发生感染性休克[7]。

（3）尿路感染：不动杆菌在医院获得性 UTI 中的变异率极高，为 2%～61%，最近流行病学调查表明，获得性 UTI 的发生率可高达 30.5%[8]。UTI 的危险因素与菌血症不同，留置尿管是其重要因素，尿管的拔除是控制不动杆菌菌血症的有效措施。

（4）皮肤软组织感染：烧伤、创伤和术后伤口的不动杆菌定植并非罕见，尤其是在ICU 环境中。伤口的不动杆菌定植与感染之间很难进行区分。然而，有报道证明，不动杆菌可以引起静脉导管部位及其周围的蜂窝织炎。很少有报道在定植的伤口附近出现广泛的软组织坏死，以及合并化脓性链球菌性坏死性筋膜炎。在越南战争的伤亡病例中，经常出现四肢伤口有不动杆菌定植，许多情况下伤口不动杆菌定植3~5天后可出现菌血症。

在几个大型病例研究中，4%~27%的不动杆菌菌血症均发生于外科手术或烧伤伤口感染[9]，在大多数烧伤患者中看到的不动杆菌定植，与经常分离到铜绿假单胞菌情况相似。

（5）脑膜炎：医院内不动杆菌感染性脑膜炎是罕见的。由这种细菌引起的脑膜炎的病例常发生在神经外科手术之后。原发性脑膜炎病例更是罕见的，尤其是儿童。不动杆菌性脑膜炎，可能是颅内手术、脊髓造影或脑室造影，以及颅咽管瘤经鼻抽吸或腰椎穿刺，直接将不动杆菌引入中枢神经系统所致。该菌可导致相对无痛性的细菌性脑膜炎，有高热、嗜睡或头痛症状。该致病菌与脑膜炎奈瑟菌或流感嗜血杆菌相似，因此可能会出现误诊。

（6）儿童的不动杆菌感染：以前认为儿童发生不动杆菌感染为罕见或误诊。多因素分析显示，外周静脉导管的婴儿更有可能出现不动杆菌感染，环境细菌培养显示，在安装新空调后，婴儿感染病例的发生率可随着空气中细菌的传播而增加。有研究显示，与机械通气有关的15名早产儿，尽管在护理和卫生方面的条件令人满意，通风的时间高于对照组时，婴儿发生细菌定植，体温（高于37℃）也超过对照组，然而经过特殊治疗，没有发生死亡病例。

五、实验室诊断

1. 直接检查 不动杆菌感染的各种临床标本，可将标本进行涂片，革兰氏染色后用显微镜进行检查。不动杆菌的生物学特性主要是氧化酶试验阴性，过氧化氢酶试验阳性，吲哚试验阴性，硝酸盐还原试验阴性。以氧化形式分解碳水化合物。

2. 分离培养 经常遇到的不动杆菌，在普通培养基上均能生长。在暴发流行调查时，通常使用选择性培养基和（或）其他不同类培养基，如麦康基琼脂、胱氨酸、乳糖、无电解质（CLED）琼脂等。在培养基中，根据抗生素耐药谱型而添加抗生素，有利于特定细菌的生长。选择性培养基如利兹不动杆菌培养基，可用于选择性分离大多数不动杆菌[10]。

3. 鉴定 利用菌株的表型特征，尽可能做到一定程度的区分，如利用表9-1-1中的关键试验，但不可能将不动杆菌的各基因种鉴别开。经仔细鉴定，大多数临床分离的不动杆菌属于鲍曼不动杆菌（基因组种2）、约翰逊不动杆菌和鲁氏不动杆菌，很少分离到琼氏不动杆菌（*A. junii*）。

API2ON研究表明，商业表型鉴定系统（如API2ON）与基于DNA的方法相关性较差。核糖分型、RNA序列指纹、ALFP和ARDRA，均能鉴定不动杆菌的基因种。

4. 菌株分型 除了散发的不动杆菌感染病例外，由不动杆菌引起的医院感染暴发已发生多起，在文献中已广泛报道，并已被医院越来越关注。文献报道内容包括：确定感染来源（环境或交叉污染）和菌株的传播方式，分型系统的进展，早期的表型分型（噬菌体分型、血清学和细菌素分型），更为可靠的分子技术，如核糖分型、脉冲场凝胶电泳、在染色体 DNA 中的限制性长度多态分析、PCR 指纹、ARDRA、随机扩增多态性 DNA 分析（RAPD）、AFLP 指纹，罕见限制性位点 PCR（IRS-PCR）和重复外基因 X 染色体序列 PCR（ReP PCR）。

所有这些方法对临床菌株均有良好的鉴别能力，但目前还没有一致的标准方法。此外，这些技术在大多数临床实验室并未获得广泛应用。相反，使用抗生素谱和生物分型进行菌株分型，采取适当的措施改进分型方法鉴别感染暴发期间分离的菌株和病房不动杆菌感染菌株还是被广泛采用的。

参 考 文 献

[1] Bouvet P，Grimont P. Taxonomy of the genus *Acinetobacter* with the recognition of *Acinetobacter baumannii* sp. nov.，*Acinetobacter haemolyticus* sp. nov.，*Acinetobacter johnsonii* sp. nov.，and *Acinetobacter junii* sp. nov. and emended descriptions of *Acinetobacter calcoaceticus* and *Acinetobacter lwoffii*. Int J Syst Bacteriol，1986，36：228-240.

[2] Hanberger H，Garcia-Rodriguez JA，Gobernado M，et al. Antibiotic susceptibility among aerobic Gram-negative bacilli in intensive care units in 5 European countries. French and Portuguese ICU Study Groups. JAMA，1999，281：67-71.

[3] Afzal-Shah M，Livermore DM. Worldwide emergence of carbapenem-resistant *Acinetobacter* spp. J Antimicrob Chemother，1998，41：576-577.

[4] Seifert H，Dijkshoorn L，Gerner-Smidt P，et al. Distribution of *Acinetobacter* species on human skin：comparison of phenotypic and genotypic identification methods. J Clin Microbiol，1997，35：2819-2825.

[5] Garrouste-Org O，Marie Rouveau M，Villiers S，et al. Secondary carriage with multi-resistant *Acinetobacter baumannii* and *Klebsiella pneumoniae* in an adult ICU population：relationship with nosocomialinfections and mortality. J Hosp Infect，1996，34：279-289.

[6] Bergogne-Berezin E. The increasing role of *Acinetobacter* species as nosocomial pathogens. Curr Infect Dis Rep，2001，3：440-444.

[7] Seifert H，Strate A，Pulverer G. Nosocomial bacteremia due to *Acinetobacter baumannii*. Clinical features，epidemiology，and predictors of mortality. Medicine（Baltimore），1995，74：340-349.

[8] Joly-Guillou ML，Decre D，Wolfe J，et al. *Acinetobacter* spp. clinical epidemiology in 89 intensive care units. A retrospective study in France during 1991. Nice，Abstract Cj1：2nd International Conference on the Prevention of Infection（CIPI），1992.

[9] Seifert H，Strate A，Pulverer G. Nosocomial bacteremia due to *Acinetobacter baumannii*. Clinical features，epidemiology，and predictors of mortality. Medicine（Baltimore），1995，74：340-349.

[10] Jawad A，Hawkey PM，Heritage J，et al. Description of Leeds *Acinetobacter* medium，a new selective and differential medium for isolation of clinically important *Acinetobacter* spp.，and comparison with Herellea agar and Holton's agar. J Clin Microbiol，1994，32：2353-2358.

第二节　其他需氧革兰氏阴性球杆菌

大量需氧革兰氏阴性球杆菌，被认定为非发酵菌，包括 3 种重要的医学细菌：窄食单胞菌、金黄杆菌和产碱杆菌。

一、嗜麦芽窄食单胞菌

嗜麦芽窄食单胞菌（*Stenotrophomonas maltophilia*）按照《Bergey 系统细菌学手册》

从嗜麦芽假单胞菌移到黄单胞菌。基于嗜麦芽假单胞菌的表型和基因特征，被命名为黄单胞菌属，后移入窄食单胞菌属，现称嗜麦芽窄食单胞菌。这种细菌的特征是具有单鞭毛或很少的极生鞭毛（能运动），产生有色菌落（黄色或黄橙色），氧化酶试验阴性，能分解糖而产酸（除鼠李糖或甘露醇外），通常能水解蛋白。嗜麦芽窄食单胞菌是这个菌属在临床上最重要的种别。

（一）生物学特性

嗜麦芽窄食单胞菌的细菌学特征是产生色素，菌落呈淡黄色或无色素。从环境中或从人类标本分离嗜麦芽窄食单胞菌，要用选择培养基。人类标本如有污染时，要添加亚胺培南（10mg/L），因为这种细菌对碳青霉烯类和（或）万古霉素固有耐药。利用碳青霉烯类和（或）万古霉素可抑制革兰氏阳性菌。

嗜麦芽窄食单胞菌的氧化酶反应阴性或弱阴性或缓慢阳性。表 9-2-1 总结了需氧革兰氏阴性球杆菌的主要生化特性。此菌产生赖氨酸脱羧酶，水解七叶苷和明胶。其他试验，如吲哚、脲酶和鸟氨酸脱羧酶均为阴性，此外，还有具体的试验和（或）自动化方法来鉴别[1]。

表 9-2-1 鉴定需氧革兰氏阴性球杆菌的主要特性和试验

	形态	氧化酶	G+C 含量（mol%）	特性
不动杆菌属	无动力，双杆菌，球杆菌	−	38～55	无色素，基因种 1—4 葡萄糖产酸（鲍曼、乙酸钙、溶血不动杆菌）
窄食单胞菌属	有动力，极生鞭毛	−（或弱+）	62	黄橙色素，明胶水解
产碱杆菌属	有动力，退化，周毛	+	57～69	无色素，不水解明胶（脱氮产碱杆菌木糖氧化亚种）
黄杆菌属	无动力	+	30～42	淡黄色色素，不扩散
伯克霍尔德菌属	有动力，极生鞭毛	+	67.4～69.5	可扩散的黄色、紫色或浅黑色素（10%菌株）
假单胞菌属	有动力，极生单鞭毛	+	57～70	蓝绿色色素，绿脓杆菌、荧光假单胞菌产生红脓素

（二）对抗菌药物的敏感性

嗜麦芽窄食单胞菌通过染色体介导的耐药机制，对大多数抗菌药物具有内在耐药性。经常出现敏感性变异，甚至重复测试相同的菌株也是如此。这可能是由于两个染色体定位的 β-内酰胺酶 L1 和 L2 的不同表达（L1 是金属酶，对碳青霉烯类抗菌药物具有内在耐药性，而 L2 是一种广谱的头孢菌素）[2]。

培养基中的 Zn^{2+} 对于亚胺培南（而非美罗培南）的最低抑菌浓度（MIC）有影响。可以使用与乙二胺四乙酸（EDTA）结合的扩散梯度条检测金属-β-内酰胺酶的产生。对氟喹诺酮类耐药，可能是由于 gyraA/parC 的突变[3]。

对内酰胺类抗菌药物，嗜麦芽窄食单胞菌仅对拉氧头孢，以及替卡西林和克拉维酸或哌拉西林加他唑巴坦敏感。对亚胺培南和美罗培南，通过产生碳青霉烯酶而天然耐药。对氨基糖苷类抗菌药物，只有少数菌株对庆大霉素、新霉素和卡那霉素敏感。

二、金黄杆菌属

(一) 分类

金黄杆菌属（*Chryseobacterium*）是一大类的非运动型、氧化酶阳性[芳香金黄杆菌，（*Chryseobacterium odoratum*）除外]、革兰阴性、严格需氧的非发酵菌。属于金黄杆菌属的菌种。主要种别有脑膜败血性金黄杆菌（*E. meningosepticum*）[以前是脑膜败血性黄杆菌（*F. meningosepticum*）]、产吲哚金黄杆菌（*C. indologenes*）、黏金黄杆菌（*C. gleum*）、人金黄杆菌（*C. anthropi*）、人型金黄杆菌（*C. hominis*），还有短小金黄杆菌（*C. breve*）等。

(二) 生物学特性

金黄杆菌属和伊丽莎白菌属细菌均为革兰氏阴性菌，大小为 0.5μm×（1.0~3.0）μm，无鞭毛，无荚膜，无芽孢。能在 5~30℃生长，从临床标本中分离的菌株能在 35℃生长。均为严格需氧菌，能氧化碳水化合物的不发酵杆菌，对营养要求不高，在营养琼脂和血琼脂平板上生长良好，在营养琼脂上能产生直径 1~2mm 的菌落，由于产生不扩散的色素，通常为浅黄色或黄橙色菌落。在较低温度（15~20℃）下色素可能更淡。产吲哚金黄杆菌在血琼脂平板上经培养可产生 β-溶血、直径 1.0~1.5mm 的圆形、光滑、突起、边缘整齐、有光泽的黄色菌落，对糖通过氧化途径代谢使葡萄糖产酸（表 9-2-2）。通常具有强烈的蛋白水解作用。七叶苷、柠檬酸盐和脲酶试验反应不定[4]。

表 9-2-2　金黄杆菌各种别的生物学特性[5]

	人金黄杆菌	黏金黄杆菌	人型金黄杆菌	产吲哚金黄杆菌	特里维斯金黄杆菌	脑膜败血性伊丽莎白菌
动力	0	0	0	0	0	0
溶血（血琼脂平板，3天）	0	0	0	100	0	0
产深黄色素	0	100	0	74	0	0
产其他色素	-/py	-	-/py	-	py	-/py/ps
麦康凯培养基生长	0	100	0	0	0	81
41℃生长	0	100	0	0	0	0
产酸（氧化）						
葡萄糖	100	100	100	100	100	100
甘露醇	0	0	0	0	0	100
木糖	0	27	0	0	0	0
L-阿拉伯糖	0	100	0	0	0	0
麦芽糖	100	100	100	100	100	100
蔗糖	0	0	28	0	0	0

续表

	人金黄杆菌	黏金黄杆菌	人型金黄杆菌	产吲哚金黄杆菌	特里维斯金黄杆菌	脑膜败血性伊丽莎白菌
乙二醇	0	100	100	0	0	100
水解七叶苷	0	100	100	100	20	100
明胶酶	100	100	100	100	0	100
脲酶	0	73	0	0	0	0
硝酸盐还原酶	0	73	65	26	60	0
亚硝酸盐还原酶	0	54	65	13	100	88
β-半乳糖苷酶	0	0	0	0	0	100
苯甲基精氨酸氨基肽酶	100	100	100	100	80	100
吡咯烷酮氨基肽酶	91	100	100	100	8	100
对黏菌素/多黏菌素敏感	0	0	14	0	0	0
对去铁胺敏感	73	0	0	0	100	0

注：表中数字为阳性百分率（%）。-，阴性；py，浅黄色色素；ps，浅粉红色色素。

（三）流行病学和致病性

金黄杆菌属（*Chryseobacterium* spp.）细菌是一种广泛存在于医院环境中的微生物。环境研究追踪了其来源，认为其来自受污染的水、制冰机和加湿器。在脑膜败血性黄杆菌感染中，是以 O 型抗原为基础的耐药和血清学表现型。金黄杆菌属细菌有 9 个血清型，包括血清型 A～H 和 K。

金黄杆菌血清型变种在远东被分离出来，而血清型 G 在欧洲国家占主导地位，并且已从 ICU 的临床标本（气管吸出物、咳痰）中分离出来。这些细菌涉及各类医院感染，脑膜败血性金黄杆菌和多食金黄杆菌（*C. multivorum*）是败血症、脑膜炎和心内膜炎分离的主要菌种[6]。

在新生儿[7]中观察到许多由脑膜败血性金黄杆菌引起的脑膜炎病例，在成人中很少在免疫功能低下患者中观察到。从肺炎、术后菌血症和脑膜炎病例中分离出了脑膜败血性金黄杆菌，通常与严重的潜在病变有关。

（四）对抗菌药物的敏感性

从临床标本中分离的金黄杆菌菌株对许多药物耐药，它们通常对所有氨基糖苷类药物、第三代头孢菌素类药物、青霉素类药物（哌拉西林和替卡西林）、氨曲南和亚胺培南耐药。

对脑膜败血性金黄杆菌最有效的抗生素是利福平、克林霉素（MIC：1～4mg/L）和环丙沙星，并已证明治疗儿科的肺炎患者有效。用克林霉素联合哌拉西林治疗新生儿败血症病例有效，其他抗生素组合也已被用于治疗金黄杆菌感染[8]。

三、产碱杆菌属

(一) 分类学

1896 年，Petrushky 对粪产碱杆菌进行了早期报道，为从啤酒和人粪便中分离的能运动的革兰氏阴性菌。后来，通过 DNA-DNA 和 DNA-rRNA 杂交试验，许多细菌种别被归入产碱杆菌属。主要分类学变化：木糖氧化无色杆菌（*Achromobacter xylosoxidans*）作为木糖氧化产碱杆菌木糖氧化亚种（*Alcaligenes xylosoxidans* subsp. *xylosoxidans*）而转入产碱杆菌属。另外，土壤杆菌属细菌被包括在产碱杆菌属的菌种中，并能在临床条件下被分离到。

所有产碱杆菌都是革兰氏阴性菌，能运动，具有 1～8 根周鞭毛，氧化酶和过氧化氢酶阳性。产碱杆菌属的其他种别，如粪产碱杆菌、皮氏产碱杆菌（*Alcaligenes piechaudii*）和木糖氧化产碱杆菌脱氮亚种（*Alcaligenes xylosoxidans* subsp. *denitrificans*）不分解糖。唯一分解糖的种别是木糖氧化产碱杆菌木糖氧化亚种。不是所有的产碱杆菌都具有特定的生理或生化特征（表 9-2-1），最常见医院感染的产碱杆菌是粪产碱杆菌和木糖氧化产碱杆菌木糖脱氮亚种。

(二) 流行病学和致病性

粪产碱杆菌和木糖氧化产碱杆菌木糖脱氮亚种可从各种环境分离而来，如呼吸器、血液透析系统、静脉内输液，甚至消毒剂[9]。它们偶尔从人体标本中分离出来，如血液、粪便、痰液、尿液、脑脊液、伤口、咽喉、眼睛和耳朵排出液样品。产碱杆菌菌株似乎不具有任何特异毒性，并且是患有严重潜在疾病患者医院获得性感染的罕见致病菌。

文献中报道了罕见的腹膜炎、肺炎、菌血症或尿路感染病例。但在许多情况下，这种细菌被认为是一种定植微生物，其致病作用仍然存在争议。医院内感染暴发通常与水性污染源有关。最近的研究结果强调了产碱杆菌属细菌主要来自呼吸道标本，特别是囊性纤维化患者的痰。

(三) 细菌学

产碱杆菌的鉴定主要基于上面引用的主要特征，通常使用商品的鉴定系统来帮助鉴定。同化试验（碳水化合物）和存在硝酸盐、亚硝酸盐还原酶，有助于产碱杆菌的精确鉴定。此外，基质同化试验和自动核糖分型的组合，已被证明是一种快速而简单的方法用来鉴定这一难以处理的细菌群[10]。

(四) 对抗菌药物的敏感性

产碱杆菌大多数菌株对氨基糖苷类药物、氯霉素和四环素耐药。它们对甲氧苄啶-磺胺甲噁唑和新的 β-内酰胺类药物有不同程度的敏感。木糖氧化产碱杆菌木糖氧化亚种对脲基青霉素、拉氧头孢、亚胺培南和氟喹诺酮类药物（环丙沙星和氧氟沙星）敏感。

据报道，木糖氧化产碱杆菌对 β-内酰胺类抗生素多重耐药。对广谱青霉素具有两种耐药表型，这些表型是由组成型 β-内酰胺酶产生的，而且已经证明 3 种不同类型的头孢菌素酶和其他 β-内酰胺酶的存在。治疗由这种不常见的机会致病菌所致的感染需要药物联合治疗，包括超广谱 β-内酰胺类（哌拉西林和亚胺培南）和氟喹诺酮类（环丙沙星和司帕沙星）药物或阿米卡星与氟喹诺酮类药物（左氧氟沙星）或甲氧苄啶-磺胺甲基异噁唑。

参 考 文 献

[1] Gilardi GL. Cultural and biochemical aspects for identification of glucose non-fermenting Gram-negative rods//Gilardi GL. Non-Fermentative Gram-Negative Rods：Laboratory Identification and Clinical Aspects. New York：Marcel-Dekker，1985.

[2] Denton M，Todd NJ，Kerr KG，et al. Molecular epidemiology of *Stenotrophomonas maltophilia* isolated from clinical specimens from patients with cystic fibrosis and associated environmental samples. J Clin Microbiol，1998，36：1953-1958.

[3] Poole K. Efflux-mediated multiresistance in Gram-negative bacteria. Clin Microbiol Infect，2004，10：12-26.

[4] Bruckner DA，Colonna P. Nomenclature for aerobic and facultative bacteria. Clin Infect Dis，1995，21：263-272.

[5] 王辉，马筱玲，钱渊，等. 临床微生物学手册：第一卷. 北京：中华医学电子音像出版社，2017.

[6] Brunn B，Tvenstrup J，Jensen JE，et al. *Flavobacterium meningosepticum* infection. Eur J Clin Microbiol Infect Dis，1989，8：509-514.

[7] Abrahamsen TG，Finne PH，Lingaas E. *Flavobacterium meningosepticum* infections in a neonatal intensive care unit. Acta Paediatr Scand，1989，78：51-55.

[8] Von Gravenitz A. Ecology，clinical significance and antimicrobial susceptibility of infrequently encountered glucose-nonfermenting Gram-negative rods//Gilardi GL. Non-Fermentative Gram-Negative Rods：Laboratory Identification and Clinical Aspects. New York：Marcel-Dekker，1985.

[9] Duggan JM，Goldstein SJ，Chenoweth CE，et al. Achromobacter xylosoxidans bacteremia：report of four cases and review of the literature. Clin Infect Dis，1996，23：569-576.

[10] Clermont D，Harmant C，Bizet C. Identification of strains of *Alcaligenes* and *Agrobacterium* by a polyphasic approach. J Clin Microbiol，2001，39：3104-3109.

（李仲兴　牛亚楠　孙　倩）

第四篇

革兰氏阳性杆菌感染及检测

第十章　非结核分枝杆菌感染及检测

　　非结核分枝杆菌包括快速生长分枝杆菌和缓慢生长分枝杆菌，这两种分枝杆菌各有几十个种别。两种分枝杆菌均能引起人类的各种感染，特别是快速生长的分枝杆菌，极易引起感染的暴发流行。

　　下面简介 2 种快速生长分枝杆菌，即龟分枝杆菌和脓肿分枝杆菌，以及 3 种缓慢生长分枝杆菌，即慢生黄分枝杆菌、耻垢分枝杆菌和嗜血分枝杆菌。

第一节　龟分枝杆菌

一、生物学特性

　　龟分枝杆菌为长短不一的杆菌，呈多形性，可为细长或短粗形，还可呈球形，大小为（0.2～0.5）μm×（1～6）μm。其新鲜培养物（5 天内）抗酸性强（图 10-1-1），5 天后逐渐失去抗酸性。

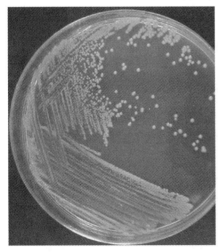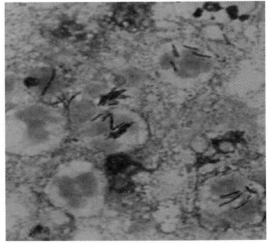

图 10-1-1　龟分枝杆菌

　　在大多数培养基上培养 3 天后可形成光滑、湿润、有光泽的菌落，有时为粗糙型菌落；在罗氏培养基上生长 3～4 天后可观察到光滑、有光泽的菌落，无色或呈淡黄色。在油酸卵蛋白琼脂培养基上，菌落表面光滑，下面粗糙，通常在 22～40℃能生长，但在 42℃不能生长。此菌不能还原硝酸盐，不能从枸橼酸铁铵中吸收铁。对小鼠、大鼠、豚鼠及家兔可引起轻微损伤，给小鼠静脉注射龟分枝杆菌可引起脾、肝、肾和肺的严重损伤。龟分枝杆菌可引起注射后脓肿（注射液或注射器被龟分枝杆菌污染）和手术后伤口感染[1]。

二、对抗菌药物的敏感性

龟分枝杆菌对阿米卡星（80%）、妥布霉素（100%）、克拉霉素（100%）、亚胺培南/西司他丁（60%）、多西环素（25%）和环丙沙星（20%）敏感。

龟分枝杆菌是对大多数抗菌药物耐药的快速生长分枝杆菌的种别之一，与脓肿分枝杆菌相似，可引起几种不同类型的社区感染，如播散性感染、创伤后感染和注射部位感染等。对抗菌药物的敏感和耐药情况报道不一。1992 年 Brown 等[2]报道了 31 株龟分枝杆菌对红霉素、克拉霉素、阿奇霉素和罗红霉素的敏感性（表 10-1-1）。

表 10-1-1　31 株龟分枝杆菌对红霉素等抗菌药物的敏感性

抗菌药物	MIC 范围（µg/ml）	MIC_{50}（µg/ml）	MIC_{90}（µg/ml）
红霉素	≤0.25～>8.0	2.0	8.0
克拉霉素	≤0.063～0.25	0.125	0.125
阿奇霉素	0.25～4	2.0	2.0
罗红霉素	0.125～2.0	1.0	2.0

2003 年 Yang 等[3]报道了 39 株龟分枝杆菌对 15 种抗菌药物的敏感性，其结果见表 10-1-2。

表 10-1-2　39 株龟分枝杆菌对 15 种抗菌药物的敏感性

抗菌药物	MIC 范围（µg/ml）	MIC_{50}（µg/ml）	MIC_{90}（µg/ml）	敏感率（%）	中介率（%）	耐药率（%）
阿米卡星	2～16	8	16	100	0	0
妥布霉素	1～16	8	16	31	44	26
头孢西丁	16～>256	32	256	5	64	31
环丙沙星	2～>16	16	>16	0	3	97
莫西沙星	1～32	8	8	3	21	56
加替沙星	1～16	8	16	21	23	56
左氧氟沙星	8～>64	32	64	0	0	100
克拉霉素	0.06～>64	4	>64	49	3	49
阿奇霉素	0.25～>64	>64	>64	18	12	70
泰利霉素	0.12～>64	64	>64	—	—	—
多西环素	32～>32	>32	>32	0	0	100
亚胺培南	2～64	16	64	18	31	51
美洛罗培南	4～64	64	>64	3	5	92
TMP-SMZ	64～>64	>64	>64	0	0	100
利奈唑胺	1～32	8	16	82	13	5

三、龟分枝杆菌感染

1992 年 Wallace 等[4]报道了 100 例龟分枝杆菌致皮肤、软组织和骨骼感染的病例。Wallace 等鉴定了 10 年间从 100 例皮肤、软组织和骨骼感染病例中分离的龟分枝杆菌，感染类型包括播散性皮肤感染（53%），局部蜂窝织炎、脓肿或骨髓炎（35%），以及导管相关性感染（12%）。播散性感染的基础情况包括器官移植、类风湿性关节炎和自身免疫性疾病。92%的患者使用过皮质类固醇。在局部感染中，创伤和侵入性诊疗操作是危险因素，在导管相关性感染中，应用皮质类固醇和慢性肾衰竭是危险因素。在所有的病例中，62%的患者应用过皮质类固醇，72%的患者有免疫抑制。用微量肉汤稀释法进行 180 株龟分枝杆菌对 6 种口服抗生素敏感性测定，20%以上的菌株对多西环素、环丙沙星、氧氟沙星和磺胺甲噁唑敏感，而对克拉霉素则 100%敏感（MIC≤1mg/L）。由龟分枝杆菌引起的疾病，通常发生于应用皮质类固醇治疗的患者，而且所引起感染常是播散性的。

1993 年 Wallace 等[5]研究了 20 名龟分枝杆菌皮肤感染的患者，在治疗前所有从患者中分离培养的龟分枝杆菌均对克拉霉素敏感，对其中的 14 名（10 名为播散性感染）患者至少坚持了 3 个月的治疗，这 14 名患者的基础疾病包括类风湿关节炎、其他自身免疫性疾病和器官移植，93%的患者使用皮质类固醇，7%的患者使用环磷酰胺。所有患者用克拉霉素（500mg/d，分 2 次）治疗 6 个月，其治疗效果均很好，其中 2 名患者其治疗也有效但死于其他疾病。其余 12 名患者中，除 1 人治疗 3 个半月后发现对克拉霉素耐药而改用其他药物外，11 人治疗平均 6.8 个月（范围 4.5～9 个月），其他情况见表 10-1-3。

表 10-1-3　14 例克拉霉素治疗龟分枝杆菌皮肤感染患者的临床情况及转归

	年龄（岁）/性别	基础疾病	皮肤病部位及类型	MIC（μg/ml）	剂量（mg）	其他药物	疗程（月）	后遗症	涂片/培养	转归
1	79/女	类风湿关节炎	播散性	0.125	500	无	6	+	–/–	停药 12 个月，脓液减少
2	18/女	骨髓移植	播散性	1.0	500～1000	阿米卡星	9	+	–/–	停药 6 个月，脓液很少
3	43/男	脊髓发育不良	播散性	0.25	500	TMP/SMX	9	–	–/–	停药 8 个月
4	66/女	严重脉管炎	播散性	0.25	500	无	3	–	–/–	因其他病死亡
5	41/女	肾移植	腹部	0.25	500	无	6	+	–/–	停药 6 个月
6	68/男	慢性肺病	播散性	0.25	500	无	8	–	–/–	停药 7 个月
7	46/男	类风湿关节炎	骨髓炎	0.25	500	环丙沙星	6	–	–/–	停药 6 个月，治愈
8	62/男	Wegener 肉芽肿	播散性	≤0.063	500～1000	无	6	–	–/–	停药 7 个月
9	50/男	类风湿关节炎	播散性	0.25	500	无	5	–	–/–	停药 6 个月
10	60/女	类风湿关节炎	播散性	≤0.063	500	无	9	+	ND	停药 1 个月
11	39/男	坏疽性脓皮病	播散性	0.25	500	无	6	–	–/–	停药 5 个月
12	39/女	多发性硬化	播散性	0.125	500～1000	无	3.5	+	–/–	培养阳性，复发
13	45/男	类风湿关节炎	播散性	≤0.032	500	无	4.5	+	ND	停药 6 个月
14	53/男	心脏移植，哮喘	局部（足）	0.25	500	无	3	NA	ND	因其他病死亡

注：NA，不可用；ND，未检出。

2005 年，Srinivasan 等[6]报道了 1 组（5 名患者）由龟分枝杆菌引起的全层角膜移植术后角膜炎的病例。所有供者的角膜均来自同一个角膜收集中心，追踪感染的来源地可能是一所特殊的眼收集中心。5 名患者（表 10-1-4）均用 7.5～8mm 的移植片进行角膜移植，这 5 个角膜组织移植物是从 4 名供者获取的。供者的年龄在 23～80 岁，于摘除手术 48 小时内取角膜、巩膜，在层流罩防护下于 MK 基质液内进行分离。患者在住院 5 天后进行角膜移植，所有患者用 0.3%氧氟沙星（4 次/日）和 0.1%地塞米松（6 次/日）滴眼，1 个月后，皮质类固醇逐渐减少到 3 次/日，抗生素持续应用 3 个月。在这 3 个月期间，每个月都进行复查，在发现感染症状前拆线取下移植片。

表 10-1-4　5 例患者的临床和微生物情况

编号	受者年龄（岁）	角膜移植原因	从移植到感染的时间	角膜炎位置	抗酸染色	培养	敏感性药物	移植前后视力	结果
1	22	斑状角膜营养不良	5 个月	患者移植物表面	阳性	NTM	阿米卡星庆大霉素	6/18，手动	移植失败，再次移植
2	57	假晶状体，大泡性角膜病变	3 个月	患者移植物表面（10～11 点）	阳性	NTM	阿米卡星庆大霉素	6/18，6/60	治愈
3	50	粘连性角膜白斑伴白内障	2 个月	患者组织（4～7 点）	阳性	NTM	阿米卡星庆大霉素	6/9，手动	移植失败，再次移植
4	40	粘连性角膜白斑	3 个月	患者组织（中心）	阳性	NTM	阿米卡星庆大霉素	6/9，手动	治愈
5	36	再次移植	2 个月	患者移植物表面（3～6 点）	阳性	NTM	阿米卡星庆大霉素	6/6，光感	移植失败，再次移植

注：NTM，非结核分枝杆菌。

龟分枝杆菌角膜炎的现代治疗大多推荐应用阿米卡星（10～20mg/ml），其他有效的抗生素包括环丙沙星、氧氟沙星、妥布霉素和头孢噻肟。

上述 5 名患者在 2～6 个月内发生角膜浸润，浸润主要发生在移植片结合部，4 名患者皮质类固醇用量逐渐减少，1 名患者（表 10-1-4 中 3 号）因有浸润但皮质类固醇剂量也逐渐减少。表 10-1-4 中 1 号患者被错误地诊断为类白喉杆菌，后来进行培养和抗酸染色，才被证实为非结核分枝杆菌。如果对角膜刮取的标本仅做革兰氏染色，就可能会做出错误的诊断。

角膜移植物污染的原因：作者发现，所有供者的角膜均是从简易的眼收集中心所取得，由于这些供者都是在家中死亡，眼摘除术是在供者各自的家中进行的，由注册医生凭借他们以往摘除眼的经验而进行操作。摘除后用湿的容器送到医院，检查无任何颜色改变。仅对 1 例可疑感染的病例进行了用拭子从供者的眼取标本或对角膜和巩膜边缘做培养，其他均未做常规处理。

病例：患者，女性，22 岁（表 10-1-4 中 1 号），在 10 点 11 点之间，有 3mm×3.5mm 的角膜浸润，关系到角膜供者和受者的组织，在进行全层角膜移植术 5 个月后，斑状角膜营养不良（图 10-1-2）。角膜移植物终

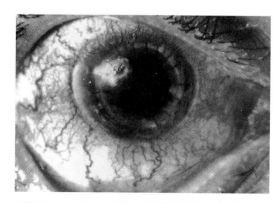

图 10-1-2　在 10 点和 11 点的位置出现角膜浸润

止并去除，经革兰氏染色发现革兰氏阳性杆菌，抗酸染色后部分抗酸，经培养生长了非结核分枝杆菌。局部用0.3%庆大霉素和1%阿米卡星滴注，经过2个月治疗浸润逐步治愈，结果为全层角膜移植失败。再次进行全层角膜移植术，3个月后完全治愈。

参 考 文 献

[1] Brown-Elliott BA，Wallace RJ. Clinical and taxonomic status of pathogenic nonpigmented or late-pigmenting rapidly growing mycobacteria. Clin Microbiol Rev，2002，15（4）：716-746.

[2] Brown BA，Wallace RJ，Onyi GO，et al. Activities of four Macrolides，including Clarithromycin，against *Mycobacterium fortuitum*，*Mycobacterium chelonae*，and *M. chelonae*-like organisms. Antimicrob Agents Chemother，1992，36（1）：180-184.

[3] Yang SC，Hsueh PR，Lai HC，et al. High prevalence of antimicrobial resistance in rapidly growing mycobacteria in Taiwan. Antimicrob Agents Chemother，2003，47（6）：1958-1962.

[4] Wallace RJ，Brown BA，Onyi GO. Skin，soft tissue，and bone infections due to *Mycobacterium chelonae chelonae*：importance of prior corticosteroid therapy，frequency of disseminated infections，and resistance to oral antimicrobials other than clarithromycin. J Infect Dis，1992，166（2）：405-412.

[5] Wallace RJ，Tanner D，Brennan PJ，et al. Clinical trial of Clarithromycin for cutaneous（disseminated）infection due to *Mycobacterium chelonae*. Ann Intern Med，1993，119（6）：482-486.

[6] Srinivasan M，Prajna L，Prajna NV. A cluster of cases of *Mycobacterium chelonei* keratitis following penetrating keratoplasty. Journal Infectious Disease，2005，53（1）：67-68.

第二节　脓肿分枝杆菌

脓肿分枝杆菌（*M. abscessus*）是社区和医院内感染的主要致病菌。与龟分枝杆菌相似，脓肿分枝杆菌可引起几种不同类型的社区感染，如社区获得性肺病和肺外感染，特别是手术伤口感染的暴发流行、注射后感染的暴发流行等。

一、生物学特性

脓肿分枝杆菌是快速生长的非结核分枝杆菌，原来属于龟分枝杆菌的一个亚种，即龟分枝杆菌脓肿亚种（*M. chelonae* subsp. *abscessus*），现在是一个独立的种，即脓肿分枝杆菌，其为抗酸性杆菌（图10-2-1）。菌落不产生色素，菌落光产色阴性，芳香硫酸酯酶（3天）阳性，硝酸盐还原阴性，铁离子吸收阴性（28℃），不利用甘露醇（28℃）、肌醇、枸橼酸盐（28℃）和山梨醇，不分解阿拉伯糖、木糖和卫茅醇，能耐受5%的氯化钠（28℃）而生长[1]。能在麦康凯琼脂（不含结晶紫，28℃）培养基

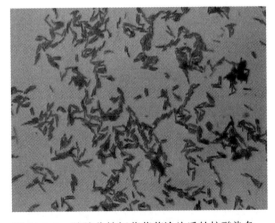

图 10-2-1　脓肿分枝杆菌菌落涂片后的抗酸染色，均为抗酸菌

上生长，能在含有 500μg/ml 的盐酸羟胺（$NH_2OH \cdot HCl$）的培养基中生长，在 45℃和 52℃不生长，能在含有 0.01%孔雀绿的培养基上生长，能在含有 0.01%派洛宁 B 的培养基上生长，酸性磷酸酶试验阳性，在含有 0.2%的苦味酸的培养基中能生长。尿囊素酰胺酶、苯甲酰胺酶、琥珀酰胺酶试验阴性[2]。部分具有代表性的临床分离株和脓肿分枝杆菌参考菌株（ATCC 1977）的生物学特性见表 10-2-1。

表 10-2-1　脓肿分枝杆菌的生物学特性

	参考菌株								
	（ATCC 1977）	9801	9802	9803	9808	9810	9827	9833	9841
PNB	+	+	+	+	+	+	+	+	+
28℃生长	+	+	+	+	+	+	+	+	+
35℃生长	+	+	+	+	+	+	+	+	+
45℃生长	−	−	−	−	−	−	−	−	−
光产色	−	−	−	−	−	−	−	−	−
暗产色	−	−	−	−	−	−	−	−	−
耐热触酶	+	+	+	+	+	+	+	+	+
麦康凯培养基生长	+	+	+	+	+	+	+	+	+
硝酸盐还原	−	−	−	−	−	−	−	−	−
耐热磷酸酶	−	−	−	−	−	−	−	−	−
铁吸收试验	−	−	−	−	−	−	−	−	−
5%NaCl	+	+	+	+	+	+	+	+	+
0.2%苦味酸	+	+	+	+	+	+	+	+	+
枸橼酸盐利用	−	−	−	−	−	−	−	−	−
胆盐琼脂	+	+	+	+	+	+	+	+	+
甘露醇利用	−	−	−	−	−	−	−	−	−
阿拉伯糖产酸	−	−	−	−	−	−	−	−	−
阿拉伯糖产酸	−	−	−	−	−	−	−	−	−
木糖产酸	−	−	−	−	−	−	−	−	−
卫茅醇产酸	−	−	−	−	−	−	−	−	−

二、对抗菌药物的敏感性

脓肿分枝杆菌是对大多数抗菌药物耐药的快速生长分枝杆菌，对抗菌药物的敏感性报道不一。

1992 年 Brown 等[3]报道了 24 株脓肿分枝杆菌对红霉素、克拉霉素、阿奇霉素和罗红霉素的敏感性（表 10-2-2）；他们还报道了 82 株脓肿分枝杆菌对红霉素、克拉霉素的敏感性。这些数据对治疗脓肿分枝杆菌引起的各种感染有参考价值。

表 10-2-2　24 株脓肿分枝杆菌对红霉素等抗菌药物的敏感性（单位：μg/ml）

抗菌药物	MIC 范围	MIC$_{50}$	MIC$_{90}$
红霉素	2.0～>8.0	8.0	>8.0
克拉霉素	≤0.063～1.0	0.125	0.25
阿奇霉素	0.125～>8.0	2.0	8.0
罗红霉素	0.125～>8.0	1.0	2.0

2003 年 Valera 等[4]报道了 92 株脓肿分枝杆菌对 15 种抗菌药物的敏感性（表 10-2-3）。

表 10-2-3　92 株脓肿分枝杆菌对 15 种抗菌药物的敏感性

抗菌药物	MIC 范围(μg/ml)	MIC$_{50}$（μg/ml）	MIC$_{90}$（μg/ml）	敏感率（%）	中介率（%）	耐药率（%）
阿米卡星	1～>128	8	8	96	0	4
妥布霉素	1～>32	8	16	27	42	30
头孢西丁	8～256	32	64	3	92	4
环丙沙星	0.25～>16	8	16	3	2	95
莫西沙星	0.06～32	8	16	8	11	82
加替沙星	0.06～32	8	16	7	17	76
左氧氟沙星	0.5～>64	16	64	2	2	96
克拉霉素	0.06～>64	1	8	79	10	11
阿奇霉素	0.25～>64	2	32	52	0	48
泰利霉素	0.5～>64	32	>64	–	–	–
多西环素	4～>32	>32	>32	0	8	92
亚胺培南	1～>64	8	16	12	70	18
美罗培南	8～>64	32	64	0	1	99
TMP-SMZ	2～>64	>64	>64	1	0	99
利奈唑胺	1～32	16	32	32	26	42

三、脓肿分枝杆菌感染

脓肿分枝杆菌可引起手术伤口感染，可散发，也可暴发流行。Wallace 等报道由脓肿分枝杆菌引起的手术伤口感染占临床肺外感染病例的 43%。乳房成形术、面部美容术、心脏手术、疫苗或药物注射、类固醇注射及其他各种手术，均可发生脓肿分枝杆菌感染。

（一）哥伦比亚和美国发生的注射后脓肿分枝杆菌感染暴发

1997 年，在哥伦比亚和美国发生了由脓肿分枝杆菌引起的注射后脓肿的暴发流行。在 350 名患者中，有 205 人发生了脓肿分枝杆菌感染，即由脓肿分枝杆菌引起了局部皮肤脓肿或蜂窝织炎的暴发。

1999 年，在美国发生了由脓肿分枝杆菌引起的注射后脓肿的另一次暴发流行[5]，主要是因为注射了肾上腺皮质提取物，140 人注射，87 人发病。

尽管脓肿分枝杆菌感染病例相对少见，但其发病比较严重。大多数病例发生在慢性免疫力低下、接受皮质类固醇治疗的患者，而且没有明显的侵入门户。多数发生在下肢，皮肤出现结节，患者感染播散少见，如菌血症和心内膜炎，但能发生局部感染，特别是透析患者。Bolan 等报道在路易斯安那的一个透析中心发生了 25 例脓肿分枝杆菌感染病例，并发现从透析用水和临床分离的细菌是相同的。

（二）深圳市某医院术后脓肿分枝杆菌感染暴发

1998 年 4～5 月，在深圳市某医院发生了一起由脓肿分枝杆菌引起的医院内手术后感染的暴发流行。原因是浸泡手术器械的消毒剂酸性强化戊二醛配制错误，导致妇产科和外科患者暴发脓肿分枝杆菌手术切口感染，在此期间共做手术 292 例，168 例发生了手术切口感染，感染率 57.5%。其中，妇产科手术 221 例，感染 139 例，感染率 62.9%，外科手术 71 例，感染 29 例，感染率 40.8%，经临床流行病学调查和细菌学鉴定证实致病菌为脓肿分枝杆菌[6]。

（三）河北省某诊所注射后脓肿分枝杆菌感染暴发

1998 年 8～10 月，河北省某个体诊所也发生了一起由脓肿分枝杆菌引起的医院内感染的暴发流行。有 34 人发生注射部位皮肤和软组织感染，溃烂化脓。病原学检查证实为脓肿分枝杆菌，是因无菌操作不规范所致。

（四）社区感染

脓肿分枝杆菌可引起肺病。根据 Griffith 等的报道，在得克萨斯参考实验室的 15 年间，从 146 例快速生长分枝杆菌相关性肺病分离的分枝杆菌中，脓肿分枝杆菌占 82%。脓肿分枝杆菌相关性肺病患者的基础疾病，包括支气管炎、囊性纤维化、胃食管动力障碍、结节病或结核病等。

2004 年 Tuchinda 等[7]报道了 4 例脓肿分枝杆菌感染的病例。Tuchinda 等对 1993 年 1 月至 2002 年 8 月间，6 名非结核分枝杆菌感染（NTMI）并发 Sweet 综合征的患者进行了回顾性研究，包括患者的临床表现、实验室检查、治疗、病程和转归等，Sweet 综合征的诊断是基于特有的皮肤损伤，包括急性疼痛和有明显分界的红斑、水肿斑块、丘疹或结节，组织病理学表现为非脉管炎性的皮肤中性白细胞浸润[8]。Tuchinda 等报道的 6 名患者（4 女，2 男，年龄 40～52 岁），随访 6 个月至 5 年 4 个月，这些患者的临床特性总结见表 10-2-4。

所有这些患者无 HIV 感染者。除 6 号患者为糖尿病患者外，其他患者无基础疾病。

表 10-2-4　6 名 Sweet 综合征与 NTMI 的临床资料

编号	性别	年龄（岁）	WBC 计数*/分类（N%）§	器官异常	致病菌	基础疾病	Sweet 综合征与 NTMI 活动的相关性
1	女	48	41.9/N 82%§	淋巴结，骨	龟/脓肿分枝杆菌群	无	NTMI 1 年后发展为 Sweet 综合征，第 1 次发作 6 个月又复发，NTMI 一直存在
2	男	40	17.1/N 67%	淋巴结，肝，关节	龟/脓肿分枝杆菌群	无	NTMI 6 周后发展为 Sweet 综合征，在 NTMI 中 6 次复发
3	男	49	39.2/N 78%	淋巴结	偶发分枝杆菌	无	NTMI 2 个月后发展为 Sweet 综合征，在 NTMI 中有 1 次复发
4	女	52	10.3/N 70%	淋巴结，眼	龟/脓肿分枝杆菌群	无	NTMI 2 个月后发展为 Sweet 综合征，在 NTMI 中 6 次复发，治疗 3 年 NTMI 痊愈
5	女	51	18.7/N 79%	淋巴结	龟/脓肿分枝杆菌群	无	NTMI 6 周后发展为 Sweet 综合征，NTMI 1 次复发
6	女	46	10.2/N 77%	淋巴结，肺，肝，脾	MAC，17 个月后，龟/脓肿分枝杆菌群	糖尿病	NTMI 2 个月后发展为 Sweet 综合征，NTMI 1.3 年后第 2 次复发，1.5 年后第 3 次复发，1.7 年后颈淋巴结扩大，培养发现龟/脓肿分枝杆菌群

注：*×1000/μl，§ 中性粒细胞百分数。

参 考 文 献

[1] Murray PR. Manual of Clinical Microbiology. 2 ed. Washington DC：Am. Society for Microbiology，2007.

[2] Holt JG. Bergey's Manual of Determinative Bacteriology. 9th ed. Philadelphia：Willams & Wilkins，1994.

[3] Brown BA，Wallace RJ，Onyi GO，et al. Activities of four macrolides，including clarithromycin，against *Mycobacterium fortuitum*，*Mycobacterium chelonae*，and *M. chelonae*-like organisms. Antimicrob Agents Chemother，1992，36（1）：180-184.

[4] Valera L，Gradelski E，Huczko E，et al. In vitro activity of a novel des-fluoro（6）quinolone，garenoxacin（BMS-284756），against rapidly growing mycobacteria and *Nocardia* isolates. J Antimicrob Chemother，2002，50：137-148.

[5] Galil K，Miller LA，Yakrus MA，et al. Abscesses due to mycobacterium abscessus linked to injection of unapproved alternative medication. Emerging Infectious Diseases，1999，5（5）：681-687.

[6] 翁坤荣，林战，李国祥，等. 168 例术后伤口龟分枝杆菌感染的治疗与随访观察. 中华结核和呼吸杂志，2004，27（5）：328-331.

[7] Tuchinda C，Puavilai S，Sathapatayavongs B，et al. Sweet's syndrome：a reaction to non-Tuberculous mycobacterial infections. J Med Assoc Thai 2004，87（5）：567-572.

[8] Su WP，Lin HN. Diagnostic criteria for Sweet's syndrome. Cutis，1986，37：167-174.

第三节　慢生黄分枝杆菌

非结核分枝杆菌（nontuberculous mycobacteria，NTM）是指结核分枝杆菌复合群（结核分枝杆菌、牛分枝杆菌、非洲分枝杆菌、田鼠分枝杆菌）和麻风分枝杆菌以外的其他分枝杆菌[1]。根据生长速度又分为快速生长分枝杆菌（3～7 天内生长出肉眼可见的菌落）和缓慢生长分枝杆菌（7 天以上可见生长者）[2]。慢生黄分枝杆菌是一种缓慢生长的非结核分枝杆菌。近年来由慢生黄分枝杆菌引起的人类感染逐渐增多，该菌不仅引起呼吸道感染，还可引起播散性感染等。目前国内尚无报道。

一、分类与生物学特性

慢生黄分枝杆菌（ *M. lentiflavum* ）是 1996 年由 Springer 等[3, 4]首次从呼吸道标本中分离出来的缓慢生长的产色分枝杆菌，具有缓慢生长和产生黄色素的特点，故命名为慢生黄分枝杆菌。

慢生黄分枝杆菌为杆状到球杆状的抗酸菌，不形成芽孢、荚膜或气中菌丝，标本接种到 L-J 培养基 3~4 周可见生长，形成产生金黄色色素的光滑型菌落。在 22℃和 37.8℃均能生长，在 45℃不生长。半定量触酶、耐热触酶和吡嗪酰胺酶反应不定，烟酸、硝酸盐还原、吐温水解、芳香硫酸脂酶和尿素酶试验阴性。对一般的抗结核药均耐药。其（菌株 439/93 ）DNA 的 G+C 含量为 66.8mol%，其分枝菌酸和细胞脂肪酸的谱型与其他分枝杆菌不同。慢生黄分枝杆菌能合成 α 分枝菌酸、α′分枝菌酸和酮基分枝菌酸。基于系统发育和 16S rRNA 测序，慢生黄分枝杆菌处于快速生长和缓慢生长分枝杆菌之间的位置，与猿分枝杆菌和日内瓦分枝杆菌密切相关。根据 DNA 的同源性研究可与其他分枝杆菌进行区分。模式株：ATCC 51985 (2186/92)，是从患者的脊椎关节盘炎标本中分离而来。

二、慢生黄分枝杆菌感染

慢生黄分枝杆菌可引起人类的多种感染，包括皮肤软组织感染、肺部感染等[5, 6]，也是颈部淋巴结炎[7]和播散性感染的致病菌。

2001 年 Niobe 等[8]报道了 1 例慢生黄分枝杆菌引起的艾滋病患者播散性感染的病例。

病例 1：患者，男性，49 岁，1989 年感染艾滋病，同性恋者。1996 年 10 月，因发热、咳嗽、气短和体重减轻而住院，$CD4^+$ 细胞计数 $0.04×10^9$/L，HIV RNA 水平为每毫升 33 000 拷贝。胸部 CT 扫描发现为肺间质综合征。3 次血培养接种 Septi-Chek AFB 培养基，支气管灌洗液接种罗氏培养基。4 周后，所有标本培养均生长了抗酸菌，后鉴定为慢生黄分枝杆菌。血培养的菌株对抗生素克拉霉素（MIC 1μg/ml）和利福布汀（MIC 0.12μg/ml）敏感，开始应用克拉霉素、利福布汀和乙胺丁醇治疗。4 个月后又用了抗病毒核苷类似物和蛋白抑制剂，7 个月后患者完全恢复。治疗 3、6、9 个月后 3 次血培养均阴性。3 年后患者死于心力衰竭。

2002 年，西班牙学者 Ibáñez 等也报道[9]了 1 例慢生黄分枝杆菌播散性感染的病例。患者为女性，52 岁，患有抗合成酶综合征，发生了慢生黄分枝杆菌播散性感染。

2005 年，Molteni 等[10]报道了 1 例慢生黄分枝杆菌肺部感染的病例，并总结了 14 例慢生黄分枝杆菌感染病例的临床情况。

病例 2：患者，女性，67 岁，早在 47 岁时患有结核病。于 2000 年 2 月因呼吸困难、咳痰、咯血、体重减轻和低热而住院。胸部 X 线片显示右肺上叶陈旧性结核，纤维化营养不良。痰涂片抗酸染色发现抗酸菌，培养生长了非结核分枝杆菌。开始用异烟肼、吡嗪酰胺、乙胺丁醇和利福平进行治疗 3 个月，无任何改进，抗酸菌也无变化。痰涂片和痰培养持久性非结核分枝杆菌阳性，只能解释为慢性非结核分枝杆菌定植，与真正的致病性损伤无关。患者没有继续进行治疗。2002 年 3 月，患者因咳痰、咯血、呼吸困难、发热和体重减轻而住院。X 线片和 CT 扫描显示胸部异常恶化，网状结节广泛播散，左肺中叶混浊。

痰涂片抗酸菌仍然阳性，但用 PCR 技术检测结核分枝杆菌和鸟分枝杆菌的 DNA 为阴性。分枝杆菌的常规培养生长了不能鉴定的暗产色的分枝杆菌。HIV 检测为阴性，用流式细胞仪检测淋巴细胞亚型结果为正常，用致死试验评价巨噬细胞活性而排除了慢性肉芽肿病的诊断。同时，对痰和支气管灌洗液进行了细菌和真菌（包括卡氏肺囊虫）培养，均未发现其他致病菌。血清学检测了肺炎衣原体、肺炎支原体和军团菌（包括尿液中的抗原），结果均为阴性。最终证明慢生黄分枝杆菌是本病的致病菌。

用琼脂稀释法进行抗生素敏感试验，结果表明该菌对克拉霉素、乙胺丁醇、异烟肼、链霉素、利福布汀、环丝氨酸和特立齐酮敏感，对利福平、阿米卡星、卡那霉素、吡嗪酰胺和氧氟沙星耐药。按照临床病史、细菌检测结果和对抗生素的敏感谱型，对患者开始应用克拉霉素，治疗 10 天后，患者不再发热，放射科检查证实有好转，临床情况有很大改善。

患者住院 2 个月后，通过高效液相色谱分析细胞壁分枝菌酸和 PCR 扩增 16S rRNA 基因片段测序分析，确定了慢生黄分枝杆菌感染的诊断。用克拉霉素治疗 3 个月后，患者完全康复，胸部 X 线片证实病情有很大改善。治疗 1 个月痰标本分枝杆菌检测阴性，但再一次检查则阳性。进一步用克拉霉素、乙胺丁醇、利福布汀和环丙沙星治疗，效果不明显。随访患者 3 年，患者间断咯血、呼吸困难，放射学检查仍然是广泛播散的网状结节病变，痰培养持续抗酸菌阳性。

慢生黄分枝杆菌是 1996 年首次报道的，是一种暗产色的缓慢生长的非结核分枝杆菌[11]。大多数菌株是偶然分离到的。

慢生黄分枝杆菌引起的感染仅有少数病例，近年来 14 例慢生黄分枝杆菌感染的病例均是来自欧洲的病例（表 10-3-1）。大多数慢生黄分枝杆菌是在婴幼儿颈部淋巴结炎标本中分离的，其他解剖部位很少分离到。慢生黄分枝杆菌肺部感染的病例仅发生在免疫力低下的患者。

表 10-3-1　14 例慢生黄分枝杆菌感染的临床特征

病例号	年龄	合并症	其他治疗	感染部位	抗生素敏感试验	抗分枝杆菌治疗	转归
1[12]	19 个月	无	无	颈部淋巴结	无	手术切除	痊愈
2[7]	42 个月	无	无	颈部淋巴结	无	手术切除	痊愈
3[7]	3 个月	无	无	颈部淋巴结	无	手术切除	痊愈
4[13]	6 岁	无	无	颈部淋巴结	ND	利福平/克拉霉素（3 周），手术切除	痊愈
5[13]	4 岁	ND	ND	颈部淋巴结	ND	异烟肼和利福平*，手术切除	痊愈
6[12]	4 岁	ND	ND	颈部淋巴结	ND	手术切除	痊愈
7[14]	3 岁	无	无	颈部淋巴结	ND	克拉霉素和乙胺丁醇（6 个月）	持续化脓
8	2 岁	抗合成酶综合征	皮质类固醇	肘关节滑液	耐药：异烟肼、利福平、链霉素、乙胺丁醇、吡嗪酰胺 敏感：环丝氨酸	异烟肼、利福平、乙胺丁醇、吡嗪酰胺*；夫西地酸、左氧氟沙星和克拉霉素	死亡
9[8]	49 岁	HIV 感染	HAART	血液和肺	敏感：克拉霉素、利福布汀	克拉霉素、利福布汀和乙胺丁醇（1 周）	痊愈

续表

病例号	年龄	合并症	其他治疗	感染部位	抗生素敏感试验	抗分枝杆菌治疗	转归
10[3]	85 岁	糖尿病	ND	胸和脊椎	ND	异烟肼、利福平、吡嗪酰胺（3 个月），异烟肼和利福平（6 个月）	好转
11[12]	58 岁	类风湿关节炎	皮质类固醇	肺	ND	异烟肼、利福布汀、乙胺丁醇和吡嗪酰胺（4 个月）	无变化
12[12]	61 岁	COPD、卵巢癌	反复化疗	肺	ND	利福平、异烟肼、吡嗪酰胺、利福布汀、乙胺丁醇、克拉霉素和环丙沙星*	无变化
13[12]	45 岁	HIV 感染、NHL	HAART	肝结节性损伤	ND	利福布汀、克拉霉素、乙胺丁醇、环丙沙星（2 个月）；利福布汀（4 个月）	痊愈
14[15]	70 岁	COPD、肺纤维化营养障碍	无	肺	耐药：异烟肼、链霉素、利福平、阿米卡星、卡那霉素、氧氟沙星 敏感：克拉霉素、乙胺丁醇、环丝氨酸、利福布汀和特立齐酮#	环丙沙星、异烟肼（1 个月）；异烟肼、吡嗪酰胺、乙胺丁醇、利福平（3 个月）；克拉霉素（3 个月）；克拉霉素、乙胺丁醇、利福布汀、环丙沙星（2 周）	无变化

注：HAART，高活性抗病毒治疗；COPD，慢性阻塞性肺疾病；NHL，非霍奇金淋巴瘤；ND，无资料。*治疗期间未检测。

2005 年荷兰学者 Buijtels 等[16]报道了 4 例慢生黄分枝杆菌感染的病例。

病例 3：患者，女性，67 岁，HIV 阴性，腹部左侧疼痛、肿胀，早在 1 个月前因带状疱疹而疼痛，腋窝淋巴结肿大，肝脾也增大，但胸部无异常。淋巴结活检和 2 次痰培养生长了慢生黄分枝杆菌。

病例 4：患者，女性，38 岁，HIV 阴性，早在 7 个月前开始发冷、寒战，腹胀，应用利尿药无效。WBC 计数 6200/mm³，嗜酸性细胞 18%，胸部 X 线片无异常。患者应用抗生素、驱肠虫药和利尿药治疗，并进行腹水引流。最后从腹水中培养出了慢生黄分枝杆菌。

病例 5：患者，女性，36 岁，HIV 阳性，发热、两下肢和颈部多发性皮肤脓肿，反复发作已 2 年。2 次痰培养，有 1 次生长了慢生黄分枝杆菌。

病例 6：患者，女性，35 岁，HIV 阴性，曾因咳嗽和左胸膜腔积液而住院。用阿莫西林治疗后症状改善。后来患者出现干咳和胸部疼痛，胸部 X 线片显示左侧胸膜腔积液和肺实变。胸腔积液培养生长了慢生黄分枝杆菌。患者应用利福平、异烟肼、吡嗪酰胺和乙胺丁醇治疗而痊愈。

2006 年，巴西学者 Suffys 等报道[17]了 2 例慢生黄分枝杆菌与鸟分枝杆菌复合体（*Mycobacterium avium* complex，MAC）混合感染病例。

2007 年，台湾学者林锯桓等报道[18]了 3 例慢生黄分枝杆菌肺部感染病例。

慢生黄分枝杆菌引起肺部感染仍属罕见，其临床症状及胸部 X 线片表现与肺结核相似。慢生黄分枝杆菌对一线抗结核药物通常耐药，如果抗生素敏感试验显示其对链霉素或卡那霉素敏感，则可用于治疗。但短期用药疗效不佳，至少应用 18～24 个月方有效。

三、分离培养与鉴定

慢生黄分枝杆菌可引起人类的各种感染，包括呼吸道感染、皮肤软组织感染等，可采取血液、痰、脓汁、支气管灌洗液等标本进行培养。血液标本接种 Septi-Chek AFB 培养基，脓汁、支气管灌洗液等接种 Lowenstein-Jensen 培养基。于 37℃进行培养，生长后可根据表型特性进行初步鉴定，并与相关分枝杆菌进行鉴别（表 10-3-2）。

表 10-3-2 慢生黄分枝杆菌与相关种别的鉴别[18]

	慢生黄分枝杆菌	格登分枝杆菌	蟾蜍分枝杆菌	瘰疬分枝杆菌	苏尔加分枝杆菌	微黄分枝杆菌	中庸分枝杆菌	波西米亚分枝杆菌ᵃ	塔斯康分枝杆菌
硝酸盐还原	−	−	−	−	+	+	−	−	+
触酶（45mm 以上）	V	+	−	+	+	+	V	−	−
吐温 80 水解	−	+	−	−	V	+	V	−	+
亚碲酸盐还原	V	−	V	V	V	V	+	−	V
芳香硫酸酯酶（3 天）	−	−	V	−	−	−	+	−	−
尿素酶	V	−	−	+	+	−	V	+	+
β-葡萄糖苷酶	−	−	−	−	−	−	−	−	−
氯化钠耐受	−	−	−	−	−	+	−	−	−
25℃生长	+	+	−	+	+	+	+	V	+
45℃生长	−	−	+	−	−	−	−	−	−

注：a 波西米亚分枝杆菌（M. bohemicum）。

对未知菌株必须鉴定到种的水平，如果按照上述表型鉴定有困难，必要时要进行基因鉴定[19, 20]，可应用显色法芯片技术快速鉴定分枝杆菌，也可应用遗传学分类鉴定方法，如 DNA-DNA 杂交和 16S rDNA 基因序列分析，可进一步提高菌株鉴定的准确性。

参 考 文 献

[1] 中华医学会结核病学分会. 非结核分枝杆菌病诊断与处理指南. 中华结核和呼吸杂志，2000，23（11）：650-653.

[2] 闫国蕊，苏保亮. 结核病细菌学检验技术. 郑州：郑州大学出版社，2001.

[3] Springer B，Wu WK，Bodmer T，et al. Isolation and characterization of a unique group of slowly growing mycobacteria：description of *Mycobacterium lentiflavum* sp. nov. J Clin Microbiol，1996，34（5）：1100-1107.

[4] 杨瑞馨，陶天申. 细菌名称英解汉译词典. 北京：军事医学科学出版社，2000.

[5] 刘锡光. 现代诊断微生物学. 北京：人民卫生出版社，2002.

[6] Murray PR，Baron E. Manual of Clinical Microbiology. 8th ed. Washington DC：Am. Society for Microbiolgy，2003.

[7] Haase GH，Kentrup H，Spkopnik B，et al. *Mycobacterium lentiflavum*：an etiologic agent of cervical lymphadenitis. Clin Infect Dis，1997，25：1245-1246.

[8] Niobe CN，Bebear CM，Clerc M，et al. Disseminated *Mycobacterium lentiflavum* infection in a human immunodeficiency virus-infected patient. J Clin Microbiol，2001，39（5）：2030-2032.

[9] Ibáñez R，Serrano-Heranz R，Jiménez-Palop M，et al. Disseminated infection caused by slow-growing mycobacterium lentiflavum. Eur J Clin Microbiol Infect Dis，2002，21：691-692.

[10] Molteni C，Gazzola L，Cesari M，et al.*Mycobacterium lentiflavum* infection in immunocompetent patient. Emerging Infectious Diseases，2005，11（1）：119-122.

[11] Forbes BA，Sahm DF，Weissfeld AS. Bailey & Scott's Diagnostic Microbiology. 11th ed. St. louis：Mosby，2002.

[12] Springer B，Wu WK，Bodmer T，et al. Isolation and characterization of a unique group of slowly growing mycobacteria：description of *Mycobacterium lentiflavum* sp. nov. J Clin Microbiol，1996，34：1100-1107.

[13] Tortoli E，Piersimoni C，Kirschner P，et al. Characterization of mycobacteria isolates phylogenetically related to，but different from *Mycobacterium simiae*. J Clin Microbiol，1997，35：697-702.

[14] Cabria F，Torres MV，Garcia-Cia JI，et al. Cervical lymphadenitis caused by *Mycobacterium lentiflavum*. Pediatr Infect Dis，2002，21：574-575.

[15] Uria MJ，Garcia J，Menendez JJ，et al. *Mycobacterium lentiflavum* infection：case history and review of the medical literature. Enferm Infecc Microbiol Clin，2003，21：274-275.

[16] Buijtels PC，Petit PL，Verbrugh HA，et al. Isolation of nontuberculous mycobacteria in Zambia：eight case reports. Joural of Clinical Microbiology，2005，43（12）：6020-6026.

[17] Suffys P，Rocha AS，Brandao A，et al. Detection of mixed infections with *Mycobacterium lentiflavum* and *Mycobacterium avium* by molecular genotyping methods. J Med Microbiol，2006，55：127-131.

[18] 林锯桓，谢孟哲，林进国，等. 由慢生黄分枝杆菌引起肺部感染 1 例报告. 胸腔医学，2007，22（5）：355-360.

[19] Tortoli E，Kroppenstedt RM，BartolonI A. *Mycobacterium tusciae* sp. nov. Intern J Syst Bacteriol，1999，49：1839-1844.

[20] 赵源，胡忠义，景奉香，等. 显色法芯片技术快速鉴定分枝杆菌菌种. 中国医药生物技术，2007，2（6）：422-427.

第四节　耻垢分枝杆菌

一、分类

耻垢分枝杆菌（*M. smegmatis*）与龟分枝杆菌、偶发分枝杆菌一样，均为快速生长的分枝杆菌。近年来由龟分枝杆菌、偶发分枝杆菌引起的感染的暴发流行在国内也有许多报道[1-3]，但由耻垢分枝杆菌引起人类感染尚无报道。Wallace 等[4]报道了耻垢分枝杆菌引起的人类的各种感染。从澳大利亚和美国南方分离出 22 株耻垢分枝杆菌，其中 19 株从患者皮肤、软组织中分离而来，11 名患者结合体外药物敏感试验结果而治愈。

耻垢分枝杆菌的早期分类只限于表型特性。1999 年后耻垢分枝杆菌的分类发生了很大变化，又增加了 2 个新种，即顾德分枝杆菌（*M. goodii*）和沃林斯基分枝杆菌（*M. wolinskyi*）[5,6]。

1999 年 Brown 等[7]对 71 株耻垢分枝杆菌的研究证明,可将耻垢分枝杆菌分成 3 个群，第 1 群为 35 株（49%），第 2 群为 28 株（39%），第 3 群为 8 株（11%）。第 2 和第 3 群常与创伤或手术后伤口感染有关(包括骨髓炎等)，对阿米卡星、亚胺培南和四环素敏感，对克拉霉素有不同程度的耐药。对于妥布霉素，第 1 群敏感，第 2 群中度耐药，第 3 群耐药。

这 3 个菌群的生理、生化特性相似，但用高效液相色谱测定其分枝菌酸不同，用 PCR 检测 *hsp-65* 基因 439bp 片段的限制性内切酶谱也不同。用 16S rRNA 测序、DNA-DNA 杂交等检测后建议：第 2 群菌株称为顾德分枝杆菌，模式株为 ATCC 700504^T；第 3 群菌株为沃林斯基分枝杆菌，模式株为 ATCC 700010^T。其地理分布很广，美国、澳大利亚、俄罗斯、加拿大和瑞士等地均有报道。

二、生物学特性

1. 耻垢分枝杆菌 此菌是快速生长的分枝杆菌，从耻垢中分离而来，为抗酸杆菌，在鸡蛋培养基上经 2～4 天培养可形成粗糙型菌落，有时不产生色素，或为乳白色的光滑型菌落。

2. 沃林斯基分枝杆菌 此菌于 1999 年正式命名[7]，是以细菌学家 Emanuel Wolinsky 的名字来命名的，因其在非结核分枝杆菌研究方面做出了重要贡献。沃林斯基分枝杆菌为革兰氏阳性抗酸杆菌，在 7H10 和胰酶大豆汤琼脂培养基上，经 2～4 天培养可形成光滑至黏液样的菌落，不产生色素，在 30℃、35℃和 45℃均能生长，能在无结晶紫麦康凯琼脂和含 5% NaCl 的培养基中生长。芳香硫酸酯酶试验（3 天）阴性，摄入铁和硝酸盐还原试验阳性。68℃触酶试验阳性，100%的菌株可利用 D-山梨醇、肌醇、D-甘露醇和 L-鼠李糖作为唯一碳源；88%的菌株可利用 D-半乳糖和海藻糖作为唯一碳源；50%～63%的菌株可利用 L-阿拉伯糖、D-木糖和枸橼酸盐作为唯一碳源。其模式株半乳糖、阿拉伯糖、海藻糖、木糖和枸橼酸盐阳性。对阿米卡星和 SMZ 敏感，对多西环素和环丙沙星中介，对头孢美他唑、头孢西丁、氯霉素和克拉霉素敏感性不定，对异烟肼、利福平和妥布霉素耐药。

3. 顾德分枝杆菌 此菌于 1999 年正式命名，是以细菌学家 Robert Good 的名字来命名的，因其在分枝杆菌研究方面做出了重要贡献。为黏液样菌落，78%的菌株在培养 10～14 天后产生黄色到橘黄色的色素，在 30℃、35℃和 45℃均能生长，能在无结晶紫麦康凯琼脂和含 5% NaCl 的培养基中生长，芳香硫酸酯酶试验（3 天）阴性，摄入铁和硝酸盐还原试验阳性。68℃触酶试验阳性，95%～100%的菌株可利用 L-阿拉伯糖、D-山梨醇、肌醇、D-甘露醇、木糖和 L-鼠李糖作为唯一碳源；11%～33% 的菌株可利用 D-半乳糖和（或）海藻糖作为唯一碳源。对阿米卡星、乙胺丁醇、SMZ 敏感，对多西环素、妥布霉素和环丙沙星中介，对头孢美他唑、头孢西丁和克拉霉素敏感性不定，对异烟肼和利福平耐药。

三、对抗菌药物的敏感性

2002 年 Valera 等报道了 6 株耻垢分枝杆菌对 8 种抗菌药物的敏感性，结果表明耻垢分枝杆菌除对克拉霉素耐药外，对加林沙星、环丙沙星、多西环素、利奈唑酮和亚胺培南等大多数抗菌药物敏感。1999 年 Brown 等[7]报道了 28 株顾德分枝杆菌和 8 株沃林斯基分枝杆菌对 9 种抗菌药物的敏感性，其结果见表 10-4-1。另外，这两种分枝杆菌对乙胺丁醇（5μg/ml）敏感，对利福平（25μg/ml）和异烟肼（10μg/ml）耐药。

表 10-4-1　9 种抗菌药物对顾德分枝杆菌和沃林斯基分枝杆菌的 MIC

抗菌药物	顾德分枝杆菌				沃林斯基分枝杆菌			
	菌株数	MIC 范围（μg/ml）	MIC50（μg/ml）	MIC90（μg/ml）	菌株数	MIC 范围（μg/ml）	MIC50（μg/ml）	MIC90（μg/ml）
阿米卡星	28	≤0.25～4	0.5	≤1	8	2～16	2	16
妥布霉素	28	≤0.5～8	2	8	8	>16～>32	>32	>32
多西环素	28	≤0.25～1	≤0.25	≤1	8	0.5～4	1	4
克拉霉素	17	≤0.25～>128	32	>128	8	8～>64	>16	64
亚胺培南	28	≤0.5～8	2	8	8	2～8	4	8
头孢西丁	28	≤8～>256	64	>256	8	16～128	32	64
头孢美唑	22	≤2～>128	32	>128	8	16～32	16	32
环丙沙星	28	≤0.063～1	0.25	0.5	8	0.25～2	1	2
磺胺甲噁唑	28	≤1～8	≤1	8	8	≤1～4	≤1	4

四、耻垢分枝杆菌群感染

1. 耻垢分枝杆菌感染　耻垢分枝杆菌群可引起导管相关性败血症、起搏器部位感染、骨髓炎、心脏手术后伤口感染、整形和美容手术后感染等。1993 年 Newton 等报道了 2 例创伤后由耻垢分枝杆菌引起的皮肤、软组织感染并形成慢性蜂窝织炎的病例，经清创术和植皮后而痊愈。

1994 年 Lin 等[8]报道了 1 例放射状角膜切开术后发生耻垢分枝杆菌性角膜炎的病例。

病例 1：患者，女性，42 岁，左眼进行了放射状角膜切开术，术后发生了角膜溃疡。涂片发现许多抗酸菌，经细菌培养生长了耻垢分枝杆菌。这株耻垢分枝杆菌对所有抗结核药耐药，开始治疗时用阿米卡星和卡那霉素，但 1 个月后复发。后改为局部用阿米卡星和氧氟沙星联合治疗而治愈，作者指出，这是第一例由耻垢分枝杆菌引起的角膜炎病例。

1997 年 Pennekamp 等[9]报道了 1 例因面部整容而发生了耻垢分枝杆菌感染的病例。

病例 2：患者，女性，35 岁，HIV 阴性，面部整容后发生了绿脓杆菌感染，尽管用环丙沙星治疗，感染依然存在。进行细菌学检查发现有耻垢分枝杆菌，用环丙沙星、多西环素和阿米卡星进行联合治疗，未进行手术，经过较长时间的治疗患者病情慢慢好转。但 6 个月后复发，最后进行局部治疗而痊愈。作者指出，耻垢分枝杆菌感染可能是手术中发生液体污染，或是开放的伤口应用液体乳剂所致。

1997 年 Pierre-Audigier 等[10]报道了 1 例由耻垢分枝杆菌引起的致死性播散性感染的病例。

病例 3：患者，女性，直到 6 岁其致病菌才被鉴定为耻垢分枝杆菌。患者从 3 岁开始病情不断恶化，到 8 岁时，虽经抗分枝杆菌药物治疗，最终死亡。免疫学检查发现为先天性 γ-干扰素 1 型受体缺陷，为免疫力低下患者。

1998 年 Skiest 和 Levi[11]报道了 1 例由耻垢分枝杆菌引起的导管相关性菌血症的病例。

病例 4：患者，女性，39 岁，1995 年诊断为右肩胛骨成骨细胞肉瘤（ⅡB 期），为进行化疗，在左锁骨下静脉留置一中心静脉导管以输入异环磷酰胺、美司钠、多柔比星、顺铂和甲氨蝶呤等抗肿瘤或保护尿路药物。患者能耐受化疗药物，治疗后肿块缩小。1995 年12 月，患者因出现贫血而住院，并输入红细胞。入院后，无任何症状，查体除口表体温约39.1℃外，其他均在正常范围之内。留置导管部位和皮下无红斑、无排脓、无触痛或硬结。血细胞比容 28.2%，WBC 计数 12.6×10^9/L，中性粒细胞 91%，淋巴细胞 5%，单核细胞1%。推测为导管相关性败血症，用万古霉素进行经验治疗。

常规血培养生长了粪肠球菌（2 次培养，1 次阳性）和耻垢分枝杆菌（2 次培养，1 次阳性）。拔除导管，导管尖半定量培养生长了粪肠球菌 15 个菌落和耻垢分枝杆菌 15 个菌落。静脉内给予青霉素和庆大霉素，口服克拉霉素（500mg/d，分 2 次）和环丙沙星（500mg/d，分 2 次）。患者迅速退热。出院后，继续静脉内输入青霉素和庆大霉素 10 天，口服克拉霉素和环丙沙星。在得克萨斯大学健康中心分枝杆菌实验室进行药物敏感试验，该耻垢分枝杆菌对阿米卡星、头孢西丁、环丙沙星、多西环素、亚胺培南、卡那霉素、米诺环素、氧氟沙星、磺胺甲噁唑、磺胺异噁唑和妥布霉素敏感，对阿奇霉素中介，对头孢美唑、克拉霉素和红霉素耐药。1 个月后，用多西环素（100mg/d，分 2 次）代替克拉霉素，后用多西环素和环丙沙星 2 个月。继续在左锁骨下静脉留置一中心静脉导管接受化疗。在最初导管感染 6 个月后，患者无发热，也无其他症状，第一次导管部位感染症状消失。

2004 年 Ergan 等[12]报道了 1 例耻垢分枝杆菌性肺炎病例。

2. 顾德分枝杆菌感染 顾德分枝杆菌是耻垢分枝杆菌群中第二常见的种别，其分枝菌酸谱型与耻垢分枝杆菌和沃林斯基分枝杆菌不同，用琼脂扩散法测定，此菌对妥布霉素中度敏感。

顾德分枝杆菌可引起人类的导管相关性败血症、起搏器部位感染、外伤后骨髓炎、蜂窝织炎、心脏手术后伤口感染、隆胸术后感染、慢性肉芽肿等。此类感染大多为散发型。

1999 年 Brown 等[7]收集了 1988～1993 年报道的 28 例顾德分枝杆菌感染患者的病例，从中分离出 28 株顾德分枝杆菌。从地理分布看，得克萨斯 8 例，加利福尼亚 4 例，其余分布在佛罗里达、明尼苏达以及澳大利亚和俄罗斯等地。这 28 例患者中有诊断不明的4 例，明确诊断的 24 例（男性 15 例，女性 9 例）。24 例的年龄范围是 12～91 岁，平均年龄为 40.26 岁。有社区获得性伤口或骨感染者 12 例（骨髓炎和蜂窝织炎等）、医院感染者6 例（起搏器部位感染、导管相关性败血症、乳房成形术感染和心血管分流术感染）、呼吸道疾病者 6 例（脂质性肺炎、坏死性肉芽肿肺炎）。

2001 年 Friedman 和 Sexton[13]报道了 1 例由顾德分枝杆菌引起滑囊炎的病例。

病例 5：患者，男性，60 岁，既往患高血压、骨关节炎、2 型糖尿病。患者无诱因地发生了右鹰嘴滑囊炎，开始用囊内注射类固醇治疗，并短时间用环丙沙星经验治疗。因疼痛和肿胀依然存在，于 1999 年 7 月 26 日进行了右鹰嘴黏液囊切除术，切除的组织经革兰氏染色有少数 WBC，但无细菌。经病理检查为炎症，偶尔有多核巨细胞。患者手术后从切口边缘有脓液流出，手术 5 周后，抽出脓液并经革兰氏染色证实有 WBC，但无细菌，然而涂片发现了抗酸杆菌。经 Middlebrook 培养基传代培养，3 天内生长了光滑型、无色素的菌落，经得克萨斯大学鉴定为顾德分枝杆菌。此菌对阿米卡星、环丙沙星、多西环素、亚胺培南、卡那霉素、米诺环素、氧氟沙星、SMZ、妥布霉素和多黏菌素 B 敏感，对头孢西丁中介，对克拉霉素耐药。手术 8 周后仍然流脓，1999 年 9 月 15 日开始口服多西环素（100mg/d，分 2 次）和环丙沙星（500mg/d，分 2 次），治疗 1 周后从切口流出的脓液减少，6 周后痊愈。治疗继续到 1999 年 12 月 2 日，直到 2000 年 2 月患者所有的临床感染症状消失。

五、分离培养与鉴定

耻垢分枝杆菌群的各菌种可用改良罗氏培养基或变色液体培养基[16]进行培养，也可用血琼脂平板进行分离培养。耻垢分枝杆菌具有快速生长分枝杆菌的特性，是潜在的致病菌。鉴定时首先应按《Bergey 鉴定细菌学手册》确定为分枝杆菌属的细菌，再按生长速度确定为快速生长分枝杆菌，并与相关的快速生长分枝杆菌中常见的种别进行鉴别（表10-4-2）。然后，按表 10-4-3 所列项目进行种间鉴别。必要时要用分子生物学方法进行鉴定。

表 10-4-2　临床常见的主要快速生长分枝杆菌的鉴别

复合群或种名	曾用名称	色素	芳香硫酸酯酶	硝酸盐还原	铁利用	甘露醇利用	肌醇利用	枸橼酸盐利用	山梨醇利用	5%氯化钠	PRA（hsp65）
脓肿分枝杆菌	龟分枝杆菌脓肿亚种	−	+	−	−	−	−	−	−	+	+
龟分枝杆菌	龟分枝杆菌龟亚种	−	+	−	−	−	−	+	−	−	+
致免疫分枝杆菌	致免疫分枝杆菌	−	+	+	+	−	−	−	−	−	+
偶发分枝杆菌	偶发分枝杆菌偶发生物变种	−	+	+	+	−	−	+	−	+	+
外来分枝杆菌（1型）	偶发分枝杆菌外来生物变种 a	−	+	+	+	+	−	+	−	+	+
外来分枝杆菌（2型）	偶发分枝杆菌外来生物变种 b	−	+	+	+	−	−	+	−	+	+
偶发分枝杆菌第三生物变种#											
休斯敦分枝杆菌*（山梨醇阳性）		−	+	+	+	+	+	+	+	+	−
邦克分枝杆菌**（山梨醇阴性）		−	+	+	+	+	+	+	−	+	−
产黏液分枝杆菌		−	+	+/−	−	+	−	+	−	−	+
耻垢分枝杆菌	耻垢分枝杆菌	+/−	−	+	+	+	+	+/−	+	+	+
沃林斯基分枝杆菌	耻垢分枝杆菌	−	−	+	+	+	+	+/−	+	+	+
顾德分枝杆菌	耻垢分枝杆菌	+/−	−	+	+	+	+	+/−	+	+	+

注：#偶发分枝杆菌第三生物变种复合群；*休斯敦分枝杆菌（M. houstonense）；**邦克分枝杆菌（M. bonickei）。+，阳性；−，阴性。

表 10-4-3　耻垢分枝杆菌群 3 个种的鉴别

	芳香硫酸酯酶（3 天）	半定量触酶（mm）	68℃触酶	硝酸盐还原	吐温 80 水解	尿素水解	色素	42℃生长	麦康凯培养基生长
顾德分枝杆菌	−	<45	−	+	N	N	−	+	+
耻垢分枝杆菌	−	>45	−	+	+	−	−	+	−
沃林斯基分枝杆菌	−	<45	+	+	N	N	N	−	+

注：+，阳性；−，阴性。N，无资料。

参 考 文 献

[1] 熊礼宽，杨应周，庄玉辉. 龟分枝杆菌感染的实验室诊断. 中华检验医学杂志，2000，23：183-185.

[2] 刘维伦，王大雄，王北宁，等. 偶发分枝杆菌引起左臀感染 1 例. 中华医学检验杂志，1998，21：8.

[3] 侯晓娜，苏跃新，胡月芬，等. 偶发分枝杆菌败血症一例. 中华检验医学杂志，1994，17：315.

[4] Wallace RJ，Nash DR，Tsukamura M，et al. Human disease due to *Mycobacterium smegmatis*. J Infect Dis，1988，158：52-59.

[5] Brown-Elliott BA，Jr Wallace RJ. Clinical and taxonomic status of pathogenic nonpigmented or late-pigmenting rapidly growing mycobacteria. Clin Microbiol Rev，2002，15：716-746.

[6] Tortoli E. Impact of genotypic studies on mycobacterial taxonomy：the new mycobacteria of the 1990s. Clin Microbiol Rev，2003，16（2）：319-354.

[7] Brown BA，Springer B，Steingrube VA，et al. *Mycobacterium wolinskyi* sp. nov. and *Mycobacterium goodii* sp. nov.，two new rapidly growing species related to *Mycobacterium smegmatis* and associated with human wound infections：a cooperative study from the International Working Group on Mycobacterial Taxonomy. Int J Syst Bacteriol，1999，49：1493-1511.

[8] Lin JC，Sheu MM，Yang IJ. *Mycobacterium smegmatis* keratitis after radial keratotomy—a case report. Gaoxiong Yi Xue Ke Xue Za Zhi，1994，10：267-271.

[9] Pennekamp A，Pfyffer GE，Wuest J，et al. *Mycobacterium smegmatis* infection in a healthy woman following a facelift：case report and review of the literature. Ann Plast Surg，1997，39：80-83.

[10] Pierre-Audigier C，Jouanguy E，Lamhamedi S，et al. Fatal disseminated *Mycobacterium smegmatis* infection in a child with inherited interferon gamma receptor deficiency. Clin Infect Dis，1997，24：982-984.

[11] Skiest DJ，Levi ME. Catheter-related bacteremia due to *Mycobacterium smegmatis*. South Med J，1998，91：36-37.

[12] Ergan B，Coplu L，Alp A，et al. *Mycobacterium smegmatis* pneumonia. Respirology，2004，9：283-285.

[13] Friedman ND，Sexton DJ. Bursitis due to *Mycobacterium goodii*，a recently described，rapidly growing *Mycobacterium*. J Clin Microbiol，2001，39：404-405.

[14] 熊礼宽，杨应周，黄祎，等. 一种新型快速检出分枝杆菌变色液体培养基的评价. 中华检验医学杂志，2001，24：49.

[15] Forbes BA，Sahm DF，Weissfeld AS. Bailey & Scott's Diagnostic Microbiology. 11th ed. St. Louis：Mosby，2002.

[16] Murray PR，Baron EJ，Jorgensen JH，et al. Manual of Clinical Microbiology. 8th ed. Washington DC：American Society for Microbiology，2003.

第五节　嗜血分枝杆菌

嗜血分枝杆菌是非结核分枝杆菌之一，1978 年 Sompolinsky 等[1]首次从以色列的一名霍奇金淋巴瘤患者的皮肤肉芽肿和皮下脓肿的脓液标本中分离所得。

一、分类及生物学特性

2001 年出版的《Bergey 系统细菌学手册》（第 2 版）[2]，将分枝杆菌属分类为放线菌纲第 5 亚纲（放线菌亚纲）的第 1 目（放线菌目）、第 7 亚目（棒状杆菌亚目）第 4 科（分枝杆菌科）的第 1 属。在分枝杆菌属内分为缓慢生长分枝杆菌和快速生长分枝杆菌两大类，嗜血分枝杆菌属于缓慢生长分枝杆菌[3]。

嗜血分枝杆菌菌细胞短而弯曲，抗酸性强，此菌对营养要求较高，在缓慢生长分枝杆菌所具有的一般生理、生化特性，嗜血分枝杆菌只有几项为阳性；生化反应不活跃，触酶试验阴性或弱阳性，不水解吐温 80，尿素酶试验阴性，烟酰胺酶和吡嗪酰胺酶试验阳性是鉴定嗜血分枝杆菌的反应[4]。嗜血分枝杆菌是分枝杆菌属中唯一的需氯化血红素和其他铁源生长的菌种。其适宜生长温度为 28～32℃，某些菌株可在 20℃生长，而在 37℃生长不良或不生长；由于嗜血分枝杆菌的生长需要铁[5]，低温更适宜其生长。含 10% CO_2 的环境可刺激其生长。在鸡蛋培养基或 7H10 琼脂（用氯化血红素或在培养基表面放 1 条 X-因子条）上，经 32℃培养 2～4 周可生长出光滑型或粗糙型菌落，不产生色素，即使暴露于光线下也不产生色素。

巧克力琼脂、5%羊血哥伦比亚琼脂、Mueller-Hinton 琼脂（用 Fildes 辅助物）或含有 2%柠檬酸铁的罗氏培养基均适合这种细菌生长。McBride 等报道采用 Casman 血琼脂基础培养基加入 5%羊血和结晶紫（5mg/ml）分离嗜血分枝杆菌可获得成功[6]。

二、对抗菌药物的敏感性

1993 年 Bernard 等[7]报道了从 12 名患者中分离的 17 株嗜血分枝杆菌，用微量肉汤稀释法测定了嗜血分枝杆菌对 16 种抗菌药物的最低抑菌浓度（MIC），结果表明乙胺丁醇、乙硫异烟胺、四环素、头孢西丁和复方新诺明对嗜血分枝杆菌无抗菌活性。其他 11 种抗菌药物的敏感性见表 10-5-1。异烟肼的抗菌活性很弱，$MIC_{90}>32\mu g/ml$；3 种氟喹诺酮类药物对 17 株嗜血分枝杆菌有中等活性；克拉霉素的抗菌效果最好，$MIC_{90}\leqslant0.25\mu g/ml$。上述测定结果对治疗嗜血分枝杆菌感染具有一定的参考价值。

表 10-5-1　17 株嗜血分枝杆菌对 11 种抗菌药物的敏感性

抗菌药物	MIC 范围（μg/ml）	MIC_{50}（μg/ml）	MIC_{90}（μg/ml）
利福布汀	≤0.03～0.06	≤0.03	≤0.03
利福平	0.5～2	0.5	1
克拉霉素	≤0.25～0.5	≤0.25	≤0.25
红霉素	2～4	2	4
阿奇霉素	2～16	4	8
氯法齐明	0.5～4	2	2
阿米卡星	2～8	4	4
环丙沙星	1～8	2	8
氧氟沙星	2～8	4	8
斯帕沙星	0.5～4	2	4
异烟肼	4～>32	8	>32

三、嗜血分枝杆菌感染

1979～1983 年共报道了 10 例嗜血分枝杆菌感染的病例[8]。其中，8 例为女性，均为肾移植患者，年龄在 32～58 岁，7 人来自澳大利亚[9, 10]，1 人来自美国[11]。另 2 例非肾移植患者，1 人来自澳大利亚，为 58 岁的男性淋巴瘤患者[9]，另 1 人为 1 岁的下颌下淋巴结炎患儿[12]。1985 年，在欧洲从 1 名 48 岁的巨细胞病毒感染的肾移植男性患者中分离出嗜血分枝杆菌[13]。1987～1988 年，从 3 名艾滋病患者中也分离出嗜血分枝杆菌，1 名来自纽约，2 名来自马里兰[14, 15]。

(一) 临床特征及治疗

嗜血分枝杆菌感染其临床表现包括结节性皮肤损伤，胸部、面部和腹部的感染性损伤[1, 13]，溃疡表现为干酪性炎症，且滑膜液培养阳性，多发性红斑皮肤损伤，以及化脓性下颌下淋巴结炎。皮肤损伤通常呈播散性，而且常累及四肢。在损伤处可找到抗酸菌，并显示坏死、多核细胞浸润，以及朗汉斯巨细胞。1990 年前以色列、澳大利亚、美国和法国报道了 17 例嗜血分枝杆菌感染的病例，至 1993 年 2 月共报道了 22 例人类嗜血分枝杆菌感染的病例，大部分感染累及皮肤和皮下组织，疼痛性的皮下结节、肿胀后溃疡和排脓的窦道为常见临床表现。Rogers 等报道，艾滋病患者的嗜血分枝杆菌播散性感染的皮肤损伤是多发性的，可累及上肢、手和足部。在报道的 13 例嗜血分枝杆菌感染患者中，临床表现包括播散性皮肤损伤，菌血症，骨、关节、淋巴结和肺部疾病。作者认为，从免疫功能损害患者中获得的标本，在常规培养条件下不能分离出分枝杆菌，或在涂片上见到抗酸杆菌时，应考虑为嗜血分枝杆菌[15]。

1996 年 Saubolle[16]总结了 1995 年 9 月前报道的 64 例嗜血分枝杆菌感染病例（表 10-5-2）。

表 10-5-2 **64 例嗜血分枝杆菌感染患者的基础疾病**

基础疾病或情况	病例数	报道年份
淋巴瘤	4	1978
肾移植	8	1976
艾滋病	29	1987
小儿	9	1981
骨髓移植	5	1991
类风湿关节炎	3	1994
冠状动脉分流术	1	1991
心脏移植	2	1983
骨髓再生不良	1	1994
克罗恩病	1	1996
艾滋病和肾移植	1	1996

治疗：皮肤损伤需要几个月或几年才能痊愈。病情好转是由于药物的作用，还是由于患者免疫功能的改善尚不清楚。已采取链霉素、乙胺丁醇、异烟肼、对氨基水杨酸钠、利福平、乙硫异烟胺和吡嗪酰胺的各种联合方案应用于治疗[17]，其中有 1 例患者是由于减少了免疫抑制剂的剂量而痊愈。大多数报道证明嗜血分枝杆菌对利福平和（或）对氨基水杨酸钠敏感，对异烟肼、链霉素、乙胺丁醇、乙硫异烟胺和吡嗪酰胺耐药。手术切除后患者可恢复较快。

（二）病例报告

1990 年 Thibert 等[18]报道了加拿大的 2 例嗜血分枝杆菌感染的病例。

病例 1：患者，男性，55 岁，同性恋者，艾滋病患者（并发卡波西肉瘤和隐球菌性脑膜炎），1986 年 11 月住院。左腿胫骨前软组织肿胀、溃疡，脓液培养生长了嗜血分枝杆菌，常规培养阴性。至 1987 年 8 月，9 个多月的时间，从脓肿标本中 4 次分离出嗜血分枝杆菌，包括患者的右手、腿部、右眼玻璃体和淋巴结活检标本。

病例 2：患者，女性，3 岁，因下颌下 1 个小肿块于 1987 年 6 月住院。患儿既往健康。1986 年 12 月前，曾因乳牙有表浅小洞需修补而住院。其牙龈良好，于 6 月 18 日住院，在全麻下进行修补，6 月 22 日进行下颌下淋巴结活检，未发现抗酸菌，但病理学家根据组织学所见诊断为分枝杆菌性淋巴炎。6 月 30 日进行淋巴结切除，切除的结节做组织学检查发现少数抗酸菌，并做分枝杆菌和真菌培养，在 L-J 培养基上分枝杆菌未生长，但在 28℃培养 6 周后的脑心浸汤血琼脂上生长了几个不产色素的菌落。将其在 L-J 培养基的斜面上传代未生长，但在斜面上刮取培养物，用抗酸染色证明有抗酸菌存在。后来在含有血的培养基上，经 32℃培养 2 周后，则生长了很好的无色素的菌落，经鉴定为嗜血分枝杆菌。

1996 年 Saubolle 等[16]报道了 54 例嗜血分枝杆菌引起的各种感染病例。嗜血分枝杆菌感染涉及各类患者，其感染部位分布也很广，从局部到全身均可发病。54 例嗜血分枝杆菌感染患者的临床表现及转归等情况见表 10-5-3，其中一位是嗜血分枝杆菌感染的第 1 例被报道的患者，在接受霍奇金淋巴瘤治疗时，其左侧肘和膝部出现皮下脓肿、疼痛、肿胀。皮下结节活检发现抗酸菌，经治疗而痊愈。其中的另一位患者于 1981 年 4 月进行肾移植，因排异而未成功。1983 年 8 月进行第 2 次肾移植，随即输入抗淋巴细胞血清、硫唑嘌呤和泼尼松龙，于 1984 年 4 月出现左膝部肿胀、疼痛，并从抽出的脓性滑膜液中培养出嗜血分枝杆菌。经异烟肼、乙胺丁醇治疗无效，随即用利福平加米诺环素进行治疗。1984 年 5 月，从第二次抽出的脓性滑膜液中仍培养出嗜血分枝杆菌。直到 1984 年 10 月，单独用米诺环素进行治疗，膝部感染痊愈。

54 例中男性 32 例，女性 17 例，未明 5 例。年龄在 16 个月至 74 岁。美国 34 例，澳大利亚 13 例，法国和加拿大各 2 例，英国、南非、以色列各 1 例（表 10-5-3）。

表 10-5-3　54 例嗜血分枝杆菌感染患者的临床资料

基础疾病或情况					临床表现						标本来源					转归					
淋巴瘤	移植[a]	艾滋病	健康幼儿	其他[b]	皮肤损伤	败血关节炎	软组织脓肿	淋巴结炎[c]	皮下结节	皮疹	皮肤	滑膜液	伤口引流	淋巴结	其他[d]	痊愈	消退	复发	迁延不愈	死亡	不明
例数 3	15	27	7	2	20	7	2	7	7	1	34	7	1	7	19	17	20	5	5	3	2

注：a 肾7例，骨髓5例，心脏3例；b 其他为类风湿关节炎、骨髓再生不良；c 全部为健康小儿；d 骨髓、血液、主动脉周结节。

1996 年 Saubolle 等[16]还报道了美国亚利桑那州的 10 例嗜血分枝杆菌感染的病例（表 10-5-4）。

表 10-5-4　亚利桑那州 10 例嗜血分枝杆菌感染病例的临床情况

编号	发病时间（年份）	年龄（岁）/性别	基础疾病	临床表现	治疗及转归
1	1984	30/女	肾移植，之后患艾滋病	皮肤损伤，败血性关节炎，骨髓炎	INH、RIF、EMB、MIN 治疗，死亡
2	1987	66/女	类风湿关节炎	髋关节滑膜炎，臀肌滑膜腔间隙感染，6年后复发	DOX、RIF 治疗，切除，痊愈
3	1989	8/女		颈淋巴结病	切除，6年后未复发
4	1990	2/女		下颌下淋巴结病，6年后复发	切除，复发后再切除，痊愈
5	1990	77/男	T 细胞淋巴瘤	骨髓炎（手），1年后复发	2个月后合并淋巴瘤而死亡
6	1992	56/男	艾滋病	踝关节滑膜炎	治疗情况不详，2个月后死亡
7	1992	45/女	肾移植	皮肤损伤（手），手指滑膜炎	CIP 和 RIF 治疗，痊愈，2.5未复发
8	1992	49/女	类风湿关节炎	颈淋巴结病（两侧）	切除，CLR 和 SXT 治疗，痊愈
9	1993	33/男	艾滋病	膝关节滑膜炎，骨髓炎，多发性皮肤损伤	EMB、CLR、CIP、AMK 治疗，因艾滋病死亡
10	1994	39/女	克罗恩病	小腿皮肤损伤	用1周 AMK，后用 MIN，愈后未复发

注：AMK，阿米卡星；CIP，环丙沙星；INH，异烟肼；CLR，克拉霉素；EMB，乙胺丁醇；DOX，多西环素；RIF，利福平；MIN，米诺环素；SXT，复方新诺明。

表 10-5-4 中的 1 号患者，其病情及转归如下。

病例 3：女性，30 岁，2 年前进行了肾移植。近 6 周来，在其四肢出现多发性、红斑样、柔软的皮下结节，在其左手的第 4 指出现红斑并肿胀。后来蔓延到上下肢和右膝部，出现 10 多处皮肤损伤。手指 X 线检查提示骨髓炎。用泼尼松和硫唑嘌呤治疗。从膝部损伤处抽出血样液体中发现许多抗酸菌，培养有嗜血分枝杆菌生长，开始用 INH、RIF 和 EMB 治疗，在此期间，还单用米诺环素治疗，直到皮肤损伤消退。患者的免疫抑制剂治疗未改变。

患者病情稳定 10 个月后，又出现进行性恶化，发热、气短、右胸部疼痛，但不咳嗽，胸部 X 线片发现弥散的网状小结向两侧浸润，皮肤损伤未复发，支气管镜取分泌物用银乌洛托品和金胺染色，发现卡氏肺囊虫和抗酸菌。同时，培养也生长了嗜血分枝杆菌。用复方新诺明和米诺环素进行治疗。之后患者被诊断为艾滋病，几个月后死于艾滋病的并发症。

1999 年 White 等[19]报道了 1 例由嗜血分枝杆菌引起的肺结节病病例。

四、嗜血分枝杆菌分离培养与鉴定

嗜血分枝杆菌属于缓慢生长分枝杆菌，是非光产色菌群，具有缓慢生长分枝杆菌的生物学特性，其鉴定可按表 10-5-5 进行。

表 10-5-5　非光产色菌群的主要特性

	MAC	胃分枝杆菌	土分枝杆菌复合体	马尔摩分枝杆菌	嗜血分枝杆菌
生长速度	缓慢	缓慢	缓慢	缓慢	缓慢
菌落形态	光滑型	光滑型	光滑型/粗糙型	光滑型	光滑型
暗产色	−	−	−	−	−
光产色	−	−	−	−	−
烟酸	−	−	−	−	−
硝酸盐还原	−	−	+	−	−
半定量触酶＞45mm	−	−	+	−	−
耐热触酶，68℃	+	−	+	−	−
吐温水解，5 天	−	+	+	+	−
芳香硫酸酯酶	−	−	−	−	−
5% NaCl 耐受	−	−	V	−	−
尿素酶	−	+	−	−	−

注：V，反应不定。

参 考 文 献

[1] Sompolinsky DA，Lagziel D，Naveh D，et al. *Mycobacterium haemophilum* sp. nov.，a new pathogen of humans. Int J Syst Bacteriol，1978，28：67-75.

[2] Garrity GM. Bergey's Manual of Systematic Bacteriology. 2th ed. New York：Springer，2001.

[3] Holt JG，Krieg NR，Sneath PA. Bergey's Manual of Determinative Bacteriology. 9th ed. Baltimore：Williams & Wilkins，1994.

[4] Murray PR，Baron EJ，Pfaller MA，et al. Manual of Clinical Microbiology. 7th ed. Washington　DC：American Society for Microbiology，1999.

[5] Dawson DJ，Jennis F. *Mycobacteria* with a growth requirement for ferric ammonium citrate，identified as *Mycobacterium haemophilum*. J Clin Microbiol，1980，11（2）：190-192.

[6] McBride JA，McBride ME，Wolf JE. Evaluation of commercial blood-containing media for cultivation of *Mycobacterium haemophilum*. Am J Clin Pathol，1992，98（3）：282-286.

[7] Bernard EM，Edwards FF，Kiehn TE，et al. Activities of antimicrobial agents against clinical isolates of *Mycobacterium haemophilum*. Antimicrob Agent Chemother，1993，37（11）：2323-2326.

[8] Wayne LG，Sramek HA. Agents of newly recognized or infrequently encountered mycobacterial diseases. Clin Microbiol Rev，

1992，5（1）：1-25.

[9] Abbott MR，Smith DD. Mycobacterial infections in immunosuppressed patients. Med J Aust，1981，1：351-353.

[10] Mero A，Jennis F，McCarthy SW，et al. Unusual Mycobacteria in 5 cases of opportunistic infections. Pathology，1979，11：377-384.

[11] Davis BR，Brumbach J，Sanders WJ，et al. Skin lesions caused by *Mycobacterium haemophilum*. Ann Intern Med，1982，97（5）：723-724.

[12] Dawson DJ，Blacklock ZM，Kane DW. *Mycobacterium haemophilum* causing lymphadenitis in an otherwise healthy child. Med J Aust，1981，2（6）：289-290.

[13] Branger B，Gouby A，Oules R，et al. *Mycxobacterium haemophilum* and *Mycobacterium xenopi* associated infection in a renal transplant patient. Clin Nephrol，1985，23：46-49.

[14] Males BM，West TE，Bartholomew WR. *Mycobacterium haemophilum* infection in a patient with acquired immune deficiency syndrome. J Clin Microbiol，1987，25：186-190.

[15] Rogers PL，Walker RE，Lane HC，et al. Disseminated *Mycobacterium haemophilum* infection in two patients with the acquired immunodeficiency syndrome. Am J Med，1988，84：640-642.

[16] Saubolle MA. *Mycobacterium haemophilum*：Microbiology and expanding clinical and geographic spectra of disease in humans. Clin Microbiol Rev，1996，9（4）：435-447.

[17] Ryan CG，Dwyer BW. New characteristics of *Mycobacterium haemophilum*. J Clin Microbiol，1983，18：967-977.

[18] Thibert L，Lebel F，Martineau B. Two cases *Mycobacterium haemophilum* infection in Canada. J Clin Microbiol，1990，28（3）：621-623.

[19] White DA，Kiehn TE，Bondoc AY，et al. Pulmonary nodule due to *Mycobacterium haemophilum* in an immunocompetent host. Am Respir Crit Care Med，1999，160：1366-1368.

（李仲兴　刘丽霞　李继红　王　鑫）

第十一章　需氧芽孢杆菌感染及检测

第一节　需氧革兰氏阳性杆菌的初步分群鉴定

本节将利用简单的图表对需氧革兰阳性杆菌进行初步分群鉴定。为了鉴别这些需氧的革兰氏阳性杆菌，首先对培养在营养丰富的培养基上生长 24～48 小时的菌落进行肉眼观察，即菌落大小，有无色素，突起的还是扁平的，干燥或湿润等，然后观察所有菌株（缓慢生长的分枝杆菌除外）在血琼脂平板上的菌落形态。

有规律的杆菌通常是直的、无弯曲、平行的链杆菌，如果在最初看不到芽孢，可用无营养的培养基进行检测。检查触酶时必须用无血液的培养物，用氧化-发酵（OF）培养基检测代谢类型。无规律的杆菌排列不整齐，菌体可出现弯曲，葡萄糖的终末代谢物要用气相色谱方法检查，溶血力弱的可在含 CO_2 环境中进行培养。无规律的杆菌通常产生黄色或橘黄色色素，某些菌属部分抗酸（如戈登菌属和红球菌属），也可能产生橘黄色色素。

对于需氧革兰氏阳性杆菌可按表 11-1-1 所列各项指标进行初步鉴定，即初步分成细胞形态有规律和无规律两大类，有规律的可按照芽孢、触酶和产生硫化氢进行初步鉴定，细胞形态无规律的可按表 11-1-1 所列实验项目进行初步分群鉴定。

第二节　需氧芽孢杆菌的分类

基于 16S rRNA 序列研究，建议将芽孢杆菌属（*Bacillus*）再分出 9 个新的菌属[1]，包括有 4 个种的脂环酸芽孢杆菌属（*Alicyclobacillus*）、有 27 个种的类芽孢杆菌属（*Paenibacillus*）、有 10 个种的短芽孢杆菌属（*Brevibacillus*）、解硫胺杆菌属（*Aneurinibacillus*）、枝芽孢杆菌属（*Vigibacillus*）、柔芽孢杆菌属（*Gracilibacillus*）、盐芽孢杆菌属（*Salibacillus*）、有 8 个嗜热种的土壤芽孢杆菌属（*Geobacillus*）和解脲芽孢杆菌属（*Ureibacillus*）。

除上述需氧芽孢杆菌属之外，还有硫化芽孢杆菌属（*Sulfobacillus*）、兼性芽孢杆菌属（*Amphibacillus*）、喜盐芽孢杆菌属（*Halobacillus*）、嗜氨芽孢杆菌属（*Ammoniphilus*）和高温芽孢杆菌属（*Thermobacillus*）。

表 11-1-1 需氧革兰氏阳性杆菌的初步分群鉴定

细胞形态	稀黄色色素	生长菌丝	芽孢	触酶	硫化氢/三糖铁	革兰氏染色特点	葡萄糖终末代谢产物	弱β-溶血	代谢类型	缓慢产酸	抗酸染色	弱抗酸染色	生长菌丝	动力	50℃生长	菌属
有规律	-		+													芽孢杆菌属，短芽孢杆菌属，类芽孢杆菌属，解硫胺素杆菌属
			-	+												李斯特菌属
				-	+											丹毒丝菌属
					-											孔杆菌属
无规律	-			+		棒状										棒状杆菌属
						细长杆状										苏黎世菌属
						球杆状										皮杆菌属
						关节杆状										节杆菌属
						短杆状										短小杆菌属
						有分枝										放线菌属，丙酸杆菌属，罗氏菌属
				-		球杆状										加德内尔菌属
							S	+								隐秘杆菌属
							S	-								放线菌属
							A									双歧杆菌属
							L									罗氏菌属
		+							O	+						纤维单胞菌属，纤维化纤维素菌属
		-							O	-						短小杆菌属
				+					F							微杆菌属，利夫森菌属
									F							微杆菌属，纤维单胞菌属，微小杆菌属
				-												微杆菌属
	+										+					分枝杆菌属
											-	+	+			奴卡菌属
												-	-			冢村菌属，戈登菌属，红球菌属
	-												+	+		嗜皮菌属
														-		小单孢菌属，马杜拉放线菌
															+	糖单孢菌属，糖多孢菌属，高温放线菌属
															-	马杜拉放线菌，假奴卡菌属，拟无枝酸菌属，拟奴卡菌属，链霉菌属

注：S，琥珀酸；A，乙酸；L，乳酸；O，氧化；F，发酵。

从临床实验室分离的上述芽孢杆菌为革兰氏阳性（幼嫩培养物），但有时染色结果不定或革兰氏阴性，是具有顶端芽孢的需氧或兼性厌氧的杆菌。大多数菌株触酶试验阳性，具有周生鞭毛，能运动。大多数菌株嗜中温，但芽孢杆菌属有嗜热和嗜冷的种别，类芽孢杆菌属也有嗜冷的种别。脂环酸芽孢杆菌属、兼性芽孢杆菌属、柔芽孢杆菌属、喜盐芽孢杆菌属、盐芽孢杆菌属、硫化芽孢杆菌属、高温芽孢杆菌属和解脲芽孢杆菌属，这些菌属的主要种别在临床实验室几乎未见。土壤芽孢杆菌属和芽孢八叠球菌（*Sporosarcina*）的临床分离物也无报道。因此，本书不再赘述。

芽孢杆菌属除了炭疽杆菌（*B. anthracis*）和蜡样芽孢杆菌（*B. cereus*）外，大多数需氧芽孢杆菌对人和动物不致病。但还有一些其他种，特别是地衣芽孢杆菌（*B. licheniformis*）可以引起食物中毒，以及人和动物的其他感染。污染手术室、外科敷料、药品和食品的芽孢杆菌的芽孢，能耐热、射线、消毒剂和干燥，处理起来很麻烦。

芽孢杆菌属可分成几个菌群，如蜡样菌群、枯草杆菌群和解淀粉芽孢杆菌群等，常见的芽孢杆菌有蜡样菌群的炭疽芽孢杆菌、蜡样芽孢杆菌，枯草杆菌群中的枯草芽孢杆菌，解淀粉芽孢杆菌群中的解淀粉芽孢杆菌和短小芽孢杆菌，环状菌群中的环状芽孢杆菌等。

参 考 文 献

[1] Murray PR. Manual of Clinical Microbiology. 8th ed. Washington DC：American Society Microbiology，2003.

第三节　炭疽芽孢杆菌

炭疽芽孢杆菌是引起人畜共患的急性传染病——炭疽的病原菌。最初炭疽是食草动物中的一种疾病。至 1930 年应用有效的兽用疫苗之前，炭疽在牛、绵羊、山羊、马和猪当中发病率很高，而且在全世界范围内炭疽的死亡率也很高。人类几乎总是直接接触炭疽病畜，或间接接触已感染的动物和病死动物的尸体而发病，但从人到人的感染传播是极为罕见的。人可因食用生病畜肉或接触炭疽病的动物及畜产品而发生感染。由于炭疽杆菌的芽孢可在土壤中存活许多年，应用未处理好的动物皮毛制品也有发生感染的危险。本病死亡率较高，人类和专性食草动物对炭疽的抵抗力相似。人类感染炭疽的途径传统上分为两类。①非工业性的人类感染：与感染炭疽的动物，或与患炭疽死亡的动物尸体密切接触而被感染，感染病例通常是皮肤炭疽，偶尔有脑膜炎和肠炭疽的病例报道。②工业性的人类感染：工人加工和生产羊毛、兽皮、毛发、骨骼或其他动物制品而被感染，感染炭疽也主要是皮肤炭疽，但由于经常吸入含有炭疽芽孢杆菌的尘埃，感染炭疽的概率更高。因此，实验室快速检验对诊断、治疗炭疽和控制本病的蔓延具有十分重要的意义。

一、生物学性状

（一）形态

本菌为致病性细菌中最大的革兰氏阳性杆菌，大小为（5～10）μm×（1～3）μm，两端截平，无鞭毛。取自患者或病畜的新鲜标本直接涂片时，本菌常单个或成短链状存在。经人工培养后则形成长链。由于相邻两菌体间有清晰的间隙，故可呈竹节状。人工培养或暴露于有氧条件下已解剖的尸体内可形成芽孢。在活体内和完整的尸体中不形成芽孢，故炭疽尸体不得随意解剖。芽孢为卵圆形，位于菌体中央，不使菌体膨大。本菌在人或动物体内或在含有 10%兔血清和 0.5%碳酸氢钠的培养基上，于 10%～20% CO_2 环境中可形成荚膜。荚膜的抗腐败作用较菌体强，因此在用腐败尸体标本涂片镜检时往往可以看到没有菌体的荚膜——菌影。

（二）培养特性

本菌为需氧或兼性需氧菌。生长条件不严格。pH 6.0～8.5，14～44℃环境中皆能生长，但最适生长温度为 30～35℃，最适 pH 为 7.0～7.4。在普通琼脂培养基上 18～24 小时形成灰白色、扁平、干燥而无光泽的粗糙型菌落，边缘不整齐。在低倍镜下观察菌落周围和表面呈卷发状（图 11-3-1）。在血液琼脂平板培养基上 18 小时不溶血，24 小时可呈现轻微溶血。在肉汤培养基中由于形成长链生长而呈絮状沉淀，肉汤上层清晰且无菌膜。明胶培养基中在 37℃经 18～24 小

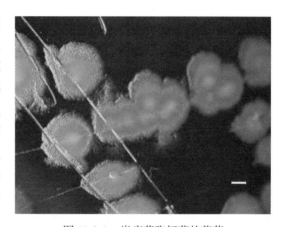

图 11-3-1 炭疽芽孢杆菌的菌落

时可使表面液化成漏斗状，细菌沿穿刺线向四周扩散。

（三）生化反应

本菌能分解葡萄糖、麦芽糖、蕈糖，有些菌株能迟缓发酵甘油和水杨素，产酸不产气。能水解淀粉。不发酵鼠李糖、半乳糖、甘露糖、阿拉伯糖、棉子糖、乳糖、山梨醇、卫矛醇和甘露醇。能还原硝酸盐为亚硝酸盐。VP 试验结果不定。不产生吲哚和硫化氢。不利用枸橼酸盐，不分解尿素。在牛乳中生长 2～3 天可使牛乳凝固，然后又缓慢胨化。卵磷脂酶试验呈弱阳性。

（四）抗原构造

炭疽杆菌的抗原可分两大部分：一是细菌性抗原，包括菌体多糖抗原、荚膜多肽抗原

和芽孢抗原；二是外毒素复合物。

1. 细菌性抗原

（1）菌体多糖抗原：由 D-葡萄糖胺、D-半乳糖及醋酸所组成，与毒力无关。能耐热、耐腐败。在病兽腐败脏器或毛皮中虽经长时间煮沸仍可与相应免疫血清发生沉淀反应（Ascoli 沉淀反应）。这种抗原特异性不高，能与其他需氧性芽孢杆菌甚至与 14 型肺炎球菌的多糖抗原及人类 A 血型抗原发生交叉反应。

（2）荚膜多肽抗原：由 D-谷氨酸 γ 多肽所组成，与毒力有关。能抵抗中性粒细胞的吞噬作用。失去形成荚膜能力的细菌其毒力也随之消失。由荚膜多肽抗原免疫动物所获得的抗体，没有保护机体抗感染的作用。若以高效价抗荚膜多肽血清做荚膜肿胀试验，对临床实验室鉴定本菌有一定意义。有报道这种多肽抗原亦为枯草杆菌和巨大杆菌所共有，可能因其含量较毒性炭疽杆菌为少，故对荚膜肿胀试验通常尚无显著影响。

（3）芽孢抗原：据 1967 年 Gerhardt 报道，本菌芽孢的外膜含有抗原决定簇，与电镜下所见的芽孢中层的皮质层一起组成芽孢的特异性抗原。这种抗原具有免疫原性。但目前对这方面的研究尚不多。

2. 外毒素复合物　从感染动物体内和某些不形成荚膜的无毒菌株的人工培养基中均能分离出一种生物学活性相似的外毒素复合物。1967 年 Fish 和 Smith 等研究表明这种外毒素复合物经分离提纯后可分出三种不同的成分。第一种是对动物主要产生水肿反应的成分，称为水肿因子。第二种是免疫动物后再用有毒炭疽杆菌芽孢攻击时对该动物具有明显保护作用的成分，称为保护性抗原。第三种成分被命名为致死因子。这三种成分单独注射小鼠都不能引起病理变化，第二种成分（保护性抗原）具有免疫原性。据 1963 年 Klein 等对家兔、牛、羊、猴及人群的研究观察，保护性抗原的免疫效果比炭疽活芽孢安全而有效。这种抗原的提纯和应用，在预防医学中有其重要意义。如将上述三种成分搭配结合后注射动物，就会出现不同的病理变化和免疫效果（表 11-3-1）。

表 11-3-1　炭疽外毒素成分的生物学和免疫学活性

毒素成分	毒力		豚鼠免疫原性
	皮肤水肿	小白鼠致死	
水肿因子	−	−	−
保护性抗原	−	−	++
致死因子	−	−	−
水肿因子+保护性抗原	+++	+	+++
保护性抗原+致死因子	−	−或++	−或++
水肿因子+保护性抗原+致死因子	++	+++	++

（五）毒素与抗毒素

炭疽杆菌毒素含有 3 种蛋白成分，即保护性抗原、致死因子和水肿因子及其抗体，可采用酶免疫测定系统进行检测，应用于常规的证实炭疽感染或监测炭疽疫苗的反应，以及检测与保护性抗原对应的抗体，为人和动物炭疽的流行病学调查提供了有力手段。对于人类炭疽，早期治疗可以防止抗体的进一步发展。在美国，研制出了一种现代的氢氧化铝吸附的人类菌苗菌株滤液，其中含有相当高比例的保护性抗原和少量的致死因子和水肿因子。

二、对抗菌药物的敏感性

大多数炭疽芽孢杆菌菌株对青霉素敏感，直到最近几乎没有发现关于耐药菌株的鉴定报告。因此，青霉素是治疗炭疽的主要药物，很少有关于炭疽芽孢杆菌对其他抗菌药物敏感性的研究。皮肤感染可以用口服青霉素 V 治疗，但通常推荐的治疗方法是肌内注射普鲁卡因青霉素或青霉素 G。

在严重的情况下，如胃肠感染和吸入性感染，推荐的治疗方法是青霉素 G 缓慢静脉注射或输注，直至发热消退。其次是肌内注射普鲁卡因青霉素。炭疽芽孢杆菌通常对链霉素敏感，链霉素可与青霉素协同作用。治疗中使用足够剂量的青霉素是非常重要的，因为 Lightfoot 等在 1990 年发现在次抑制浓度氟氯西林存在的条件下生长的菌株在体外对青霉素和阿莫西林具有抗性。

Lightfoot 等[1]对 70 株菌株及 Doganay 和 Aydin 对 22 株菌株的研究发现，大多数炭疽芽孢杆菌菌株对青霉素敏感，最低抑菌浓度为 0.03mg/L 或更少；研究发现 2 例来自致命吸入感染病例的耐药菌株的 MIC 超过了 0.25mg/L。炭疽芽孢杆菌对多种头孢菌素耐药。2002 年 Coker 等发现，25 株来自各地的具有遗传多样性的动物和人类分离株，其中 5 株对第二代头孢菌素头孢呋辛具有抗性，19 株对该药物具有中度敏感性；所有菌株对第一代头孢菌素、头孢氨苄和第二代头孢克洛敏感，3 株对青霉素耐药。

Mohammed 等[2]研究了美国 2001 年生物恐怖袭击中的 50 株人类和动物的分离株与 15 株临床分离株；大多数菌株对第三代头孢菌素、头孢曲松不敏感，3 株菌对青霉素耐药。基因组序列数据表明炭疽芽孢杆菌具有两种 β-内酰胺酶，即潜在青霉素酶（A 类）和头孢菌素酶（B 类）。

四环素、氯霉素和庆大霉素均适用于青霉素过敏患者的治疗，灵长类动物试验显示多西环素对治疗有效。Mohammed 等[2]发现他们实验中的大多数菌株仅显示对红霉素中度敏感。2003 年 Doganay 和 Sumerkan 发现环丙沙星和较新的喹诺酮类药物——加替沙星，对从土耳其收集的 40 株人类分离株具有良好的体外活性。但对另一种新的喹诺酮类药物——左氧氟沙星，在 10 株菌株中观察到有很高的 MIC。

炭疽杆菌对青霉素敏感，但对青霉素耐药的菌株也有报道，对庆大霉素、红霉素和氯霉素敏感，在对灵长类和豚鼠感染的动物试验中，环丙沙星和多西环素对治疗感染有效。一般情况下，炭疽杆菌对链霉素敏感，但对头孢菌素类药物耐药。联合治疗，如环丙沙星至少与 1 种对炭疽杆菌敏感的其他抗菌药物进行联合治疗，可改进治疗效果。

三、炭疽芽孢杆菌与人类感染

该病原菌引起的炭疽病几乎遍及世界各地，四季均可发生，以夏秋季节较多见。人的主要传染源是病畜和死畜。患者作为传染源则少见。皮肤破裂、呼吸道慢性炎症、饮食卫生欠佳、机体抵抗力下降等因素是本菌入侵的有利条件。荚膜具有的抗吞噬作用，在本菌入侵后的扩散过程中起到了重要作用，而繁殖体在代谢过程中产生的外毒素复合物是造成感染者致病和死亡的主要原因。

炭疽是最早的在世界范围内引起牛、羊和马致死性疾病中的一种病原菌，人类总是直接或间接接触炭疽。改善皮革加工厂的卫生条件，以及加强动物的皮毛和皮革制品的消毒与灭菌，人类和动物应用疫苗，改善动物皮毛加工厂的设备和提倡无菌操作，用人造皮毛制品代替动物皮毛产品，均可降低人和动物炭疽的发病率。

然而，在许多国家及地区，尤其是缺乏有效的疫苗接种措施的地方炭疽仍然存在。炭疽芽孢不依赖动物宿主，在土壤中仍然能存活许多年。因此，在发生过炭疽的地方，消灭炭疽芽孢杆菌是非常困难的。一般单发的炭疽，直接人-人的传播是罕见的，动物-动物的传播（食肉动物喂食感染炭疽的动物尸体肉除外）也是少见的。人类感染炭疽，在发展中国家主要是与感染炭疽的动物或病死动物的尸体密切接触者，通常是波及皮肤，但因吸入含有高浓度炭疽芽孢的尘埃，炭疽性脑膜炎和肠炭疽偶尔也有报道。在发达国家，加工动物皮毛、皮革、骨骼或其他动物产品的工人容易患病，主要是皮肤炭疽。此外，实验室感染也有报道。在一些国家和地区炭疽的暴发流行也有报道。

根据人类感染炭疽后原发病灶的部位不同，临床上可将本病分为皮肤炭疽、吸入性炭疽和肠炭疽，以上3型均可能并发败血症和炭疽性脑膜炎。

（1）皮肤炭疽：炭疽芽孢杆菌不是侵入性的，皮肤感染是通过皮肤破裂发生的，多发生于手、足、颜面、颈部等皮肤暴露部位（图11-3-2）。潜伏期3～7天。病灶中发生出血性坏死。皮肤炭疽的潜伏期通常是2～3天（或12小时至2周），先是出现小的红斑样丘疹，24小时后，在丘疹周围出现水疱，相继形成坏死性溃疡，干燥，变黑，逐渐形成焦痂，为皮肤炭疽的主要特征。几周后，损伤与基底组织相连，周围肿胀，通常无触痛，无脓液。局部淋巴结显著肿大，发热，表明可能有继发性细菌感染。未经治疗的皮肤炭疽的死亡率约为20%，肠炭疽实际上是发生在肠道黏膜上的皮肤炭疽。胃肠炎症状可能在全身症状出现之前。

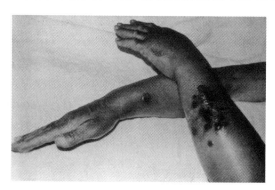

图 11-3-2　前臂感染的皮肤炭疽（土耳其 Mehmet Doganay 教授提供）

（2）吸入性炭疽：当炭疽病原体随尘埃吸入支气管和肺泡时，可引起出血性肺炎；到达纵隔时可引起纵隔障炎。吸入性炭疽即肺炭疽。潜伏期为4天（范围在4～6天），初次感染出现各种症状，包括发热或发冷，出汗，疲劳或不适，极少或无咳嗽，呼吸困难，恶心或呕吐。实际上吸入性炭疽的主要感染发生在淋巴结，也就是巨噬细胞将炭疽芽孢从肺运送到淋巴系统后，淋巴结出现明显的感染过程，在巨噬细胞内炭疽芽孢即已开始繁殖。炭疽芽孢杆菌杀死巨噬细胞而进入血流，继续繁殖而形成致死性的败血症。

（3）肠炭疽：较少见，病原菌由消化道侵入。病变多在回肠和盲肠。病理表现为肠壁黏膜坏死和水肿，肠系膜淋巴结肿大，腹腔内常有血性渗出液。

（4）脑膜炎：可以从任何形式的炭疽病发展而来。临床症状出现后很快就会出现意识丧失，预后也很差。George 等[3]报道，原发性炭疽脑膜炎暴发后，任何类型的致死性病例，通常的症状可能先表现为疲劳、不适、发热和（或）胃肠道症状，但随即急性发作，出现呼吸困难、发绀、发热，随着循环衰竭而出现定向障碍，几小时之内休克、昏迷而后死亡。

根据宿主的情况，炭疽芽孢杆菌可在血液中数小时内迅速生长繁殖，最终浓度可达 $10^7 \sim 10^9$/ml。炭疽芽孢杆菌所产生的毒素可引起各种症状和体征。

四、细菌学诊断

（一）标本收集

1. 患者标本　对所有病例的标本，应尽可能从中找到感染源，包括尸体、皮肤、毛发、骨骼等。皮肤炭疽可用拭子取创面分泌物或用注射器抽取病灶周围水疱内容物。肺、纵隔炭疽取其咳痰或胸腔穿刺液。肠炭疽取剩余食物、呕吐物和粪便。炭疽性脑膜炎取脑脊液。各型炭疽均可采取血液。

皮肤炭疽：用拭子采集皮肤疱液，一是做培养，一是做涂片，染色后观察荚膜。

肠炭疽：根据病史怀疑肠炭疽时，如果病情不严重，可收集粪便标本，然而分离出炭疽杆菌可能效果不大。如果病情严重，尽管患者已应用抗生素，也可能分离困难，但应该进行血培养，同时必须进行治疗，不能等实验室结果收到后再治疗。血涂片染色后，可见有荚膜的炭疽杆菌，如果已开始治疗，可见到荚膜的影子。对于肠炭疽，如果仅是怀疑，要尽可能提供患者的病史。如果患者病情不严重，立即收集标本可能效果不大，但应该对患者进行治疗和医学观察，血清学检测对于患者的确定诊断是有用的，应取双份血清（发病和至少 10 天后）进行检测。对于病情严重的患者，应做血涂片和血培养。另外，还要结合以前的治疗结果。

2. 尸体　可取血液、肺、肝、脾、脑等病变组织。未解剖的尸体可用无菌注射器取材。

因炭疽病死亡后血液不凝固，故尸体解剖后可收集静脉穿刺的血液进行涂片、染色，找炭疽杆菌的荚膜，同时进行细菌培养。从鼻腔、口腔或肛门等流出的血液，均应进行细菌培养。如果培养阳性，不需进行其他标本的检测。如果上述培养阴性，可应用腹膜液、脾脏和（或）肠系膜淋巴结标本，也可穿刺取标本，但要注意，取出的液体不能外溢以免造成环境污染。标本可进行涂片和培养。如有可能可进行组织学检查。

3. 动物　采取其病变组织或附近淋巴结，以及受累脏器等。

动物炭疽：对于食草动物的突然和意外死亡，尽可能在死亡前找到死因，特别是发现有鼻腔、口腔和肛门出血时，如果死亡是发生在过去有炭疽（哪怕是几十年前）的地方，就可以确定诊断。

1～2 天的尸体：因炭疽死亡的动物血液不凝固，通常可从静脉吸出几滴血，一是做涂片，行 M'Fadyean 多色亚甲蓝染色；二是直接接种血琼脂平板进行培养。猪通常不发生食草动物那样严重的菌血症，血涂片可能看不到有荚膜的杆菌，但有子宫颈水肿，可从肿大的下颌骨和咽上淋巴结抽出液体进行涂片和培养。猪的肠炭疽可能只是在尸体解剖时可见，肠系膜淋巴结涂片、染色通常可见到炭疽杆菌。

腐败的尸体：由于炭疽杆菌不能抵抗腐败细菌，故动物死亡 2～3 天后涂片，可能看不到炭疽杆菌。其诊断需要培养加以证实。如果动物已切开，应取脾脏和淋巴结做检查。如果是腐败和陈旧的尸体，鼻孔内壁和眼窝拭子做培养，可生长出炭疽杆菌。但最好的标本是鼻腔和肛门标本所污染的土壤。

另外，还可采集毛皮、病兽肉、土壤等标本（5～20g）及污水标本（5～20ml）。

4. 其他标本　需要进行炭疽杆菌检测的其他标本，如感染地区的动物产品（如羊和其他动物的皮毛、皮革、骨粉）、过去埋葬动物尸体的地方、重新建设的制革厂或实验室周围的土壤或其他材料，或炭疽暴发地区的环境标本，如污物、淤泥等。

（二）标本的处理

革兰氏染色：开始进行涂片和培养是不可避免的。在以前，因为革兰氏染色不能看到荚膜，故有人认为对炭疽的诊断价值不大，但近年来由于生物恐怖事件的出现，尤其是在发达国家，如美国则认为革兰氏染色有很高的价值。

1. 新鲜未污染的标本　可直接涂片、行革兰氏染色，并接种血琼脂平板做分离培养。剩余标本用肉汤增菌。脑脊液可先离心沉淀，留沉渣再做上述检查。

2. 污染标本　如为液体，先水浴加热至 60℃（30 分钟）或 80℃（5 分钟），冷却后离心沉淀，取沉渣做分离培养。剩余部分可用肉汤增菌或接种小白鼠。如为脏器标本，可先浸泡于 1%石炭酸或 75%乙醇中 30～60 分钟，或用烙铁烧灼表面，然后用无菌刀切出新面行涂片和分离培养，也可做成乳剂接种小白鼠。或者将污染的脏器标本加少量生理盐水制成组织悬液，然后加结晶尿素至饱和（100ml 20℃的重蒸馏水中结晶尿素的溶解度为 20g）。置 37℃ 5～10 分钟，离心去上清液，沉渣做分离和增菌培养。

饱和尿素溶液能使细菌繁殖体溶解，但炭疽杆菌芽孢不受影响。用此法处理污染标本的效果比加热法好。如为毛皮、土壤、呕吐物等标本，可先用生理盐水制成 20%混悬液，静止 10～20 分钟后取上清液，下一步处理与液体污染标本相同。

3. 混有其他细菌的炭疽杆菌标本　调查食物中毒或从非新鲜尸体中分离炭疽杆菌时，动物或环境标本中分离的炭疽杆菌主要以芽孢的形式存在，在 62.5℃加热 15 分钟，使芽孢热休克，并有效地杀死污染的其他细菌繁殖体。如果是固体标本，应先用无菌去离子水乳化（1：2，W/V），再将未稀释、10 和 100 倍稀释的标本，各取 250μl 直接接种于血琼脂、营养琼脂或选择性琼脂平板上。

临床标本通常不需要上述处理程序，但对于食物中毒发生后 3 天或 3 天以上的粪便标本，如培养蜡样芽孢杆菌，要将经热处理的标本接种在含有多黏菌素（1×10^5U/L）的营养肉汤或胰酶大豆汤培养基中，但这种增菌方法对于从陈旧的动物标本或环境标本中分离炭疽杆菌是无效的。

分离培养：分离炭疽杆菌最好用多黏菌素-溶菌酶-EDTA-醋酸铊（PLET）琼脂。用 250μl 未稀释的、10 和 100 倍稀释的热处理标本悬液划线接种 PLET 平板，于 37℃培养 36～40 小时，观察结果。炭疽杆菌可形成直径 1～3mm 的圆形奶油色菌落，在血琼脂平板上进行次代培养，可进一步[1]检测 γ 噬菌体、对青霉素的敏感性和溶血；直接或继续进行血涂片[2]，用 M'Fadyean 染色来观察荚膜的产生情况，还可进一步用 PCR 方法证实。

分离、鉴定蜡样芽孢杆菌时有几种培养基，利用蜡样芽孢杆菌的卵黄反应阳性、从甘露醇产酸阴性和对多黏菌素的敏感性，其培养基有甘露醇卵黄多黏菌素 B 琼脂（MEYP）、多黏菌素 B 卵黄甘露醇溴麝香草酚蓝琼脂（PEMBA）和蜡样芽孢杆菌培养基（BCM）。对其他芽孢杆菌可用非选择性培养基，部分标本可用热处理来选择分离芽孢。热处理可杀死繁殖体，但耐热的芽孢不仅能存活，热休克还能使其发芽，即生成繁殖体。新鲜的临床标本不适合热处理，因为通常芽孢很少或无芽孢。

（三）检验程序

炭疽杆菌的检验程序见图 11-3-3。

所有在常规试验用培养基中经 37℃培养的临床重要的致病菌及其芽孢的报道显示，有许多临床重要的细菌，因达不到其复杂营养菌株所需要的特殊的培养基或生长条件而被漏掉。如果能够找到芽孢，其保存就简单得多。最好是接种在含有 5mg/L 硫酸锰的营养琼脂上生长几天或冷藏，显微镜观察即可见大多数菌细胞形成芽孢。大多数种别在这种培养基的斜面上形成芽孢，密封后可在冰箱中保存几年。形成芽孢后也可以冷冻或冻干保存。

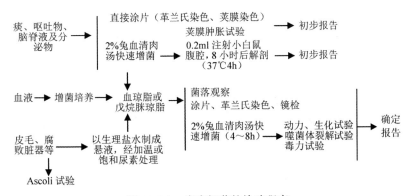

图 11-3-3 炭疽杆菌的检验程序

第四节　炭疽芽孢杆菌的鉴定

炭疽杆菌不总是革兰氏阳性，在鉴定到种的水平之前，要确定其是否为真正的需氧芽孢杆菌。革兰氏染色芽孢不着色。芽孢染色要先用丙酮-乙醇除去油，水洗后再进行芽孢染色。先将涂片加热固定，再用 10%孔雀绿水溶液染色 45 分钟，水洗，用 0.5%沙黄水溶液复染 30 秒。芽孢被染成绿色，菌体浅红色。也可用相差显微镜（放大 1000 倍）进行观察，芽孢的形状、大小和位置清晰可见。

芽孢杆菌包括兼性厌氧及专性需氧菌，如地衣芽孢杆菌和枯草芽孢杆菌，其菌落和显微镜下的形态均很相似，同样是两个巨大细胞的芽孢杆菌。蜡样芽孢杆菌和巨大芽孢杆菌，也分别是兼性厌氧及专性需氧菌。

应用最广泛的为传统的小型化的表型检测方法，API 20E 和 50 CHB 系统 [4, 5]，这两个试剂盒可在 48 小时内鉴定炭疽杆菌与蜡样芽孢杆菌菌群的其他芽孢杆菌。Vitek 自动鉴定系统还提供了芽孢杆菌属的鉴定卡。这些鉴定卡建立后，又鉴定出了许多新的菌种。一些公司也提供了芽孢杆菌属的数据库，其试剂盒对需氧芽孢杆菌的属和种的鉴定是有效的。

一般情况下，有毒的炭疽杆菌与蜡样芽孢杆菌的其他菌株比较容易区别。菌落为灰白色，不溶血或溶血很弱，无动力，对诊断 γ 噬菌体（MD21702-5011）和青霉素敏感，并产生特殊的荚膜（M'Fadyean 染色）的芽孢杆菌，应为炭疽杆菌。

有的炭疽杆菌存在特殊表型，不产生荚膜，可能是无毒性的，即缺乏荚膜或毒素基因[6]，应送到专门实验室进行鉴定，这种菌株通常在环境标本中发现，并常被常规实验室鉴定为蜡样芽孢杆菌而丢弃。可利用引物序列检测证明菌株的毒素、荚膜基因[7]和毒力的存在。用分子生物学研究方法对蜡样芽孢杆菌群细菌进行遗传图谱分析是非常有价值的[8, 9]。

有毒性的炭疽杆菌的荚膜，可接种营养琼脂（加 0.7%碳酸氢钠），在 5%～7% CO_2 环境（烛缸很好）中培养过夜。有荚膜的炭疽杆菌的菌落可能是黏液型的，涂片用 M'Fadyean 多色亚甲蓝染色、印度墨汁染色或间接荧光抗体染色（MD21702-5011），均可见到荚膜。更简单的方法是取可疑菌落（取针尖大小菌块）接种到 2.5ml 血液中（脱纤维马血最好，马或胎牛血清也很好），于 37℃培养 6～18 小时，涂片，最好用 M'Fadyean 染色，观察炭疽杆菌的荚膜。

从诊断目的出发，需氧芽孢杆菌由两个菌群组成，一群是阳性反应菌群，对于一些常规生化试验其结果通常阳性，因此很容易鉴定。另一群是无反应菌群，常规生化试验结果通常阴性，或很少出现阳性。对于无反应的菌株，由于鉴定困难，需要送到参考实验室进行鉴定。

（一）炭疽杆菌与其他芽孢杆菌属细菌的鉴别

在鉴定炭疽芽孢杆菌时，必须将炭疽芽孢杆菌与其他能产生芽孢的芽孢杆菌进行鉴别，可按表 11-4-1 所列的实验项目进行。

表 11-4-1　炭疽杆菌与其他芽孢杆菌属菌种的鉴别

	芽孢杆菌属的蜡样菌群				芽孢杆菌属的枯草菌群				芽孢杆菌属的环状菌群		
	炭疽芽孢杆菌	蜡样芽孢杆菌	苏云金芽孢杆菌	蕈状芽孢杆菌	枯草芽孢杆菌	解淀粉芽孢杆菌	地衣芽孢杆菌	短小芽孢杆菌	环状芽孢杆菌	坚强芽孢杆菌	迟缓芽孢杆菌
杆菌直径（μm）	1.3	1.4	1.4	1.3	0.8	0.8	0.8	0.7	0.8	0.8	0.8
链状排列	+	+	+	+	（−）	（+）	（+）	−	−	−	（+）
动力	−	+	+	−	+	+	+	+	+	+	+
芽孢情况											
芽孢形状	E	E（C）（E）	E（C）	E	E	E	E（C）	C, E	E	E	E
芽孢位置	S	S, C	S	S（C）	S, C	S, T	S, C	S, C	S, T	S（C）	S, C
芽孢膨胀	−	−	−	−	−	−	−	−	+	V	V
伴孢晶体	−	−	+	−	−	−	−	−	−	−	−
伴孢小体	−	−	−	−	−	−	−	−	−	−	−
厌氧生长	+	+	+	+			+		+		
50℃生长	−	−	−	−	V	V	+	V			
65℃生长											
卵黄反应	+	+	+	+	−						
酪蛋白水解	+	+	+	+	+	+	+	+	−	+	V
淀粉水解	+	+	+	+	+	+	+	+	+		
精氨酸双水解酶	−	V（−）	+	V			+		（−）		
吲哚产生											
明胶水解	（+）	+	+	+	+	+	+	+	−	V	V
硝酸盐还原	+	（+）		（+）	+	+	+	+	V	（+）	（+）
碳水化合物产气	−	−	−	−	−	−	−	−	−	−	−
产酸											
D-阿拉伯糖	−	−	−	−	−	−	−	−	−	−	−
甘油	−	+（V）	+				+		V		V
糖原	+	+（−）	+	+	+	+	+	+	+	−	V
菊糖	−	−	−	−	（+）	−	V	−	（+）	−	（−）
甘露醇	−	−	−	−	+	+	+	+	+	V	（+）
水杨素	−	+（−）	（+）	（+）	+	+			+	−	+
D-海藻糖	+	+	+	+	+	+	+	+	+	V	（+）

注：+，＞85%阳性；（+），75%～84%阳性；V，26%～74%阳性；（−），16%～25%阳性；−，0～15%阳性。精氨酸、吲哚、明胶水解和硝酸盐还原采用 API 20E 试剂盒检测；碳水化合物产酸采用 API 50CHB 系统检测。芽孢形状：C. 圆柱形；E. 椭圆形。芽孢位置：C. 中央或近中央；S. 接近顶端；T. 顶端。

（二）其他鉴别试验

1. 荚膜肿胀试验　这是一种特异性抗原抗体反应。试验时取新鲜标本涂片或病理组织切面印片加 1 小滴抗炭疽荚膜血清覆盖其上，3～5 分钟后镜检，找到粗大杆菌周围有肥厚、清晰的荚膜为阳性。本试验应同时设置加正常血清的对照组。

2. 串珠试验 链状排列的炭疽杆菌,在适当浓度的青霉素溶液作用下,菌体可膨大成串珠状。这种反应为炭疽杆菌所特有,可用于和其他类炭疽杆菌的鉴别。试验方法如下:将被检纯培养菌株接种于 3 支装有 2ml 肉汤的液体培养基中,37℃孵育 8 小时,取其中 2 管分别加入每毫升含 10 单位青霉素的溶液 0.2ml 和 0.1ml,另一管加生理盐水 0.2ml 作为对照。将各管置 37℃水浴 1 小时(时间过长可使菌体继续膨胀而破裂),每管加 20%甲醛溶液 0.2ml(使最后浓度约为 2%,可固定串珠形态,又可杀死活菌),轻轻振荡,置室温 10 分钟后用接种环挑取培养物少许放于载玻片上,加盖片用高倍镜检查,观察形态特征,找到串珠状菌链为阳性。滴加甲醛后的培养物 3000r/min 离心 10 分钟,弃上清液,沉淀物加吕氏亚甲蓝 1 滴,轻轻摇匀,5 分钟后再做压片镜检,极易找到串珠。

3. 噬菌体裂解试验 炭疽杆菌噬菌体对炭疽杆菌有特异性噬菌作用,故本试验对鉴定炭疽杆菌具有一定意义。

方法:将待检菌株的 8 小时培养液均匀涂抹于普通琼脂平板培养基表面,然后于平板中央滴加炭疽噬菌体(按生物制品标定效价稀释)1 小滴,置 37℃温箱孵育 8~10 小时,观察有无裂解斑(细菌被噬菌体裂解,成为无菌生长区)。有裂解斑为阳性,说明被检菌为炭疽杆菌。本试验最好用炭疽杆菌减毒活菌苗或已知炭疽杆菌作为阳性对照,类炭疽杆菌作为阴性对照。

4. 串珠试验和青霉素敏感试验联合 串珠试验和青霉素敏感试验联合进行,可简化手续,缩短时间,节省材料,既有鉴别意义,又有治疗参考价值,故值得推广。

方法:取待检液体纯培养或菌落制成的细菌悬液 0.1ml,滴于新鲜制备的 2%兔血清琼脂平板培养基上,用“L”形玻璃棒均匀涂抹于表面,待涂面稍干,以无菌镊子取经 100U/ml 青霉素溶液浸制的小滤纸片 1 张贴于平板中央(如同时鉴定几个可疑菌株或菌落可将平板放射状划分几个小格,每格涂 1 个菌落或菌株,贴 1 张青霉素纸片于其中心部位)。置 37℃ 2~4 小时,取出后揭去平皿盖,置低倍镜下找到纸片外缘,由此外缘向外移动,观察有无抑菌圈和串珠形成圈。

抑菌圈:由于青霉素浓度较高,炭疽杆菌肿胀破裂,故形成一无菌生长圈。

串珠形成圈:位于抑菌圈的外缘,由于此区青霉素浓度已相对降低,炭疽杆菌菌体膨胀但未破裂,因此形成串珠。此区需用高倍镜仔细观察,找到串珠为阳性。

观察完毕,记录结果。再将培养平皿置 37℃温箱,继续孵育 8~12 小时后,取出测量青霉素抑菌圈的大小,以示该菌对青霉素敏感的程度。一般炭疽杆菌都对青霉素敏感,其他需氧性芽孢杆菌大部分不敏感,小部分可有不同程度的敏感。试验中要注意以下几点:①培养基要求营养丰富,基本透明,以保证炭疽杆菌的生长发育和镜检时光线通过良好。②所用被检菌必须是新鲜培养的幼龄菌,才能在青霉素作用下形成形态良好的串珠。被检菌液涂抹用量应根据平皿大小适当增减,取量大,易致涂面流液,待干时间长。细菌多,串珠形成不好。取菌量小,涂抹不匀。细菌少,抑菌圈形成不明显。③青霉素纸片也可临时制作。方法是将青霉素配成 100U/ml 的溶液,将已经干热灭菌的直径 6mm 的滤纸片浸于青霉素溶液中。然后用无菌镊子取纸片,贴已涂布待检菌液的平板培养基上即可。如将浸湿的纸片在低温烤干,保存在−14℃冰箱 3~6 个月,效果仍较好。

5. 毒力试验　鉴定炭疽杆菌是否为有毒菌株，可按下述两种方法进行。

（1）动物试验：取被检菌纯培养 0.2ml 注射于家兔或豚鼠皮下，如为炭疽杆菌有毒菌株，动物多在 2~4 天内死亡。尸检动物，在注射局部皮下可呈现明显胶样水肿，中心黑色坏死，肝脾大并呈暗红色。取皮下渗液或病变脏器组织做切面印片，经染色，镜下可见两端截平具有明显荚膜的粗大杆菌。其他类炭疽杆菌对家兔和豚鼠均无致病力。

如用小鼠做毒力试验，蜡样芽孢杆菌的毒性代谢产物也可造成小鼠死亡，所以在接种前应将培养物离心沉淀，用生理盐水洗涤，再用生理盐水配制成微浊悬液，取 0.1ml 注于小鼠皮下。如为炭疽杆菌，可引起小鼠 2~4 天内死亡。尸检结果与家兔或豚鼠相同。

用小鼠做腹腔注射，既有毒力试验的意义，又有滤过、增菌的作用，经济而又节省时间，为临床实验室所常用。实验可将杂菌多而炭疽杆菌少的土壤、皮毛、污水等标本，经洗脱、离心、加温处理后取 0.1ml，腹腔注射体重 8~10g 幼龄小鼠 3~5 只，8~12 小时后杀死 1~2 只，取其腹腔液做荚膜肿胀试验或分离培养。其余小鼠继续观察 7 天，如有死亡，取其肝脾涂片染色镜检或做分离培养，阳性检出率可明显提高。

（2）重碳酸盐琼脂培养试验：将被检菌株接种于 0.5%碳酸氢钠血清琼脂平板上，置 20% CO_2 环境中孵育 18~24 小时，有毒菌株能长出半圆形、突起、有光泽的菌落。用接种针挑取时有黏性，能拉出丝状物。涂片染色可查见荚膜。而无毒菌株则形成粗糙型菌落。

6. Ascoli 试验　本试验为抗原抗体沉淀反应，常用于皮革检疫。临床实验室也用于已不适合进行炭疽杆菌培养的陈旧标本或已腐败的尸体脏器标本的血清学检验。

临床意义：阳性结果说明被检标本可能曾受到炭疽杆菌感染或污染。Ascoli 试验是微生物学中一项较早的抗原检测试验，利用高免疫血清与被检材料中的炭疽杆菌全细胞抗原发生反应，可以提供快速、回顾性的动物感染炭疽的证明。

（1）材料

1）检样浸液（沉淀原）：取检样数克剪碎（或用乳钵研碎），加 5~10 倍生理盐水浸泡并置于振荡器上振荡 30 分钟，取上层液置 100℃水浴 30 分钟，冷却后 3000r/min 离心 15 分钟，其上清液即为检样浸液，置冰箱备用。

2）炭疽沉淀血清：使用时按标定效价用生理盐水稀释。

3）对照用与检样相同的正常标本浸液：浸制法与检样浸液相同。

4）正常家兔血清。

5）毛细乳头滴管和内径 3mm 的环状沉淀试管。

（2）方法：将 3 支沉淀管编号 1、2、3 排列于试管架上，用毛细滴管取已按标定效价稀释的炭疽沉淀血清分别加于第 1、2 管中，每管约 0.1ml。第 3 管加正常家兔血清 0.1ml。另取毛细滴管 1 支取检样浸液少许沿管壁徐徐加入第 1、3 管，使其重叠于血清上（加检样浸液时沉淀管宜稍倾斜，动作要轻，加液要缓慢，不可出现气泡，以免两液的交接面被破坏）。以接触面有白色沉淀球，第 2、3 管对照无此现象为 Ascoli 热沉淀阳性。

7. 判定标准　凡临床或新鲜尸体标本中找到革兰氏染色阳性、两端平整、竹节状、成双或呈短链状排列的有荚膜的粗大杆菌，或荚膜肿胀试验阳性的陈旧尸体脏器及其他污染物如毛皮、土壤、可疑食物、羽毛等经快速增菌后串珠试验阳性，或通过小白鼠腹腔接种后腹腔液内找到有荚膜的革兰氏阳性粗大杆菌，均可作出初步诊断。

在初步诊断的基础上，分离出纯培养，菌落呈毛玻璃色，边缘呈卷发状，粗糙型，不溶血，动力阴性，串珠试验和噬菌体裂解试验阳性，毒力试验阳性，即可确定为炭疽杆菌毒株。青霉素敏感试验阳性应同时定为青霉素敏感株。

（三）炭疽杆菌与蜡样芽孢杆菌群细菌的鉴别

蜡样芽孢杆菌的菌落与炭疽杆菌有很大不同，很容易辨认。两种菌落的特点是比较大（2～7mm），菌落形态不同，从圆形到不规则，边缘完整、波浪状、锯齿状或卷发状，质地粗糙或颗粒状。然而，也可见到光滑而湿润的菌落。最适生长温度为 37℃，最低 15～20℃，最高 40～45℃。

尽管炭疽杆菌和蜡样芽孢杆菌的菌落相似，但炭疽杆菌的菌落通常较小，不溶血，并沿着划线出现拖尾生长、略有黏性的菌落，而蜡样芽孢杆菌和苏云金杆菌的菌落为奶油状，较为致密。蕈状芽孢杆菌产生特殊的假根或毛发状的菌落，黏附的菌落很容易覆盖琼脂表面。

一般情况下，有毒性的炭疽芽孢杆菌很容易与蜡样芽孢杆菌群中的其他芽孢杆菌相鉴别。此外，经 24～48 小时培养，炭疽芽孢杆菌中明显可见呈链状排列的大细胞，可产生椭圆形芽孢，孢囊不膨大，兼性厌氧，卵黄反应阳性，不溶血或溶血很弱，无动力。对诊断 γ-噬菌体（MD21702.5011）和青霉素敏感，并产生特殊的荚膜（用 M'Fadyean 染色），如表现出以上特性即确定为炭疽杆菌。

与蜡样芽孢杆菌群细菌的鉴别：其关键特征是炭疽芽孢杆菌的菌落形态，通常兼性厌氧培养 24～48 小时，可产生大细胞、椭圆形芽孢，成链状，孢囊不膨大，并且卵黄反应阳性。溶血阴性或溶血很弱，无动力（悬滴或动力培养基）。

对于炭疽芽孢杆菌、蕈状芽孢杆菌、蜡样芽孢杆菌和苏云金芽孢杆菌，尽管它们的卵黄反应均为阳性，但只有炭疽杆菌能合成卵磷脂酶，经培养过夜或 24 小时后，生长在卵黄琼脂平板上炭疽杆菌的菌落周围可形成较宽的不透明的沉淀环。而蜡样芽孢杆菌、蕈状芽孢杆菌和苏云金芽孢杆菌的沉淀环很窄。辨认苏云金芽孢杆菌可在芽孢培养 2～5 天后，用相差显微镜或孔雀绿染色，可观察到立方形和菱形的伴孢晶体。

第五节　炭疽实验室的安全防护

炭疽的传染性不是特别强，皮肤炭疽很容易治疗，仅在异常情况下危及生命。人类吸入或食入炭疽芽孢的感染剂量较高（半数致死量＞10 000 个芽孢），因此对易感人员必须认真预防。炭疽实验室人员的安全防护：

（1）进行炭疽杆菌检验时，工作人员务必按烈性病菌检验守则进行操作。

（2）实验台应铺以碘酒浸湿的纱布，用过的检验材料和器械必须高压蒸汽消毒。

（3）实验动物尸体、病变脏器组织必须高压消毒或火化。不应以土掩埋，以防污染环境。

（4）当收集疑似炭疽的标本时，要戴手套，穿围裙或隔离衣、长筒靴，用后消毒。由于尘埃中可能含有许多芽孢，因此也必须戴帽子和防护口罩。

（5）用过的物品应放入适当的容器，高压灭菌后焚烧。不能经高压灭菌的物品，应立即浸入10%的福尔马林（5%甲醛溶液）中。也可应用5%戊二醛灭菌。不能浸泡的物品，应装入消毒袋，用甲醛熏蒸，或用环氧乙烷、过氧化氢蒸气等有效的熏蒸剂熏蒸。但如果处理含大量有机物的污染物时后者已不适用。

（6）标本溢出或溅落，可用福尔马林消毒。尽管次氯酸钠可很快被有机物中和，且腐蚀金属，使用时受到一定的限制，但10%次氯酸钠溶液仍然可用。其他强氧化剂，如5%过氧化氢和1%过氧乙酸也有效，但同样也受有机物的影响而应用受限。

（7）常规临床微生物实验室在分离和推测性鉴定炭疽杆菌时，必须执行安全操作，遵守操作规程。一般处理很少的细菌，不需进行炭疽疫苗接种。如果有气溶胶产生，就必须在生物安全柜内操作。

第六节　有关生物恐怖标本

美国亚特兰大的CDC建立了实验室服务网（LRN），提供有关生物恐怖的实验室咨询服务。在美国微生物实验室接收到有潜在生物恐怖标本时，应与LRN取得联系并接受技术培训。国家公共卫生实验室是LRN的一部分，将提供技术指导，或由LRN通过网络进行指导。

在一般情况下，对于自然获得的炭疽临床标本的检查按规范方式处理。有关非临床标本应审慎对待，不应随意放弃，因为有时可能会很危险。没有经过正规培训部门的严格培训，不能随意处理这类标本。

附：炭疽芽孢杆菌等危害程度分类及其相应检测实验室的级别

2006年1月11日中华人民共和国卫生部制定了人间传染的病原微生物名录（附表1），规定将炭疽芽孢杆菌等分类为危害程度二类的细菌，并对操作二类细菌的实验室级别和标本运输包装等做了相应规定。希望相关人员在进行二类细菌的各种操作时严格遵守。

附表1　细菌分类名录

序号	病原菌名称	危害程度类别	实验活动所需生物安全实验室级别				运输包装分类[e]	
			大量活菌操作[a]	动物感染实验[b]	样本检测[c]	非感染性材料的实验[d]	A/B	UN编号
1	炭疽芽孢杆菌	二类	BSL-3	ABSL-3	BSL-2	BSL-1	A	UN 2814
2	布鲁菌属**	二类	BSL-3	ABSL-3	BSL-2	BSL-1	A	UN 2814
3	鼻疽伯克菌	二类	BSL-3	ABSL-3	BSL-2	BSL-1	A	UN 2814
4	伯氏考克斯体	二类	BSL-3	ABSL-3	BSL-2	BSL-1	A	UN 2814
5	土拉热弗朗西斯菌	二类	BSL-3	ABSL-3	BSL-2	BSL-1	A	UN 2814
6	牛型分枝杆菌	二类	BSL-3	ABSL-3	BSL-2	BSL-1	A	UN 2814

序号	病原菌名称	危害程度类别	实验活动所需生物安全实验室级别				运输包装分类[e]	
			大量活菌操作[a]	动物感染实验[b]	样本检测[c]	非感染性材料的实验[d]	A/B	UN 编号
7	结核分枝杆菌	二类	BSL-3	ABSL-3	BSL-2	BSL-1	A	UN 2814
8	立克次体属	二类	BSL-3	ABSL-3	BSL-2	BSL-1	A	UN 2814
9	霍乱弧菌[f]	二类	BSL-2	ABSL-2	BSL-2	BSL-1	A	UN 2814
10	鼠疫耶尔森菌	二类	BSL-3	ABSL-3	BSL-2	BSL-1	A	UN 2814

**其中弱毒株或疫苗株可在 BSL-2 实验室操作。

a 大量活菌操作：实验操作涉及"大量"病原菌的制备，或易产生气溶胶的实验操作（如病原菌离心、冻干等）。

b 动物感染实验：特指以活菌感染的动物实验。

c 样本检测：包括样本病原菌的分离纯化、药物敏感性实验、生化鉴定、免疫学实验、PCR 核酸提取、涂片、显微观察等初步检测活动。

d 非感染性材料的实验：如不含致病性活菌材料的分子生物学、免疫学等实验。

e 运输包装分类：按国际民航组织文件 Doc9284《危险品航空安全运输技术细则》的分类包装要求，将相关病原和标本分为 A、B 两类，对应的 UN 编号分别为 UN 2814 和 UN 3373；A 类中传染性物质特指菌株或活菌培养物，应按 UN 2814 的要求包装和空运，其他相关样本和 B 类的病原及相关样本均按 UN 3373 的要求包装和空运；通过其他交通工具运输的可参照以上标准包装。

f 因属甲类传染病，流行株按第二类管理，涉及大量活菌培养等工作可在 BSL-2 实验室进行；非流行株归第三类管理。

说明：

（1）在保证安全的前提下，对临床和现场的未知样本的检测可在生物安全二级或二级以上防护级别的实验室进行。涉及病原菌分离培养的操作，应加强个体防护和环境保护。但此项工作仅限于对样本中病原菌的初步分离鉴定。一旦病原菌初步明确，应按病原微生物的危害类别将其转移至相应生物安全级别的实验室开展工作。

（2）"大量"的病原菌制备，是指病原菌的体积或浓度，大大超过了常规检测所需要的量，比如在大规模发酵、抗原及疫苗生产、病原菌的进一步鉴定及科研活动中，病原菌增殖和浓缩所需要处理的剂量。

（3）本表未列出的病原微生物和实验活动，由所在单位生物安全委员会负责危害程度评估，确定相应的生物安全防护级别。如涉及高致病性病原微生物及其相关实验的，应经国家病原微生物实验室生物安全专家委员会论证。

（4）国家正式批准的生物制品疫苗生产用减毒、弱毒菌种的分类另行规定。

炭疽杆菌的菌株分型

作为一个种，炭疽杆菌为高度单一的形态，直到最近利用分子生物学方法进行菌株分型才成为可能。多位点可变数目串联重复序列分析特别成功，然而目前这项技术只限于在专门实验室进行。

结果的评价、解释和报告

除了炭疽杆菌外，芽孢杆菌属的大多数种别一般都是环境污染菌，从临床标本中分离的单一细菌，通常不足以证明是致病菌。从伤口分离到中等或浓厚生长的需氧芽孢杆菌通常是有意义的。然而，蜡样芽孢杆菌引起的眼部感染属于严重的急症，发现后应立即向医生报告。

参 考 文 献

[1] Lightfoot NF, Scott RJD, Turnbull PCB. Antimicrobial susceptibility of *B. anthracis* Salisbury Medical Bulletin, 1990, 60(Special Suppl.)：95-98.

[2] Mohammed MJ, Marston CH, Popovic T, et al. Antimicrobial susceptibility testing of *Bacillus anthracis*：comparison of results obtained by using the National Committee for Clinical Laboratory Standards broth microdilution reference and Etest agar gradient diffusion methods. Journal of Clinical Microbiology, 2002, 40：1902-1907.

[3] George S, Mathai D, Balraj V, et al. An outbreak of anthrax meningoencephalitis. Transactions of the Royal Society of Tropical Medicine and Hygiene, 1994, 88：206-207.

[4] Logan NA. Modern identification methods//Berkeley RCW, Heyndrickx M, Logan NA, et al. Applications and Systematics of Bacillus and Relatives. Oxford, United Kingdom：Blackwell Science, 2008.

[5] Logan NA, Berkeley RCW. Identification of *Bacillus* strains using the API system. J Gen Microbiol, 1984, 130：1871-1882.

[6] Turnbull PCB, Hutson R, Ward M, et al. *Bacillus* anthracis but not always anthrax. J Appl Bacteriol, 1992, 72：21-28.

[7] Jackson PJ, Hugh-Jones ME, Adair DM, et al. PCR analysis of tissue samples from the 1979 Sverdlovsk anthrax victims：the presence of multiple *Bacillus anthracis* strains in different victims. Proc Natl Acad Sci USA, 1998, 95：1224-1229.

[8] Keim P, Price LB, Klevytska AM, et al. Multiple-locus variable-number tandem repeat analysis reveals genetic relationships within *Bacillus anthracis*. J Bacteriol, 2000, 182：2928-2936.

[9] Turnbull PCB, Jackson PJ, Hill KK, et al. Longstanding taxonomic enigmas with the "*Bacillus cereus* group" are on the verge of being resolved by far-reaching molecular developments. Forecasts on the possible outcome by an adhoc team//Berkeley RCW, Heyndrickx M, Logan NA, et al. Applications and Systematics of Bacillus and Relatives. Oxford, United Kingdom：Blackwell Science, 2002.

（李仲兴　史利克　王　悦）

第十二章 蜡样芽孢杆菌感染及检测

蜡样芽孢杆菌（*Bacillus cereus*）于 1887 年由 Frankland 发现。在自然界广泛分布，常存在于土壤、尘埃及污水中。本菌可污染水、淀粉制品、乳及乳制品并在其中繁殖，而引起人类食物中毒。

第一节 生物学特性

1. 形态与染色 蜡样芽孢杆菌为革兰氏阳性大杆菌，大小为（1～1.3）μm×5μm。芽孢不突出菌体，菌体两端较平整，多数呈链状排列，与炭疽杆菌相似。引起食物中毒的菌株多为周毛菌，有动力（图 12-1-1、图 12-1-2）。

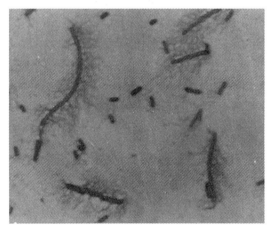 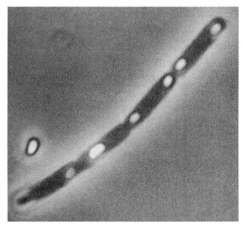

图 12-1-1　蜡样芽孢杆菌的鞭毛（鞭毛染色）　　图 12-1-2　蜡样芽孢杆菌的芽孢

2. 培养特性 本菌的发育温度为 25～37℃，以 30～32℃最为适宜。在肉汤中生长可见混浊，有菌膜或壁环，振摇易乳化，在普通琼脂上生成的菌落较大（直径 3～10mm），灰白色，不透明，表面粗糙似毛玻璃状或熔蜡状，边缘常呈扩展状。偶有产生黄绿色素者，但从食物中毒标本检出的菌株多不产生色素。

在血琼脂平板上菌落呈浅灰色，似毛玻璃状，呈草绿色，溶血或 β-溶血。在马铃薯葡萄糖琼脂平板上，菌落中央突起，从表面观察呈象牙状。在卵黄琼脂平板上生长迅速，培养 3 小时后，虽看不到菌落，但卵磷脂分解后形成清晰的混浊环，即乳光反应或卵黄反应。

3. 生化性状 本菌能分解葡萄糖、麦芽糖、蔗糖、水杨素、果糖等，能陈化牛乳，液化明胶。但多次传代后，其生化特性常可改变。其生化性状如表 12-1-1 所示。

表 12-1-1 蜡样芽孢杆菌的生化性状

项目	性状	项目	性状	项目	性状
触酶	+	VP 反应	+/-	山梨醇	-
卵磷脂酶	+	葡萄糖	+	甘露醇	-
酪蛋白酶	+	果糖	+	卫矛醇	-
青霉素酶	+	蕈糖	+	肌醇	-/+
硝酸盐还原	+/-	木糖	-	水杨苷	+/-
淀粉酶	+/-	阿拉伯糖	-	蔗糖	+/-
明胶酶	+/-	半乳糖	-	乳糖	-/+
尿素酶	-/+	山梨糖	-	纤维二糖	-/+
牛奶胨化	+	麦芽糖	+/-	甘油	+/-
柠檬酸盐利用	+/-	甘露糖	-/+	七叶苷	-/+

注：+/-，多数为阳性，少数为阴性；-/+，多数为阴性，少数为阳性；+，阳性；-，阴性。

4. 抵抗力 本菌耐热，其 37℃肉汤培养物 D80℃（在 80℃时使细菌数减少 90%所需的时间）为 10～15 分钟；使肉汤中细菌（$2.4×10^7$/ml）转为阴性需置 100℃ 20 分钟。食物中毒菌株的游离芽孢能耐受 100℃ 30 分钟，而干热 120℃ 60 分钟才能被杀死。

本菌对氯霉素、红霉素和庆大霉素敏感；对青霉素、磺胺噻唑和呋喃西林耐药。

第二节 对抗菌药物的敏感性

尽管蜡样芽孢杆菌作为机会致病菌具有广泛的重要性，但其对抗菌药物敏感性的研究较少，并且大多数信息是从个别病例或暴发感染的报告中收集的。

蜡样芽孢杆菌和苏云金芽孢杆菌均能产生广谱的 β-内酰胺酶，因此其对青霉素、氨苄西林和头孢菌素类耐药，对 TMP 也耐药。但通常对克林霉素、红霉素、氯霉素、万古霉素和氨基糖苷类药物敏感，对四环素和磺胺也敏感。然而有报告证明，用氯霉素治疗暴发性脑膜炎无效[1]。口服环丙沙星对治疗蜡样芽孢杆菌引起的伤口感染有效。克林霉素和庆大霉素对蜡样芽孢杆菌引起的眼部感染早期治疗效果最好。家兔试验表明玻璃体内用皮质类固醇和抗生素对眼部感染更为有效[2]。

通过纸片扩散试验对来自血培养的 54 种分离物进行的体外研究发现，所有菌株对亚胺培南和万古霉素敏感，并且大多数对氯霉素、环丙沙星、红霉素和庆大霉素敏感（敏感菌株分别为 2%、2%、6%和 7%），对克林霉素和四环素也显示中度敏感；在同一项研究中，微量稀释试验显示，对亚胺培南、万古霉素、氯霉素、庆大霉素和环丙沙星的 MIC 分别为 0.25～4.0mg/L、25～2mg/L、2.0～4.0mg/L、0.25～2mg/L 和 0.25～1.0mg/L。

第三节 蜡样芽孢杆菌与临床感染

一般认为蜡样芽孢杆菌为非病原性杂菌，蜡样芽孢杆菌的病原性从来未被重视。近 30 年来，根据一些学者的研究，本菌在特定条件下可对人有致病性。

自 Frankland 首次发现蜡样芽孢杆菌以来，1906 年 Lubenau 首次报道了需氧性芽孢杆菌引起的食物中毒，其后 Seitz、Brekenfeld 以及 Trub 和 Wundram 都有关于需氧性芽孢杆菌食物中毒的报道。1949 年，Plazikowski 报道了瑞典斯德哥尔摩发生的 367 起食物中毒中，有 117 起为需氧性芽孢杆菌引起。但这些报道所叙述的情况都不够详细，大多缺乏完整的实验依据，而且把所分离得到的细菌归属于"枯草-肠系膜菌群"，或者"类炭疽杆菌"及"假炭疽杆菌"，未能引起一般人的注意。因此，自 20 世纪初以来，在很长一段时间内，蜡样芽孢杆菌仅被视作与食物中毒有关。

1971 年，Coonrod 等[3]报道 1 例亚急性淋巴细胞白血病患者，发生了蜡样芽孢杆菌致死性肺炎和菌血症。一般由炭疽杆菌以外的芽孢杆菌引起的感染是罕见的，即便是在免疫受损的患者中。在这种致死性机会感染的尸检中，肺坏死也是一个突出的发现。

病例 1：患者，男性，52 岁，煤矿工人。因虚弱、贫血和白细胞增多而入院。查体发现面色苍白，脾大。血细胞比容 19%，血小板计数 145×10^9/L；白细胞计数 100.5×10^9/L，有 3% 的未分叶的中性粒细胞，25% 小淋巴细胞，3% 单核细胞，1% 变形骨髓细胞，68% 未成熟的淋巴细胞。胸部 X 线片正常。骨髓细胞检查显示骨髓有过多的淋巴细胞，其中大部分是小细胞，占细胞成分的 40%。诊断为亚急性淋巴细胞白血病后，开始每日使用 60mg 泼尼松和别嘌呤醇治疗。白细胞计数迅速下降到 15×10^9/L，患者出院。

2 周后，患者因输血再次住院。出院后几天开始发热和发冷，不小心咬破了舌头，在以前留置静脉导管的部位也出现压痛。6 天后，因体温过高（39.5℃）而再次住院。体检显示：在舌部边缘出现了轻微溃疡和脓性病变，直径约 1.5cm，在以前插入静脉导管的部位出现了轻度炎症。患者面色苍白和脾大，胸部检查清晰。血细胞比容为 20%，白细胞计数 83×10^9/L，100% 小淋巴细胞。痰和尿液培养、尿液分析和胸片检查均正常。用苯丁酸氮芥（6mg/d）进行治疗。

住院后患者主诉左前胸疼痛，X 线片显示左肺上叶浸润（图 12-3-1A）。气管吸出物经革兰氏染色证实有少数白细胞和中等数量的革兰氏阳性球菌。气管吸出物常规培养，仅发现有正常菌群，抗酸染色和培养均未发现结核分枝杆菌。6 次血培养和厌氧培养等均未发现结核分枝杆菌。舌部病变组织培养仅含有正常菌群。每日给予 800 万 U 青霉素 G，8g 甲氧西林，200mg 庆大霉素和 600mg 异烟肼，同时给予输入红细胞。

之后，患者呼吸窘迫和咳嗽增加，在住院第 5 天痰变得血腥味很重。痰培养显示有 3 个芽孢杆菌菌落和 4 个肺炎克雷伯菌菌落。通过临床和住院后的 X 线片检查，发现左肺上叶浸润体积增加（图 12-3-1），患者仍然发热。血小板计数降至 14×10^9/L，咯血明显增加。第 8 个住院日痰培养结果显示中等数量的肺炎克雷伯菌和芽孢杆菌，形态鉴定结果与以前相同。在第 9 个住院日，4 次血培养均生长了蜡样芽孢杆菌，其形态和鉴定结果与痰培养相同。胸片显示巨大、双侧的肺泡浸润和大量左胸腔积液（图 12-3-1B）。第 10 个住院日患者死亡。

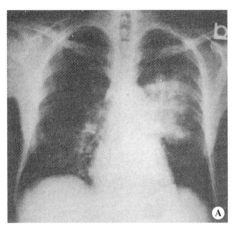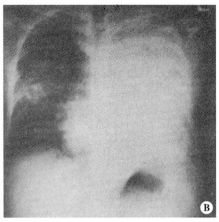

图 12-3-1　患者在最后一次住院的第一天（A，左）和死亡前一天（B，右）的胸片

尸检显示左侧胸腔有大量积液，左肺上半部有一个 15cm 的充满血液的空腔和弥漫性肺微脓肿。肺组织的涂片和切片，经革兰氏染色发现了许多两端平齐的革兰氏阳性杆菌，肺组织切片未发现真菌和分枝杆菌。经芽孢杆菌的纯培养，最后鉴定为蜡样芽孢杆菌。

1974 年，Craig 等[4]报道除炭疽杆菌外，芽孢杆菌通常不被认为是致病菌。尽管腐生菌在细菌感染中的作用有所增加，但由芽孢杆菌引起的全身感染仍然很少见。

病例 2：患者，女性，18 岁，海洛因成瘾者，24 小时以来胸痛、发热和出汗。早在住院的 2 个月前，因为血管血栓形成肺动脉高压，结膜充血和发热，但血培养阴性；心导管检查显示房间隔缺损。

入院时，患者身上有许多注射后的针迹，但没有瘀斑或视网膜出血。第二肺区心音加重，有响亮的心包摩擦音、肺部喷射性杂音，右心室区有隆起。肝位于右肋下缘 3cm 处，柔软；脾边缘在左肋下缘 2cm。白细胞计数为 $17×10^9$/L。3 次尿分析为血尿，胸部 X 线片显示右肺下叶片状浸润；2 天后在右肺上叶也出现了浸润。10 天后，右肺上叶病变消失，肺下叶病变缩小。入院当天血培养和后来 4 天血培养都出现了蜡样芽孢杆菌。

治疗采用每天 2000 万 U 的青霉素，持续 7 天，但蜡样芽孢杆菌对青霉素耐药。之后，静脉注射红霉素，每天 1g，持续 2 天，但引起了不可控制的呕吐。改用林可霉素 1800mg/d，静脉注射 4 天，然而，发现蜡样芽孢杆菌对克林霉素的敏感性比林可霉素高 4 倍。口服克林霉素治疗期间血清抗生素水平不足，因此在接下来的 20 天里，静脉注射克林霉素（每 8 小时 450mg）。在整个治疗过程中患者感到不舒服，5 天后血培养阴性，患者出院。

从该患者中 5 次分离出蜡样芽孢杆菌，但在实验室中并没有其他血液培养物生长这种细菌，因此不可能是皮肤或培养基造成的污染。作者怀疑在给药过程中发生了芽孢杆菌性三尖瓣心内膜炎，或者这种蜡样芽孢杆菌是在心脏导管插入术中进入血管的。

1974 年，英国的 Mortimer 和 McCann 报道了 5 起因进食油炒饭而暴发的由蜡样芽孢杆菌引起的不同胃肠炎病型。

蜡样芽孢杆菌是继炭疽杆菌之后的第二种人类（和其他动物）的重要致病菌，可引起食物感染性疾病和机会感染。蜡样芽孢杆菌作为食物感染性疾病的致病菌可引发两种不同的食物中毒症状：

（1）腹泻型：在食入污染的食物，如污染的肉类食品、蔬菜、甜点、沙司和牛奶等8～16小时后，出现腹痛和腹泻等症状。

（2）呕吐型：在食入污染食品1～5小时后，出现恶心和呕吐等症状，主要是剩米饭，偶尔也有其他食品，如巴氏消毒的奶油、牛奶布丁和面食等。

有报道在一次儿童活动中，人们因食用被污染的米饭而暴发了不典型的蜡样芽孢杆菌感染。还有报道因蜡样芽孢杆菌的催吐毒素而引起了暴发性肝衰竭[5]。这两起蜡样芽孢杆菌感染的暴发，实际上是由蜡样芽孢杆菌的芽孢所引起，在通常的烹饪条件下芽孢仍然能够存活，若将烹饪好的食物在不适当的条件下储存，芽孢便开始发芽而成为繁殖体，迅速生长而大量繁殖。

蜡样芽孢杆菌食物中毒和蜡样芽孢杆菌感染产生毒素的机制较为复杂，与地衣芽孢杆菌食物中毒相关毒素相同，但与蜡样芽孢杆菌群以外的芽孢杆菌所产生的毒素和毒性因子不同。

蜡样芽孢杆菌也是具有破坏性的眼科致病菌，可随着眼的穿通伤或快速进展的血源播散而发生眼内炎，而且进展迅速，如果不能及时治疗，有可能丧失视力或导致眼球摘除[6]。其他蜡样芽孢杆菌引起的感染，易感因素包括肿瘤、免疫力低下、酒精中毒、滥用药物，以及某些其他基础疾病等。据报道，蜡样芽孢杆菌可引起菌血症、败血症、暴发性溶血脓毒症、脑膜炎、脑出血、脑室分流术感染、心内膜炎、肺炎、脓胸、胸膜炎、肺脓肿、脑脓肿、骨髓炎、输卵管炎、尿道感染和原发性皮肤感染。另外，对于健康人来说，其他原因所致的伤口感染，如手术、交通及其他事故、烫伤、烧伤、石膏固定、药物注射、枪弹伤等所致的伤口感染，有时可发展成坏死或坏疽，其中枪伤后如果有蜡样芽孢杆菌感染，可引起致死性炎症。

此外，新生儿对蜡样芽孢杆菌敏感，尤其是可引起新生儿脐带感染，以及因通风系统污染致呼吸道感染[7]。蜡样芽孢杆菌可引起家养动物感染，如引起牛或其他家畜的乳腺炎和流产。苏云金芽孢杆菌与蜡样芽孢杆菌密切相关，产生腹泻毒素，可引起胃肠炎。

第四节　细菌学检验

（一）标本收集

对怀疑为蜡样芽孢杆菌引起食物中毒的患者，应取可疑食物或收集粪便和呕吐物进行检验。除进行本菌的分离培养外，必须进行活菌计数。因暴露于空气中的食物，在一定程度上都可能受到本菌污染，故不能因分离出蜡样芽孢杆菌则认为是引起食物中毒的病原菌。

（二）检验程序（图 12-4-1）

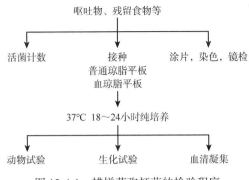

图 12-4-1 蜡样芽孢杆菌的检验程序

（三）检验方法

1. 直接镜检与活菌计数 一般认为有大量蜡样芽孢杆菌的活菌体才能引起食物中毒（但不是唯一因素），因此，将中毒的残余食物进行直接镜检和活菌计数，对鉴定本菌引起的食物中毒有重要意义。

（1）直接镜检：将残余食物用无菌生理盐水浸渍做涂片染色镜检，蜡样芽孢杆菌为半革兰氏阳性大杆菌，长 4～5μm，宽 1μm 左右。菌体两端较平齐，芽孢位于中央或近端，菌体不膨大，能运动。

（2）活菌计数：将残余食物用无菌盐水稀释成 1∶1 000～1∶10。取各种稀释液 0.1ml 分别接种于卵黄琼脂平板上，以 L 形玻璃棒涂匀后置 37℃培养 12 小时后计数。本菌在此平板上产生乳白色混浊环，易于识别。亦可用倾注法进行计数。

2. 分离培养 将可疑食物置无菌乳钵中，加适量盐水研磨后，划线接种于普通琼脂平板和血琼脂平板。若为呕吐物可直接或划线接种于上述平板。于 37℃培养 18～24 小时观察生长情况，如发现有类似蜡样芽孢杆菌菌落，可纯培养后进行生化反应等鉴定试验。

3. 生化试验

（1）卵磷脂酶和酪蛋白酶试验：本菌均呈阳性反应。将细菌分别接种于含卵黄（可用上述选择性琼脂）及含酪蛋白的琼脂上，培养后前者生成的菌落，其周围出现卵黄沉淀环（示产生卵磷脂酶），后者则有透明圈形成（示产生酪蛋白酶）。

（2）溶血：本菌于血琼脂上生成的菌落呈灰绿色，边缘不齐，周围有溶血圈。

（3）触酶试验：本菌呈阳性反应。将本菌生成的菌落取少许置于 3%过氧化氢溶液中应有气泡产生（在试管中或玻片上试验均可）。

（4）动力和硝酸盐还原试验：本菌有动力，并常能使硝酸盐还原。取菌落穿刺接种于含硝酸盐的高层半固体琼脂，于 37℃培养 48 小时后检查。如细菌不限于沿穿刺线生长，并伴有混浊，即表示有动力。然后分别加入氨基苯磺酸和甲萘胺的乙酸溶液，如出现红色即表示能还原硝酸盐。

（5）甘露醇和木糖发酵及明胶液化试验：本菌不发酵甘露醇和木糖，常能液化明胶。

4. 鉴定分型 根据形态、染色、生化反应等特点，可以做出初步鉴定，但必须与类似菌加以鉴别（表 12-4-1）。确定为蜡样芽孢杆菌后，可继续进行分型。

表 12-4-1　蜡样芽孢杆菌与其他类似菌的鉴别

	蜡样芽孢杆菌	巨大芽肥杆菌	苏云金芽孢杆菌	蕈状芽孢杆菌
触酶	+	+	+	+
动力	±	±	±	∓
硝酸盐还原	±	∓	+	±
酪蛋白水解	+	−	+	+
卵黄反应	+	−	+	+
葡萄糖	+	+	+	+
甘露醇	−	±	−	−
木糖	−	±	−	−
溶血	+	−	+	+

注：+，90%～100%菌株阳性；−，90%～100%菌株阴性；±，大多数菌株阳性；∓，大多数菌株阴性。

（1）生化分型：参照资料，根据本菌对枸橼酸盐的利用情况等，将其分为 15 个生物型（表 12-4-2）。

表 12-4-2　蜡样芽孢杆菌的生化分型

生物型	枸橼酸盐	硝酸盐还原	淀粉水解	VP 反应	明胶液化
1	+	+	+	+	+
2	−	+	+	+	+
3	+	+	−	+	+
4	−	+	−	+	+
5	−	−	−	+	+
6	+	−	+	+	+
7	+	−	−	+	+
8	−	+	−	+	+
9	−	+	−	−	+
10	−	+	+	−	+
11	+	+	−	−	+
12	+	+	+	−	+
13	−	−	+	−	−
14	+	−	−	−	+
15	+	−	+	−	+

注：+，阳性；−，阴性。

（2）血清学分型：根据 1975 年 Taylor 等的研究，蜡样芽孢杆菌可按其鞭毛抗原的不同分成 1～18 个血清型。从腹泻型食物中毒样品分得的菌株，其血清型为 2、6、8、9 和 10 型；从呕吐型食物中毒样品分得的菌株，其血清型为 1，3 和 5 型，而与食物中毒无关的菌株则往往不能分型。1977 年 Gilbert 等对于从英国、澳大利亚、加拿大、芬兰、挪威和美国等 7 个国家 84 次食物中毒样品中分得的蜡样芽孢杆菌做分型试验，所得结果近乎一致。在 61 次呕吐型食物中毒中，35 次为 1 型，7 次为 1 型和其他型混合，14 次为 2、6、8 型或它们的混合型，5 次不能分型；在 9 次腹泻型食物中毒中，仅 2 次为 1 型，5 次分别为 2、6、8、9 及 10 型，1 次为 12 型和 1 株不能分型的混合，1 次为不能分型；其余 14 次食物中毒，因潜伏期或综合症状未记录，未能确定中毒类型，其中 4 次为 1 型，3 次为 8 型，1 次为 12 型，6 次不能分型；而从各种食品常规样品检出的 400 株蜡样芽孢杆菌，则多数（61%）不能分型。随着食物中毒菌株诊断血清研制工作的开展，英国伦敦公共卫生中心实验食品卫生实验室的蜡样芽孢杆菌血清分型表，现已包括 23 种凝集血清。日本东京京都公共卫生研究实验室曾根据英国 1～18 型发展了一个类似的血清型表，并补充了附加的 12 个日本菌株抗血清型。我国兰州生物制品研究所用国内菌株研制成 16 个型别的蜡样芽孢杆菌诊断血清。1985 年吴光行曾用其对 110 株食物中毒菌进行了分型试验，能被分型的共 103 株，分型率为 93.6%。其中 5 型最多，占可分型株的 87%。

（3）噬菌体分型：1985 年，笔者团队曾用 8 个蜡样芽孢杆菌分型噬菌体对 110 株食物中毒株做分型试验。所得结果表明，能被分型的共 95 株，分型率为 86.4%，其中 5 型最多，3、6/7 和 7 型次之。

用生化、血清和噬菌体对 110 株蜡样芽孢杆菌食物中毒菌株分型组合中，发现在不同地区提供的菌株中都有一些相同血清型、生物型或血清型、噬菌体型的菌株，有些地区还有生化、血清和噬菌体三种型别都相同的菌株，这些菌株都是从同起食物中毒不同检样中所分获。可见蜡样芽孢杆菌的生化、血清和噬菌体型别分析，在蜡样芽孢杆菌食物中毒诊断和流行病学调查中均具有重要意义。

对于腹泻型蜡样芽孢杆菌食物中毒的肠毒素检测，检测标本为剩余的食品和粪便，可应用的有两种商品试剂盒，一种是 BCET-RPLA，另一种是 VIA。然而，应用这些试剂盒检测不同的抗原的试验，其可靠性仍然有争论。其他试验方法，包括组织培养等，也取得了一定发展。蜡样芽孢杆菌的催吐毒素经检测证明是十二缩肽，可以用 HEp-2 细胞从食物提取物或培养滤液中检测出。

参 考 文 献

[1] Marshman LAG, Hardwidge C, Donaldson PMW, et al. *Bacillus cereus* meningitis complicating cerebrospinal fluid fistula repair and spinal drainage. Br J Neurosurh, 2000, 14: 580-582.

[2] Liu SM, Way T, Rodrigues M, et al. Effects of intravitreal corticosteroids in the treatment of *Bacillus cereus* endophthalmitis. Arch Ophthalmol, 2000, 118: 803-806.

[3] Coonrod JD, Leadley PJ, Eickhoff TC. *Bacillus cereus* pneumonia and bacteremia. A case report. Am Rev Respir Dis, 1971, 103: 711-714.

[4] Craig CP, Lee WS, Ho M. *Bacillus cereus* endocarditis in an addict. Annals of Internal Medicine, 1974, 80（3）: 418-419.

[5] Mashler H, Pasi A, Kramer JM, et al. Fulminant liver failure in association with the emetic toxin of *Bacillus cereus*. N Engl J Med, 1997, 336: 1142-1148.

[6] Davey RT, Jr Tauber WB. Posttraumatic endophthalmitis: the emerging role of *Bacillus cereus* infection. Rev Infect Dis, 1987, 9: 110-123.

[7] Van der Zwet WC, Parlevliet GA, Savelkoul PH, et al. Outbreak of *Bacillus cereus* infections in a neonatal intensive care unit traced to balloons used in manual ventilation. J Clin Microbiol, 2000, 38: 4131-4136.

（李仲兴　强翠欣　李志荣）

第十三章　其他芽孢杆菌感染及检测

芽孢杆菌种类繁多，除前面讲述的种类外，其他还包括凝结芽孢杆菌、巨大芽孢杆菌（*Megaterium*）、短小芽孢杆菌（*Pumilus*）、球形芽孢杆菌（*Sphaericus*）、短短小芽孢杆菌（*Brevibacillus brevis*）、侧孢短小芽孢杆菌（*Brevibacillus laterosporus*）、浸麻类芽孢杆菌（*Paenibacillus macerans*）和多黏类芽孢杆菌（*Paenibacillus polymyxa*）等。大多数无致病性，但有些芽孢杆菌是机会致病菌，在一定条件下可以引起人类感染。

第一节　生物学特性

各种芽孢杆菌经培养 24～48 小时，其菌落形态有很大不同，有湿润的，有光泽的，从颗粒状到有皱褶，从圆形到不规则，有时出现蔓延生长，其边缘有完整的，有波浪状、锯齿形的，也有毛边的。菌落颜色有橘黄色、浅黄色、奶油色、米黄色或灰白色，但某些菌株产生橘黄色色素，通常不溶血或稍有溶血，或部分到完全溶血。菌落低平到突起，菌落质地通常奶油状，但黏液型、干燥和黏附的菌落也很常见，某些种别的菌落形态经常变化。尽管芽孢杆菌的菌落不同，但辨认并不困难。

枯草芽孢杆菌和地衣芽孢杆菌的菌落相似，但混合培养时菌落形态也有改变。枯草芽孢杆菌菌落不规则，中等大小（2～4mm），湿润或黏液状（边缘波浪状到有毛边），或表面无黏液，粗糙和表面较硬、干燥，地衣芽孢杆菌出现地衣样菌落，并有黏附性。

大体上看，环状芽孢杆菌有 13% 的菌株可见有迁徙生长的小菌落出现，但这种非常异构的种别，继续培养后会影响基本分类的变化，许多能迁徙的菌株会转移到其他的种别。有动力，能迁徙而形成的小菌落，通常有难闻的气味，大多是蜂房类芽孢杆菌（*Paenibacillus alvei*）。临床实验室遇到的其他芽孢杆菌，其生长无特殊变化。

显微镜形态，特别是孢囊的形态对需氧芽孢杆菌的种间鉴别很有帮助，繁殖体的末端通常是圆的，但蜂房类芽孢杆菌的菌体末端是尖的，巨大芽孢杆菌的菌细胞很大，在葡萄糖营养琼脂培养基上可积累多羟基丁酸（PHB），并产生空泡。芽孢杆菌菌细胞的宽为 0.5～1.5µm，长为 1.5～8µm，菌株大多有动力，芽孢的大小及形态不同，有圆柱形、椭圆形、球形、肾形、弯曲的圆柱形，也有梨形的芽孢。芽孢的位置可在顶端、次端和中央，芽孢可膨大。有经验的工作人员可应用不同的孢囊形态进行种的鉴定。侧孢短芽孢杆菌产生很特殊的椭圆形芽孢，且孢囊的一边很厚，使芽孢往一边移动。

所有这些种别都是嗜中温的，均可在 30～37℃生长，大多数种别能在 5～12℃生长，最高能在 35～50℃生长。凝结芽孢杆菌稍有嗜热特性，可在 55～60℃生长。

第二节 对抗菌药物的敏感性

其他芽孢杆菌感染的治疗资料较少。据报道，庆大霉素治疗地衣芽孢杆菌性眼炎有效，头孢菌素类对治疗地衣芽孢杆菌性菌血症和败血症也有效。头孢菌素类对由枯草芽孢杆菌引起的药瘾者心内膜炎的治疗有效。庆大霉素对治疗枯草芽孢杆菌败血症有效。其他芽孢杆菌引起的感染，治疗首选青霉素类和头孢菌素类抗生素。

有报道表明，从临床标本分离的蜡样芽孢杆菌、其他芽孢杆菌和类芽孢杆菌对万古霉素耐药[1]。1995 年 Reva 等[2]首先用生化试验对 110 株芽孢杆菌属的 17 个种别进行了种的鉴定，在鉴定的基础上，用纸片扩散法进行了多种抗菌药物对芽孢杆菌属的许多细菌种别的敏感性测定，测定了多种抗菌药物对 17 种芽孢杆菌的抑菌环直径（mm）。作者对多种抗菌药物的每个纸片中的含量做了说明，即对竹桃霉素（15μg）、苯唑西林（10μg）、达托霉素（30μg）、庆大霉素（10μg）、氯霉素（30μg）、氨苄西林（10μg）、红霉素（15μg）、多黏菌素（300U）、卡那霉素（30μg）、林可霉素（15μg）、羧苄西林（25μg）、甲氧西林（10μg）、新霉素（30μg）、四环素（30μg）、链霉素（30μg）和青霉素（10U）进行了含量规定。抗生素对芽孢杆菌各种别的抑菌环直径（mm）见表 13-2-1。

表 13-2-1　抗生素对芽孢杆菌的抑菌环直径（单位：mm）

种和亚种	菌株	竹桃霉素	苯唑西林	氯霉素	氨苄西林	羧苄西林	达托霉素	四环素	青霉素	坐标1轴	坐标2轴
枯草芽孢杆菌	ATCC10774	20	28	28	22	22	16	15	20	15.5	5.1
	CCEB115	18	30	28	24	25	16	17	11	16.9	5.5
	VKM501	21	27	27	27	28	18	11	10	18.2	6.0
	VKM2895	22	30	27	25	25	17	19	11	17.9	6.4
	VKM2896	22	30	28	22	25	17	16	14	16.1	4.3
枯草芽孢杆菌黑色亚种	CCM110	19	24	18	20	20	18	24	14	15.6	11.4
地衣芽孢杆菌	ATCC14280	13	17	19	20	20	18	24	14	15.5	17.2
	CIP5126	13	18	25	19	18	17	28	13	15.3	18.3
	CIP5829	R	13	15	13	15	16	20	10	10.6	25.1
	IFO12200	12	15	18	19	16	20	26	16	14.6	22.0
	VKM511	15	22	19	19	16	20	26	20	14.4	17.6
短小芽孢杆菌	CCM2614	19	20	15	20	28	15	31	30	17.8	13.6
	CCM2218	20	20	15	26	28	15	29	28	20.2	15.9
	VKM508	18	36	18	42	34	18	36	46	27.8	19.1
多黏类芽孢杆菌	ATCC842	14	22	19	24	30	14	25	26	18.7	11.5
	VKM 504	14	18	25	23	22	19	20	26	16.4	19.0
蜂房芽孢杆菌	VKM724	25	28	32	27	30	19	28	29	21.1	12.7

续表

种和亚种	菌株	竹桃霉素	苯唑西林	氯霉素	氨苄西林	羧苄西林	达托霉素	四环素	青霉素	坐标1轴	坐标2轴
栗褐芽孢杆菌	VKM496	25	32	26	40	42	19	22	38	27.6	10.8
蜡样芽孢杆菌	IMV23570	17	8	22	R	R	16	24	R	8.1	16.6
	IMV211	21	R	23	R	R	15	R	9	6.4	9.8
环状芽孢杆菌	VKM693	23	R	22	13	21	18	24	12	14.1	17.4
侧孢芽孢杆菌	VKM499	21	30	26	30	31	18	25	27	27.1	11.1
巴氏芽孢杆菌	VKM1063	200	21	20	29	31	16	20	26	20.8	12.0
幼虫类芽孢杆菌	VKM748	15	18	24	18	18	19	25	15	14.6	17.4
浸麻类芽孢杆菌	NCIB1068	21	15	27	22	30	22	16	32	17.4	17.1
巨大芽孢杆菌	KSU164	18	24	25	22	22	15	21	20	16.3	9.4
蕈状芽孢杆菌	IMV 1996	R	19	20	18	15	20	13	17	14.4	27.0
球形芽孢杆菌	ATCC14577	18	13	20	25	23	15	39	25	20.2	18.5
	VKM 509	13	14	15	10	26	11	17	20	11.2	4.8
嗜热脂肪芽孢杆菌	IMV360	R	17	15	20	14	17	27	10	11.9	23.8
苏云金芽孢杆菌低下亚种*	VKM453	23		29	13	13	20	23	9	12.8	20.9
苏云金芽孢杆菌	VKM740	17	25	25	32	34	13	19	34	22.0	9.3

注：R，耐药。*苏云金芽孢杆菌低下亚种（*Bacillus thuringiensis* subsp. *Sotto*）。

第三节　其他芽孢杆菌与临床感染

一、芽孢杆菌的严重感染

1979 年 Tuazon 等[3]报道了 1913～1978 年 32 例各种芽孢杆菌引起的人类严重感染的病例情况（表 13-3-1）。

表 13-3-1　芽孢杆菌播散性感染的临床及细菌学特征

资料来源及报道年份	感染类型	相关条件	病原体	抗生素治疗	结果
Senge，1913	脑膜脑炎	脊髓性感觉缺失	芽孢杆菌	无	死亡
Sanderson，1926	脑膜炎	婴儿早期硬膜下血肿	枯草芽孢杆菌	无	死亡
Lindberg，1916	脑膜炎	乳突炎	枯草芽孢杆菌	无	死亡
Lacorte，1932	腹膜炎	心包炎		无	死亡
Bruynoghe，1937	脑膜炎	脊髓性感觉缺失	巨大芽孢杆菌、类炭疽芽孢杆菌	无	恢复
Hull et al，1937	脑膜炎、尿路感染	尿路梗阻	枯草芽孢杆菌	无	死亡
Yow et al，1949	菌血症	早期输血	枯草芽孢杆菌	青霉素	恢复

续表

资料来源及报道年份	感染类型	相关条件	病原体	抗生素治疗	结果
Weinstein，1950	脑膜炎、菌血症	脊髓麻醉	短小芽孢杆菌		恢复
Boyette，1952	脑膜炎	新生儿	环状芽孢杆菌	链霉素、磺胺嘧啶、青霉素	死亡
Sathmary，1958	肺炎、菌血症	髓性细胞白血病	枯草芽孢杆菌	青霉素、四环素、红霉素	恢复
Cox et al，1959	菌血症	脑积水、血管内瓣膜	枯草芽孢杆菌	青霉素、氯霉素、红霉素、新霉素、卡那霉素	恢复
Farrar，1963	脑膜炎、菌血症、心内膜炎	风湿性心脏病、牙龈感染	球形芽孢杆菌	青霉素	恢复
Stapler et al，1965	支气管肺炎	无	蜡样芽孢杆菌		死亡
Curtis et al，1967	菌血症	多囊肾病	蜡样芽孢杆菌	头孢噻啶、氯唑西林钠、红霉素、万古霉素	恢复
	菌血症	高血压、慢性肾小球肾炎	蜡样芽孢杆菌	头孢噻啶、红霉素、万古霉素	恢复
	菌血症	慢性肾盂肾炎	蜡样芽孢杆菌	无	恢复
	菌血症	慢性肾衰竭	蜡样芽孢杆菌	无	恢复
	菌血症	慢性肾衰竭	蜡样芽孢杆菌	无	恢复
Allen and Wilkinson，1969	脑膜炎、菌血症	无	球形芽孢杆菌	卡那霉素、头孢菌素、多黏菌素 E	死亡
Coonrod et al，1971	肺炎、菌血症	亚急性淋巴细胞白血病	蜡样芽孢杆菌	青霉素、甲氧西林、庆大霉素	死亡
Ihde and Armstrong，1973	肺炎、菌血症	急性白血病	蜡样芽孢杆菌	苯唑西林、庆大霉素、羧苄西林	死亡
	肺炎、菌血症	急性白血病	枯草芽孢杆菌	苯唑西林、庆大霉素、羧苄西林	死亡
Relier，1973	心内膜炎	药瘾者	枯草芽孢杆菌	头孢唑啉	恢复
Craig et al，1974	心内膜炎	药瘾者	蜡样芽孢杆菌	青霉素、克林霉素	恢复
Isaacson et al，1976	肺炎性假瘤	慢性哮喘，类固醇疗法	球形芽孢杆菌	无	死亡
Left et al，1977	空洞性肺炎	急性淋巴细胞白血病	蜡样芽孢杆菌	庆大霉素	恢复
Tuazon，1978	心内膜炎	药瘾者	蜡样芽孢杆菌	萘夫西林	恢复
	心内膜炎	药瘾者	蜡样芽孢杆菌	克林霉素	恢复
	心内膜炎	药瘾者	蜡样芽孢杆菌	克林霉素	恢复
	心内膜炎、眼内炎	药瘾者	蜡样芽孢杆菌	氯霉素、庆大霉素、红霉素	恢复
	骨髓炎	药瘾者	蜡样芽孢杆菌	克林霉素	恢复
	心室心房分流术感染、菌血症	糖尿病	枯草芽孢杆菌	克林霉素	恢复

除了引起炭疽的炭疽芽孢杆菌外，从临床标本中培养出的芽孢杆菌属的其他芽孢杆菌，通常不认为是临床上值得注意的病原体。然而，严重的芽孢杆菌感染，常与手术操作、应用免疫抑制剂、创伤、烧伤、血液透析、肠胃外药物滥用和食物中毒等有关。

作者回顾了芽孢杆菌感染的临床表现，提出的分类如下：①涉及以前受损器官的局部感染，如眼部感染；②深部组织感染，通常与其他细菌相关联；③播散性感染，从严重感染患者或免疫抑制患者的血液、脑脊液培养所获得的细菌，如最近由蜡样芽孢杆菌引起食物中毒的临床综合征。眼部感染通常发生在外伤或眼部手术后（下述病例1），可能是由心内膜炎的并发症，即菌血症所致。厌氧链球菌通常也是相关病原体。其治疗除抗菌药物之外也包括广泛的外科清创或截肢手术。播散性疾病是芽孢杆菌引起的第三类感染，涉及各种解剖部位。除此之外，病例2是芽孢杆菌引起的骨髓炎病例。

作者还报道了由芽孢杆菌引起感染的以下4个病例。

病例1：患者，女性，22岁，因怀疑细菌性眼内炎而住院，直到住院当天一直静脉注射阿片类制剂。患者感到身体很不舒服，检查心脏有2/6级收缩期射血杂音，右眼显示眶周肿胀，明显的前房炎性反应及渗出性视网膜下病变。WBC计数和胸部X线片正常。前房抽吸出的清晰、透明液体，经革兰氏染色显示有多形核白细胞，但无细菌。

开始于静脉注射萘夫西林12g/d，庆大霉素180mg/d进行治疗，前房吸出液体培养阴性，但6次血培养生长了蜡样芽孢杆菌，对氯霉素钠、克林霉素、红霉素和庆大霉素敏感。萘夫西林治疗停止后，增加静脉内输入氯霉素治疗（2g/d），眼内注射甲氧西林钠和庆大霉素的治疗。心回波图显示瓣膜无赘生物。

在住院的第1周，患者右眼视力恶化，只能看到手动。血清杀菌活性低（低于1∶8），于是又进行了氯霉素治疗，患者临床表现良好。重复血培养阴性，没有其他转移性感染征象，心脏状态正常。

4周后，进行静脉内输入红霉素治疗（2g/d），代替氯霉素，血清杀菌浓度达到足量（1∶8）。然而患者右眼失明，于是接受眼球摘除手术，于住院第53天出院。出院后口服红霉素治疗4周。在随后的20个月中，没有发生假性心内膜炎的心脏后遗症。

病例2：患者，男性，61岁，海洛因成瘾者，因左肩胛骨和下背部持续疼痛2天而入院。查体显示体温39℃，并有弥漫性脊柱压痛。心脏无异常。WBC计数为12.5×10^9/L，胸部、脊柱X线片正常。

入院后第2天，2次血培养阳性，生长了蜡样芽孢杆菌，开始静脉内输入克林霉素（2.4g/d）进行治疗，患者病情好转。骨扫描显示胸椎中部代谢活性增强，然而胸片腰椎仅可见骨赘。镓扫描结果正常。2周后，患者背部疼痛缓解。第25日，重复胸片显示前后部侵蚀，$T_{6\sim7}$中部与椎间盘之间感染。胃肠外给予克林霉素治疗持续4周，患者出院。

口服克林霉素（2.4g/d）治疗，2个月后，患者即可以走动。

病例3：患者，女性，26岁，糖尿病患者，因胸膜炎疼痛和发热而住院。2个月前开始发冷、不适，体重减轻。曾于5年前因大脑假瘤实施了房室分流术。

查体：体温38℃，心脏左侧基底啰音，2/6级收缩期杂音。WBC计数为9.6×10^9/L。胸部X线片显示肺右上叶浸润，左胸腔积液。肺扫描结果不清晰，但患者拒绝接受肺动脉造影检查。开始时用肝素和氨苄西林进行治疗。痰培养生长出正常的咽喉菌群。5次血液培养物中有 4 次生长了芽孢杆菌（未鉴定），此菌对克林霉素、红霉素、氯霉素、卡那霉素和四环素敏感，对青霉素 G、苯唑西林和头孢菌素耐药。改为静脉内输入克林霉素（2.4g/d）和卡那霉素（1.5g/d）治疗后，患者症状有所改善。然而，治疗 6 天后，患者中断治疗。2 个月后，因胸膜炎疼痛、身体不适、心脏有杂音，继续上述治疗。胸部 X 线片显示肋膈角变钝。

肝素治疗开始时，2 次血培养均阳性，生长了芽孢杆菌，对抗生素的敏感谱型与之前相同。为推定持久性感染和菌血症的可能来源，在第 7 个住院日去除心室心房分流管。分流管尖端培养有芽孢杆菌生长。克林霉素非肠道给药治疗 3 周，并继续口服 2 周以上，无菌血症复发。无证据表明存在心内膜炎。

病例 4：患者，男性，18 岁，患早幼粒细胞白血病，因血液病而复发，化疗 2 周后，粒细胞减少，出现多菌血症（肠球菌、大肠埃希菌和肠杆菌属细菌），静脉内输入头孢唑啉、庆大霉素和羧苄西林。尽管血培养阴性，但仍持续发热。第 33 个住院日，患者右手腕和左大腿发生皮肤损伤。革兰氏染色显示有菌丝，皮肤活检标本培养后生长了热带念珠菌。用两性霉素 B 治疗。

治疗 1 天后，患者自诉左脚踝疼痛，检查显示疼痛部位出现红斑，24 小时内伤口破裂，并发生坏死性筋膜炎，涂片显示有革兰氏阳性杆菌，伤口样本培养反复生长了枯草芽孢杆菌，血培养阴性。继续用头孢唑啉、庆大霉素和羧苄西林治疗。WBC 计数为 0.4×10^9/L，尽管有白细胞输注，筋膜炎仍蔓延到膝盖，必须在膝盖以上截肢。截肢术后，患者的情况有所改善，但仍持续发热。1 周后，剖腹探查发现多处内脏念珠菌脓肿，引流处理。左腿的残肢继续愈合，患者随后出院。

1987 年，Cotton 等[4]报道了 17 例免疫抑制患者芽孢杆菌菌血症的临床特征及治疗干预。作者报道从 1976 年 1 月至 1985 年 6 月，共发现 76 次血培养阳性，均生长了芽孢杆菌。接种 2 瓶或更多的培养瓶后，仅有 1 次阳性的为 59 瓶。17 例患者培养阳性并符合芽孢杆菌菌血症（表 13-3-2）。所分离的 17 株芽孢杆菌中，有 12 株鉴定到了种的水平，包括 6 株蜡样芽孢杆菌、3 株地衣芽孢杆菌、2 株短小芽孢杆菌和 1 株球形芽孢杆菌。

表 13-3-2 所列的 11 名男性和 6 名女性中，15 例患者是恶性肿瘤晚期，1 例是系统性红斑狼疮，肾病晚期，需要透析，1 例是布-戴二氏综合征（先天性骨髓发育不良）。在获得阳性培养物时，7 例患者中性粒细胞减少（多形核白细胞<500/mm³）；在所有患者中，中性粒细胞的减少均继发于化疗。13 例患者在血培养阳性时，发现放置了静脉导管，中央静脉导管有 10 根，包括 6 根 Hickman-Broviac（H-B）型慢性留置导管。17 例患者中有 5 例符合菌血症定义，1 例患者（病例 11）未用任何抗生素治疗，另有 1 例死于芽孢杆菌菌血症（病例 15），患者死于第一次阳性培养后的 24 小时内，其余 3 例（病例 1、5 和 6）尽管使用了足够的抗生素治疗，但芽孢杆菌菌血症仍然复发，这 3 例以及病例 15，都放置了 H-B 导管，包括在初始诊断时，导管一直未去除。这 3 例患者中有 2 例（病例 1 和 5）在抗生素治疗 2 周后复发，在此期间血培养一直阴性，然而停止抗生素治疗后，菌血症复发。

表 13-3-2　17 例芽孢杆菌菌血症患者的临床特征和治疗干预

编号	性别	年龄(岁)	基础疾病	中性粒细胞减少(分叶核白细胞<500/mm³)	慢性血管内导管	临床评价	培养出结果前已知	培养出结果后已知	菌血症是否复发	芽孢杆菌菌血症是否引起死亡
1	女	36	实体瘤	是	是,H-B 导管,未去除	推定致病菌	微生物适当	微生物适当	是	否
2	男	27	白血病	是	是,H-B 导管,未去除	推定致病菌	否	微生物适当	否	否
3	男	32	淋巴瘤	是	是,未去除	推定致病菌	微生物适当	微生物适当	否	否
4	女	22	白血病	是	是,未知	推定致病菌	微生物适当	微生物适当	否	否
5	女	34	实体瘤	否	是,H-B 导管,未去除	推定致病菌	否	微生物适当	是	是
6	男	15	实体瘤	否	是,H-B 导管,未去除	推定致病菌	否	微生物适当	是	否
7	男	25	实体瘤	是	是,未去除	推定污染	微生物适当	微生物适当	否	否
8	男	60	淋巴瘤	是	是,未知	推定污染	微生物适当	否	否	否
9	男	36	淋巴瘤	否	是,未去除	推定污染	微生物适当	微生物适当	否	否
10	男	62	实体瘤	未知	否	推定污染	否	否	否	否
11	男	16	B-D	否	否	推定污染			是	否
12	女	34	系统红斑狼疮	否	否	推定污染	微生物适当	微生物适当	否	否
13	男	35	实体瘤	否	是,H-B 导管,培养阳性时去除	引流时结果未知	否	—	否	否
14	女	51	淋巴瘤	否	否	引流时结果未知	否	—	否	否
15	男	5	白血病	是	是,H-B 导管,未去除	死亡时间未知	微生物适当	—	是	是
16	女	52	淋巴瘤	否	是,未去除	死亡时间未知	否	—	否	否
17	男	55	白血病	否	是,未知	死亡时间未知	微生物适当	—	否	否

注:B-D,布-戴二氏综合征(Blackfan-Diamond syndrome)。

病例 1 在另外 4 周的抗生素治疗后完全恢复。病例 5 在进一步抗生素治疗的 7 周内血培养阴性,但当抗生素再次停用时,芽孢杆菌菌血症复发,且患者死亡。尸检显示该病例为癌症患者,但没有证明心内膜炎或复发性菌血症的任何其他来源。活检报告中也没有具体提到 H-B 导管部位或大静脉的任何检测。因此,5 例复发性菌血症中的 4 例,在最初发生菌血症时,没有去除 H-B 导管。在 7 例中性粒细胞减少症患者的亚组中,所有这些都是在培养阳性报告之前,从经验出发,开始使用广谱抗生素治疗,这在 5 例患者中对检出病原体来说是合适的。值得注意的是,1 例中性粒细胞减少的患者,仅使用了 1 种对致病菌敏感的抗生素(庆大霉素)治疗,患者在 24 小时内死亡。

1973 年 Daniel 和 Armstrong[6]报道了 12 例因各种基础疾病而发生芽孢杆菌感染的病例（表 13-3-3）。

表 13-3-3　芽孢杆菌感染患者的临床特征

编号	年龄（岁）/性别	芽孢杆菌分离来源	引流特性	培养阳性次数	其他细菌	发热
1	64/男	痰、血液、死后肺切片	咯血，肺内灰色实变	4	血液：无 痰：奇异变形杆菌 肺切片：肠球菌	+
2	11/女	痰、气管吸出物、血液、死后心脏的血液	咯血	4	血液或痰：无 气管吸出物：α-链球菌	+
3	70/女	腹部伤口引流液、胸腔积液	血清及血性	5	大肠埃希菌，肠球菌	+
4	60/男	皮瓣覆盖下腰窝伤口引流液	血清及血性	7	金黄色葡萄球菌	+
5	31/女	乳房假体	浆液性	1	无	－
6	22/男	腹部伤口引流液	血清及血性	2	革兰氏阳性微球菌	+
7	11/女	腹部伤口引流液	血液，脓性	2	白色葡萄球菌	+
8	50/女	腹部伤口引流液	脓性	1	无	+
9	43/男	腹部伤口引流液	浆液性	1	无	+
10	52/女	腹部伤口引流液	胆汁色	2	革兰氏阳性微球菌	+
11	59/男	腋部伤口引流液	血清及血性	2	革兰氏阳性微球菌	－
12	39/女	坏死的腋窝肿瘤	黄色凝胶状，有恶臭味	1	白色葡萄球菌，革兰氏阳性棒状杆菌	+

这些患者的基础疾病和情况不同，如白血病、肿瘤、肿瘤手术后感染、单一芽孢杆菌感染、芽孢杆菌与其他细菌的混合感染。尽管对患者进行了抗生素治疗，但有的预后良好，有的预后不良。

上述报道中有 4 例是枯草芽孢杆菌感染，其中 2 例介绍如下。

病例 1：患者，男性，63 岁，1971 年 11 月 24 日因急性粒细胞白血病而住院。

主诉：疲劳、自发性瘀斑和发热，对头孢噻吩有反应。患者住进医院就很紧张，外周血白细胞计数 $17.4×10^9$/L，幼稚细胞 94%。用抗白血病的阿糖胞苷和 6-硫鸟嘌呤治疗，外周血白细胞计数下降到 $0.4×10^9$/L 内。患者有寒战、干咳，体温为 105°F（40.6℃），左腋下可听到啰音。胸部 X 线片显示左肺上叶处有楔形的浸润。患者意识清楚，开始静脉内输入苯唑西林和庆大霉素治疗，发热和白血病持续好转，2 天后患者开始咳出大量的血痰。第 2 天，在抗生素治疗中加入羧苄西林和两性霉素 B。这时发现曾做的血培养生长了芽孢杆菌，报告为类似蜡样芽孢杆菌。第 4 天，痰涂片发现有革兰氏阳性芽孢杆菌，培养发现有枯草杆菌菌落。发热的第 6 天早晨，患者昏迷，右瞳孔扩大，右眼球突出，随即心搏、呼吸停止。

尸检发现白血病已浸润到骨髓，左肺上叶质地坚硬，呈灰色，大脑的大体切片有一软弱区，淡褐色，替换右侧扣带回并破裂至右侧脑室。左肺切片的革兰氏染色发现几个大的革兰氏阳性杆菌，在脑脓肿的切片上也可见到革兰氏阳性杆菌。

心脏血培养生长了革兰氏阳性的芽孢杆菌，与蜡样芽孢杆菌相似，从尸检的肺组织培养也发现了革兰氏阳性的芽孢杆菌。

病例2：患者，女性，11岁，因发热、疲劳和干咳于1970年12月17日住院。自1970年5月以来，患者急性淋巴细胞白血病复发。入院时，体温101.8°F（38.8℃），胸部X线片为阴性，外周血白细胞计数$1.7×10^9$/L，幼稚细胞72%。输入苯唑西林和氨苄西林，患者体温下降，开始给予泼尼松和长春新碱以治疗白血病，之后外周血白细胞计数降至$1×10^9$/L以下。

住院第7天，患者出现咳嗽；胸部X线片显示右肺下叶浸润，体温持续升高，达103°F（39.4℃)以上，给予卡那霉素。12月30日，患者出现了呼吸窘迫、咯血和谵妄。痰和气管吸出物涂片检查显示有不确定的杆菌，培养发现为枯草芽孢杆菌。第2天的血液培养物也发现了枯草芽孢杆菌。胸片发现肺部浸润增加，伴有快速进行性的胸腔积液。停止输入卡那霉素，开始用羧苄西林和庆大霉素进行治疗。但患者在住院的第16天，出现呼吸窘迫和谵妄加重继而死亡。

尸检发现白血病浸润到骨髓、淋巴结、肝、肾和脑膜，右胸膜腔吸出1000ml混浊的黄色液体，右肺可见脓肿形成的实变区。在脓肿周围可见大量革兰氏阳性芽孢杆菌。大脑皮质和中脑存在多个坏死的绿色脓肿腔。右颞后叶的一个集中点破裂进入侧脑室的枕区，肺涂片做革兰氏染色，可看到成丛的革兰氏染色不定的杆菌，心血培养生长了枯草芽孢杆菌，但肺和脑组织培养为阴性。

二、地衣芽孢杆菌感染

蜡样芽孢杆菌群以外的芽孢杆菌所引起的感染较为罕见[7]，有几家医院因污染了血培养系统而出现假流行。据报道，地衣芽孢杆菌（B. licheniformis）可引起脑膜脑瘤切除术后脑室炎、眼眶穿通伤后脑脓肿、动脉造影术后败血症、中心静脉导管相关性菌血症、孕期子痫和纤维蛋白溶解性菌血症、慢性非卧床腹膜透析患者腹膜炎、肠扭转和小肠穿孔、创伤后的眼内炎和角膜溃疡。在人类血液和其他体液中检出地衣芽孢杆菌的L-型也有报道[7]，地衣芽孢杆菌也可引起新生儿致死性的食物感染性腹泻。地衣芽孢杆菌常与牛流产有关，偶尔可引起牛的乳腺炎。地衣芽孢杆菌和蜡样芽孢杆菌感染与冬天牛棚内潮湿和肮脏的条件有关，尤其是动物卧在洒落的青贮饲料上更易于感染[5]。

2000年，Mikkola等[8]报道，从地衣芽孢杆菌引起食物中毒患者中，以及从食物分离的地衣芽孢杆菌，这些菌株可产生毒性内酯酸的脂肽，在甲醇提取物中分离出毒性内酯酸的脂肽，即毒素。这种毒素经鉴定为地衣素，主要是长度为13~15个碳原子的3-羟基脂肪酸。

枯草芽孢杆菌是需氧的、顶端芽孢的革兰氏阳性大杆菌，1970年后就有引起人类感染的报道，包括有关肿瘤等疾病、致死性肺炎和菌血症。乳腺癌患者败血症和坏死性腋下肿瘤感染，隆胸术和脑室心房分流术后感染，药瘾者发生的心内膜炎，头部创伤后的脑膜炎，有关肝、肾病的胆管炎，在手术伤口引流中也可分离出枯草芽孢杆菌。

1998年Oggioni等[9]报道了1例免疫功能低下患者应用枯草芽孢杆菌益生菌，反复发生枯草芽孢杆菌败血症的病例[2]。

病例3：患者，男性，73岁，患有慢性淋巴细胞白血病，淋巴细胞92%，中性粒细胞4%，单核细胞4%。因高热（40℃）、意识模糊和腹泻而住院。住院前患者服用枯草芽孢杆菌制剂（1个月以上），住院后停止服用。查体：胸部X线片显示肝脾大，肺增厚，患者心理状态不佳，讲话很少，但没有局灶性神经缺陷。住院第 1 天所做的 3 次血培养，均生长了枯草芽孢杆菌。住院第 1～16 天一直用亚胺培南进行治疗，尽管仍有轻度发热，但感染症状明显缓解，可能由淋巴组织增生性疾病所致。

2 周后，患者再次出现高热、意识模糊，2 次血培养（住院第 16 和第 19 天）均生长了枯草芽孢杆菌。开始用对枯草芽孢杆菌敏感的抗生素进行联合治疗（头孢他啶、阿米卡星和万古霉素），并同时静脉内输入免疫球蛋白，发热迅速下降，病情好转，但患者的心理状况恶化。没有局灶性神经症状，在脑脊液中检出淋巴细胞，但脑脊液未做细菌培养，患者在住院第 25 天死亡，可能累及中枢神经系统所致。

作者认为，即使患者的死亡与枯草芽孢杆菌败血症没有直接关系，但大量活性的枯草芽孢杆菌（特别是对多种抗生素耐药的菌株），均不能应用于有任何免疫缺陷的患者。

此外，枯草芽孢杆菌也可引起食源性疾病，并能引起牛乳腺炎和绵羊流产[9, 10]。

三、环状芽孢杆菌感染

环状芽孢杆菌（*B. circulans*）可从脑膜炎、脑脊液分流术后感染、心内膜炎、眼内炎处[4, 5]，以及癌症患者感染的伤口、被咬伤患者的伤口中分离出来。凝结芽孢杆菌（*B. coagulans*）可从角膜感染、菌血症患者中分离出来，也可引起牛的流产。脓疱芽孢杆菌（*B. pustule*）可从脓包和直肠瘘管感染中发现并能分离到此菌，而且与牛乳腺炎有关。球形芽孢杆菌（*B. sphaericus*）与致死性的肺假瘤和脑膜炎有关[7]。

四、短小芽孢杆菌感染

短小芽孢杆菌（*B. brevis*）可从角膜感染患者中分离到，并已引起几起食物中毒事件，已将此菌移入短短小芽孢杆菌属（*Brevbacillus*）。土壤短短小芽孢杆菌（*B. agri*）在瑞典暴发流行的水传播疾病中分离到。其他短短小芽孢杆菌也可从人类血液和支气管肺泡灌洗液标本中分离到。据报道，侧孢短小芽孢杆菌（*B. laterosporus*）与严重的眼内炎有关[4, 7]。

蜂房类芽孢杆菌（*P. alvei*）可从脑膜炎患者、镰状细胞性贫血患者的人工髋关节感染和伤口感染中分离到。浸麻类芽孢杆菌（*P. macerans*）可从恶性黑色素瘤切除后感染的伤口和流产牛中分离出。多黏类芽孢杆菌（*P. polymyxa*）可从流产牛中分离到[7]。

第四节　其他芽孢杆菌的鉴定

其他芽孢杆菌包括芽孢杆菌属、类芽孢杆菌属、解硫胺芽孢杆菌和短小芽孢杆菌属等，这些芽孢杆菌中有的还可以引起人类感染，如果在临床实验室遇到这些芽孢杆菌，必须认真对待，也要对其进行鉴定。其他芽孢杆菌的鉴定方法有很多，包括脂肪酸甲酯分析、聚丙烯酰胺凝胶电泳分析、热解质量光谱法和傅里叶变换红外光谱法等。有关基因指纹方法，可参考某些商品的菌株的数据库，如微生物鉴定系统、脂肪酸甲酯分析数据库。

在各种常规生化试验中，需氧芽孢杆菌中能发生反应的一群芽孢杆菌，其试验大多会出现阳性结果，因此，很容易鉴定，而无反应的一群芽孢杆菌很少取得阳性结果，对于这些无反应的菌株推荐送参考实验室进行鉴定。表 13-4-1 和表 13-4-2 所列某些种的试验项目，对于这些芽孢杆菌的鉴定有一定帮助。鉴定其他的芽孢杆菌，还可以参考有关文献[11, 12]。

表 13-4-1　芽孢杆菌属和类芽孢杆菌属的鉴别特性

	芽孢杆菌属				类芽孢杆菌属				
	巨大芽孢杆菌	凝结芽孢杆菌	嗜热脂肪芽孢杆菌	热脱硝芽孢杆菌	多黏类芽孢杆菌	蜂房类芽孢杆菌	浸麻类芽孢杆菌	强壮类芽孢杆菌	泛酸枝芽孢杆菌
杆菌直径（μm）	1.5	0.8	0.9	0.8	0.9	0.8	0.7	0.8	0.6
链状排列	+	V	−	V	−	(−)	−	−	+
动力	+	+	+	−	+	+	+	+	+
芽孢情况									
芽孢形状	E，S	E	E	E	E	E（C）	E	E	E，S
芽孢位置	S，C	S，T	S，T	S	S，C	S，C	S，T	S，T	S，T
芽孢膨胀	−	+	+	−	+	+	+	+	+
伴孢晶体	−	−	−	−	−	−	−	−	−
伴孢小体	−	−	−	−	−	−	−	−	−
厌氧生长	−	+	−	−	+	+	+	−	+
50℃生长	−	+	+	+	−	−	V	V	V
65℃生长	−	−	+	+	−	−	−	−	−
卵黄反应	−	−	−	−	−	−	−	−	−
酪蛋白水解	+	V	(+)	(−)	+	+	−	−	+
淀粉水解	+	+	+	+	+	+	+	+	+
精氨酸双水解酶	−	V	−	−	−	−	−	−	(−)
吲哚产生	−	−	−	−	−	+	−	−	−
明胶水解	+	−	+	+	+	+	V	−	+
硝酸盐还原	−	(−)	V	(+)	V	−	−	V	V
碳水化合物产气	−	−	−	−	+	−	−	−	−
产酸									
D-阿拉伯糖	−	−	−	−	−	−	+	−	+
甘油	+	+	(+)	V	+	+	+	+	+
糖原	+	−	+	−	+	V	+	V	−
菊糖	+	−	+	−	+	−	+	V	−
甘露醇	+	V	−	V	+	−	+	−	−
水杨素	+	−	(−)	V	−	V	+	−	+
D-海藻糖	+	+	+	+	+	V	+	+	+

注：芽孢形状：C. 圆柱形；E. 椭圆形；S. 球形。芽孢位置：C. 中央或近中央；S. 接近顶端；T. 顶端。+，＞85%阳性；（+），75%～84%阳性；V，26%～74%阳性；（−），16%～25%阳性；−，0～15%阳性。

表 13-4-2　芽孢杆菌属、解硫胺芽孢杆菌和短小芽孢杆菌属的鉴别特性

	芽孢杆菌属		解硫胺芽孢杆菌	短小芽孢杆菌属		
	球形芽孢杆菌	栗褐芽孢杆菌		短短小芽孢杆菌	土壤短小芽孢杆菌	侧孢短小芽孢杆菌
杆菌直径（μm）	1.0	0.9	0.8	0.9	0.9	0.9
链状排列	−	+	−	−	−	−
动力	+	+	+	+	+	+
芽孢情况						
芽孢形状	S（E）	E	E	E	E	E
芽孢位置	S，T	S，C，T	S，C	S，C	S，C	S，C
芽孢膨胀	+	−	+	+	+	+
伴孢晶体	−	−	−	−	−	−
伴孢小体	−	−	−	−	−	+
厌氧生长	−	−	−	−	−	+
50℃生长	−	+	+	−	V	−
65℃生长	−	−	−	−	−	−
酪蛋白水解	V	+	−	+	+	+
明胶水解	−	+	−	+	+	+
硝酸盐还原	−	−	+	+	−	+
产酸						
甘油	−	−	+	V	−	+
甘露醇	−	−	−	V	+	+
D-海藻糖	−	−	−	−	V	+
利用						
D-果糖	（−）	−	−	+	−	+
D-葡糖酸盐	+	−	V	+	+	−
D-葡糖胺	（−）	−	−	+	−	−
戊二酸盐	（−）	+	+	−	−	−
DL-乳酸盐	+	+	−	−	+	−
腐胺	（−）	+	+	−	−	−
D-海藻糖	−	−	−	+	+	+

注：明胶水解和硝酸盐还原试验采用 API 20E 试剂盒检测；碳水化合物产酸试验采用 API 50CHB 系统检测，利用试验采用 API Biotype 100 系统检测。芽孢形状：E. 椭圆形；S. 球形。芽孢位置：C. 中央或近中央；S. 接近顶端；T. 顶端。+，＞85%阳性；（+），75%～84%阳性；V，26%～74%阳性；（−），16%～25%阳性；−，0～15%阳性。

参 考 文 献

[1] Ligozzi M, Lo Cascio G, Fontana R. vanA gene cluster in a vancomycin-resistant clinical esolate of *Bacillus circulans*. Antimicrob Agents Chemother, 1998, 42: 2055-2059.

[2] Reva ON, Vyunitskaya VA, Reznik SR, et al. Antibiotic susceptibility as a taxonomic characteristic of the genus *Bacillus*. Int J Syst Bacteriol, 1995, 45（2）: 409-411.

[3] Tuazon CU, Henry WM, Charles L, et al. Serious infections from *Bacillus* sp. JAMA, 1979, 241: 1137-1140.

[4] Cotton DJ, Gill VJ, Marshall DJ, et al. Clinical features and therapeutic interventions in 17 cases of *Bacillus bacteremia* in an immunosuppressed patient population. J Clin Microbiol, 1987, 25（4）: 672-674.

[5] Richard V, van der Auwera P, Snoeck R, et al. Nosocomial bacteremia caused by bacillus species. Eur J Clin Microbiol Infect Dis, 1988, 7: 783-785.

[6] Daniel CI, Armstrong DM. Clinical spectrum of infection due to *Bacillus* species. Am J Med, 1973, 55: 839-845.

[7] Logan NA. *Bacillus* species modical and veterinary impotance. J Med Microbiology, 1988, 25: 157-165.

[8] Mikkola R, Kolari M, Andersson MA, et al. Toxic lactonic lipopeptide from food poisoning isolates of *Bacillus licheniformis*. Eur J Biochem, 2000, 267: 4068-4074.

[9] Oggioni M, Pozzi G, Valensis PE, et al. Recurrent septicemia in an immunocompromised patient due to probiotic strains of *Bacillus subtilis*. J Clin Microbiology, 1998, 36（1）: 325-326.

[10] Mazza P, Zani F, Martelli P. Studies on the antibiotic resistance of *Bacillus subtilis* strains used in oral bacteriotherapy. Boll Chim Farm, 1992, 131: 401-408.

[11] Claus D, Berkeley RCW. Genus *Bacillus* Cohn//Sneach PHA, Mair NS, Sharpe ME. Bergey's Manual of Systematic Bacteriology: Vol. 2. Baltimore, Md: The Williams & Wilkins Co, 1986.

[12] Logan NA, Berkeley RCW. Identification of *Bacillus* strains using the API system. J Gen Microbiol, 1984, 130: 1871-1882.

（李仲兴　杨　靖　牛亚楠）

第十四章　棒状杆菌群细菌感染及检测

棒状杆菌群是一个庞大的菌群，主要包括棒状杆菌属，棒状杆菌属内除了白喉棒状杆菌，还包括众多分布在自然界环境、人和动物中的其他棒状杆菌，如溃疡棒状杆菌、干燥棒状杆菌、杰氏棒状杆菌等。此外，还有与棒状杆菌相关的一些菌属，如苏黎世菌属、节杆菌属、短杆菌属、皮杆菌属等。这些细菌中有的是机会致病菌，有的是非致病菌，有的可以引起人类感染。因此，临床微生物工作者必须要认识和熟悉这些细菌，对其形态、生物学特性及检测方法有所了解，以便在临床工作中能比较准确地将其检测、鉴定出来。

第一节　棒状杆菌属

棒状杆菌属（需氧生长，无芽孢，不抗酸和不规则排列的革兰氏阳性杆菌）是很大的一个菌属，在美国 CDC 的特殊细菌学实验室内，Hollis 和 Weaver 第一个系统地检测了从临床标本中分离的棒状细菌[1, 2]。他们鉴定革兰氏阳性棒状杆菌的指南是临床微生物学家鉴定临床分离株的宝贵资料，也是棒状杆菌的分类研究的基础。《Bergey 系统细菌学手册》（第 2 卷，1986 年）列出了 17 种棒状杆菌（并非全部与医学有关），而在 1987～1995 年，棒状杆菌属就新建立了 11 个种[2]（表 14-1-1）。

表 14-1-1　棒状杆菌属新种的报道

1986 年的状况	1987～1995 年的状况		
	报道年份	棒状杆菌种	以前的名称
白喉棒状杆菌	1987	杰氏棒状杆菌（*C. jeikeium*）	CDC JK
假结核棒状杆菌	1988	无枝菌酸棒状杆菌（*C. amycolatum*）	CDC F-2，1-2
干燥棒状杆菌	1991	拥挤棒状杆菌（*C. accolens*）	CDC G-1
假白喉棒状杆菌	1992	解脲棒状杆菌（*C. urealyticum*）	CDC D-2
（库氏棒状杆菌）	1993	非发酵棒状杆菌（*C. afermentans*）	CDC ANF-1
极小棒状杆菌	1993	接近棒状杆菌（*C. propinquum*）	CDC ANF-3
纹带棒状杆菌	1995	麦氏棒状杆菌（*C. macginleyi*）	CDC G-1
肾棒状杆菌	1995	溃疡棒状杆菌（*C. ulcerans*）	
膀胱炎棒状杆菌	1995	斯特拉斯堡棒状杆菌（*C. argentoratense*）	
多毛棒状杆菌	1995	解谷氨酸棒状杆菌（*C. glucuronolyticum*）	

续表

1986 年的状况	1987～1995 年的状况		以前的名称
	报道年份	棒状杆菌种	
类真菌棒状杆菌	1995	耳棒状杆菌（*C. auris*）	CDC ANF-1
马氏棒状杆菌			
（微黄棒状杆菌）			
（居瘤胃棒状杆菌）			
（谷氨酸棒状杆菌）			
（石南棒状杆菌）			
（牛棒状杆菌）			

注：括号内这些棒状杆菌，目前尚不能认为是与医学相关的种别。

一般来说，大部分的棒状杆菌类群，都可以鉴定到种的水平，革兰氏染色对鉴别棒状杆菌等有重要价值[3]。革兰氏染色的外观甚至可以作为鉴定某一菌属的辅助方法（例如，观察到棒状杆菌的棍棒形状，才归为棒状杆菌属的真正成员）。但对于临床微生物学家来说，不能仅是基于其革兰氏染色的外观，而错误地将快速生长的，部分甚至完全耐酸的细菌鉴定为棒状细菌。例如，Barnass 等报道了在麦康凯琼脂上生长的耐万古霉素的 "棒状杆菌"，后来被鉴定为偶发分枝杆菌。此外，菌落大小、色素、菌落气味和溶血等特征，在鉴定棒状杆菌中也是非常有用的。

鉴别棒状杆菌的关键反应包括：过氧化氢酶、发酵或氧化代谢和动力反应[4]。最初的筛选反应还应包括：硝酸盐还原，尿素酶反应，七叶苷水解，分解葡萄糖、麦芽糖、蔗糖、甘露醇和木糖而产酸，以及 CAMP 反应与金黄色葡萄球菌菌株（ATCC 25923）产生 β-溶血素等[4]。

Hollis 和 Weaver 系统，是一个经修改的缩减的版本，在 20 世纪 80 年代主要用于鉴定棒状杆菌。但是，在 20 世纪 90 年代早期，API（RAPID）Coryne 系统已出现并开始应用。这个系统包括酶试验和碳水化合物发酵反应，在菌株培养 24 小时后观察结果，在某些情况下可培养 48 小时后观察结果。Freney 等发现用 API Coryne 系统对 240 个菌株进行鉴定，其中 98% 的菌株能正确地鉴定到种的水平，占总数 32% 的菌株需要增加辅助实验才能做出最终鉴定。然而，这项研究的作者还存在问题，即有些棒状杆菌没有包括在数据库中。Gavin 等采用 API Coryne 系统对 177 个菌株进行检测，在孵育 24 小时后，没有增加附加试验，约 84% 的菌株能被正确地鉴定到种的水平。大部分错误鉴定和未鉴定的菌株，属于未包括在数据库中的细菌种别，或是某些菌株是 CDC 棒状杆菌群[5]。Soto 等评估了 API Coryne 系统，共测试了 160 个菌株，约 88% 的菌株能被正确鉴定。占总数 22% 的菌株必须增加辅助试验，11% 的不能鉴定的菌株不包括在这个系统的数据库中。

Biolog 系统使用了不同的方法鉴别棒状细菌，与 API Coryne 系统比较，它仅是利用反应作为基础。Lindenmann 等发现 Biolog 系统（版本 3.50）对所有 174 个菌株进行检测，在孵育 24 小时后，约 60% 的菌株能正确鉴定到属和种的水平[6]。Biolog 系统中棒状杆菌的数据库现已得到显著改进（版本 3.70），与 API Coryne 系统相比，仅在孵育 4 小时后，就可对某些细菌类群如溶血隐秘杆菌（*Arcanobacterium haemolyticum*）进行可靠的鉴定[6]。

Kampfer 展示了糖苷酶试验，在棒状杆菌属的水平上使用荧光底物，具有较高的分辨值。作者提出了关于棒状细菌的数值分类方法，以及用这种方法鉴定数百个棒状杆菌的表型试验，但认为这种方法不适于常规临床实验室。

为了鉴定一些棒状细菌，必须进行化学分类学研究（如细胞壁分析）。但是，这些技术只能在参考实验室中进行（表 14-1-2）。Sherlock 系统的细胞脂肪酸（CFA）谱型分析方法是一种鉴定棒状杆菌的非常有用的方法[7]。

表 14-1-2 棒状杆菌属与相关菌属的特性

	棒状杆菌属	苏黎世杆菌属	节杆菌属	短杆菌属	皮杆菌属	厄氏菌属	纤维单胞菌属
G+C（mol%）[a]	46～74	65～72	59～70	60～64	62	71～75	71～76
分枝菌酸	v[b]（C22～38）	–	–	–	–	–	–
细胞脂肪酸							
Rank	18：1 vc9	18：1 vc9	15：0 ai	15：0 ai	17：0 ai	15：0 ai	15：0 ai
	16：0	16：0	17：0 ai	17：0 ai	15：0 ai	16：0 i	16：0
	18：0	18：0	15：0 i	15：0 i	16：0 i	17：0 ai	
TBSA[c]	v	+	–	–	–	–	–
二氨基酸[d]	*m*-DAP	*m*-DAP	L-Lys	*m*-DAP	*m*-DAP	L-Lys	L-Orn
阿拉伯半乳聚糖	+	+	–	–	–	–	–
主要甲萘醌	MK-9（H₂），MK-8（H₂）	MK-10，MK-11	MK-9（H₂），MK-8，MK-9	MK-8（H₂）	MK-9，MK-8，MK-7	MK-9（H₄）	MK-9（H₄）
显微镜下形态	不规则，V形，棒状，栅栏形	不规则，长杆状	球杆状，弯曲杆状	球杆状，弯曲	短杆状，球状	球形到细丝状，营养菌丝	短杆状，小，有分枝

注：a G+C，鸟嘌呤+胞嘧啶。b v，不定。c TBSA，结核硬脂酸（10-甲基十八烷酸）。d *m*-DAP，内消旋二氨基庚二酸；Lys，赖氨酸；Orn，鸟氨酸。+，阳性。–，阴性。

根据经验，CFA 分析可很清楚地将棒状细菌特定菌属的菌株鉴定到种的水平。Sherlock 系统是有问题的，因为同一菌属的细菌种别，往往表现出非常相似的谱型，定量 CFA 模式更强调依赖孵化条件。因此，在参考实验室应用 Sherlock 系统鉴定棒状杆菌要做补充试验，特别是在实验室创建自己的数据库时。在某些情况下棒状杆菌属中种的鉴定，可以通过高性能分枝菌酸的液相色谱来完成[8]。分子遗传学技术用于棒状杆菌种的鉴定菌株，包括扩增的 16S rDNA 的限制性分析和重复的基因外回文 PCR 分型。

von Graevenitz 等为了鉴定棒状杆菌，评估了一个基于生物化学特征、CFA 谱型和细胞壁分析的多相方法[9]。应用该系统，就能够连续将 202 株临床分离菌株中的 76%鉴定到种的水平，仅有 21%的菌株只能鉴定到属的水平，3%的菌株不能鉴定。von Graevenitz 等推荐采用其多相系统方法来鉴定棒状细菌，应用商业系统的数据库（API Coryne，Sherlock，TSBA 和 CLIN 数据库）鉴定范围更广泛，更深入。

第二节　白喉棒状杆菌

白喉棒状杆菌通常被称为白喉杆菌，是棒状杆菌属中唯一对人类有重要致病作用的病原菌，能产生白喉毒素（为外毒素），是白喉的病原菌。其之所以能产生白喉毒素是由于白喉杆菌感染了带有白喉毒素结构基因的温和噬菌体。本菌主要侵犯咽喉部或鼻咽喉部黏膜，除引起局部炎症并形成灰色假膜外，还通过血循环将毒素散播到各组织器官。

所有棒状杆菌的菌落在 Tinsdale 培养基上形成灰棕色晕圈（由于胱氨酸酶的作用），并含有不常见的大量（23%～29%）的脂肪酸。

白喉棒状杆菌和麦金利棒状杆菌是为数不多的吡嗪酰胺酶试验阴性的棒状杆菌，产生胱氨酸酶和吡嗪酰胺酶试验可用于筛选重要的棒状杆菌菌株，白喉棒状杆菌（全部生物型）、溃疡棒状杆菌和假结核棒状杆菌相似，因为它们都可以携带噬菌体白喉毒素基因。溃疡棒状杆菌和假结核棒状杆菌可以与白喉棒状杆菌区别，因为前两者的脲酶和反向 CAM 试验均为阳性。此外，溃疡棒状杆菌能发酵糖原、淀粉和海藻糖。

16S rRNA 基因分析表明，库氏棒状杆菌和斯特拉斯堡棒状杆菌与白喉棒状杆菌密切相关，但它们在生化特性上很少相似。

白喉棒状杆菌具有 4 种生物型：重型、轻型、belfanti 型和中间型。以前，白喉棒状杆菌的 belfanti 型被认为是白喉棒状杆菌轻型的变体。在历史上，白喉杆菌的生物型是通过菌落形态和生化试验的差异来确定的。根据菌落形态易于区分白喉杆菌中间型，典型的亲脂性菌株，能形成淡灰色或半透明的菌落（见下文），而轻型和重型都能够产生更大、更白和更不透明的菌落，基本上无法区分。白喉杆菌中间型可与轻型区分开，因为前者为糊精试验阳性。白喉杆菌轻型和重型可通过其糖原和淀粉反应来区分（白喉杆菌重型均为阳性）。白喉杆菌的 belfanti 型硝酸盐还原试验阴性，其他方面与白喉杆菌轻型类似。API Coryne 系统包括糖原和硝酸盐还原试验，可以区分白喉杆菌 belfanti 型和重型，但不能将轻型和中间型分开。

实际上，菌落的不同形态与患者的治疗并没有多大相关性，因为疾病的严重性和棒状杆菌生物型之间的关系并没有被承认。然而，生物分型可能具有流行病学意义。从传统部位（即咽部和皮肤损伤部位）分离出的白喉棒状杆菌，可接种选择性培养基，如亚碲酸盐胱氨酸血琼脂，或者从半选择性培养基中如黏菌素-萘啶酸血琼脂，挑选多个棒状杆菌的菌落。从不同流行区和地区分离出的白喉棒状杆菌菌株，在生物型、产毒菌株的比例和克隆起源方面均有不同。

在英国为毒素检测提交的一组临床菌株中，包括 31 个非产毒的白喉棒状杆菌菌株（19 株白喉棒状杆菌重型，9 株白喉棒状杆菌 belfanti 型和 3 株白喉杆菌轻型）和 19 株产毒的棒状杆菌菌株（2 株白喉杆菌重型，15 株白喉杆菌轻型和 2 株溃疡棒状杆菌）。在瑞士所有从药物滥用者中分离的白喉棒状杆菌均为非产毒的白喉杆菌轻型，而在苏联大多数菌株为产毒型白喉棒状杆菌重型，其余为产毒型白喉棒状杆菌轻型。

过去白喉棒状杆菌曾使用噬菌体分型和血清学分型，但许多菌株是不能分型的，因此这种技术的应用范围有限的。这些方法已被一些新的分子技术取代，如全细胞肽分析、基因组 DNA 限制性片段长度多态性（RFLP）分析和核糖分型等。

第三节 白喉杆菌的生物学性状

一、形态与染色

白喉杆菌为革兰氏阳性的细长的杆菌，大小为（1.5～5）μm×（0.5～1）μm，不形成芽孢，无抗酸性。菌体一端或两端膨大，呈棒状。排列不规则，常呈人字形、栅栏状，这是由于繁殖时菌体分裂方式不同所致（图 14-3-1）。

在营养丰富的培养基中，白喉杆菌的菌体均匀一致，但培养在吕氏血清斜面或裴氏鸡蛋斜面上，用亚甲蓝或甲苯胺蓝染色时，

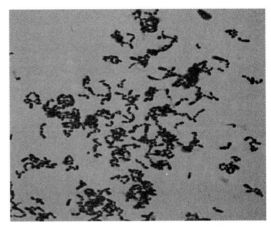

图 14-3-1 棒状杆菌革兰氏染色的细菌形态

菌体则呈多形性，而且着色不均，念珠状、条纹状和棒状膨大都极为常见。异染颗粒是形成念珠状的原因，它是由多聚磷酸盐积累而成。通常一个菌体可含 2～3 个异染颗粒，很少超过 6 个。仅有 1～2 个时，多分布于顶端，称为极体。

白喉杆菌的形态在很大程度上取决于吕氏斜面的优劣，不同批号的培养基，其结果常有差异。例如，同一菌株，在此批号培养基上为典型的细长、染色不匀、有异染颗粒的细菌，而在另一批号的培养基上，则为短杆状、无异染颗粒、着色均匀而酷似类白喉杆菌。

二、培养特性

白喉杆菌为兼性需氧菌，在有氧的情况下生长良好，厌氧培养发育不良。在 15～40℃均可生长，但最适生长温度为 34～36℃。最适 pH 为 7.8～8.0。在一般培养基上生长不良，在含有血液、血清、鸡蛋的培养基上生长良好。

1. 血液琼脂平板 经 35℃培养 24 小时，菌落呈灰白色，圆形，光滑，直径为 1～2mm，并有狭窄溶血环。少数菌株虽经 48 小时以上培养，仍为细小菌落，呈灰白色、不透明，在盐水中易于乳化。

2. 吕氏血清斜面或鸡蛋斜面 6 小时即开始生长，10～12 小时长出灰白色、有光泽的菌苔或菌落。18～24 小时后，异染颗粒基本消失，菌体形态不典型。

3. 亚碲酸盐血琼脂平板 主要用于白喉杆菌的初次分离培养。亚碲酸盐（钾盐）可抑制其他细菌生长，而白喉杆菌可选择性生长。并且由于在该菌生长过程中，亚碲酸盐离子

可透过细胞膜进入细胞质，被还原成元素碲而沉淀，可产生黑色菌落，此点可作为鉴定本菌的依据。

本菌在此培养基上经35℃ 18～24小时培养，可形成扁平或隆起的菌落，少数菌株为细小菌落，菌落可被接种环推移，溶血菌落被推移后，原处可出现溶血斑点。依此平板上菌落的特点可将本菌分为 3 型（重型、中间型、轻型）。因菌体小，染色不一，故此培养基不适于观察菌体形态，只适于观察菌落特点。

4. 液体培养基 本菌在新鲜肉汤中生长较好，但菌型不同其生长特点也不同，重型白喉杆菌呈颗粒状沉淀，液体透明，表面有菌膜，中间型、轻型白喉杆菌的生长现象也不同。

三、生化反应与分型

白喉杆菌发酵葡萄糖、半乳糖、麦芽糖、果糖产酸不产气，不发酵乳糖、甘露醇，一般不分解蔗糖。不产生吲哚，能还原硝酸盐，触酶试验阳性，氧化酶试验阴性，不液化明胶，不分解尿素。重型白喉杆菌能分解淀粉、糖原和糊精，迟缓分解蔗糖（表 14-3-1）。

表 14-3-1 3 型白喉杆菌的鉴别

	重型	中间型	轻型
形态	短而不规则的杆菌，染色均匀，异染颗粒少或无	长而不规则的杆菌，条纹状，异染颗粒少，常呈多形性	长而弯曲的杆菌，菌体着色均匀，异染颗粒多，呈多形性
在亚碲酸盐血琼脂平板上的菌落性状	中心为灰色或黑色，外围色淡，边缘锯齿状，表面光滑无光泽，质脆易碎，经 24 小时直径为 2～3mm	灰黑色，边缘整齐，表面光滑或细颗粒状，略突起，经 24 小时直径小于 1mm	暗灰到黑色，光滑有光泽，边缘整齐，柔软，经 24 小时直径为 1～2mm
肉汤培养	表面有菌膜，液体澄清，有粗大颗粒状沉淀	细颗粒状，混浊，后期下沉	均匀混浊，有沉淀
使肉汤的 pH 降低	早期	晚期	不变
淀粉水解	+	−	−
溶血能力	−	−	+

四、抗原构造

白喉杆菌的菌体抗原，也因重型、中间型、轻型的型别而异。应用凝集反应发现重型白喉杆菌又可分为 13 个血清型，其中第 2 型在世界各国都有分布；中间型可分为 4 个血清型；轻型可分为 40 个血清型。重型中的第 2 血清型和轻型第 2 血清型的抗原构造相似，但在分解淀粉、溶血及毒力上有区别。

五、抵抗力

本菌对湿热抵抗力不强，在 58～60℃加热 30 分钟或煮沸立即死亡。但对干热、寒冷、光线的抵抗力较其他无芽孢细菌抵抗力强。对一般消毒剂敏感，用 1% 石炭酸处理 1 分钟即可死亡。在假膜中可存活 3 个月。对抗生素较敏感，对磺胺不敏感。

第四节　对抗菌药物的敏感性

到目前为止，国家临床实验室标准委员会（NCCLS）还没有公布棒状杆菌敏感性试验指南，特别是亲脂性棒状杆菌等挑剔性细菌的敏感性试验的具体标准。这可能表明人们对于从临床标本中分离的棒状杆菌认识不足或低估，目前尚不清楚应使用何种培养基来进行棒状杆菌的敏感性测定，使用肉汤微量稀释法还是琼脂稀释技术，以及采用哪种培养条件。对于挑剔性的细菌，如亲脂性棒状杆菌，在培养基中添加羊血或吐温 80 似乎是可取的。还有一些放线菌，在富含 CO_2 的环境中进行需氧培养效果最好。

根据笔者的经验，大多数纸片扩散法及棒状细菌的 MIC 测定，在培养 24 小时后即可读取结果；对于一些特殊菌株，需要培养 48 小时。最后，需要建立折点和抑菌环直径的解释标准，特别是青霉素。在实用方法中，NCCLS 葡萄球菌方法已应用于棒状杆菌对青霉素的敏感性测定，而其他研究者推荐在评估青霉素对棒状杆菌的活性时，使用链球菌的解释标准，而不用产单核细胞李斯特菌的解释标准。

每一株棒状杆菌对抗菌药物的敏感性都是不能预测的，因此对于临床分离的重要棒状杆菌，应经常进行抗菌药物敏感试验。由于已发现耐万古霉素的革兰氏阳性细菌，故在治疗棒状细菌引起的感染时，不能推荐糖肽类抗生素作为一线抗菌药物。值得注意的是，某些棒状细菌，如耐药微杆菌对万古霉素天然耐药。

据目前所知，有关对棒状杆菌进行抗菌药物的敏感性测试，尚无商品和自动化的测试方法。E 试验显示在棒状杆菌属药敏试验中，用肉汤微量稀释法和琼脂稀释法测定 MIC，具有良好的相关性。因此，MIC 测定可采用 E 试验、琼脂稀释法或肉汤稀释法。对于棒状杆菌，E 试验的测定结果较为准确，与琼脂稀释法及肉汤稀释法同样准确。用琼脂稀释法测定溶血隐秘杆菌的结果一样可靠。E 试验可在 5% 羊血 M-H 琼脂平板上进行。琼脂稀释法也必须用 5% 羊血 M-H 琼脂，但在常规实验室一般不用琼脂稀释法。尽管对 MIC 测定没有解释标准但也要进行报告，如果临床医生需要解释标准，报告中应指出现在对于棒状杆菌尚未建立解释标准。

有关棒状杆菌的抗菌药物敏感性谱型还没有系统的研究，目前只有很少的关于这个问题的研究[10]。其他一些研究集中在特定的细菌上，如杰氏棒状杆菌、解脲棒状杆菌[11]、纹带棒状杆菌和溶血隐秘杆菌[12]，或者选择抗菌药物对每个单一棒状杆菌或已知棒状杆菌进行敏感性谱型试验。

由于 NCCLS 没有发布棒状细菌敏感试验指南，临床实验室通常要进行棒状细菌敏感试验，包括用 5% 羊血 M-H 琼脂做纸片扩散法敏感试验，在 35℃ 培养 24 小时，少数菌株，包括亲脂性棒状杆菌需要培养 48 小时。对于亲脂性棒状杆菌、罗氏菌属和隐秘杆菌，为了促进其生长，需要在 5% CO_2 环境下进行培养。其结果的解释可按链球菌的解释标准进行，实验室报告应包括解释标准。

现将国内有关用纸片扩散法进行白喉杆菌对抗菌药物的敏感性测定的报道列出，供参考。1981 年浙江医科大学姜训等报道了 64 株白喉杆菌的药敏试验[13]，其结果见表 14-4-1。

表 14-4-1　64 株白喉杆菌的药敏试验结果

抗菌药物	高度敏感	中度敏感	耐药	敏感率（%）	抑菌环平均直径（mm）
庆大霉素	64	0	0	100.0	23.60
红霉素	61	2	1	98.4	30.77
合霉素	59	2	3	95.3	25.47
四环素	51	9	2	96.8	19.10
链霉素	46	15	1	98.4	18.17
金霉素	31	25	4	93.3	16.30
青霉素	35	15	14	78.1	14.42

注：判定标准：抑菌圈直径＞15mm 为高度敏感，10～15mm 为中度敏感，＜10mm 为耐药。

1991 年，李兆英[14]报道了对白喉杆菌的药敏试验，利用 10 种抗菌药物对白喉杆菌进行了敏感性测定。其判断标准：无抑菌环为不敏感（－）；抑菌环直径＜10mm 为低度敏感（＋）；抑菌环直径 10～15mm 为中度敏感（＋＋）；抑菌环直径＞15mm 为高度敏感。具体实验结果见表 14-4-2。

表 14-4-2　13 株白喉杆菌的药敏试验结果

抗菌药物	高度敏感	中度敏感	低度敏感	耐药
青霉素	8	2	2	1
合霉素	10	2	1	0
新霉素	12	1	0	0
多黏菌素	0	1	3	9
链霉素	11	2	0	0
土霉素	0	3	1	0
红霉素	13	0	0	0
氯霉素	11	2	0	0
金霉素	11	2	0	0
四环素	9	3	1	0

注：表内数字为菌株数。

第五节　白喉棒状杆菌与临床感染

流行病学研究表明，白喉患者和带菌者是主要的白喉传染源。细菌主要存在于白喉患者和带菌者的鼻腔、咽喉部及气管黏膜，几乎呈纯培养状态，偶尔可见于皮肤、结膜、女性阴道及浅表部位的创伤感染之中。传播途径是通过患者和带菌者的飞沫传播。

人群对白喉普遍易感，1～4 岁儿童最易感染白喉。对白喉患者及时隔离治疗，可以控制传播范围的扩大。白喉杆菌引起急性传染病白喉。其致病因素为外毒素，分子量为 62 000，抗原性强，毒性剧烈。除外毒素外，还有存在于细菌表面的 K 抗原及索状因子等，均与白喉杆菌的致病力有关。

白喉杆菌从上呼吸道入侵最为常见。潜伏期为 2～5 天，亦可短至 1 天，长至 8 天。在此期间白喉杆菌在上呼吸道上皮内繁殖，最初侵犯扁桃体、口咽部，继而扩大至鼻咽及咽喉部，甚而直至气管。局部病变中白喉杆菌迅速繁殖，产生外毒素，引起局部细胞坏死，伴有白细胞及纤维素渗出，形成灰白色的假膜。外毒素可从细菌繁殖部位被吸收入血流，损害心肌及神经系统等，出现白喉的各种临床症状，包括最常见的咽白喉、原发性的喉白喉、鼻白喉和其他部位的白喉，其死亡率较高。50%以上死亡的病例是心肌炎发展至充血性心力衰竭所致。

第六节　细菌学检验

白喉的细菌学诊断必须分离出白喉杆菌，并证明其毒力。但治疗白喉需早期应用白喉抗毒素，医师不必等待细菌学检验结果即应考虑给予抗毒素治疗。链球菌性咽炎和樊尚咽峡炎（奋森咽峡炎）易与白喉相混淆，可通过细菌学检验加以鉴别。棒状杆菌属与其他相关菌属的鉴别见表 14-6-1。

表 14-6-1　棒状杆菌属与其他相关菌属的鉴别[13]

	O/F	动力	色素	硝酸盐还原	七叶苷	葡萄糖发酵	CAMP	分枝菌酸	细胞壁	其他
棒状杆菌属	F/O	－	n, w, y	V	－	V	V	+b	meso-DAP	
节杆菌属	O	V	w, g	V	V	－	－	－	L-lys	明胶阳性
短杆菌属	O	－	w, g, sl, y	V	－	－	－	－	meso-DAP	明胶、酪蛋白阳性，有乳酪气味
微杆菌属	F/O	V	y, o, y-o	V	V	V	－	－	L-lys, D-orn	明胶、酪蛋白不定
耳炎苏黎世菌	O	－	W	－	－	－	＋	－	meso-DAP	从耳中分离
皮杆菌属	F	－	n, w	－	＋	＋	－	－	meso-DAP	有辣味，赖氨酸、鸟氨酸脱羧阳性
纤维单胞菌属	F	V	sl, y	＋	＋	＋	－	－	L-orn	明胶、酪蛋白阴性
水生利夫逊菌	O	＋	Y	V	V	－	－	－	DAB	明胶、酪蛋白阳性
产单核细胞李斯特菌	F	＋	W	－	＋	＋	＋	－	meso-DAP	有狭窄的 β-溶血环，马尿酸盐阳性
库特菌属	O	＋	n, c	－	－	－	－	N	L-lys	在营养琼脂上生长水母头状菌落，有假根，H_2S 阳性
乙酰微小杆菌	F	＋	金黄	V	＋	＋	－	N	L-lys	大多氧化酶、明胶、酪蛋白阳性

注：n，无色；w，白色；y，黄色；o，橘黄色；y-o，黄色～橘黄色；g，灰色；sl，略带颜色；c，奶油色。V，反应不定。

一、标本采取

用无菌棉拭子取患者咽喉或假膜边缘和其他可疑病灶处的分泌物，或带菌者鼻及鼻咽部分泌物等送检。如标本不能及时进行检查，宜将标本浸于生理盐水或15%甘油生理盐水中保存。取标本时应取双份。

二、白喉杆菌的检验程序（图 14-6-1）

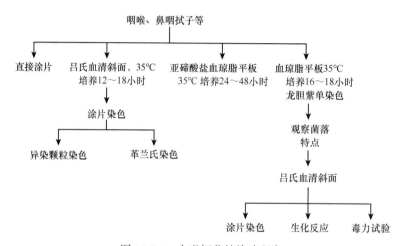

图 14-6-1　白喉杆菌的检验程序

三、检验方法

1. 直接涂片染色镜检　将1份标本制成2张涂片，分别进行革兰氏染色和异染颗粒染色（奈瑟氏法、阿培特氏法及庞氏染色法），如在显微镜下发现革兰氏阳性的棒状杆菌，形态典型并有明显的异染颗粒，则可作为形似白喉杆菌的初步报告，但直接镜检阳性率低，且易误诊。同时，应做甲紫单染色镜检，以排除奋森螺旋体和梭形杆菌所致的奋森咽峡炎。

2. 分离培养　将另1份标本接种下列培养基。

（1）吕氏血清斜面：将棉拭子滚涂于斜面上。本菌在此培养基上的生长较标本中的杂菌迅速，于35℃培养8～12小时后，可形成灰白色的菌落，其他杂菌尚未形成菌落。在加甘油的吕氏血清斜面上形成的异染颗粒更为明显。

（2）亚碲酸盐血琼脂平板：经35℃培养24～48小时，观察菌落的特点。在此培养基上，大部分杂菌被抑制。白喉杆菌在此培养基上生长较慢，应配合吕氏血清斜面培养基检测。

若在吕氏血清斜面和亚碲酸盐血琼脂平板上同时发现菌落和菌体形态均为典型的棒状杆菌，可有把握地报告为阳性；若在亚碲酸盐血琼脂平板上的菌落典型，而在吕氏血清斜面上阴性，也可报告阳性；若在吕氏血清斜面上的菌落及菌体形态典型，而在亚碲酸盐血琼脂平板不典型，等待能否生长出典型菌落后再报告结果；若两者均为阴性，必须观察

72 小时后方可报告。

亚碲酸盐血琼脂平板上白喉杆菌的阳性率比吕氏血清斜面高 5%～10%，但白喉杆菌在吕氏血清斜面上生长快，许多标本可于 8 小时内获得阳性结果；平板培养的另一优点是菌体形态典型。有的标本只在吕氏血清斜面上生长，而在亚碲酸盐血琼脂平板上不生长。Shone 等发现，1501 株白喉杆菌，92.4%的菌株得自上述两种培养基，2.3%的菌株单独得自吕氏血清斜面，而 5.3%的菌株得自亚碲酸盐血琼脂平板。

（3）血琼脂平板：经 35℃培养 18～24 小时后，观察菌落特点，并涂片染色镜检观察菌体形态。如在血琼脂平板上出现较多溶血性链球菌的菌落，可以排除白喉杆菌。但若只有几株溶血性链球菌生长，不可贸然否定，还应慎重处理。

3. 生化性状检查 主要用于鉴别白喉杆菌与类白喉杆菌群。将吕氏血清斜面上的纯培养物，分别接种于含血清的 1%葡萄糖、1%蔗糖、0.5%糊精及 1%可溶性淀粉发酵管（含糖的 Hiss 血清水），必要时接种 2.5%兔血肉汤以观察溶血。还要接种尿素培养基、硝酸盐还原培养基、明胶培养基。

有毒力的白喉杆菌（轻型）菌株迟缓发酵蔗糖，这与干燥棒状杆菌相似，但前者能发酵糊精和甘油。大多数类白喉杆菌能分解尿素而产氨，白喉杆菌则为阴性。溃疡棒状杆菌的菌落与重型白喉杆菌极为相似，但前者分解尿素而不还原硝酸盐，可与白喉杆菌相区别。

在棒状杆菌属中，许多其他棒状杆菌的形态和生化特性与白喉杆菌相似，必须加以鉴别，可参照表 14-6-1。

4. 毒力试验 可作为鉴定致病株的重要依据。常用的毒力试验方法有 2 种。

（1）平板毒力试验法：用琼脂扩散试验测定白喉杆菌的产毒能力，较动物实验简便而经济，但必须严格制备培养基，即便如此也难免有假阴性和假阳性反应发生。若有许多菌株待测，应用本法筛选，可疑者再做动物实验。

试验方法：熔化 10ml Elek 培养基，冷却至 50℃左右时加入马血清 2ml，混匀后倾注于平皿内，待其将要凝固，放入浸有白喉抗毒素（500～1000U/ml）的无菌滤纸条（60mm×15mm），贴于平板中央表面。置 37℃孵育箱中 45 分钟，沿与滤纸条垂直的方向划线接种待检菌株和对照菌株（阳性和阴性菌株），菌株间划线距离为 1.5cm。置 37℃培养。分别于 24、48、72 小时观察结果。

抗毒素可自滤纸条向两侧扩散。阳性者，产毒菌株所产生的毒素可沿菌线两侧向外扩散，在适当位置，毒素与抗毒素呈最适比例，出现白色、弧形的沉淀线，时间越长越明显。一般在 24～48 小时后出现。阴性者，经 72 小时培养无沉淀线产生。

（2）动物毒力试验法

1）菌液制备：将待检菌株接种于吕氏血清斜面，于 35℃培养 16～18 小时，加肉汤1ml 洗下菌苔，使形成菌悬液。取此浓菌液 0.5ml，加入 3.5ml 肉汤中，混匀后即可应用。此菌液在室温放置不可超过 2 小时，如不能及时接种动物，可暂保存于冰箱中，但最多不应超过 4 小时，时间延长，毒力减退。

2）实验方法：选 250g 左右的白色豚鼠 2 只，一只豚鼠在接种前 24 小时腹腔内注射白喉抗毒素 1000U，作为对照动物；另一只豚鼠不注射抗毒素，作为试验动物。用 1ml 注射器吸取菌液，于腹部皮内准确注入 0.1ml，以同等量接种对照动物。一只动物可同时接种 6～8 个菌株。注射后 24 小时，给试验动物注射抗毒素 400 单位，以免因细菌毒力太强而致死。注射后经 24、48、72 小时各观察皮内反应一次。对照动物局部无反应，试验动物的接种部位在 24 小时呈红肿，48 小时在红肿部位边缘有化脓性病变，72 小时可见硬块，出现灰黑色坏死斑。无毒菌株无病变。如对照动物的接种部位也有病变，可能因注射菌量过多或抗毒素量过少失效所致，应重新做一次试验。动物毒力试验尚可应用家兔及小鸡做试验动物，也可取得较好效果。

参 考 文 献

[1] Funke G，von Graevenitz A，Clarridge JE，et al. Clinical microbiology of coryneform bacteria. Clin Microbiol Rev，1997，10：125-159.

[2] Hollis DG，Weaver RE. Gram-positive organisms：a guide to identification. Atlanta，Ga：Special Bacteriology Section，Centers for Disease Control，1981.

[3] Clarridge JE，Spiegel CA. *Corynebacterium* and miscellaneous，irregular Gram-positive rods，*Erysipelothrix* and *Gardnerella* // Murray PR，Baron EJ，Pfaller MA，et al. Manual of Clinical Microbiology. 6th ed. Washington DC：American Society for Microbiology，1995.

[4] von Graevenitz A，Funke G. An identification scheme for rapidly and aerobically growing Gram-positive rods. Zentralbl Bakteriol，1996，284：246-254.

[5] Gavin SE，Leonard RB，Briselden AM，et al. Evaluation of the Rapid CORYNE identification system for *Corynebacterium* species and other coryneforms. J Clin Microbiol，1992，30：1692-1695.

[6] Lindenmann K，von Graevenitz A，Funke G. Evaluation of the Biolog system for the identification of asporogenous，aerobic Gram-positive rods. Med Microbiol，Lett，1995，4：287-296.

[7] Bernard KA，Bellefeuille M，Ewan EP. Cellular fatty acid composition as an adjunct to the identification of asporogenous，aerobic Gram-positive rods. J Clin Microbiol，1991，29：83-89.

[8] de Briel D，Couderc F，Riegel P，et al，Contribution of high-performance liquid chromatography to the identification of some *Corynebacterium* species by comparison of their corynomycolic acid patterns. Res Microbiol，1992，143：191-198.

[9] von Graevenitz A，Pünter V，Gruner E，et al. Identification of coryneform and other Gram-positive rods with several methods. APMIS，1994，102：381-389.

[10] Funke G，Pünter V，von Graevenitz A. Antimicrobial susceptibility patterns of some recently defined coryneform bacteria. Antimicrob Agents Chemother，1996，40：2874-2878.

[11] García-Rodriguez JA，García-Sanchez JE，Muňoz Bellido JL，et al. In vitro activity of 79 antimicrobial agents against *Corynebacterium* group D2. Antimicrob Agents Chemother，1991，35：2140-2143.

[12] Carlson P，Kontiainen S，Renkonen OV. Antimicrobial susceptibility of *Arcanobacterium haemolyticum*. Antimicrob Agents Chemother，1994，38：142-143.

[13] Forbes BA，Sahm DF，Weissfeld AS. Bailey & Scott's Diagnostic Microbiology. 11th ed. St. Louis：Mosby，2002.

[14] 李兆英. 白喉杆菌药物敏感度的测定. 临沂医专学报，1991，4：32-33.

（李仲兴　张金艳　李　玮）

第十五章 其他棒状杆菌感染及检测

棒状杆菌属除白喉杆菌外，还有其他棒状杆菌，它们多数对人类不致病，其中一些可能是机会致病菌，可引起人类的组织和血行感染，包括菌血症、心内膜炎、骨髓炎、呼吸道感染和伤口感染等。感染通常发生于免疫功能低下的患者。与医学有关的类白喉杆菌有溃疡棒状杆菌、假结核棒状杆菌、干燥棒状杆菌和假白喉棒状杆菌等数十个种别，其生物学特性及鉴别见表 15-1-1。

第一节 其他棒状杆菌的种间鉴别

棒状杆菌属内，除了白喉棒状杆菌外的其他棒状杆菌均有各自的生物学特性，作为临床微生物学的检验工作者，应该认识和熟悉它们的形态、生化反应等生物学特性，并能够将其从临床标本中正确地检测出来（表 15-1-1）。

第二节 其他棒状杆菌的主要种别

棒状杆菌属有 50 多个种别。这些细菌大多为机会致病菌，有的可引起人类的各种感染，有的不致病（这也不是绝对的，所谓非致病菌，在一定条件下也可能引起人类感染）。由于人类居住、生活和工作的环境非常复杂，在免疫力和抵抗力低下的情况下，很容易被这些机会致病菌感染。

1. 溃疡棒状杆菌（*C. ulcerans*） 可引起渗出性咽炎，或可引起白喉样疾病，可也引起其他组织感染。咽部感染的患者多为饮用生牛乳或曾与牛接触过的人。溃疡棒状杆菌与假结核棒状杆菌和白喉棒状杆菌密切相关，可能含有白喉毒素基因。此菌很少引起疾病，但若从患者的假膜分离到，并出现像白喉样的感染则必须治疗。某些菌株产生两种毒素，一种可被白喉抗毒素中和，另一种则不能被白喉抗毒素所中和，而其活性与假结核棒状杆菌的毒素相似。

此菌为球状或杆状，具有多形性，有些菌体有异染颗粒。经 24 小时培养，可形成直径 1～2mm、灰白色、略溶血、蜡样、稍干燥的菌落。在亚碲酸盐血琼脂平板可形成淡棕黑色的菌落。本菌能分解尿素，不能还原硝酸盐，能发酵葡萄糖、麦芽糖、蕈糖和淀粉。在 37℃不液化明胶，在 25℃ 2～3 天内可液化明胶。溃疡棒状杆菌与白喉棒状杆菌的区别是水解尿素和

表 15-1-1　棒状杆菌属内的种间鉴别

菌种	O/F	亲脂性	硝酸盐还原	尿素水解	七叶苷水解	吡嗪酰胺酶	碱性磷酸酶	葡萄糖	麦芽糖	蔗糖	甘露醇	木糖	CAMP反应	其他
溃疡棒状杆菌	F	+	+	-	-	V	-	+	-	V	V	-	-	
非发酵棒状杆菌非发酵亚种	O	-	-	-	-	+	+	-	-	-	-	-	V	
非发酵棒状杆菌亲脂亚种	O	+	-	-	-	+	+	-	-	-	-	-	-	
无枝菌酸棒状杆菌	F	-	V	V	-	+	+	+	V	V	-	-	-	产丙酸，O/129R
斯特拉斯堡棒状杆菌	F	-	-	-	-	+	V	+	+	+	-	-	-	产丙酸
黄色黏液棒状杆菌	F	-	-	-	-	+	+	+	+	-	-	-	N	黏菌落，浅黄色
耳棒状杆菌	O	-	-	-	-	+	+	-	-	-	-	-	+	酸性磷酸酶阳性
牛棒状杆菌	F	-	-	-	-	+	+	-	-	-	-	-	-	果糖阳性
混浊棒状杆菌	F	-	+	+s	-	+	+	+s	-	-	-	-	-	酪氨酸阴性，产丙酸
犒氏棒状杆菌	F	-	+	-	-	-	-	+	+	-	-	-	+	糖原阴性，产丙酸
白喉棒状杆菌，重型	F	+	+	-	-	-	-	+	+	-	-	-	-	产生丙酸
白喉棒状杆菌，中间型	F	+	D	-	-	-	-	+	+	-	-	-	-	糖原阴性，产生丙酸
白喉棒状杆菌，轻型	F	+	+	-	+	+	+	+s	+	-	-	-	-	黏附琼脂，产丙酸
坚硬棒状杆菌	F	-	-	+s	-	W	+	+s	V	-	-	-	-	浅黄
美氏棒状杆菌	F	-	V	V	V	+	+	+	V	+	-	-	N	α-葡糖苷酶阳性
弗氏棒状杆菌	F	-	V	V	V	+	V	+	+	+	-	V	+	β-葡糖苷酶阴性
解谷氨酸棒状杆菌	F	-	V	V	V	W	+	+	+	W	-	-	+	酪氨酸酶阴性，O/129R
模拟棒状杆菌	O	+	-	-	-	+	-	-	V	-	-	-	-	果糖阴性，O/129R
杰氏棒状杆菌	F	+	-	-	-	+	+	+	V	+	-	-	-	无氧不生长
克氏棒状杆菌	O	+	-	-	+	+	-	-	V	-	-	-	-	
亲脂黄色棒状杆菌	O	+	+	-	-	+	+	+	-	+	-	-	-	黄色
麦金利棒状杆菌	F	+	+	-	-	-	+	+	-	-	V	-	-	

续表

菌名	O/F	卵磷脂性	硝酸盐还原	尿素水解	七叶苷水解	吡嗪酰胺酶	碱性磷酸酶	葡萄糖	麦芽糖	蔗糖	甘露醇	木糖	CAMP反应	其他
马氏棒状杆菌	F	-	+	v	+	+	-	+	+	+	-	-	-	产丙酸，染色鞭子样
极小棒状杆菌	F	-	-	-	+	+	+	+	+	v	v	-	-	酪氨酸阳性
产粘棒状杆菌	O	-	-	-	-	+	+	+	-	v	-	-	-	菌落很黏，黄色
黑色棒状杆菌	F	-	-	-	-	v	v	+	+	(+)	-	-	-	菌落黑色，有黏附性
接近棒状杆菌	O	-	+	-	-	v	v	-	-	-	-	-	-	酪氨酸阳性
假白喉棒状杆菌	O	-	+	+	-	+	v	+	-	-	-	-	rev	
假结核棒状杆菌	F	-	-	+	-	-	v	+	+	v	-	-	-	产丙酸
丙酸棒状杆菌	F	-	-	-	-	v	+	-	+^{s}	-	-	-	-	
血棒状杆菌	F	-	-	+	-	+	+	(+)	-	-	-	-	-	浅黄
单一棒状杆菌	F	-	-	+	-	+	+	+	+	+	-	-	-	酪氨酸阳性
模拟棒状杆菌	F	-	+	-	+	v	-	+	-	+	-	-	-	还原硝酸盐
纹带棒状杆菌	F	-	+	+	-	+	+	+	-	v	-	-	v	酪氨酸阳性
松兹瓦尔棒状杆菌	F	-	-	+	-	v	v	+	+	+	-	-	-	菌落有黏性
梢氏棒状杆菌	F	-	-	+	-	+	+	+	+	+	-	-	-	N-乙酰葡糖胺酶阳性
溃疡棒状杆菌	F	-	-	+	-	+	+	+	+	+	-	-	rev	糖原阳性，产丙酸
解脲棒状杆菌	O	+	-	+	-	+	v	+	-	-	-	-	-	
干燥棒状杆菌	F	-	v	+	+	+	+	+	-	+	-	-	-	浅黄，对O/129敏感
膀胱炎棒状杆菌	F	-	-	+	-	+	+	+	-	-	-	-	-	
变异棒状杆菌	O	-	+	+	-	+	+	+	+	-	-	-	-	
谷氨酸棒状杆菌		-	+	+	-	+	+	+	-	+	-	-	-	
产氨棒状杆菌	F	-	+	+	-	+	-	-	-	-	-	-	-	酪氨酸阳性
猪心棒状杆菌	F	-	-	+	-	+	+	-	-	-	+	-	-	
大耳棒状杆菌	O	-	-	-	-	-	+	+	-	-	+	+	-	

345

	O/F	亲脂性	硝酸盐还原	尿素水解	七叶苷水解	吡嗪酰胺酶	碱性磷酸酶	葡萄糖	麦芽糖	蔗糖	甘露醇	木糖	CAMP反应	其他
羊头棒状杆菌	F	-	-	-	-	-	+	+	-	-				酸性磷酸酶阴性
猫棒状杆菌	F	-	-	-	-	+	+	+	+	-	-	-		从苏格兰野猫分离出
龟口腔棒状杆菌	F	-	+	-	+	-	-	+	+	+	-	-		从龟坏死口腔分离出
堪垃瑞欣棒状杆菌	F	-	-	-	-	+	+	V	-	-		-	+	酸性磷酸酶、核糖阴性
企鹅棒状杆菌	F	-	+	-	-	+	-	+	+	-			-	
鸳棒状杆菌	F	-	-	+	-	+	+	+	-	-			-	
石南棒状杆菌		-	-	-	-	N	N	+	+	+		-	-	
微黄棒状杆菌		-	-	-	+	-	-	+	-	-	+	-	-	黄色素
库氏棒状杆菌		-	V	+	+	V	-	+	+	+			-	
类真菌棒状杆菌		-	-	-	-	+	+	+	-	-			-	黄色素
多毛棒状杆菌	F	-	+	+	-	+	+	+	-	-			-	黄色素
肾棒状杆菌	F	-	-	+	-	+	-	+	-	-	-		+	β-葡糖苷酸酶阳性
居瘤胃棒状杆菌	F	-	+	+	+	+	+	+	+	-			-	黄色

注: O/F, 氧化/发酵; +S, 迟缓反应; N, 无资料; V, 反应不定。引自 Murray PR. Manual of Clinical Microbiology. 8th ed. 2001。

346

CAMP 反应。溃疡棒状杆菌水解尿素和 CAMP 抑制反应阳性，而白喉棒状杆菌则均为阴性。用 API 棒状杆菌系统和 RapID CB Plus 能正确鉴定溃疡棒状杆菌。

2. 假白喉棒状杆菌（*C. pseudodiphtheriticum*） 此菌是人类口咽部正常菌群的一部分，可引起各类人群的肺炎。有研究证明此菌能够引起白喉样疾病，包括假膜形成，以及引起广泛的反应。经 48 小时培养，可形成直径 1～2mm、边缘整齐、灰白色、略带干燥的菌落。这种非发酵的棒状杆菌不能还原硝酸盐，水解尿素，但不能用常规方法检测碳水化合物产酸。有些菌株水解酪氨酸，用 API 棒状杆菌系统和 RapID CB Plus 系统可正确鉴定假白喉棒状杆菌。其在生化特性上类似于接近棒状杆菌。新的 16S rRNA 基因序列数据表明，假白喉杆菌与接近棒状杆菌密切相关。

假白喉杆菌是口咽菌群，因此主要与呼吸系统疾病有关，并不常见于心内膜炎、伤口感染或定植。几乎所有 CDC 采集标本分离的假白喉杆菌均取自呼吸道。大多数由假白喉杆菌引起的呼吸道疾病，均发生在免疫抑制的宿主。最近有 2 例免疫功能低下的宿主发生气管炎和气管支气管炎。这 2 个病例都显示了部分阻塞气管腔的炎症过程，并且从该病例中分离出来的基本上是纯的假白喉棒状杆菌，说明假白喉棒状杆菌也可引起非免疫低下宿主的肺炎或支气管炎。许多病例涉及气管内插管（用该方法可能将细菌引入下呼吸道），或抑制咳嗽反应。

类似于许多口咽部毒性低的细菌，假白喉杆菌也可以引起心内膜炎。最近对 18 例假白喉杆菌心内膜炎患者的临床分析发现，有一半以上（67%）心内膜炎病例涉及人工瓣膜。与伤口引流有关，它似乎是继发于假白喉杆菌的定植。尽管文献报道假白喉杆菌与尿路感染相关，但用现代鉴定技术没有证实不是这些菌株，也可能是另一种脲酶阳性棒状杆菌，即无枝菌酸棒状杆菌、解脲棒状杆菌和 CDC F-1 群。

9 株鉴定为假白喉杆菌的药敏试验，发现该菌对 β-内酰胺类药物、氨基糖苷类药物、环丙沙星、利福平和四环素敏感，但对克林霉素和红霉素敏感性不定，对大环内酯类和林可酰胺类抗生素耐药。

3. 假结核棒状杆菌（*C. pseudotuberculosis*） 此菌主要引起家畜的慢性病，特别是引起绵羊的淋巴结炎，以及马类的脓肿或溃疡性淋巴结炎，偶尔可引起人类的淋巴结炎。假结核棒状杆菌是与白喉棒状杆菌在系统发生学方面密切相关的种别，可能含白喉毒素基因，作为发酵产物，含有大量的 CFA $C_{16:1\varepsilon 7c}$。

假结核棒状杆菌为球状、球杆状或多形性的杆菌，并有异染颗粒。在羊血和马血琼脂平板上经 24 小时培养可形成直径约 1mm、浅黄色、不透明、突起的菌落，经 48 小时菌落直径增至 1～2mm，且干燥、微黄色，呈轻微的 β-溶血。肉汤培养物可呈现颗粒状沉淀，有菌膜，液体澄清生化反应不定，如硝酸盐还原和发酵蔗糖反应不定。

与溃疡棒状杆菌的区别在于不发酵蕈糖，以及对动物有致病性。与溃疡棒状杆菌相似，尿素酶和 CAMP 抑制试验阴性（即在金葡菌与假结核棒状杆菌交叉划线处，金葡菌的 β-溶血素的溶血作用被抑制）。该菌对 O/129 不敏感，对溃疡棒状杆菌敏感。用 API 棒状杆菌系统和 RapID CB Plus 系统可正确鉴定假结核棒状杆菌。

4. 干燥棒状杆菌 历史上，干燥棒状杆菌和纹状棒状杆菌是在相对较少的试验基础上进行区分的。干燥棒状杆菌（*C. xerosis*）为人类鼻咽部黏膜或皮肤的正常菌群，可引起心瓣膜置换术后的心内膜炎，也可引起外伤后深部组织感染，还可引起抵抗力低下患者的菌血症、肺炎和手术后伤口感染。尽管近来从阴道拭子分离到干燥棒状杆菌，但其自然宿主尚不清楚。

此菌形态与白喉杆菌相似，在最初分离培养基上生长快，培养 24 小时后，可形成直径 1～1.5mm、边缘不整齐、淡黄色到淡褐色、干燥、颗粒状的菌落，不溶血。干燥棒状杆菌通过发酵代谢，能分解葡萄糖和蔗糖，不水解淀粉，不分解尿素，不液化明胶。硝酸盐还原不定，但常快速表达 α-葡萄糖苷酶和亮氨酸芳胺酶活性，对 O/129 敏感。

必须指出，在 1996 年以前出现在文献上的干燥棒状杆菌，几乎均被错误地鉴定为无枝菌酸棒状杆菌（*C. amycolatum*）。以前纹带棒状杆菌也常被错误地鉴定为干燥棒状杆菌。由于干燥棒状杆菌在临床标本中很少遇到，故在 API 棒状杆菌系统的 2.0 版本数据库中未包括干燥棒状杆菌。用 RapID CB Plus 能正确鉴定干燥棒状杆菌。

5. 纹带棒状杆菌（*C. striatum*）　此菌是人类皮肤正常菌群的一部分，现已证明，纹带棒状杆菌可作为致病菌在医院内传播。培养 24 小时后，可形成直径 1～1.5mm、圆形、突起、边缘整齐、湿润、有光泽的奶油状菌落。也有人报道纹带棒状杆菌的菌落与凝固酶阴性葡萄球菌的小菌落相似。纹带棒状杆菌进行发酵代谢，发酵蔗糖不定。用 API 棒状杆菌系统可鉴定纹带棒状杆菌，但大多数情况下需要增加附加试验。所有的菌株可水解酪氨酸，少数菌株不还原硝酸盐，某些菌株 CAMP 试验阳性，但 CAMP 反应比较弱。乳酸和琥珀酸是其葡萄糖代谢的主要终末代谢产物。所有菌株对 O/129 敏感，由于存在 rRNA 甲基化酶，故对大环内酯类和林可酰胺类抗生素耐药。也可对喹诺酮类和四环素类抗生素耐药。

2007 年马继华报道了 36 株纹带棒状杆菌对 13 种抗菌药物的敏感性测定，结果显示万古霉素、替考拉宁和亚胺培南抗菌效果较好，其他抗菌药物较差（表 15-2-1）。

表 15-2-1　纹带棒状杆菌对 13 种抗菌药物的敏感性

抗菌药物	MIC 范围（μg/ml）	MIC_{50}（μg/ml）	MIC_{90}（μg/ml）
氯霉素	8～32	16	32
替考拉宁	≤0.125～2	0.25	0.5
红霉素	32～256	128	256
复方磺胺甲噁唑	≤1～256	4	>256
青霉素 G	≤0.5～64	16	32
左氧氟沙星	8～64	16	32
万古霉素	≤0.125～1	0.25	0.5
亚胺培南	≤0.125～16	0.25	0.5
依替米星	2～6	4	8
四环素	1～32	16	32
头孢唑林	≤0.5～32	8	16
阿莫西林/克拉维酸	1～32	8	16
头孢哌酮/舒巴坦	1～32	16	32

6. 杰氏棒状杆菌（*C. jeikeium*） 以前是 CDC JK 群，后来鉴定为杰氏棒状杆菌。心脏手术后并发细菌性心内膜炎，发现与类似白喉杆菌的细菌有关，这些细菌对青霉素、氨基糖苷类药物和头孢菌素耐药，但对万古霉素敏感。杰氏棒状杆菌具有与棒状杆菌属一致的 CFA 组合物，其中大多数 CFA 为直链单不饱和型。结核硬脂酸（TBSA）是由 Jackman 等发现的，杰氏棒状杆菌 DNA 的 G+C 含量为 58~61mol%，其棒状菌酸含 32~36 个碳原子。

（1）杰氏棒状杆菌对抗菌药物的敏感性：杰氏棒状杆菌菌株通常对抗菌药物具有多重抗性，但对糖肽类抗生素和普那霉素敏感，对红霉素、四环素、利福平和喹诺酮的敏感性可变。对杰氏棒状杆菌抗菌药物敏感性的研究表明，一些新的喹诺酮类药物，对这种棒状杆菌有显著的体外抗菌活性。

事实上，多重耐药已被用作这种棒状杆菌菌种的筛选试验。然而，单独的耐药谱型不能用于鉴定杰氏棒状杆菌分离株，因为其他表型类似的类群（CDC G 群）也能表现这一特性，而某些杰氏棒状杆菌菌株则缺乏。

（2）杰氏棒状杆菌与人类感染：Dan 等报道了杰氏棒状杆菌皮肤感染的表现，并指出中性粒细胞减少的艾滋病、中性粒细胞减少、肿瘤、脑膜炎伴横贯性脊髓炎、脑室炎、脑室脑脊液分流感染、人工心脏瓣膜和原发性心脏瓣膜心内膜炎、全髋关节置换术后骨髓炎、关节成形术后感染性关节炎和惠普尔病（Whipple's disease）患者的淋巴结病等，均与杰氏棒状杆菌感染有关。最近，杰氏棒状杆菌被认为是丘疹暴发的原因，其组织学特征与葡萄状霉菌病相似。然而，致病菌的简要微生物描述没有提到亲脂性细菌。儿科杰氏棒状杆菌感染仅有很少的报道，Dietrich 等回顾文献并报道了 2 例免疫功能低下的儿童患者，其中 1 例从血培养中分离出杰氏棒状杆菌，另 1 例则从血培养和脓肿中均分离出杰氏棒状杆菌。杰氏棒状杆菌感染的临床表现还包括院内败血症、菌血症、骨髓疾病患者的肺浸润、慢性阻塞性肺疾病患者的空洞性肺炎、皮疹、脓毒性皮肤栓塞、脑膜炎和软组织感染，特别是对于粒细胞减少症患者等。在两次急性护理机构的流行病学研究中，分离到临床上最常见的棒状杆菌是杰氏棒状杆菌。

（3）杰氏棒状杆菌鉴定：杰氏棒状杆菌分离株为多形性、偶有杆状、革兰氏阳性菌杆菌，呈 V 形或栅栏状排列。在 37℃羊血琼脂（SBA）平板上培养 24 小时后，形成非溶血、小的（0.5~1mm）、完整的、低突起的和灰白色的菌落。在血琼脂平板上经 30~42℃培养生长良好，28℃生长不良。该细菌是一种严格的需氧菌，在厌氧条件下不生长。除非在碳水化合物肉汤中加入脂类，否则不会产酸。据报道对脂质需求的同时，在 SBA 再补充 1%的吐温 80，培养 48 小时后，与未添加吐温 80 的 SBA 相比，菌落可增大 2~4mm。

CDC 鉴定卡确定其为触酶试验阳性、氧化酶试验阴性、青霉素（通常）耐药、需要脂质的棒状杆菌，硝酸盐和尿素试验阴性，但能发酵葡萄糖，通常发酵半乳糖，有时发酵麦芽糖，作为 JK 群细菌。这些菌株在其他方面具有生物化学的惰性，在笔者看来杰氏棒状杆菌具有氧化代谢特性。

此菌是临床标本中最常见的棒状杆菌之一[1]，可引起医院感染的播散。常对多种抗生素，包括青霉素和庆大霉素耐药。但不能用作分类的特性，由于其表型与 CDC G 群细菌（也显示多重耐药）密切相关。定量的 DNA-DNA 杂交试验表明，杰氏棒状杆菌有 2 个基因种，一个是对青霉素和庆大霉素的 MIC 较低的（敏感）基因种，另一个是耐药的基因种，两者表型一样，但这两个种不能各自成为一个独立的种。

杰氏棒状杆菌形成灰白色的、扁平、圆形的微小菌落。专性需氧，氧化分解葡萄糖产酸，有时分解麦芽糖，不分解果糖。用 RapID CB Plus 系统可正确鉴定杰氏棒状杆菌，如用 API 棒状杆菌系统，再加以辅助试验也可做出正确鉴定。

7. 解脲棒状杆菌（*C. urealyticum*）　原是 CDC D2 群棒状杆菌，是一种生长缓慢、亲脂性的棒状杆菌，与杰氏棒状杆菌相似，对多种抗生素耐药，是一种不分解糖的脲酶产生菌。1986 年建议改为 D2 群棒状杆菌，直到 1992 年解脲棒状杆菌这一名称才被确认。

（1）生物学特性：解脲棒状杆菌是革兰氏阳性棒状杆菌，在延长培养时间后可出现球状、V 形或栅栏状排列。在 SBA 上经 25℃、37℃或 42℃培养（CO_2 环境）48 小时后，可产生不溶血、针尖大小、白色、光滑、突起的菌落。解脲棒状杆菌在巧克力琼脂、7% CO_2 环境下培养 48 小时，生长出微小、乳白色菌落，在胱氨酸、乳糖、无电解质琼脂培养基上，能生长出灰白色菌落（仅能生长约 50%的菌株）。解脲棒状杆菌是严格的需氧菌，厌氧培养在 BA 平板上不能生长。CDC 鉴定为触酶阳性、氧化酶阴性、青霉素耐药的亲脂性棒状杆菌，其硝酸根阴性，不分解糖、脲酶阳性（通常非常迅速）。这些菌株在其他常规 CDC 生化试验中不反应，但它们产生亮氨酸氨基肽酶、吡嗪酰胺酶和碱性磷酸酶。可以通过不能氧化糖类和产生脲酶的能力与杰氏棒状杆菌区别开来。

（2）对抗菌药物的敏感性：大部分解脲棒状杆菌菌株的敏感性与杰氏棒状杆菌相似，解脲棒状杆菌常为多重耐药[1]，但罕见的青霉素敏感的菌株也有报道。解脲棒状杆菌通常对 β-内酰胺类和氨基糖苷类抗生素耐药，对万古霉素敏感，且对喹诺酮类、红霉素、利福平和四环素敏感性可变。一些新的喹诺酮类药物在体外对解脲棒状杆菌菌株有效。抗抑郁药物舍曲林可使解脲棒状杆菌环丙沙星的体外 MIC 显著降低。解脲棒状杆菌菌株持续性感染，与使用无效的广谱抗生素有关。除了抗生素治疗外，囊性膀胱炎还需要内镜切除硬囊，以便永久治愈。

（3）解脲棒状杆菌与人类感染：Soriano 确定了解脲棒状杆菌主要在泌尿道感染中起作用，与碱性囊性膀胱炎有关，从碱性囊性膀胱炎患者中分离的细菌，在表型上与 1947 年文献中报道的解脲棒状杆菌一致。

解脲棒状杆菌引起的菌尿症，主要发生在长期住院的严重免疫功能低下的患者、泌尿外科手术患者和老年患者。从尿中分离到解脲棒状杆菌，与碱性 pH 和鸟粪石结晶的存在有关。尿中解脲棒状杆菌可诱发鸟粪石结晶在体外形成。如果存在肾或膀胱的基础疾病，解脲棒状杆菌可引起下尿路的急、慢性感染。解脲棒状杆菌也可引起尿道上部感染，导致肾盂肾炎或肾盂输尿管炎，或者是免疫功能低下或肾移植后患者的手术并发症。解脲棒状杆菌可引起尿路感染（UTI）以外的罕见感染，包括心内膜炎、菌血症、骨髓炎、软组织感染和伤口感染。

在流行病学研究中发现，分离棒状杆菌时要延长培养时间（48～72 小时），否则影响结果。与引起 UTI 的其他细菌相比，解脲棒状杆菌是一种挑剔的、生长缓慢的病原体。然而，即使考虑到解脲支原体的生长特性，在正常患者中解脲支原体引起 UTI 的发生率是很低的。

（4）解脲棒状杆菌的分离培养与鉴定：几个中心已经尝试使用选择性培养基，并延长培养时间，试图找出从尿液中分离这些细菌的条件。在西班牙的一次调查中选择培养基很好用，然而这种选择性培养基的开发和常规使用不具有成本效益，建议仅在临床怀疑解脲棒状杆菌的情况下使用。Soriano 等建议不要使用选择性培养基，因为对于分离其他细菌没有临床价值，他们主张用 SBA 和胱氨酸、乳糖、无电解质的琼脂，可用于分离解脲棒状杆菌。解脲棒状杆菌的流行率约为 1%。建议常规尿培养排除没有白细胞和红细胞等情况，再对解脲棒状杆菌进行评估。

解脲棒状杆菌是从临床标本中最常分离到的重要的棒状杆菌之一，与尿路感染密切相关。常从碱性尿液中（含磷酸盐结晶）分离出解脲棒状杆菌，与其他亲脂的棒状杆菌相似，在血琼脂平板可上形成针尖大小、突起、光滑、灰白色的菌落。解脲棒状杆菌是专性需氧菌，有很强的尿素酶活性（强阳性）。商品的鉴定系统可正确鉴定解脲棒状杆菌，基于 PCR 的方法检测解脲棒状杆菌也有报道。

8. 斐氏棒状杆菌（*C. falsenii*） 此菌是 1998 年报道的新种，是以当代的瑞典微生物学家、细菌分类学家和 CCUG 的管理者 Falsen 的名字来命名的。斐氏棒状杆菌可从无菌体液中分离到。

斐氏棒状杆菌为无动力、无芽孢的革兰氏阳性杆菌，是典型的棒状杆菌。经 24 小时培养可形成直径 2mm、略带白色、边缘整齐、圆形、有光泽的菌落，培养 72 小时后，开始变成浅黄色、奶油状的菌落。厌氧培养生长缓慢，触酶试验阳性。分解葡萄糖、半乳糖、甘油、核糖和海藻糖产酸。不分解木糖、蔗糖、甘露醇、龙胆二糖、阿拉伯糖、阿东醇、松三糖、蜜二糖、山梨醇、山梨糖、纤维二糖等。不还原硝酸盐。迟缓分解尿素，不水解七叶苷、酪氨酸和黄嘌呤。CAMP 反应阴性。吡嗪酰胺酶、碱性和酸性磷酸酶试验阳性。PYR 试验阴性。

9. 犒氏棒状杆菌（*C. coyleae*） 此菌是以当代美国微生物学家 Coyle 的名字来命名的，可从人类临床标本中分离出，主要是从血培养和无菌体液中分离，也有从泌尿生殖道分离的报道。

犒氏棒状杆菌是无动力、无芽孢的类白喉样的革兰氏阳性杆菌，在羊血琼脂平板上经 37℃培养 24 小时，可形成 1mm 有圆形突起、有光泽的菌落，有时菌落呈奶油状，有黏性，厌氧培养生长缓慢，触酶试验阳性。不还原硝酸盐，不水解七叶苷、尿素、酪氨酸和黄嘌呤。分解葡萄糖产酸很慢，也能分解果糖、甘露糖和 5-酮基葡糖酸盐产酸。不分解麦芽糖、蔗糖、甘露醇、木糖、甘油、阿拉伯糖、卫矛醇、肌醇、山梨醇、纤维二糖、松三糖、蜜二糖等。碱性磷酸酶、吡嗪酰胺酶试验阳性。CAMP 反应强阳性是其重要的表型特性。胱氨酸芳胺酶试验阳性，这一特性是许多棒状杆菌所没有的。API 棒状杆菌系统其编码通常是 2100304 和 6100304。犒氏棒状杆菌通常发酵核糖，可与生化反应相似的斯特拉斯堡棒状杆菌（核糖不定）相鉴别。在 API 棒状杆菌系统数据库列表中，仅有 6% 犒氏棒状杆菌菌株发酵葡萄糖，因此，临床微生物学家应用这种商品鉴定系统时，可能做不到正确鉴定，然而，通过上述两个编码，结合 CAMP 试验阳性，可表明是犒氏棒状杆菌。用 Rapid CB Plus 系统可以正确鉴定犒氏棒状杆菌。

10. 产黏棒状杆菌（*C. mucifaciens*） 此菌是从人类临床标本中分离而来，主要从血培养和其他无菌体液、脓肿、软组织和透析液中分离到[2]，8 株产黏棒状杆菌，有 6 株从血液中分离，其余 2 株来自伤口拭子和关节液。所有 8 个菌株从临床标本分离时均为纯培养。β-内酰胺类和氨基糖苷类抗生素对产黏棒状杆菌有很好的抗菌活性。产黏棒状杆菌是无动力、无芽孢的革兰氏阳性杆菌。在羊血琼脂平板上，经 37℃培养 24 小时，可形成小于 1～1.5mm 的圆形突起、有光泽、略带浅黄色的菌落，菌落很黏。电镜观察黏液型菌落的超微结构，显示细胞外物质（可能是多糖）引起细胞之间的丝状连接。此菌触酶阳性。能氧化分解甘油、葡萄糖、果糖和甘露糖产酸，不分解阿拉伯糖、阿东醇、半乳糖、L-山梨糖、鼠李糖、卫矛醇、肌醇、山梨醇、木糖、甘露醇、乳糖、麦芽糖、蔗糖和糖原等。不水解七叶苷和尿素，不还原硝酸盐，不嗜脂。酸性和碱性磷酸酶、吡嗪酰胺酶阳性。用 API 棒状杆菌系统检测，其编码是 2000004、2000104、2000105、2100104、2100105、6000004 和 6100105。产黏棒状杆菌氧化分解葡萄糖缓慢。与马红球菌的区别：马红球菌具有 α-葡萄糖苷酶和 β-葡萄糖苷酶，而产黏棒状杆菌则无这两种酶。另外，产黏棒状杆菌可分解果糖、甘油和甘露糖产酸，而马红球菌则不分解这些糖。产黏棒状杆菌对 β-内酰胺类抗生素和氨基糖苷类抗生素敏感。

11. 芮氏棒状杆菌（*C. riegelii*） 此菌是以当代法国微生物学家 Riegel 的名字来命名的。芮氏棒状杆菌最初是从妇女尿路感染中分离而来[3]，但也有从血培养，包括脐带血分离的。芮氏棒状杆菌是无动力、无芽孢的革兰氏阳性杆菌。单个、成对或丛状排列，为典型的棒状杆菌。经 48 小时培养，可形成 1.5mm 有圆突、边缘整齐、有光泽、白色、奶油状的菌落。厌氧培养生长缓慢，触酶试验阳性。不还原硝酸盐，不水解七叶苷，水解尿素并呈强阳性（用柯氏尿素肉汤，于室温 5 分钟可出现阳性）。CAMP 反应阴性。缓慢发酵麦芽糖、核糖、海藻糖、D-塔格糖和 5-酮基葡糖酸盐产酸，不发酵葡萄糖、蔗糖、甘油、阿拉伯糖、阿东醇、半乳糖、D-果糖、D-甘露糖、L-山梨糖、鼠李糖、卫矛醇、肌醇、山梨醇、纤维二糖、木糖、甘露醇、乳糖、松三糖、蜜二糖和蔗糖等。酸性和碱性磷酸酶、吡嗪酰胺酶不定。API 棒状杆菌系统检测，其编码为 0101224、2001224 和 2101224。

12. 依赖棒状杆菌（*C. accolens*） 此菌是 1991 年首次报道的，是从临床标本眼、耳、鼻和咽喉分离而来，可引起主动脉瓣和二尖瓣心内膜炎。与其他嗜脂性棒状杆菌的菌落相似，在血琼脂平板上可形成<0.5mm 的圆形、突起的光滑型菌落。依赖棒状杆菌生长在金葡菌菌落周围显示有卫星现象，主要是此菌的亲脂性所致。吡嗪酰胺酶不定，但碱性磷酸酶阳性，这可与形态和生化特性密切相关的 CDC G 群细菌进行鉴别。可用 API 棒状杆菌鉴定试剂盒和 Rapid BC plus 系统进行鉴定。依赖棒状杆菌对广谱抗生素敏感。

13. 非发酵棒状杆菌 非发酵棒状杆菌第一次在文献中出现时，被称为 CDC 棒状杆菌群 ANF（绝对不发酵）-1 细菌，包括不发酵任何糖产酸的革兰氏阳性杆菌。1993 年，CDC 棒状杆菌群 ANF-1 细菌，被证明包括非亲生物的、生长良好的非发酵棒状杆菌非发酵亚种，以及亲脂性非发酵棒状杆菌亲脂亚种。CDC 专门细菌学参考实验室报道他们的 ANF-1 菌株大部分是从耳部标本和血液培养中分离而来的，相反，Riegel 等报道的非发酵棒状杆菌是从血培养中取得的。

基于定量 DNA-DNA 杂交技术，非发酵棒状杆菌包括两个亚种。在表型上，这两个亚种可以很容易地通过它们的菌落大小来区分，即生长在血琼脂平板上，培养 24 小时后，非发酵棒状杆菌非发酵亚种形成直径为 1～2mm 的菌落，而非发酵棒状杆菌亲脂亚种可形成直径小于 0.5mm、淡灰色、玻璃状菌落。然而，当非发酵棒状杆菌亲脂亚种，在含有 1% 的吐温 80 的 SBA 平板上生长，24 小时后的菌落直径可达到 2～3mm，而非发酵棒状杆菌非发酵亚种，加入吐温 80 对其没有显著影响。非发酵棒状杆菌非发酵亚种在 SBA 上形成白色、不溶血的菌落，革兰氏染色显示典型的棒状杆菌。而非发酵棒状杆菌亲脂亚种的革兰氏染色也显示典型的棒状杆菌。

（1）非发酵棒状杆菌非发酵亚种（*C.afermentans* subsp. *afermentans*）：是人类皮肤正常菌群的一部分，主要从血培养中分离到。经 24 小时培养可形成边缘不整齐、奶油状的菌落。用 API 棒状杆菌鉴定试剂盒鉴定，其编码为 2100004。60% 的菌株 CAMP 试验阳性。非发酵棒状杆菌非发酵亚种应与耳棒状杆菌（*C. auris*）和耳炎苏黎世菌（*Turicella otitidis*）（这两种细菌的 API 编码数值是相同的）相鉴别，耳棒状杆菌的菌落有黏性，耳炎苏黎世菌的菌细胞较长。进一步鉴别可按表 15-2-2 进行。非发酵棒状杆菌非发酵亚种对 β-内酰胺类抗生素敏感。

表 15-2-2　非发酵棒状杆菌非发酵亚种与耳棒状杆菌和耳炎苏黎世菌的鉴别

	非发酵棒状杆菌非发酵亚种	耳棒状杆菌	耳炎苏黎世菌
菌落	扁平、灰白色、光滑型菌落	圆突、干燥、浅黄色，黏附琼脂	圆突、奶油状，逐渐变为浅黄色
CAMP 试验	V	+	+
DNA 酶	–	–	+
亮氨酸芳胺酶	–	+	+
酯酶 C8	–	+	+
酯酶 C14	+	+	–
碳原利用			
2-酮基-D-葡糖酸盐	–	–	+
辛酸盐	–	+	–
3-羟基丁酸盐	–	+	–
L-谷氨酸盐	–	+	+
L-脯氨酸	–	–	+
D-丙氨酸	–	–	+
L-丝氨酸	–	+	+
α-酮基戊二酸盐	–	–	+

注：+，阳性；–，阴性；V，反应不定。

（2）非发酵棒状杆菌亲脂亚种（*C. afermentans* subsp. *lipophilum*）：1993 年由 Riegel 等报道，由生长不良的棒状杆菌组成（当没有脂质补充的情况下在血琼脂上培养 48 小时），在所有常规实验室检测时对大部分生化试验无反应，但可产生检测量的碱性磷酸酶、酯酶、脂肪酶和酸性磷酸酶。此菌是从人类血培养中分离而来的。两个非发酵棒状杆菌亚种，都能表达棒状分枝菌酸，但作为 CFA 组成则缺乏 TBSA。

文献中有 3 篇关于非发酵棒状杆菌感染的报道。Dealler 等报道了一例中心静脉感染，很可能是由非发酵棒状杆菌亲脂亚种引起的。其报道所描述的非发酵棒状杆菌亲脂亚种菌株，除亚胺培南外，对所有被测 β-内酰胺类抗生素耐药。而 Riegel 等发现他们测试的所有分离株，对这些抗生素均敏感（这也是笔者的经验）。Sewell 等报道了非发酵棒状杆菌亲脂亚种引起的人工瓣膜心内膜炎瓣膜周围脓肿的病例，表明并非所有亲脂性棒状杆菌引起的心内膜炎患者的血培养均为阳性，只有经过长时间的培养，亲脂性棒状杆菌的血培养才可能阳性。Dykhuizen 等报道了一名免疫功能正常的脑脓肿患者，经培养生长了非发酵棒状杆菌亲脂亚种。

此菌主要是从血培养和表浅伤口中分离而来，经 24 小时培养，可形成直径＜0.5mm 的圆形、突起、光滑的典型的亲脂棒状杆菌菌落。氧化代谢，不分解任何碳水化合物，是亲脂性棒状杆菌中唯一 CAMP 反应阳性的棒状杆菌。API 棒状杆菌数据库中不包括非发酵棒状杆菌亲脂亚种。如用 API 棒状杆菌试剂盒检测，其编码是 2100004，故不能与非发酵棒状杆菌非发酵亚种和耳棒状杆菌进行鉴别。此菌通常对 β-内酰胺类抗生素敏感。

14. 无枝菌酸棒状杆菌（*C. amycolatum*） 此菌是人类皮肤正常菌群的一部分，但从健康人的咽喉拭子中不能检出。无枝菌酸棒状杆菌是人类临床标本中最常遇到的棒状杆菌，也是从患乳腺炎的奶牛中最常检测到的非亲脂性的棒状杆菌。通常对抗生素多重耐药。经 24 小时培养可形成典型的干燥、蜡样、灰白色、边缘不整齐的菌落。无枝菌酸棒状杆菌行发酵代谢，但用 CTA 观察对碳水化合物产酸时，则行氧化型代谢（在培养基的表面产酸）。

由于无枝菌酸棒状杆菌生化反应的变异，过去常被错误地鉴定为与其生化反应相似的干燥棒状杆菌、纹带棒状杆菌和极小棒状杆菌。实际上这 4 个种可用以下反应加以区分：无枝菌酸棒状杆菌和极小棒状杆菌在 20℃不生长，但干燥棒状杆菌和纹带棒状杆菌则能生长；干燥棒状杆菌在 42℃不发酵葡萄糖，而其他 3 个种则可以发酵葡萄糖；另外，极小棒状杆菌和纹带棒状杆菌可分解甲酸盐产碱，而无枝菌酸棒状杆菌和干燥棒状杆菌则不能。

在 5%羊血的 M-H 琼脂平板上，无枝菌酸棒状杆菌对 O/129（每纸片 150μg）耐药，即在纸片周围无抑菌环。相反，如用 5%马血的 M-H 琼脂平板时，则仅有 4%的无枝菌酸棒状杆菌对 O/129 耐药。用 API 棒状杆菌鉴定系统鉴定无枝菌酸棒状杆菌效果很好，但鉴定每株细菌时，必须用其他反应加以确证。所有的无枝菌酸棒状杆菌分解葡萄糖的主要终末代谢产物均为丙酸。与许多其他棒状杆菌相反，无枝菌酸棒状杆菌产生很弱的（或无）亮氨酸芳胺酶，缺乏分枝菌酸也有利于此菌的鉴定。此外，酰基磷脂酰甘油是无枝菌酸棒状杆菌的主要磷脂，与此相反，其他棒状杆菌则以其他磷脂为主。

1996 年 Funke 等[4]报道了 101 株无枝菌酸棒状杆菌对抗菌药物的敏感性，结果见表 15-2-3。

表 15-2-3 无枝菌酸棒状杆菌对抗菌药物的敏感性

抗菌药物	MIC 范围（μg/ml）	MIC $_{50}$（μg/ml）	MIC $_{90}$（μg/ml）
阿莫西林/棒酸	0.06～＞64	4	＞64
氨苄西林	0.06～＞64	4	＞64
头孢曲松	0.125～＞64	1	＞64

续表

抗菌药物	MIC 范围（μg/ml）	MIC 50（μg/ml）	MIC 90（μg/ml）
头孢呋辛钠	0.125～>64	0.5	>64
头孢噻吩	1～64	0.25	>64
氯霉素	≤0.03～>64	16	32
环丙沙星	0.125～>64	4	>64
克林霉素	≤0.03～>64	>64	>64
红霉素	0.06～>64	>64	>64
庆大霉素	≤0.03～>64	0.25	32
亚胺培南	0.25～>64	0.5	>64
苯唑西林	0.06～>64	8	>64
青霉素	0.06～>64	0.25	>64
利福平	≤0.03～>64	≤0.03	>64
替考拉宁	0.125～1	0.25	0.5
四环素	0.25～>64	0.5	2
万古霉素	0.125～0.5	0.25	0.25

15. 斯特拉斯堡棒状杆菌（*C. argentoratense*） 此菌是从人类咽喉和血培养分离而来。经 48 小时培养，可形成奶油色、不溶血的略带粗糙的菌落。斯特拉斯堡棒状杆菌的表型特性与核糖阴性的犊氏棒状杆菌很相似。然而，与缓慢发酵葡萄糖的犊氏棒状杆菌相比，此菌发酵葡萄糖相当快。斯特拉斯堡棒状杆菌的 CAMP 反应阴性，发酵葡萄糖的终末代谢产物是丙酸，而犊氏棒状杆菌则 CAMP 反应阳性，发酵葡萄糖的终末代谢产物不是丙酸。

16. 黄色黏液棒状杆菌（*C. aurimucosum*） 此菌是 2002 年由 Yassin 等报道的，是从人类临床标本中分离的单一菌株[5]。2004 年经 Daneshvar 等进一步确认为黄色黏液棒状杆菌。黄色黏液棒状杆菌是无动力、无芽孢、具有多形性的革兰氏阳性杆菌。在 5% 的哥伦比亚羊血琼脂平板上，经 24 小时培养，可产生有黏性的略带黄色的菌落，在无血液的胰酶大豆汤琼脂平板上可产生有黏性的无色菌落。兼性厌氧，触酶试验阳性。其生化反应与极小棒状杆菌（*C. minutissimum*）相似，能分解果糖、葡萄糖、麦芽糖和蔗糖产酸，不分解阿东醇、阿拉伯糖、纤维二糖、甘油、甘露糖、甘露醇、乳糖、松三糖、棉子糖、鼠李糖等。能水解马尿酸盐，但不水解七叶苷、明胶和淀粉。碱性磷酸酶、吡嗪酰胺酶和亮氨酸芳胺酶试验阳性。不水解尿素，不还原硝酸盐，VP 试验阳性。

17. 耳棒状杆菌（*C. auris*） 此菌是近年确定的棒状杆菌，从儿科中耳炎患者标本中分离的棒状杆菌。生化反应筛选耳棒状杆菌与非发酵棒状杆菌非发酵亚种和耳炎苏黎世菌相似，所有耳棒状杆菌和耳炎苏黎世菌 CAMP 试验强阳性，而非发酵棒状杆菌非发酵亚种则反应不定。相反，耳棒状杆菌和耳炎苏黎世菌不含有 TBSA。令人惊讶的是，用 MIDI

系统分析耳棒状杆菌的细胞脂肪酸谱型时,可看到分枝菌酸的大量降解。耳棒状杆菌 DNA 的 G+C 含量为 68～74mol%,高于目前棒状杆菌规定的范围(51～63mol%)。然而,16S rRNA 基因分析表明,耳棒状杆菌是棒杆菌属的真正成员。因此,已经提出棒状杆菌的 G+C 含量范围,严格意义上应该从 46mol%(库氏棒状杆菌)扩大到 74mol%,这种大的范围表明,棒杆菌属中存在基因型的多样性。

耳棒状杆菌对环丙沙星、庆大霉素、利福平、四环素和万古霉素敏感,但对青霉素耐药。对克林霉素敏感,对红霉素不定。

迄今为止,耳棒状杆菌仅从耳部感染患者中分离到。耳棒状杆菌在 SBA 上经 37℃孵育 48 小时,可形成略干燥、略黏附琼脂,但不侵蚀琼脂的菌落,时间延长菌落可变为浅黄色。通常不分解任何碳水化合物而产酸,应用 Biolog GP plate 或 bioMérieux 生物型 100 系统,可以区分耳棒状杆菌与非发酵棒状杆菌非发酵亚种和耳炎苏黎世菌,但临床常规实验室在形态上也能将其与非发酵棒状杆菌非发酵亚种鉴别。所有耳棒状杆菌的 CAMP 反应强阳性。用 API 棒状杆菌系统检测,耳棒状杆菌的编码是 2100004。β-内酰胺类抗生素对耳棒状杆菌的 MIC 见表 15-2-4。

1996 年 Funke 等报道了 48 株耳棒状杆菌对抗菌药物的敏感性,结果见表 15-2-4。

表 15-2-4　耳棒状杆菌对抗菌药物的敏感性

抗菌药物	MIC 范围（μg/ml）	MIC_{50}（μg/ml）	MIC_{90}（μg/ml）
阿莫西林/棒酸	0.5～2	1	2
氨苄西林	1～4	2	4
头孢曲松	4～16	8	16
头孢呋辛钠	0.5～2	1	2
头孢噻吩	0.125～0.5	0.25	0.5
氯霉素	1～4	2	4
环丙沙星	≤0.03～0.25	0.06	0.125
克林霉素	0.06～>64	0.5	>64
红霉素	≤0.03～>64	0.5	>64
庆大霉素	≤0.03～1	0.125	0.25
亚胺培南	0.125～1	0.25	1
苯唑西林	4～32	16	32
青霉素	0.5～2	1	2
利福平	≤0.03～0.06	≤0.03	0.06
替考拉宁	0.125～0.25	0.125	0.25
四环素	0.125～1	0.5	1
万古霉素	0.125～0.25	0.125	0.25

18. 混淆棒状杆菌（*C. confusum*） 此菌是从足部感染的血培养和乳腺脓肿患者的标本中分离而来的[6]。经 48 小时培养可形成直径 1.5mm 圆形、白色、有光泽、有突起、奶油状的菌落。分解葡萄糖产酸但很弱。用 API 棒状杆菌系统，或 API 50CH 仅在 48～72 小时后才能看到结果，这与在厌氧条件下生长弱和缓慢发酵产酸相一致。培养 48 小时后 API 棒状杆菌系统提供的编码是 3100304 和 3100104，但该菌株 CAMP 阳性。混淆棒状杆菌与犅氏棒状杆菌（*C. coylene*）的鉴别较困难。

用 Rapid CB Plus 系统可以正确鉴定混淆棒状杆菌[7]。如果葡萄糖判定为阴性，混淆棒状杆菌则可被错误地鉴定为接近棒状杆菌（*C. propinqum*）。然而，混淆棒状杆菌不能水解酪氨酸，而接近棒状杆菌则水解酪氨酸。混淆棒状杆菌与犅氏棒状杆菌和斯特拉斯堡棒状杆菌的区别是前者能还原硝酸盐。

19. 坚硬棒状杆菌（*C. durum*） 过去认为此菌只能从呼吸道分离到，但近来从齿龈、血液和脓肿中均可分离到。用非选择性炭末-缓冲酵母浸膏平板接种痰或支气管洗液，培养 2～3 天后，也可分离出坚硬棒状杆菌菌株。坚硬棒状杆菌是从健康人咽喉拭子中分离的最常见的棒状杆菌，其致病机制尚不清楚。需氧培养 72 小时后，可形成直径 0.5～1mm 的非亲脂性菌落。最初报道坚硬棒状杆菌在需氧条件下，形成边缘不整齐、粗糙型菌落，对琼脂有很强的黏附性。但近来研究发现坚硬棒状杆菌有时是光滑型菌落，而且不黏附琼脂。

此菌需氧培养后的革兰染色为长丝状杆菌，偶尔菌体膨胀，但真正的坚硬棒状杆菌与马氏棒状杆菌（*C. matruchotii*）的鞭杆状不同。长杆状的菌体也不会在其他棒状杆菌中出现，也没有观察到坚硬棒状杆菌的菌细胞能在 10% CO_2 环境下生长[8]。坚硬棒状杆菌在厌氧条件下生长很弱。

坚硬棒状杆菌通常还原硝酸盐，尿素酶活性和七叶苷酶活性弱或迟缓。大多数菌株发酵甘露醇，这对于真正的棒状杆菌来说是另外一个很不常见的特性。坚硬棒状杆菌 API 棒状杆菌的编码包括 3000135、3001135、3040135、3400115 等 12 个，大多数坚硬棒状杆菌碱性磷酸酶试验阴性，仅有少数菌株能用 RapID 系统检测和正确鉴定。有时鉴定为马氏棒状杆菌，过去用单一的表型方法鉴定坚硬棒状杆菌，实际上是困难的。坚硬棒状杆菌通常发酵半乳糖和甘露醇，而马氏棒状杆菌通常不发酵这两种糖。马氏棒状杆菌通常具有 α-葡萄糖苷酸酶活性，而坚硬棒状杆菌则不具备 α-葡萄糖苷酸酶活性[8]，近来发现坚硬棒状杆菌的某些菌株也能表达半乳糖苷酶活性，并能发酵核糖。

20. 解谷氨酸棒状杆菌（*C. glucuronolyticum*） 精子棒状杆菌是解谷氨酸棒状杆菌最初的名称。解谷氨酸棒状杆菌是男性泌尿生殖道正常菌群一部分，在妇女的泌尿生殖道则不一定存在。经培养 24 小时后，可形成直径 1～1.5mm 圆形、浅黄色、奶油状的菌落。解谷氨酸棒状杆菌发酵种的基本生化反应经常结果不定，它是医学相关的棒状杆菌，仅具有 β-葡萄糖苷酸酶活性。此菌具有丰富的尿素酶活性，在柯氏尿素肉汤中，于室温培养 5 分钟即为阳性。解谷氨酸棒状杆菌也是少有的能水解七叶苷的棒状杆菌。所有菌株 CAMP 试验阳性，碱性磷酸酶试验阳性，尽管解谷氨酸棒状杆菌的人源株和动物分离株不同，但用 API 棒状杆菌系统能很好地鉴定解谷氨酸棒状杆菌。解谷氨酸棒状杆菌对葡萄糖的主要终末代谢产物是丙酸。通常对四环素耐药，也可对大环内酯类和林可酰胺类药物耐药。

1996 年 Funke 等[4]报道了 86 株解谷氨酸棒状杆菌对抗菌药物的敏感性，结果见表 15-2-5。

表 15-2-5　解谷氨酸棒状杆菌对抗菌药物的敏感性

抗菌药物	MIC 范围（µg/ml）	MIC$_{50}$（µg/ml）	MIC$_{90}$（µg/ml）
阿莫西林/棒酸	≤0.03～0.25	0.06	0.06
氨苄西林	≤0.03～0.25	0.06	0.125
头孢曲松	≤0.03～4	0.25	2
头孢呋辛钠	0.06～1	0.125	0.5
头孢噻吩	≤0.03～1	0.06	0.125
氯霉素	0.06～8	2	4
环丙沙星	0.06～16	0.25	8
克林霉素	≤0.03～>64	2	>64
红霉素	≤0.03～>64	0.25	16
庆大霉素	≤0.03～8	0.06	1
亚胺培南	≤0.03～0.5	0.06	0.125
苯唑西林	≤0.03～4	0.25	1
青霉素	≤0.03～0.25	0.06	0.125
利福平	≤0.03	≤0.03	≤0.03
替考拉宁	0.125～0.5	0.5	0.5
四环素	0.5～64	32	32
万古霉素	0.06～0.25	0.25	0.25

21. 模拟棒状杆菌（*C. imitans*）　此菌最初是从疑似喉白喉儿童的鼻咽部和 3 名接触者分离而来，这是第一次证明在非医院环境中，除了白喉以外的其他棒状杆菌从人到人之间的传播。此外，模拟棒状杆菌菌株可以从血培养分离到。此菌可形成灰白色、有光泽、边缘整齐的菌落。能还原亚碲酸盐，在 Tinsdale 培养基中能还原亚碲酸盐，但菌落不变为褐色。用 Neisser 染色，极体阳性，吡嗪酰胺酶活性较弱。发酵蔗糖，可能导致最初错误鉴定为不典型的白喉棒状杆菌；基于过去用生化反应进行分类，两者的生化反应相似，模拟棒状杆菌也可能被错误鉴定为极小棒状杆菌（*C. minutissimum*）。然而，模拟棒状杆菌的CAMP 反应阳性，不水解酪氨酸；而极小棒状杆菌则相反。用 API 棒状杆菌系统检测，模拟棒状杆菌的编码是 1100325、2100324 和 3100325，表明 α-葡萄糖苷酶反应阴性，而所有的白喉棒状杆菌均有这种酶。模拟棒状杆菌不产生丙酸作为发酵产物，不像白喉棒状杆菌及其相关的棒状杆菌种别，它们均具有棒状杆菌独特的发酵谱型。用 Elek 试验或 ICS 条或 PCR 方法检测毒素基因等检测模拟棒状杆菌的白喉毒素，结果均为阴性。模拟棒状杆菌对 O/129 耐药，而白喉棒状杆菌则敏感。

22. 克氏棒状杆菌（*C. kroppenstedtii*）　此菌是少见的棒状杆菌，最初从肺病患者的痰标本中分离而来，另外，从乳腺脓肿、开放性肺活检和痰等标本中也可分离到。除无枝菌酸棒状杆菌外，克氏棒状杆菌是仅有的缺乏分枝菌酸的棒状杆菌。经 37℃培养 24 小时，可形成浅灰色、透明、略带干燥的菌落。克氏棒状杆菌是亲脂性棒状杆菌，也是与医学有关的少数具有七叶苷酶活性的棒状杆菌之一。其菌落形态可与坚硬棒状杆菌、马氏棒状杆菌和解谷氨酸棒状杆菌相区别，同时，其 CAMP 反应阴性可与解谷氨酸棒状杆菌相鉴别。

23. 亲脂黄色棒状杆菌（*C. lipophiloflavum*） 仅是单一菌株，是从细菌性阴道炎患者的阴道分泌物中分离而来的，它与解脲棒状杆菌有相同的生化谱型，不同的是其产生很强的黄色素，且有很弱的尿素酶活性。与大多数解脲棒状杆菌相反，亲脂黄色棒状杆菌未发现有多重耐药现象。

24. 麦金利棒状杆菌（*C. macginleyi*）[9] 此菌是由 Riegel 等报道的亲脂性棒状杆菌，是从眼标本中分离而来的细菌（仅 3 株），分别从 2 名患者的眼标本和 1 名健康人的眼结膜分离而来，能形成典型的亲脂性棒状杆菌的菌落。在 0.1%吐温 80 的血琼脂平板上，可形成玫瑰色菌落。其他任何亲脂类的棒状杆菌，均不可能见到这种菌落。麦金利棒状杆菌所有菌株都能还原硝酸盐和发酵葡萄糖，均有碱性磷酸酶活性，发酵核糖和蔗糖，但不发酵麦芽糖、乳糖、木糖、海藻糖或糖原；马尿酸盐水解反应不定，吡嗪酰胺酶试验阴性。麦金利棒状杆菌能发酵甘露醇，而大多数棒状杆菌则不能发酵甘露醇。这种特性在棒状杆菌中是很少见的种别之一。用 API 棒状杆菌系统可正确鉴定麦金利棒状杆菌。其所有菌株对广谱抗生素敏感。

25. 马氏棒状杆菌（*C. matruchotii*） 经过口腔微生物学家多年的研究，发现马氏棒状杆菌存在于人类口腔，特别是牙垢和牙菌斑中[10]。马氏棒状杆菌是人类非常罕见的致病菌，其微菌落扁平、丝状，并且呈蜘蛛样，但大菌落的外观则变化不定。马氏棒状杆菌在革兰氏染色后显示极少见的外观，呈鞭杆状，即其细长的菌丝的一端与短杆菌的一端相连接。这种细菌染色后的显微镜下的特殊形态可保持多年不变。近来国际培养物收藏部门的研究证明，马氏棒状杆菌菌株存在着异质性，而且某些菌株曾被错误地鉴定为坚硬棒状杆菌（*C. durum*）[10]，马氏棒状杆菌对半乳糖阴性，而坚硬棒状杆菌对半乳糖则阳性。API 棒状杆菌系统的数据库不包括马氏棒状杆菌，如要进行检测，其编码为 7000325、7010325 和 7050325。

26. 极小棒状杆菌（*C. minutissimum*） 此菌是人类皮肤的正常菌群，高度怀疑与红癣病有关。极小棒状杆菌经 24 小时培养后，可形成直径 1～1.5mm 圆形、灰白色、有光泽、湿润、有突起、边缘整齐的菌落。大多数菌落呈奶油状，并且某些菌株有黏性。行发酵代谢，分解蔗糖产酸不定。极小棒状杆菌是非常少见的菌株，也能发酵甘露醇而产酸。用 API 棒状杆菌系统鉴定极小棒状杆菌，大多数菌株需要增加辅助试验。许多菌株吡咯烷基芳胺酶试验阳性，极小棒状杆菌具有 DNA 酶活性[11]，几乎所有菌株水解酪氨酸，而只有少数菌株 CAMP 反应阳性。对葡萄糖的主要终末代谢产物是乳酸和琥珀酸。某些菌株的细胞膜具有 TBSA，几乎所有极小棒状杆菌的菌株对 O/129（每片 150μg）敏感，纸片周围的抑菌环直径在 20～35mm。

27. 黑素棒状杆菌（*C. nigricans*） 此菌是不常见的黑素棒状杆菌，从自然流产妇女的阴道标本中分离而来，但不能确定此菌是否与流产有关，另外有 2 株黑素棒状杆菌是从阴道和外阴溃疡标本中分离而来。黑素棒状杆菌以前从未报道过，应与产生黑灰色色素的

CDC 棒状杆菌 4 群细菌进行鉴别。黑素棒状杆菌与极小棒状杆菌的生化特性相似，但黑素棒状杆菌有很强的黏附琼脂和侵蚀琼脂的特性。另外，该菌不常见的特性是某些菌株发酵糖原。泌尿生殖道可能是黑素棒状杆菌和 CDC 棒状杆菌 4 群细菌的寄居场所。

28. 接近棒状杆菌（*C. propinquum*） 1993 年 CDC 建议将棒状杆菌 ANF-3 细菌改为接近棒状杆菌，CDC 特殊细菌学参考实验室的菌株主要是从呼吸道标本中分离而来的，包括 Riegel 等研究的菌株，也来自这些标本。如上所述，可以通过其尿素阴性反应与假白喉杆菌相区别，接近棒状杆菌与非发酵棒状杆菌的鉴别，在于其有还原硝酸盐的能力。在 SBA 上孵育 24 小时后可形成直径为 1～2mm 的不溶血的菌落，菌落表面无光泽。革兰氏染色显示典型棒状杆菌形态。与其他非发酵棒状杆菌不同，接近棒状杆菌降解酪氨酸。目前，文献中仅发现 1 例接近棒状杆菌与疾病相关的病例报道，即 Petit 等报道的 1 例接近棒状杆菌（ANF-3）引起自然瓣膜心内膜炎的病例。然而报道中描述 ANF-3 菌株的菌落为乳油状，在 SBA 上孵育 48 小时后直径为 0.2～0.5mm，这与接近棒状杆菌的已知特征相反，与假白喉杆菌也不同。迄今尚无报道证实接近棒状杆菌为下呼吸道感染的病原体。

接近棒状杆菌与假白喉棒状杆菌在系统发生学上密切相关，在人体的寄居部位（口咽部）也与假白喉棒状杆菌相同。其水解酪氨酸，但不水解尿素。用 API 棒状杆菌系统和 RapID CB Plus 系统均能正确鉴定接近棒状杆菌。

29. 血棒状杆菌（*C. sanguinis*） 此菌是从血培养分离而来的，培养 48 小时后，可形成淡黄色、略带干燥的光滑型菌落。缓慢发酵葡萄糖产酸，但不发酵麦芽糖和蔗糖，并存在少量结核硬脂酸（TBSA）（2%～3%），这种对碳水化合物的发酵方式是血棒状杆菌最重要的表型特性。与犁氏棒状杆菌的区别是血棒状杆菌的 CAMP 反应阴性。与混浊棒状杆菌的鉴别是血棒状杆菌产生黄色素和不能还原硝酸盐。斯特拉斯堡棒状杆菌分解葡萄糖产酸比血棒状杆菌更迅速，而且培养 24 小时的菌落也更大。用 API 棒状杆菌系统检测血棒状杆菌的编码是 6100304。

30. 模拟棒状杆菌（*C. simulans*） 此菌是于 2000 年报道的[12]，与最近报道的类纹带棒状杆菌（*C. striatum-like*）相似，与原来报道的从皮肤相关标本分离的 3 株细菌也相似（足部脓肿、淋巴结活检标本和疖肿），另外 2 株细菌分别来自胆汁和血液。模拟棒状杆菌可形成灰白色、有光泽、奶油状的菌落。其菌落与极小棒状杆菌、单一棒状杆菌和纹带棒状杆菌相似。这些特性说明这几个细菌种别在系统发生学上是密切相关。模拟棒状杆菌还原硝酸盐，是在这些棒状杆菌仅仅有效的数据，另外，模拟棒状杆菌与密切相关的非亲脂性、发酵型棒状杆菌不同，它们没有能力酸化乙二醇及在 20℃生长（纹带棒状杆菌相反）。用 API 棒状杆菌系统检测模拟棒状杆菌，其编码是 0100305、2100105、2100301、2100305 和 3000125（包括硝酸盐还原反应假阴性，因为此菌有很强的亚硝酸盐还原能力，故为假阴性）。模拟棒状杆菌的血培养分离菌株（编码 2100301）的触酶试验多次阴性，造成鉴定困难，除了在参考中心做多项试验外别无选择。

31. 单一棒状杆菌（*C. singulare*） 此菌是 Riegel 等于 1997 年首次报道的。2 株单一棒状杆菌分别是从精液和血液中分离而来。其菌落为圆形、略带突起、边缘整齐、奶油状，与极小棒状杆菌和纹带棒状杆菌相似。

用 API 棒状杆菌系统检测此菌编码是 6101125，表明其吡咯烷基芳胺酶活性阳性。与极小棒状杆菌关键生化反应相似，均水解酪氨酸，除了单一棒状杆菌有尿素酶活性外。与极小棒状杆菌和纹带棒状杆菌相似，均能水解酪氨酸。用 Biotype 100 Gallery 可将单一棒状杆菌与极小棒状杆菌相鉴别，但不能使用临床微生物实验室的试验。单一棒状杆菌的发酵产物不产生丙酸，这一特性可与无枝菌酸棒状杆菌相鉴别。

32. 松兹瓦尔棒状杆菌（*C. sundsvallense*） 此菌是 1999 年报道的新种，在瑞典的松兹瓦尔（Sundsvall）首次得到，从血培养、阴道拭子和感染的腹股沟瘘管引流物中分离而来。这种非亲脂性的棒状杆菌的菌落是浅黄色、具有黏性的，能黏附到琼脂表面。革兰氏染色显示杆菌菌体的终端膨大或呈球形，这在其他棒状杆菌中是没有的。缓慢发酵葡萄糖、乳糖和蔗糖。与坚硬棒状杆菌的区别是其 α-葡萄糖苷酶阳性和不能发酵半乳糖。与马氏棒状杆菌的鉴别是尿素酶试验阳性和不能还原硝酸盐，以及对葡萄糖的终末代谢产物中不含丙酸。

33. 托氏棒状杆菌（*C. thomssenii*） 此菌是 1998 年由 Zimmermann 等报道的，为罕见的棒状杆菌的种别。最初从患者的胸膜积液中反复分离得到，第 2 株是在加拿大检出。托氏棒状杆菌营养要求较高，生长缓慢。培养 48 小时菌落直径＜0.5mm，但不亲脂，96 小时后菌落呈锯齿状，有黏性，黏附于琼脂。此菌是棒状杆菌中仅有的能表达 *N*-乙酰-β-氨基葡萄糖苷酶活性的临床菌株，能缓慢发酵葡萄糖、麦芽糖和蔗糖而产酸。API 棒状杆菌系统或 API ZYM 系统均能检测托氏棒状杆菌，API 棒状杆菌系统检测时其编码是 2121125。

34. 鹰棒状杆菌（*C. aquilae*） 此菌是无动力、无芽孢的革兰氏阳性杆菌，兼性厌氧，触酶试验阳性，氧化酶试验阴性。在羊血琼脂平板上，经 37℃培养 48 小时，可形成不溶血、略带白色、扁平、粗糙的菌落。不嗜脂，CAMP 反应阴性。不还原硝酸盐。分解葡萄糖、果糖、甘露糖、甘油、核糖、*N*-乙酰葡糖胺和半乳糖产酸。不分解麦芽糖、海藻糖、D-木糖、甘露醇、乳糖、蔗糖、阿拉伯糖、阿东醇、L-山梨糖、鼠李糖、纤维二糖等。不水解明胶、尿素和七叶苷，碱性磷酸酶和酸性磷酸酶试验阳性。

35. 企鹅棒状杆菌（*C. sphenisci*） 此菌是从健康野生企鹅的泄殖腔中分离而来的，是无动力、无芽孢的革兰氏阳性杆菌，在羊血琼脂平板上，经 37℃培养 48 小时，可形成略带白色、扁平、干燥、粗糙、不溶血的菌落。不嗜脂，CAMP 反应阴性。触酶试验阳性，氧化酶试验阴性，还原硝酸盐。分解葡萄糖、麦芽糖、半乳糖、果糖、甘露糖和海藻糖产酸。不分解蔗糖、木糖、甘露醇、乳糖、蔗糖、阿拉伯糖、阿东醇、L-山梨糖、鼠李糖、肌醇、山梨醇、纤维二糖、松三糖、蜜二糖等。吡嗪酰胺酶、亮氨酸芳胺酶、糜蛋白酶和酸性磷酸酶试验阳性，碱性磷酸酶、α-葡萄糖苷酶、β-葡萄糖苷酶、α-半乳糖苷酶、β-半乳糖苷酶、PYR、*N*-乙酰氨基葡萄糖苷酶、α-甘露糖苷酶试验阴性。

36. 非典型棒状杆菌（*C. atypicum*） 此菌是无动力、不抗酸、无芽孢的革兰氏阳性短杆到丝状杆菌，兼性厌氧，触酶试验阳性。在含 5%马血的哥伦比亚琼脂上，经 37℃培养 48 小时，形成针尖大小、边缘整齐、圆形、突起的不溶血的菌落。不嗜脂，能在 7.5%的氯化钠肉汤中生长，但不能在 10%的氯化钠肉汤中生长。不水解七叶苷、明胶和淀粉，用 API 系统检测，可分解葡萄糖、麦芽糖、核糖和蔗糖而产酸，不分解乳糖、甘露醇、糖原和 D-木糖。β-葡糖苷酸酶、胱氨酸芳胺酶、亮氨酸芳胺酶试验阳性。不产生酸性及碱性磷酸酶、吡嗪酰胺酶和尿素酶。不还原硝酸盐，VP 试验阴性。

37. 乳腺炎棒状杆菌（*C. mastitidis*）　此菌是从患亚临床乳腺炎的羊的乳汁中分离而来，是无动力、无芽孢的革兰氏阳性杆菌，可单个、栅栏状或人字形排列。触酶试验阳性，氧化酶试验阴性。在血琼脂平板上，经 37℃培养 72 小时，可形成直径小于 1mm 的圆形、扁平、白色、不溶血的粗糙型菌落。不还原硝酸盐，不水解七叶苷和明胶，水解尿素反应不定。酸性和碱性磷酸酶、吡嗪酰胺酶试验阳性。不分解葡萄糖、核糖、木糖、甘露醇、乳糖、麦芽糖、蔗糖和糖原。

38. 拥挤棒状杆菌（*C. accolens*）　1991 年由 Neubauer 等作为革兰氏阳性杆菌的菌株而报道。近 30 年来拥挤棒状杆菌引起了各种临床感染。它们在葡萄球菌菌落存在时表现出卫星图像，提示其自然亲脂性。这种细菌的表型和化学分类特征与棒杆菌属细菌一致。同时 CDC 收集了其表型与拥挤棒状杆菌相似的菌株，并指定为 CDC 棒状杆菌 6 群。Riegel 等从呼吸道样本中分离出 15 株亲脂性棒状杆菌并称为基因种Ⅱ，通过 DNA-DNA 杂交技术研究发现它们在种的水平上与拥挤棒状杆菌有关。作为特征性的Ⅱ型基因种的 15 个菌株，无疑属于同一种别，Riegel 等推荐拥挤棒状杆菌的鉴定，参考他们研究中提供的数据。特别是当应用 API 棒状杆菌反应板检测时，基因种Ⅱ菌株被报道为吡嗪酰胺酶反应可变（阳性为 53%）和碱性磷酸酶试验阴性（0%）。据报道拥挤棒状杆菌可引起无诱发原因的原发性主动脉瓣和二尖瓣瓣膜患者的心内膜炎。

CDC 于 1981 年首次报道了 CDC F-1 群和 CDC G 群（G-1 和 G-2）。CDC F-1 群和 F-2 群，通常在文献中被一起描述；它们是脲酶阳性的棒状杆菌，硝酸盐还原不定。两种类群通常都发酵葡萄糖、核糖和麦芽糖，但 CDC F-1 群发酵蔗糖。CDC F-2 群是无枝菌酸棒状杆菌（*C. amycolatum*）的同义词。CDC 指南没有将 CDC F-1 群菌株列为亲脂性的菌株。CDC G-1 群和 G-2 群最初是由 CDC 报道的棒状杆菌的类群，这两群细菌发酵葡萄糖、蔗糖，偶尔发酵麦芽糖，但脲酶阴性。CDC G-1 群细菌能还原硝酸盐，这可与 CDC G-2 群细菌（硝酸盐阴性）进行鉴别。两个菌群均含有棒状分枝菌酸及其 CFA 组成，与真正的棒杆菌属细菌相似。

亲脂性、发酵葡萄糖的棒状杆菌，包括 CDC G-1 群和 G-2 群菌株以及参考菌株中的生殖棒状杆菌（*C. genitalium*）、假生殖棒状杆菌（*C. pseudogenitalium*）和结核脂肪棒状杆菌（*C. tuberculostearicum*），它们是从几个参考实验室收集的。Riegel 等用 DNA-DNA 杂交分析进行研究，发现 CDC G-1 和 G-2 群的 17 个菌株，可以通过遗传方法结合在一起，因此不应再根据硝酸盐还原的能力将 G-1（硝酸盐还原物）或 G-2（硝酸盐阴性）进行区分，并建议为"CDC G 群"。CDC G 群菌株可从多种来源（血液、眼部、皮肤、精液、二尖瓣、脓肿、尿道）分离到[13]。根据作者的经验，此菌常从眼部样本和血管内导管中分离出来[14]。

如上所述，对于杰氏棒状杆菌菌株，抗生素不能用于区分这些类群。临床上有显著意义的 CDC G 群菌株，如杰氏棒状杆菌和解脲棒状杆菌，对常用抗生素显示多重耐药。根据作者的经验，CDC G 群菌株，通常对克林霉素和红霉素耐药。

CDC G 群菌株很少作为疾病的致病菌报道。CDC G-2 群细菌可引起致死性心内膜炎[15]，在 Quinn 等评论的病例中，对于红斑狼疮患者可引起脓毒性关节炎和心内膜炎[16]。Williams

等在一项研究中，从大量文献中发现 CDC G-1 群或 G-2 群细菌，是第二种（杰氏棒状杆菌之后）从临床重要的培养物中分离出的最常见的棒状杆菌。

39. 牛棒状杆菌（*C. bovis*）　牛棒状杆菌来源于牛，并认为偶尔是人类致病菌。此菌能发酵葡萄糖、果糖、麦芽糖和甘油。有人质疑，如果用现代鉴定棒状杆菌的标准对待这一细菌种别，是否还能从人类病例中分离到。如 Coyle 和 Lipsky 所述，4 个参考菌株中的 2 个菌株（NCTC 11914 和 ATCC 13722）分别被错误地鉴定为了杰氏棒状杆菌和植物棒状杆菌。CDC 从来没有收集到从人类标本中分离的牛棒状杆菌。在最近的文献报道中，没有任何有关人类疾病归因于这种细菌。尽管它具有不常见的分枝菌酸结构，但可以明显看出牛棒状杆菌是真正的棒杆菌属中的成员。

通过表型方法，牛棒状杆菌与其他亲脂类的棒状杆菌、杰氏棒状杆菌和 CDC 棒状杆菌 G 群细菌的辨别是困难的。牛棒状杆菌与杰氏棒状杆菌和 CDC 棒状杆菌 G 群细菌，最基本的鉴别在于标本来源（分别是与动物和人类疾病有关）。杰氏棒状杆菌的麦芽糖阳性，但果糖和 β-半乳糖苷酶阴性，而牛棒状杆菌常表现为麦芽糖阴性，但果糖和 β-半乳糖苷酶阳性。CDC G 群细菌通常麦芽糖和（或）蔗糖阳性，但 β-半乳糖苷酶阴性。

其他亲脂性棒状杆菌：使用化学分类和遗传标准分析亲脂性棒状杆菌，将某些菌株可以放在有效的种别中，置于精确定义的类群，分类学的其他方面仍不清楚。

40. 生殖棒状杆菌　CCUG 28786（Ⅱ型，ATCC 33031），经鉴定为杰氏棒状杆菌的 DNA 杂交菌 B 群的成员。Riegel 等发现结核脂肪棒状杆菌[ATCC 35521（LDC 8）]及参考菌株 C-2、C-3 和假生殖棒状杆菌 C-4[分别为 CCUG 28788、CCUG 28789、CCUG 28790（ATCC 33036、ATCC 33037、ATCC 33038）]与基因组 Ⅰ 簇相关（CDC G 群）。假生殖棒状杆菌 C-5 型[CCUG 27540（ATCC 33039）]与基因组 Ⅳ 簇（即 CDC F-1 群）相关。生殖棒状杆菌 CCUG 328784（Ⅴ型，ATCC 33034）和假生殖棒状杆菌 C-1 型[CCUG 28787（ATCC 33035）]不在一个簇中，它们的分类仍然不清楚。用 16S rRNA 序列分析，生殖棒状杆菌 NCTC 11859（ATCC 33030）、假生殖棒状杆菌 NCTC 11860（ATCC 33039）与非发酵棒杆菌 DMMZ 525 的同源性是 97%，结核脂肪棒状杆菌 TCC 35692 与挑剔棒状杆菌（*C. fastidiosum*）的同源性是 98%。

参 考 文 献

[1] Funke G，von Graevenitz A，Clarridge JE，et al. Clinical microbiology of coryneform bacteria. Clin Microbiol Rev，1997，10：125-159.

[2] Funke G，Lawson PA，Collins MD. *Corynebacterium mucifaciens* sp. nov.，an unusual species from human clinical material. Int J Syst Bacteriol，1997，47：952-957.

[3] Funke G，Lawson PA，Collins MD. *Corynebacterium riegelii* sp. nov.，an unusual species isolated from female patients with urinary tract infections. J Clin Microbiol，1998，36：624-627.

[4] Funke G，Punter V，von Graevenitz A. Antimicrobial susceptibility patterns of some recently established coryneform bacteria.Antimicrob Agents Chemother，1996，40：2874-2878.

[5] Yassin AF，Steiner U，Ludwing W. *Corynebacterium aurimucosum* sp. nov.and emended description of Corynebacterium minutissimum Collins and Jones（1983）. Int J Syst Evol Microbiol，2002，52：1001-1005.

[6] Funke G，Osorio CR，Frei R，et al. *Corynebacterium confusum* sp. nov.，isolated from human clinical specimens. Int J Syst Bacteriol，1998，48：1291-1296.

[7] Funke G，Peters K，Aravena-Roman M. Evaluation of the RapID CB Plus system for identification of coryneform bacteria and Listeria spp. J Clin Microbiol，1998，36：2439-2442.

[8] Riegel P，Heller R，Prevost G，et al. *Corynebacterium durum* sp. nov., from human clinical specimens. Int J Syst Bacteriol，1997，47：1107-1111.

[9] Riegel P，Ruimy R，de Briel D，et al. Genomic diversity and phylogenetic relationships among lipid-requiring diphtheroids from humans and characterization of *Corynebacterium macginleyi* sp. nov . Int J Syst Bacteriol，1995，45：128-133.

[10] Barrett SL，Cookson BT，Carlson LC，et al. Diversity within reference strains of *Corynebacterium matruchotii* includes *Corynebacterium durum* and a novel organism. J Clin Microbiol，2001，39：943-948.

[11] Zinkernagel AS，von Graevenitz A，Funke G. Heterogeneity within *Corynebacterium minutissimum* strains is explained by misidentified *Corynebacterium amycolatum* strains. Am J Clin Pathol，1996，106：378-383.

[12] Wattiau P，Janssens M，Wauters G. *Corynebacterium simulans* sp. nov., a non-lipophilic，fermentative *Corynebacterium*. Int J Syst Evol Microbiol，2000，50：347-353.

[13] Riegel P，Ruimy R，de Briel D，et al. Genomic diversity and phylogenetic relationships among lipid-requiring diphtheroids from humans and characterization of *Corynebacterium macginleyi* sp. nov. Int J Syst Bacteriol，1995，45：128-133.

[14] Austin G，Hill E. Endocarditis due to *Corynebacterium* CDC group G2. J Infect Dis，1983，147：1106.

[15] Quinn AG，Comaish JS，Pedlar SJ. Septic arthritis and endocarditis due to group G-2 coryneform organism. Lancet，1991，338：62-63.

[16] Pascual C，Lawson PA，Farrow JAE，et al. Phylogenetic analysis of the genus *Corynebacterium* based on 16S rRNA gene sequences. Int J Syst Bacteriol，1995，45：724-728.

（李仲兴　史利克　王　悦）

第十六章　与棒状杆菌属相关的其他菌属感染及检测

第一节　概　　述

与棒状杆菌属相关的其他棒状杆菌，包括苏黎世菌属、节杆菌属、短杆菌属、皮杆菌属、纤维单胞菌属、血杆菌属、微杆菌属、金杆菌属、丙酸杆菌属、隐秘杆菌属等。这些菌属有的原来就是棒状杆菌属的细菌，随着细菌分类的研究进展，而成为独立的菌属。这些菌属与人类疾病关系密切，大多可以从临床标本中分离到，有的可引起医院内感染，甚至暴发流行，并且这些菌属的细菌种别还在不断增加。因此，我们要了解它们的形态和生物学特性，以便在临床标本中能正确地将这些机会致病菌分离出来，并给予准确的鉴定和临床治疗，以降低感染率。这些菌属的生物学特性见表16-1-1。

在临床医学中遇到的棒状杆菌属以外的其他棒形杆菌（coryneform bacteria）各菌属及其主要种别的关键生化反应见表16-1-2。

第二节　其他棒形杆菌属

1. 苏黎世菌属（*Turicella*）　其中的耳炎苏黎世菌（*T. otitidis*）是唯一从耳部临床标本中分离而来，但它不引起儿童的分泌性中耳炎。经48小时培养，可形成灰白色、边缘整齐、有圆形突起、奶油状的菌落。用拭子接种平板形成的某些幼嫩菌落有时呈浅绿色。耳炎苏黎世菌的形态是与众不同的呈丛的阳性杆菌，基于耳炎苏黎世菌的形态特征，可与耳棒状杆菌和非发酵棒状杆菌非发酵亚种进行鉴别，但利用生化反应也能帮助与耳棒状杆菌和非发酵棒状杆菌非发酵亚种相区分[1]。所有耳炎苏黎世菌的CAMP反应强阳性。用API棒状杆菌系统检测，其编码为2100004。耳炎苏黎世菌的许多菌株对β-内酰胺类抗生素的MIC很低，某些菌株对大环内酯类抗生素和克林霉素耐药。

1996年Funke等报道了146株耳炎苏黎世菌对抗菌药物的敏感性，结果见表16-2-1。

2. 节杆菌属（*Arthrobacter*）　菌株广泛分布于自然环境中，特别是在土壤中，但最近才从临床标本中分离出来[1]。先前临床上节杆菌菌株可能被鉴定为CDC棒状杆菌B-1群和B-3群。

表 16-1-1　从人类标本中分离的棒状杆菌属的生化和形态学特征

特征	棒状杆菌属	亦黎世菌属	节杆菌属	短杆菌属	皮杆菌属	厄氏菌属	纤维单胞菌属	血杆菌属	微杆菌属	金杆菌属	水生棒状杆菌	丙酸杆菌属	产丙酸菌属	罗斯氏菌属	放线菌属	微小杆菌属
色素	–	W	W-G	W-G	–w	w-y	sly	V	V	Y	Y	y/sly	W	W	–w	金色
动力	–	–	V	–	–	+	V	+	V	V	+	–	–	–	–	+
硝酸盐还原	V	–	V	V	–	+	+	V	V	V	V	V	+	+	V	V
尿素水解	V	–	V	–	–	–	–	ND	–	V	–	–	+	–	V	–
七叶苷水解	V	–	V	+	+	+	+	+	+	V	V	V	–	+	V	+
明胶水解	V	–	+	+	+	+	+	+	V	+	–	–	+	V	–	V
酪素水解	V	ND	ND	+	+	+	–	V	V	V	–	V	nd	–		+
淀粉水解	V	–	ND	–	+	+	+	ND	V	V	ND		+	–		+
DNA水解	V	–	+	+	+	+	V	ND	+	V	+		nd	–		Nd
产酸	F/O	O	O	O	F	F	F	F	F	O	O	F	F	F	F	F
葡萄糖	V	–	V	V	+	+	+	+	+	+	+	+	+	+	V	+
麦芽糖	V	–	V	V	+	+	+	+	+	+	V	V	+	+	V	+
蔗糖	V	–	V	V	+	+	+	+	+	+	V	V	V	+	V	+
甘露醇	V	–	V	–	–	–	+	+	+	V	+	V	–	–	V	+
木糖	V	–	–	–	V	+	+	V	V	V	+	–	ND	–	V	
CAMP试验	V	+	–	–	–	–	–	–	–	–	–	–	ND	–		–
其他			气味酸	赖、鸟氨酸+	浸入琼脂	黄嘌呤水解–	纤维素水解阳性	–	–	–	–	V	ND	V	V	ND

气味酸　赖、鸟氨酸　浸入琼脂；黄嘌呤水解　纤维素水解阳性　解用于鉴别种别

注: 水生棒状杆菌 *C. aquaticum*; 血杆菌属 *Sanguibacter*; 微杆菌属 *Microbacterium*; 金杆菌属 *Aureobacterium*, *C. aquaticum*; 丙酸杆菌属 *Propionibacterium*; 产丙酸菌属 *Propioniferax*; 罗斯氏菌属 *Rothia*; 放线菌属 *Actinomyces*; 微小杆菌属 *Exiguobacterium*。+, 阳性; –, 阴性; V, 反应不定; W, 缓慢生长; y, 黄色; sly, 弱紫色; ND (Nd, nd), 无资料。

表 16-1-2 棒状杆菌属以外的棒状杆菌的生化反应

	触酶	O/F	动力	硝酸盐还原	尿素酶	七叶苷水解	葡萄糖	麦芽糖	蔗糖	甘露醇	木糖	其他
耳炎苏黎世菌	+	O	-	-	-	-	-	-	-	-	-	CAMP 反应+，长杆菌
节杆菌属	+	O	V	V	V	V	V	V	V	-	-	
短杆菌属	+	O	-	V	-	-	V	V	V	-	-	乳酪气味
人类皮杆菌	+	F	-	-	-	+	+	+	+	-	V	小杆菌
龋齿罗氏菌	V	F	-	+	-	+	+	+	+	-	-	某些菌株黏附
乙酰微小杆菌	+	F	+	V	-	-	+	-	-	-	-	
骚动厄氏菌	+	F	V	+	-	+	+	+	+	-	+	不水解黄嘌呤
纤维单胞菌属	+	F	V	+	-	+	+	+	+	V	+	
纤维化纤维单胞菌		F	-	+	-	+	+	+	+	-	+	水解黄嘌呤
微杆菌属	+	F/O	V	V	V	V	+	V	V	V	V	
短小杆菌属	V	O	V	-	-	+	+	V	V	V	+	
水生利夫逊菌	+	O	+	V	-	V	V	V	V	+	+	
溶血隐秘杆菌	+	F	-	-	-	-	+	+	V	-	-	CAMP 抑制反应
化脓隐秘杆菌	-	F	-	-	-	V	V	+	V	-	+	
伯氏隐秘杆菌	-	F	-	-	-	+	+	-	-	-		
阴道加德纳尔菌	-	F	-	-	-	+	+	V	-	-		革兰氏染色不定

注：+，阳性；-，阴性；V，反应不定；O，氧化；F，发酵。

表 16-2-1 耳炎苏黎世菌对抗菌药物的敏感性

抗菌药物	MIC 范围（μg/ml）	MIC$_{50}$（μg/ml）	MIC$_{90}$（μg/ml）
阿莫西林/棒酸	≤0.03	≤0.03	≤0.03
氨苄西林	≤0.03	≤0.03	≤0.03
头孢曲松	≤0.03～0.25	0.125	0.25
头孢呋辛钠	≤0.03～0.125	0.06	0.125
头孢噻吩	≤0.03	≤0.03	≤0.03
氯霉素	0.25～2	1	2
环丙沙星	0.06～0.25	0.125	0.125
克林霉素	≤0.03～>64	0.125	32
红霉素	≤0.03～>64	≤0.03	>64
庆大霉素	≤0.03	≤0.03	≤0.03
亚胺培南	≤0.03	≤0.03	≤0.03
苯唑西林	≤0.03～0.5	0.125	0.25
青霉素	≤0.03	≤0.03	≤0.03
利福平	≤0.03	≤0.03	≤0.03
替考拉宁	0.125～1	0.25	0.5
四环素	≤0.03～1	0.25	0.25
万古霉素	0.125～0.5	0.25	0.5

节杆菌菌株在 SBA 上，经培养 24 小时后，菌落呈灰白色，直径≥2mm，有轻微的闪光。革兰氏染色显示为棒状杆菌，培养 24 小时后，主要为球形细胞。培养 72 小时后，所有节杆菌菌株为氧化代谢，并在培养 10 天内，可检测到 DNase 和明胶酶活性。节杆菌菌株通过碳水化合物同化试验，可以初步鉴定到种的水平[2]，但是建立一个可靠的数据库是有问题的，因为节杆菌的许多种类只有一个单一的描述的菌株，即模式株。

$C_{15: 0ai}$ 是节杆菌属中的主要细胞脂肪酸（CFA），主要肽聚糖的结构分析可能有助于种的鉴定。应用化学分类和分子遗传学方法，Funke 等在对某些临床菌株的检查中，建议增加 2 个新的节杆菌菌种，即卡氏节杆菌（A. cumminsii）和沃吕沃节杆菌（A. woluwensis）[1]。

短杆菌属成员可能容易与节杆菌的种别相混淆，因为它们的菌落形态和氧化代谢类似。但节杆菌菌株有动力，而短杆菌菌株无动力。许多短杆菌菌株发出奶酪样气味，而节杆菌菌株没有观察到，$C_{15: 0ai}$ 和 $C_{17: 0ai}$ 是短杆菌菌株主要的 CFA。

细菌是人类正常菌群的一部分，可从土壤中分离出。卡氏节杆菌是与人类共生的正常菌群，是从人类临床标本中最常分离到的节杆菌种别。卡氏节杆菌的菌落比其他节杆菌略小，并具有黏性。利用碳水化合物试验，可将节杆菌鉴定到种的水平，但这只限于参考实验室应用。近来从临床标本中不断分离到节杆菌的新种，如解肌酐节杆菌（A. creatinolyticus）、黄色节杆菌（A. luteolus）和白色节杆菌（A. albus），其中白色节杆菌在系统发生学上与卡氏节杆菌密切相关，但在表型上可以区分，白色节杆菌对去铁胺耐药，而卡氏节杆菌则对去铁胺敏感。

青霉素对大多数节杆菌的 MIC 较低，比头孢菌素显示出更好的活性。所有的节杆菌菌株对糖肽类抗生素敏感[1]。氨基糖苷类和喹诺酮类抗生素对卡氏节杆菌有弱的活性。

3. 短杆菌属（Brevibacterium）　该属细菌为革兰氏阳性杆菌，在复杂的培养基上生长时，有时呈杆状，有时呈球状。其幼嫩培养物（培养 24 小时以上）产生类白喉杆菌样、V 形排列，而陈旧细胞（培养 3~7 天）主要为球形或球杆状，容易脱色。短杆菌为无动力、对营养要求不高的专性需氧菌，耐盐（6.5%）、触酶试验阳性。Pitcher 和 Malnick[3]用甲硫氨酸法测定，由甲硫氨酸形成甲硫醇，在培养 2 小时后大多数菌株呈阳性，但不培养而检测，则失去了短杆菌的特性[2]。从甲硫氨酸形成甲硫醇是短杆菌所特有的，但必须在 2 小时之内观察结果。用碳水化合物利用试验可将短杆菌鉴定到种的水平。短杆菌氧化糖类，在 O/F 培养基上培养需要 3 周。根据笔者的经验，短杆菌在胱氨酸胰蛋白酶琼脂培养基中大多为阴性。在 API Coryne 系统检测，短杆菌可能会与马红球菌、非发酵棒状杆菌和耳炎苏黎世菌相混淆，但后 3 种细菌可根据其菌落形态和缺乏气味加以鉴别。

在血琼脂平板上，短杆菌经 24 小时培养，可形成有突起、不透明、灰白色、直径达 2mm 以上的圆形光滑型菌落，继续生长甚至更大，还会变成微黄或绿色。菌落不溶血，可发出奶酪样气味。从人类分离的菌株最适的生长温度是 30~37℃。麦氏短杆菌（B. mcbrellneri）的菌落比其他短杆菌更干燥，呈颗粒状外观。从人类临床标本分离的许多短杆菌有特有的奶酪样气味。

非人类种别碘短杆菌（B. iodinum）和扩展短杆菌（B. linens）及乳酪短杆菌的栖息处，包括生牛奶和成熟奶酪的表面，也包括动物体[4]。前 2 种对人类的影响有限。人类的皮肤一直是乳酪短杆菌（B. casei）和表皮短杆菌（B. epidermidis）的栖息处，短杆菌可能与一些人的脚臭有关。

在《Bergey 系统细菌学手册》（第 2 版）中列出 4 个种，即扩展短杆菌、碘短杆菌、乳酪短杆菌和表皮短杆菌。Cai 和 Collins 通过 16S rRNA 基因测序表明这 4 个物种形成了一个独特的系统发生群[5]。在 1993 年一种新的菌种即麦氏短杆菌，在毛孢子菌病患者中与伯氏毛孢子菌（*Trichosporon beigelii*）一起被发现[6]。近来，Pascual 等报道了从中耳炎患者中分离的 2 株耳炎短杆菌（*B. otitidis*）菌株[7]。以前，由 CDC 介绍为棒状杆菌的 B-1 群和 B-3 群，后来发现其中也含有短杆菌，尽管只有收藏菌种的一半可能鉴定到种的水平[8]。以前的乙酰短杆菌（*B. acetylicum*）已移入微小杆菌属（*Exiguobacterium*）。曾认为细菌种的鉴别只能通过 G+C 测定、菌落颜色、碘结晶体形成和最适生长温度进行鉴定[9]。然而，事实证明，人类菌株大部分是乳酪乳杆菌（占所有临床分离菌株的 95%），并且这些菌株可以通过碳水化合物同化（如阿拉伯糖和甘露醇）与表皮短杆菌和麦氏短杆菌相鉴别。API 50CH 数据库或通过 PCR 产生的 rDNA 的限制性内切酶分析。已经证实细胞蛋白质谱型对于短杆菌分型的价值[10]。API Coryne 检测板和亚碲酸盐还原反应可以区分麦氏短杆菌与表皮短杆菌，细胞脂肪酸（CFA）分析可将乳酪短杆菌表皮短杆菌区分开[11]，但少数非乳酪短杆菌菌株的调查排除了最后的判断。相反，Funke 和 Carlotti 发现同化反应比 CFA 分析更适合它们之间的鉴别[12]。重要的是，对于短杆菌，$C_{15:0ai}+C_{17:0ai}$ 的占比大于所有 CFA 的 75%[13]。

短杆菌是人类皮肤的正常菌群，自 1984 年以来，已经报道了许多来自人类的短杆菌菌株，特别是来自皮肤或皮肤邻近的组织结构[2]。由短杆菌引起的疾病也有报道，如骨髓炎[12]、CAPD 腹膜炎和败血症。

许多乳酪短杆菌菌株对 β-内酰胺类、环丙沙星、克林霉素、红霉素耐药，而乳酪短杆菌菌株对庆大霉素、利福平、四环素有良好的抗菌活性[13]。所有分离菌株对糖肽类抗生素敏感。短杆菌对 β-内酰胺类抗生素的 MIC 通常较高。

1996 年 Funke 等报道了 50 株乳酪短杆菌对抗菌药物的敏感性，其结果见表 16-2-2。

表 16-2-2 乳酪短杆菌对抗菌药物的敏感性

抗菌药物	MIC 范围（μg/ml）	MIC$_{50}$（μg/ml）	MIC$_{90}$（μg/ml）
阿莫西林	4～32	8	16
氨苄西林	4～16	8	8
头孢曲松	0.5～32	4	8
头孢呋辛钠	2～16	4	16
头孢噻吩	2～16	8	16
氯霉素	2～64	32	32
环丙沙星	0.5～4	2	2
克林霉素	0.06～16	2	8
红霉素	0.125～16	2	8
庆大霉素	0.25～4	0.5	1

续表

抗菌药物	MIC 范围（μg/ml）	MIC$_{50}$（μg/ml）	MIC$_{90}$（μg/ml）
亚胺培南	0.5～16	2	8
苯唑西林	16～64	16	32
青霉素	1～4	1	2
利福平	≤0.03	≤0.03	≤0.03
替考拉宁	0.25～1	0.5	1
四环素	0.125～1	0.5	1
万古霉素	0.125～0.5	0.25	0.25

4. 皮杆菌属（*Dermabacter*）　1988 年 Jones 和 Collins 报道了 4 株革兰氏阳性、无芽孢的棒状杆菌，来自健康人的皮肤，被分到一个新的菌属，称为人类皮杆菌（*D. hominis*）[14]。发现的菌株可以追溯到 1970 年，与表型类似的人类皮杆菌，被送到加拿大全国细菌学参考中心（疾病控制中心实验室）和美国（CDC）。CDC 暂时分配给这些细菌的名字为 CDC 棒状杆菌 3 群（发酵木糖菌）和 CDC 棒状杆菌 5 群（不发酵木糖菌）[15]。在加拿大、美国、比利时和瑞典，这些菌株最初从血培养中分离而来，很少从患者的脓肿、伤口、眼睛及身体其他部位分离出来。

1994 年 Funke 等报道了 15 株与 CDC 3 群和 CDC 5 群一致的菌株，认为这些菌株与人类皮杆菌模式株 NCFB 2769 相同，应归入皮杆菌属，称人类皮杆菌。后来，Gruner 等[16]也发表了类似的结果。

人类皮杆菌菌株具有小的、灰白色、突起的菌落，具有独特的刺激性气味。此菌为无动力、过氧化氢酶阳性的革兰氏阳性杆菌，球杆状或球状，发酵葡萄糖、乳糖、蔗糖和麦芽糖，并能水解七叶苷。对木糖的发酵反应不定，不发酵甘露醇；不还原硝酸盐，大部分菌株氧化酶试验阴性。人类皮杆菌几乎是迄今为止在棒状杆菌分类中极少应用赖氨酸和鸟氨酸脱羧酶的菌株[17]。

人类皮杆菌具有支链型的 CFA，具有大量的 CFA C$_{15：0ai}$、C$_{16：0ai}$ 和 C$_{17：0ai}$。CFA 组合物是通过使用 MIDI 创建的特定库条目系统及其库生成系统软件，可对菌种进行中、高水平的正确鉴定。人类皮杆菌基因中的 G+C 含量为 62mol%，并含有二氨基庚二酸。人类皮杆菌含有大量的甲基萘醌 MK-9、MK-8 与 MK-7，以及极性脂质二磷脂酰甘油和磷脂酰甘油[14]。乙酸盐和乳酸盐为葡萄糖的主要终末代谢产物。

人类皮杆菌菌株对头孢菌素敏感，而环丙沙星、克林霉素、红霉素、庆大霉素和四环素对其活性是有限的。相反，利福平对其显示出极好的活性，在人类皮杆菌分离物上，MIC 为 0.03mg/ml。糖肽类的 MIC 在 0.06～0.5mg/ml。人类皮杆菌通常可能对氨基糖苷类抗生素耐药。1996 年 Funke 等报道了 49 株人类皮杆菌对抗菌药物的敏感性，结果见表 16-2-3。

表 16-2-3　人类皮杆菌对抗菌药物的敏感性

抗菌药物	MIC 范围（μg/ml）	MIC$_{50}$（μg/ml）	MIC$_{90}$（μg/ml）
阿莫西林	≤0.03～4	0.5	4
氨苄西林	≤0.03～4	0.5	2
头孢曲松	≤0.03～8	0.5	4
头孢呋辛钠	≤0.03～8	0.25	4
头孢噻吩	≤0.03～1	0.125	1
氯霉素	0.5～32	2	32
环丙沙星	0.25～64	2	4
克林霉素	≤0.03～>64	0.25	>64
红霉素	≤0.03～>64	1	>64
庆大霉素	0.5～64	1	8
亚胺培南	≤0.03～4	0.5	2
苯唑西林	0.25～32	2	16
青霉素	0.06～4	0.25	2
利福平	≤0.03～32	≤0.03	≤0.03
替考拉宁	0.06～0.25	0.06	0.125
四环素	0.5～32	2	16
万古霉素	0.125～0.5	0.25	0.5

5. 微小杆菌属（Exiguobacterium）　该属细菌是否为人类固有的正常菌群尚不清楚。乙酰微小杆菌（E. acetylicum）经 24 小时培养后，可形成直径 2mm 以上的扁平、金黄色到橘黄色的菌落。乙酰微小杆菌营发酵代谢，能发酵碳水化合物迅速产酸。微小杆菌有动力，通常氧化酶试验阳性。可能与微杆菌属相混淆，但 CFA 分析可将两个菌属清楚地区分开来。乙酰微小杆菌潜在的致病力相当低，可从不同来源（皮肤、伤口和脑脊液）分离而来，由乙酰微小杆菌引起的感染病例尚不存在，但由乙酰微小杆菌引起的假性菌血症已有报道。

6. 厄氏菌属（Oerskovia）　于 1970 年已移入纤维单胞菌属。骚动厄氏菌（O. turbata）现已移入纤维单胞菌属，称为震颤纤维单胞菌（C. turbata），通常从环境中可分离到。经 24 小时培养，可形成浅黄至磷黄色、有突起、奶油状的菌落，菌落侵蚀到琼脂。骚动厄氏菌发酵糖类快速产酸。水解七叶苷强阳性。用 API 棒状杆菌系统对这个菌属能正确地进行鉴定。骚动厄氏菌不水解黄嘌呤或次黄嘌呤，而纤维化厄氏菌（C. cellulans，现称为纤维化纤维单胞菌）则能水解黄嘌呤或次黄嘌呤。

7. 纤维单胞菌属（Cellulomonas）　该属细菌通常是从环境中分离到的。经 24 小时培养，可形成灰白到亮黄色、边缘整齐、有突起、奶油状的菌落，但培养 7 天后，所有菌落均略带黄色。纤维单胞菌发酵甘露醇不定。纤维单胞菌关键的生化特性是纤维单胞菌能表现出纤维素酶活性，用 1 片无菌复印纸浸于 0.9% 的盐水中，于复印纸上加浓厚菌悬液（6个麦氏标准），10天后复印纸可被溶解。

8. 微杆菌属（*Microbacterium*） 该属细菌是从临床标本中分离的产黄色素的棒形杆菌。所有菌株产生黄色素，从浅黄色、亮黄色到橘黄色。大多数菌株触酶试验阳性，但也有触酶试验阴性的菌株。某些微杆菌菌株能在厌氧条件下生长，但比较弱。某些微杆菌不还原硝酸盐，这可将其与表型相似的纤维单胞菌属区分开，因为所有纤维单胞菌属细菌均能还原硝酸盐。微杆菌可发酵甘露醇，不发酵木糖。据报道，目前还没有观察到纤维单胞菌属的菌株不能发酵木糖。许多微杆菌的细菌几乎不可能进行种别的鉴定，因为微杆菌属的模式株仅是代表，其数据没有进入创建的综合数据库。最终要鉴定到种的水平，最好是利用化学分类和分子遗传方法（如16S rRNA基因测序）。微杆菌通常对万古霉素敏感，但对其他抗生素是否敏感尚不清楚（对氨基糖苷类药物耐药已有报道）。

9. 短小杆菌属（*Curtobacterium*） 该属细菌是不常见的、产生黄色至橘黄色的氧化型棒形杆菌。与大多数微杆菌相反，其分解碳水化合物产酸很慢（4～7天），不还原硝酸盐，但水解七叶苷强阳性。鉴定短小杆菌困难，应在参考实验室中进行。短小杆菌属细菌对大环内酯类抗生素和利福平的MIC均很低。

10. 丙酸杆菌属 关于丙酸杆菌的文献很多，本节重点讨论人类丙酸杆菌（非兽医或环境）的临床微生物学。丙酸杆菌属目前有痤疮丙酸杆菌、贪婪丙酸杆菌、颗粒丙酸杆菌、丙酸丙酸杆菌和无害产丙酸菌5个种，其栖息处和生化特性等见表16-2-4。

表16-2-4 人类标本中丙酸杆菌的栖息处及生化特性

栖息处或特性	痤疮丙酸杆菌	贪婪丙酸杆菌	颗粒丙酸杆菌	丙酸丙酸杆菌	无害产丙酸菌
栖息处	皮肤[a]、大肠、口腔、结膜	皮肤（腋下、腹股沟、肛周区）	皮肤	口腔、眼皮、结膜	皮肤
触酶	+	+	+	−	+
最适生长环境	厌氧	厌氧和需氧	厌氧	厌氧	需氧
吲哚	+	−	−	−	−
硝酸盐还原	+	−	−	+	+
七叶苷（厌氧）	−	+	−	+	+
蔗糖	−	+	+	+	+
麦芽糖	−	+	+	+	+
β-溶血	V	+	+	−	Nd

注：痤疮丙酸杆菌（*P. acnes*），贪婪丙酸杆菌（*P. avidum*），颗粒丙酸杆菌（*P. granulosum*），丙酸丙酸杆菌（*P. propionicum*），无害产丙酸菌（*P. innocua*）。a包括眼睑。

丙酸杆菌是类白喉样杆菌，可分叉，甚至分支。除了贪婪丙酸杆菌和无害产丙酸菌（以前称无害丙酸杆菌，最近建议将其移入产丙酸菌属）外，其他丙酸杆菌通常在厌氧条件下比有氧条件下生长得更好，特别是在第一次分离时（表16-2-4）。化学分类特征其各项生化指标参见相关文献[17]。丙酸杆菌对葡萄糖的主要代谢产物是丙酸盐和乙酸盐，还有少量琥珀酸盐、甲酸盐、乳酸盐，也可生成CO_2。

在许多早期文献中，丙酸杆菌曾被错误地鉴定为棒状杆菌。细小棒状杆菌（*C. parvum*）长期以来一直被认为是痤疮丙酸杆菌。目前尚无可靠的丙酸杆菌分型系统。痤疮丙酸杆菌、贪婪丙酸杆菌和颗粒丙酸杆菌 CAMP 试验阳性。

表 16-2-4 列出了丙酸杆菌的栖息处。发现于阴道的丙酸杆菌尚未鉴定到种水平。发现于皮肤的主要是痤疮丙酸杆菌，有约 20% 定植于滤胞。痤疮丙酸杆菌可产生许多细胞外因子，如蛋白酶、透明质酸酶、脂肪酶、PLC、神经氨酸酶、酸性磷酸酶、组胺和色胺[18]，其中一些可能参与普通痤疮的发病，其病因尚未阐明。痤疮丙酸杆菌似乎在这种疾病中起着重要作用，至少与炎症持续时间和严重程度有关。

丙酸杆菌在人类感染中的致病作用已毋庸置疑，但其在川崎病、类肉瘤病和疱脓疱病综合征等疾病中的作用尚未阐明[18]。丙酸杆菌感染的文献，包括近 100 个病例报告。痤疮丙酸杆菌、颗粒丙酸杆菌和贪婪丙酸杆菌感染包括异物、免疫抑制、创伤、糖尿病、鼻窦或导管阻塞。潜伏期从几天到几个月不等，偶尔会持续超过 1 年。如果抗生素输入合适，预后通常良好。值得注意的是，在厌氧菌条件下，丙酸杆菌比在有氧环境中更容易分离出来，可能需要 1~14 天。临床重要性与培养出现的时间成反比，除非患者已经应用了抗生素。

人工瓣膜比自然瓣膜上更容易发生心内膜炎，最近，笔者所在研究室经常从感染的瓣膜中培养出丙酸杆菌，有轻度炎症的迹象，随后前房积脓，角膜沉淀斑，甚至脓肿形成。玻璃体培养可阳性或阴性，一个感染中在神经外科患者标本混合培养中分离出丙酸杆菌与凝固酶阴性葡萄球菌[19]。罕见的感染包括支气管肺炎、葡萄状霉菌病、牙齿和腮腺感染、脾脏脓肿。在腹膜透析患者中检出的丙酸杆菌，被认为是污染所致[20]。

丙酸丙酸杆菌的感染谱型与其他丙酸杆菌不同，与衣氏放线菌相似。丙酸丙酸杆菌主要引起泪小管炎和泪囊炎（主要发生在老年女性），但也引起脓肿，很少引起肺炎。与衣氏放线菌相似，可引起化脓性疾病。

除甲硝唑和氨基糖苷类抗生素外，丙酸杆菌对大多数抗生素敏感。据报道，6 个菌株只有 1 株对青霉素敏感，对头孢唑啉无效，但所有的 6 个菌株对万古霉素均敏感[21]。

11. 隐秘杆菌属（*Arcanobacterium*） 目前该属由 5 个种组成，除多动物隐秘杆菌（*A. pluranimalium*）在羊血琼脂平板上呈 β-溶血外，与医学有关的 3 个种，溶血隐秘杆菌（*A. haemolyticum*）、化脓隐秘杆菌（*A. pyogenes*）和伯氏隐秘杆菌（*A. bernardiae*）其触酶试验阴性。从动物标本分离到的多动物隐秘杆菌和海豹隐秘杆菌（*A. phocae*）触酶试验阳性。所有隐秘杆菌发酵葡萄糖的终末代谢产物均为琥珀酸和乳酸。所有隐秘杆菌能在 CO_2 环境中生长，并且溶血反应良好。

溶血隐秘杆菌（*A. haemolyticum*）是隐秘杆菌属中的模式种，是触酶试验阴性的革兰氏阳性杆菌，其形态可根据培养基和培养条件而改变，在系统发生学和 CFA 谱型方面均与放线菌密切相关。在 37℃培养 48 小时，可形成直径约 0.5mm 的菌落，菌落有两种类型，一种主要是从呼吸道分离的，形成粗糙型菌落，另一种是从伤口中分离的，形成光滑型菌落。鉴定溶血隐秘杆菌主要是通过 CAMP 抑制试验。其蛋白反应现象主要是溶血隐秘杆菌分泌的磷脂酶 D 所致。这种蛋白的表达在遗传和功能上与溃疡棒状杆菌和假结核棒状杆菌的表达相似。可用 API 棒状杆菌系统对溶血隐秘杆菌、化脓隐秘杆菌和伯氏隐秘杆菌进行鉴定。

尽管化脓放线菌的革兰氏染色及菌落形态与溶血隐秘杆菌相似，但它们之间可以进行区分。化脓放线菌的菌落往往较大，溶血隐秘杆菌的 β-溶血作用更强，它们的溶血作用在人血琼脂和兔血琼脂上比在羊血琼脂平板上更为明显。大部分溶血隐秘杆菌的分离物在普通的 BA 培养基上产生黑暗的小坑[22]。除溶血素外，溶血隐秘杆菌还分泌另一种类似于假结核棒状杆菌和溃疡棒状杆菌 PLD 活性的蛋白质[23]，导致反向 CAMP 试验阳性。溶血隐秘杆菌菌株对人血浆蛋白有结合活性。

据报道溶血隐秘杆菌具有两种不同的生物型[24]。据报道，快速的甘露糖苷酶试验可以区分溶血隐秘杆菌和李斯特菌属（两者均阳性）与化脓放线菌和其他棒杆菌[25]，但有研究人员发现该测试方法与底物相关，并且对于溶血隐秘杆菌不是特异的，因为其他系统如 API ZYM，显示溶血隐秘杆菌和李斯特菌阴性，而其他棒状杆菌阳性。李斯特菌和溶血隐秘杆菌应用触酶试验是可以区分的。API 棒状杆菌系统能正确鉴定溶血隐秘杆菌和化脓放线菌，而 Rapid ANA 系统则会将溶血隐秘杆菌鉴定为化脓放线菌。API ZYM 可将溶血隐秘杆菌和化脓放线菌区分开来，前者的基础酸性磷酸酶试验阳性，后者的 β-葡萄糖醛酸酶试验阳性[26, 27]。Biolog 系统能在 4 小时内正确鉴定溶血隐秘杆菌[28]。溶血隐秘杆菌不与化脓链球菌或 G 群链球菌抗血清发生交叉反应。

由于在咽喉拭子培养中难以识别溶血隐秘杆菌，准备多种选择性平板是必要的。一般来说，这些平板都含有营养基、兔血或马血以及抗生素。胰酶大豆汤琼脂加入羊血，在 CO_2 环境下培养，是溶血隐秘杆菌溶血的最好的生长条件[22]。

溶血隐秘杆菌主要与咽炎（特别是在年轻人中）和混合伤口感染有关，在呼吸道标本的临床意义难以评估，因为这种细菌可以在没有疾病的情况下分离出来。

尽管进行体外 MIC 检测，溶血隐秘杆菌对青霉素是敏感的，但使用足够剂量的青霉素 V 治疗，仍然失败。这与那些试图解释化脓性链球菌扁桃体炎的治疗失败相似。可能存在 2 个原因：①青霉素存在时初始细菌被抑制，随后青霉素被 β-内酰胺酶去除或破坏，而细菌再次生长，细菌可以是"耐药的"；②青霉素治疗失败，也可以解释为溶血隐秘杆菌具有侵入 HEp-2 细胞并在其内部生存的能力。红霉素和庆大霉素，具有良好的细胞穿透能力，似乎是很好的治疗选择。Carlson 等发现，检测的 138 株溶血隐秘杆菌菌株，对 β-内酰胺类抗生素、红霉素、阿奇霉素、克林霉素、多西环素、环丙沙星和万古霉素敏感性一致，但对甲氧苄啶-磺胺甲噁唑耐药。从临床标本分离的溶血隐秘杆菌菌株，与粪渣肠球菌 vanA 菌株编码基因的质粒相同，与耐万古霉素肠球菌感染的暴发流行有关。遗憾的是，这个报道中没有给出关于细菌鉴定的数据。

化脓隐秘杆菌的菌落是所有隐秘杆菌中最大的，培养 48 小时后可达 1mm 以上。在羊血琼脂平板上 β-溶血环也是最明显的。溶血反应的蛋白是脓溶素，也是一种体内重要的毒性因子。革兰氏染色显示为分支状杆菌。化脓隐秘杆菌是与医学有关的隐秘杆菌中唯一产生 β-葡萄糖苷酶和发酵木糖的种别。

伯氏隐秘杆菌培养 48 小时后，可形成直径<0.5mm、透明、白色的菌落，有些菌落为均匀一致的奶油状，而其他菌株具有黏附性。革兰氏染色显示短杆状，无分支。伯氏隐秘杆菌的大多数菌株能发酵糖原，这是很少的棒形杆菌所具有的特性。另外，伯氏隐秘杆菌特有的特性，是其发酵麦芽糖比发酵葡萄糖产酸更快。大环内酯类抗生素对隐秘杆菌有很好的抗菌活性，因此，在用 β-内酰胺类抗生素治疗隐秘杆菌感染失败后，可改用大环内酯类抗生素进行治疗。

12. 放线菌属（*Actinomyces*）　主要有化脓放线菌、纽氏放线菌、伯氏放线菌、龋齿放线菌、瑞丁放线菌-苏黎世放线菌复合体等，化脓放线菌和伯氏放线菌已移入隐秘杆菌属，由于习惯这两种细菌仍然在放线菌属内介绍。

（1）化脓放线菌：是 1982 年由两组作者从棒状杆菌属中独立的化脓棒状菌移入放线菌属的。1997 年此菌移入隐秘杆菌属（*Arcanobacterium*），称为化脓隐秘杆菌（*A. pyogenes*）。在 SBA 上于 CO_2 环境下培养 24 小时，化脓放线杆菌的溶血力弱，形成针尖大小的菌落，在培养 48 小时后，菌落的直径可增加到 1mm，菌落周围形成 β-溶血区。通常在需氧环境下培养比厌氧环境生长更好。革兰氏染色显示为直的或略带弯曲的杆菌，某些菌株可出现分支。

化脓放线菌可以引起动物的化脓性感染。苍蝇被认为是其传播媒介[29]。化脓放线菌也可从健康动物分离到，但还没有报道证实此菌是人类正常菌群的一部分。

1981 年，CDC 特殊的细菌学参考实验室报道了 35 株化脓放线菌菌株，但至少 24 株来源于动物[30]。在 20 世纪 70 年代到 80 年代，英国的 NTCC 鉴定服务所，平均每年收到 1 株从人类标本分离的化脓放线菌[31]。血培养、脓肿、感染伤口和呼吸道标本占多数。化脓放线菌在泰国农村地区可引起学龄儿童的腿部流行性溃疡[29]。有一例结肠癌患者并发化脓放线菌菌血症的报道，但其感染来源仍然不明。

来自芬兰的报告主要介绍了化脓放线菌和溶血放线菌（*A. haemolyticum*）的鉴别。这两种放线杆菌的区分是很容易的。建议观察 CAMP 反应，溶血放线菌具有抑制金黄色葡萄球菌 β-溶血的作用，而化脓放线菌略有增强诱导金黄色葡萄球菌的溶血作用。其他试验包括木糖发酵（表 16-2-5）和明胶的水解。

表 16-2-5　需氧生长的放线菌属细菌和溶血隐秘杆菌的生化特性 a, b

	触酶	硝酸盐还原	尿素酶	七叶苷	葡萄糖	麦芽糖	蔗糖	甘露醇	木糖	CAMP试验	其他特性
伯氏放线菌	−	−	−	−	+	+	−	−	−	−	糖原产酸
溶血隐秘杆菌	−	−	−	−	+	+	V	−	−	相反	β-溶血
衣氏放线菌	−	V	−	+	+	+	V	V	V		
内氏放线菌基因种 I	−	V	+	+	+	+	+	+	−v	−	
内氏放线菌基因种 II	+	V	+	+	+	+	+	v	−		
纽氏放线菌											
纽氏亚种	+	+	−	−	+	+	+	+	+		
无硝化亚种	+	−	−	−	+	+	+	+	+		
龋齿放线菌	−	+	−	V	+	v	v	−	v		红褐色色素
化脓放线菌	−	−	−	v	+	v	v	v	v	−	β-溶血
瑞丁-苏黎世放线菌（ART）	−	−	−	v	+	+	+	−	v		
黏放线菌	+	+	v	v	+	+	+	−	v		

注：a 所有均为发酵代谢，无活性，无亲脂性。b +，阳性；−，阴性；v、V，反应不定。

法国的研究人员称十二烷基硫酸钠-聚丙烯酰胺凝胶电泳分析、RFLP 分析可用作化脓放线菌的分型。

（2）纽氏放线菌（*A. neuii*）：1987 年，CDC 特别参考细菌学实验室报告收到了 13 株棒状杆菌 1 群细菌。Funke 和 von Graevenitz 从 67 例患者中分离出了纽氏放线菌[33]。

纽氏放线菌在需氧条件下生长良好，在 5% CO_2 环境、血琼脂平板上培养 48 小时，可形成直径 0.5～1mm 的白色菌落，临床材料和纯培养的革兰氏染色显示类白喉菌杆菌样形态，但有典型的分枝和呈丝状，这在许多其他放线菌中未能观察到[33]。纽氏放线菌的 CAMP 反应强阳性，即在血琼脂平板上金黄色葡萄球菌产生 β-溶血素。对于纽氏放线菌纽氏亚种与纽氏放线菌非硝化亚种，可以按照它们对硝酸盐的还原的能力、在人血琼脂平板上产生 α-溶血的情况、缺乏碱性磷酸酶活性和分解阿东醇产酸的能力加以鉴别[33]。用 API 棒状杆菌鉴定系统可以鉴定纽氏放线菌菌株（编码 2410735、2510735 与 3410735）[33]。

纽氏放线菌通常对 β-内酰胺类、克林霉素和万古霉素敏感；对红霉素、利福平和四环素也有良好的活性，而对环丙沙星和庆大霉素的 MIC_{50} 高于 NCCLS 推荐的折点[33]。

（3）伯氏放线菌：现已移入隐秘杆菌属，称为伯氏隐秘杆菌（*A. bernardiae*，1997 年）。这些细菌在 1987 年的文献中第一次介绍，CDC 特别参考细菌学实验室报道了 11 株触酶试验阴性、革兰氏染色阳性杆菌。苏黎世大学医学微生物学系，继续从临床标本中分离伯氏放线菌，目前共分离出 15 株，其中绝大多数是从脓肿标本中分离而来。

伯氏放线菌经革兰氏染色，显示为较短的杆菌，没有分枝。在绵羊血琼脂上，在 5% CO_2 的存在下培养 48 小时后，能形成直径达 0.2～0.5mm 的菌落。然而，与亲脂性棒状杆菌相反，培养基中加入吐温 80，不能刺激伯氏放线菌的生长。Na'was 等报道，伯氏放线菌的适度生长需要在发酵液中加入血清，伯氏放线菌发酵麦芽糖比发酵葡萄糖更快、更强，这是棒状细菌非常罕见的特性。大部分伯氏放线菌菌株也能发酵糖原，这在其他棒状杆菌属细菌中也很少见。所有伯氏放线菌菌株对克林霉素、红霉素、β-内酰胺类抗生素、利福平、四环素和万古霉素敏感，而对环丙沙星和庆大霉素只显示有活性。Ieven 等报道了 1 例免疫受损患者，发生了严重的伯氏放线菌感染。

（4）瑞丁放线菌、苏黎世放线菌复合体（*A. radingae-A. turicensis* complex）：先前被命名为"化脓放线菌样"细菌，但最近显示其中包含以前 CDC 棒状杆菌 E 型细菌的一部分。瑞丁放线菌、苏黎世放线菌复合体的菌株于 1990 年在瑞士苏黎世大学医学微生物学系开始分离[32]，到 1994 年分离的菌株不断增加，在此期间分离的 ART 复合体的菌株，占该研究所有分离的放线菌菌株的 60%[33]。然而，1995 年，笔者发现来自临床标本的 ART 复合体菌株的分离株数量下降。ART 细菌的另一个显著特征，是其从未分离到纯培养，因此其致病潜力还是较低的[32]。ART 细菌常与混合厌氧菌群及革兰氏阴性杆菌一起培养[32]。恶性囊肿、肛周脓肿、表浅深部腹部感染和泌尿生殖器感染，是 ART 细菌最常见的分离来源。尽管目前 ART 细菌的天然栖息地尚不清楚，但这些细菌并不是不可能作为人类肠道的菌群。苏黎世放线菌（类似）菌株已从细菌性阴道疾病患者的阴道分离出来[34]。

ART 细菌是过氧化氢酶阴性的兼性厌氧菌，在有氧和严格厌氧条件下生长良好。在 SBA 板上培养 48 小时后，可形成灰白色、稍暗淡、低突起、直径 0.2～0.5mm 圆形的菌落。当菌细胞有氧条件下生长时，对羊红细胞产生 α-溶血或很少有 β-溶血，或很弱或不溶血，并且菌细胞在无氧条件下生长时则不溶血[32]。革兰氏染色显示为有分支的、直的和略带弯曲的革兰氏阳性杆菌。

参 考 文 献

[1] Funke G，Hutson RA，Bernard KA，et al. Isolation of *Arthrobacter* spp. from clinical specimens and description of *Arthrobacter cumminsii* sp. nov. and *Arthrobacter woluwensis* sp. nov. J Clin Microbiol，1996，34：2356-2363.

[2] Funke G，Carlotti A. Differentiation of *Brevibacterium* spp. encountered in clinical specimens. J Clin Microbiol，1994，32：1729-1732.

[3] Pitcher DG，Malnick H. Identification of *Brevibacterium* from clinical sources. J Clin Pathol，1984，37：1395-1398.

[4] Collins MD，Farrow JAE，Goodfellow M，et al. *Brevibacterium casei* sp. nov. and *Brevibacterium epidermidis* sp. nov. Syst Appl Microbiol，1983，4：388-395.

[5] Cai J，Collins MD. Phylogenetic analysis of species of the meso-diaminopimelic acid-containing genera *Brevibacterium* and *Dermabacter*. Int J Syst Bacteriol，1994，44：583-585.

[6] McBride ME，Ellner KM，Black HS，et al. A new *Brevibacterium* sp. isolated from infected genital hair of patients with white piedra. J Med Microbiol，1993，39：255-261.

[7] Pascual C，Collins MD，Funke G，et al. Phenotypic and genotypic characterisation of two *Brevibacterium* strains from the human ear：description of *Brevibacterium otitidis* sp. nov. Med Microbiol Lett，1996，5：113-123.

[8] Gruner E，Steigerwalt AG，Hollis DG，et al. Human infections caused by *Brevibacterium casei*, formerly CDC groups B-1 and B-3. J Clin Microbiol，1994，32：1511-1518.

[9] Jones D，Keddie RM. Genus *Brevibacterium* //Sneath PHA，Mair NS，Sharpe ME，et al. Bergey's Manual of Systematic Bacteriology：vol. 2. Baltimore，Md：The Williams & Wilkins Co，1986.

[10] Kämpfer P. Differentiation of *Brevibacterium* species by electrophoretic protein patterns. Syst Appl Microbiol，1994，17：533-535.

[11] Gruner E，Pfyffer GE，von Graevenitz A. Characterization of *Brevibacterium* spp. from clinical specimens. J Clin Microbiol，1993，31：1408-1412.

[12] Neumeister B，Mandel T，Gruner E，et al. *Brevibacterium* species as a cause of osteomyelitis in a neonate. Infection，1993，21：177-178.

[13] Funke G，Pünter V，von Graevenitz A. Antimicrobial susceptibility patterns of some recently defined coryneform bacteria. Antimicrob Agents Chemother，1996，40：2874-2878.

[14] Jones D，Collins MD. Taxonomic studies on some human cutaneous coryneform bacteria：description of *Dermabacter hominis* gen. nov. sp. nov. FEMS Microbiol Lett，1988，51：51-56.

[15] Hollis DG. Potential new CDC coryneform groups. Handout at the 92nd General Meeting of the American Society for Microbiology 1992. Washington DC：American Society for Microbiology，1992.

[16] Gruner E，Steigerwalt AG，Hollis DG，et al. Recognition of *Dermabacter hominis*, formerly CDC fermentative coryneform group 3 and group 5 as a potential human pathogen. J Clin Microbiol，1994，32：1918-1922.

[17] Cummins CS，Johnson JL. Genus *Propionibacterium*//Sneath PHA，Mair NS，Sharpe ME，et al. Bergey's Manual of Systematic Bacteriology：vol. 2. Baltimore，Md：The Williams & Wilkins Co，1986.

[18] Eady EA，Ingham E. Propionibacterium acnes—friend or foe? Rev Med Microbiol，1994，5：163-173.

[19] Esteban J，Ramos JM，Jimenez-Castillo P，et al. Surgical wound infections due to *Propionibacterium acnes*：a study of 10 cases. J Hosp Infect，1995，30：229-232.

[20] Sombolos K，Vas S，Rifkin O，et al. Propionibacteria isolates and asymptomatic infections of the peritoneal effluent in CAPD patients. Nephrol Dial Transplant，1986，1：175-178.

[21] Hall GS，Pratt-Rippin K，Meisler DM，et al. Minimum bactericidal concentrations of *Propionibacterium acnes* isolates from cases of chronic endophthalmitis. Diagn Microbiol Infect Dis，1995，21：187-190.

[22] Cummings LA，Wu WK，Larson AM，et al. Effects of media，atmosphere，and incubation time on colonial morphology of *Arcanobacterium haemolyticum*. J Clin Microbiol，1993，31：3223-3226.

[23] McNamara PJ，Cuevas WA，Songer JG. Toxic phospholipases D of *Corynebacterium pseudotuberculosis*, *C. ulcerans* and *Arcanobacterium haemolyticum*：cloning and sequence homology. Gene，1995，156：113-118.

[24] Carlson P，Lounatmaa K，Kontiainen S. Biotypes of *Arcanobacterium haemolyticum*. J Clin Microbiol，1994，32：1654-1657.

[25] Carlson P，Kontiainen S. Alpha-mannosidase：a rapid test for identification of *Arcanobacterium haemolyticum*. J Clin Microbiol，

1994，32：854-855.

[26] Brander MA，Jousimies-Somer HR. Evaluation of the RapID ANA II and API ZYM systems for identification of *Actinomyces* species from clinical specimens. J Clin Microbiol，1992，30：3112-3116.

[27] Lämmler C，Blobel H. Comparative studies on *Actinomyces pyogenes* and *Arcanobacterium haemolyticum*. Med Microbiol Immunol，1988，177：109-114.

[28] Lindenmann K，von Graevenitz A，Funke G. Evaluation of the Biolog system for the identification of asporogenous，aerobic Gram-positive rods. Med Microbiol Lett，1995，4：287-296.

[29] Kotrajaras R，Tagami H. *Corynebacterium pyogenes*—its pathogenic mechanism in epidemic leg ulcers in Thailand. Int J Dermatol，1987，26：45-50.

[30] Hollis DG，Weaver RE. Gram-positive organisms：a guide to identification. Atlanta，Ga：Special Bacteriology Section，Centers for Disease Control，1981.

[31] Barnham M. Actinomyces pyogenes bacteraemia in a patient with carcinoma of the colon. J Infect，1988，17：231-234.

[32] Wüst J，Martinetti Lucchini G，Lüthy-Hottenstein J，et al. Isolation of Gram-positive rods that resemble but are clearly distinct from *Actinomyces pyogenes* from mixed wound infections. J Clin Microbiol，1993，31：1127-1135.

[33] Funke G，von Graevenitz A. Infections due to *Actinomyces neuii*（former CDC coryneform group 1 bacteria）. Infection，1995，23：73-75.

[34] van Esbroeck M，Vandamme P，Falsen E，et al. Polyphasic approach to the classification and identification of *Gardnerella vaginalis* and unidentified *Gardnerella vaginalis*-like coryneforms present in bacterial vaginosis. Int J Syst Bacteriol，1996，46：675-682.

附：阴道加德纳尔菌

　　加德纳尔菌属（*Gardnerella*）仅有一个种，即阴道加德纳尔菌（*G. vaginalis*），属于革兰阳性菌，超微结构研究显示，阴道加德纳尔菌的细胞壁与其他革兰氏阳性细菌的细胞壁相似，但比较薄（肽聚糖层薄），故革兰氏染色反应不定，氧化酶和触酶试验阴性，大多数菌株水解马尿酸盐，发酵葡萄糖、麦芽糖、蔗糖和淀粉产酸，不发酵甘露醇（附表2）。

附表 2　阴道加德纳尔菌的生化反应

试验	结果	试验	结果
在 HTB 琼脂 β-溶血	+	产酸	
氧化酶	−	葡萄糖	+
触酶	−	麦芽糖	+
马尿酸盐水解	+	蔗糖	+
甲硝唑（每片 50μg）	敏感	淀粉	+
TMP（每片 5μg）	敏感	甘露醇	−
磺胺（每片 1mg）	敏感		

　　阴道加德纳尔菌是健康成人与儿童肛门和直肠的正常菌群，也是育龄妇女的内源性阴道菌群。阴道加德纳尔菌生长的最适酸碱度是 pH 6～7，也可从患有细菌性阴道疾病妇女的丈夫的尿道中分离到。

　　阴道加德纳尔菌与细菌性阴道疾病有关，但其致病的作用尚有争论。周期性的细菌性阴道疾病是由于再次感染而旧病复发（以前定植的细菌过度生长）。对于孕妇，细菌性阴道疾病可能导致胎儿过期产、早产和绒毛膜羊膜炎。阴道加德纳尔菌可从产后或产褥热的患者的血培养中分离到，也可引起新生儿感染。尽管阴道加德纳尔菌可以从男性的尿道中分离到，但是否与疾病有关尚无定论。除生殖道外，其他部位的严重感染极为罕见，但也有报道。

由于细菌性阴道疾病诊断的金标准是直接检测阴道分泌物，健康妇女也可查到阴道加德纳尔菌。诊断细菌性阴道疾病的床旁试验是将阴道排出物制成涂片，滴加 10% KOH 碱化，立即出现典型的鱼腥味和氨味（三甲胺味）。阴道疾病患者阴道排出物的典型涂片，可见线索细胞（细菌覆盖在上皮细胞上）与大量革兰氏染色阴性（主要是普雷沃菌和卟啉单胞菌）和革兰氏染色不定（阴道加德纳尔菌）的杆菌和球杆菌组成的混合菌群，而乳杆菌几乎找不到。

阴道或外阴标本可应用棉拭子取标本，最好一只拭子做直接检查，而另一只拭子做培养。如果不能直接接种培养基，拭子应放入运送培养基（如 Amie 培养基），但必须在 24 小时之内进行培养。值得注意的是，阴道加德纳尔菌对聚茴香脑磺酸钠敏感，故如果怀疑是阴道加德纳尔菌需要做血培养时，应该用无 SPS 的培养基，或用补加明胶的 SPS 培养基。

可用阴道琼脂进行阴道加德纳尔菌的培养，将阴道拭子用接种环半定量划线于阴道琼脂，于 35～37℃、5% CO_2 环境或烛缸进行培养，在含人血或兔血的平板培养基上可见 β-溶血，但羊血琼脂平板则不溶血。在培养 24 小时后，可形成 β-溶血的菌落。但阴道加德纳尔菌的培养最好观察 48 小时。革兰氏染色发现可疑菌落，可进一步证实阴道加德纳尔菌的诊断。

采用 API 棒状杆菌系统可鉴定阴道加德纳尔菌，阴道加德纳尔菌的鉴定也可用抗菌药物抑制试验进一步证实，表现为对甲硝唑（50μg）和 TMP（5μg）敏感，对磺胺（1mg）耐药。

不推荐进行阴道加德纳尔菌的抗生素敏感试验，主要是尚无 NCCLS 标准和指南。细菌性阴道疾病相关菌群引起感染的局部治疗，以及阴道外感染的全身治疗，其治疗药物可首选甲硝唑。由阴道加德纳尔菌引起的全身感染可单独用氨苄西林或阿莫西林进行治疗。

（李仲兴　张金艳　赵宝鑫　翟　宇）

第十七章 李斯特菌属与红斑丹毒丝菌感染及检测

第一节 李斯特菌

一、分类

对于李斯特菌属（*Listeria*），在 1986 年版《Bergey 系统细菌学手册》中列出了 8 个种，即产单核细胞李斯特菌（*L. monocytogenes*）、无害李斯特菌（*L. innocua*）、斯氏李斯特菌（*L. seeligeri*）、伊氏李斯特菌（*L. ivanovii*）、威氏李斯特菌（*L.welshimeri*）、格氏李斯特菌（*L. grayi*）、默氏李斯特菌（*L. murrayi*）和脱硝李斯特菌（*L. denitrificans*）。在 1994 年版《Bergey 系统细菌学手册》中，也列出了 8 个种。1992 年 Rocourt 等经 DNA-DNA 杂交、多位点酶电泳等技术，证明格氏李斯特菌和默氏李斯特菌是一个种，应称之为格氏李斯特菌；脱硝李斯特菌已移入琼斯菌属，称脱硝琼斯菌（*Jonesia denitrificans*），故现在李斯特菌属有 6 个种，其中伊氏李斯特菌有两个亚种。在这些种别中只有产单核细胞李斯特菌和伊氏李斯特菌有致病性。

二、生物学性状

（一）形态与染色

产单核细胞李斯特菌为无芽孢、不分支的革兰氏阳性短小杆菌，大小为（0.5～2）μm×（0.4～0.5）μm，通常单个或成双排列，偶尔可呈双球状，在陈旧培养物中有时呈长丝状（6～20μm）。在 28℃有动力，鞭毛染色可见 1～5 根周生鞭毛，在 37℃动力缓慢，甚至很少有动力。不产生芽孢，一般不形成荚膜，在含血清的葡萄糖蛋白胨水中能形成黏多糖荚膜。幼龄菌呈革兰氏阳性；在陈旧培养物中多转为革兰氏阴性，有时菌体呈 6～20μm 的长丝状。

（二）培养特性

本菌为兼性厌氧菌，对营养要求不高，在普通培养基上能生长，但在含有血液、血清、腹水等培养基上生长更好。在 1～45℃均能生长，最适温度为 30～37℃。由于其在 4℃培养基中能生长，故可进行冷增菌。置 4℃冰箱中进行冷增菌，其他杂菌会逐渐减少，而产单核细胞李斯特菌则大量繁殖。

本菌在血琼脂平板上于 35℃经 18～24 小时培养，能产生狭窄的 β-溶血环，菌落为灰白色，直径为 1～2mm。在营养琼脂平板上于 35℃培养 18～24 小时，可形成光滑、透明、直径 1～2mm 圆形的菌落。在肉汤中经 35℃培养 24 小时可均匀混浊生长。在半固体培养基内，于 20～25℃条件下培养 24 小时可出现倒伞形生长。

（三）生化反应

本菌触酶试验阳性，氧化酶试验阴性。于 35℃培养，在 24 小时内可发酵葡萄糖、果糖、蕈糖、麦芽糖和水杨素，产酸不产气，在 3～10 天可发酵阿拉伯糖、半乳糖、乳糖、鼠李糖、蔗糖、山梨醇、糊精、松三糖和甘油产酸，不产气。不发酵侧金盏花醇、卫茅醇、肌醇、菊糖和甘露醇。甲基红和 VP 反应阳性，可使石蕊牛乳缓慢产酸并使其脱色，但不凝固牛乳。能水解精氨酸而产氨。不还原硝酸盐，不形成吲哚，不液化明胶和凝固血清，不分解尿素，能水解七叶苷，不产生硫化氢。

（四）抗原构造与分型

根据产单核细胞李斯特菌的菌体及鞭毛抗原的不同，将其分为 4 个血清型，1、3 和 4 型尚分为若干亚型（表 17-1-1），抗原结构与毒力无关。1 型主要感染啮齿动物，4 型主要感染反刍动物。各型对人类均可致病，但以 1a 和 1b 型最为多见。

表 17-1-1 产单核细胞李斯特菌及其相关菌的抗原

血清型	亚型	菌体抗原	鞭毛抗原
产单核细胞李斯特菌			
1	1/2a	Ⅰ、Ⅱ	A、B
	1/2b	Ⅰ、Ⅱ	A、B、C
2	1/2c	Ⅰ、Ⅱ	B、D
3	3a	Ⅱ、Ⅳ	A、B
	3b	Ⅱ、Ⅳ	A、B、C
	3c	Ⅱ、Ⅳ	B、D
4	4a	Ⅶ、Ⅸ	A、B、C
	4ab	Ⅴ、Ⅵ、Ⅶ、Ⅸ	A、B、C
	4b	Ⅴ、Ⅵ	A、B、C
	4c	Ⅴ、Ⅶ	A、B、C
	4d	Ⅵ、Ⅷ	A、B、C
	4e	Ⅴ、Ⅵ	A、B、C
	5	Ⅵ、Ⅷ、Ⅹ	A、B、C
	6a（4f）	Ⅴ、ⅩⅤ	A、B、C
	6b（4g）	Ⅸ、Ⅹ、Ⅺ	A、B、C
		Ⅶ、Ⅷ	A、B、C
格氏李斯特菌		Ⅻ、ⅩⅣ	E
默氏李斯特菌		Ⅻ、ⅩⅣ	E

（五）抵抗力

本菌耐碱不耐酸，在 pH 9.6 的肉汤中能生长，但在 pH 5.6 时仅可生存 2～3 天。在体外对多种抗生素敏感，如氨苄西林、青霉素、链霉素、四环素、氯霉素和红霉素等。对磺胺、杆菌肽和多黏菌素耐药。对热较为敏感，在 50℃加热 10 分钟可死亡。

第二节　对抗菌药物的敏感性

产单核细胞李斯特菌在体外对许多抗菌药物敏感，包括青霉素 G、氨苄西林、红霉素、甲氧苄啶-磺胺甲噁唑、氯霉素、利福平、四环素和氨基糖苷类药物。虽然尚未进行控制临床试验，但氨苄西林或青霉素通常被建议用于侵入性李斯特菌病的治疗。氨苄西林可能优于青霉素[1]。添加一个氨基糖苷类与 β-内酰胺类抗生素可在体外产生协同作用，而这种联合治疗被认为是治疗的选择。实验室研究表明，氯霉素和利福平可能影响青霉素的杀菌作用。病例报道介绍了用甲氧苄啶和磺胺甲噁唑治疗青霉素过敏患者的有效性。这种疗法杀菌应在血清和脑脊液中具有足够的药物浓度[2]。尽管头孢菌素可能抑制产单核细胞李斯特菌，但已有治疗失败的结果，故不建议用头孢菌素治疗李斯特菌病。

产单核细胞李斯特菌对抗菌药物的敏感性和耐药谱型相对稳定，在体外产单核细胞李斯特菌对青霉素、氨苄西林、庆大霉素等敏感，对喹诺酮类仅为中度敏感，但是许多抗生素只具有抑菌作用，对于李斯特菌病的治疗，推荐青霉素或氨苄西林单独应用，或与氨基糖苷类联用。体外实验和动物实验研究表明，氨基糖苷类可以增强青霉素对产单核细胞李斯特菌杀菌活性。复方新诺明对产单核细胞李斯特菌偶尔有效，然而复方新诺明与氨基糖苷类联用，则对产单核细胞李斯特菌有杀菌作用。在一些产单核细胞李斯特菌的临床菌株中，发现有对氯霉素、大环内酯类和四环素耐药的耐药质粒。尽管头孢菌素类在体外敏感，但临床无效，因此怀疑李斯特菌病时不能应用头孢菌素。

李斯特菌病的治疗时间尚未标准化。合理的指导方针是治疗无并发症的脓毒症或脑膜炎（需要 2 周）、免疫功能低下患者的心内膜炎或非糜烂性疾病需要 4～6 周[3]。

第三节　李斯特菌在自然界的分布

李斯特菌在自然环境中分布很广，包括土壤、腐烂的植物质、青贮饲料、污水、饲养的动物、新鲜或冷冻的家禽肉、新鲜和已加工的肉、未消毒的奶、乳酪、屠宰场废物，以及人和动物带菌者等，其可从许多种哺乳动物、鸟类、鱼、甲壳类和昆虫等分离出来。因此，产单核细胞李斯特菌的主要宿主是土壤和腐烂的植物质，并在其中存活和生长，由于产单核细胞李斯特菌分布广泛，有很多机会进入食品生产和加工环境，加之产单核细胞李斯特菌能在 4℃生长，故当人们摄入污染的食品时则引起疾病。

1991 年，美国 CDC 的 Schuchat 等对人类、动物和环境中的产单核细胞李斯特菌做了较为全面的论述。这对于我们预防和控制产单核细胞李斯特菌对人类的感染有重要作用。

一、人类携带的产单核细胞李斯特菌

早在 1926 年，Murray 等[4]就提出肠道可能是引起李斯特菌感染的病原体的进入门户。而大多数研究从健康个体的鼻咽培养物中未检测到李斯特菌属细菌，一些调查人员发现，从健康人的粪便标本中发现产单核细胞李斯特菌，这一事实与 Murray 等的观点是一致的，胃肠道是人体细菌的储藏所。

Bojsen-Moller 用冷浓缩法研究一些人群中粪便的储藏菌作用[5]。他在健康屠宰场工人的粪便培养中发现李斯特菌，检出率为 4.8%（1147 名工作人员中，有 55 人粪便中检出李斯特菌），住院的成年人患者粪便检出率为 1.2%（1034 例患者粪便中，有 12 例检出李斯特菌），腹泻患者检出率为 1%（595 例有 6 例检出），李斯特菌病患者的家庭接触人员检出率为 26%（34 个家庭接触者中 9 人检出）。然而，只有两个家庭成员携带者与患者的血清型相同。

其他研究针对孕妇和非孕妇人群，包括健康成人，检出的粪便中中携带产单核细胞李斯特菌的情况大致相同，Kampelmacher 等[6]发现被抽样的办公室人员的粪便中李斯特菌检出率为 11.9%，屠宰场工人粪便中检出率为 13.3%。Gregorio 和 Eveland 发现 400 名非李斯特菌病的住院患者粪便中，产单核细胞李斯特菌检出率为 1.75%。培养方法的差异、饮食的不同及宿主因素，可能导致粪便带菌率的差异。据报道当对个体进行连续粪便标本培养时，可能李斯特菌检出率会一直较高，但这种累计评估流行率与评估点流行的比较是有问题的。

二、动物体内的产单核细胞李斯特菌

1926 年，Murray 及其同事的研究报道了引起兔疾病的细菌，现在已知这种细菌被称为产单核细胞李斯特菌[4]，目前李斯特菌病已普遍存在，被认为是一种兽医疾病。在哺乳动物中，产单核细胞李斯特菌可引起流产和"盘旋病"（脑膜脑炎），人们已经认识到很久以前在牛群和羊群中的发病就是李斯特菌病的暴发流行。另外，健康动物可以是产单核细胞李斯特菌的肠胃携带者。

产单核细胞李斯特菌已经从牛、猪、羊、鸡（包括火鸡）、鸭和其他各种动物中分离出来。从李斯特菌相关性流产的奶牛粪便、伴有李斯特菌病的健康牛群及从未受影响的携带产单核细胞李斯特菌的牛群中，均分离出产单核细胞李斯特菌。患有李斯特菌病而流产的动物粪便培养发现有最高的阳性率（24%，219 份标本中有 53 份阳性），而来自受影响的牛群和未受影响的健康牛群的阳性率较低，受影响的牛群为 6.7%；未受影响的牛群阳性率为 1.7%（120 份标本中有 2 份阳性）。家养反刍动物李斯特菌病的发生可能与饲喂劣质青贮饲料等有关。

由于动物携带产单核细胞李斯特菌，出现临床症状和无症状已有很好的证明，故此病被认为是人畜共患病。动物发病可引起人类发生同样的疾病，因此，动物是致病菌的主要储存所。与这一观点一致的是，家禽工人发生的结膜炎是处理感染的鸡所致，已报道的兽医经常发生的皮肤损伤、牧场主接触因感染而流产的牛而发生疾病[7]，均与接触患病动物有关。但在大多数报道的人类病例中，并没有直接接触动物的历史。Gray 和 Killinger 的研究观察到城市居民发生了较多的李斯特菌病，而在农村居民虽广泛接触家养动物却只有少数李斯特菌病的病例发生[8]。

人类李斯特菌病可能由间接接触感染动物导致，有食源性致病菌引起传播的可能性。有报道指出，人类食用受污染的食品后可发生李斯特菌病，如食用被这种细菌污染而未经高温消毒的牛奶。然而，李斯特菌可经常从环境或与人类的疾病没有直接关系的食物中分离出来，初步分型系统表明环境分离的菌株与临床分离菌株有关，但结论尚不确切。对人类李斯特菌病的大规模暴发流行的调查最终提供了流行病学和实验室支持，证实李斯特菌病是食源性疾病[9]。

三、环境中存在的产单核细胞李斯特菌

已在整个环境中对产单核细胞李斯特菌进行鉴定。这种细菌可从土壤、水和腐烂的植被中分离出来[10]。Weis 在检测 779 株植物和土壤标本时发现分离出的产单核细胞李斯特菌占 21%；其中最常见的血清型是 1/2b 和 4b 型。Watkins 和 Sleath 已定量证明了产单核细胞李斯特菌在环境中的存活能力，用冷浓缩方法，可从污水、河水和污泥标本中分离出产单核细胞李斯特菌。

研究发现来自农业地污水、污泥中的产单核细胞李斯特菌数量，至少 8 周保持不变。而使用粪便作为农业肥料可能是造成加拿大的新斯科舍省人类李斯特菌病大面积暴发流行的原因[11]。

第四节 李斯特菌与临床感染

可经常在环境中发现产单核细胞李斯特菌，人类也可携带这种细菌。研究表明人类暴露于产单核细胞李斯特菌的情况并不少见，但发生侵袭性李斯特菌病的概率很小。发生侵袭性疾病可能的影响因素包括感染致病菌的毒力、宿主的易感性，以及病原体接种量。

产单核细胞李斯特菌对成年人可引起原发性脑膜炎、脑炎和（或）败血症。老年人或患者的易感原因是较低水平的细胞免疫，如器官移植、淋巴瘤和艾滋病患者等易感。在少见的情况下，易感条件不明。产单核细胞李斯特菌对中枢神经系统有趋向性，可引起严重疾病而且死亡率很高，达 20%～50%，或留下神经系统后遗症。对于孕妇，产单核细胞李斯特菌常常引起流感样菌血症，如果不治疗可导致胎盘炎、羊膜炎和胎儿感染，或由于胎盘的交叉感染而引起流产、死胎或早产。

本菌可引起婴儿及新生儿的化脓性脑膜炎或脑膜脑炎，死亡率可达 70%。经产道感染的新生儿可发生败血症性肉芽肿，出现广泛的局灶性坏死，死亡率很高。本菌尚可引起成人的心内膜炎，以及败血症、皮肤损伤、结膜炎和尿道炎等，但极为罕见。此外，本菌还可引起无败血症性单核细胞增多症。

一、非妊娠成人的侵袭性疾病

1967 年，McLauchlin 首先描述了李斯特菌病与恶性疾病的关系，最近研究表明，大多数侵袭性李斯特菌病发生在免疫抑制的人群或老年人中[12]。医学研究表明使用免疫抑制药物治疗恶性肿瘤和器官移植增加了免疫抑制人群数量，也引起了医学界对李斯特菌病的更多关注。随着获得性免疫缺陷综合征（艾滋病）患者的增加，感染发生率迅速增加，李斯特菌病的发生率可能也会不断增加。

在 1968～1978 年对成人李斯特菌病的病例报道中，Nieman 和 Lorber 发现产单核细胞李斯特菌性脑膜炎或菌血症的病例，占恶性疾病患者的 27%（40/148），占接受免疫抑制治疗的非恶性疾病患者的 31%（46/148）。其他情况，如酗酒、糖尿病和肝硬化患者比例较低。然而，在 30% 的脑膜炎患者和 11% 的菌血症患者中，没有发现诱发疾病的情况。

1986～1987 年在美国人群中进行了一次散发性李斯特菌病的研究，其中非围产期李斯特菌病人群中 88% 有一种或多种基础疾病[13]，最常见的是癌症（23%）、糖尿病（20%）、肾脏疾病（18%）和心脏病（17%）。有几名患者有一种以上的基础疾病。

其他报道的与李斯特菌病有关的基础疾病，包括结节病、慢性中耳炎、胶原血管疾病、特发性血小板减少症、紫癜、哮喘、溃疡性结肠炎和再生障碍性贫血等。

二、妊娠期间的李斯特菌病

李斯特菌病可能在妊娠期的任何时间发生，但大部分感染发现于妊娠第三个月。如果感染发生在妊娠早期，未进行细菌培养，可能不认为患有李斯特菌病。据估计因产单核细胞李斯特菌感染而造成死胎的比例可能较大。随着聚合酶链反应技术的发展，通过检测固定病理组织（如胎盘）中的产单核细胞李斯特菌，对于这种致病菌对胎儿影响的认识可能会更加深入。

感染产单核细胞李斯特菌的孕妇，可能只经历轻度水肿、发热、头痛、肌痛，偶尔有消化道症状。有 2/3 的李斯特菌病患者感染与妊娠同时发生[14]。感染发展到菌血症阶段时应该采取血培养来进行诊断。

宫内感染很可能是经胎盘传播的，尽管如此，母亲发生菌血症后仍可传播。一些宫内感染，可能是阴道定植的李斯特菌属细菌数量增加后而造成的。宫内感染可引起羊膜炎、早产、自发性流产、死胎或新生儿早发性感染。

妊娠期间抗生素治疗可以预防新生儿疾病，尽管病例报告表明，也有未经治疗的李斯特菌病母亲产下的婴儿未受影响，但这种情况极为罕见[15]。对于妊娠相关的李斯特菌病，目前不推荐孕妇进行微生物学筛选或应用预防性抗生素，但是孕妇应该接受适当的饮食咨询。应早期发现和治疗妊娠相关的李斯特菌病，如在妊娠期间发热应进行血培养评估，则可能会有所改善。

三、新生儿疾病

新生儿李斯特菌病分为早发型和迟发型，与常见的 B 群链球菌感染新生儿的谱型类似。

早发型李斯特菌病：是宫内感染所致，新生儿在刚出生或出生后不久发病。早发型疾病最常见的是败血症，尽管婴幼儿肉芽肿病是重要感染，但发生率较低。这一综合征的特点是能广泛播散肝内、胎盘及其他器官。早发型疾病可能是与感染羊水的误吸有关，可导致呼吸窘迫。在早发型感染中脑膜炎的征象是罕见的。

迟发型李斯特菌病：与早发型李斯特菌病相反，发生在出生后的数天至数周。婴儿一般足月，出生时健康。迟发型李斯特菌病如迟发型 B 群链球菌病，比早发型疾病更容易出现脑膜炎。1967～1985 年，英国报道的病例证明迟发型的中枢神经系统感染高达 98%（42/43）。迟发型疾病死亡率似乎低于早发型感染。在回顾性系列报道中，在英国迟发型疾病的死亡率为 26%（6/23），而早发型疾病的病死率为 38%（40/104）[16]。

早发型李斯特菌病主要是从母亲垂直传播到胎儿，而对于迟发型疾病的传播模式，目前还知之甚少。一些感染可能是通过产道获得致病菌，但迟发型疾病也可发生在剖宫产后。某些产后感染可能是医院内传播的结果。

第五节　产单核细胞李斯特菌病的暴发流行

对于某些产单核细胞李斯特菌病的早期诊断，要对产妇的血液进行血培养，婴儿出生后，对脑脊液、血液、羊膜液、呼吸道分泌物、胎盘、新生儿的皮肤拭子、胃吸出物或胎便等进行培养，检测产单核细胞李斯特菌。上述标本可涂片、进行革兰氏染色，用显微镜直接检查可见革兰氏阳性杆菌，这对李斯特菌病的早期诊断是非常重要的。

发生菌血症后的局灶性感染是罕见的，然而，有报道兽医和屠宰场的工作人员发生伴有（或不伴有）菌血症的原发性皮肤李斯特菌病，可能是因为接触了被感染的动物组织。也有一些产单核细胞李斯特菌引起心内膜炎、关节炎、骨髓炎、腹内脓肿、眼内炎和肺部感染病例的报道。

一、潜伏期

李斯特菌病的潜伏期和感染的剂量还不能确定。据报道潜伏期的时间不定，可从几天至 2～3 个月。某些全身性李斯特菌病患者可出现胃肠道的症状，如腹泻等。2%～20%的动物和人类可有短暂的健康带菌状态。在过去由产单核细胞李斯特菌引起的发热性胃肠炎也有几次暴发流行。这种胃肠炎型的暴发与侵袭性暴发有一些不同：首先，人们不清楚李斯特菌病易感的危险因素；其次，感染的剂量高于典型的侵袭性李斯特菌病的易感人群，为 1.9×10^5～1×10^9CFU/g（或 CFU/ml）；最后，胃肠炎型李斯特菌病的症状出现是在接触感染源（与其他细菌肠道感染相似）后的 18～27 小时，而侵袭性李斯特菌病的潜伏期可达数周。因此，在胃肠炎的调查中，产单核细胞李斯特菌感染的可能性应该排除常见的肠道致病菌感染。另外，不存在妇女的宫颈、阴道（包括孕妇）带菌情况。

二、李斯特菌病的暴发流行

在发达国家李斯特菌病有散发也有暴发流行，两者的最初传播都是由于食品污染（表 17-5-1）[17]。有几次非食品相关的产单核细胞李斯特菌性新生儿医院感染的暴发，主要发生在新生儿室。在一些国家散发的李斯特菌病的发病率为（0.5～0.8）/10 万，而食品污染引起的李斯特菌病的发病率则上升到 5/10 万。已做好的食品在冰箱中冷藏后可作为媒介物，产单核细胞李斯特菌可在冰箱中继续生长，这些食品包括甘蓝、软乳酪、馅饼、火鸡肉、香肠、蘑菇、牛奶、猪肉和熏鱼等，均可被产单核细胞李斯特菌污染。上述食品的最低感染剂量 $>10^3CFU/g$。

表 17-5-1 食品引起的李斯特菌病的暴发流行

	报告时间（年份）	病例数（例）	致死率（%）[a]	食品
瑞典	1996	9	22	熏鲑鱼
芬兰	1988/1999	25	24	黄油
法国	1999/2000	32	31	冻猪舌
法国	1999/2000	10	33	熟肉酱
美国	2000/2001	12	41	自制的奶酪
美国	2002	46	21	火鸡肉

注：a 包括死胎和流产。

从 1983 年 1 月至 1987 年 12 月在瑞士的 1 所中心医院，发生了一次 57 例李斯特菌病的暴发流行。在这个医院的细菌学实验室，从患者的血液或脑脊液中分离出产单核细胞李斯特菌。大多数患者（77%）是初次住院治疗。在瑞士西部发生的这次李斯特菌病的暴发流行，与食用软奶酪有关，其中 12 例（21%）是菌血症、23 例（40%）是脑膜炎、22 例（39%）是脑膜脑炎。总体来说，42% 的患者有基础疾病，54% 的患者 >65 岁。败血症患者比脑膜炎或脑膜脑炎患者年龄更大。1995 年，Büla 等报道了 57 例成人李斯特菌病的暴发流行[18]。

三、临床特征及临床表现

三种临床表现不同的类别比较中（表 17-5-2），菌血症患者年龄较大，中位数年龄是 75 岁，比脑膜炎（69 岁）和脑膜脑炎（55 岁）患者年龄更大（P=0.01），菌血症病例（67%），比脑膜炎（39%）和脑膜脑炎（32%）病例的基础条件更差（P=0.17）。而对于 >65 岁的患者来说，年龄是一个更重要的基础条件。

表 17-5-2　57 例成人李斯特菌病的特点及临床表现

	总的患者 （57 例）	菌血症 患者（12 例）	脑膜炎 患者（23 例）	脑膜脑炎 患者（22 例）	P
年龄（岁）					
中位数	66	75	69	55	0.01
范围	31～96	44～85	31～96	37～79	
>65 岁（例数）	33（58）	9（75）	12（52）	12（55）	0.003
男性（例数）	33（58）	9（75）	12（52）	12（55）	0.43
基础条件（例数）					
不包括>65 岁	24（42）	8（67）	9（39）	7（32）	0.17
包括>65 岁	40（70）	12（100）	18（78）	10（45）	0.002
症状（例数）					
发热	50（88）	12（100）	21（91）	17（77）	0.11
消化系统表现	26（46）	4（33）	11（48）	11（50）	0.70
脑膜刺激征	32（56）		18（78）	14（64）	0.34
精神状态改变	32（56）		19（83）	13（59）	0.11

注：表中括号内数字为占各列患者总数的百分数（%）。

　　其他基础条件（表 17-5-3）主要为恶性肿瘤（11 例）（其中部分患者接受免疫抑制治疗）、伴或不伴肝硬化的慢性酒精中毒（4 例）和糖尿病（4 例）。发热（直肠温度＞38℃）几乎是普遍存在的，虽然 5 名脑膜脑炎患者在入院时无发热，但 72 小时以后全部发热。总体而言，46%的患者有消化道症状[呕吐（43%）和腹泻（3%）]。目前 78%的脑膜炎患者和 64%的脑膜脑炎患者均存在假性脑膜炎，在 83%的脑膜炎病例中发现有精神状态改变，但只有 59%的脑膜脑炎病例有精神状态改变。

表 17-5-3　57 例成人李斯特菌病患者的基础条件及其相关的临床表现

临床表现	基础条件
菌血症	肺癌
	慢性血液透析
	神经鞘瘤
	肾移植
	食管癌
	埃文思综合征
	慢性粒细胞白血病
脑膜炎	慢性酒精中毒
	毛细胞白血病
	艾滋病
	胃癌
	慢性淋巴细胞白血病

续表

临床表现	基础条件
脑膜脑炎	慢性酒精中毒
	放射治疗
	结肠癌
	乳腺癌
	急性淋巴细胞白血病

对于菌血症（25%）、脑膜炎（30%）和脑膜脑炎（36%）的病例，病死率（32%）没有统计学差异（表17-5-4）。年龄是显著的死亡危险性相关因素。

表 17-5-4　57 例成人李斯特菌病患者的临床特征与转归

特性	总数（例）[a]	有后遗症者（例）[b]	死亡数（例）[c]
临床表现			
菌血症	12（21）	0（0）	3（25）
脑膜炎	23（40）	1（6）	7（30）
脑膜脑炎	22（39）	8（57）	8（36）
年龄			
>65 岁	31（54）	0（0）	14（45）
<65 岁	26（46）	9（41）	4（15）
菌株型别			
流行株	43（75）	6（21）	14（33）
非流行株	14（25）	3（30）	4（29）
治疗类型			
氨基青霉素	16（28）		6（38）
氨基青霉素+氨基糖苷类药物	28（49）	9（23）	5（18）
TMP-SMZ	7（12）		2（29）
红霉素	1（2）		1（100）
未用抗生素	5（9）		4（80）
合计	57（100）	9（23）	18（32）

注：a 括号内数字为占总患者数的百分数（%）；b 括号内数字为占幸存者数的百分数（%）；c 括号内数字为占具有该项临床特性总患者数的百分数（%）。

1997 年，Dalton 等[19]报道了一起由牛奶中的产单核细胞李斯特菌引起胃肠炎的暴发流行。1994 年 7 月 9 日在美国伊利诺伊州有 92 人参加野餐，餐后发生了胃肠炎的暴发。野餐中人们饮用了巴氏灭菌的巧克力牛奶，后从剩下的牛奶中培养出了产单核细胞李斯特菌。在这次胃肠炎暴发中，45 人的症状符合产单核细胞李斯特菌病，11 人的粪便培养物生长出产单核细胞李斯特菌。发病时间为野餐后一周，发病与饮用巧克力牛奶有关。最常见的症状是腹泻（占 79%）和发热（占 72%），4 人住院。感染潜伏期中位数为 20 小时（9～32 小时），发病患者抗李斯特菌溶血素 O 的抗体水平升高。从野餐后发病患者的粪便中培养出产单核细胞李斯特菌。从巧克力牛奶和牛奶罐排出管分离的产单核细胞李斯特菌均为血清型 1/2b，通过多位点酶电泳进行核糖分型和 DNA 限制性内切酶谱分析均无明显差异。

产单核细胞李斯特菌是胃肠炎、伴有发热的散发性侵袭性疾病的致病菌。李斯特菌病可能由摄入污染的食物而引起暴发流行（表 17-5-5）。

表 17-5-5　野餐时食用巧克力牛奶后暴发胃肠炎的各种症状和占比

症状	占比（%）	症状	占比（%）
腹泻	79	腹痛	55
疲劳	74	恶心	47
发热	72	呕吐	26
寒战	65	关节痛	25
肌痛	59	咽喉痛	3
头痛	65	血性腹泻	3

参加野餐的 92 人中有 82 人（89%）接受了采访。发病者的年龄中位数为 31 岁（3～79 岁）；未发病者年龄中位数是 24 岁（4～69 岁）。其中，37 名女性中的 19 人（51%）和 45 名男性中的 26 人（58%）发病，无患慢性病或免疫缺陷者。一名妇女妊娠 40 周，于野餐后的第 2 天，腹泻 6 小时，没有其他症状。5 天后，她生下一名健康的婴儿。

患者标本培养：对参加野餐食用巧克力牛奶的 41 人采集粪便标本，有 38 人（93%）在野餐喝牛奶后的 16～19 天采集标本。从 11 人的粪便中分离到产单核细胞李斯特菌。病情严重者粪便培养大多为阳性，其中食用巧克力牛奶、粪便培养阴性者 6 例（无症状）。4 名住院患者中有 3 人（75%）粪便培养阳性。粪便标本培养大多没有生长其他致病菌，除一份标本生长了产气荚膜梭菌（3106CFU/g 粪便）。住院患者的血液培养呈阴性。

四、实验室调查

（一）牛奶样品培养

从多个未开封的牛奶产品中分离出产单核细胞李斯特菌，包括两盒未开封的巧克力牛奶经分离培养后分别生长出 1.2×10^9CFU/ml 和 8.8×10^8CFU/ml 的产单核细胞李斯特菌。

（二）环境标本培养

在 64 个乳制品环境标本中，有 2 个标本分离到产单核细胞李斯特菌。产单核细胞李斯特菌感染人类的发病机制尚不清楚，但主要由于摄入污染的食品，而发生侵袭性感染与下列因素有关：宿主的易感性、胃液的酸度、摄入污染的食品量、细菌毒性因子和食品类型等。产单核细胞李斯特菌穿透肠道上皮屏障，在肝和脾脏的巨噬细胞内生长，由于大量的毒性因子，细菌可播散到中枢神经系统或孕妇的子宫而引起感染。对李斯特菌病的免疫性主要依靠 T 细胞介导和淋巴因子激活的巨噬细胞。对于体液的防御作用，目前尚未完全了解。

产单核细胞李斯特菌能引起鱼类、鸟类和哺乳动物的疾病，导致牛、绵羊发生脑膜炎，使感染后的家兔单核细胞比例迅速增高（可达 30%～60%）。

第六节 标本的收集、运送和储存

一、实验室安全

李斯特菌病的感染剂量尚未确定，主要依靠宿主的易感性。因此，进行产单核细胞李斯特菌的实验室工作时，应该特别注意这种有危险倾向的致病菌的各种操作。由于产单核细胞李斯特菌可利用母体-胎儿局部免疫力低下的机会攻击胎儿，而产生破坏性后果（死胎和流产），母体仅发生轻微的流感样症状。因此，在实验室工作中，培养产单核细胞李斯特菌或处理产单核细胞李斯特菌标本的孕妇应特别小心。

二、各种标本的采集和处理

（一）标本采集

对于由本菌引起脑膜炎和败血症的患者，可采集血液、脑脊液进行检查。此外还可根据症状采集子宫、子宫颈、阴道、鼻咽部分泌物及组织碎块、粪便进行检查。

（二）涂片检查

1. 脑脊液 先将脑脊液 3000 转/分钟离心 15 分钟，去掉上清液，留取大约 0.4ml 的沉淀物。用接种环取沉淀物于玻片上制作涂片，加热固定，行革兰氏染色。在细胞内、外可见革兰氏阳性球杆菌或双杆菌。如果染色不好，易与流感杆菌相混淆。此外，可采用荧光抗体染色技术，即用脑脊液的离心沉淀物制作涂片，待干后，用 95%乙醇固定 1 分钟，用产单核细胞李斯特菌 1 型和 4 型及多价荧光抗体进行染色。如为阳性再做进一步分离培养。

2. 胎儿粪便 对于胎儿粪便涂片，做革兰氏染色、镜检，对新生儿李斯特菌病的早期诊断是很有必要的。在胎儿粪便中找到革兰氏阳性球杆菌，应怀疑有产单核细胞李斯特菌，并同时做动力检查，如有动力，应向医生报告，给予抗生素治疗，以预防李斯特菌败血症或脑膜炎的发生。

3. 感染性流产 母体及流产胎儿的呼吸道均可用拭子采集标本制作涂片，进行革兰氏染色检查。

三、临床标本和食品标本的保存

（一）临床标本

从人体正常无菌部位取得的标本，如血液、脑脊液、羊水、胎盘或胎儿组织等临床标本，分离产单核细胞李斯特菌是很容易的。这些标本应立即于 35℃进行培养，或于 4℃储存 48 小时以上。经流行病学带菌率调查，粪便标本比直肠拭子标本更好。1g 粪便接种到

100ml 选择增菌肉汤[佛蒙特大学增菌肉汤，或多黏菌素-吖啶黄-氯化锂-头孢他啶-七叶苷-甘露醇（PALCAM）]，于室温下连夜递送，或用干冰冰冻连夜递送。其他非无菌部位标本可储存于 4℃ 24～48 小时，为了避免标本污染的杂菌过度生长，不能存放时间过长，应在-20℃冷冻保存。临床实验室做粪便常规培养不包括李斯特菌的检测。

（二）食品标本

食品标本必须用无菌容器收集，保持食品的原始包装容器，至少采集 100g 标本。标本放入无菌容器，用干冰保存连夜递送。冰激凌或其他冰冻食品最好用原始包装以冰冻状态运送，在检测之前立即解冻。尽管产单核细胞李斯特菌能耐受冰冻，但反复冻融会影响细菌的生存力。

第七节　李斯特菌的增菌与分离培养

李斯特菌培养物用不含葡萄糖的琼脂斜面（如心浸汤琼脂或胰酶大豆汤琼脂）包装，按有关致病菌运送的规定进行运送。分离培养操作如下。

临床标本：从正常无菌部位取得的临床标本，可直接划线接种于含 5%羊、马或兔血液的胰酶大豆汤琼脂平板上，血培养可接种于常规血培养肉汤上。

其他标本：从非无菌部位取得的标本和食品与环境标本，在划线接种于上述培养基之前，应先接种于李斯特菌的选择增菌培养基进行增菌。

1. 脑脊液　取 1 滴脑脊液的沉淀物，划线接种于羊血琼脂平板上，于 10% CO_2 环境中，经 35℃培养 18～24 小时观察结果。另将剩余的沉淀物接种于 5ml 胰胰肉汤，置 4℃冰箱中，每周用血琼脂平板分离一次，至少分离 4 周。

2. 血液　取 5ml 血液注入含有 50ml 培养基的血培养瓶中，在含有 10% CO_2 环境中进行培养，培养基最好采用胰酶消化的酪蛋白豆胨汤或脑心浸液，在 35℃增菌培养，分别于 2 天、4 天、7 天和 12 天用血琼脂分离一次。

3. 咽喉拭子、组织及粪便　可将这些标本接种于肉汤培养基中，置 4℃冰箱中进行冷增菌，其他杂菌会逐渐减少，而产单核细胞李斯特菌则大量繁殖。每周取 0.2ml 增菌液，接种于 5ml 硫氰化钾胰胰肉汤（胰胰磷酸盐肉汤，加 3.75%硫氰化钾，灭菌后备用）中，于室温培养 48 小时，然后用血琼脂平板进行分离培养后观察结果。

第八节　李斯特菌的鉴定

李斯特菌属是革兰氏阳性杆菌，大小为（0.5～2）μm×（0.4～0.5）μm。李斯特菌是需氧和兼性厌氧菌，不产生芽孢，在 20～25℃下培养时，表现出特有的动力。菌落为蓝灰色，但在斜光下有蓝绿色的光泽。李斯特菌属可以在 pH 6～9 条件下生长，生长温度为 1～45℃。最适温度是 30～37℃。李斯特菌属表现为过氧化氢酶试验阳性、氧化酶试验阴性、甲基红和 VP 试验阳性。

简单鉴定是基于以下试验或特性：革兰氏染色，用湿片观察动力，触酶试验阳性，水解七叶苷，分解葡萄糖产酸，VP 试验阳性和甲基红试验阳性。

一、李斯特菌属与其他相关菌属的鉴别

由于李斯特菌属与其他革兰氏阳性细菌容易混淆，因此，必须予以鉴别。与链球菌的鉴别要点是革兰氏染色的形态、动力和触酶反应；与红斑丹毒丝菌鉴别要点是动力和触酶反应，以及在 4℃ 的生长能力（红斑丹毒丝菌在 4℃ 不生长）。在食品菌群中，乳杆菌通常无动力，触酶试验阴性；库特菌是专性需氧菌，且不水解七叶苷（表 17-8-1）。

表 17-8-1　李斯特菌与相关菌的鉴别

	细胞形态	专性需氧	β-溶血	触酶	动力	H₂S 三糖铁琼脂	发酵七叶苷	发酵葡萄糖	发酵甘露醇	发酵水杨素	其他特性
产单核细胞李斯特菌	短小球杆菌、类白喉杆菌样	-	+	+	+（25℃）	-	+	+	-	+	动力，倒伞形生长
红斑丹毒丝菌	同上，可形成长丝状	-	-	-	-	+	-	+	-	-	穿刺培养，呈瓶刷状生长
乳杆菌	细长到短的球杆菌，常形成链	-	-	-	-	-	-	+	+/-	+/-	在番茄汁琼脂上生长良好
库特菌	长链状杆菌，在陈旧培养物中为球形和断裂的杆菌状	+	-	+	+	-/V	-	-	-	-	穿刺培养，似鸟羽状生长，假根菌落
棒状杆菌	中等大小，类白喉杆菌样	V	V	+	-	-	-	+	+	-	菌落不透明
杰氏棒状杆菌	多形性，球杆状和长杆状	-	-	+	-	-	-	+	-	-	菌落不透明
肠球菌	长或短的链球菌，有时为杆状	-	V	-	-	-	+	-	+/V	+	与产单核细胞李斯特菌均能在 6.5% NaCl 中生长
B 群链球菌	长或短的链球菌，有时为杆状	-	+	-	-	-	-	+	-	V	与产单核细胞李斯特菌的形态相似，CAMP 试验阳性

注：V，反应不定；+，阳性；-，阴性。

二、李斯特菌属内各种别的鉴定

将李斯特菌鉴定到种的水平至关重要。因为所有的李斯特菌均能污染食品，但仅有产单核细胞李斯特菌与公共卫生事件有关。李斯特菌属内各种别的鉴定实际上是鉴别产单核细胞李斯特菌与大多数不致病的李斯特菌。鉴定是基于有限生化标准物。有 3 个种在羊血

琼脂平板上溶血，即产单核细胞李斯特菌、斯氏李斯特菌和伊氏李斯特菌溶血，近来研究表明，溶血素是产单核细胞李斯特菌的主要毒性因子，然而，单独的溶血不能表明毒性种别的存在，因为斯氏李斯特菌可以溶血，但不致病。产单核细胞李斯特菌和斯氏李斯特菌产生狭窄的溶血环，常常不超过菌落边缘，而伊氏李斯特菌则产生很宽的溶血环。

　　CAMP 试验是按照《Bergey 系统细菌学手册》，将李斯特菌培养物分别于金黄色葡萄球菌和马红球菌（各用 1 只羊血琼脂平板）划线相垂直处划线接种，但不能与其相接触，于35℃培养 24 小时观察结果。产单核细胞李斯特菌、斯氏李斯特菌在接近金黄色葡萄球菌划线处溶血增强，而伊氏李斯特菌在与马红球菌划线处溶血增强。然而，许多研究解释 CAMP反应是产单核细胞李斯特菌和马红球菌的协同溶血反应。用 β-溶素片代替金黄色葡萄球菌β-溶素，可用于观察产单核细胞李斯特菌溶血反应的增强。

　　产单核细胞李斯特菌通常为 D-木糖阴性、α-甲基-D-甘露糖苷阳性，罕见的不典型菌株 L-鼠李糖阴性（在 37℃需氧培养 7 天）。李斯特菌属中各种别的鉴定见表 17-8-2。

表 17-8-2　李斯特菌属各种别的鉴定

	格氏李斯特菌	无害李斯特菌	伊氏李斯特菌 伊氏亚种	伊氏李斯特菌 伦敦亚种	产单核细胞李斯特菌	斯氏李斯特菌	威氏李斯特菌
β-溶血	–	–	++	++	+	+	–
CAMP 试验							
用金黄色葡萄球菌	–	–	–	–	+	+	–
用马红球菌	–	–	+	+	V		
产酸							
甘露醇	+	–	–	–	–	–	–
α-甲基-D-葡糖苷	+	+	–	–	+	–	+
L-鼠李糖	V	V	–	–	+	–	V
可溶性淀粉	+	–	–	–	–	N	N
D-木糖	–	–	+	+	–	+	+
核糖	V	–	+	–	–	–	–
N-乙酰-β-D-甘露糖胺	N	N	V	+	N	N	N
马尿酸盐水解	–	+	+	+	+	N	N
硝酸盐还原	V	–	–	–	–	N	N
相关血清型	S	4ab, US, 6a, 6b	5	5	1/2a, 1/2b, 1/2c3a, 3b, 3c, 4a, 4ab, 4b, 4c, 4d, 4e, 7	1/2a, 1/2b, 1/2c, US, 4b, 4d, 6b	1/2b, 4c, 6a, 6b, US

注：+，≥90%菌株阳性；–，≥90%菌株阴性；N，未检测；V，反应不定；US，未确定的血清型。

三、利用小型生化试剂盒鉴定李斯特菌

　　API Listeria 试剂盒是专门为鉴定李斯特菌属设计的，包括 10 种不同的生化试验试剂，还包括一个专利，即检测芳胺酶的 DIM 试验，来鉴别产单核细胞李斯特菌（阳性）和伊氏李斯特菌（阴性）（表 17-8-3）。另外，Micro-ID Listeria 试剂盒是由 15 项生化试验试剂组合而成的，但需要检测不同溶血活性的附加试验，来鉴别产单核细胞李斯特菌和无害李斯特菌。API Coryne 系统也可用，但只能鉴定到属的水平。

此外，用 DNA 探针方法直接检测原始分离平板上的菌落，即用化学发光法，可于 30 分钟快速检出产单核细胞李斯特菌，而且有很高的特异性。

表 17-8-3　API Listeria 系统对李斯特菌属各种别的鉴定

	产单核细胞李斯特菌	无害李斯特菌	斯氏李斯特菌	伊氏李斯特菌		威氏李斯特菌	格氏李斯特菌
				伊氏亚种	伦敦亚种		
芳胺酶	−	+	+	V	v	V	+
七叶苷水解	+	+	+	+	+	+	+
α-甘露糖酶	+	+	−	−	−	+	V
产酸							
D-阿拉伯醇	+	+	+	+	+	+	+
D-木糖	−	−	+	+	+	+	−
L-鼠李糖	+	V	−	−	−	V	−
α-甲基-D-葡糖苷	+	+	+	+	+	+	V
D-核糖	−	−	−	+	−	−	+
1-磷酸-葡萄糖	−	−	−	+	V	−	−
D-塔格糖	−	−	−	−	−	+	−

注：+，阳性；−，阴性；V，反应不定。引自 Bille J，Catimel B，Bannerman E，et al. API Listeria, a new and promising one-day system to identify *Listeria* isolates. 1992，58（6）：1857-1860。

1992 年 Bille 等报道了用 API Listeria 系统检测 646 株李斯特菌，包括 258 株产单核细胞李斯特菌、176 株无害李斯特菌、76 株斯氏李斯特菌、75 株伊氏李斯特菌、47 株威氏李斯特菌和 14 株格氏李斯特菌，结果表明 API Listeria 系统正确鉴定 642 株，正确鉴定率为 99.4%（表 17-8-4）。

表 17-8-4　用 API Listeria 系统对 646 株李斯特菌的鉴定

	菌株株数	正确鉴定株数			不能鉴定株数	错误鉴定株数
		无附加试验	有附加试验	总数		
产单核细胞李斯特菌	258	252	6	258（100）	0（0）	0（0）
无害李斯特菌	176	175	1	176（100）	0（0）	0（0）
斯氏李斯特菌	76	0	76	76（100）	0（0）	0（0）
伊氏李斯特菌	75	66	8	74（98.7）	1（1.3）	0（0）
威氏李斯特菌	47	41	3	44（93.6）	2（4.3）	1（2.1）
格氏李斯特菌	14	14	0	14（100）	0（0）	0（0）
合计	646	548	94	642（99.4）	3（0.4）	1（0.2）

注：括号内数字为各菌占菌株总数的百分数（%）。

四、分型技术

（一）血清学试验

用 pH 7.2 的 0.85%缓冲盐水 2ml（用 0.067mol/L 的磷酸钾缓冲液配制 0.85%盐水），将生长于琼脂斜面上的菌落洗下，放在沸水浴中煮沸 1 小时，再用已知的李斯特菌 1 型、4 型或多价抗血清做玻片凝集试验进行鉴定。

（二）血清学分型

根据菌体抗原和鞭毛抗原可对李斯特菌进行血清学分型（72），产单核细胞李斯特菌有 13 个血清型，即 1/2a、1/2b、1/2c、3a、3b、3c、4a、4ab、4b、4c、4d、4e、7，4bX 是 4b 血清型的变种，在追踪英国污染的面饼引起李斯特菌病暴发流行时分离得到的。血清型分型抗原为产单核细胞李斯特菌、无害李斯特菌、伊氏李斯特菌和威氏李斯特菌所共有，引起人类发病的主要血清型是 1/2a、1/2b 和 4b，因此，单独的血清学分型对于亚型来说，不能做到完美区分，然而，血清学分型作为第一步鉴别工具是有用的，不同于其他亚型的分型方法，血清型名称也是常用的。

噬菌体分型：由于血清学分型鉴别力不大，故在应用分子方法前，可以使用噬菌体分型来鉴别相同血清型的菌株。Marquet-Van der Mee 等推荐一套国际噬菌体体系，由 7 种新的试验噬菌体组成，用于产单核细胞李斯特菌的噬菌体亚型分型，总体上提高了分型能力和系统的鉴别力。然而，尽管噬菌体分型有一定作用，但存在某些菌株不能分型的问题，影响其应用。可用分子方法代替，特别是用 DNA 限制性内切酶谱分析。

（三）动物接种

1. 结膜点种试验　取幼兔或豚鼠 1 只，将本菌的 24 小时肉汤培养物 1 滴，滴入动物一侧结膜囊内，另一侧为对照，观察 5 天。一般在接种后的 24～36 小时，出现化脓性结膜炎。

2. 家兔接种　取 0.5ml 菌悬液（3×10^8/ml），于幼兔耳静脉注射，3～5 天幼兔血液内的单核细胞百分数可迅速上升到 40%以上。

3. 小白鼠接种　选择 16～20g 的小白鼠 1 只，取 0.2ml 肉汤培养物腹腔注射，在 5 天内将小白鼠杀死，可发现其肝、脾有坏死灶。如进行分离培养，可找到本菌。

根据以上形态、培养及生化反应可做出初步鉴定，如能进行血清学及动物实验，即可做出确定诊断。必要时还需进行与相似菌的鉴别。

五、李斯特菌和产单核细胞李斯特菌的快速检测

利用免疫方法测定单克隆抗体和进行核酸杂交试验可以快速检测食物和临床标本中

的李斯特菌属，食物中通常含有低浓度的李斯特菌属细菌。因此，通常要选择一种或多种增菌肉汤，先进行增菌培养后再进行分析。

几种基于单克隆抗体的试验，可用于迅速检测李斯特菌属细菌，单克隆抗体到细胞表面抗原仅是属特异性的，这些已被用于开发点-酶免疫测定、微孔板酶免疫分析，以及用于快速检测李斯特菌属各种别的直接免疫荧光试验[20]。尽管单克隆抗体与细胞表面抗原不专门针对产单核细胞李斯特菌，但产单核细胞李斯特菌的 β-溶血素（李斯特菌溶血素 O），对单克隆抗体具有特异性，可能用于快速检测和确认产单核细胞李斯特菌。

开发的 DNA 探针分析，可用于快速检测李斯特菌属内的各种别。一种商品的 DNA 探针分析方法使用荧光素标记的 DNA 探针靶向李斯特菌种特异性的 rRNA 序列，可用于快速检测食物中李斯特菌的种类[21]。

两步嵌套聚合酶链反应可在石蜡包埋组织中检测产单核细胞李斯特菌的 DNA[22]。这种诊断片段是李斯特菌溶血素基因的 165bp 内部片段。该方法如果再经进一步的评估验证，可能作为检测保存在临床标本中的产单核细胞李斯特菌 DNA 的一种手段，并可经改进后在食物检测中应用。

六、DNA 微量限制性内切酶谱分析

染色体 DNA 通过限制性内切酶分析，或核糖体 DNA 基因限制性谱型（核糖分型）来区分产单核细胞李斯特菌的血清型和进行血清型内型别的鉴别，特别是常常引起暴发的血清型，即 4b 型的菌株。高频切割限制性酶（如 EcoR I）的微量限制性谱型能提供有用的流行病学调查数据。尽管这种谱型与一些菌株的谱型相比难以分辨，但仍然为流行病学调查提供了有用的方法。与核糖分型相似的微量限制性谱型，仅能看到核糖体基因的部分或全部 DNA 片段，其分辨力（特别是对血清型 4b）不令人满意。一种全自动的核糖分型复制系统能很容易地在 8 小时内对产单核细胞李斯特菌进行快速亚型分析。尽管单独的核糖分型对流行病学暴发调查的分辨力不令人满意，但全自动的核糖分型复制系统对于暴发的最初识别和对食品及其环境中暂时或长期存留的产单核细胞李斯特菌的鉴定是非常有用的。

七、大量 DNA 限制性 PFGE 谱型分析

Brosch 等在 WHO 产单核细胞李斯特菌多中心国际分型研究中评价了脉冲场凝胶电泳（PFGE）方法，4 个参加的实验室用 PFGE 方法分析了 80 株编码菌株，所有实验室均使用 2 个限制性内切酶（Apa I 和 Sma I），1 个实验室还使用了限制性内切酶（Asc I）。4 个实验室分型数据一致，范围是 79%~90%。69%菌株被 4 个实验室分到了相同的基因组。4 个实验室对大多数流行病学相关菌株都做出了正确鉴定。本次研究表明 PFGE 方法对产单核细胞李斯特菌分型有很高的分辨力和很好的重复性，尤其是对于用其他方法不能分型

的血清型 4b 菌株的亚型分型是很有用的。

在美国 CDC 建立了公共卫生和食品法规实验室网（PulseNet），负责常规检测食品中的致病菌，并快速检测共同来源的食物中毒事件。

八、结果报告、解释和评价

从血液、脑脊液或其他正常无菌部位标本分离培养出的疑似李斯特菌的菌落，在血琼脂上有轻微的 β-溶血，应进行动力、革兰氏染色、触酶和七叶苷水解试验，以进行鉴定。产单核细胞李斯特菌与 B 群链球菌在血琼脂平板上的菌落相似，常规不需要做 CAMP 试验，可用 β-溶素代替，采用 API Listeria 试验（增加溶血试验）可以将其排除。如果产单核细胞李斯特菌在脑脊液中数量很少，直接进行涂片、革兰氏染色检查则意义不大。革兰氏染色后，李斯特菌与其他革兰氏阳性细菌非常相似，如链球菌、肠球菌或棒状杆菌等。如果在采集脑脊液标本以前，已经使用了抗生素，则培养可能呈阴性。在这种情况下，革兰氏染色是有用的，但需要用其他方法，包括聚合酶链反应（根据实验室的条件）加以证实。

参 考 文 献

[1] Lavetter A，Leedom JL，Mathies AW，et al. Meningitis due to *L. monocytogenes*. A review of 25 cases. N Engl J Med，1971，285：598-603.

[2] Winslow DL，Pankey GA. In vitro activities of trimethoprim and sulfamethoxazole against *L. monocytogenes*. Antimicrob Agents Chemother，1982，22：51-54.

[3] Gellin BG，Broome CV. Listeriosis. J Am Med Assoc，1989，261：1313-1320.

[4] Murray EGD，Webb RA，Swann MBR. A disease of rabbits characterized by a large mononuclear leucocytosis, caused by a hitherto undescribed bacillus，*Bacterium monocytogenes*. J Pathol Biol，1926，29：407-439.

[5] Bojsen-Moller J. Human listeriosis：diagnostic，epidemiologic and clinical studies. Acta Pathol Microbiol Scand Sect B Suppl，1972，229：72-92.

[6] Kampelmacher EH，van Noorle Jansen LM. Isolation of *Listeria monocytogenes* from feces of clinically healthy humans and animals. Ned Tijdschr Geneeskd，1969，113（36）：1533-1536.

[7] Cain DB，McCann VL. An unusual case of cutaneous listeriosis. J Clin Microbiol，1986，23：976-977.

[8] Gray ML，Killinger AH. *Listeria monocytogenes* and listeric infections. Bacteriol Rev，1966，30：309-382.

[9] Bille J. Epidemiology of human listeriosis in Europe，with special reference to the Swiss outbreak//Miller AJ，Smith JL，Somkuti GA. Foodborne Listeriosis. Amsterdam：Elsevier，1990.

[10] Welshimer HJ. Survival of *Listeria monocytogenes* in soil. J Bacteriol，1960，80：316-320.

[11] Schlech WF，Lavigne PM，Bortolussi RA，et al. Epidemic listeriosis-evidence for transmission by food. N Engl J Med，1983，308：203-206.

[12] McLauchlin J. Human listeriosis in Britain，1967-85，a summary of 722 cases. 2. Listeriosis in non-pregnant individuals，a changing pattern of infection and seasonal incidence. Epidemiol Infect，1990，104：191-201.

[13] Schwartz B，Ciesielski CA，Broome CV，et al. Association of sporadic listeriosis with consumption of uncooked hotdogs and undercooked chicken. Lancet，1988，2（8614）：779-782.

[14] Boucher M，Yonekura ML. Listeria meningitis during pregnancy. Am J Perinatol，1984，1：312-318.

[15] Hume OS. Maternal *Listeria monocytogenes* septicemia with sparing of the fetus. Obstet Gynecol，1976，48（Suppl.）：33S-34S.

[16] McLauchlin J. Human listeriosis in Britain，1967-85，a summary of 722 cases. 1. Listeriosis during pregnancy and in the newborn. Epidemiol Infect，1990，104：181-189.

[17] Gillespie SH，Hawkey PM. Principles and Practice of Bacteriology. 2nd ed. New Jersey：John Wiley & Sons Ltd，2006.

[18] Büla CJ，Bille J，Glauser MP，1995. An epidemic of food-borne listeriosis in western Switzerland：description of 57 cases involving adults. Clin Infect Dis，1995，20：66-72.

[19] Dalton CB，Med B，Austin CC，et al. An outbreak of gastroenteritis and fever due to *Listeria monocytogenes* in milk. N Engl J Med，1997，336（20）：100-105.

[20] Butman BT，Plank MC，Durham RJ，et al. Monoclonal antibodies which identify a genus-specific *Listeria* antigen. Appl Environ Microbiol，1988，54：1564-1569.

[21] King W，Raposa S，Warshaw J，et al. A new colorimetric nucleic acid hybridization assay for *Listeria* in foods. Int J Food Microbiol，1989，8：225-232.

[22] Kim C，Swaminathan B，Holloway B，et al. Detection of *Listeria monocytogenes* in formalin-fixed paraffin-embedded tissues using a 2-stage nested polymerase chain reaction. 90th Annu. Meet. Am. Soc. Microbiol. Washington，D.C：American Society for Microbiology，1990.

第九节　红斑丹毒丝菌

丹毒丝菌属（*Erysipelothrix*）现归类于有规律的、不形成芽孢的革兰氏阳性杆菌中。丹毒丝菌属内有 2 个种，即红斑丹毒丝菌（*E. rhusiopathiae*）和扁桃体丹毒丝菌（*E. tonsillarum*）。本属代表菌种为红斑丹毒丝菌。

红斑丹毒丝菌在自然界广泛分布，特别是在低温、碱性和有机物存在的环境条件下，有利于丹毒丝菌的存活。同时许多动物均可带菌，鸟类和鱼类均有丹毒丝菌的寄生，猪最容易带菌，水和土壤可被患病或无症状的动物的粪便和尿液污染。本菌属细菌最早是从鼠及患有丹毒病的猪中分离到的，Rosenbach 于 1884 年又从患有类丹毒的患者中分离到。红斑丹毒丝菌是猪丹毒的致病菌，偶尔引起类丹毒。通常引起人类的局部皮肤感染。扁桃体丹毒丝菌可从水和健康猪的扁桃体中分离到。

一、生物学性状

（一）形态

本菌为革兰氏阳性杆菌，大小为（0.8～2.5）μm×（0.2～0.5）μm，单个存在或形成短链，粗糙型菌落涂片可形成长丝状（60μm 左右）且有分枝及断裂，与放线菌的形态相近似。本菌无芽孢，不抗酸，无鞭毛，亦无荚膜。

（二）培养特性

红斑丹毒丝菌为嗜常温的兼性厌氧菌，初次分离需在厌氧环境中培养，传代后在有氧环境中亦能生长。触酶和氧化酶试验阴性。适宜温度为 30～37℃（5～42℃均能生长）。最适 pH 为 7.2～7.6（6.7～9.2 均能生长），在高浓度氯化钠（8.5%）中能生长，在含有葡萄糖或血清的培养基内生长旺盛。在血琼脂平板上，经 35℃培养 24 小时，可形成两种菌落。

光滑型菌落细小，呈圆形突起而有光泽，质软，易混悬于盐水中；粗糙型菌落大，表面呈颗粒状，与炭疽杆菌的小菌落相似，边缘呈不整齐的卷发状。如用血琼脂做倾注平板培养，可见深层菌落周围有绿色环。本菌在半固体琼脂表面下数毫米处发育最佳，常呈带状。在葡萄糖肉浸汤中呈轻微混浊生长，底层可有少许灰色沉淀。

（三）生化反应

本菌在三糖铁琼脂培养基中，高层及斜面均产酸。可于 48 小时内发酵葡萄糖及乳糖（需在培养基内加入 1～2 滴兔血清），产酸不产气，在 6～7 天发酵麦芽糖而产酸，不分解木糖、甘露糖、麦芽糖及蔗糖。本菌不还原硝酸盐，可液化明胶，不水解七叶苷，甲基红和 VP 反应阴性，吲哚和尿素阴性，大部分菌株形成硫化氢。

二、对抗菌药物的敏感性

红斑丹毒丝菌通常对青霉素、头孢菌素、克林霉素、亚胺培南、四环素、氯霉素、红霉素和氟喹诺酮类药物敏感，对氨基糖苷类药物、磺胺和万古霉素耐药。青霉素是治疗红斑丹毒丝菌全身感染和局部感染的首选抗菌药物。然而，人类感染类丹毒被治愈后容易复发。

三、临床意义

本菌可引起动物传染病，许多动物带菌，尤其是火鸡和猪（在其消化道和扁桃体均可带菌）。本菌最初是猪及其他动物的病原菌，可引起猪的急性或慢性丹毒。其他家养和野生的动物也受影响，特别是羊、家兔、牛和火鸡，主要是摄入污染物所致。

本菌引起的人类疾病主要是类丹毒。类丹毒是一种职业病，大多数发生在兽医和屠宰人员，主要通过接触、处理动物或动物制品，皮肤擦伤、损伤或咬伤而致病，引起一种传染性皮炎，接触部位于 2～7 天发生局部蜂窝织炎，大多发生在手部，特别是在手指等处形成病灶，局部皮肤红肿、疼痛，有水疱，界线清楚，但不化脓。局部淋巴结肿大，有时伴有关节炎，也可引起急性败血症或心内膜炎。尤其是免疫力低下的患者，更易患病。通常在 2～4 周后痊愈，有时可达几个月且容易复发，类丹毒复发后患者不产生免疫力。

四、细菌学检验

类丹毒病灶处是红斑丹毒丝菌最好的活检标本来源，在取标本之前，要小心清洗和消毒局部皮肤，本菌在局部皮下深层组织，活检时从病灶周围进入真皮组织取出混浊的标本，进行革兰氏染色和培养。从皮肤表面用拭子取标本无意义。对播散性疾病可进行血培养。对活检标本直接革兰氏染色价值不大，然而，在组织中发现革兰氏阳性、细长的杆菌，且有接触动物或动物制品及皮肤损伤的病史可提示为类丹毒。

活检标本应划线接种于血琼脂或巧克力琼脂上，同时接种胰酶大豆肉汤或 Schaedler 肉汤，于 35℃需氧或 5% CO₂ 环境中培养 7 天；败血症或心内膜炎患者的血液，在接种于商品血培养系统后，直接划线接种于血琼脂平板上，红斑丹毒丝菌通常在 1～3 天生长出菌落，在血琼脂平板上，培养 24 小时可形成针尖大小（<0.1mm）的菌落。48 小时可明显看到 2 种菌落类型：小菌落是透明、有圆形突起、边缘整齐的光滑型菌落；大菌落是扁平、不透明、边缘不整齐的不光滑型菌落。在血琼脂平板上培养 2 天后，菌落下面常常出现浅绿色的变色环。

丹毒丝菌为革兰氏阳性菌，但有时脱色而成为革兰氏阴性菌，并出现革兰氏阳性的念珠状颗粒，光滑型菌落的菌细胞为杆、球杆状，有时呈短链状，粗糙型菌落为长丝状，多为 60μm 以上。红斑丹毒丝菌与扁桃体丹毒丝菌的鉴别要点是后者蔗糖阳性。Vitek 自动检测系统及 API Coryne 系统通常能正确鉴定红斑丹毒丝菌。

局部感染可自患处取材。将标本接种于含 1% 葡萄糖肉汤，于厌氧或 CO₂ 环境中在 35～37℃进行增菌培养，然后用含 5% 兔血的心浸汤琼脂平板进行分离培养。

如为败血症或心内膜炎的患者，可取静脉血液 5～6ml，于血液增菌培养基中先进行增菌培养，再以血琼脂平板进行分离培养，如有革兰氏阳性杆菌生长，形态及生化反应与本菌一致，特别是产生 H₂S，可初步认为是红斑丹毒丝菌，因为在临床标本中所遇到的革兰氏阳性杆菌，很少产生 H₂S，芽孢杆菌属中虽有产生 H₂S 的革兰氏阳性杆菌，但其可形成芽孢，则可与本菌相区分。

鉴定本菌可采用动物实验。红斑丹毒丝菌对小鼠、大鼠、家兔和家鸽等均有致病性，尤以小鼠及鸽最为敏感。取经 2～4 天培养的肉汤培养物 0.2ml，注射于小鼠腹腔内，4～5 天后小鼠可因败血症而死亡。心血培养可分离到红斑丹毒丝菌，对家兔进行皮下注射后，可发生蔓延性炎症和水肿而死亡。

五、与其他相关菌属的鉴别

丹毒丝菌属与乳杆菌属、李斯特菌属、索丝菌属和库特菌属，均为有规律的、不产生色素、无芽孢的革兰氏阳性杆菌，其主要鉴别要点包括：①红斑丹毒丝菌在三糖铁琼脂培养基上产生 H₂S，而其他菌属不产生 H₂S；②李斯特菌属、索丝菌属和库特菌属的细菌均为触酶试验阳性；③李斯特菌有动力，七叶苷水解试验阳性，不产生 α-溶血；④索丝菌属发酵碳水化合物强阳性，VP 试验阳性，在 30℃以上不生长；⑤库特菌属是专性需氧菌，有动力，不溶血[1]。本菌与产单核细胞李斯特菌、类白喉杆菌在形态、培养条件及生化特性上有相似之处（表 17-9-1～表 17-9-3）。

表 17-9-1　李斯特菌属与红斑丹毒丝菌的鉴别

	李斯特菌属	红斑丹毒丝菌
触酶	+	−
氧化酶	−	−

续表

	李斯特菌属	红斑丹毒丝菌
动力		
20℃	+	−
37℃	−	−
在4℃生长	+	−
在血琼脂平板上溶血	不产生 β-溶血	不产生 α-溶血
H₂S 产生	−	+
七叶苷水解	+	−
吲哚产生	−	−
VP 试验	+	−
尿素酶	−	−
对万古霉素的敏感性	敏感	耐药

注：+，阳性；−，阴性。

表 17-9-2　三种革兰氏阳性杆菌的鉴别

	形态	动力	触酶	生长环境	对小白鼠的致病性
产单核细胞李斯特菌	短杆状	+	+	需氧、兼性厌氧	+
红斑丹毒丝菌	短杆或长丝状	−	−	兼性厌氧	+
类白喉杆菌	短杆状	−	+	需氧	−

注：+，阳性；−，阴性。

表 17-9-3　产单核细胞李斯特菌和红斑丹毒丝菌的鉴别

	动力	触酶	在45℃生长	在15℃生长	葡萄糖产气	产酸								水解七叶苷	硝酸盐还原	水解精氨酸	H₂S
						阿拉伯糖	半乳糖	乳糖	麦芽糖	甘露醇	水杨素	山梨醇	蕈糖				
产单核细胞李斯特菌	+	+	+	+	−	−	−	D	+	−	+	−	+	+	−	−	−
红斑丹毒丝菌	−	−	−	+	−	+	+	+	−	−	−	−	−	−	−	+	+

注：D，不同反应；+，阳性；−，阴性。

　　棒状杆菌和链球菌与红斑丹毒丝菌也容易混淆，但红斑丹毒丝菌产生 H₂S，而棒状杆菌和链球菌不产生 H₂S，同时形态也不同[2]。丹毒丝菌属内有许多种别，各种别的鉴别见表 17-9-4。

表 17-9-4　丹毒丝菌属内各种别的鉴别

	意外丹毒丝菌	红斑丹毒丝菌 DSM 5055ᵀ	红斑丹毒丝菌 DSM 5056ᵀ	红斑丹毒丝菌 DSM 5057ᵀ	红斑丹毒丝菌 DSM 5058ᵀ	扁桃体丹毒丝菌
API 32 Strept						
β-半乳糖苷酶	+	−	−	−	−	+
碱性磷酸酶	−	−	−	−	−	+
核糖	W	−	−	−	−	+

续表

	意外丹毒丝菌	红斑丹毒丝菌 DSM 5055^T	红斑丹毒丝菌 DSM 5056^T	红斑丹毒丝菌 DSM 5057^T	红斑丹毒丝菌 DSM 5058^T	扁桃体丹毒丝菌
乳糖	−	+	+	+	+	−
蕈糖	+	−	−	−	−	−
N-乙酰-β-葡糖胺酶	+	+	−	W	+	+
β-甘露糖酶	W	−	−	−	−	−
利用 Biolog GP 微量板						
L-阿拉伯糖	−	+	+	+	+	W
N-乙酰-β-甘露糖胺	−	+	+	+	+	+
熊果苷	+	−	−	−	−	−
纤维二糖	+	−	−	−	−	−
果糖	−	+	+	+	+	+
D-半乳糖	−	+	+	+	+	+
龙胆二糖	+	−	−	−	−	−
α-D-乳糖	−	+	+	+	+	−
D-甘露糖	−	+	+	W	+	−
3-甲基葡萄糖	−	−	−	−	+	−
D-阿洛酮糖	−	+	+	+	+	+
D-核糖	W	−	+	+	+	+
水杨素	+	−	−	−	−	−
D-蕈糖	+	−	−	−	−	−
木糖	−	−	+	+	+	W
甘油	+	−	−	−	−	−

注：+，阳性；−，阴性；W，弱反应。

参 考 文 献

[1] Gillespie SH，Hawkey PM，Principles and Practice of Llinical Bacteriology. 2nd ed. New Jersey：John Wiley & Sons Ltd，2006.

[2] Verbarg S，Rheims H，Emus S. *Erysipelothrix inopinata* sp. Nov.，isolated in the course of sterile filtration of vegetable peptone broth，and description of *Erysipelotrichaceae fam.* nov. Int J Syst Evolut Microbiol，2004，54：221-225.

（李仲兴　时东彦　刘丽霞　孙　倩　魏宏莲）

第五篇

革兰氏阴性杆菌感染及检测

第十八章　肠杆菌科感染及检测

第一节　革兰氏阴性杆菌的初步分群

　　革兰氏阴性杆菌中不仅包括肠杆菌科，也包括弧菌科和气单胞菌属等。在鉴定这些细菌时，均可以按表18-1-1做初步分群鉴定。然后再进一步做详细鉴定。

　　在革兰氏阴性杆菌之中，包括4个类群，1～3群是在血琼脂平板上培养24小时、生长良好的革兰氏阴性杆菌，第4群是营养要求高、较难培养的革兰氏阴性杆菌。应用表18-1-1可进行革兰氏阴性杆菌鉴定：从左到右第1列是细胞形态，都是革兰氏阴性杆菌；就比较第2列，即葡萄糖发酵，可将所有细菌分成两部分，发酵葡萄糖的有13类，再用是否产生色素将色杆菌排除，然后依据氧化酶又可将其他细菌分成两部分，氧化酶阳性者用6%氯化钠进行区分，阳性者就是弧菌属，阴性者继续往下分，依此类推，直至找到未知细菌与表内实验相吻合。但必须注意，在查表前一定要确保每一项实验准确无误。

　　如果在血琼脂（胰酶大豆汤琼脂加5%羊血）平板上经35℃培养24小时生长良好，菌落直径约为1mm，如果生长很弱，表明培养时间需延长。如果在血琼脂平板上培养72小时后不生长，应视为"不生长"。进行形态学和表型检测时，应选择大多数实验室都能应用的方法。细胞形态的检查可用在血琼脂平板上的新鲜菌落，如果是针尖大小的球杆菌，表明可能是布鲁氏菌或弗朗西丝菌。

　　尿素酶试验可用柯氏尿素琼脂培养基培养24小时观察结果，而快速尿素酶试验可于4小时读取结果。用三糖铁琼脂或克氏铁琼脂的高层观察葡萄糖的发酵反应，使用氧化-发酵（OF）培养基上层观察葡萄糖的氧化反应。脑心浸液琼脂要加入10%的血清，氧化酶实验要用四甲基对苯二胺，动力观察最好用血琼脂平板上的新鲜菌落做湿片进行检测。多黏菌素B（每片300U）可用于血琼脂平板上观察抑菌环，对非发酵菌和其他对营养要求高的细菌进行吲哚试验时要用Ehrlich试剂，检测七叶苷水解要用不含胆汁的培养基。

表 18-1-1 在血琼脂平板上生长良好、发酵葡萄糖的革兰氏阴性杆菌的鉴定[1]

细胞形态	葡萄糖发酵	色素	氧化酶	6%氯化钠	动力	蔗糖发酵	吲哚	葡萄糖氧化	荧光色素	黄色素	多黏菌素B	ONPG	赖氨酸脱羧酶	精氨酸脱羧酶	尿素	七叶苷	OF甘露醇	OF麦芽糖	麦康凯琼脂培养基生长	乳糖、木糖发酵	苯丙氨酸脱氨酶	硫化氢三糖铁	硝酸盐产气	
杆	+	紫	+	+																				色杆菌属
		其他	+	+																				弧菌属
			-	-	+																			气单胞菌属、邻单胞菌属
					-	+	-																	巴斯德菌属、放线杆菌属
							+	+																贝氏巴斯德菌
							-							+										EF-4a
														-										鸟巴斯德菌、伴放线放线杆菌
																								麦氏弧菌
																								肠杆菌科
							+													+	+			普罗威斯菌、摩根菌
							-													-	-	+		爱德华菌属
																						-		贝氏巴斯德菌
																			-					贝氏巴斯德菌
																								甲杆菌属、玫瑰单胞菌属
		粉红	+		+																	+		希瓦菌属
		无		-			+															-		高山浴菌
							-	+	+															铜绿假单胞菌、荧光假单胞菌，恶臭假单胞菌
									-	+														黄色土壤杆菌群 O1、O2，鞘氨醇单胞菌
	-									-	R	+									+			类假单胞菌 2 群

细胞形态	葡萄糖发酵	色素	氧化酶	6%氯化钠	动力	蔗糖发酵	吲哚	葡萄糖氧化	荧光色素	黄色素	多黏菌素B	ONPG	赖氨酸脱羧酶	精氨酸脱羧酶	尿素	七叶苷	OF甘露醇	OF麦芽糖	麦康凯脂培养基生长	乳糖、木糖发酵	苯丙氨酸脱氨酶	硫化氢三糖铁	硝酸盐产气	
																					-			洋葱伯克霍尔德菌复合体
												-	+											稳定伯克霍尔德菌
													-	+										类鼻疽伯克霍尔德菌
														-			+							解甘露醇罗尔斯顿菌
											S						-							潘多拉菌，罗尔斯顿菌
														+		+	+							人苍白杆菌，无色杆菌B、E群
																-	+	+						CDC Vb-3，OFBA-1
																		-						类假单胞菌2群，OFBA-1，食酸菌属
																	-							门多萨假单胞菌，CDC I c，OFBA-1
												+			+	+								放射根瘤菌
												-		-										人苍白杆菌，无色杆菌F群，美丽盐单胞菌
																							+	斯氏假单胞菌，人苍白杆菌
																							-	类假单胞菌2群，草螺菌属，CDC嗜麦芽短非发酵菌1群
															-	+								CDC O3群，泡囊短波单胞菌
																-							+	斯氏假单胞菌，木糖氧化产碱杆菌
																							-	木糖氧化产碱杆菌，缺陷短波单胞菌

注：R，耐药；S，敏感；+，阳性；-，阴性。

第二节 肠杆菌科

肠杆菌科（Enterobacteriacae）具有全球分布性。与人类疾病有关的生物种有大肠埃希菌、奇异变形杆菌、沙门菌属和克雷伯菌属。欧文菌属和果胶杆菌属是主要的植物病原体，在许多不同的作物中引起枯萎病和腐烂病。鲁氏耶尔森菌是养殖鲑鱼的主要病原体，沙门菌是牛、羊和家禽的病原体。从临床标本培养的细菌属于肠杆菌科，具有以下特征：①革兰氏阴性杆菌，大小为（0.5～2）μm×（2～4）μm；②细胞色素氧化酶阴性；③发酵葡萄糖；④硝酸盐还原为亚硝酸盐；⑤兼性厌氧。肠杆菌科与其他革兰氏阴性杆菌的鉴别见表18-2-1。

表18-2-1 肠杆菌科与其他革兰氏阴性杆菌的鉴别

	肠杆菌科	弧菌科	非发酵菌	巴斯德菌科
葡萄糖	发酵	发酵	氧化或不分解	发酵
氧化酶	−	+	+	+
形态	杆状	弧状或杆状	杆状	球杆状
鞭毛	周鞭毛或无鞭毛	极生鞭毛	极生、周生或无鞭毛	无鞭毛

注：+，阳性；−，阴性。

确定肠杆菌科之后，将常见的各菌属利用苯丙氨酸脱氨酶和VP两项试验，将肠杆菌科的14个菌属分成3个群，然后可以将这3个菌群的各菌属逐一进行分类鉴定（表18-2-2）。

表18-2-2 利用苯丙氨酸脱氨酶和VP试验对肠杆菌科进行分群

苯丙氨酸脱氨酶、VP试验阴性	埃希菌属、志贺菌属、沙门菌属、枸橼酸菌属、爱德华菌属
苯丙氨酸脱氨酶试验阴性、VP试验阳性	克雷伯菌属、肠杆菌属、哈夫尼亚菌属、泛菌属、沙雷菌属、耶尔森菌属
苯丙氨酸脱氨酶试验阳性	变形杆菌属、摩根菌属、普罗威登斯菌属

肠杆菌科各菌属主要种别的生物学特性可见表18-2-3。

第三节 埃希菌属

一、生物学特性

埃希菌属（*Escherichia*）包括肠杆菌科中有动力和无动力的细菌。它们是革兰氏阴性、氧化酶试验阴性、无芽孢的杆菌，为兼性厌氧菌，通常以周生鞭毛进行运动；能够发酵各种碳水化合物，产酸和产生气体。快速发酵乳糖是许多菌株的特征，特别是大肠埃希菌。

而其他埃希菌属细菌，包括肠侵袭性大肠埃希菌（EIEC），以及一些大肠埃希菌（代谢失活）菌株，缓慢发酵或完全不利用这种底物。

肠杆菌科内的其他菌属，包括克雷伯菌属、肠杆菌属、沙雷菌属和枸橼酸杆菌属，均具有快速发酵乳糖（通常在 24 小时内）的能力，统称为大肠型细菌。除大肠埃希菌外，属于埃希菌属的其他种别是螳螂埃希菌（*E. blattae*）、弗格森埃希菌（*E. fergusonii*）、赫氏埃希菌（*E. hermannii*）和伤口埃希菌（*E. vulneris*）。

此外，非脱羧埃希菌（*E. adecarboxylata*）被归为勒克菌属（*Leclercia*）。

二、大肠埃希菌与临床感染

（一）肠外感染

与导致腹泻病和威胁生命感染的大肠埃希菌不同，一般大肠埃希菌为人类肠道的正常菌群，但当它们进入血液、脑脊液或泌尿道，则成为人类致病菌。某些大肠埃希菌的特定菌株可导致尿路感染、菌血症和新生儿脑膜炎等，通常以特定的 O：K：H 血清型为特征，被归类为泌尿道致病性大肠埃希菌（UPEC）或脑膜炎大肠埃希菌（MAEC）。

一些菌株与普通大肠埃希菌不同，存在致病相关基因和特殊的大肠埃希菌，如 O4：H5 菌株，其可能导致尿路感染。

（二）尿路感染

大多数尿路感染是由大肠埃希菌引起的，通常源自粪便或尿道周围菌群。在尿道周围区域定居后，这些细菌可能从尿道口（如插入导管时）上升到尿道并感染膀胱。在某些情况下，这些致病菌继续通过输尿管而引起急性肾盂肾炎，涉及一侧或两侧肾脏。急性肾盂肾炎患者有一系列症状包括发热、胁痛、菌尿、有或无发汗、腹股沟腹痛、恶心和呕吐。涉及一侧或两侧肾的病例（包括肾盂肾炎病例）中，细菌可能会扩散到尿道以外而进入血液。

（三）致腹泻大肠埃希菌

大肠埃希菌大多为温血动物肠道的正常菌群，但其中少数可侵犯人体各个器官和组织，导致革兰氏阴性菌败血症和内毒素性休克、尿道和创伤感染，并使免疫力低下的住院患者并发肺炎和导致新生儿脑膜炎。大肠埃希菌有些菌株能引起轻度腹泻，有的可引起霍乱样严重腹泻，具有高度传染性。引起肠炎或胃肠炎的致病性大肠埃希菌主要有以下几种。

1. 肠致病性大肠埃希菌（EPEC） 是流行性婴幼儿腹泻（或称致病性大肠埃希菌肠炎、夏季腹泻等）的致病菌，主要依靠耐热肠毒素（ST）和不耐热肠毒素（LT）检测鉴定。具有高度传染性。多发生于夏秋季节，发展中国家的婴幼儿发病率高，临床特征是发热、不适、呕吐、腹泻和粪便中多黏液、无血，病程较长。

表 18-2-3　通常遇到的临

	吲哚	甲基红	VP	西蒙枸橼酸盐	H₂S（三糖铁琼脂）	尿素水解	苯丙氨酸脱氨酶	赖氨酸脱羧酶	精氨酸双水解酶	鸟氨酸脱羧酶	动力（36℃）	明胶（2
大肠埃希菌	+	+	−	−	−	−	−	+	V	V	+	
志贺菌属 ABC 血清群	V	+	−	−	−	−	−	−	−	−	−	
宋内志贺菌	−	+	−	−	−	−	−	−	−	+	−	
沙门菌属常见血清型	−	+	−	+	+	−	−	+	V	+	+	
伤寒沙门菌	−	+	−	−	+	−	−	+	−	−	+	
副伤寒菌 A	−	+	−	−	V	−	−	−	V	+	+	
弗劳地枸橼酸杆菌	−	+	−	+	V	V	−	−	V	V	+	
异型枸橼酸杆菌	+	+	−	+	−	V	−	−	V	+	+	
肺炎克雷伯菌	−	V	+	+	−	+	−	+	−	−	−	
催产克雷伯菌	+	V	+	+	−	+	−	+	−	−	−	
产气肠杆菌	−	−	+	+	−	−	−	+	−	+	+	
阴沟肠杆菌	−	−	+	+	−	V	−	−	+	+	+	
蜂房哈夫尼亚菌	−	V	V	V	−	−	−	+	−	+	V	
液化沙雷菌	−	+	+	+	−	−	−	+	−	+	+	
黏质沙雷菌	−	V	+	+	−	V	−	+	−	+	+	
奇异变形杆菌	−	+	VP	V	+	+	+	−	−	+	+	
普通变形杆菌	+	+	−	V	+	+	+	−	−	−	+	
雷氏普罗威登斯菌	+	+	−	+	−	+	+	−	−	−	+	
斯氏普罗威登斯菌	+	+	−	+	−	V	+	−	−	−	V	
产碱普罗威登斯菌	+	+	−	+	−	−	+	−	−	−	+	
摩氏摩根菌	+	+	−	−	−	+	+	−	−	+	+	
小肠结肠炎耶尔森菌	V	+	−	−	−	V	−	−	−	+		
鼠疫耶尔森菌	−	V	−	−	−	−	−	−	−	−	−	
假结核耶尔森菌	−	+	−	−	−	+	−	−	−	−		

注：V，反应不定；+，阳性；−，阴性。

杆菌科细菌的生化反应

乳糖	蔗糖	D-甘露醇	卫矛醇	侧金盏花醇	D-山梨醇	L-阿拉伯糖	棉子糖	鼠李糖	D-木糖	蜜二糖	DNA酶（25℃）	ONPG
+	V	+	V	−	+	+	V	V	+	V	−	+
−	−	+	−	−	V	V	V	−	−	V	−	−
−	−	+	−	−	−	+	−	V	−	V	−	+
−	−	+	+	−	+	+	−	+	+	+	−	−
−	−	+	−	−	+	−	−	−	V	+	−	−
−	−	+	+	−	+	+	−	+	−	+	−	−
V	V	+	V	−	+	+	V	+	+	V	−	+
V	V	+	V	+	+	+	−	+	+	−	−	+
+	+	+	V	+	+	+	+	+	+	+	−	+
+	+	+	V	+	+	+	+	+	+	+	−	+
+	+	+	−	+	+	+	+	+	+	+	−	+
+	+	+	V	V	+	+	+	+	+	+	−	+
−	V	+	−	−	−	+	−	+	+	−	−	+
−	+	+	−	−	+	+	−	−	+	V	V	+
−	+	+	−	−	V	+	−	−	−	−	+	+
−	V	+	−	−	−	−	−	−	+	−	V	
−	+	−	−	−	−	−	−	−	+	−	V	
−	V	+	−	−	+	−	−	V	V	−	−	
−	V	V	−	−	−	−	−	−	−	−	V	V
−	V	−	−	−	+	−	−	−	−	−	+	
−	−	−	−	−	−	−	−	−	−	−	−	
−	+	+	−	−	+	+	−	−	V	−	−	+
−	−	+	−	−	V	+	−	−	+	V	−	V
−	−	+	−	−	−	V	V	V	+	V	−	V

2. 产肠毒素性大肠埃希菌（ETEC） 主要通过生化反应、血清分型和肠毒素测定。生化反应符合大肠埃希菌，具备特定的血清型别，主要依靠 ST 和 LT 检测鉴定。常应用生物学方法或细胞培养、免疫学方法等。

3. 肠侵袭性大肠埃希菌（EIEC） 类似志贺菌，能直接侵犯肠黏膜，在黏膜上皮细胞内增殖，并破坏上皮细胞。EIEC 能像志贺菌一样引起发热、腹痛、水泻或细菌性痢疾的典型症状，出现黏液脓血便。

4. 产志贺毒素大肠埃希菌（STEC） 通过生化反应和血清分型测定肠道正常菌群中的大肠埃希菌约 80%培养少于 24 小时，可发酵山梨醇，但大肠埃希菌 O157：H7 不发酵（或缓慢发酵）山梨醇。可用山梨醇麦康凯琼脂直接筛选不发酵山梨醇的菌株，经次代培养后用胶乳凝集试验检测 O157 抗原。在北美许多地区，大肠埃希菌 O157 占肠道分离致病菌的第二或三位，是血便中常见的致病菌。大肠埃希菌 O157 是 4 岁以下儿童急性肾衰竭的主要致病菌。因此，针对血便患者，大肠埃希菌 O157 需要常规检测。

致腹泻大肠埃希菌的主要致病特征见表 18-3-1。

表 18-3-1　致腹泻大肠埃希菌的主要致病特征

	致病机制	感染类型	主要临床表现	发病人群	危险因素
ETEC	LT 和 ST	腹泻、旅行性腹泻	水样便、腹痛、恶心、脱水	成人、儿童	海外旅行
EPEC	黏附分子	急性腹泻	水样便、发热、呕吐、黏液便	<2 岁的婴幼儿、成人	
EIEC	侵入结肠黏膜上皮	志贺样脓血便	脓血便，便中有红细胞、白细胞和黏液，发热，腹痛	成人	海外旅行
STEC	志贺毒素	腹泻、出血性肠炎	腹泻、腹痛、血便、发热、溶血性尿毒症综合征	儿童、老人	摄入未熟牛肉、牛奶
EAEC	不明	急、慢性腹泻	水泻、呕吐	所有年龄人群	

注：EAEC，肠聚集性大肠埃希菌。

三、对抗菌药物的敏感性

大多数大肠埃希菌对抗革兰氏阴性菌的抗菌药物敏感，过去 50 年以来广泛使用抗生素，使肠道细菌（包括大肠埃希菌）的耐药性显著增加。

1995～2001 年在美国进行的一项大肠埃希菌尿液分离株的研究显示，其对氨苄西林耐药率为 36%～37%，对复方新诺明耐药率为 15%～17%，对环丙沙星的耐药性增加（0.7%～2.5%），对呋喃妥因的耐药性较低（0.4%～0.8%）[1]。磷霉素-氨丁三醇对尿液肠杆菌科细菌具有高度活性，超过 90%的大肠埃希菌对其敏感[1]。

适当的抗生素治疗对大肠埃希菌引起的大多数感染有效，尽管与败血症有关的死亡率较高，尤其在免疫功能低下和老年患者中更是如此。在出现尿路感染的情况下，必须在抗生素敏感性试验结果出来之前就开始抗生素治疗，如果为产 CTX-M 型 ESBL 菌株，则碳青霉烯类药物是首选。

通过质粒或药物外排系统可导致细菌对多种抗生素产生耐药性。大肠埃希菌中的染色体有多重抗生素抗性基因座（*marA*），影响 acrAB 外排泵和其他染色体基因的表达，导致对一系列抗生素的耐药，包括四环素和许多不相关的抗生素，如氯霉素、β-内酰胺类药物和萘啶酸[2]。

由于存在 TEM-1-内酰胺酶和 TEM-2β-内酰胺酶，近年来大肠埃希菌菌株对阿莫西林的敏感性降低。携带 *dhfr* 抗性基因的质粒和整合子的频繁作用，使复方新诺明和甲氧苄啶的有效性也降低。应考虑使用氟喹诺酮或呋喃妥因进行经验性治疗。

药物敏感性试验对于制订治疗方案，以及检测耐药性非常重要。由于大肠埃希菌通常通过粪-口途径感染，因此良好的卫生和清洁水及正确的食品烹饪方法，可预防大肠埃希菌感染，特别是避免从生食到熟食的交叉污染，确保充足的烹饪和适当的食物储存。同时，护理人员进行洗手和环境清洁，对医院控制感染暴发也很重要。

四、细菌学检验

（一）肠道外感染标本

1. 标本采集　主要为血液、尿液、脓液、痰和粪便等标本。血液标本需要先增菌培养后，再进行分离培养，尿液标本要采集早晨清洁中段尿进行定量培养，痰标本取口腔清洁后从深部咳出的痰液，脓液和其他分泌物等可用无菌拭子直接采取。

2. 直接检查　除血液标本，其他标本大多数均可涂片、染色检查，但肠杆菌科细菌涂片、染色后的形态相似，依靠形态和染色很难鉴别。

3. 分离培养　对血液标本先进行增菌培养，然后用血琼脂平板进行分离培养；尿液标本一般接种于血琼脂平板，或增加一个麦康凯琼脂平板，进行分离培养；脑脊液可离心后取沉淀划线接种于血琼脂平板；脓液、痰等其他标本可直接划线接种于血琼脂平板。上述标本接种的血琼脂平板，均可置于35℃培养18～24小时，观察细菌生长情况和菌落形态。

4. 鉴定　根据在血琼脂和麦康凯琼脂平板上的菌落形态，如为革兰氏阴性杆菌，可直接接种于三糖铁（TSI）琼脂或克氏铁琼脂（KIA）。如果 KIA 上、下层均产酸、产气，则可初步确定为大肠埃希菌，再按 IMViC 公式进行检测。埃希菌属内各种别的鉴别见表18-3-2。

表 18-3-2　埃希菌属各种别的鉴别

	大肠埃希菌	无动力大肠埃希菌	蟑螂埃希菌	弗格森埃希菌	赫氏埃希菌	伤口埃希菌	埃氏埃希菌
ONPG	95	45	0	83	99	100	0
吲哚	98	80	0	98	98	0	0
甲基红	99	95	100	100	100	100	?
VP	0	0	0	0	0	0	0
西蒙枸橼酸盐	1	1	50	17	1	0	0
赖氨酸脱羧酶	90	40	100	95	6	85	100
精氨酸双水解酶	17	3	0	5	0	30	0
鸟氨酸脱羧酶	65	20	100	100	100	0	100

续表

	大肠 埃希菌	无动力大 肠埃希菌	螳螂 埃希菌	弗格森 埃希菌	赫氏 埃希菌	伤口 埃希菌	埃氏 埃希菌
动力	95	5	0	93	99	100	0
D-葡萄糖，产酸	100	100	100	100	100	100	100
D-葡萄糖，产气	95	5	100	95	97	97	100
黄色素	0	0	0	0	98	50	0
发酵							
乳糖	95	25	0	0	45	15	0
蔗糖	50	15	0	0	45	8	0
D-甘露醇	98	93	0	98	100	100	100
阿拉伯醇	5	3	0	98	0	0	0
纤维二糖	2	2	0	96	97	100	0
D-山梨醇	94	75	0	0	0	1	0
D-阿拉伯醇	5	5	0	0	0	0	0
L-鼠李糖	80	65	100	92	97	93	0

注：表中数字为阳性百分率（%）。

（二）腹泻标本

可采集患者的粪便、食物中毒的剩余食物、呕吐物，以及肛拭子标本等，根据需要接种于相应培养基，经培养后挑取可疑菌落进行涂片、染色及生化试验等，再按引起腹泻的大肠埃希菌（ETEC、EPEC、EIEC、STEC）的不同血清型、肠毒素等进行鉴定。

第四节　志贺菌属

由痢疾志贺菌引起的疾病特征是频繁排出含有血液和黏液的粪便，在冬天和春天之后，夏季痢疾的发生变得更加频繁。直到 1875 年，阿米巴痢疾的病因被发现，后来从志贺菌属中又分离出痢疾志贺菌，从而使得这两种痢疾得以明显区分。

用特异性抗血清可将志贺菌属分为 4 个血清群：A 群为痢疾志贺菌（*S. dysenteriae*），B 群为福氏志贺菌（*S. flexneri*），C 群为鲍氏志贺菌（*S. boydii*），D 群为宋内志贺菌（*S. sonnei*）。

一、生物学特性

志贺菌为革兰氏阴性的短小杆菌，大小为（1～3）μm×（0.7～1.0）μm，无芽孢、无荚膜、无鞭毛，有菌毛。为兼性厌氧菌，最适生长温度为 35℃，最适 pH 是 7.2～7.4。对营养要求不高，在普通培养基上生长良好。在选择培养基上可形成不发酵乳糖、中等大小、无色透明或半透明的菌落，宋内志贺菌可形成粗糙型菌落。

志贺菌属各种别只有 O 抗原，没有 H 抗原，部分菌种有 K 抗原。O 抗原是分类的主要依据，有群特异性和型特异性。按照生化反应和 O 抗原的不同，可将志贺菌属分为 4 个血清群（A、B、C、D 群）和 40 多个血清型。O 抗原耐热，在 100℃ 加热 60 分钟仍不被破坏。K 抗原能阻断 O 抗原与相应抗血清的凝集作用；但在 100℃ 加热 60 分钟可消除对 O 抗原的阻断作用。

志贺菌属是肠杆菌科的一部分，基于 DNA 杂交、同工酶分析和志贺样毒素的存在，志贺菌被认为与大肠埃希菌密切相关。最近，对福氏志贺菌 2a 的全基因组进行了测序，并与大肠埃希菌 K12 进行比较，结果显示志贺菌与大肠埃希菌无法区分[3]。

志贺菌属包括 4 个种：痢疾志贺菌、福氏志贺菌、鲍氏志贺菌和宋内志贺菌。志贺菌属不能发酵乳糖或迟缓发酵乳糖，发酵糖而不产生气体。虽然使用常规试验无动力，但最近的研究表明志贺菌存在鞭毛基因，在某些条件下动力表型有一些表达。志贺菌属的生化特征见表 18-4-1。

表 18-4-1　志贺菌属和大肠埃希菌的生化特征

	吲哚	赖氨酸脱羧酶	鸟氨酸脱羧酶	动力	葡萄糖产气	ONPG	D-甘露醇
宋内志贺菌	−	−	+	−	−	+	+
痢疾志贺菌	−	−	−	−	−	−	−
鲍氏志贺菌	−	−	−	−	−	−	+
福氏志贺菌	−	−	−	−	−	−	+
大肠埃希菌	+	+	+	+	+	+	+

注：+，阳性；−，阴性。

二、志贺菌与临床感染

据估计每年有 1.647 亿例细菌性痢疾，其中发达国家 1.632 亿例，工业化国家 150 万例。大约每年有 110 万人死于志贺菌病，其中 61% 是 5 岁以下的儿童[4]。

大多数细菌性痢疾病例在人与人之间传播，这种情况可能发生很快，尤其是在封闭的社区，当人们聚集在一起且卫生条件较差时。感染的发生率可以因住房和卫生设施不佳而增加，疾病的流行既可以由水也可以由食物及与之相关的粪便污染水而导致。

痢疾是一种感染性疾病，其症状是由摄入的致病菌增殖引起的肠壁变化所导致。潜伏期平均为 2～3 天。细菌性痢疾以夏秋季节发病率最高，典型的临床表现为腹痛、腹泻、黏液脓血便、发热和里急后重等，小儿常发生中毒性菌痢，表现为全身性中毒症状，如果抢救不及时，常常会引起患儿死亡。不同类型的细菌性痢疾临床特征有显著差异，以痢疾志贺菌引起的痢疾较为严重，以宋内志贺菌引起的痢疾为最轻。大多数发病患者到第二天，病情就会大大减轻。我国以福氏志贺菌和宋内志贺菌引起的细菌性痢疾最为多见。

三、对抗菌药物的敏感性

最早报道志贺菌对磺胺类药物敏感，但几年后开始出现耐药菌株。1947～1950 年，抗菌药物耐药菌株在许多国家成为主流。在 1992 年，有人建议在发达国家应用抗生素来治疗细菌性痢疾，儿童应接受氨苄西林，或甲氧苄啶加磺胺甲噁唑治疗，成人应接受氟喹诺酮类抗生素治疗。

对氟喹诺酮类药物的耐药性很少报道，几乎所有志贺菌的分离株都对这类药物敏感。因此，如果必须在进行实验室试验之前开始治疗，则仍建议使用氟喹诺酮抗生素，如环丙沙星用于治疗成人，而萘啶酸用于治疗儿童。氟喹诺酮类药物目前尚未批准用于儿童。

四、实验室诊断

1. 标本采集　通常在发病早期阶段这些细菌大量存在于肠黏液或粪便中。检测时应取新鲜的粪便，如果标本中含有血液和黏液，则应直接采集。当粪便保持碱性时，志贺菌可以存活数天，但在酸性粪便中它们会在几小时内死亡。如果可能存在时间延迟，可将粪便收集到 30%甘油盐水缓冲溶液中。

2. 分离培养　将粪便直接接种在去氧胆酸盐、枸橼酸盐琼脂（DCA），SS 琼脂或木糖-赖氨酸-去氧胆酸盐（XLD）培养基上，志贺菌在 DCA 上呈无色或微粉红色的小菌落，有时为粉红色或红色菌落；在 XLD 上呈粉红色或黄色菌落。将可疑菌落接种在 TSI 琼脂或 KIA 上，经 35℃培养 18～24 小时，观察在 KIA 上发酵葡萄糖、产酸不产气的菌株，用诊断血清进行玻片凝集试验，凝集者初步可认定为志贺菌。然后可进行系统的生化试验鉴定（可参照表 18-4-1 进行）。最终要进行血清学鉴定。

3. 志贺菌属的血清学鉴定　凡是生化反应符合志贺菌属者，均需做血清学鉴定，即应用志贺菌属 4 种多价血清，包括痢疾志贺菌 1、2 型，福氏志贺菌 1～6 型，鲍氏志贺菌 1～6 型和宋内志贺菌，进行血清学凝集试验（玻片凝集），根据玻片凝集结果，进一步做定型试验。一般福氏志贺菌较为多见，如果多价血清凝集，就可先用福氏志贺菌 1～6 型进行凝集，然后用 1a、1b、2a、2b 型等进行凝集，直至最后定型为止。

第五节　沙门菌属

沙门菌感染是全世界面临的重要的公共卫生问题。非伤寒沙门菌是食源性感染的常见致病菌，伤寒病仍在发展中国家造成相当大的死亡。

一、分类

按照 DNA 相关度测定的结果，沙门菌属可分为 7 个 DNA 同源群，各同源群具有相应的生化特征，7 个 DNA 同源群按照同源性的程度分别给予种或亚种的命名（表 18-5-1）。

有 5 个常见血清型的生化反应颇为特殊，这 5 个血清型均属于肠道沙门菌肠道亚种。

表 18-5-1 沙门菌属同源群种或亚种的命名

肠道沙门菌（*Salmonella enterica*）	
肠道亚种（subsp. *enterica*）	同源群 I
萨拉姆亚种（subsp. *salamae*）	II
亚利桑那亚种（subsp. *arizonae*）	IIIa
双相亚利桑那亚种（subsp. *diarizonae*）	IIIb
豪顿亚种（subsp. *houtenae*）	IV
邦戈沙门菌（*Salmonella bongori*）	V
因迪卡亚种（subsp. *indica*）	VI

二、生物学特性

1. 形态 沙门菌为革兰氏阴性直杆菌，大小为（0.7～1.5）μm×（2.0～5.0）μm，无芽孢，无荚膜，大多数菌株以周生鞭毛进行运动。

2. 培养 沙门菌为兼性厌氧菌，最适生长温度是 35℃，最适 pH 是 6.8～7.8。对营养要求不高，在普通培养基上均能生长，在营养琼脂上于 35℃培养 18～24 小时，可形成圆形、光滑、湿润、半透明、边缘整齐的菌落。在 SS 琼脂培养基上，可形成中等大小、半透明、无色、不发酵乳糖的菌落。有时形成中心黑色的菌落。在液体培养基内呈均匀混浊生长，在营养肉汤中加入孔雀绿、胆盐或亚硒酸盐，可抑制大肠埃希菌生长，但不抑制沙门菌生长。

3. 生化反应 发酵葡萄糖，不发酵乳糖，氧化酶试验阴性，能还原硝酸盐为亚硝酸盐，尿素酶试验阴性，能利用枸橼酸盐，VP 试验阴性，在 TSI 琼脂或 KIA 高层产酸、产气（伤寒沙门菌不产气），斜面不变，大多数菌种产生 H_2S。

4. 抗原构造 本属细菌的抗原构造主要有 3 种，即菌体（O）抗原、鞭毛（H）抗原和表面抗原。

5. 菌体抗原 是多糖、类脂、蛋白复合物，多糖成分决定抗原特异性。能耐受 100℃ 2.5 小时，并能抵抗乙醇、0.1%苯酚的破坏作用。与特异性抗血清呈特异性凝集。目前有 58 种 O 抗原，以阿拉伯数字顺序排列，已排列至第 67，其中 9 种已被删除。每个沙门菌的血清型，可含有 1 种或数种 O 抗原。凡含共同抗原成分的血清型归为 1 个群，这可将本菌属中许多血清型细菌分为若干菌群（A～Z）和 O51～O67，作为定群分类的依据。

6. 鞭毛抗原 即 H 抗原，为不稳定的蛋白质抗原，不耐热，加热至 60～70℃ 15 分钟后即可被破坏，易被乙醇破坏。H 抗原有两个相，第 1 相特异性较高，称特异相。第 2 相抗原为沙门菌所共有，称非特异相。

7. 表面抗原 包括 Vi 抗原、M 抗原和 5 抗原，均为不耐热的表面抗原。主要是 Vi 抗原，新分离的伤寒沙门菌和丙型副伤寒沙门菌常带有此抗原，可干扰 O 抗原，与相应抗体发生凝集。

8. 变异 沙门菌容易发生变异，包括以下几种。

（1）S-R 变异：初次分离的菌株一般都是光滑（S）型，经传代后逐渐变为粗糙（R）型菌落，菌体表面的特异性多糖抗原丧失，在生理盐水中出现自凝。

（2）V-W 变异：又称 Vi 抗原变异。含有 Vi 抗原并不呈现 O 凝集性的沙门菌，称为 V 型菌。Vi 抗原部分丧失，与 O 抗血清可发生凝集者称为 VW 型菌。Vi 抗原完全丧失，与 O 抗血清发生凝集者称为 W 型菌。V 型菌经人工培养，逐渐丧失 Vi 抗原而成为 VW 型菌，进而成为 W 型菌。具有 Vi 抗原的细菌菌落不透明。

（3）H-O 变异：有鞭毛的沙门菌失去鞭毛的变异。

（4）位相变异：具有双相 H 抗原的沙门菌变成只有某一相 H 抗原的单相菌。

9. 抵抗力 本菌属细菌抵抗力不强，加热至 65℃ 15～20 分钟后即可被杀死。

三、沙门菌感染

沙门菌可引起胃肠道的局部感染，也可在网状内皮系统中繁殖，导致全身性感染和死亡。沙门菌可破坏宿主细胞信号转导途径和促进细菌重新侵入宿主细胞，导致机体通过大囊泡或巨噬细胞体摄取致病菌。沙门菌侵入巨噬细胞，在膜结合的液泡内增殖。虽然鼠伤寒沙门菌可引起人体全身性疾病，但感染通常局限于肠上皮细胞。伤寒沙门菌通常不与急性腹泻相关，这表明该血清型与人体肠道之间初始相互作用较少导致炎症。

1996～1997 年，实验室确诊病例增加了 12.5%，从 20 世纪 90 年代初开始稳定，1997年病例增加的主要原因是肠炎沙门菌病例的复发，与鸡蛋和家禽密切相关[5]。

（一）沙门菌感染的暴发

沙门菌病的暴发可能发生在许多情况下，如在医院和老年护理院，死亡风险显著提高，其暴发源于两种形式，即食物来源或人与人之间的传播。在 1992～2000 年威尔士报道的1396 起医院沙门菌病暴发事件中，只有 25 起（1.8%）为食源性传播，而人与人之间传播的为 1212 起（86%）[6]。

如果对沙门菌病病例没有良好的控制措施，沙门菌会迅速扩散，并且病例在几天内会继续上升，护理人员和医务人员也可能成为感染而无症状的携带者。人与人之间传播是与医院暴发相关的最常见的传播方式，由大量患者摄入受污染的食物引起的暴发也可能是一个重大问题。1988 年有人建议应更换生壳蛋，在高风险群体的食谱中加入巴氏杀菌蛋。尽管有这样的建议，2002 年在伦敦一家医院仍发生了大规模的肠炎沙门菌病暴发，且被认为是由医院厨房的生壳蛋导致[7]。

由婴儿沙门菌引起新生儿腹泻的暴发流行在国内尚未见报道。笔者小组曾于 1987 年在其医院新生儿室的一起婴儿沙门菌病的暴发流行中，从 18 名患儿粪便及环境标本中分离出 41 株沙门菌[8]。为了防止和控制本菌引起的院内感染，保护新生儿，必须对沙门菌的生理、生化特性加强了解，并对抗菌药物的敏感性和环境标本监测等给予高度重视。

（二）伤寒沙门菌感染

由于公共卫生的改善，如提供清洁水和良好的污水系统，全球范围内伤寒的发病率正在下降，但它仍然是对人类健康的主要威胁之一。据世界卫生组织估计，每年有 1700 万例伤寒病例，这些感染与约 60 万人死亡有关[9]。

四、对抗菌药物的敏感性和药物选择

沙门菌对一系列抗菌药物敏感，包括氯霉素、氟喹诺酮类、氨苄西林、甲氧苄啶、氨基糖苷类和第三代头孢菌素。沙门菌病很少需要使用全身性抗菌药物，除非感染是复杂的菌血症或局部感染，如雌激素肌炎。

沙门菌抗药性及其发生的血清型因国家不同而不同。在英国从 1975 年开始多重耐药菌增加（对四种或更多的抗生素耐药），鼠伤寒沙门菌对包括环丙沙星在内的抗菌药物的敏感性降低（MIC 为 0.250mg/L，环丙沙星是治疗侵袭性沙门菌病的首选药物）。在发展中国家多重耐药菌是比较普遍的。

传统上，氯霉素是治疗伤寒的一线药物，在细菌仍然易感的地区其是伤寒的适当治疗方法。包括环丙沙星和氧氟沙星在内的氟喹诺酮类药物，现已成为首选药物。抗生素敏感试验表明，这些药物在所有年龄组都是安全的，并且迅速起效（3～7 天）。对于氟喹诺酮类药物，成本和耐药性的出现是影响其应用的两个问题。尽管经常产生喹诺酮耐药菌株，但对氟喹诺酮类药物的耐药性很少产生，细菌对其他抗生素产生耐药性，使药物的选择受到了限制。

在患有喹诺酮耐药的伤寒沙门菌感染的患者中，90%～95%的患者用 20mg/kg 氧氟沙星治疗 10～14 天可获得明显改善[10]。头孢噻肟、头孢曲松和头孢哌酮对伤寒沙门菌和其他沙门菌具有优异的体外活性，并且治疗伤寒很有功效，但只可静脉注射。

五、实验室诊断

1. 沙门菌的鉴定 取决于选择培养基上的菌落形态、TSI 琼脂结果、生化试验和血清学结果。

2. 标本采集 血液、骨髓标本可先用肉汤或血培养仪进行增菌培养，再用血琼脂平板进行分离培养。粪便标本可直接划线接种于 SS 琼脂或麦康凯琼脂平板，经 35℃培养 18～24 小时，根据生长的菌落情况，进行涂片、革兰氏染色，在分离平板上如为无色、透明或半透明的菌落，可接种于 TSI 琼脂或 KIA，观察在高层和斜面的生长情况。

3. 生化反应 主要是从 SS 琼脂、麦康凯琼脂等分离平板上挑取无色菌落，接种于 TSI 琼脂或 KIA，经 35℃培养 18～24 小时，观察高层和斜面，特别是高层的葡萄糖产酸、产气、产 H_2S 的情况，斜面主要是观察乳糖的发酵情况。一般沙门菌可见葡萄糖产酸、产气、产生 H_2S 等。如果出现以上反应，则可以初步进行血清学鉴定，如果玻片凝集试验阳性，同时可做多项生化试验，包括枸橼酸盐、吲哚、尿素酶、碳水化合物发酵等进行鉴定（表 18-5-2）。

表 18-5-2　沙门菌的 5 个特殊血清型的鉴别

项目	甲型副伤寒沙门菌 1, 2, 12 : a	猪霍乱沙门菌 6, 7 : c : 1, 5	伤寒沙门菌 9, 12, Vi : d	雏沙门菌 1, 9, 12 : —	鸡沙门菌 1, 9, 12 : —
H₂S	–	V	D	+	+
西蒙枸橼酸盐	–	D	–	–	–
赖氨酸脱羧酶	–	+	+	+	+
鸟氨酸脱羧酶	+	+	–	+	+
产气	+	+	–	+	–
山梨醇	+	+	+	+	–
卫矛醇	+	V	V	–	–
肌醇	–	–	–	–	–
阿拉伯糖	+	–	–	+	–
鼠李糖	+	+	–	+	–
蕈糖	+	–	D	–	V
木糖	–	–	D	+	V
甘油品红	–	–	–	–	–

注：-, 阴性；+, 阳性；V, 反应不定；D, 不同反应。

4. 血清学鉴定　将菌株按沙门菌 A~F 多价 O 抗原、Vi 抗原、第 1 相和第 2 相 H 抗原的顺序进行玻片凝集试验。95% 以上的沙门菌临床分离株属于 A~F 群。对疑似沙门菌菌株先用 A~F 多价 O 抗血清进行分群，多价抗血清凝集后可用 O 血清群的单价因子血清定群。如果 O 血清定群后，再用 H 因子血清检查第 1 相和第 2 相 H 抗原。最后综合 O、H 和 Vi 因子血清的检查结果，按沙门菌抗原表判定沙门菌的血清型（表 18-5-3）。

表 18-5-3　国内常见沙门菌属的血清型

群	沙门菌名称	O 抗原	H 抗原 第 1 相	H 抗原 第 2 相
A	甲型副伤寒沙门菌（*S. paratyphi A*）	1/2/12	a	–
B	乙型副伤寒沙门菌（*S. paratyphi B*）	1, 4, 5, 12	b	1/2
	德比沙门菌（*S. derby*）	1, 4, 5, 12	f, g	–
	海登堡沙门菌（*S. heildelberg*）	1, 4, 5, 12	r	1, 2
	鼠伤寒沙门菌（*S. typhimurium*）	1, 4, 5, 12	i	1, 2
	斯坦利沙门菌（*S. stanley*）	1, 4, 5, 12	d	1, 2
C1	丙型副伤寒沙门菌（*S. paratyphi C*）	6, 7, Vi	c	1, 5
	希氏沙门菌（*S. hirschfeldii*）	6, 7, Vi	c	1, 5
	猪霍乱沙门菌（*S. choleraesuis*）	6, 7	c	1, 5
	孔成道夫沙门菌（*S. kunzondolf*）	6, 7	–	1, 5
	汤卜逊沙门菌（*S. thompson*）	6, 7	k	1, 5

续表

群	沙门菌名称	O 抗原	H 抗原	
			第 1 相	第 2 相
	波茨坦沙门菌（*S. potsdam*）	6, 7	l, v	e, n, z$_{15}$
C2	纽波特沙门菌（*S. newpott*）	6, 8	e, h	1, 2
	病牛沙门菌（*S. bovis morbificans*）	6, 8	r	1, 5
D	伤寒沙门菌（*S. typhi*）	9, 12, Vi	d	–
	仙台沙门菌（*S. sendai*）	1, 9, 12	a	1, 5
	肠炎沙门菌（*S. enteritidis*）	1, 9, 12	g, m	–
	都柏林沙门菌（*S. dublin*）	1, 9, 12	g, p	–
	鸡沙门菌（*S. gallinarum*）	1, 9, 12	–	–
E1	鸭沙门菌（*S. anatum*）	3, 10 (15)	e, h	1, 6
	火鸡沙门菌（*S. meleagridis*）	3, 10 (15)	e, h	1, v
E2	纽因吞沙门菌（*S. newington*）	3, 15	e, h	1, 6
E3	山夫登堡沙门菌（*S. senftenberg*）	1, 3, 19	g, s, i	–
F	阿伯丁沙门菌（*S. aberdeen*）	11	I	1, 2

试验中可能发现阴性 O 凝集，这可能是由于存在异常或新的血清型。由于这种情况，也可能发生阴性凝集，这时应考虑可能存在 Vi 抗原，解决方法是在 100℃下加热培养物 1 小时。鞭毛抗原在许多血清型中是双相的，如鼠伤寒沙门菌第 1 相抗原具有特异性，第 2 相抗原为 "1，2"。第 1 相抗原是特异性的，而第 2 相抗原是非特异性的。当发现沙门菌只有非特异相抗原时，可以通过在半固体琼脂中培养来诱导出特异相抗原才能做出鉴定。

第六节 克雷伯菌属

一、分类

克雷伯菌属（*Klebsiella*）是以德国细菌学家的名字 Edwin Klebs（1834—1913 年）命名的。现在主要有肺炎克雷伯菌（*K. pneumoniae*）和产酸克雷伯菌（*K. oxytoca*）两个种，在 DNA 同源性研究的基础上，肺炎克雷伯菌又分为 3 个亚种，即肺炎克雷伯菌肺炎亚种（*K. pneumoniae* subsp. *pneumoniae*）、肺炎克雷伯菌臭鼻亚种（*K. pneumoniae* subsp. *ozaenae*）和肺炎克雷伯菌鼻硬结亚种（*K. pneumoniae* subsp. *rhinoscleromatis*）。原来的解鸟氨酸克雷伯菌（*K. ornithinolytica*）、植生克雷伯菌和土生克雷伯菌，于 2001 年后归为拉乌尔菌属。

二、生物学特性

1. 形态 克雷伯菌为革兰氏阴性杆菌，大小为（0.3~1.0）μm×（0.6~6.0）μm，单个、成对或成短链状排列，无鞭毛，无芽孢，肺炎克雷伯菌有明显的荚膜，常较菌体长 2～3 倍，传代荚膜可丧失。

2. 培养特性 为兼性厌氧菌，对营养要求不高，在普通培养基上能生长，在血琼脂平板上，经 35℃培养 24 小时，可形成较大、突起、灰白色、黏液型的菌落，菌落大而厚实、光亮，相邻菌落容易发生融合，用接种针可挑出丝。连续传代，可变为光滑型菌落。

3. 生化反应 本属细菌的甲基红（MR）试验阴性，VP 试验阳性，通常发酵葡萄糖产酸、产气，肺炎克雷伯菌臭鼻亚种产少量气体，鼻硬结亚种不产气。多数分离物具有多糖荚膜和菌毛。

本菌没有特定的生长因子要求。以发酵方式分解碳水化合物，主要释放二氧化碳。克雷伯菌水解尿素，大多数菌株可以利用枸橼酸盐和葡萄糖作为唯一的碳源。克雷伯菌属是生长在固体培养基上的黏液型菌落。黏液是由于存在的浓厚多糖吸收大量水而形成的。囊膜物质也可以作为囊外多糖自由扩散到周围介质中。克雷伯菌荚膜合成的遗传控制是复杂的。来自肺炎克雷伯菌 K2 Chedid 的 29kb 染色体片段，能够在肺炎克雷伯菌的无荚膜突变体中诱导 K2 荚膜生物合成。克雷伯菌的 DNA G+C 为 53～58mol%。其他生化特性见表 18-6-1。

表 18-6-1　克雷伯菌属各种别的生化特性

	肺炎克雷伯菌			产酸克雷伯菌
	肺炎亚种	产气亚种	鼻硬结亚种	
吲哚产生	–	–	–	+
果胶降解	–	–	–	+
β-半乳糖苷酶	+	+	–	+
10℃生长	–	–	–	+
龙胆酸盐的利用	–	–	–	+
MR	+	–	+	–
VP	+	–	–	+
尿素酶	+	+	–	+
葡萄糖产气	+	+	–	+
氰化钾	–	+	+	+
西蒙枸橼酸盐生长	+	+	–	+
卫矛醇产酸	+	V	–	V
乳糖产酸	+	+	–	+
赖氨酸脱羧酶	+	+	–	+
组胺同化	–	–	–	–
松三糖同化	–	–	–	+

注：+，阳性；–，阴性；V，反应不定。

三、对抗菌药物的敏感性

从医院感染分离的肺炎克雷伯菌耐药率高，这与它们的耐药质粒（R 质粒）有关，对庆大霉素、卡那霉素、氨苄西林、羧苄西林、头孢菌素呈现多重耐药，其共同 R 质粒是 71MDa。

大多数克雷伯菌对氨苄西林具有内在抗药性。据报道，对庆大霉素和妥布霉素（不是阿米卡星）耐药的肺炎克雷伯菌数量在不断增加[11]。随着第二代和第三代头孢菌素的引入，对头孢呋辛、头孢他啶和头孢噻肟耐药的肺炎克雷伯菌分离株很快就出现了。最初，耐药性是由位于染色体的耐药基因编码的，随后质粒基因编码的扩展谱出现，如由 β-内酰胺酶引起的大规模感染的暴发（特别是在成人重症监护病房中）[12]。

四、克雷伯菌与感染

克雷伯菌属是世界范围内重要的医院病原体。在英国流行率调查中，由克雷伯菌属造成的尿路感染占 8.3%，伤口感染占 4%，肺炎占 3.5%。在美国，肺炎克雷伯菌是医院内菌血症的主要致病菌。

多重耐药性克雷伯菌可引起败血症的暴发，在这种情况下，败血症通常伴随克雷伯菌的肠道定植。据推测，这可能是使用氨苄西林所致。感染暴发通常伴有多药耐药细菌感染。据报道，菌血症病例中 14% 与血管内装置有关[13]。

鼻硬结病（rhinoscleroma）发现于东欧，偶尔可在意大利、瑞士、西班牙和法国南部发现，也在非洲、拉丁美洲、中东和远东地区流行。女性比男性更常见，通常在成年早期出现。鼻硬结病与贫穷和拥挤的生活条件及恶劣的卫生条件有关。此外，笔者所在小组在 1984 年还遇到 1 例由臭鼻克雷伯菌引起脓胸的病例[14]。

五、细菌学检验

1. 分离培养 本菌属细菌为革兰氏阴性杆菌，在血琼脂平板上经 35℃培养 18~24 小时，可形成圆形、灰白色、黏液型菌落。

2. 生化反应 本属细菌无鞭毛、无动力，氧化酶试验阴性，触酶试验阳性，大多数菌株可利用枸橼酸盐，发酵葡萄糖产酸、产气，有的很少产气或不产气，其他生化反应见表 18-6-1。

3. 克雷伯菌与相似菌的鉴别 克雷伯菌属、枸橼酸杆菌属、肠杆菌属和沙雷菌属都是肠杆菌科的成员，均为苯丙氨酸脱氨酶试验阴性、兼性厌氧，氧化酶试验阴性、发酵葡萄糖的革兰氏阴性杆菌。但彼此表现出不同程度的相关性。例如，沙雷菌属（*Serratia*）与其他三个属和肠杆菌属有 25% 的相关性。只有克雷伯菌属无鞭毛，无动力。表 18-6-2 是克雷伯菌属与其他三个菌属的鉴别。

表 18-6-2　克雷伯菌属与枸橼酸杆菌属等的鉴别

	克雷伯菌属	枸橼酸杆菌属	肠杆菌属	沙雷菌属
动力	−	+	+	+
吲哚	V	+	−	−
MR	V	+	+	V
VP	V	−	−	+
产生 H_2S	−	+	−	−
精氨酸双水解酶	−	+	V	−
赖氨酸脱羧酶	+	−	V	+
鸟氨酸脱羧酶	−	V	+	V
明胶酶	−	−	+	+
尿素酶	+	V	V	+
产酸				
阿东醇	+	V	V	V
肌醇	+	−	V	+

注：+，阳性；−，阴性；V，反应不定。

第七节　枸橼酸杆菌属

一、分类

枸橼酸杆菌是 1932 年首次被命名的。目前已确认的枸橼酸杆菌属有 11 个种：弗劳地枸橼酸杆菌（ *C. freundii*)、克氏枸橼酸杆菌(*C. koseri*)、无丙二酸盐枸橼酸杆菌(*C. amalonaticus*)、法氏枸橼酸杆菌(*C. farmeri*)、杨氏枸橼酸杆菌(*C. youngae*)、布氏枸橼酸杆菌(*C. braakii*)、吉氏枸橼酸杆菌（ *C. gillenii*)、穆利枸橼酸杆菌（ *C. murliniae*)、魏氏枸橼酸杆菌（ *C. werkmanii*)、塞氏枸橼酸杆菌（ *C. sedlakii*)和啮齿枸橼酸杆菌（ *C. rodentium*)。

二、生物学特性

枸橼酸杆菌属（ *Citrobacter* ）细菌是革兰氏阴性杆菌，大小为 1μm×（2~6）μm，通常无荚膜，无芽孢，但是一些弗劳地枸橼酸杆菌菌株产生 Vi 荚膜抗原。它们通过周生鞭毛进行运动，对营养要求不高，在普通培养基上能生长。在血琼脂平板上，形成灰白色、湿润、突起、边缘整齐、直径 2~4mm 的菌落。所有菌株都能发酵乳糖，但弗劳地枸橼酸杆菌菌株迟缓发酵乳糖。本属细菌在克氏铁琼脂高层有产生 H_2S 的能力，与沙门菌易混淆。但弗劳地枸橼酸杆菌吲哚试验呈阳性。其 DNA 的 G+C 为 51~52mol%。

按 DNA 相关度的分析，枸橼酸杆菌属分为 11 个 DNA 同源群。原分类的弗劳地枸橼酸杆菌分为 8 个种，并已分别被命名。其中，同源性程度较高的 6 个种以 H_2S 阳性菌为多，其生化性状与对噬菌体的敏感性密切相关，仍可合并为弗劳地枸橼酸杆菌群，以利于检验鉴定。原来的异型枸橼酸杆菌被删除。枸橼酸杆菌属 11 个种的鉴别见表 18-7-1。

表 18-7-1　枸橼酸杆菌属 11 个种的鉴别

	噬菌体敏感性	吲哚	H_2S	西蒙枸橼酸盐	氰化钾	精氨酸双水解酶	鸟氨酸脱羧酶	动力	蔗糖	棉子糖	蜜二糖	卫矛醇	侧金盏花醇	丙二酸盐
费劳地枸橼酸杆菌	Ⅲ	–	(+)	+	+	V	–	+	+	+	–	–	–
杨氏枸橼酸杆菌	Ⅰ	–	(+)	+	+	V	–	+	–	–	+	–	–
布氏枸橼酸杆菌	Ⅱ	–	(+)	+	+	V	+	+	–	+	V	–	–
魏氏枸橼酸杆菌	Ⅲ	–	+	+	+	+	–	–	–	–	–	–	–
吉氏枸橼酸杆菌	Ⅲ	–	(+)	V	+	V	–	+	V	–	V	–	–
穆利枸橼酸杆菌		+	(+)	+	+	V	–	+	+	–	–	–	–
克氏枸橼酸杆菌		+	–	+	–	+	+	+	V	–	–	V	+	+
塞氏枸橼酸杆菌		+	–	+	–	+	–	–	–	–	–	–	–
啮齿枸橼酸杆菌		–	–	–	–	–	+	–	–	–	–	–	–
无丙二酸枸橼酸杆菌		+	–	+	+	+	+	+	–	–	–	–	–
法氏枸橼酸杆菌		+	–	–	+	+	+	+	+	+	+	–	–

注：V，反应不定；+，阳性；–，阴性；（+），大多数菌株呈阳性。

三、枸橼酸杆菌与人类感染

枸橼酸杆菌属在人类和其他动物的肠道和环境中广泛分布。克氏枸橼酸杆菌似乎在新生儿肠道中很容易发现，甚至在母亲或护士的肠道菌群中也容易存在。相反，其他枸橼酸杆菌在肠道中很难发现。多药耐药菌株比克雷伯菌或大肠埃希菌更容易出现[15]。

肠道内常见的是弗劳地枸橼酸杆菌群，为肠道正常菌丛。可能引起胃肠炎，且可能为肠道外感染的致病菌。克氏枸橼酸杆菌最常从尿和呼吸道标本分离出，引起新生儿脑膜炎和脑脓肿的病例增加。由克氏枸橼酸杆菌引起的新生儿脑膜炎的病死率高达 33%，至少有75% 的患儿发生严重的神经损害。

枸橼酸杆菌属不容易引起菌血症；在英国对菌血症的一项调查中，0.7% 的病例是由弗劳地枸橼酸杆菌和克氏枸橼酸杆菌引起的，然而，枸橼酸杆菌似乎是一种重要的新生儿病原体[16]。

四、对抗菌药物的敏感性

抗生素敏感性并非完全可预测，但在一项调查中，所有弗劳地枸橼酸杆菌和克氏枸橼酸杆菌菌株均对环丙沙星和亚胺培南敏感，超过 50%菌株对庆大霉素和甲氧苄啶敏感。枸橼酸杆菌属的一个特点是可产生诱导型头孢菌素酶（AmpC β-内酰胺酶）和高频度的去抑制突变体。

这些酶是染色体编码的，不受克拉维酸抑制，可由其底物诱导而水解第三代头孢菌素，已在"抗生素时代"之前被分离的菌株中检测到这些酶。大约 10%的住院儿童被发现排泄物中有枸橼酸杆菌并表达这些酶[16]。

五、细菌学检验

1. 标本直接检查　本菌为革兰氏阴性杆菌，无芽孢，鞭毛染色为周生鞭毛，有动力。

2. 分离培养与鉴定　本菌属细菌为氧化酶试验阴性，触酶试验阳性，在麦康凯琼脂平板上产生无色透明的菌落，在 SS 琼脂平板上产生中心黑色的菌落。枸橼酸盐试验阳性，大多数菌株产生 H_2S，尿素酶阴性或阳性，吲哚阳性或阴性。在 KIA 或 TSI 琼脂培养基上，高层产酸产气，斜面产酸或不变。鸟氨酸脱羧酶试验不定。VP 试验阴性。

3. 枸橼酸杆菌为革兰氏阴性杆菌　是最常见的医院内感染的重要致病菌，枸橼酸杆菌大多数菌株均能利用枸橼酸盐，弗劳地枸橼酸杆菌等产 H_2S，氰化钾试验阳性。其他生化特性可参照表 18-7-1 进行鉴定。

第八节　肠杆菌属

肠杆菌属生物化学活性较强，产气肠杆菌与肺炎克雷伯菌相似，但与克雷伯菌属不同，克雷伯菌无动力；与沙雷菌属（*Serratia*）也不同，沙雷菌为脂肪酶、吐温 80、酯酶和 DNA 酶试验阴性。阴沟肠杆菌第一次被描述为阴沟杆菌和泄殖腔细菌，但在肠杆菌属建立时，更名为阴沟肠杆菌。

一、分类

目前肠杆菌属有 15 种：阴沟肠杆菌（*E. cloacac*），产气肠杆菌（*E. aerogenes*，运动发酵单胞菌），聚团肠杆菌（*E. agglomerans*，现为聚团泛菌），日沟维肠杆菌（*E. gergoviae*），阪崎肠杆菌（*E. sakazakii*），考万肠杆菌（*E. cowanii*），霍氏肠杆菌（*E. hormaechei*），泰勒氏肠杆菌（*E. taylorae*），阿氏肠杆菌（*E. asburiae*），中间肠杆菌（*E. intermedius*），河生肠杆菌（*E. amnigenus*），溶解肠杆菌（*E. dissolvens*），神户肠杆菌（*E. kobei*），梨形肠杆菌（*E. pyrinus*）和超压肠杆菌（*E. nimipressuralis*），后 7 种肠杆菌在人类感染中的作用尚不清楚。河生肠杆菌和中间肠杆菌不能在 41℃生长，为环境菌群。

二、生物学特性

肠杆菌属细菌大小为（0.6～1.0）μm×（1.2～3.0）μm，通过4～6根周生鞭毛进行运动，并具有1型菌毛。它们发酵葡萄糖产酸和产气，MR试验阴性，VP试验阳性。最适生长温度为30℃，但大多数临床分离株在37℃时生长良好。阴沟肠杆菌具有53个O抗原和56个H抗原。

大约80%的产气肠杆菌分离物有荚膜，其荚膜通常比克雷伯菌薄，但共有一些抗原（如K68、K26和K59）。阴沟肠杆菌在营养琼脂平板上，于35℃培养24小时，可形成平坦、边缘不规则的直径3～4mm的圆形菌落。聚团肠杆菌和阪崎肠杆菌在20℃琼脂上产生黄色可扩散的色素。其DNA的G+C含量为52～60mol%。对不同来源的206株阴沟肠杆菌的研究表明，尽管它们在表型上相似，但在遗传上有相当大差异。

三、对抗菌药物的敏感性

所有的阴沟肠杆菌和产气肠杆菌分离株都对头孢拉定、头孢呋辛和阿莫西林耐药，但大多数英国分离株对头孢噻肟、头孢他啶、头孢匹罗、亚胺培南、庆大霉素和环丙沙星敏感[17]。质粒编码的耐药性并不罕见。

最近研究发现了对亚胺培南具有抗性的产气肠杆菌菌株。它们高表达一种染色体编码的头孢菌素酶，表达多种质粒编码的β-内酰胺酶（TEM类型），并且丢失了膜孔蛋白。其他肠杆菌，如河生肠杆菌、日沟维肠杆菌和阪崎肠杆菌耐药性可能较弱[18]。

四、肠杆菌属细菌感染

肠杆菌属细菌广泛存在于自然界中，在医院的各种环境中也广泛分布。阴沟肠菌是人类肠道的正常菌群，是机会致病菌，可引起人类的各种感染，如尿路感染、呼吸道感染、胆道感染和伤口感染等；偶尔从血液、骨髓液中检出，可引起各种医院内感染。产气肠杆菌可从水、污水、土壤、乳制品中检出，可引起机会性感染和医院内感染，曾从呼吸道、泌尿生殖道和脓液中检出，偶尔从血液、脑脊液中分离出来。聚团肠杆菌是免疫功能低下患者的机会致病菌，可引起早产儿和新生儿感染，还能引起烧伤、多发性创伤、白血病患者的感染。最严重的病例是由生产输液产品的原料和葡萄糖等引起的污染，造成数百名输液患者的败血症等。阪崎肠杆菌多从环境和食品中检出，临床标本中少见；偶尔从新生儿脑膜炎、脑脓肿和菌血症标本中检出。奶粉可能是传染源。此菌可引起输液反应，也可从创伤和痰标本中检出。

肠杆菌属细菌感染的治疗取决于当地的抗菌药物敏感性谱型，预防主要通过实施适当的控制感染程序。一项精心控制的针对肠杆菌属引起的菌血症的研究显示，如果采用适当的抗菌药物化疗，则不会对ICU患者产生不利影响。

五、细菌学检验

肠杆菌属细菌有的是环境中的细菌，其最佳生长温度为 30℃，大多数临床分离株在 37℃时生长良好。在血琼脂平板上生长为光滑型菌落，在 KIA 上大部分产酸、产气，有的只产酸，在营养琼脂上有的产生黄色色素，枸橼酸盐、尿素酶、DNA 酶、VP、鸟氨酸脱羧酶试验阳性，MR 试验阴性，以周生鞭毛进行运动。本属细菌大多数菌种的 IMViC 反应公式为--++，河生肠杆菌为-+++，超压肠杆菌为-+-+。本属细菌可参照表 18-8-1 中的生化特性进行鉴定。

表 18-8-1　肠杆菌属细菌的生化特性

	赖氨酸脱羧酶	精氨酸双水解酶	鸟氨酸脱羧酶	VP	产酸							黄色素
					蔗糖	阿东醇	D-山梨醇	L-鼠李糖	α-甲基-D-葡糖苷	七叶苷	蜜二糖	
人源菌株												
产气肠杆菌	+	-	+	+	+	+	+	+	+	+	+	-
聚团肠杆菌	-	-	-	V	V		V	V	-	V	V	V
河生肠杆菌1群	-		V	+	+		+		V	+	+	
阿氏肠杆菌	-	V	+	-	+		+	-	+		-	
泰勒肠杆菌	-	+	+	+	+		+		+	+	+	
阴沟肠杆菌	-	+	+	+	+	V			V	V	+	
考万肠杆菌	-	+	+	+	+		+		+	+	+	V
日沟维肠杆菌	+		+	+	+		+		+	+	+	
霍氏肠杆菌	-	V	+	+	+		+		V	+	+	
神户肠杆菌	-		+	+	-		+		+	V	+	
阪崎肠杆菌	-	+	+	+	+		+		+	+	+	+
环境菌株												
河生肠杆菌2群	-	V	+	+	-		+		+	+	+	-
溶解肠杆菌	-	+	+	+	-		+		+	+	+	-
超压肠杆菌	-		+	+	-		+	+	+	+	+	
梨形肠杆菌	-	-	+	+	-		-+		+	+	+	

注：+，90%以上阳性；-，10%以下阳性；V，反应不定。

第九节　沙雷菌属

一、分类

沙雷菌属（*Serratia*）为吲哚阴性菌，产生卵磷脂酶和脂肪酶，明胶酶和 DNA 酶试验阳性。沙雷菌属包括 10 种，即黏质沙雷菌（*S. marcescens*）、液化沙雷菌（*S. liquefaciens*）、深红沙雷菌（*S. rubidaea*，以前是 *S. marinorubra*）、无花果沙雷菌（*S. ficaria*）、居泉沙雷菌（*S. fonticola*）、气味沙雷菌（*S. odorifera*）、嗜虫沙雷菌（*S. entomophilia*）、普利茅斯沙雷菌（*S. plymuthica*）、葛氏沙雷菌（*S. grimesii*）和变形斑沙雷菌食醌亚种（*S. proteamaculans* subsp. *quinovora*）。其中，黏质沙雷菌、液化沙雷菌和深红沙雷菌常与人类感染有关。居泉沙雷菌存在于水中。无花果沙雷菌在无花果树和无花果蜂之间传播，但也可以引起人类感染。普利茅斯沙雷菌和变形斑沙雷菌食醌亚种是人类罕见的致病菌。

二、生物学特性

1. 形态 沙雷菌是大小为（0.5～0.8）μm×（0.9～2.0）μm 的直杆菌，多数通过周生鞭毛进行运动。在呼吸道分离菌的调查中，超过 17%的沙雷菌具有 3 型菌毛。普利茅斯沙雷菌出现黏液型菌落。大部分沙雷菌没有荚膜，气味沙雷菌具有与克雷伯菌 K4 或 K68 抗血清起交叉反应的微荚膜。沙雷菌有 21 个菌体抗原（O1～O21）、25 个鞭毛抗原（H1～H25），16%～50%的菌株具有 O14：H12 血清型。

2. 培养特性 沙雷菌对营养无特殊要求，在营养琼脂上生长良好。在 10～36℃均能生长，在营养琼脂上过夜培养，菌落呈圆形（直径 1.5～2.0mm），光滑、不透明，呈灰白色或粉红色、红色。

黏质沙雷菌两个生物群产生灵菌红素，不扩散，不溶于水，大部分深红沙雷菌和普利茅斯沙雷菌能在 20℃和 35℃生长，菌落中心或边缘呈红色，大多数沙雷菌都会产生鱼腥味。气味沙雷菌和无花果沙雷菌具有霉味。几乎所有沙雷菌均是 VP 试验阳性（除了 40%的普利茅斯沙雷菌），可水解三丁酸甘油酯。其 DNA 的 G+C 含量为 52～60mol%。

三、沙雷菌感染

沙雷菌广泛分布在环境（水、土壤和植物）中，可以在啮齿动物的肠道中找到，偶尔也可存在于人体肠道中。沙雷菌在 ICU 患者或可能在早产儿的肠道内定植，但很少在相应的工作人员或母亲身上发现。

沙雷菌是医院内感染和机会感染的病原体，黏质沙雷菌是最重要的。早产新生儿肠道为储存黏质沙雷菌的主要场所，还与消毒剂和清洁液、隐形眼镜、洗手液、导尿管、导管套管、肠外液、机械呼吸器和光纤支气管镜等受污染有关[19]。沙雷菌虽然往往很少在手上被检测到，但可通过手传播。社区获得的普利茅斯沙雷菌和无花果沙雷菌感染是土壤和植物污染的结果。沙雷菌可引起尿路感染、肺炎、脑膜炎（很少）、眼内炎、菌血症和伤口感染，典型的例子是红色尿布综合征，即婴儿粪便中有黏质沙雷菌[19]。

四、对抗菌药物的敏感性

与肠杆菌属一样，沙雷菌通常对头孢呋辛、头孢拉定和阿莫西林耐药，但对头孢他啶、亚胺培南、头孢匹罗和环丙沙星敏感；对头孢噻肟和庆大霉素的敏感性较难预测。沙雷菌对消毒剂也相对耐药（黏质沙雷菌对消毒剂耐药性最强），对萘啶酸、阿米卡星、磷霉素敏感，对庆大霉素、妥布霉素、西索米星的敏感性已明显下降，对头孢噻吩、氨苄西林、黏菌素、多黏菌素、四环素耐药。普利茅斯沙雷菌（普城沙雷菌）对消毒剂耐药性最小。沙雷菌也可表达染色体编码的头孢菌素酶（AmpC）。罕见沙雷菌对头孢唑啉、头孢呋辛天然耐药，但对利福平通常敏感，对复方新诺明、哌拉西林、碳青霉烯类和氟喹诺酮类药物敏感[20]。

五、细菌学检验

从临床感染患者采集的各种标本，可直接接种于血琼脂平板或麦康凯琼脂平板，在 25℃培养 18～24 小时，观察血琼脂平板上的菌落情况，也可在营养琼脂平板上观察菌落的色素，黏质沙雷菌两个生物群产生灵菌红素，深红沙雷菌也可产生灵菌红素，大部分深红沙雷菌和普利茅斯沙雷菌能在 20℃和 35℃生长，它们的菌落有红色的中心或边缘，另外，普利茅斯沙雷菌的菌落是黏液型的，有的菌株可产生不同气味。

定属和定种：符合肠杆菌科的一般性状。除了居泉沙雷菌外，可依据有动力、发酵葡萄糖产酸、DNA 酶试验阳性、苯丙氨酸脱氨酶试验阴性、不产 H_2S 进行鉴定，其他种别可参照表 18-9-1 定属和定种。居泉沙雷菌不产生 DNA 酶，可根据 IMViC 反应公式––++，有动力，发酵山梨醇、阿东醇、卫矛醇产酸，不产生 H_2S，赖氨酸脱羧酶试验阳性等判断，再按表 18-9-1 进行鉴别。

表 18-9-1　沙雷菌属各种别的鉴别

	赖氨酸脱羧酶	鸟氨酸脱羧酶	丙二酸钠	乳糖	蔗糖	侧金盏花醇	山梨醇	阿拉伯糖	棉子糖	鼠李糖	阿拉伯伯糖醇	吡嗪气味	红色素
黏质沙雷菌	+	+	−	−	+	V	+	−	−	−	−	−	+
液化沙雷菌群	+	+	−	−	+	−	+	+	(+)	(−)	−	−	−
居泉沙雷菌	+	+	V	−	V	+	+	+	−	−	V	+	−
深红沙雷菌	V	−	+	−	+	+	−	+	−	−	V	−	+
覆盆子沙雷菌	V	−	+	+	+	+	−	+	−	−	(+)	−	−
气味沙雷菌 1	+	+	−	V	+	V	−	+	−	+	−	+	−
气味沙雷菌 2	+	+	−	+	+	V	−	+	−	+	−	+	−
普利茅斯沙雷菌	−	−	−	(+)	+	−	V	+	−	−	−	−	+
无花果沙雷菌	−	−	−	(−)	+	−	+	+	V	V	+	+	−
嗜虫沙雷菌	−	−	−	−	−	−	+	+	−	−	(+)	−	−

注：+，阳性；（+），10%以下阳性；−，阴性；（−），10%以下阴性；V，反应不定。

第十节　变形杆菌属、普罗威登斯菌属和摩根菌属

变形杆菌属、普罗威登斯菌属和摩根菌属过去属于变形杆菌族，1984 年后都成为独立的菌属。这 3 个菌属均能产生苯丙氨酸脱氨酶，是氧化酶阴性的非乳糖发酵细菌。如果属于肠杆菌科细菌，能产生苯丙氨酸脱氨酶，则一定是这 3 个菌属中的细菌。

第一，如果是变形杆菌，一般有迁徙现象，产生 H_2S，明胶酶和酯酶试验均阳性。

第二，如果是普罗威登斯菌属细菌，通常产生尿素酶，能运动、MR-VP 试验阳性，吲哚和甘露糖均阳性。

第三，摩根菌属的生化反应最弱。与普罗威登斯菌属相比，摩根菌属为鸟氨酸脱羧酶试验阳性（表 18-10-1）。

表 18-10-1　变形杆菌族 3 个菌属的鉴别

	变形杆菌属	普罗威登斯菌属	摩根菌属
迁徙生长	+	−	−
产生 H_2S	+	−	−
明胶液化	+	−	−
酯酶（玉米油）	+	−	−
西蒙枸橼酸盐	D	+	−
鸟氨酸脱羧酶	D	−	+
麦芽糖产酸	−	+	+
甘露醇产酸	D	−	−

注：+，阳性；−，阴性。D，不同的反应。

一、变形杆菌属

（一）生物学特性

变形杆菌属符合肠杆菌科的一般特性，以周生鞭毛进行运动。普通变形杆菌和奇异变形杆菌在表面湿润的平板培养基上以同心环状扩展的薄膜状生长（迁徙生长）（图 18-10-1）。具有苯丙氨酸脱氨酶、尿素酶、酯酶和明胶酶；可产生 H_2S，在 SS 琼脂平板上菌落中心呈黑色。产黏变形杆菌能形成很黏的薄膜层且能溶血。在选择培养基上形成圆形、扁平、无色、半透明、不发酵乳糖的菌落。其 DNA 的 G+C 为 38～41mol%。模式种为普通变形杆菌。

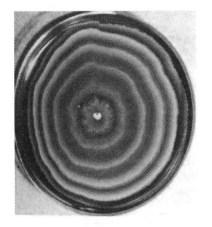

图 18-10-1　奇异变形杆菌在血琼脂平板上经 22℃培养 40 小时呈现迁徙生长

变形杆菌为革兰氏阴性杆菌，菌体大小为（0.4～0.8）μm×（1.0～3.0）μm，散在排列，具有明显的多形性，呈球形或丝状，无芽孢，无荚膜，为兼性厌氧菌，对营养要求不高，在普通培养基上能生长。生长温度为10～43℃。

血液标本先用肉汤或血培养仪进行增菌培养，然后再用血琼脂平板等进行分离培养。尿液、脓液、痰液和各种分泌物标本，可直接用血琼脂平板进行分离培养。选择可疑菌落接种于TSI琼脂或KIA，经培养后观察高层和斜面的生长情况，必要时通过生化反应等进行鉴定。

变形杆菌属内有4个种，即普通变形杆菌（*P. vulgaris*）、奇异变形杆菌（*P. mirabilis*）、产黏变形杆菌（*P. myxofaciens*）和潘氏变形杆菌（*P. penneri*）。4个种的鉴别见表18-10-2。

表 18-10-2　变形杆菌属的种间鉴别

	普通变形杆菌		潘氏变形杆菌	奇异变形杆菌	产黏变形杆菌
	生物2群	生物3群			
吲哚产生	+	+	−	−	−
鸟氨酸脱羧酶	−	−	−	+	−
七叶苷水解	+	−	−	−	−
麦芽糖发酵	+	+	+	−	+
D-木糖	+	+	+	+	−
水杨素发酵	+	−	−	−	−
对氯霉素敏感性	V	S	R	S	S
存在人类临床标本	+	+	+	+	−

注：+，阳性；−，阴性；V，反应不定；S，敏感；R，耐药。

（二）变形杆菌与人类感染

普通变形杆菌和奇异变形杆菌广泛分布在自然界中，存在于土壤和污水及动物的肠道中。

在临床上奇异变形杆菌和普通变形杆菌能引起人类的原发和继发感染，多发生于易感患者，如糖尿病、尿路结构异常、尿管插管和手术患者中。引起尿路感染多见，尿路感染可导致败血症，治疗困难，常导致患者死亡。

由变形杆菌引起的最常见的感染是尿路感染。奇异变形杆菌是迄今为止从泌尿道中分离的最常见的医院内感染菌种，是临床实验室中第三种最常被分离的肠杆菌科细菌。

老年患者的腹股沟区域被视为变形杆菌定植最多的区域。在医院环境中通过手和污染物（如水壶）导致导管插入患者出现交叉感染的多重耐药的地方性菌株已被证明是斯氏变形杆菌。在新生儿病房，直肠和阴道携带奇异变形杆菌的护士可能通过手导致新生儿严重败血症、脑膜炎和脐炎的暴发[21]。

（三）对抗菌药物的敏感性

普通变形杆菌和奇异变形杆菌对萘啶酸敏感，大多数菌株对氨基糖苷类抗生素敏感，对呋喃妥因和四环素敏感性不定，对杆菌肽、黏菌素和多黏菌素耐药。

潘氏变形杆菌对庆大霉素、妥布霉素、阿米卡星、链霉素、复方新诺明敏感，对氨苄西林耐药。

β-内酰胺类抗生素广泛用于治疗由肠杆菌科细菌引起的各种感染。奇异变形杆菌与其他菌种不同，除产碱普罗威登斯菌外，通常对抗菌药物都非常敏感，似乎不会产生染色体头孢菌素酶或 AmpC 型青霉素酶。因此，许多由奇异变形杆菌引起的感染病例，通常可用氨苄西林或较传统的头孢菌素（如头孢拉定或头孢氨苄）治疗。

（四）实验室诊断

分离培养与鉴定：在临床标本中遇到的变形杆菌属细菌，均能在 37℃进行培养，常用的实验室培养基有营养琼脂、血液琼脂和麦康凯琼脂。已开发了许多用于分离变形杆菌族细菌的选择性培养基。

在变形杆菌族各菌属的分离培养与鉴定中，应该首先进行苯丙氨酸脱氨酶试验，如果为阳性，则可以确定菌株是变形杆菌族的细菌，然后根据氧化酶试验阴性、产生 H_2S，出现蔓延生长，能水解明胶，在 KIA 中高层产酸、斜面产碱等，可确定为变形杆菌属细菌。如果这些试验阴性，则可能排除变形杆菌属，继续进行普罗威登斯菌属和摩根菌属的鉴定。这三个菌属的生化反应等鉴别见表 18-10-3。

通常使用公认的商业鉴别系统（自动或手动）可以可靠地鉴别尿液中的变形杆菌族细菌。但如果不做补充试验鉴定斯氏普罗威登斯菌，则可能会出现错误。

表 18-10-3　变形杆菌属、普罗威登斯菌属和摩根菌属各种别的主要生化特征

	奇异变形杆菌	产黏变形杆菌	潘氏变形杆菌	普通变形杆菌 生物群2	普通变形杆菌 生物群3	摩根菌	产碱普罗威登斯菌	鲁氏普罗威登斯菌	海氏普罗威登斯菌	斯氏普罗威登斯菌	雷氏普罗威登斯菌
吲哚	–	–	–	+	+	+	+	+	–	+	+
枸橼酸盐	V	V	–	–	–	–	+	V	V	+	+
硫化氢产生	+	–	V	+	+	–	–	–	–	–	–
尿素酶	+	+	+	+	+	+	–	–	–	V	+
鸟氨酸脱羧酶	+	–	–	–	–	+	–	–	–	–	–
明胶酶	+	+	V	+	+	–	–	+	–	–	–
脂肪酶	+	+	V	V	V	–	–	–	–	–	–
迁徙现象	+	+	+	+	+	–	–	–	–	–	–
发酵											
甘露糖	–	–	–	–	–	+	+	+	+	+	+
麦芽糖	–	+	+	+	+	–	–	–	–	–	–
木糖	+	–	+	+	+	–	–	–	–	–	–
水杨素	–	–	–	+	+	–	–	–	–	–	V

续表

	奇异变形杆菌	产黏变形杆菌	潘氏变形杆菌	普通变形杆菌		摩根菌	产碱普罗威登斯菌	鲁氏普罗威登斯菌	海氏普罗威登斯菌	斯氏普罗威登斯菌	雷氏普罗威登斯菌
				生物群2	生物群2						
肌醇	–	–	–	–	–	–	–	–	V	+	+
阿东醇	–	–	–	–	–	–	+	–	–	–	+
阿拉伯醇	–	–	–	–	–	–	–	–	+	–	+
蕈糖	+	+	V	–	V	V	–	–	–	+	
半乳糖					–			–	+	+	+	+
鼠李糖										+	V
七叶苷水解	–	–	–	+	–		–	–	–	–	V

注：+，90%以上阳性；V，10%～90%阳性；–，10%以下阳性。

二、普罗威登斯菌属

普罗威登斯菌属符合肠杆菌科的一般特性，为革兰氏阴性直杆菌，大小为（0.6～0.8）μm×（1.5～2.5）μm，以周生鞭毛进行运动，在固体培养基上无迁徙现象，具有苯丙氨酸脱氨酶，产生吲哚（海氏普罗威登斯菌除外），MR试验阳性，VP试验阴性，利用枸橼酸盐（鲁氏和海氏普罗威登斯菌除外），DNA的G+C为39～42mol%。

（一）分类

普罗威登斯菌属有5个种，即产碱普罗威登斯菌（*P. alcalifaciens*）、斯氏普罗威登斯菌（*P. stuartii*）、雷氏普罗威登斯菌（*P. rettgeri*）、鲁氏普罗威登斯菌（*P. rustigianii*）和海氏普罗威登斯菌（*P. heimbachae*）。

（二）生物学特性

1. 形态与培养特性　与变形杆菌类似，但在固体培养基上生长不会出现迁徙现象。

2. 生化反应　见表18-10-3。

（三）普罗威登斯菌与人类感染

产碱普罗威登斯菌一般从腹泻患者粪便中，特别是从小儿的粪便中检出，但致病作用未被证实。斯氏普罗威登斯菌可从尿路插管患者的尿液中检出，少数从伤口、烧伤菌血症标本中检出；可引起医院内感染，很少从粪便中检出。雷氏普罗威登斯菌已被证实是尿路感染的致病菌，可引起医院内感染。鲁氏普罗威登斯菌在临床少见，大多数从人的粪便中检出。已知从企鹅粪便中检出了12株海氏普罗威登斯菌。

目前对引起人类腹泻的产碱普罗威登斯菌的传播途径和来源尚未阐明，但可能是通过食物或粪便携带导致手部污染的结果。

（四）对抗菌药物的敏感性

产碱普罗威登斯菌对大多数青霉素和头孢菌素类抗生素敏感，斯氏普罗威登斯菌对大多数青霉素和头孢菌素类抗生素耐药。有些菌株对庆大霉素和卡那霉素也耐药。雷氏普罗威登斯菌对青霉素和头孢菌素类抗生素耐药，但较斯氏普罗威登斯菌的耐药率低。因此，许多由奇异变形杆菌引起的感染病例，通常可用氨苄西林或较传统的头孢菌素如头孢拉定或头孢氨苄治疗。斯氏普罗威登斯菌产生许多内在的质粒介导的抗生素抗性，可能使该菌难以治疗[22]。

（五）细菌学诊断

将标本接种到血琼脂平板或麦康凯琼脂平板，经培养后，选取疑似菌落接种于 KIA，培养后观察高层和斜面的生长情况，继续进行生化反应试验，按表 18-10-3 予以鉴定。

三、摩根菌属

（一）分类

摩根菌属（*Morganella*）只有一个种，即摩氏摩根菌（*M. morganii*），又分为 2 个亚种，分别是摩氏摩根菌摩根亚种（*M. morganii* subsp. *morganii*）和摩氏摩根菌西氏亚种（*M. morganii* subsp. *sibonii*）。

（二）生物学特性

摩根菌属细菌是革兰氏阴性杆菌，符合肠杆菌科的一般性状，为直杆菌，大小为（0.6～0.7）μm×（1.0～1.7）μm，以周生鞭毛进行运动，但有些菌株在 30℃以上不产生鞭毛。在 1%琼脂培养基上，在 22℃ 48 小时可扩展成薄菌膜。无迁徙现象。

摩根菌属具有苯丙氨酸脱氨酶、尿素酶和鸟氨酸脱羧酶。产生吲哚，利用酒石酸盐，不利用枸橼酸盐。不产生 H_2S，不液化明胶。在血琼脂平板上，有些菌株能溶血。生化反应不活跃，除发酵葡萄糖和甘露糖外，不分解其他糖醇类物质。其 DNA 的 G+C 为 50mol%。

（三）摩根菌感染

摩氏摩根菌存在于人、犬和其他动物的肠道之中，曾从菌血症患者的血液、尿液、脓液、痰和伤口标本中分离出来。亦可引起尿路感染，引起交叉感染罕见，但可与奇异变形杆菌共同引起伤口感染，随后又转移到其他患者引发感染。在对 19 例摩氏摩根菌菌血症的研究中，发现其最常见的初始来源是伤口感染，并认为广泛使用头孢菌素（摩氏摩根菌经常耐药）是导致感染发展的重要因素。

笔者小组于 1990 年首次从硬膜外脓肿患者脓汁中分离出潘氏变形杆菌[23]。

（四）对抗菌药物的敏感性

摩氏摩根菌通常对萘啶酸、羧苄西林、氯霉素、氨基糖苷类抗生素敏感，对四环素和磺胺类抗生素不定，对黏菌素、青霉素、红霉素、氨苄西林和头孢菌素类抗生素耐药。超广谱头孢菌素适用于治疗由普罗威登斯菌、摩氏摩根菌和普通变形杆菌引起的感染。

（五）实验室诊断

摩氏摩根菌的基本生化反应特性是尿素酶、鸟氨酸脱羧酶、吲哚、动力、发酵葡萄糖和甘露糖试验阳性，枸橼酸盐和 VP 试验等阴性。其鉴定较为容易。

第十一节　耶尔森菌属

耶尔森菌属（*Yersinia*）是肠杆菌科中的一个非常重要的菌属，符合肠杆菌科的一般性状，为直杆菌或球杆菌，大小为（0.5~0.8）μm×（1~3）μm，无荚膜。除鼠疫耶尔森菌外，其他种别在 30℃ 以下以周生鞭毛进行运动，37℃ 不运动。最适生长温度为 28~29℃，能在普通培养基上生长，菌落小，发酵葡萄糖产酸或产酸产气。其 DNA 的 G+C 含量为 46~50mol%。

一、分类

鼠疫耶尔森菌（*Yersinia pestis*）由 Alexandre Yersin 于 1894 第一次在中国香港报道。首次报道假结核耶尔森菌（*Yersinia pseudotuberculosis*）是在 1883 年，其主要引起啮齿类动物的干酪样病变，但多年来一直被归类为鼠疫耶尔森菌（曾称鼠疫杆菌、鼠疫巴斯德菌）。

1939 年，从美国患者的肠道标本和皮肤病变中第一次分离出类假结核耶尔森菌，后来，其被命名为小肠结肠炎耶尔森菌。在 20 世纪 60 年代，欧洲微生物学家鉴定出另一种异质的细菌群——类似假结核耶尔森菌（当时的巴氏杆菌），他们称之为巴氏杆菌 X。1964 年，弗雷德里克森指出巴氏杆菌 X 与小肠结肠炎杆菌相似，并提出新种小肠结肠炎耶尔森菌（*Y. enterocolitica*）。之后假结核耶尔森菌（*Y. pseudotuberculosis*）、中间耶尔森菌（*Y. intermedia*）、弗氏耶尔森菌（*Y. frederiksenii*）、克氏耶尔森菌（*Y. kristensenii*）、奥氏耶尔森菌（*Y. aldovae*）、莫氏耶尔森菌（*Y. mollaretii*）、伯氏耶尔森菌（*Y. bercovieri*）和鲁氏耶尔森菌（*Y. ruckeri*）等相继出现。

二、生物学特性

1. 形态 菌体较小，呈球状或球杆状，大小为（0.5～0.8）μm×（1～3）μm，可在陈旧培养物或 37℃培养，存在多形性，即形态、大小不一。鼠疫耶尔森菌染色为两极着色，从活体（小鼠、豚鼠、人）取出的标本或从适宜培养基上生长的菌体可见包被，类似荚膜。在腐败材料、化脓性及溃疡性病灶标本中，菌体可膨大成球状。鼠疫耶尔森菌无鞭毛，其他耶尔森菌具有 2～15 根周生鞭毛，在 28～29℃培养时有动力，在 37℃培养时无动力。

2. 培养特性 在以碳水化合物为碳源的培养基上，在 25℃时，鼠疫耶尔森菌生长需要 L-甲硫氨酸和 L-苯丙氨酸，其他菌种则不需要。于 37℃在矿盐合成培养基上，所有菌种都变成缺陷型。加入少许生物素和硫胺素，以及 L-异亮氨酸、L-缬氨酸、甘氨酸、苏氨酸和还原剂，并置于含大量 CO_2 环境中，能促进鼠疫耶尔森菌生长。鼠疫耶尔森菌的毒力株，在 37℃生长时需要 Ca^{2+} 和 ATP，但在 25℃则不需要。假结核耶尔森菌和小肠结肠炎耶尔森菌的毒力株对 Ca^{2+} 的需求也取决于生长温度。

耶尔森菌的最适生长温度为 28～29℃，在 4～42℃均能生长，所有菌种最适 pH 为 7.2～7.4。鼠疫耶尔森菌和假结核耶尔森菌的生长 pH 是 5.0～9.6，其他菌种的生长 pH 是 4.0～10.0。较其他革兰氏阴性杆菌对酸碱有较高的抵抗力，故可用 0.25% KOH（pH 11）或 0.5% KOH（pH14）处理标本以减少污染率，提高小肠结肠炎耶氏菌的检出率。

所有菌种均能在营养琼脂上生长，鼠疫耶尔森菌在 30～37℃培养 24 小时后，菌落微小（0.1mm），48 小时后菌落直径可达 1.0～1.5mm。在 28～30℃培养的菌落，表面干燥，易于刮取，易乳化于生理盐水中，而在 37℃培养的菌落，表面湿润、黏稠，不易刮取和乳化。使用营养丰富（加入血液、血清或酵母浸液）的培养基不能明显促进其生长。其他菌种在 25～37℃培养 24 小时，菌落直径可达 1.0～1.5mm，呈圆形、光滑、边缘不整齐。48 小时后菌落直径可达 2～3mm，中心突出，边缘整齐。小肠结肠炎耶尔森菌和假结核耶尔森菌在营养琼脂上菌落相似。在 25℃于营养琼脂上培养 24 小时，菌落呈圆形、突出、光滑、湿润、边缘整齐、无色、无特殊气味，直径为 0.3～0.6mm，48 小时直径达 0.8～1.0mm。

在麦康凯琼脂上，鼠疫耶尔森菌和假结核耶尔森菌生长不定，其他菌种生长良好。小肠结肠炎耶尔森菌较其他肠道致病菌生长慢，菌落小，于 25℃培养 24 小时，菌落呈圆形，直径为 0.2～0.3mm，48 小时直径达 0.5～0.7mm，菌落光滑、湿润，呈透明或半透明，整齐，为无色或淡粉红色。

在 SS 琼脂上，小肠结肠炎耶尔森菌生长 24 小时菌落直径为 0.1～0.3mm，生长 48 小时达 1～2mm。菌落呈圆形，湿润、光滑、扁平，边缘整齐，为半透明、无色或略带淡橘色。

3. 生化反应 本菌属细菌的一些生化反应，在 28～29℃培养时其结果稳定，在 37℃其结果则不稳定，包括纤维二糖和棉子糖发酵、鸟氨酸脱羧酶、ONPG、吲哚产生和 VP 反应。小肠结肠炎耶尔森菌、弗氏耶尔森菌、中间耶尔森菌和奥氏耶尔森菌，在 28℃培养时产生三羟基丁醇，在 37℃则不产生；其余菌种在 28℃和 37℃均不产生三羟基丁醇。鼠疫耶尔森菌和假结核耶尔森菌发酵葡萄糖不产气，其他菌种在 28℃下 2～3 天可见少量气体。小肠结肠炎耶尔森菌的一些菌株具有卵磷脂酶。

4. 抗原构造

（1）鼠疫耶尔森菌菌体抗原粗糙，抗原构造复杂。

（2）小肠结肠炎耶尔森菌（包括类似）具有 O 抗原近 60 种，K 抗原 6 种，H 抗原 19 种。血清学分型主要依据 O 抗原，K 和 H 抗原型别意义尚不清楚，可用于流行病学调查。同一血清型菌株可含 2 种或更多的 O 抗原。多年来我国在自然界和动物中发现该菌大部分血清型。引起人类腹泻的主要血清型为 O9，其次是 O3。在日本是血清型 O3，生物 4 型多见；北欧则为血清型 O9，生物 2 型多见；北美是 O8，生物 1 型多见。

（3）假结核耶尔森菌有 22 个 O 抗原，O1 存在于各血清型的 R 型菌体中，也见于鼠疫耶尔森菌、小肠结肠炎耶尔森菌、福氏志贺菌和宋内志贺菌，以及大肠埃希菌。

三、耶尔森菌及其感染

鼠疫造成多次大流行，第三次鼠疫大流行是继 1894 年，从中国内地传播到香港[24]，这种流行病的大多数死亡病例发生在印度和中国。19 世纪和 20 世纪初，数百万人死亡。有人提出，每次大流行都与鼠疫菌的不同生物变种有关，区别在于甘油发酵和硝酸盐还原的不同体外表型[25]。

1. 鼠疫耶尔森菌　是烈性传染病鼠疫的致病菌，广泛分布在自然界，已从百种以上天然感染的啮齿动物，以及污染的土壤中检出。但很少发现于肉食动物和鸟类。传染途径：啮齿动物—跳蚤—啮齿动物。人类鼠疫可通过染疫跳蚤的叮咬或直接接触感染动物而被感染，在人间肺鼠疫可通过空气传播。

人对鼠疫耶尔森菌的易感性无年龄和性别差异，而取决于被感染的方式，人主要通过带菌鼠蚤的叮咬和与染疫动物或人接触而被感染。细菌侵入机体后出现全身中毒症状，并在心血管、淋巴系统和实质器官表现出特有的出血性炎症。常见的临床类型有肺鼠疫、腺鼠疫和败血型鼠疫。其中肺鼠疫死亡率最高。

（1）一位 60 岁的男性从事无毒鼠疫耶尔森菌的研究工作后死亡。2009 年 9 月 10 日，一位 60 岁的男性研究人员，患有胰岛素依赖型糖尿病，从事无毒鼠疫耶尔森菌的研究工作。因近 3 天来咳嗽、全身疼痛，疑似流感或其他呼吸道感染，从门诊转到急诊科进行进一步的检查。9 月 13 日，患者因发热、咳嗽、呼吸急促，病情恶化转入芝加哥医院。到达急诊室后，患者神志清楚，体温是 100.9°F（38.3℃），脉搏 106 次/分，呼吸 42 次/分，血压 106/75mmHg。患者腹胀，有周围性发绀，无淋巴结肿大、皮疹或黄疸。胸片显示肺正常。然而，患者仍有呼吸困难并需要补充氧气。血液生化检查显示肾衰竭（肌酐：6.5mg/dl；血尿素氮 73mg/dl），严重的白细胞核左移（带状核 22%），外周血涂片发现胞外菌。最初治疗患者充血性心力衰竭，应用利尿剂，后怀疑可能与静脉注射抗生素（万古霉素和哌拉西林/他唑巴坦）有关。在大约 12 小时后，患者出现恶性的呼吸窘迫，行气管插管。尽管尝试复苏，但患者仍于 1 小时后死于心脏停搏。死因可能是患者有血色素沉着病，含有过量的铁，使鼠疫菌毒力增强（减毒的鼠疫菌缺铁）。

（2）2014 年 7 月 16 日，甘肃玉门市发生一例鼠疫病例。玉门市政府办通报称，2014

年 7 月 16 日 5 时许，甘肃省卫生计生委接到酒泉市卫生局一例疑似鼠疫病例报告，根据该患者临床症状、流行病学史和省级专家组实验室检测结果，于 7 月 17 日确诊为肺鼠疫。该患者已于 7 月 16 日死亡，遗体按有关规定进行妥善处理。截至 17 日下午，排查出与王某某密切接触者共计 151 人，全部采取隔离、流行病学调查、预防性服药等措施。为防止疫情扩散，把玉门市等地设为疫情隔离区，隔离区内人车物严禁流出。

（3）据中国新闻网报告，马达加斯加卫生部发布声明称：2013 年 12 月 13 日，马达加斯加此次疫情影响（全国 112 个区中的）5 个区。总计有 86 人感染鼠疫，其中 39 人不治而亡。卫生部医师称，在首都塔那那利佛 90%病例被诊断为肺鼠疫，这种恶性菌株可以在 3 天内夺走患者性命，几乎没有时间让抗生素发挥作用。

2. 假结核耶尔森菌 可引起动物肠系膜腺炎和慢性腹泻，这些疾病可自然消退或进展为致命的败血症，淋巴组织中广泛沉积干酪样病变；人类会形成可以模拟的肠系膜腺炎，与阑尾炎相似（假性阑尾炎）。随着供水卫生改进，人类假结核耶尔森菌感染变得越来越罕见[26]。

3. 小肠结肠炎耶尔森菌 在自然界分布广泛，存在于饮水、污水中。在动物中存在于猪、牛、羊、犬、鼠类、猴、鸡、鸭、鹅、蛙、蜗牛、虾、蟹等排泄物中，猪是主要的保菌者；可引起腹泻、肠系膜淋巴腺炎，亦可使其健康带菌。在食品中，曾从牛奶、乳制品、蛋制品、猪肉、牛肉、羊肉、鸡肉、牡蛎，以及未加工的水果、蔬菜中检出该菌。带菌的食品在冰箱中储藏多日后，菌数可达 $10^7/g$。苍蝇、蟑螂、跳蚤带菌可作为传播媒介。

4. 中间耶尔森菌 大多数分离于淡水、污水，还可存在于水生动物（如鱼、牡蛎、小虾和蜗牛）、野生啮齿动物及食品中。临床上曾从粪便、血液、创伤和尿液中检出。

四、对抗菌药物敏感性

耶尔森菌属各菌种对氯霉素、四环素、氨基糖苷类药物（链霉素、庆大霉素、卡那霉素和新霉素）、磺胺（单用或加 TMP）和萘啶酸敏感，但近几年来已发现耐氯霉素、四环素、链霉素和卡那霉素的小肠结肠炎耶尔森菌菌株，其对红霉素、新生霉素也耐药。

鼠疫耶尔森菌临床分离株，在体外通常对大多数抗革兰氏阴性细菌的药物均敏感。这些体外有活性的抗生素包括链霉素、环丙沙星、氯霉素、四环素、氨苄西林、复方新诺明和头孢噻吩。但对于鼠疫耶尔森菌感染患者，通常应用抗生素几乎无效，主要是由于抗生素的效果还没有发挥作用时患者就已经死亡。鼠疫耶尔森菌和假结核耶尔森菌通常对 β-内酰胺类抗生素敏感，但对青霉素中等敏感或敏感。

小肠结肠炎耶尔森菌能产生固有的 β-内酰胺酶（对氨苄西林、羧苄西林、青霉素和头孢菌素有活性），也能产生诱导型 β-内酰胺酶（仅对青霉素和头孢菌素有活性），但对美洛西林、哌拉西林、头孢噻肟、头孢唑肟、头孢曲松、羟氨苄西林敏感。

弗氏耶尔森菌和克氏耶尔森菌可能对青霉素耐药，并对其他 β-内酰胺类抗生素（氨苄西林、羧苄西林和头孢菌素）低度敏感或耐药。耐药的程度取决于试验菌株和温度，有研究报道假结核耶尔森菌和小肠结肠炎耶尔森菌对氨苄西林和链霉素耐药。在假结核耶尔森菌中观察到类似的敏感谱型，但小肠结肠炎耶尔森菌菌株表达一种或两种染色体 β-内酰胺酶，即非诱导型广谱 β-内酰胺酶（酶 A）和诱导型头孢菌素酶（酶 B，严格来说是 C 类酶），因而具有耐药性[27]。尽管在小肠结肠炎耶尔森菌中存在诱导头孢菌素酶，但第三代头孢菌素，以及喹诺酮和青霉烷，在体外对所有耶尔森菌种都有活性[28]，包括鼠疫耶尔森菌。

五、细菌学检验

鼠疫耶尔森菌：在我国《人间传染的病原微生物目录》中规定，鼠疫耶尔森菌属于危害程度第二类的病原微生物。注意：鼠疫耶尔森菌是烈性传染病的致病菌，传染性很强，不允许在临床实验室进行鼠疫耶尔森菌的涂片、染色、分离培养、生化试验和鉴定等工作。必须在特定的 3 级实验室和 3 级生物安全柜等安全条件下进行鼠疫耶尔森菌的检验工作。下面对鼠疫耶尔森菌的细菌型检验进行介绍，但如果要进行这项工作，必须按国家规定进行。

1. 标本采集　按照患者的临床情况，必须先做好个人防护后，才能分别采集患者的痰、血液和脑脊液等标本，或尸检标本，如心、肺、淋巴结等标本。

2. 标本的直接检查　应该在做好个人防护的基础上，在 3 级实验室内于 3 级生物安全柜内进行涂片、染色及镜检，鼠疫耶尔森菌为革兰氏染色阴性，为卵圆形短粗杆菌，两极染色，无芽孢，无鞭毛，在陈旧培养物内有时可见多形性菌落，大小不等。

3. 分离培养与鉴定　鼠疫耶尔森菌对营养要求不高，一般在营养琼脂上生长，经30～37℃培养 24 小时，菌落微小，直径为 0.1mm，48 小时后菌落直径可达 1.0～1.5mm。在 28～30℃培养的菌落，表面干燥，易于刮取和易乳化于生理盐水中，而在 37℃培养的菌落，表面湿润、黏稠，不易刮取和乳化。使用营养丰富（加入血液、血清或酵母浸液）的培养基不能明显促进其生长。菌落可经涂片、染色、镜检，观察细菌的形态特点，如多形性、两极染色等。鼠疫耶尔森菌在 25℃和 37℃培养均无动力，无鞭毛，吲哚、VP、西蒙枸橼酸盐、赖氨酸脱羧酶、鸟氨酸脱羧酶和苯丙氨酸脱氨酶试验均阴性，不产生 H_2S，明胶酶、尿素酶也为阴性（表 18-11-1）。

表 18-11-1　耶尔森菌的特征

	鼠疫耶尔森菌	假结核耶尔森菌	小肠结肠炎耶尔森菌	中间耶尔森菌	弗氏耶尔森菌	克氏耶尔森菌
动力（37℃）	–	–	–	–	–	–
动力（25℃）	–	+	+	+	+	+
鸟氨酸脱羧酶	–	–	+	+	+	+
赖氨酸脱羧酶	–	–	–	–	–	–
尿素酶	–	+	+	+	+	+
明胶酶	–	–	–	–	–	–
VP	–	–	+	+	+	–
吲哚	–	–	D	+	+	D

续表

	鼠疫耶尔森菌	假结核耶尔森菌	小肠结肠炎耶尔森菌	中间耶尔森菌	弗氏耶尔森菌	克氏耶尔森菌
西蒙枸橼酸盐	-	-	-	+	D	-
产酸						
葡萄糖	+	+	+	+	+	+
鼠李糖	-	+	-	+	+	-
蔗糖	-	-	+	+	+	-
蜜二糖	D	+	-	+	-	-
山梨醇	-	-	+	+	+	+

注：+，阳性；-，阴性。D，不同的反应。

表 18-11-1 给出了鉴别耶氏菌属的主要生化反应。利用 API-20E 试剂盒在 28℃孵育耶尔森菌，能可靠地鉴定小肠结肠炎耶尔森菌和假结核耶尔森菌[29]。

临床实验室注意：因为最早是在医院发现鼠疫耶尔森菌可疑病例，无论哪级医院的微生物实验室，必须对鼠疫耶尔森菌的生物学特性、检测方法及其危险性清楚了解，确保一旦遇到疑似鼠疫耶尔森菌时能准确应对。还应立即向当地疾病预防控制中心（CDC）报告，并将菌种送专业实验室进行准确鉴定。鼠疫的确诊需要有流行病学、患者的临床症状和病原学的鉴定，才能最终确诊。确诊后要立即对患者进行隔离、治疗，对疫区及所有接触人员，必须采取有效的隔离措施，防止疫情扩散。

参 考 文 献

[1] Chomarat M. Resistance of bacteria in urinary tract infections. Int. J Antimicrob Agents，2000，16：483-487.

[2] Murray PR. Manual of Clinical Microbiology. 8th ed. Washington：American Society for Microbiology，1983.

[3] Jin Q，Yuan Z，Xu J，et al. Genome sequence of Shigella flexneri 2a：insights into pathogenicity through comparison with genomes of Escherichia coli K12 and O157. Nucl Acids Res，2002，30：4432-4441.

[4] Kotloff KL，Winickoff JP，Ivanoff B，et al. Global burden of Shigella infections：implications for vaccine development and implementation of control strategies. Bull World Health Organ，1999，77：651-665.

[5] PHLS. The rise and fall of Salmonella? Communicable Disease Report. CDR Weekly，1999，9（4）：29，32.

[6] Meakins SM，Adak GK，Lopman BA，et al. General outbreaks of infectious intestinal disease（IID）in hospitals，England and Wales，1992—2000. J Hosp Infec，2003，53：1-5.

[7] PHLS. Salmonella enteritidis outbreak in a London hospital—update. Communicable Disease Report. CDR Weekly，2002c，12，48.

[8] 李仲兴，边占水，岳云升，等. 一起由婴儿沙门氏菌引起新生儿腹泻爆发流行的细菌学调查. 中华医学检验杂志，1988，11（6）：356-357.

[9] Pang T，Levine MM，Ivanoff B，et al. Typhoid fever—important issues still remain. Trends Microbiol，1998，6：131-133.

[10] Wain J，Hoa NT，Chinh NT，et al. Quinolone-resistant Salmonella typhi in Viet Nam：molecular basis of resistance and clinical response to treatment. Clin Infect Dis，1997，25：1404-1410.

[11] Casewell MW，Phillips I. Hands as a route of transmission for Klebsiella species. British Med J，1977，2（6098）：1315-1317.

[12] Jacoby GA，Medeiros AA. More extended spectrum beta-lactamases. Antimicrob Agents Chemother，1991，35：1697-1704.

[13] Eykyn SJ，Gransden WR，Phillips I. The causative organisms of septicaemia and their epidemiology. J Antimicrob Chemother，1990，25（Suppl. c）：41-58.

[14] 李仲兴，王秀华，岳云升. 臭鼻克雷伯氏菌引起脓胸一例报告. 临床检验杂志，1984，2（3）：54.

[15] Hart CA，Gibson MF. Comparative epidemiology of gentamicinresistant enterobacteria：persistence of carriage and infection. J Clin Pathol，1982，35：452-457.

[16] Williams WW，Mariano J，Spurrier M，et al. Nosocomial meningitis due to *Citrobacter diversus* in neonates：new aspects of the epidemiology. J Infect Dis，1984，150：229-236.

[17] Reeves DS，Bywater MJ，Holt HA. The activity of cefpirome and ten other antimicrobial agents against 2858 clinical isolates collected from 20 centres. J Antimicrob Chemother，1993，31：345-362.

[18] Stock I，Wiedemann B. Natural antibiotic susceptibility of *Enterobacter amnigenus*，*Enterobacter cancerogenus*，*Enterobacter gergoviae* and *Enterobacter sakazakii* strains. Clin Microbiol Infec，2002，8：564-578.

[19] Yu VL. *Serratia marcescens*：historical perspective and clinical review. N Engl J Med，1979，300：887-893.

[20] Stock I，Burak S，Sherwood KJ，et al. Natural antimicrobial susceptibilities of 'unusual' *Serratia* species：*S. ficaria*，*S. fonticola*，*S. odorifera*，*S. plymuthica* and *S. rubidaea.* J Antimicrob Chemother，2003，51：865-885.

[21] Bingen E，Boissinot C，Desjardins P，et al. Arbitrarily primed polymerase chain reaction provides rapid differentiation of *Proteus mirabilis* isolates from a pediatric hospital. J Clin Microbiol，1993，31：1055-1059.

[22] Hawkey PM，McCormick A，Simpson RA. Selective and differential medium for the primary isolation of members of the *Proteeae.* J Clin Microbiol，1986，23：600-603.

[23] Yersin A. La peste bubonique à Hong Kong. Ann Inst Pasteur，1894，8：662-667.

[24] 李仲兴，王秀华，边占水，等. 国内首次从硬膜外脓肿患者脓汁中分离出潘氏变形杆菌. 中华医学检验杂志，1990，13（2）：99-101.

[25] Devignat R. Varietés de l'espèce *Pasteurella pestis*. Nouvelle hyphothèse. Bull OMS，1951，4：247-263.

[26] Fukushima H，Gomyoda M，Kaneko S，et al. Restriction endonuclease analysis of virulence plasmids for molecular epidemiology of *Yersinia pseudotuberculosis* infections. J Clin Microbiol，1994，32：1410-1413.

[27] Pham JN，Bell SM，Martin L. et al. The beta-lactamases and beta-lactam antibiotic susceptibility of *Yersinia enterocolitica*. J Antimicrob Chemother，2000，46：951-957.

[28] Soriano F，Vega J. The susceptibility of *Yersinia* to eleven antimicrobials. J Antimicrobial Chemother，1982，10：543-547.

[29] Sharma NK，Doyle PW，Gerbasi SA. Et al. Identification of *Yersinia* species by the API 20E. J Clin Microbiol，1990，28：1443-1444.

（李仲兴　王秀华　时东彦　李　玮）

第十九章　弧菌属细菌感染及检测

第一节　生物学特性

弧菌科主要包括弧菌属、发光杆菌属、气单胞菌属、邻单胞菌属等，弧菌属是弧菌科的模式属，只有弧菌属细菌与医学和人类疾病有重要关系，特别是霍乱弧菌，它是重要的病原菌。在卫生条件差和医疗水平低的情况下，其传染速度快，致死率高。霍乱弧菌是弧菌科的模式种。弧菌科细菌为临床标本中最常见的弧菌，为兼性厌氧的革兰氏阴性杆菌，呈直杆、弯曲或逗点状，长 1.4～2.6μm，宽 0.5～0.8μm，具有极生单鞭毛或极生多鞭毛，靠极生鞭毛进行运动。大多数弧菌生长需要钠离子（Na^+）刺激，氧化酶、触酶试验阳性，能利用葡萄糖作为唯一碳源和能源，发酵葡萄糖产酸，很少产气。能还原硝酸盐为亚硝酸盐，能在硫代硫酸盐-枸橼酸盐-胆盐-蔗糖（TCBS）培养基上生长[1]。

弧菌属与其他表型相似的菌属的鉴别见表 19-1-1。

表 19-1-1　弧菌属与气单胞菌属等相似菌属的鉴别

	弧菌属	发光杆菌属	气单胞菌属	邻单胞菌属	肠杆菌科
与人类腹泻和肠道外感染有关	+	−	+	+	+
肠杆菌科共同抗原	−	−	−	+	+
氧化酶反应	+	+	+	+	−
Na^+需求（生长或刺激生长）	+	+	+	+	−
对弧菌稳定剂 O/129 的敏感性	+	+	−	+	−
酯酶产生	+	V	+	−	V
D-甘露醇发酵	+	−	+	−	+
DNA 的 G+C 含量（mol%）	38～51	40～44	57～63	51	38～60
极生鞭毛	+				
在固体培养基上生长出周生鞭毛，也积累聚 β-羟丁酸	V	−	−	−	V
不利用 β-羟丁酸	−	+	NA	NA	NA

注：+，大多数菌株阳性；−，大多数菌株阴性；V，反应不定；NA，无资料。

第二节 弧菌属细菌的种间鉴别

弧菌属细菌具有弧菌科细菌的主要特性,为直的或弯曲的革兰氏阴性杆菌,大小为(0.5~0.8)μm×(1.4~2.6)μm,不形成芽孢,通常无荚膜。靠极生单鞭毛或极生多鞭毛进行运动。鞭毛直径为24~30nm,内部为髓质,直径为14~16 nm,其外有鞘,鞘与细胞壁外膜相连。

本属细菌为兼性厌氧菌,兼营发酵与呼吸代谢,Na^+能刺激其生长,氧化酶、触酶试验阳性。大多数种能在30℃生长,存在于海水和江河的入海处。

弧菌属包括霍乱弧菌、拟态弧菌、麦齐尼科夫弧菌等共12个种,基本上都是在人类临床标本中遇到的种别,均为海洋弧菌,大多数弧菌均能引起人类腹泻甚至暴发流行。临床标本中遇到的6群12种弧菌的关键鉴别试验见表19-2-1。弧菌属各种别的鉴别见表19-2-2。

表 19-2-1　临床标本中遇到的 6 群 12 种弧菌的关键鉴别试验

	1 群		2 群	3 群	4 群	5 群			6 群			
	霍乱弧菌	拟态弧菌	麦齐尼科夫弧菌	辛辛那提弧菌	霍利斯弧菌	海鱼弧菌	河弧菌	费氏弧菌	溶藻性弧菌	副溶血弧菌	创伤弧菌	哈维弧菌
在营养肉汤中生长												
加 0%氯化钠	+	+	–	–	–	–	–	–	V	–	–	–
加 1%氯化钠	+	+	+	+	+	+	+	+	+	+	+	+
氧化酶产生	–	–	+	+	+	+	+	+	+	+	+	+
硝酸盐还原			+	+								
myo-肌醇发酵		V	+		–	–						
精氨酸双水解酶						–	+	+				
赖氨酸脱羧酶						+	+	+				
鸟氨酸脱羧酶					–					+	+	+	+

注: +, 阳性; –, 阴性; V, 反应不定。

表 19-2-2　人类临床标本中遇到的 12 种弧菌的鉴别

	霍乱弧菌	拟态弧菌	麦齐尼科夫弧菌	辛辛那提弧菌	霍利斯弧菌	海鱼弧菌	河弧菌	费氏弧菌	溶藻性弧菌	副溶血弧菌	创伤弧菌	哈维弧菌
吲哚（1% NaCl）	99	98	20	8	97	0	13	11	85	98	97	100
甲基红（1% NaCl）	99	99	96	93	0	100	96	100	75	80	80	100
VP（1% NaCl）	75	9	96	0	0	95	0	0	95	0	0	50
西蒙枸橼酸盐	97	99	75	21	0	0	93	100	1	1	75	0
H₂S（TSI 琼脂）	0	0	0	0	0	0	0	0	0	0	0	0
尿素水解	0	1	0	0	0	0	0	0	0	15	1	0
苯丙氨酸脱氨酶	0	0	0	0	0	0	0	0	1	1	35	NG
精氨酸（1% NaCl）	0	0	60	0	0	95	93	100	0	0	0	0

续表

	霍乱弧菌	拟态弧菌	麦齐尼科夫弧菌	辛辛那提弧菌	霍利斯弧菌	海鱼弧菌	河弧菌	费氏弧菌	溶藻性弧菌	副溶血弧菌	创伤弧菌	哈维弧菌
赖氨酸（1% NaCl）	99	100	35	57	0	50	0	0	99	100	99	100
鸟氨酸（1% NaCl）	99	99	0	0	0	0	0	0	50	95	55	0
动力（36℃）	99	98	74	86	0	25	70	89	99	99	99	0
明胶（1% NaCl）	90	65	65	0	0	6	85	86	90	95	75	0
氰化钾	10	2	0	0	0	5	65	89	15	20	1	0
丙二酸盐利用	1	0	0	0	0	0	0	11	0	0	0	0
D-葡萄糖，产酸	100	100	100	100	100	100	100	100	100	100	100	50
D-葡萄糖，产气	0	0	0	0	0	10	0	100	0	0	0	0
产酸												
D-阿东醇	0	0	0	0	0	0	0	0	1	0	0	0
L-阿拉伯糖	0	1	0	100	97	0	93	100	1	80	0	0
D-阿拉伯醇	0	0	0	0	0	0	65	89	0	0	0	0
纤维二糖	8	0	9	100	0	0	30	11	3	5	99	50
卫矛醇	0	0	0	0	0	0	0	0	0	3	0	0
赤藓醇	0	0	0	0	0	0	0	0	0	0	0	0
D-半乳糖	90	82	45	100	100	90	96	100	20	92	96	
甘油	30	13	100	100	0	0	7	55	80	50	1	0
myo-肌醇	0	0	40	100	0	0	0	0	0	0	0	0
乳糖	7	21	50	0	0	0	3	0	0	1	85	0
麦芽糖	99	99	100	100	0	100	100	100	100	99	100	100
D-甘露醇	99	99	96	100	0	0	97	100	100	100	45	50
D-甘露糖	78	99	100	100	100	100	100	100	99	100	98	50
蜜二糖	1	0	0	7	0	0	3	11	1	1	40	0
产酸												
α-甲基葡萄糖苷	0	0	25	57	0	5	0	0	1	0	0	0
棉子糖	0	0	0	0	0	0	0	11	0	0	0	0
L-鼠李糖	0	0	0	0	0	0	0	45	0	1	0	0
水杨素	1	0	0	100	0	0	0	0	4	1	95	0
D-山梨醇	1	0	45	0	0	0	3	0	1	1	1	0
蔗糖	100	0	100	100	0	5	100	100	90	1	15	50
蕈糖	99	94	100	100	0	86	100	100	100	99	100	50
D-木糖	0	0	0	41	0	0	0	0	0	0	0	0
黏液酸产生	1	0	0	0	0	0	0	0	0	0	0	0

续表

	霍乱弧菌	拟态弧菌	麦齐尼科夫弧菌	辛辛那提弧菌	霍利斯弧菌	海鱼弧菌	河弧菌	费氏弧菌	溶藻性弧菌	副溶血弧菌	创伤弧菌	哈维弧菌
酒石酸	75	12	35	0	65	0	35	22	95	93	84	50
七叶苷水解	0	0	60	0	0	0	8	0	3	1	40	0
乙酸盐利用	92	78	25	14	0	0	70	65	0	1	7	0
硝酸盐还原	99	100	0	100	100	100	100	100	100	100	100	100
氧化酶	100	100	0	100	100	95	100	100	100	100	100	100
DNA 酶（25℃）	93	55	50	79	0	75	100	100	95	92	50	100
酯酶	92	17	100	36	0	0	90	85	89	90	92	0
ONPG 试验	94	90	50	86	0	0	40	35	0	5	75	0
黄色素（25℃）	0	0	0	0	0	0	0	0	0	0	0	0
酪氨酸清除	13	30	5	0	3	0	65	45	70	77	75	0
营养肉汤生长												
0%NaCl	100	100	0	0	0	0	0	0	0	0	0	0
1% NaCl	100	100	100	100	99	100	99	99	99	100	99	100
6% NaCl	53	49	78	100	83	95	96	100	100	99	65	100
8% NaCl	1	0	44	62	0	0	71	78	94	80	0	0
10% NaCl	0	0	4	0	0	0	4	0	69	2	0	0
12% NaCl	0	0	0	0	0	0	0	0	17	1	0	0
蔓延生长（海水琼脂，25℃）	−	−	−	+	−	−	−	−	+	+	−	100
成串试验	100	100	100	80	100	80	100	100	91	64	100	100
O/129，抑菌环	99	95	90	25	40	90	31	0	19	20	98	100
多黏菌素 B，抑菌环	22	88	100	92	100	85	100	89	63	54	1	100

注：表内数字为阳性百分率（%）。+，90%以上菌株阳性；−，10%以下菌株阳性。

第三节　霍乱弧菌

霍乱弧菌主要包括 O1 群霍乱弧菌、O139 群霍乱弧菌和非 O1 群霍乱弧菌。

一、O1 群霍乱弧菌

O1 血清群霍乱弧菌（*V. cholerae* serogroup O1）主要引起了世界性的 7 次霍乱大流行[1]，患者发生严重腹泻或霍乱性肌无力，出现腹泻，为大量水样便。1817～1923 年共发生了 6 次世界性霍乱大流行，这种发生在印度并引起 6 次霍乱大流行的霍乱弧菌被称为霍乱弧菌的古典生物型。

1905 年，在埃及西奈半岛 El Tor 检疫站，从朝圣的死者尸体分离出与霍乱弧菌相似的弧菌，称之为埃尔托弧菌（El Tor vibrio）。这种弧菌的一个特点是具有溶血性，1937～1958年，在印度尼西亚的西里伯岛（苏拉威西岛）由埃尔托弧菌引起了 4 次霍乱小流行，由这种埃尔托弧菌引起的霍乱称为埃尔托副霍乱。1961 年，这种霍乱从印度尼西亚传至国外，并在许多国家，包括亚洲的一些国家不断蔓延和暴发流行，1962 年将此次大流行称为霍乱第七次世界大流行。

二、El Tor 霍乱第七次世界大流行

由于霍乱的 1～6 次大流行均为霍乱弧菌的古典生物型引起，而且第七次世界大流行是由 El Tor 霍乱弧菌引起的，涉及的范围比较大，发生在许多国家[2]。

第七次世界大流行分为 4 个时期，第一个时期是 1961～1962 年，El Tor 霍乱从印度尼西亚的苏拉威西到其他岛屿。El Tor 霍乱蔓延到菲律宾、马来西亚、中国台湾和印尼，实际影响到东南亚各群岛。

第七次大流行的第二个时期是 1963~1969 年，El Tor 霍乱从马来西亚开始传播到亚洲大陆，包括泰国、突尼斯、柬埔寨、越南、孟加拉国、印度等。1965 年传播到巴基斯坦，1966 年传播到伊拉克。

第七次大流行的第三个时期：1970 年 El Tor 霍乱在中东和西非出现了大规模的暴发流行。El Tor 霍乱到达阿拉伯、佩宁苏拉、叙利亚和约旦，并在以色列有限地暴发。在伊朗等地流行的菌株是 El Tor 霍乱弧菌的稻叶型，在黎巴嫩和叙利亚流行的菌株是 El Tor 霍乱弧菌的小川型。而在以色列和约旦，以及在迪拜和沙特阿拉伯流行的菌株是 El Tor 霍乱弧菌稻叶型。据估计 1970～1971 年在西非的 El Tor 霍乱暴发导致超过 400 000 人感染。由于人群缺乏免疫背景，运输和治疗设备不足，且医疗的基础设施不足，导致在西非的 El Tor 霍乱病例的死亡率很高。据 WHO 的记录，在 1970 年 36 个国家报告发生霍乱，28 个新发生霍乱的国家中有 16 个国家在西非。

第七次世界大流行的第四个时期，霍乱传播开始转向南美，1991 年 1 月开始在秘鲁暴发流行，几周之内就在邻国厄瓜多尔流行，然后波及哥伦比亚。4 月中旬，在智利的首都出现了一次霍乱小流行，后从这些国家沿着南美的太平洋沿岸向北、东、南扩散。据美国健康组织估计，1991～1992 年在美洲共发生 750 000 例霍乱，有 6500 例死亡。这些病例的一半以上是在秘鲁。

后来，将引起第七次世界大流行的 El Tor 弧菌称为 El Tor 生物型，也就是将霍乱弧菌分为两个生物型，即古典生物型和 El Tor 生物型。这两个生物型均能与 O1 抗血清发生凝集，El Tor 生物型能溶解羊红细胞等，这两个生物型的区别见表 19-3-1 和表 19-3-2。

表 19-3-1　霍乱弧菌的血清群、血清型、生物型及其霍乱毒素

血清群	霍乱毒素产生率（%）	流行蔓延	血清型（数）	生物型（数）
O1	>95（+）	是	3（稻叶型，小川型，彦岛型）	2（古典型，El Tor 生物型）
O139	>95（+）	是	无	1
O2~138	>95（−）	否	无	1

注：+，阳性；−，阴性。

表 19-3-2　霍乱弧菌（O1 群霍乱弧菌）的两个生物型的鉴别

	古典生物型	El Tor 生物型
O1 抗血清	+	+
VP 反应	−	+
羊红细胞溶血	−	+
鸡红细胞凝集	−	+
多黏菌素（50IU）	S	R
古典型噬菌体Ⅳ	S	R
El Tor 型噬菌体	R	S

注：+，阳性；−，阴性；S，敏感；R，耐药。

　　霍乱弧菌的抗原构造和血清型：根据 O 抗原的不同，将霍乱弧菌及其相关弧菌分成 6 个 O 亚群，O1 亚群为真正的霍乱弧菌，OⅡ～OⅥ亚群，被称为不凝集弧菌。O1 群霍乱弧菌的菌体抗原由 A、B、C 3 种抗原组成，A 是 O1 群的特异性抗原，B 和 C 分别是小川型和稻叶型的特异性抗原，根据菌体抗原成分可将 O1 群霍乱弧菌分为 3 个血清型，即稻叶型、小川型和彦岛型。稻叶型的抗原组成为 A 和 C，小川型为 A、B 和少量 C，彦岛型为 A、B 和 C。具体霍乱弧菌的血清型见表 19-3-3。

表 19-3-3　霍乱弧菌的血清型

	O 抗原	亚型抗原	
		稻叶型	小川型
霍乱弧菌	O：1		
亚型			
稻叶型（Inaba）	+	+	−
小川型（Ogawa）	+	−	+
彦岛型（Hikojima）	+	+	+
非 O1 群霍乱弧菌（包括非霍乱弧菌、不凝集弧菌、非 O1 群霍乱弧菌）	022-0206		
Bengal O139 群弧菌	O：139		

三、O139 群霍乱弧菌

O139 群霍乱弧菌是一种比较新的弧菌，也能引起流行性腹泻。1992 年 10 月在印度出现，1994 年传播到亚洲许多国家，而且传播到一些工业发达国家。其症状是典型的霍乱表现。O139 群菌株与 O1 群菌株引起的临床症状非常相似，成年人更容易感染O139 群菌株，但这种弧菌与 O1 群霍乱弧菌抗血清或 O2～138 群抗血清不发生凝集。因此，称之为 O139 群霍乱弧菌。检测用的商品试剂，与 O1 群霍乱弧菌也不同，O139群菌株产生荚膜，与非 O1 群霍乱弧菌某些菌株一样。这个菌株导致了第八次霍乱的流行。

四、非 O1 群霍乱弧菌

非 O1 群霍乱弧菌的同义名很多，如不凝集弧菌、非霍乱弧菌和霍乱弧菌非 O1、O139。非 O1 群霍乱弧菌与霍乱弧菌 O1、O139 抗血清不发生凝集。此菌株通常不产生霍乱毒素，但能产生其他毒素。非 O1 群霍乱弧菌能引起霍乱样疾病，可能从中度腹泻和肠道外感染患者中分离出来，也能从海产品和环境中分离到。非 O1 群霍乱弧菌还能引起肝硬化或其他基础疾病患者的败血症；也能从耳部、伤口呼吸道和泌尿道分离出来。

第四节 霍乱弧菌的生物学特性

O1 群霍乱弧菌、O139 群霍乱弧菌和非 O1 群霍乱弧菌，统称为霍乱弧菌。一般情况下，除必要时进行单独介绍外，其生物学特性均以霍乱弧菌进行介绍。

一、形态与培养特性

从患者标本中新分离的霍乱弧菌为革兰氏阴性短小稍弯曲的弧菌，不形成芽孢，无荚膜，菌体两端钝圆或稍平，大小为（1.5～2）μm×（0.3～0.4）μm，具有极生鞭毛，鞭毛的长度是菌体的 4～5 倍。无侧鞭毛，运动极为活泼。在电镜下可见鞭毛有髓部和鞘部，在暗视野显微镜下观察。

霍乱弧菌对营养要求简单，在普通培养基上均能生长。属于兼性厌氧菌，生长温度为 16～42℃，最适生长温度为 37℃，其 pH 为 7.2～7.4，但在 pH 6.0～10 均能生长。对碱的耐受性大，对酸敏感，在 pH 6.0 以下很快死亡。在 pH 8.6 的碱性蛋白胨水中生长迅速，经 6～9 小时培养，在液体表面大量繁殖而形成菌膜，液体呈均匀混浊，培养时间延长则菌膜增厚，最后沉于管底。在碱性琼脂平板上，可形成中等大小、圆形、扁平、稍突起、表面光滑、边缘整齐、无色透明的菌落。易与其他肠杆菌科细菌相区别。

二、生化反应

霍乱弧菌的两个生物型均能发酵葡萄糖、麦芽糖、甘露醇、甘露糖、蔗糖、半乳糖、果糖、糊精和淀粉产酸不产气，迟缓发酵乳糖。ONPG 试验阳性，不发酵阿拉伯糖、卫矛醇、鼠李糖、水杨素和木糖。氧化酶试验阳性。

霍乱红反应不作为鉴定霍乱弧菌的唯一试验，因为许多附加色氨酸产生吲哚和还原硝酸盐为亚硝酸盐的细菌均能出现阳性反应。而且近年来发现有些 El Tor 生物型，特别是来自外环境水中的菌株霍乱红反应阴性。

霍乱弧菌古典型的 VP 试验阴性，而大多数 El Tor 生物型的 VP 试验阳性，因此，用 VP 试验来鉴别两个生物型尚有一定意义。

溶血反应对于鉴别两个生物型也有一定价值。霍乱弧菌古典生物型不产生可溶性溶血素，在血琼脂平板上菌落周围不出现溶血环，但由于产生一种蛋白分解酶，可溶血而出现绿色环。El Tor 生物型可产生强烈溶血素，在菌落周围出现透明溶血环，但 El Tor 生物型还有变种出现，亦应注意。

三、霍乱弧菌的抗原构造和血清学分型

霍乱弧菌的抗原构造和血清型参考前文介绍。

四、变异

霍乱弧菌在初次分离时形态比较典型，多次传代后可失去典型的弧状，而出现球状、杆状等，动力亦可消失。霍乱弧菌在菌落上也可发生变异，即从光滑（S）型变为粗糙（R）型，从急性患者分离出来的多为光滑型菌落，而从恢复期患者或长期带菌者分离的菌株有时为粗糙型。

血清型别的变异：在实验室或患者体内均可发生。尤其是小川型转变为稻叶型更为常见。在小川型引起流行的末期，常出现少数稻叶型。从一些霍乱患者曾先后分离出小川、稻叶和彦岛三种血清亚型。还有一实验室感染者，连续两天检测出稻叶型，而第三天检测出小川型。这种自发性变异是霍乱弧菌的一种特性。尤其是 El Tor 生物型表现得更为明显。此外，霍乱弧菌还可发生毒力变异。

五、抵抗力

霍乱弧菌的两个生物型抵抗力不同，古典生物型在外界环境中存活力是有限的，而 El Tor 生物型对外界环境具有较强的抵抗力。在 pH 8.2 的江水中 El Tor 生物型可存活 16 天，古典生物型只存活 2 天。在经过灭菌处理的江水中，El Tor 生物型可存活 35 天，古典生物型只存活 8 天。同一菌型亦可因变异情况不同而具有不同抵抗力，如 El Tor 生物型（此生物型有两个不同菌株，即流行株和抗性株）流行株在河水中存活 49 天，而抗性株可存活 143 天。一般在未处理的河水、塘水、井水、海水中，El Tor 生物型可存活 1～3 周以上。

在高盐（15%以上）、高糖（40%以上）或干燥食品中，El Tor 生物型的存活一般不超过 1～2 天，但在鲜鱼、鲜肉和贝壳类食品上存活时间可达 1～2 周。

霍乱弧菌对热、干燥、直射日光都很敏感，在水中经 100℃煮沸 1～2 分钟即可死亡，干燥（100℃）亦可死亡，对低温耐受力强，对各种消毒剂如漂白粉、甲酚皂溶液（来苏儿）、碘、季铵盐类和高锰酸钾等敏感。自来水和深井水加氯可杀死霍乱弧菌。

六、对抗菌药物的敏感性

弧菌各种别在临床微生物学中很重要，通常弧菌在 Mueller-Hinton 琼脂和肉汤中生长良好。但某些环境下海洋弧菌则生长较差，因为它们需要大量的 Na^+。与肠杆菌科相比，弧菌对抗菌药物耐药是罕见的。表 19-4-1 是参考实验室研究 1000 株以上弧菌得到的抗菌药物敏感试验结果[3]。大部分耐药菌株是接触抗菌药物后通过质粒传播耐药性。霍乱暴发耐药性可能是通过 R 因子而获得的。

1998 年，NCCLS 为用于弧菌的氨苄西林、四环素、复方新诺明、氯霉素和磺胺嘧啶发布了解释标准。由于弧菌属细菌生长迅速，而且在许多方面与肠杆菌科相似，故用于肠杆菌科的其他抗菌药物的解释标准，与所有弧菌属细菌可能相似。对于肠杆菌科的一套解释标准，只限于肠杆菌科的某些菌株，因为对肠杆菌科中一些新的种别的研究尚不充分。随着医学的发展和科技的进步 NCCLS 标准将会得到发展，以涵盖其他弧菌的所有种别。

耐药谱型可能帮助区分表型相似的弧菌，霍利斯弧菌在大多数抗菌药物的周围有很大的抑菌环，而且它的抗生素谱型在弧菌属细菌中是独特的（表 19-4-1）。对多黏菌素耐药（多黏菌素 B 和黏菌素）的性质，有助于检测霍乱弧菌的 El Tor 生物型或创伤弧菌分离物，因为大多数其他弧菌属细菌对抗菌药物是敏感的（表 19-4-1）。黏菌素、氨苄西林和羧苄西林的耐药谱型也有助于弧菌的鉴别。

表 19-4-1　从人类临床标本中分离的 12 种弧菌对抗菌药物的敏感性

抗菌药物	敏感菌株百分率（%）[a]											
	霍乱弧菌 480[b]	拟态弧菌 75	麦齐尼科夫弧菌 22	辛辛那提弧菌 14	霍利斯弧菌 34	海鱼弧菌 21	河弧菌 25	费氏弧菌 9	溶藻弧菌 69	副溶血弧菌 144	创伤弧菌 1 生物群 130	哈氏弧菌 2
青霉素（10U, 12~13mm）[c]	2	3	9	0	97	0	0	0	0	2	2	0
氨苄西林（10μg, 12~13mm）	87	97	31	30	100	52	32	11	0	112	99	0
羧苄西林（100μg, 18~22mm）	68	8	27	7	100	14	16	0	0	1	54	0
头孢噻吩（30μg, 15~17mm）	98	100	100	100	100	76	40	0	32	17	69	100
多黏菌素（E 10μg, 9~10mm）	4	61	91	93	100	76	100	100	25	11	2	0
四环素（30μg, 15~18mm）	98	100	73	93	97	86	88	89	94	98	99	100
磺胺嘧啶（250μg, 13~16mm）	26	17	5	36	56	71	36	11	16	3	28	50
氯霉素（30μg, 13~17mm）	99	100	100	100	100	10	88	100	100	100	100	100
链霉素（10μg, 12~14mm）	60	61	32	86	100	24	84	100	54	17	42	50
卡那霉素（30μg, 14~17mm）	92	89	14	79	100	43	88	100	62	17	53	100
庆大霉素（10μg, 13~14mm）	98	99	100	100	100	100	100	100	100	97	100	100
萘啶酸（30μg, 14~18mm）	99	99	100	100	100	100	100	100	97	99	99	100

注：a 美国 CDC 弧菌实验室用 Mueller-Hinton 琼脂进行的 12 种弧菌对 12 种抗菌药物敏感性的研究结果。b 细菌名称后数字为试验所使用的菌株数。c 括号内第 1 个数字为纸片含药量，第 2 个数字为抑菌环大小，如 12~21mm，表示中度敏感菌株，平均抑菌环直径是 12~21mm，耐药菌株的抑菌环直径是 6~11mm，敏感菌株的抑菌环直径是 22mm 或更大。CDC 弧菌实验室利用这些资料帮助鉴定弧菌，这些资料不能用于治疗，只能作为鉴定时参考。

第五节 霍乱弧菌与临床感染

霍乱弧菌的古典生物型可引起霍乱，El Tor 生物型引起人类的副霍乱。霍乱、副霍乱均为急性传染病。

霍乱和副霍乱在临床症状上区别不大，细菌均在小肠碱性环境中迅速繁殖，并产生肠毒素，肠毒素作用于小肠黏膜，引起肠液的大量分泌，重症霍乱患者的主要临床症状为剧烈的腹泻、呕吐、严重脱水、循环衰竭及酸中毒等，如不及时抢救，在发病后数小时或数十小时即可死亡。

患者及带菌者为传染源，粪便污染水、食物后经口感染，亦可经手与苍蝇的间接接触而传染，因此要早期发现并积极治疗，防止粪便污染，防止病从口入，采取一系列的预防措施，消灭霍乱。弧菌常常可以从患者的血液、上肢和腿部的伤口，感染的眼和耳部，以及胆囊中被分离出来。但从脑膜炎和肺炎患者，以及生殖器官或尿路感染者中分离到霍乱弧菌较少见。

在人类临床标本中经常遇到的 12 种弧菌，只有费氏弧菌不引起人类疾病。弧菌通常引起人类腹泻或肠道外感染，有些弧菌既能引起腹泻，又能引起肠道外感染。研究充分证明霍乱弧菌和副溶血性弧菌能引起人类腹泻。河弧菌、霍利斯弧菌和拟态弧菌很少引起人类感染，而且也很少见。费氏弧菌、麦齐尼科夫弧菌和创伤弧菌，可从人类腹泻标本中分离出来（特别是生吃牡蛎者），其致病作用尚不清楚，需要进行系统研究。

霍乱弧菌除了引起人类腹泻外，有时还可引起呕吐，如果不及时治疗，可以出现严重脱水、电解质紊乱，肌肉疼痛和痉挛，流泪，皮肤失去弹性和无尿症状。即使对于以前很健康的成年人，脱水也会引起低血容量性休克、酸中毒、循环衰竭而导致死亡。

第六节 细菌学检验

一、标本的采取与送检

标本以患者的粪便为主，尽可能在患者用药之前采取，水样便可取 1～2ml，带菌者可取粪便 1g 左右，除采取粪便外，也可用直肠拭子或采便管，由肛门插入直肠内 3～5cm 处采取。此外，患者的呕吐物、沾染粪便的衣物和尸体的肠内容物亦可作为检材。

采取的标本应立即接种于培养基，水样便含有大量病原菌，直接分离培养极易获得阳性结果。不能立即接种培养基者，要将粪便放入蛋白胨水增菌管内，1g 粪便加入 20ml 增菌液，尽快送往实验室，或放入 Cary-Blair 保存培养基中送检。

送检时，标本的容器必须密封，同时，放入坚固的送检箱内，并填写送检单，注明患者姓名、发病时间、标本采取时间和临床诊断等。由专人送往实验室。送检过程中必须小心，切勿打破送检的试管，以免造成污染。

二、检验方法

1. 显微镜检查　直接涂片染色检查：O1 群霍乱弧菌感染者排出的水样粪便，通常含有许多霍乱弧菌（$10^6 \sim 10^8$/ml）。取米泔样粪便或增菌液表面的菌膜制成涂片 2 张，1 张进行革兰氏染色，1 张用品红单染。霍乱弧菌为革兰氏阴性逗点状或香蕉样细菌，但呈直杆状者亦不少见。

2. 悬滴检查　观察细菌的动力可用悬滴法和压滴法，前者操作复杂，但效果好，不易干燥，液体不流动。霍乱弧菌为极生单鞭毛，运动异常活泼如流星状。

3. 免疫制动试验　如果标本的动力和形态均典型，则可做免疫制动试验。将米泔样粪便或增菌液一滴，与霍乱弧菌多价 O 免疫血清一滴，混合均匀后进行悬滴检查，如为阳性反应，细菌可于 3~5 分钟停止运动，并凝集成块。根据霍乱弧菌的特殊运动方式进行制动试验，可在几分钟内做出初步诊断。

4. 分离培养

（1）直接分离培养：除增菌培养米泔样粪便外，可同时将标本直接做分离培养，常可获得阳性结果。不仅缩短检出时间，还可避免标本中其他杂菌经增菌后迅速繁殖，影响霍乱弧菌的分离。

分离培养可根据实验室条件，适当选用选择性强或弱的培养基，强选择性的培养基有庆大霉素琼脂、TCBS 等，选择性弱的有碱性琼脂和碱性胆盐琼脂等。现多采用碱性蛋白胨水增菌，再用选择性强的培养基进行分离培养。

霍乱弧菌在庆大霉素琼脂平板上，经 16~18 小时培养其菌落直径可达 2mm，略带灰色，呈半透明、扁平、光滑、湿润，在 TCBS 平板上菌落可呈黄色（发酵蔗糖），在碱性琼脂平板上菌落为无色透明，且适宜做玻片凝集试验。

（2）增菌后分离培养：带菌者或恢复期患者等标本含菌量少，必须先增菌，再做分离培养。可先将标本接种于碱性蛋白胨水，于 35℃增菌 6~8 小时后分离培养。

三、弧菌属细菌的鉴定

在人类临床标本中仅发现 12 种弧菌，其鉴定并不困难。然而与肠杆菌科相比，弧菌属内的菌株是少见的。因此，实验室工作人员对弧菌不太熟悉。临床实验室用鉴定革兰氏阴性细菌的方法不太适合，可用商用鉴定系统来鉴定弧菌菌株。

用第一代商品鉴定系统鉴定弧菌存在一些问题，有的产品用蒸馏水制备培养基，会引起嗜盐性弧菌的快速裂解，而出现异常结果。最后必须用盐水取代蒸馏水。这种商品试剂盒最常见的问题是将气单胞菌培养物错误地鉴定为河弧菌或费氏弧菌，反之亦然。这并不奇怪，因为这 3 种细菌的表型相似。用商用鉴定系统鉴定嗜盐性弧菌要进行很好的核对，测定其氧化酶反应、在含 1% NaCl 和无 NaCl 的营养肉汤中的生长和在 TCBS 琼脂培养基上的生长（表 19-6-1）。这些关键特性的任何差错，都提示可能会产生错误的鉴定结果。

表 19-6-1 弧菌在 TCBS 琼脂上的生长情况

菌种	在 TCBS 琼脂上的菌落（%）		生长情况
	绿色	黄色	
霍乱弧菌	0	100	好
拟态弧菌	100	0	好
副溶血弧菌	99	1	好
溶藻性弧菌	0	100	好
河弧菌	0	100	好
费氏弧菌	0	100	好
霍利斯弧菌	100	0	很弱
哈氏弧菌	0	100	好
海鱼弧菌	95	5	减弱
麦齐尼科夫弧菌	0	100	可能减弱
辛辛那提弧菌	0	100	很弱
创伤弧菌	90	10	好
海洋弧菌	不定	不定	不定
气单胞菌和肠杆菌科	不生长	不生长	大部分菌株被完全抑制

先用标准的试管试验进行弧菌的鉴定，应该在几种生化试验培养基中加入 NaCl。因为商品的培养基配方中有的无 NaCl，嗜盐性弧菌将不能生长或生长很弱；甚至导致阳性反应的试验结果反而为阴性。大多数商品生化试验培养基配方中都有 0.5%～1% 的 NaCl。

环境和海产品中分离物的鉴定是非常困难的，因为弧菌属、光照菌属及其必须考虑的相关细菌超过 60 个种别，为了鉴定这些复杂的菌群，16S rRNA 测序可能提供更好的替代表型方法。

研究报道了许多关于弧菌属细菌的研究试验，但这些技术和监管原因更适合参考实验室或研究实验室，这些技术包括 16S rRNA 测序、基于 DNA 的诊断试验、试验菌株的脉冲场凝胶电泳、毒素和创伤因子检测等。

第七节 霍乱弧菌的鉴定试验

在分离平板上的菌落若为光滑、透明，呈淡绿或微黄色时，可挑取菌落做氧化酶试验，如为阳性，即可用多价 O 诊断血清做玻片凝集试验，如玻片凝集试验阳性，即可初步报告有霍乱弧菌生长。而后挑取菌落做纯培养，即挑取一个菌落接种于碱性琼脂平板。过夜培养后，经玻片凝集试验复核无误，即可进行全面鉴定。

一、生化反应

霍乱弧菌为氧化酶阳性，吲哚阴性，对 O129 敏感，卵磷脂酶阳性，能在无盐培养基上生长，赖氨酸脱羧酶和鸟氨酸脱羧酶试验阳性，能发酵蔗糖，于三糖铁琼脂培养基上下层均产酸，但不产气。

二、血清学反应

用血清学反应鉴定霍乱弧菌有两种方法：玻片凝集法和试管凝集法。应以前者为主，试管凝集法只在鉴定特殊菌株时应用。

1. 玻片凝集法　主要用于霍乱弧菌的定群和分型。所用培养物用营养琼脂或碱性琼脂培养基为宜。有的强选择性培养基（如 TCBS 平板）上的菌落，可出现假阳性反应。使用的血清不应过浓，3 倍以下稀释的诊断血清会出现非特异型凝集。如原效价为 1∶1280，用前应稀释到 1∶25 或 1∶30。

试验时，先用接种环取 1 环盐水于玻片上，用接种环挑取少许菌落，于盐水内研磨均匀，再取稀释血清 1 环与之混合，立即凝集者为阳性。与 O1 群霍乱弧菌血清凝集者，即可定为霍乱弧菌。用玻片凝集试验可对霍乱弧菌进行分型。小川型血清（含 B 凝集素）是用稻叶型细菌吸收过的，稻叶型血清（含 C 凝集素）是用小川型细菌吸收过的，一株弧菌可先用多价 O1、B、C 三种血清做玻片凝集实验，其反应为+、+、−，则为小川型；如为+、−、+，则为稻叶型；如为+、+、+，则为彦岛型。

2. 试管凝集法　将分离的霍乱弧菌与标准 O1 群多价血清做试管凝集试验，能达到原血清效价的 1/2 以上者为阳性。

将所用菌液接种于营养琼脂，于 37℃培养过夜，操作方法是先将霍乱弧菌多价血清用生理盐水从 1∶20 开始，做倍量稀释，每管各含 0.5ml 稀释血清。然后将被检菌的 18～24 小时琼脂培养物制成 0.2%福尔马林生理盐水悬液（每毫升含 20 亿菌体），取 0.5ml 加至各管，摇匀。先置于 37℃ 3 小时后初步观察结果，再置于 37℃过夜，观察最后结果。通常以肉眼可见凝集的最高稀释倍数为凝集滴度。生理盐水对照管不应有自凝现象。符合以上菌体形态、动力、生化反应及血清学试验者为霍乱弧菌；但仍应进行两个生物型的鉴别。

三、古典生物型和 El Tor 生物型的鉴别

1. 多黏菌素 B 敏感试验　Gan 和 Tjin 用多黏菌素 B 纸片（每片含 50U），测定对弧菌的敏感性，以鉴定霍乱弧菌的两个生物型。古典生物型敏感，而 El Tor 生物型耐药。Roy 等将试验菌株的 2 小时肉汤培养物，点种到含药营养琼脂平板上（含多黏菌素 B，15μg/ml），得到了更清晰的结果，只有 El Tor 生物型生长。Barua 和 Gomey 建议平板的 pH 以 7.0～7.6 为宜，试验时要用已知标准菌株做对照。

2. 第Ⅳ组噬菌体敏感试验　Mukerjee 用第Ⅳ组噬菌体对 4029 株霍乱弧菌做了分型研究，发现第Ⅳ组噬菌体能够裂解所有霍乱弧菌古典生物型菌株，而不裂解 El Tor 弧菌。后来将本试验用于霍乱弧菌两个生物型的鉴别。试验中的噬菌体液必须用常规稀释液。试验时，将被检菌的 2 小时肉汤培养液 0.2ml 滴加在琼脂（1.5%琼脂）平板上，用接种环或 L

棒涂布均匀，在一侧滴加第Ⅳ组噬菌体原液（10^9/ml）1 滴，另一侧滴加稀释液（10^6/ml）1 滴，干后于 37℃培养 5 小时，记录初步结果，20 小时记录最后结果。霍乱弧菌的两个生物型在高浓度噬菌体液（10^9/ml）中均出现裂解，在低浓度（10^6/ml，常规稀释度）时，古典生物型裂解，而 El Tor 生物型不裂解。

3. 鸡红细胞凝集试验 El Tor 生物型霍乱弧菌能凝集绵羊、山羊和鸡红细胞，而古典生物型则不能，故可利用这一原理分型，方法有两种。①玻片凝集法：取一张玻片，用蜡笔划分成小方格，用 3mm 的接种环取 1 环盐水放入格内，取被检菌 18 小时培养物少许，在盐水中制成浓厚菌悬液，然后滴加 1 环 2.5%鸡红细胞悬液，与之混合，反复倾斜玻片以促进凝集，凝集反应常立即出现阳性，1 分钟内用透射光线观察结果更为清晰，凝集弱时可用低倍镜观察。②试管凝集法：在 0.5ml 菌液中加 1%鸡红细胞悬液 0.5ml，振摇混合均匀，室温放置 1～2 小时后观察结果。阴性对照管（不加菌液）的红细胞应无凝集现象，红细胞自然沉淀于管底成一光滑圆点。阳性者红细胞呈网状沉淀，薄皮状紧贴于管底，边缘不整齐。

4. 溶血试验 自 Greig 设计试管内溶血试验以来，改良法很多。Feeley 和 Pittman 建议用牛心浸汤过夜培养液（pH 7.1～7.4）与 1%绵羊红细胞盐水悬液等量混合，于 37℃作用 2 小时，再放入冰箱中过夜后判定结果。所得结果比较稳定，但当培养基偏碱性时，溶血素不稳定。培养基中加入 1%甘油可以起稳定作用，此法已被推荐作为常规试验。El Tor 弧菌的溶血活性可受溶血素破坏因子的干扰而结果呈阴性，在培养基的 pH 上升时破坏更快。如培养液不溶血，可多稀释几个浓度后重复试验，或传代后再重复试验，往往可获得阳性结果。

以上 4 种分型试验，以第Ⅳ组噬菌体敏感试验较为可靠，以羊红细胞溶血试验准确度较差，印度 Mukerjee 实验室对几种分型方法进行研究并进行了比较与评价，结果见表 19-7-1。

表 19-7-1 4 种分型方法结果比较

	生物型	实验菌株数	与预期结果不符合菌株数	不符合率（%）
溶血试验	古典生物型	331	0	0
	El Tor 生物型	1085	443	4.08
鸡红细胞凝集试验	古典生物型	331	1	0.3
	El Tor 生物型	897	8	0.9
多黏菌素 B 敏感试验	古典生物型	587	0	0
	El Tor 生物型	585	19	3.2
第Ⅳ组噬菌体敏感试验	古典生物型	5693	0	0
	El Tor 生物型	1090	0	0

第八节 副溶血弧菌与其他海洋弧菌感染

一、副溶血弧菌

副溶血弧菌（*V. parahaemolyticus*）一直不被认为能引起胃肠炎，直到 1950 年，研究发现此菌可引起胃肠炎，并使患者出现恶心呕吐、胃肠道痉挛、低热、畏寒等症状，腹泻常为水泻，但有时引起血性腹泻。本病死亡率很低（第一次报道中病死率是 7%），脱水者通常需要治疗，严重患者需要住院，并应进行抗生素治疗。

食源性腹泻暴发或散发性病例，主要是由于食入生蚝或副溶血弧菌污染的海产品。在日本，副溶血弧菌是非常重要的腹泻致病菌，几乎所有的腹泻均与食用生鱼片和贝类有关。食物烹饪后交叉污染是另外一种重要的传播途径。食源性腹泻在美国通常很少出现暴发，曾有一艘邮轮上的 22 名乘客因食用阿拉斯加生蚝而发生胃肠炎，主要致病菌是副溶血弧菌克隆株 O3∶K6。在中国台湾，1996～1999 年这个血清型的菌株也引起了不常见的副溶血弧菌的食源性疾病暴发。

二、溶藻弧菌

溶藻弧菌（*V. alginolyticus*）是海洋环境很常见的弧菌，可从人类的软组织、伤口、耳部感染标本中分离到，偶尔从眼部感染标本中也能分离到。对于溶藻弧菌与这些部位感染的相关性尚不清楚，许多病例报道中其致病作用通常是假设的，而且常常不明确。然而大多数研究人员认为溶藻弧菌是致病性弧菌，特别是伤口和耳部感染时。

三、麦齐尼科夫弧菌

麦齐尼科夫弧菌（*V. metschnikovii*）经常从新鲜的稍咸的水和海水中分离到。然而，1981 年 Jean-Jacques 等报道，麦齐尼科夫弧菌能引起胆囊炎患者的腹膜炎和菌血症。随即有报道，麦齐尼科夫弧菌从另外的菌血症患者中分离出来。从另 2 例患者的尿液中也分离到：一名是腿部溃疡患者，另一名是 5 岁的腹泻儿童。然而，麦齐尼科夫弧菌作为引起腹泻的致病菌其致病作用尚不清楚。Jean-Jacques 等[3]报道了 1 例胆囊炎病例，患者血培养的菌株经鉴定为典型的麦齐尼科夫弧菌（表 19-8-1）。

表 19-8-1　麦齐尼科夫弧菌与其他关系密切细菌的鉴别

	氧化酶	硝酸盐还原	需要 Na⁺生长	红色素产生
患者分离菌株 2167-78	−	−	+	−
麦齐尼科夫弧菌	−	−	+	−
产气弧菌	−	−	+	+
霍乱弧菌	+	+	+	−
其他海洋弧菌	+	+	+	−
气单胞菌	+	+	−	−
邻单胞菌	+	+	−	−
肠杆菌科	−	+	−	−

四、创伤弧菌

创伤弧菌（*V. vulnificus*）又称 Lac 弧菌和创伤贝克菌（*Beneckea vulnificus*），创伤弧菌于 1976 年作为不同种的霍乱弧菌被报道，最初与败血症和伤口感染有关。败血症是很严重的感染，大多数患者在开始食用生牡蛎等后几天发病。血液和皮肤损伤的培养通常为阳性，创伤弧菌通常也引起严重的伤口感染，创伤后接触海洋动物或污染的海洋环境而感染，感染后均可分离到创伤弧菌。

五、创伤弧菌 2、3 生物群

创伤弧菌 2 生物群最初是从患病的鳗鱼中分离而来，但 1995 年，Amaro 和 Biosca 从人类感染的伤口中分离到创伤弧菌 2 生物群。创伤弧菌 3 生物群是 1999 年由 Hisharat 等报道，从伤口感染和败血症患者体内分离出来的。病例仅限于接触以色列水产养殖生长的活罗非鱼而发生的感染。创伤弧菌 3 个生物群的鉴别见表 19-8-2。

表 19-8-2 创伤弧菌 3 个生物群的鉴别

	创伤弧菌生物群		
	1	2	3
鸟氨酸脱羧酶	55	−	+
吲哚产生	+	−	+
D-甘露醇发酵	45	−	−
D-山梨醇发酵	−	+	−
西蒙枸橼酸盐	(+)	+	−
水杨素发酵	+	+	−
纤维二糖发酵	+	+	−
乳糖发酵	(+)	+	−
ONPG 试验	(+)	+	−

注：前 3 个试验对鉴别创伤弧菌 2 生物群与 1、3 生物群是重要的，其余试验对鉴别 3 生物群与 1、2 生物群是重要的。+，90%以上菌株阳性；（+），75%～89%菌株阳性；−，大部分菌株阴性（10%以下菌株阳性）。表中数字为阳性百分率（%）。

六、拟态弧菌

拟态弧菌（*V. mimicus*）于 1981 年由 Davis 等第一次报道，大多从腹泻患者的粪便中分离到。通常是因生吃海鲜，特别是食用生蚝而感染，拟态弧菌与非 O1 群霍乱弧菌相似，大多数菌株可引起临床感染病例。

七、河弧菌

河弧菌（*V. flurialis*）又称 F 群弧菌和 EF6 群弧菌，于 1981 年被首次命名，在全世界引起腹泻的散发病例，也是第一次引起孟加拉国腹泻大暴发的致病菌。

八、费氏弧菌

费氏弧菌（*V. furnissii*）又称河弧菌生物变种Ⅱ。在 1983 年费氏弧菌作为单独弧菌种被介绍，其在人类临床标本中罕见，粪便是其最常见的来源。费氏弧菌与腹泻有关，但未显示出致病作用。尽管如此，微生物学家在检测这种细菌时，仍应在观察腹泻病例时注意其致病作用。Lee 等研究显示费氏弧菌在水环境中广泛传播，并在河口最为常见。

九、海鱼弧菌和霍利斯弧菌

海鱼弧菌（*V. damsela*）的同义名较多，如海鱼光照细菌、海鱼邻单胞菌海鱼亚种、海鱼李斯顿菌（*Listonella damsela*）等。海鱼弧菌于 1981 年由 Love 等报道，从远离加利福尼亚海岸中的雀鲷伤口感染和人类伤口感染标本中分离到，其作为引起严重人类感染的致病菌，可引起伤口感染，患者伴有或不伴有菌血症。从海洋鱼类、污水、牡蛎和浣熊的伤口中也能分离到海鱼弧菌。

霍利斯弧菌（*V. hollisae*）又称 EF-13 群弧菌和肠道 42 群弧菌，于 1982 年被命名为新的嗜盐弧菌，可引起散发的腹泻病例。

1996 年，Jong 等报道了 1 例原发性海鱼弧菌致死性败血症的病例。

病例：患者，男性，63 岁，有糖尿病和酒精性肝病史，1993 年 9 月 24 日住进社区医院。患者主诉左臂和手肿胀，并出现红斑。第二天早晨其左下臂出现大疱，后发生坏死并蔓延到上臂。患者在症状出现前 24 小时吃过腌制的生鳗鱼，没有明显的伤口，也没有暴露于海水的历史。1993 年 9 月 25 日患者转入 Chonnam 大学医院，其生命体征：体温 36.4℃，脉搏 96 次/分，呼吸 30 次/分，血压 40/70mmHg。开始静脉应用阿米卡星和多西环素等抗生素治疗。收集血液和皮肤标本进行培养。患者住院后很快失去知觉，并出现败血症性休克和静脉内溶血症状，在到达医院后 2.5 小时死亡。

1985 年，Clarridge 和 Zighelboim-Daum 报道，从患者的致死性伤口感染标本中，也分离出产气、尿素阳性的海鱼弧菌[4]。这例海鱼弧菌的鉴定，已被东京国家健康研究所证实。用纸片扩散法进行了抗生素敏感试验，这种海鱼弧菌对四环素、庆大霉素、氯霉素、阿米卡星、头孢菌素、环丙沙星和黏菌素敏感，对氨苄西林和羧苄西林耐药。

1982 年，Morris 等[5]报道了 6 例海鱼弧菌引起的伤口感染，以及霍利斯弧菌引起 10

例腹泻的病例。除健康人以外，从 6 例伤口感染患者中分离到海鱼弧菌，其中 5 例创伤时暴露于盐水或海水。霍利斯弧菌从 10 例患者的粪便中分离到，没有发现其他肠道致病菌。所有 10 名患者发生腹泻和腹痛，其中 1 名患者为血性腹泻。10 人中的 6 人在发病 5 天前食用生海鲜。这些资料表明，海鱼弧菌和霍利斯弧菌均能导致具有鲜明的临床和流行病学特征的疾病。所有 6 例病例资料均从伤口分离出海鱼弧菌（表 19-8-3）。6 例中 1 例出现硬结，后来出现化脓并进行引流。没有坏死、筋膜炎或严重流脓的情况。两名患者（1、3 号）发热，最高体温分别为 38.9℃和 37.8℃。两名患者的白细胞计数为＞10×10⁹/L，所有 6 名患者均用抗生素治疗。5 名患者的伤口需要手术清创，3 名患者住院，最终所有患者均完全恢复。

表 19-8-3　从患者中分离的海鱼弧菌和霍利斯弧菌的流行病学资料

编号	CDC 资料	年龄（岁）	性别	分离菌株来源	基础疾病	创伤/可能暴露	培养出其他细菌
海鱼弧菌							
1	1971 年 7 月	41	男	伤口	无	被黄貂鱼刺伤	消化链球菌
2	1973 年 5 月	26	男	伤口	无	踩在鲶鱼倒钩上	金黄色葡萄球菌
3	1976 年 10 月	55	男	伤口	无	游泳时足裂伤	梭菌
4	1979 年 1 月	32	男	伤口	无	珊瑚礁刺破腿	无
5	1979 年 6 月	40	女	伤口	无	游泳时刺破足	无
6	1980 年 8 月	47	男	伤口	无	被垒球击中	肠球菌、不动杆菌、腐败假单胞菌
霍利斯弧菌							
7	1977 年 12 月	35	女	粪便	酒精性肝功能异常	未知	无
8	1979 年 4 月	41	女	粪便	慢性尿路感染	未知	无
9	1980 年 1 月	52	男	粪便	无	食用生蛤蜊	无
10	1980 年 12 月	35	男	粪便	无	未知	无
11	1981 年 3 月	37	男	粪便	无	食用生蚝	无
12	1981 年 4 月	55	女	粪便	高血压	食用生蚝	无
13	1981 年 5 月	56	男	粪便	无	食用生蚝	无
14	1981 年 7 月	59	男	粪便	无	食用生虾	无
15	1981 年 7 月	31	男	粪便	无	食用生蚝和蛤蜊	无
16	1976 年 8 月	35	男	血液	肝硬化、肝性脑病、肺炎	未知	隐球菌

　　海鱼弧菌和霍利斯弧菌是两个比较新的海洋弧菌（表 19-8-4），这两种海洋弧菌以前被 CDC 分别指定作为 EF-5 和 EF-13，海鱼弧菌是雀鲷的重要致病菌。人们对这种细菌的临床或环境的重要性还知之甚少，应对海鱼弧菌和霍利斯弧菌这两个种在人类疾病中的作用进行评估。海鱼弧菌和霍利斯弧菌对抗菌药物的敏感性见表 19-8-5。

表 19-8-4　海鱼弧菌和霍利斯弧菌的生物学特性

	海鱼弧菌（EF-5）	霍利斯弧菌（EF-13）
氧化酶	+	+
0%氯化钠生长	−	−
3%氯化钠生长	+	+
赖氨酸脱羧酶	±	−
精氨酸双水解酶	+	−
吲哚	−	+
尿素酶	+	−
葡萄糖产气	−	−
葡萄糖产酸	+	+
甘露醇产酸	−	−
乳糖产酸	−	−
麦芽糖产酸	+	−
阿拉伯糖产酸	−	+

注：+，90%以上菌株阳性；±，10%～89%菌株阳性；−，10%以下菌株阳性。所有反应均培养48小时。

表 19-8-5　海鱼弧菌和霍利斯弧菌对抗菌药物的敏感性

抗菌药物	敏感菌株数	
	海鱼弧菌（n=5）	霍利斯弧菌（n=10）
磺胺嘧啶	0	6（60）
庆大霉素	5（100）	10（100）
四环素	4（80）	9（90）
氯霉素	5（100）	10（100）
青霉素	0	10（100）
氨苄西林	0	10（100）
头孢菌素	4（80）	10（100）

注：表中为用纸片扩散法测定的抗菌药物敏感性试验结果。括号内数字为敏感菌株所占比例（%）。

十、辛辛那提弧菌

辛辛那提弧菌（*V. cincinnatiensis*）由 Brayton 等第一次报道，是从菌血症和脑膜炎患者中分离而来的。后相继从粪便（肠道）、耳、大腿或小腿伤口分离出来，在动物和水中也分离到。

十一、哈氏弧菌

哈氏弧菌（*V. harveyi*）以前被称为鲨鱼弧菌（*V. carchariae*）。1984 年 Crimes 等报道，

鲨鱼弧菌作为一种尿素酶阳性的嗜盐性弧菌，是从水族馆圈养而死亡的褐鲨，即高鳍白眼鲛（*Carcharhinus plumbeus*）中分离而来的。1989 年 Pavia 等报道被鲨鱼咬死者的伤口感染标本中也分离到鲨鱼弧菌。之后的研究表明，鲨鱼弧菌与哈氏弧菌的表型相同，而且这两个种的模式株通过 DNA-DNA 杂交，其相关度为 88%，16S RNA 测序结果也显示这两种细菌表型是相同或几乎相同的。

参 考 文 献

[1] Murray PR，Manual of Clinical Microbiology. 8th ed. Washington DC：American Society Microbiology，2001.

[2] Kaper JB，Morris JG，Levine MM. Cholera. Clin Microbiol Rev，1995，8（1）：48-86.

[3] Jean-Jacques W，Rajashekaraiah KR，Farmer JJ，et al. *Vibrio metschnikovii* bacteremia in a patient with cholecystitis. J Clin Microbiol，1981，14（6）：711-712.

[4] Shin JH，Shin MG，Suh SP，et al. Primary Vibrio damsel septicemia. Clin Infect Dis，1996，22（5）：856-857.

[5] Morris JG，Wilson R，Hollis D, et al. Illness caused by vibrio damsela and vibrio hollisae. Lancet, 1982, 319（8284）: 1294-1297.

（时东彦　李仲兴　魏宏莲）

第二十章　气单胞菌属和邻单胞菌属感染及检测

第一节　气单胞菌属

气单胞菌属与邻单胞菌属关系比较密切，均为氧化酶阳性，但气单胞菌属现在属于气单胞菌科，而邻单胞菌属更接近于肠杆菌科的变形杆菌属，与变形杆菌属密切相关。弧菌属科与气单胞菌科和肠杆菌科细菌的鉴别见表 20-1-1。

表 20-1-1　弧菌科、气单胞菌科与肠杆菌科等的鉴别

	气单胞菌属	邻单胞菌属	弧菌属	发光杆菌属	肠杆菌科
动力	+	+	+	+	－
钠刺激生长	－	－	+	+	－
O129 敏感	－	+	+	+	－
酯酶	+	－	+	V	+
D-甘露醇利用	+		+		
氧化酶	+	+	+	+	－

注：+，阳性；－，阴性；V，反应不定。

气单胞菌科是由 Colwell 等于 1986 年建议设立的。该菌科为革兰氏阴性直或弯曲杆菌，具有极生鞭毛，兼性厌氧，氧化和发酵型代谢，氧化酶试验阳性，能将硝酸盐还原为亚硝酸盐，大多数菌株能利用葡萄糖作为唯一碳源，利用铵盐作为唯一氮源，少数菌株需要简单的有机生长因子。DNA 的 G＋C 含量为 40～66mol%。

气单胞菌属（*Aeromonas*）为氧化酶试验阳性，触酶试验阳性，具有极生鞭毛，能运动，革兰氏染色阴性，为兼性厌氧菌。发酵方式为分解碳水化合物，产酸、产气。有的种别能引起人类感染。

一、分类

气单胞菌属细菌的分类不断变化，1998 年 Janda 等建议将其分为 13 个基因种；1998 年气单胞菌属的分类中至少考虑了 14 个种[1]。其中 5 个种被认为是人类致病菌，其他 9 个种则是非致病性的或为"环境来源种"。

人类主要的致病菌有嗜水气单胞菌（*A. hydrophila*）、豚鼠气单胞菌（*A. caviae*）和威隆气单胞菌温和生物型（*A. veronii* biotype *sobria*）；人类次要的致病菌有威隆气单胞菌威隆生物型（*A. veronii* biotype *veronii*）、简达气单胞菌（*A. jandaei*）、舒伯特气单胞菌（*A. schubertiii*）等（表 20-1-2）。

表 20-1-2　目前气单胞菌属内的种别

主要致病菌	次要致病菌	环境种
嗜水气单胞菌	威隆气单胞菌威隆生物型	杀鲑气单胞菌、温和气单胞菌、中间气单胞菌
豚鼠气单胞菌	简达气单胞菌	嗜矿泉气单胞菌、脆弱气单胞菌、异常嗜糖气单胞菌
威隆气单胞菌温和生物型	舒伯特气单胞菌	鳗鱼气单胞菌、兽气单胞菌、疱氏气单胞菌

注：杀鲑气单胞菌，*A. salmonicida*；温和气单胞菌，*A. sobria*；中间气单胞菌，*A. media*；嗜矿泉气单胞菌，*A. eucrenophila*；脆弱气单胞菌 *A. trota*；异常嗜糖气单胞菌，*A. allosaccharophila*；鳗鱼气单胞菌，*A. encheleia*；兽气单胞菌，*A. bestiarum*；疱氏气单胞菌，*A. popoffii*。

气单胞菌科（Aeromonadaceae）包括气单胞菌属和水杆菌属，水杆菌属是由 Staley 等[1]于 1987 年报道的一个新菌属，只有一个种，即气泡水杆菌（*Enhydrobacter aerosaccus*）。气泡水杆菌无鞭毛，无动力，在糖类中生长不产气，在有机酸如丙氨酸、乙酸和琥珀酸中产气。生长缓慢，生长温度是 20～29℃。两种菌属的鉴别如表 20-1-3。

表 20-1-3　气单胞菌属与水杆菌属的鉴别

	气单胞菌属	水杆菌属
氧化酶	+	+
无盐蛋白胨水	+	+
动力	D	−
葡萄糖产气	D	−
有机酸产气	−	+
赖氨酸脱羧酶	D	−
鸟氨酸脱羧酶	−	−
精氨酸双水解酶	+	−
甘露醇	+	−
肌醇	−	−
DNA 的 G+C 含量（mol%）	46～53	66

注：+，阳性；−，阴性；D，弱反应。

二、生物学特性

气单胞菌属的嗜水气单胞菌，是革兰氏阴性、不形成芽孢的直杆菌，大小为（1～3.5）μm×（0.3～1.0）μm，单个出现，成对排列或成短链状。气单胞菌是兼性厌氧菌，过氧化氢酶和氧化酶试验阳性。气单胞菌通过发酵方式分解碳水化合物产酸和产气。该属中的大多数是嗜温种别，能运动，具有单个极生鞭毛。

最近有报道气单胞菌能产生侧鞭毛进行群集运动[2]。尽管杀鲑气单胞菌菌株能产生侧鞭毛，但其不能运动。这被认为是通过转座酶 8（IS3 家族）使 lafA（鞭毛蛋白基因）失活的结果[3]。

嗜水气单胞菌能在5～44℃生长。最适生长温度是22～28℃，但大多数分离菌株在37℃时容易生长。要求 pH 为 5.5～9.0。6%氯化钠肉汤能抑制其生长。嗜水气单胞菌对营养要求不高，可在普通培养基上生长，在麦康凯琼脂和 SS 琼脂上均能生长，在血琼脂平板上，经35℃培养18～24 小时，可生长出直径 2～3mm 呈 β-溶血的圆形、光滑的灰白色菌落。能液化明胶，产生 DNA 酶，能利用组氨酸、精氨酸、阿拉伯糖和水杨素作为唯一碳源，水解七叶苷。其 DNA 的 G+C 含量为 57～63mol%。

气单胞菌属细菌在淡水、咸水和加氯的饮用水中大量存在。其细菌数量可随着水温的升高而升高，并且在更深的更多缺氧层中，每克泥浆中数量可能超过 10^5，而每升地表水可能超过 10^5。气单胞菌可从鱼类、鸟类和爬行动物中分离出来，也可从新鲜蔬菜、肉类和即食产品中分离出来。

气单胞菌科细菌与人类感染有关。气单胞菌在兽医学中也很重要，在鱼类中会导致急性或慢性出血性败血症、疖疮。它们也被认为是导致食物腐败的细菌。

三、气单胞菌与人类感染

尽管气单胞菌新种别数量激增，但只有少数被认为是人类病原体。临床上重要的菌株属于嗜水气单胞菌、豚鼠气单胞菌和威隆气单胞菌温和生物型。它们占所有临床分离株的85%以上，是各种胃肠外感染的致病因子，并可引起全身感染。此外，尽管在临床标本中的频度较低，但威隆气单胞菌威隆生物型、简达气单胞菌和舒伯特气单胞菌也可从临床标本中分离出来，其余的气单胞菌种别主要分离自环境和动物，包括水、鱼、鸟和其他动物。最常见的是从粪便中分离到的嗜水气单胞菌，其从伤口感染标本中也能分离出来。

1. 胃肠炎　关于气单胞菌的肠致病性潜力存在相当大的争议。但大多数病例为水样腹泻，伴有呕吐和低度发热，症状持续时间不到一周，但有的可以持续更长时间。此外，还有一些血性腹泻病例。许多气单胞菌菌株产生的肠毒素与气单胞菌的致病机制有关，气单胞菌也被认为是肠道疾病的病原体。

还有一些病例报告显示，从腹泻患者标本中可分离出气单胞菌（经血清学证实），患者出现水性腹泻。粪便培养霍乱弧菌和肠产毒素性大肠埃希菌均为阴性，但温和气单胞菌培养呈阳性。该菌株产生肠毒素、蛋白水解酶、溶细胞素、溶血素等。急性期和恢复期血清检测结果显示，中和肠毒素、溶细胞素和溶血素的抗体增加，进一步证实了气单胞菌在腹泻疾病中的致病作用，病例报道中显示使用对气单胞菌具有活性的抗生素能改善腹泻症状，且可使肠道病理学异常的致病菌从粪便中消失。术后留置导管相关性气单胞菌菌血症和伤口感染的病例很少。

2. 呼吸道感染　虽然很少见，但气单胞菌与上呼吸道和下呼吸道的感染有关，如会厌炎、咽炎、肺炎、脓胸和肺脓肿的形成。Janda 和 Abbott 于 1998 年报道了气单胞菌引起 9 例呼吸道感染的病例[1]（表 20-1-4）。

表 20-1-4　气单胞菌引起人类呼吸道感染的病例资料

编号	性别/年龄（岁）	基础病情	感染类型	培养阳性标本	推测来源	输入抗生素	转归
1	？/38	无	肺脓肿	支气管灌洗液	新鲜水	氨苄西林、头孢噻肟	治愈
2	男/24	无	肺水肿、ARDS	气管内分泌物、血液	水	妥布霉素	死亡
3	女/41	慢性肾衰竭	咽旁软组织感染	口腔分泌物、血液	义齿杯	青霉素、苯唑西林、氯霉素、庆大霉素	治愈
4	男/24	无	肺炎	血液、肺	海水	无	死亡
5	女/8	β-地中海贫血	会厌炎	会厌	未知	氨苄西林、头孢噻肟、头孢克洛	治愈
6	男/50	肝硬化	脓胸	胸膜液	胃肠道	妥布霉素、头孢曲松	死亡
7	男/59	无	肺脓肿	痰、支气管灌洗液	未知	妥布霉素、头孢噻吩、头孢呋辛	治愈
8	男/69	糖尿病，肝硬化	肺炎、败血症	血液、支气管分泌物	胃肠道	亚胺培南	死亡
9	男/43	酒精和可卡因滥用	肺炎	血液、痰	河流	替卡西林/克拉维酸、妥布霉素、红霉素	死亡

四、对抗菌药物的敏感性

对于气单胞菌继发性胃肠道感染，应根据气单胞菌对抗菌药物的敏感性及时治疗。大多数胃肠道感染是短暂的，一般患者不需要抗菌药物治疗。

尽管大多数气单胞菌对四环素、氨基糖苷类抗生素、甲氧苄啶-磺胺甲噁唑、第三代头孢菌素和喹诺酮类药物敏感，但 1996 年以来研究发现气单胞菌对四环素、甲氧苄啶-磺胺甲噁唑、广谱头孢菌素类药物（头孢曲松、头孢噻肟等）和妥布霉素的耐药率在不断增加。

最近的一项研究调查了从肠胃炎患者的粪便标本中分离出的威隆气单胞菌温和生物型、豚鼠气单胞菌、简达气单胞菌和嗜水气单胞菌对抗菌药物的敏感性谱型。所有菌株均对氨苄西林耐药，但对头孢噻肟、环丙沙星和萘啶酸敏感。它们对氯霉素、四环素和甲氧苄啶-磺胺甲噁唑的敏感性各不相同。嗜水气单胞菌具有对多种抗生素耐药的接合质粒[3]。

尽管如此，临床上有许多重要的气单胞菌分离株（简达气单胞菌和威隆气单胞菌威隆生物型除外）仍然对亚胺培南敏感，且研究观察到最低抑制浓度。另外，研究中除了可分离到诱导产生 β-内酰胺酶的菌株外，还从临床和环境标本中分离出了抑制 β-内酰胺酶产生的去抑制突变体[4]。

五、细菌学诊断

嗜水气单胞菌为氧化酶、触酶试验阳性，能液化明胶，产生 DNA 酶，水解七叶苷。在琼脂平板上，经 35℃培养 18～24 小时，可生长出直径 2～3mm 圆形、β-溶血、光滑的灰白色菌落。在 SS 琼脂或麦康凯琼脂上均能生长。

进行嗜水气单胞菌的细菌学检验时，如为腹泻患者的粪便标本，应特别注意，粪便培养往往容易忽略此菌的检出，因为其在 SS 琼脂或麦康凯琼脂培养基上，可形成大肠埃希菌样菌落（乳糖阳性），在三糖铁琼脂培养基中，斜面和高层均为黄色（使蔗糖产酸），如不做氧化酶试验，常作为非致病菌来对待，从而造成漏检。因此，为了检出此菌，最好在接种于选择性培养基的同时，平行接种于含氨苄西林（10～30mg/L）的羊血琼脂平板，对在此培养基上生长的溶血菌落，进行氧化酶试验，如疑似气单胞菌，则可按表 20-1-5 和表 20-1-6 进行鉴定。

在 5%羊血琼脂平板上，嗜水气单胞菌菌落大，呈圆形、凸起和不透明。大多数菌落具有 β-溶血性（豚鼠气单胞菌除外）。在麦康凯琼脂上，可分离气单胞菌，但在混合培养物中分离气单胞菌时，肠道培养基可以抑制气单胞菌属的细菌生长，因此有时从粪便培养物中分离气单胞菌是困难的。

嗜水气单胞菌动力试验阳性，触酶试验阳性，尿素酶试验阴性，能将硝酸盐还原为亚硝酸盐。气单胞菌属的种间鉴别见表 20-1-5 和表 20-1-6。

表 20-1-5　临床重要的气单胞菌的鉴别

	嗜水气单胞菌	豚鼠气单胞菌	威隆气单胞菌		简达气单胞菌	舒伯特气单胞菌
			威隆生物型	温和生物型		
赖氨酸脱羧酶	+	−	+	−	+	+
鸟氨酸脱羧酶	−	−	+	−	−	−
精氨酸双水解酶	+	+	−	+	+	+
VP	+	−	+	+	+	−
七叶苷	+	+	+	−	+	−
蔗糖	+	+	+	+	+	−
阿拉伯糖	+	+	−	−	−	−
甘露醇	+	+	+	+	+	+

注：+，阳性；−，阴性。

表 20-1-6　气单胞菌属与邻单胞菌属的鉴别

	氧化酶	发酵				赖氨酸脱羧酶	精氨酸双水解酶	鸟氨酸脱羧酶
		葡萄糖产气	乳糖	蔗糖	myo-肌醇			
嗜水气单胞菌	+	+	−	+	−	+	+	−
豚鼠气单胞菌	+	−	+	+	−	−	+	−
威隆气单胞菌 威隆生物型	+	+	−	+	−	+	−	+
简达气单胞菌	+	+	−	−	−	+	+	−
舒伯特气单胞菌	+	−	−	−	−	+	+	−
类志贺邻单胞菌	+	−	−	−	+	+	+	+

注：+，阳性；−，阴性。

第二节 邻单胞菌属

邻单胞菌属（*Plesiomonas*）只有一个种，称为类志贺邻单胞菌（*P. shigelloides*）。本菌以前被称为 C$_{27}$，1962 年 Habs 和 Schubert 提议设立邻单胞菌属后，改为此名。

一、生物学特性

1. 形态 与气单胞菌一样，邻单胞菌属是革兰氏阴性的直杆菌。不形成芽孢，无荚膜，大小为（2～3）μm×（0.8～1.0）μm，邻单胞菌呈单个，或成对，或成短链，或成长丝状。有几根极生丛鞭毛（一般为 2～5 根），能运动，有鞭毛的菌株其鞭毛的波距为 3.5～4.0μm，有时除极生鞭毛外，还有波距短的侧鞭毛。

2. 培养 邻单胞菌为兼性厌氧菌，尽管其在 8～44℃能生长，但最适生长温度是 30～37℃，生长的 pH 为 5～7.7。对营养无特殊要求，在普通培养基上能生长，在血琼脂平板上经 35℃培养 18～24 小时可形成直径 1.0～1.5mm、不溶血的灰白色菌落。在麦康凯琼脂上可形成无色菌落。本菌过氧化氢酶和氧化酶试验均阳性；分解碳水化合物仅产酸；6% 氯化钠肉汤能抑制其生长。其 DNA 的 G + C 含量为 51mol%。

尽管少数菌株与宋内志贺菌有共同的 O 抗原，但邻单胞菌属仍然存在于弧菌科之中。已经证实其可产生不耐热和耐热的肠毒素。耐热肠毒素在遗传上与大肠埃希菌和霍乱弧菌的毒素不同。已检测到其他毒力因子，如溶血素、弹性蛋白和质粒，但其致病意义尚不确定。

类志贺邻单胞菌，存在于热带和温带的水生环境（主要是淡水）中，但在夏季也可以从海水中分离出来。类志贺邻单胞菌是鱼类、爬行动物和两栖动物正常菌群的一部分。它偶尔从哺乳动物中分离出来，如狼、猎豹和黑狐猴[5]。类志贺邻单胞菌是猫腹泻的一种罕见致病菌。在人类中，胃肠道外感染主要发生在新生儿、患有慢性疾病或免疫功能低下的患者中。腹泻也可能发生在免疫功能正常的个体中。

二、邻单胞菌与人类感染

1. 胃肠炎 可从腹泻患者的粪便中分离出类志贺邻单胞菌。热带和亚热带地区的发病率较高，如印度次大陆和东南亚。在欧洲、美国和加拿大发生的旅行性腹泻病例也有报道。

与类志贺邻单胞菌相关的胃肠炎患者，存在腹泻的各种症状，包括腹痛、里急后重、恶心、呕吐、嗜睡、严重头痛。潜伏期多为 1～9 天。据报道称有大量分泌性腹泻病例，以及因侵袭性疾病而导致的血性黏液性腹泻病例。免疫功能正常的个体也可能发生感染，未经治疗的病例感染能持续约 11 天。

2. 菌血症和其他感染 类志贺邻单胞菌性菌血症较为罕见。在许多情况下大多数受感染的患者是新生儿或免疫功能低下的成年人。但其死亡率可高达 62%[6]。

据报道，类志贺邻单胞菌能引起胃肠外感染，包括免疫功能受损个体中的脑膜炎、眼内炎、蜂窝织炎、伤口感染和胆囊炎病例。在免疫功能正常患者中也报道了两例败血症和骨髓炎病例，之后还报道了两例接受慢性非卧床肾透析的腹膜炎病例[7]。

三、对抗菌药物的敏感性

类志贺邻单胞菌菌株通常对第二代和第三代头孢菌素、萘啶酸、喹诺酮、复方新诺明、氯霉素和呋喃妥因敏感，对氨基糖苷类药物的耐药不定。大多数类志贺邻单胞菌菌株产生β-内酰胺酶，因此对所有青霉素耐药；然而，这些分离株对青霉素敏感。Stock 和 Wiedemann[8] 研究了从人类、水和动物中分离出的 74 株类志贺邻单胞菌菌株，对一系列抗生素的天然敏感性。研究显示邻单胞菌菌株对四环素敏感，对几种氨基糖苷类药物中度敏感，对所有头孢菌素（头孢哌酮、头孢他啶和头孢吡肟除外）、碳青霉烯类药物、氨曲南、喹诺酮类药物、甲氧苄啶、磺胺甲噁唑、阿奇霉素、氯霉素、呋喃妥因和磷霉素敏感，对所有青霉素、罗红霉素、克拉霉素、林可酰胺、链阳性菌素、糖肽类药物和夫西地酸均耐药，对链霉素、红霉素和利福平的耐药不定[8]。对类志贺邻单胞菌相关感染的治疗，应该作为分离菌株敏感性检测结果的指导。喹诺酮类药物可用于治疗类志贺邻单胞菌胃肠炎，在某些情况下，可以减少腹泻的持续时间。

四、细菌学诊断

邻单胞菌属只有一个种，即类志贺邻单胞菌。本菌可引起人类腹泻，症状较轻。

采取患有胃肠炎患者的粪便，直接划线接种于麦康凯琼脂或伊红美兰琼脂平板，于 35℃ 培养 18～24 小时，挑取无色、透明的菌落，做悬滴检查动力，涂片进行革兰氏染色，如为革兰氏阴性杆菌，做氧化酶检查，如为阳性，且运动活泼的革兰阴性杆菌，可进一步接种于三糖铁或克氏铁琼脂培养基，如发现不分解乳糖、发酵葡萄糖产酸不产气，要进一步做生化反应，即检查肌醇、吲哚、鸟氨酸脱羧酶和赖氨酸脱羧酶等，并参照表 20-2-1 所列项目与气单胞菌进行鉴别。

类志贺邻单胞菌的菌落，是光滑、有光泽、不透明的，通常也是非溶血性的。本菌与肠杆菌科的宋内志贺菌和痢疾志贺菌有交叉血清学反应，但志贺菌的氧化酶试验阴性，而且无动力，可将两者区分开。

类志贺邻单胞菌在选择培养基上，经 35℃ 培养 24 小时生长良好，并能很好地生长出光滑、有光泽、不透明的菌落。嗜水气单胞菌和类志贺邻单胞菌在 5%羊血琼脂平板上均能生长良好，此外在巧克力或麦康凯琼脂、血液培养系统的肉汤，以及巯基乙酸盐或脑心浸液中，均生长良好。

氧化酶试验能区分气单胞菌属（阳性）、类志贺邻单胞菌（阳性）和其他肠杆菌科细菌（阴性），可使用 O/129 进行试验，但最近发现 O1 群霍乱弧菌菌株对 O/129 具有抗性，因此该试验的可靠性值得怀疑。

另外，气单胞菌与邻单胞菌关系密切，两种细菌有许多相同之处，可按表 20-2-1 所列项目进行鉴别，特别是依据鞭毛数量和发酵碳水化合物产酸、产气进行鉴别。

表 20-2-1 气单胞菌与邻单胞菌的鉴别

	气单胞菌属	邻单胞菌属
氧化酶	+	+
触酶	+	+
鸟氨酸脱羧酶	−	+
淀粉酶	+	−
酯酶（玉米油）	+	−
DNA 酶	−	−
明胶酶	+	−
分解碳水化合物	产酸、产气	仅产酸
鞭毛	单鞭毛	数根鞭毛
温度（℃）	5～44	8～44
最适温度（℃）	22～28	30～37
pH	5.5～9.0	5～7.7

注：+，阳性；−，阴性。

参 考 文 献

[1] Janda JM，Abbott SL. Evolving concepts regarding the genus *Aeromonas*：an expanding panorama of species，disease presentations，and unanswered questions. Clin Infect Dis，1998，27：332-344.

[2] Kirov SM，Tassell BC，Semmler ABT，et al. Lateral flagella and swarming motility in *Aeromonas* species. J Bacteriol，2002，184：547-555.

[3] Merino S，Gavín R，Vilches S，et al. A colonization factor（production of lateral flagella）of mesophilic *Aeromonas* spp. is inactive in *Aeromonas salmonicida* strains. Appl Environ Microbiol，2003，69：663-667.

[4] Walsh TR，Stunt RA，Nabi JA，et al. Distribution and expression of beta-lactamase genes among *Aeromonas* spp. J Antimicrob Chemother，1997，40：171-178.

[5] Jagger TD. *Pleisomonas shigelloides*-a veterinary perspective. Rev Infect Dis，2000，2：199-210.

[6] Lee ACW，Yeun KY，Ha SY，et al. *Plesiomonas shigelloides* septicaemia：case report and literature review. Pediatr Hematol Oncol，1996，13：265-269.

[7] Woo PC，Lau SK，Wong SS，et al. Two cases of continuous ambulatory peritoneal dialysis associated peritonitis due to *Plesiomonas shigelloides*. J Clin Microbiol，2004，42：933-935.

[8] Stock I，Wiedemann B. Natural antimicrobial susceptibilities of *Plesiomonas shigelloides* strains. J Antimicrob Chemother，2001，48：803-811.

（李仲兴 时东彦 李志荣）

第二十一章 假单胞菌属和伯克霍尔德菌属感染及检测

到 1984 年假单胞菌属已有 100 多个种，其中许多是植物致病菌，它们的名字反映了其主要宿主。根据 rRNA 的同源性，该菌属被分为 5 个群[1]，目前假单胞菌属中只保留 rRNA 1 个群（表 21-0-1）。它包含 57 种，由 16S rRNA 系统发育分析确定，主要包括荧光菌群的铜绿假单胞菌、恶臭假单胞菌（*Pseudomonas putida*）和荧光假单胞菌（*Pseudomonas fluorescens*），以及非荧光群的斯氏假单胞菌（*Pseudomonas stutzeri*）。

表 21-0-1　医学上重要假单胞菌的关键试验

rRNA 同源性群	荧光菌群	种	鉴别特性
Ⅰ 假单胞菌属	在 King's B 琼脂上荧光菌群	铜绿假单胞菌（氧化酶+）	精氨酸+，42℃生长，4℃不生长
		荧光假单胞菌（氧化酶+）	精氨酸+，5℃生长
		恶臭假单胞菌（氧化酶+）	精氨酸+，5℃生长
	非荧光菌群	产碱假单胞菌（氧化酶+）	葡萄糖−，动力+
		假产碱假单胞菌（氧化酶+）	葡萄糖−，果糖+
		斯氏假单胞菌（氧化酶+）	硝酸盐+，精氨酸−，麦芽糖+
Ⅱ 伯克霍尔德菌属		洋葱伯克霍尔德菌（氧化酶+）	精氨酸−，赖氨酸+，黏菌素、庆大霉素耐药
		假鼻疽伯克霍尔德菌（氧化酶+）	精氨酸+，赖氨酸−，黏菌素、庆大霉素耐药，42℃生长
		鼻疽伯克霍尔德菌（氧化酶+）	精氨酸+，动力−
		皮氏罗尔斯顿菌（氧化酶+）	硝酸盐+，精氨酸−
		唐昌蒲伯克霍尔德菌（氧化酶−）	乳糖−，赖氨酸−
Ⅲ 戴尔福特菌属		食酸戴尔福特菌（氧化酶+）	解毒药
Ⅳ 短波单胞菌属		缺陷短波单胞菌（氧化酶+）	硝酸盐−，精氨酸−
		泡囊短波单胞菌（氧化酶+）	七叶苷水解
Ⅴ 嗜麦芽窄食单胞菌		嗜麦芽窄食单胞菌（氧化酶−）	麦芽糖+，DNA 酶+，R-亚胺培南、庆大霉素耐药

注：皮氏罗尔斯顿菌，*Ralstonia pickettii*；食酸戴尔福特菌，*Delftia acidovorans*。引自 Gillespie SH, Hawkey PM. Principles and Practice of Clinical Bacteriology. 2nd ed. New Jersey：John Wiley & Sons，Ltd，2006。

第一节　铜绿假单胞菌

铜绿假单胞菌在普通培养基上生长良好，大多数菌株产生蓝色吩嗪色素，即绿脓菌素和荧光素（黄色），使琼脂培养基呈蓝绿色。绿脓菌素的产生对于该菌株是独特的，并且通过 King's A 培养基可增加绿脓菌素的产生[2]，其含有足够浓度的钾和镁盐，可抑制荧光素的产生。在 King's B 培养基上生长最佳，该培养基含有较少的盐，在紫外光照射下可见。

绿针假单胞菌可能与铜绿假单胞菌相混淆，因为它可以在 King's A 琼脂上均生长成绿色菌落。另外两种不常见的色素红脓素（pyorubin）和黑脓素（pyomelanin），最好在酪氨酸琼脂显示，不应与在血琼脂上溶血性菌株引起的溶血相混淆。

一、生物学特性

1. 形态与染色 铜绿假单胞菌为无芽孢、细长的革兰氏阴性杆菌，大小为（1.5～3.0）μm×0.5μm，菌体长短不一，短的呈球杆状，长的呈丝状。成对排列或成短链，无荚膜，有一根极生鞭毛，运动活跃（图21-1-1）。革兰氏染色阴性，无抗酸性。

铜绿假单胞菌的鞭毛不仅用于运动，还被认为含有一种重要的毒力因子，因为它们在促进趋化性和侵入组织过程中能运动。鞭毛蛋白与呼吸道黏蛋白结合，有利

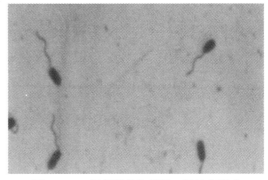

图 21-1-1 铜绿假单胞菌的一根极生鞭毛
（鞭毛染色）

于通过正常的黏膜纤毛从气道中清除致病菌，也可以作为巨噬细胞和其他吞噬细胞的配体。尽管它们在呼吸道感染中是重要的，但鞭毛也可能有助于增强宿主的清除机制和消灭细菌[3]。大多数囊性纤维化（CF）患者的铜绿假单胞菌分离株缺乏鞭毛，通常对巨噬细胞的吞噬作用具有抗性，因此它们可能促进了这些患者的慢性感染。

2. 培养 铜绿假单胞菌为专性需氧菌，在 20～42℃ 均能生长，最适温度为 35℃，致病性的铜绿假单胞菌可在 42℃ 生长，但在 4℃ 不生长。利用这一特征可与荧光假单胞菌等进行鉴别。本菌对营养无特殊要求，在普通培养基上生长良好。在麦康凯琼脂或 SS 琼脂平板上均能生长。

在营养琼脂培养基上经 18～24 小时培养，可形成圆形、边缘不整齐、扁平略微突起、湿润且常常为融合状态的菌落，琼脂被染成蓝绿色或黄绿色。在血琼脂平板上经 35℃ 培养 18～24 小时，可形成大而扁平、湿润、有金属光泽、有特殊气味的灰绿色或蓝绿色的菌落，并形成透明溶血环。在麦康凯琼脂培养基上经 35℃ 培养 18～24 小时，可形成微小、无光泽、半透明的菌落，48 小时后菌落中心常呈棕绿色。在 SS 琼脂培养基上可形成类似沙门菌或志贺菌的菌落。在肉汤中经 35℃ 培养 18～24 小时，液面可生长出菌膜。由于本菌是专性需氧菌，故在肉汤深部发育不良，菌液上层为蓝绿色。

铜绿假单胞菌为革兰氏阴性杆菌，通过单个极生鞭毛进行运动，氧是运动所必需的。它可在较宽的温度范围（10～44℃）生长，但在 35℃ 左右生长最好，在 4℃ 不能生长。这

与嗜冷菌的恶臭假单胞菌（*P. putida*）和荧光假单胞菌（*P. fluorescens*）不同，而且铜绿假单胞菌菌株在42℃下可以连续三次传代培养。

3. 生化特性　铜绿假单胞菌氧化酶试验阳性，能氧化分解葡萄糖、木糖产酸但不产气，产生红脓素，黏液型菌株可能不发酵糖类。本菌能液化明胶，分解尿素，能利用枸橼酸盐，不产生吲哚，能还原硝酸盐为亚硝酸盐或产生氮气。其他生化反应详见表21-1-1。与其他假单胞菌一样，大多数菌株利用单一有机化合物作为能源。它们通过氧化代谢途径代谢葡萄糖和其他糖。幼龄菌株在蛋白胨-葡萄糖水中形成酸，但这种酸被蛋白胨破坏释放的碱所中和。对糖的利用在铵盐培养基中表现最好。

4. 抗原构造　铜绿假单胞菌有O抗原和H抗原。O抗原有两种成分，一是内毒素蛋白，为一种保护性抗原；二是脂多糖，与其特异性有密切关系。两者均有很好的免疫原性。

我国在调查铜绿假单胞菌的菌型分布基础上，将其分成20个血清型，日本将其分为12个血清型。笔者小组曾对207株铜绿假单胞菌进行了血清学分型[4]，以6型的菌株数最多（表21-1-1）。此外，铜绿假单胞菌还可利用噬菌体分型和细菌素分型。

表 21-1-1　207 株铜绿假单胞菌的血清学分型

血清型	株数								共计	
	痰	脓液	分泌物	尿液	血液	胸腔积液/腹水	胆汁	粪便	总株数	占比（%）
1	2	2	5		2	1			12	5.8
2		1	6						7	3.4
3	1	1	7			1			10	4.8
4	4	1	2	1				1	9	4.3
5	3	2	3				1		9	4.3
6	7	12	18	12	10	2	3	2	66	31.9
7	1								1	0.5
8	5	3	7			1			16	7.7
9	2					1		1	4	1.9
11	8	5	5	3	3	2		4	30	14.5
12	2								2	1.0
15	5	4	3	2	2				16	7.7
18	1			2					3	1.5
19		1							1	0.5
20	3	4	2	1			2	2	14	6.8
可分型	44	36	58	21	17	8	6	10	200	96.6
不可分型	2	2	2	1					7	3.4
合计	46	38	60	22	17	8	6	10	207	100

5. 抵抗力　本菌对外界环境的抵抗力较其他细菌要强，在潮湿处能长期生存。对干燥也有较强的抵抗力。假单胞菌属包括许多种，不仅包括铜绿假单胞菌，还包括有荧光假单胞菌、恶臭假单胞菌、产碱假单胞菌、假产碱假单胞菌和斯氏假单胞菌等，它们均为革兰氏阴性杆菌，氧化酶试验阳性，能在普通培养基上生长，能氧化分解葡萄糖而产酸，具有极生鞭毛，能运动。从临床标本中能分离出各种假单胞菌。其生物学特性见表21-1-2。

二、对抗菌药物的敏感性

铜绿假单胞菌对许多抗菌药物相对耐药。然而，有许多药物对铜绿假单胞菌具有良好的活性，包括半合成青霉素，如替卡西林、哌拉西林和羧苄西林，第三代头孢菌素（头孢他啶）、碳青霉烯类药物（亚胺培南和美罗培南）、氨曲南、氨基糖苷类药物（庆大霉素和阿米卡星）、氟喹诺酮（环丙沙星）和多黏菌素（多黏菌素 B 和黏菌素）。

为了改善治疗效果，以前经常在氨基糖苷类药物治疗方案中加入 β-内酰胺类抗生素、第三代头孢菌素、单环内酰胺或碳青霉烯。如果早期给予合适的抗生素，单药治疗可能同样有效。

铜绿假单胞菌存在多种抗生素耐药机制，包括如下几方面：①细胞壁低渗透性赋予内在耐药性；②细胞外染色体和质粒介导产生 β-内酰胺酶、氨基糖苷酶和头孢菌素酶；③抗生素结合蛋白位点的改变；④主动外排机制（从细胞中抽出抗生素）。

在治疗期间体内对 β-内酰胺类药物的耐药，通常是染色体基因编码 β-内酰胺酶表达的结果。一些抗生素特别是头孢西丁是这些酶有效的诱导剂。可以选择对其他头孢菌素（如头孢他啶）有抗性的亚群。用 β-内酰胺类药物治疗产生的耐药性，也可能是铜绿假单胞菌的青霉素结合蛋白修饰的结果。

不可渗透介导的阻力是由外排泵机制引起的，MexAB-OprM 可去除多种抗菌药物，包括 β-内酰胺类药物、氯霉素、氟喹诺酮类药物和大环内酯类药物。实际上除多黏菌素之外，上调外排机制、主要孔蛋白 OprD 的丧失，以及氨基糖苷类药物的不渗透性的组合，致使本菌对各种已知抗假单胞菌类药物的耐药[5]。

来源于自然环境的铜绿假单胞菌和来自非囊性纤维化患者的铜绿假单胞菌，通常对上述药物敏感。在过去的 20 年里耐药率几乎没有变化，目前仍然保持在 12%左右。来自欧洲的类似研究也表明耐药率变化不大；然而，在南欧、东南亚和南美洲的一些地区许多抗假单胞菌的耐药率可能高达 50%。

三、铜绿假单胞菌与人类感染

铜绿假单胞菌是重要的致病菌，可引起人类的各种感染，其感染的发病率很高，而且治疗也比较困难。因此，各科医师和护理人员必须给予高度重视，采取各种措施以降低感染率和死亡率。

（一）皮肤和眼

铜绿假单胞菌很少在健康人中引起疾病，除非大量进入组织。长期暴露于污染水（106CFU/ml）可能导致皮肤感染，如毛囊炎、指间隙湿性皮炎或外耳道炎。铜绿假单胞菌毛囊炎以弥漫性丘疹或泡状脓疱为特征。皮疹通常由暴露在污染的游泳池、温泉和热浴盆中所致，通常是自限性的，可局部治疗，很少需要全身应用抗生素。铜绿假单胞菌常可引起浅表性外耳炎，有时受感染的糖尿病患者，对局部用抗生素没有反应。这种恶性感染可以通过外部侵蚀听觉管并使脑神经受累，死亡率为 20%。

表 21-1-2　临床标本中分

试验	铜绿假单胞菌 （n=201）	荧光假单胞菌 （n=155）	恶臭假单胞菌 （n=16）	威氏假单胞菌 （n=8）	蒙氏假单胞菌 （n=10）
氧化酶	99	97	100	100	100
生长					
麦康凯	100	100	100	ND	ND
西三溴胺	94	89	81（6）	ND	90
6.0% NaCl	65	43	100	ND	0
42℃	100	0	0	0	0
硝酸盐还原	98	19	0	100	0
硝酸盐产气	93	3	0	100	0
红脓素	65	96	93	100	100
精氨酸双水解酶	100	97	100	100	100
赖氨酸脱羧酶	0	0	0	ND	0
鸟氨酸脱羧酶	0	0	0	ND	0
吲哚	0	0	0	ND	0
石蕊牛乳试验 [a]	89 pep	95 pep	62 k	ND	ND
水解					
尿素	48（9）	21（31）	31（44）	25	50
明胶 [b]	82	100	0	13	0
乙酰胺	100	6（12）	0	0	0
七叶苷	0	0	0	ND	0
淀粉	0	0	0	ND	0
产酸 [c]					
葡萄糖	97	100	100	100	100
果糖	ND	ND	ND	100	100
木糖	90	100	100	100	0
乳糖	＜1	24	25（13）	ND	0
蔗糖	0	48	0	100	0
麦芽糖	＜1	2	31	ND	0
甘露醇	70	53	25	100	0
西蒙枸橼酸盐	95	93	94（6）	ND	100
鞭毛数量	1	＞1	＞1	1	ND

注：威氏假单胞菌，*P. veronii*；蒙氏假单胞菌，*P. monteilii*；浅黄假单胞菌，*P. luteola*；栖稻假单胞菌，*P. oryzihabitans*。表中的 k 表示产碱。b 培养 7 天之后的反应结果。c 氧化发酵试验所用培养基含 1% 碳水化合物。d CDC 3b 群生物学特性类似斯氏假单胞菌

菌的生物学特性

斯氏假单胞菌（n=28）	曼多辛假单胞菌（n=4）	假产碱假单胞菌（n=34）	产碱假单胞菌（n=26）	浅黄假单胞菌（n=34）	栖稻假单胞菌（n=36）
100	100	100	96	0	0
100	100	100	96	100	100
4	75（25）	56（18）	15	0	25（28）
80（16）	100	62（6）	41	74	62
69	100	94	0	94	33
100	100	100	54	62	6
100	100	0	0	0	0
0	0	0	0	0	0
0^d	100	78	12	100	14
0	0	0	0	0	7
0	0	0	0	0	3
0	0	0	0	0	0
57 k	25（75）k	38 k	46 k	44 k	57 k
33（22）	50	3（6）	0	26（38）	77
0	0	0	0	61	17
0	0	ND	ND	ND	ND
0	0	0	0	100	0
100	0	0	0	0	0
96（4）	100	9	0	100	100
ND	ND	79（21）	0	ND	ND
93（7）	75（25）	18（12）	0	100	100
0	0	0	0	3（24）	14（22）
0	0	0	0	12	25
100	0	0	0	100	97
89（4）	0	0	0	76（18）	100
32（14）		26（9）	57（8）	100	97
1	1	1	1	>1	1

株百分率（%）；括号中的数字表示延迟反应的阳性率。ND 表示该项试验缺乏相应结果。a 石蕊牛乳试验反应类型：pep 表示胨化；水解酶阴性。

铜绿假单胞菌可能是最具破坏性的细菌，可侵袭人眼，特别是角膜，引起溃疡或角膜炎。其他感染包括结膜炎、眼内炎和眼眶蜂窝织炎。感染最常见的原因是隐形眼镜液、滴眼液和睫毛膏等被铜绿假单胞菌污染。

（二）烧伤

铜绿假单胞菌是烧伤感染的常见致病菌，通过患者自身菌群或环境中的细菌在烧伤创面定植。大多数死亡（通常发生败血症）与深度烧伤有关，并且与烧伤面积有很强的相关性。最常用的抗假单胞菌局部药物是磺胺嘧啶银，预防性使用最为有效。加入铈可提高其抗菌性能，以及在焦痂中的持久性。局部使用硝酸银也能减少大面积烧伤患者的死亡率，甲基磺酰胺乳膏也具有良好的烧伤痂穿透性。铜绿假单胞菌烧伤感染的患者与非感染患者相比，住院时间延长，死亡率增加，手术操作次数和抗生素成本也增加。

（三）伤口

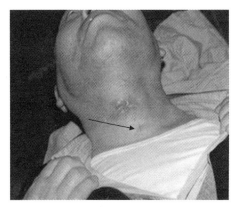

铜绿假单胞菌是常见外科手术伤口（图21-1-2）分离的细菌，其发生频度与手术部位、手术延长时间及基础、临床状态有关。美国国家医院感染监测（NNIS）的调查数据显示，与两个病区相比外科手术伤口的发病率约为 7%，ICU 患者发病率是 10%。

图 21-1-2　铜绿假单胞菌感染病例
患者 61 岁，箭头所指处为一小瘢痕，原来是铜绿假单胞菌引起感染后的化脓性伤口，患者的伤口处流出脓液，长期不愈，脓液培养检出铜绿假单胞菌，经过几个月治疗，最终治愈

（四）骨和关节

骨和关节可通过在伤口直接穿刺、注射而感染；也可因静脉内药物滥用和糖尿病用药，而出现血行播散，最终导致慢性骨髓炎。去除病灶和周围软组织是必要的，如果抗生素治疗有效，脓毒性关节炎则不常见。许多患者有药物滥用或易感的病史。铜绿假单胞菌的颞骨感染（乳突炎）是中耳炎的常见并发症，尤其见于儿童。

（五）血液和脑脊液

铜绿假单胞菌菌血症的报道在早期文献中是比较少见的，但由于住院人群易感性的增加，铜绿假单胞菌菌血症的人群、发生频率各不相同。与铜绿假单胞菌菌血症（*P. aeruginosa* bacteraemia）有关的死亡率是 17%～78%，归因死亡率在 34%～48%，但很难区分直接菌血症的死亡率与基础疾病死亡率。

Blot 等[6]研究的 53 个 ICU 的匹配队列中，急性呼吸衰竭、血流动力学不稳定、ICU停留时间及呼吸机依赖的发生率，高于对照组，死亡率为 62%，而对照组为 47%，归因死亡率为 15%。多元生存分析发现 APACHE Ⅱ 评分是唯一的独立变量，与死亡率相关。

少数患者表现为坏疽性脓肿，如果不治疗，可发生深部组织坏死。细菌性菌血症的主

要来源是胃肠道、呼吸道和皮肤感染。早期治疗至关重要,特别是在免疫功能低下时,通常采用氨基糖苷类和β-内酰胺类抗生素联合治疗。

中枢神经系统(CNS)的铜绿假单胞菌感染是罕见的。然而,新生儿、接受神经外科手术或移植手术者、患有慢性基础疾病者其风险增加。

铜绿假单胞菌可能很少从颅内脓肿分离出,但慢性中耳炎和乳突炎患者的发病率会上升。在神经外科的 ICU 中可能发生医院内传播,尤其是经皮脑室导管监测脑脊液的存在时,应用无菌封闭敷料,可减少这些患者发生假单胞菌性脑室炎的风险。

(六)泌尿道

铜绿假单胞菌在社区获得性原发性尿路感染中是罕见的(除了那些具有解剖结构异常与脊髓损伤的患者)。大多数尿路感染都来源于医院内感染,或由长期使用导管插入术所致。据报道,尿路感染的发病率为 5%,从原发灶引起血行播散是罕见的。截瘫患者护理应特别注意,受污染的尿液贮存器,如排水瓶和便盆,可能是致病菌的主要来源。拔除导管感染容易解除,但存在结石的前列腺感染患者极难治疗。

(七)呼吸道(非囊性纤维化)

由铜绿假单胞菌引起的社区获得性肺炎是罕见的,通常出现在患有基础疾病的患者,如恶性肿瘤、慢性肺病或静脉吸毒史的患者。在住院的插管患者中,该致病菌经常在下呼吸道定植,特别是那些暴露于受污染的吸入设备的气管造口术患者。这些患者很少发展成肺炎。最近的一项大型研究报道,铜绿假单胞菌的发病率为 7%,死亡率为 28%,高于其他调查报道的死亡率。研究还表明氟喹诺酮类药物治疗与多重耐药菌株有关,并且存在影响免疫功能的基础疾病也与这些菌株的感染有关。大多数患者无解剖异常或长期应用免疫抑制剂,感染是相对短暂的,但没有指明具体的治疗方法。

据报道促炎细胞因子 IL-1 的增加与铜绿假单胞菌性肺炎有关,并且 IL-1 的缺失或减少改善了宿主对致病菌的防御。相反,IL-18(γ干扰素)似乎损害宿主对铜绿假单胞菌的反应。

铜绿假单胞菌通常从患有非囊性纤维化支气管扩张患者的下呼吸道中分离到,并且在少数情况下建立了慢性感染状态,其很少通过治疗被缓解。来自这些患者的致病菌菌株可能表现出一些通常与囊性纤维化相关的特征,如黏液藻酸盐产生和菌落变异。

弥漫性全细支气管炎是一种特发性炎症,表现为化脓性和阻塞性气道疾病特征。这些患者大多共同感染铜绿假单胞菌和流感嗜血杆菌,如果不及时治疗,死亡率很高。红霉素是首选药物。

有许多关于铜绿假单胞菌呼吸道感染的报道,在获得性免疫缺陷综合征(艾滋病)患者中,大多数感染似乎是社区获得的,并且致病菌通常是纯培养物。由于许多患者有人类免疫缺陷病毒(HIV)感染疾病,因此难以准确确定发病率和死亡率,但死亡率可能达到40%。确定的危险因素包括晚期 HIV 和使用免疫抑制剂、使用预防卡氏肺囊虫肺炎的药物和(或)广谱抗生素。

（八）囊性纤维化

之前大多数囊性纤维化（CF）患者死于细菌感染，如金黄色葡萄球菌感染，铜绿假单胞菌感染则比较少见。直到 20 世纪 70 年代，携带铜绿假单胞菌的患者数不断上升。在一些中心多达 30%的 2~5 岁儿童和 80%的成年人患者存在铜绿假单胞菌定植或感染。铜绿假单胞菌在肺部存在和持续存在与临床衰退相关，一旦出现定植，则很少被根除。

肠道似乎不是人体铜绿假单胞菌的主要来源，因为呼吸道多有铜绿假单胞菌定植，此菌通常是从 CF 患者的粪便中分离出来的。

四、实验室诊断

临床实验室可用常规方法分离培养铜绿假单胞菌，用常规的形态、染色、生物化学和血清学方法鉴定铜绿假单胞菌，可按照表 21-1-2 所列的项目进行鉴定。有条件的实验室可多做一些试验，进行详细的鉴定。

1. 标本采取　按照临床病型和检查目的，分别采取临床标本。根据病情可采集血液、脑脊液、胸腔积液、腹水、关节液、脓液、分泌物、尿液、粪便和痰液等。此外，也可采集医院环境及其用品，包括医院的空气、自来水、地面、各种用具表面、各种器械和生活用品等。

2. 分离培养　血液标本可根据条件利用增菌培养方法或自动血培养仪进行增菌后，再进行分离培养。脑脊液可离心后接种于血琼脂平板和麦康凯琼脂平板进行分离培养。脓液、伤口分泌物标本可直接接种于血琼脂平板进行分离培养。

3. 鉴定　对各种标本分离培养后，根据在血琼脂平板或麦康凯琼脂平板上的菌落特点、革兰氏染色形态、鞭毛和动力、色素和气味，以及氧化酶、对碳水化合物的氧化或发酵情况，再进一步进行鉴定。

铜绿假单胞菌在一般培养基上容易生长，特别是对西三溴胺和苯扎氯铵（杀藻胺）具有相对的耐受性。利用这一特性，可从临床标本中分离和鉴定致病菌，含有西三溴胺的培养基与萘啶酸可商购获得。Irgasan（三氯生）对铜绿假单胞菌也有选择性，然而来自 CF 患者的少数分离物可能表现出对两种化合物的超敏反应，因此不能生长。推荐用乙酰胺肉汤增加营养，以便从粪便中分离铜绿假单胞菌。

4. 分型　在流行病学研究中铜绿假单胞菌的菌株分型，推荐两种或多种方法的组合，以确保菌株之间的鉴别。许多早期用于分型的方法，如细菌素分型[7]、噬菌体分型和血清分型现在已很少应用，并且已逐渐被基因型的检测技术所取代。

（1）血清学分型：铜绿假单胞菌的血清学分型中，17 个 O 抗原组的方案得到国际认可[4]。该计划随后扩展到 20 个血清型。王世鹏等研制的 20 个分型血清（24 种，20 个血清型）也是分型率比较高的分型血清。分型方法通常采用玻片凝集方法。国内采用上述分型方法，对一些地区的铜绿假单胞菌进行分型，一般以 6 型（或 4 型）最多，其次是 3 型、11 型，各地型别各不相同。

大多数铜绿假单胞菌（不包括 CF 菌株）O 型血清学分型百分比可达 90%，重复性好。

O6 和 O11 两种血清型在临床资料中占优势（分别为 20% 和 15%），尤其是 O11 血清型可频繁引起医院内感染的暴发。

CF 分离物 LPS 中血清型特异性的缺失，显著降低了 O 型抗血清分型能力。通常这些菌株中仅少于 20% 的菌株能够进行血清型鉴定。许多 CF 菌株表现出与抗血清的多重凝集。

（2）噬菌体分型：成都生物制品研究所生产的 24 株噬菌体分型效果较好，分型率可达 85.5%～89%。

（3）细菌素分型：大多数铜绿假单胞菌产生细菌素（绿脓菌素），这是一种绿脓杆菌抑制剂，除了对产生菌无抑制作用外，还可抑制其他铜绿假单胞菌生长，可以此来进行细菌素分型[8]。

（4）脉冲场凝胶电泳（PFGE）检测：对铜绿假单胞菌具有极好的鉴别能力，是在其他分子技术基础上发展的金标准技术。PFGE 可提取细菌的染色体 DNA，经限制性内切酶处理后用 PFGE 进行分析，可检查细菌的来源、是否突变等。

（5）其他方法：扩增片段长度多态性（AFLP）是一种基于 PCR 的技术，可随机抽样整个基因组的一小部分，并已成功应用于铜绿假单胞菌的分型，其表现出与 PFGE 类似的鉴别水平。

此外，菌株遗传分型的其他方法包括用 *Pvu* II 限制性内切酶进行核糖体分型、利用特异性基因探针、通过 PCR 的各种 DNA 靶标（重复元件、共有序列和随机引物）和编码 OM 蛋白的特定基因的 DNA 测序[9]。

第二节　其他假单胞菌

假单胞菌属包括许多种，除了铜绿假单胞菌，还有荧光假单胞菌、恶臭假单胞菌和斯氏假单胞菌等，它们的主要生物学特性是革兰氏阴性杆菌、氧化酶试验阳性、能在普通培养基上生长、大多数菌株能在麦康凯琼脂上生长、能氧化分解葡萄糖而产酸、具有 1 根鞭毛，能运动。从临床标本中分离的各种假单胞菌的主要生物学特性见表 21-1-3。

一、荧光假单胞菌

荧光假单胞菌和恶臭假单胞菌都属于荧光假单胞菌群，荧光假单胞菌为革兰氏阴性杆菌，单个存在或形成短链，为一端丛毛菌，运动活跃（图 21-2-1）。本菌为专性需氧菌，在 4～30℃ 均能生长，最适温度是 25～30℃，在 37℃ 或 42℃ 不生长，但在 37℃ 常可耐受。因此，除低温培养外，通常荧光假单胞菌的检出率比较低。

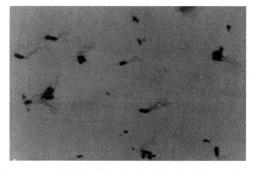

图 21-2-1　荧光假单胞菌的鞭毛形态（鞭毛染色）

本菌对营养无特殊要求,能在普通琼脂上生长,在麦康凯琼脂或 SS 琼脂上均能生长、在无机盐基础培养基上也能生长,铵离子可作为氮源,葡萄糖可作为碳源。

本菌在生长过程中不产生绿脓菌素,但约有94%的菌株产生荧光素,荧光素是一种水溶性的色素,不溶于氯仿,在荧光灯下可发出黄绿色荧光。本菌氧化酶试验阳性,能氧化分解葡萄糖、木糖产酸不产气,能液化明胶,水解精氨酸,能在含有乙酸盐的基础培养基上生长。大多数菌株在 4℃生长,4℃生长这个属性有助于荧光假单胞菌在冷藏时繁殖,荧光假单胞菌内毒素在血液和血液制品中的释放,可能导致静脉注射血液和血液制品后产生致命的反应,甚至引起不可逆的休克而导致死亡。

二、恶臭假单胞菌

恶臭假单胞菌为革兰氏阴性杆菌,有些菌株为卵圆形,具有 1 根极生鞭毛,运动活跃,最适生长温度为 25~30℃,多数菌株在 4℃能生长,菌落与铜绿假单胞菌相似,但不产生绿脓菌素,只产生荧光素。不液化明胶,不产生卵磷脂酶。在陈旧培养物中有臭鱼味。恶臭假单胞菌为鱼类的一种致病菌,常可从腐败的鱼类中检出。偶尔可从尿路感染患者的尿液及血库存血中分离出来。

荧光假单胞菌和恶臭假单胞菌在人类中是低毒性的,致病力较弱,可从粪便和痰中分离出来,偶尔从免疫抑制的患者血液中也能分离到。其导致医院内感染的暴发是罕见的,但荧光假单胞菌经常从医院场所分离到,如地板、水槽等环境中。

三、斯氏假单胞菌

斯氏假单胞菌(*Pseudomonas stutzeri*)为革兰氏阴性杆菌,具有 1 根极生鞭毛,运动活跃,某些菌株具有短的侧鞭毛。本菌是专性需氧菌,最适生长温度是 35℃,部分菌株能在 42℃生长,在 4℃不生长。在生长中不需要特殊生长因子,能在无机盐基础培养基上生长,铵离子可作为唯一氮源,乙酸盐可作为唯一碳源。在生长中需要钠离子,能在 6.5% 氯化钠肉汤中生长。

新分离的菌株在琼脂培养基上可形成有皱纹的菌落,也可能形成光滑型菌落,甚至可形成如变形杆菌样蔓延生长样的菌落。可产生淡黄色或黄褐色的色素,无荧光,大部分菌株能还原硝酸盐,并产生大量氮气,不液化明胶,不水解精氨酸,不能使赖氨酸和鸟氨酸脱羧。斯氏假单胞菌在琼脂上具有特征性的外观。菌落可能 "粗糙"或"光滑",粗糙的菌落可能与假鼻疽伯克霍尔德菌(*B. pseudomallei*)相混淆,在陈旧培养物中可能出现浅棕色。大多数菌株能在 41℃生长,据报道斯氏假单胞菌是机会致病菌,可引起医院内感染,但这种感染通常是自限性的。斯氏假单胞菌分离株对 β-内酰胺类药物、黏菌素和庆大霉素敏感。

第三节 伯克霍尔德菌属

一、洋葱伯克霍尔德菌复合体

(一) 分类

洋葱伯克霍尔德菌最初由 Burkholder 在 1950 年报道，伯克霍尔德菌属（*Burkholderia*）是以他的名字来命名的。在第一次报道后，它被称为多食假单胞菌（*Pseudomonas multivorans*，或 *Pseudomonas kingii*），但后来命名为洋葱假单胞菌（*Pseudomonas cepacia*）。Yabuuchi 等于 1992 年提出将 7 种 rRNA 同源组 II（包括洋葱伯克霍尔德菌）转移到新的菌属，称为洋葱伯克霍尔德菌（*Burkholderia cepacia*）。

Vandamme 等于 1997 年使用多相分类学方法，揭示了从各种临床和环境中分离的菌株至少属于 5 个不同的基因组物种。现在洋葱伯克霍尔德菌复合体包括 9 个基因组：*B. cepacia*（I）、*B. multivorans*（II）、*B. cenocepacia*（III）、*B. stabilis*（IV）、*B. vietnamiensis*（V）、*B. dolosa*（VI）、*B. ambifaria*（VII）、*B. anthina*（VIII）和 *B. pyrrocinia*（IX）。

个体基因组不能通过其生物化学试验的表型特征或反应来鉴定。通过扩增 *recA* 基因将分离物分配至复合体，可以实现将洋葱伯克霍尔德菌复合体的临床分离株分类到基因组水平。

(二) 洋葱伯克霍尔德菌与人类感染

1. 医院感染 洋葱伯克霍尔德菌感染的一个共同特征是输注了受污染的液体。已有记录其可引起的医院内感染的暴发，包括通过污染防腐剂、输液、管道和压力监测设备，一般来说其暴发是罕见的。洋葱伯克霍尔德菌感染造成的全身性败血症并不多见。患者与患者之间的传播也不常见。据报道洋葱伯克霍尔德菌与慢性肉芽肿病之间存在着关联，来自这些患者的吞噬细胞没有产生细胞内杀灭细菌所必需的过氧化物。

2. CF 患者感染 20 世纪 70 年代中期洋葱伯克霍尔德菌感染在 CF 患者中首次被认识，但是 10 年后在加拿大多伦多的一个中心及美国一些地方，其流行率上升至近 40%。CF 患者的洋葱伯克霍尔德菌感染可能与症状有关，在少数病例中逐渐发展为致命的暴发性败血症，后一种情况被称为洋葱综合征。对洋葱伯克霍尔德菌导致大多数患者的疾病恶化与肺损伤的关系尚不清楚。

一些早期研究报道炎症标志物没有显著性差异，洋葱伯克霍尔德菌定植和非定植患者之间的肺功能也无差异，但最近的研究已证实洋葱伯克霍尔德菌流行菌株定植的患者具有高死亡率[10]。

应对分离出洋葱伯克霍尔德菌阳性菌株和其他菌株的 CF 患者进行有效的感染控制。美国移植中心对患者洋葱伯克菌基因型的 6 年评价研究显示患者间传播是罕见的，没有证据发现 CF 住院人群是洋葱伯克霍尔德菌的主要来源。

（三）对抗菌药物的敏感性

洋葱伯克霍尔德菌本质上对许多抗菌药物具有很强的抵抗性，而且先前接受过抗菌药物治疗的 CF 患者的临床分离株中耐药性更为常见。洋葱伯克霍尔德菌通常对抗铜绿假单胞菌的抗菌药物具有抗性。几乎所有菌株都对氨基糖苷类药物、多黏菌素、替卡西林和阿洛西林具有抗性，而对氨曲南、环丙沙星、四环素和碳青霉烯类药物敏感性不定。

一定比例的菌株对甲氧苄啶-磺胺甲噁唑和氯霉素仍然相对敏感。皮特等发现大约 3/4 的 CF 分离株对头孢他啶、哌拉西林（+他唑巴坦）和美罗培南很敏感，但通常仅在高折点水平。然而，单个抗菌药物的 MIC 在基因变异中存在广泛差异。而两种、三种或甚至四种试剂的组合，对洋葱伯克霍尔德菌有体外协同作用，但 Manno 等[11]发现超过一半的洋葱伯克霍尔德菌复合体分离株对环丙沙星、哌拉西林、利福平和头孢他啶的组合敏感。研究还表明，复方新诺明和氯霉素与 β-内酰胺类药物的拮抗作用率高于环丙沙星加 β-内酰胺类药物。

（四）实验室诊断

1. 分离培养　洋葱伯克霍尔德菌复合体是细长而有动力的革兰氏阴性杆菌。它们在营养琼脂上需氧培养生长良好，但通常在 25～35℃培养 48 小时可获得最佳生长。大多数菌株在 41℃生长，但不能在 42℃生长，在 4℃也不能生长。储存的培养物在冷藏琼脂斜面上存活率很低，在无菌自来水和冰冻甘油悬浮液中生长很好。在营养琼脂上的菌落不透明，外观各异。

洋葱伯克霍尔德菌复合体的成员，不能分解精氨酸形成氨，赖氨酸脱羧酶和鸟氨酸脱羧酶阳性，氧化酶反应缓慢，不能还原硝酸盐；一些菌株在酪氨酸琼脂上产生黑色素。用选择培养基从临床和环境标本分离菌株是必要的。大多数选择性培养基，可用于洋葱伯克霍尔德菌复合体的生物化学检测，以及对抗菌药物的敏感性检测。

2. 分型　许多方法已被用于洋葱伯克霍尔德菌的分型，包括生物学分型、O 和 H 抗原的血清学分型、质粒分析、染色体 DNA 分析，以及多位点酶电泳分析。这些方法的鉴别力、再现性各不相同，因此建议将它们结合起来。限制性内切酶 *Eco*R I 的核糖分型，已广泛应用于洋葱伯克霍尔德菌的流行病学研究。

二、类鼻疽伯克霍尔德菌

类鼻疽伯克霍尔德菌是类鼻疽病的病原体，类鼻疽病是人类和动物的腺样疾病。这种细菌在过去有许多名字，并且很长一段时间归类为假单胞菌属，由 Yabuuchi 等于 1992 年将其移到伯克霍尔德菌属。

（一）流行病学

类鼻疽伯克霍尔德菌是一种生活在热带地区的腐生菌，类鼻疽病是热带地区的地方特有疾病，主要分布于东南亚和澳大利亚北部的热带地区。世界的其他地方也有散发病例。在旱季，这种细菌在土壤中持续存在并随雨水通过地表传播；土壤中的细菌可能影响这些地区类鼻疽病的发病率。

在流行区内，这种致病菌可从各种来源中分离到，但环境污染与类鼻疽病发病率的关系尚不清楚。此外，类鼻疽伯克霍尔德菌能够在营养贫乏的条件下很好地生存，这可能与其在环境中的持久存在有关。

（二）发病机制与感染

早期的研究表明，类鼻疽伯克霍尔德菌产生两种对热不稳定的毒性成分，当腹腔注射时，这两种成分对小鼠都是致命的，但只有一种引起皮肤坏死。已从不同来源的类鼻疽伯克霍尔德菌培养滤液中纯化出具有细胞毒活性的约为 31kDa 和 3kDa 的蛋白质，但尚不清楚这些毒素是否代表上述提到的哪个种。在类鼻疽伯克霍尔德菌的加热培养滤液中，还鉴定出 762Da 的酸性鼠李糖脂，其对各细胞系具有毒性，还可裂解小鼠、绵羊和人的红细胞。

类鼻疽伯克霍尔德菌大多数菌株产生蛋白酶、脂肪酶和溶血素，而不产生弹性蛋白酶。Ⅱ型分泌基因簇控制着蛋白酶、脂肪酶和磷脂酶 C 的分泌，而蛋白酶活性水平与类鼻疽伯克霍尔德菌对小鼠的毒力无直接关系。

与洋葱伯克霍尔德菌一样，类鼻疽伯克霍尔德菌可在各种哺乳动物细胞中黏附、渗透并存活。在类鼻疽病研究中，可以在巨噬细胞中证明其是结构完整的细菌，尽管细胞免疫应答增强，但细菌仍能在细胞内存活和生长。

（三）实验室诊断

类鼻疽伯克霍尔德菌和鼻疽伯克霍尔德菌（*B. mallei*）都被英国危险病原体咨询委员会（ACDP）归类为危险组 3 生物，因此，其培养和操作对实验室人员构成风险。涉及活体培养的所有程序必须在 3 级实验室和 3 级生物安全柜内进行。这两种生物都被认为是潜在的生物战剂。

类鼻疽伯克霍尔德菌在营养琼脂上生长良好，最适温度为 37℃（15～43℃）。在 37℃生长 48 小时后可最清楚地观察到菌落形态（在 24 小时后即可见生长）。菌落可以是光滑的、不透明或有皱纹的，后者通过甘油可增强。这种细菌生长时具有特有的霉味（不建议嗅闻），在血琼脂平板上可能溶血较弱。菌落从粗糙型到光滑型的变化是常见的，并且纯培养菌落在传代培养时可能会出现繁殖不良。

两极染色的细胞显然与粗糙型菌落形式相关。黏液型菌落分离株很少见。不形成细胞外色素。在 Ashdown 培养基（一种含有结晶紫、甘油和庆大霉素的简单琼脂培养基）上观察到的菌落形态是最好的。

类鼻疽伯克霍尔德菌在 Hugh 和 Leifson 培养基中氧化分解葡萄糖，可分解精氨酸产生氨，并水解聚-β-羟基丁酸酯、淀粉、明胶和吐温 80 等。建议对氧化酶试验阳性的革兰氏阴性杆菌，测试两极或不规则染色。其对黏菌素（10μg）和庆大霉素（10μg）纸片耐药，并可在 Ashdown 传代培养基孵育 48～72 小时。

从该培养基中分离出的菌株（对两种抗生素都耐药）应由 API 2ONE 筛选，其对于鉴定类鼻疽伯克霍尔德菌是高效的。类鼻疽伯克霍尔德菌可能被误诊为鼻疽伯克霍尔德菌、洋葱伯克霍尔德菌、斯氏假单胞菌或黄杆菌；洋葱伯克霍尔德菌为精氨酸试验阴性，赖氨酸脱羧酶试验阳性；鼻疽伯克霍尔德菌无动力，精氨酸试验阴性。

鼻疽伯克霍尔德菌、类鼻疽伯克霍尔德菌与泰国伯克霍尔德菌的鉴别见表 21-3-1。

表 21-3-1 鼻疽伯克霍尔德菌、类鼻疽伯克霍尔德菌与泰国伯克霍尔德菌的鉴别

	鼻疽伯克霍尔德菌	类鼻疽伯克霍尔德菌	泰国伯克霍尔德菌
氧化酶	V	+	+
生长			
麦康凯琼脂	+	+	+
42℃	−	+	+
硝酸盐还原	+	+	+
产气	−	+	+
精氨酸双水解酶	+	+	+
赖氨酸脱羧酶	−	−	−
鸟氨酸脱羧酶	−	−	−
水解			
尿素	V	V	V
枸橼酸盐	−	V	V
明胶	−	V	V
七叶苷	−	V	V
产酸			
葡萄糖	+	+	+
木糖	V	+	+
乳糖	V	+	+
蔗糖	−	V	V
麦芽糖	−	+	+
甘露醇	−	+	+
阿拉伯糖	ND	−	+
动力	0	100	100
鞭毛数	0	≥2	≥2

注：+，90%阳性；−，90%阴性；V，反应不定；ND，无资料。

（四）分型

在分子分型技术出现之前，类鼻疽伯克霍尔德菌的流行病学分型鉴定的方法相对较少。血清学异质性很少被用于抗原分型方案。OM、LPS 的免疫显性表位在结构和抗原性上是保守的，并且 OM 和细胞蛋白质的变化最小。鞭毛是有抗原性的，但没有 H 分型方案。

BamHI 片断 DNA 消化物的核糖分型，是第一次用于研究类鼻疽伯克霍尔德菌流行病

学的分子分型方法。有研究对 350 株类鼻疽伯克霍尔德菌分离株进行了调查。在 23 个国家发现了 44 种核糖体型，两种核糖体型占据了近一半，其中一种与亚洲血统有统计学相关性[12]。XbaI DNA 消化物的 PFGE 检测是区分菌株的最佳方法，并已用于许多研究。

应用于菌株分型的其他技术还包括随机扩增多态性 DNA（RAPD）分析、多位点酶电泳和多位点序列分型（MLST），后一种技术具有与 PFGE 检测相似的鉴别力。

（五）对抗菌药物的敏感性

一般来说，类鼻疽伯克霍尔德菌在体外对碳青霉烯类药物（亚胺培南和美罗培南）、抗假单胞菌青霉素（哌拉西林和阿洛西林）、四环素类药物（多西环素）、阿莫西林加克拉维酸（co-amoxiclav）、替卡西林加克拉维酸、头孢他啶、头孢曲松、头孢噻肟、氨曲南、头孢哌酮加舒巴坦、氯霉素和甲氧苄啶-磺胺甲噁唑均敏感，对喹诺酮类药物（如氧氟沙星和环丙沙星）中度敏感。

类鼻疽伯克霍尔德菌对青霉素、氨苄西林和许多早期头孢菌素（包括头孢呋辛）具有抗性。它还对大环内酯类药物、克林霉素和利福平耐药，与对氨基糖苷类药物的抗药性是一致的，尽管可能有 60% 的菌株对卡那霉素敏感。由于折点定义不明确，磺胺甲噁唑和甲氧苄啶敏感性试验可能不可靠。类鼻疽伯克霍尔德菌对氨苄西林耐药，其涉及由克拉维酸敏感的 β-内酰胺酶介导的三种不同机制[13]。

与先前使用的常规方案相比，大剂量头孢他啶（含或不含复方新诺明）已显示可使严重的类鼻疽病的死亡率减半，该药还是严重感染的首选药物。阿莫西林加克拉维酸是一种很好的替代药物，特别是用于流行地区严重脓毒症的经验性治疗，因为它的活性是广谱的。

在一次大型试验中，亚胺培南加西司他丁显示出与单独使用头孢他啶相当的治疗效果，并预计美罗培南具有相同的疗效。尽管体外活性良好，但头孢噻肟和头孢曲松在体内活性很差。1987 年之前，常规治疗类鼻疽的药物是氯霉素、多西环素，以及甲氧苄啶-磺胺甲噁唑。静脉注射该方案与急性疾病的预后不良有关。

三、其他伯克霍尔德菌

（一）鼻疽伯克霍尔德菌

鼻疽伯克霍尔德菌（*Burkholderia mallei*）是一种专性动物寄生菌（特别是马），曾在世界上广泛存在。现在非常罕见，仅限于亚洲、非洲和中东的一些地方。目前研究者对这种致病菌的最大兴趣是其作为生物战剂的理论研究。

鼻疽伯克霍尔德菌是直的或略微弯曲的杆菌，单独排列或成对；由于有颗粒状夹杂物，染色呈现不规则。无荚膜，无鞭毛，不能运动。鼻疽伯克霍尔德菌是需氧菌，在营养琼脂上可形成光滑、灰色、半透明的菌落，菌落直径为 0.5～1mm。在 37℃ 培养 18 小时，在麦康凯或西三溴胺琼脂上不生长，不形成色素，过氧化氢酶试验阳性。

所有菌株均可还原硝酸盐但不产生亚硝酸盐。水解明胶、尿素酶和卵磷脂酶反应不定；几乎所有菌株均水解酪氨酸但不形成色素。所有菌株均分解精氨酸但不分解赖氨酸或鸟氨酸。

有关鼻疽杆菌抗菌药物敏感性的资料很少。报道的少数菌株对磺胺类药物敏感，而且通常对链霉素、四环素和新生霉素有一定的敏感性。Kenny 等[14]从参考培养物中对 17 株菌株进行了药敏试验检测。用肉汤稀释法对 90%株菌株进行了 MIC 测定：氨苄西林>64μg/ml，哌拉西林 16μg/ml，阿莫西林/克拉维酸 8μg/ml，头孢呋辛>64μg/ml，头孢他啶 8μg/ml，亚胺培南 0.25μg/ml，氯霉素 64μg/ml，多西环素 2μg/ml，氧氟沙星 8μg/ml，环丙沙星 8μg/ml，庆大霉素 0.5μg/ml，阿奇霉素 4μg/ml，利福平 16μg/ml，磺胺甲噁唑>64μg/ml，甲氧苄啶 32μg/ml，复方新诺明 64μg/ml。研究者得出结论，阿奇霉素比庆大霉素有更好的组织渗透性，这使得阿奇霉素有可能成为治疗鼻疽病的候选抗菌药物，但实际上并没有使用这种药物的临床经验。

（二）泰国伯克霍尔德菌

近年来发现，一些类鼻疽伯克霍尔德菌的环境分离株，与疾病分离株的表型明显不同。这种表型特征，首先表现在它们同化阿拉伯糖的能力，所有临床分离物都不能同化这种糖。

与高毒力的临床菌株相比，这些新确定的菌株（称为 ara+），在小鼠中是无毒力的。它们也可以通过核糖分型加以区分，并且在 16S rRNA 编码基因中具有足够的差异。Brett 等于 1998 年提出了泰国伯克霍尔德菌（*Burkholderia thailandensis*）这一新种名称。目前这种细菌只源于一份未经证实的人类感染报道，其临床意义仍然存在疑问。抗菌药物敏感性谱型与类鼻疽伯克霍尔德菌相似。

（三）格氏伯克霍尔德菌

格氏伯克霍尔德菌（*Burkholderia gladioli*）以前被称为边缘假单胞菌（*Pseudomonas marginata*），但与洋葱伯克霍尔德菌密切相关。菌株在含有多黏菌素的选择培养基上容易生长，氧化酶试验阴性，不分解麦芽糖和乳糖，而与洋葱伯克霍尔德菌相鉴别。由于其尿素水解反应不定，也可能与解脲寡源杆菌（*Oligella ureolytica*）相混淆。

格氏伯克霍尔德菌通常被认为是 CF 患者肺中分离到的机会致病菌，也可能引起原发性侵袭性感染，但也已从慢性肉芽肿病患者中分离到。Baxter 等报道了来自 CF 患者的有共同表型特征的多重耐药的分离菌株，其具有洋葱伯克霍尔德菌和格氏伯克霍尔德菌的共有表型特性。Whitby 等进行了基于 23S rDNA 序列菌种的 PCR 测定，其具有 96%的灵敏度，并具有 100%的特异性。以前有研究对这种人类临床病例菌株做出过评价[15]。

参 考 文 献

[1] Anzai Y，Kim H，Park JY，et al. Phylogenetic affiliation of the pseudomonads based on 16S rRNA sequence. Int J Syst Evol Microbiol，2000，50：1563-1589.

[2] King EO，Ward MK，Raney DA. Two simple media for the demonstration of pyocyanin and fluorescein. J Lab Clin Med，1954，44：301-307.

[3] Feldman M，Bryan R，Rajan S，et al. Role of flagella in pathogenesis of *Pseudomonas aeruginosa* pulmonary infection. Infect

Immun，1998，66：43-51.

[4] 李仲兴，王秀华，边占水. 207 株绿脓杆菌的生物学特性及血清学分型. 河北医学院学报，1993，14（1）：15-17.

[5] Livermore DM. Multiple mechanisms of antimicrobial resistance in *Pseudomonas aeruginosa*：our worst nightmare? Clin Infect Dis，2002，34：634-640.

[6] Blot S，Vandewoude K，Hoste E，et al. Reappraisal of attributable mortality in critically ill patients with nosocomial bacteraemia involving *Pseudomonas aeruginosa*. J Hosp Infect，2003，53：18-24.

[7] Liu PV，Matsumoto H，Kusama H，et al. Survey of heat-stable，major somatic antigens of *Pseudomonas aeruginosa*. Int J Syst Bacteriol，1983，33：256-264.

[8] 李仲兴，王秀华，边占水，等. 绿脓杆菌的细菌素型别调查. 河北医科大学学报，1994，15（4）：246-247.

[9] Pirnay JP，De Vos D，Cochez C，et al. *Pseudomonas aeruginosa* displays an epidemic population structure. Environ Microbiol，2002，4：898-911.

[10] Ledson MJ，Gallagher MJ，Jackson M，et al. Outcome of *Burkholderia cepacia* colonisation in an adult cystic fibrosis centre. Thorax，2002，57：142-145.

[11] Manno G，Ugolotti E，Belli ML，et al. Use of the E test to assess synergy of antibiotic combinations against isolates of *Burkholderia cepacia* complex from patients with cystic fibrosis. Eur J Clin Microbiol Infect Dis，2003，22：28-34.

[12] Pitt TL，Trakulsomboon S，Dance DAB. Molecular phylogeny of *Burkholderia pseudomallei*. Acta Tropica，2000，74：181-185.

[13] Godfrey AJ，Wong S，Dance DAB，et al. *Pseudomonas pseudomallei* resistance to beta-lactams due to alterations in the chromosomally encoded beta-lactamases. Antimicrob Agents Chemother，1991，35：1635-1640.

[14] Kenny DJ，Russell P，Rogers D，*et al*. In vitro susceptibilities of *Burkholderia mallei* in comparison to those of other pathogenic *Burkholderia* spp. Antimicrob Agents Chemother，1999，43：2773-2775.

[15] Graves M，Robin T，Chipman AM，et al. Four additional cases of *Burkholderia gladioli* infection with microbiological correlates and review. Clin Infect Dis，1997，25：838-842.

（李仲兴 赵建宏 赵宝鑫 翟 宇）

第二十二章　嗜血杆菌属和螺杆菌属感染及检测

第一节　嗜血杆菌属

一、分类

嗜血杆菌属于巴斯德菌科，模式株是流感嗜血杆菌。16S 系统发育树显示了该嗜血杆菌属的成员与大肠埃希菌的关系。与人类相关的嗜血杆菌包括流感嗜血杆菌（*H. influenzae*）、副流感嗜血杆菌（*H. parainfluenzae*，该属中最丰富的定殖成员）、溶血嗜血杆菌（*H. haemolyticus*）、埃氏嗜血杆菌（*H. aegyptius*）、杜氏嗜血杆菌（*H. ducreyi*）、惰性嗜血杆菌（*H. segnis*）、嗜沫嗜血杆菌（*H. aphrophilus*）和副嗜沫嗜血杆菌（*H. paraphrophilus*）。

二、生物学特性

流感嗜血杆菌是一种小的[（0.2～0.3）μm×（0.5～0.8）μm]、不能运动的革兰氏阴性杆菌。该细菌在营养丰富的培养基上生长良好，经培养 18～25 小时后，可产生 2～3mm 的灰色、半透明的菌落。嗜血杆菌不能在营养琼脂上生长，如哥伦比亚琼脂（没有补充 X 因子和 V 因子）。相比之下，副流感嗜血杆菌生长仅需 V 因子。可用丰富的培养基，如巧克力琼脂支持嗜血杆菌的生长。

繁殖体的生长需优选固体培养基，在 5% CO_2 存在下，生长才能得到增强。人类嗜血杆菌的精确区分如表 22-1-1 所示；依据对 X 因子或 V 因子的依赖性和其生长特性，可以在血液琼脂（最好是马血）上得到令人满意的鉴别结果。

使用核糖体基因的序列分析做血友病的检测，比生物化学测试更好，但是该技术目前仅适用于某些参考实验室。

流感嗜血杆菌可以表达 6 种抗原性不同（血清型 a～f）的多糖荚膜中的 1 种，其中以血清型 b 致病性最强，以血清型 f 次之。荚膜是流感嗜血杆菌能够引起侵袭性疾病的先决条件，引起侵袭性疾病的分离株大多数是血清型 b 的细菌[1]。

表 22-1-1　嗜血杆菌属各菌种的生物学特性

嗜血杆菌属各菌种	生长因子需求		溶血	发酵			
	X 因子	V 因子		葡萄糖	蔗糖	乳糖	甘露糖
流感嗜血杆菌	+	+	−	+	−	−	−
溶血嗜血杆菌	+	+	+	+	−	−	−
杜氏嗜血杆菌	+	−	−	−	−	−	−
副流感嗜血杆菌	−	+	−	+	+	−	+
副溶血嗜血杆菌	−	+	+	+	+	−	+
惰性嗜血杆菌	−	+	−	+	−	−	−
副嗜沫嗜血杆菌	−	+	−	+	+	+	+
嗜沫嗜血杆菌	−	−	−	+	+	+	+

注：+，阳性；−，阴性。

三、嗜血杆菌感染

（一）b 型流感嗜血杆菌感染

b 型流感嗜血杆菌（Hib）是儿童期传染病的主要致病菌。了解 Hib 的传播对于理解疾病的分布非常重要。

Hib 感染的主要表现为脑膜炎、原发性菌血症、肺炎、会厌炎和关节炎[2]。其发生率在世界各国或地区之间不同。在美国，实施 Hib 疫苗之前 Hib 是儿童脑膜炎的最重要致病菌，其引起的脑膜炎占脑膜炎病例的 80%。在英国，Hib 引起的脑膜炎在实施 Hib 疫苗前期的脑膜炎病例中约占 50%。而在非洲脑膜炎球菌性脑膜炎在脑膜炎中占绝大多数。

影响疾病流行病学的因素很多[3]。年龄是一个主要因素。新生儿在 9 月龄时发病达高峰，且 4 岁时下降到非常低的水平。年龄特异性疾病发病率与 Hib 的血清抗体呈负相关。性别（男性）也是一种风险因素，发病率因国家和民族而异，如美国原住民中低于 4 岁的男性发病率每年超过 150/10 万。

婴儿侵袭性疾病的临床特征从轻度发热（即隐匿性菌血症），到患有脑膜炎的完全性脓毒性综合征。儿童脑膜炎根据年龄的不同变化较大。

婴儿可能会出现轻度发热和烦躁。所有年龄段的严重病例都存在精神状态的改变及颈部僵硬和败血症的全身特征，少数病例可能与播散性血管内坏死有关，包括紫癜性皮疹和败血症性休克。检查脑脊液和血培养是鉴定细菌性病因的主要手段。必须采取措施确保没有脑水肿，通常采用头部 CT（仅限年龄较大的儿童）。

会厌炎是一种严重的危及生命的侵袭性 Hib 感染疾病，为一种医疗急症。这种疾病因突然呼吸道阻塞可能导致快速死亡。病例通常具有一般特征，包括发热、心动过速和呼吸急促。也可见显著的局部体征和症状，包括快速咽喉痛、声音嘶哑、咳嗽和喘鸣、会厌发炎和肿胀。在检查这些病例时必须非常小心，因为在会厌检查期间可能会突然发生呼吸道阻塞。

肺炎与 Hib 感染的关系尚未被认识[4]，其症状主要伴有呼吸急促的发热和其他呼吸窘迫特征，如鼻翼扩张。胸部检查和 X 线检查是诊断肺炎的关键手段。

败血性关节炎具有败血症的一般特性和关节炎的局部表现。儿童通常表现为不愿意有肢体活动。关节液的检查和培养是诊断的关键方法。

蜂窝织炎涉及颈部，是一种严重的败血性疾病，皮肤有明显的水肿和相关的紫癜性皮疹。其许多疾病表现与流感嗜血杆菌 f 型引起的侵袭性疾病有关，随着 Hib 疫苗的实施，二者的相关性更加明显。

（二）非荚膜流感嗜血杆菌感染

与非荚膜流感嗜血杆菌（Nc-hi）感染相关的主要疾病是中耳炎[5]，这是一种儿童疾病，在某些情况下鼓膜会穿孔且脓液将从耳部排出。鼓室穿刺术是诊断和确定中耳炎病因的可靠方法。

Nc-hi 感染引起儿童结膜炎的比例较高。埃氏嗜血杆菌（*H. aegyptius*）具有引起结膜炎的倾向。结膜拭子的培养是进行诊断的主要方法。一种极端的临床表现为由埃氏嗜血杆菌引起巴西紫癜性发热，这是一种暴发性的败血症，通常有致命性。

鼻窦炎是与 Nc-hi 相关的另一种疾病，主要与局部感染有关，可出现局部疼痛，头部有压力感，脓液从鼻窦内排出。偶尔可能会出现面部水肿，并且在非常严重的情况下会扩散到邻近组织，如眼眶甚至脑膜和脑。诊断主要基于放射学检查，有特殊视图的头骨 X 线或 CT 扫描。抽吸受影响的鼻窦的液体进行检查和培养是确定鼻窦炎病因的最佳方法。

慢性支气管炎和支气管炎的恶化是成人中与 Nc-hi 感染相关的主要疾病。细菌感染是慢性支气管炎及其急性加重期的确切病因，支气管炎尚无定论。然而，从痰中培养出的致病菌中流感嗜血杆菌和肺炎链球菌高达 50%，许多临床医生认为这些细菌与疾病相关。

Nc-hi 感染可能引起严重的侵袭性疾病，如新生儿败血症，其具有与新生儿 B 群链球菌败血症相似的特征[6]。在成人中的主要表现是肺炎，尤其见于老年人，通常表现是脑膜炎，与先前的头部创伤有关，特别是颅骨骨折。

四、对抗生素的耐药

至 20 世纪 70 年代初，所有的流感嗜血杆菌菌株都对抗生素敏感。1973 年第一株抗氨苄西林菌株被报道后，还发现了产生 β-内酰胺酶的菌株。此后，世界上大部分地区 β-内酰胺酶产生菌的流行速度迅速上升，世界各地还出现了对四环素、氯霉素和甲氧苄啶具有抗药性或对相同抗生素具有多重耐药性的菌株。

在过去 10 年中耐药率普遍保持稳定，在欧洲大多数国家的比例为 10%～20%。氨苄西林抗性可能与小质粒的 ROB-β-内酰胺酶有关。已有研究结果显示 β-内酰胺酶阴性及产生这些抗性的机制可能与青霉素结合蛋白基因的突变有关[7]，而甲氧苄啶抗性来自染色体二氢叶酸还原酶的突变。

五、实验室诊断

1. 标本采取 根据疾病不同，采集不同标本，脑膜炎患者可采取脑脊液或鼻咽分泌物；鼻窦炎、中耳炎患者可采取脓液；肺炎患者可采取痰液，有时还可取血液。脑脊液可先离心，沉淀后取沉淀物做检查，或吸取 0.5～1.0ml 进行接种。若为血液先进行增菌培养。

2. 涂片染色镜检 脑脊液和脓液经涂片、染色后，如发现有革兰氏阴性小杆菌，且有长丝状菌，结合临床症状可做出初步诊断；痰和鼻咽分泌物涂片、染色后则参考价值不大，必须进行培养和其他鉴定。

3. 培养 先将血标本进行增菌培养后，再接种于血琼脂或巧克力琼脂平板，其他标本可直接接种于上述琼脂平板，于35℃培养24～48小时，根据其菌落形态等进行鉴定。

4. 鉴定

（1）菌落形态：在巧克力琼脂平板上生长有类似流感嗜血杆菌样菌落，涂片、染色为革兰氏阴性杆菌。

（2）卫星现象：挑取可疑菌落，在兔血琼脂平板上浓密划线接种后，再将金黄色葡萄球菌点种其上 2～4 处，于35℃培养 24 小时，如见葡萄球菌周围的菌落较大，而葡萄球菌较远处的菌落小，即为"卫星现象"阳性，可初步鉴定为流感嗜血杆菌。

（3）X 因子、V 因子需求试验：可将含有 X 因子、V 因子和 X+V 因子的纸片，贴于已接种细菌的脑心浸液琼脂平板上，于35℃培养 24 小时，观察结果。在常规实验室中通过使用 X 因子、V 因子可有令人满意的结果。此外，通过在葡萄球菌划线条纹存在下对血液琼脂进行培养，以进行 X 因子、V 因子需求的稳定性和溶血检测，可进一步确认。

使用革兰氏染色法直接检查 CSF 和无菌部位吸出物是有价值的。革兰氏阴性球杆菌通常可见多形性，但可能需要仔细检查标本，因为中性红的对比染色较差。一些实验室使用番红或石炭酸品红来更好地染色细菌。

在巧克力琼脂上直接培养（无论是在样品瓶还是血培养瓶），于5%～10% CO$_2$ 中孵育是最好的方法。在固体培养基上培养流感嗜血杆菌，使用任何商业系统的血培养瓶，流感嗜血杆菌均能生长。

六、其他嗜血杆菌

1. 杜氏嗜血杆菌 是性传播疾病软性下疳的病原体，故又名软性下疳杆菌。杜氏嗜血杆菌（*H. ducreyi*）为 0.5μm×（1.5～2.0）μm 大小的细长杆菌，常成对或成链排列。无荚膜，革兰氏染色阴性，有两极浓染现象。

杜氏嗜血杆菌培养较为困难，需要 X 因子，不需要 V 因子。在巧克力琼脂平板上培养 72 小时，菌落直径才可达 0.5mm，形成扁平、光滑、灰色、半透明、细小的菌落。无卫星现象，但有 β-溶血环。其对多数传统的生化试验阴性，对葡萄糖迟缓发酵，具有碱性磷酸酶等。

杜氏嗜血杆菌在资源匮乏的国家分布更为普遍，尤其与卖淫有关。感染的主要特征是 HIV 传播的增强。杜氏嗜血杆菌感染的潜伏期约为 2 周。主要疾病表现为生殖器溃疡、疼痛，病变大小不等，边缘清楚，以红斑丘疹开始，其在某些情况下是粗糙的，有一个灰色的基部，相对易破裂和出血。对于腹股沟淋巴结病，其中一半会化脓并自发排出。

在临床诊断上，如果没有专门的培养基和长期的培养技术，这种细菌对生长环境是挑剔的，而且很难生长。利用聚合酶链反应进行核酸扩增是最有前景的方法。

CDC 或 WHO 推荐以下方案：阿奇霉素（1mg）作为单一方案口服；环丙沙星 500mg 每天 2 次，连续 3 天；头孢曲松 250mg 肌内注射 1 次；阿莫西林克拉维酸（500mg/125mg）每天 3 次，连续 7 天；甲氧苄啶磺胺甲噁唑（TMP-SMX）每天 2 片，连续 7 天。

2. 副流感嗜血杆菌　为形态短小、多形性的革兰氏阴性杆菌，培养时需要 V 因子，不需要 X 因子。在血琼脂平板上培养 24 小时，可形成扁平、光滑、边缘整齐、灰白或黄色、不透明的菌落。但有的菌落边缘粗糙、有皱纹、富有弹性，这种不规则的菌落，可通过传代变为光滑型菌落，有卫星现象。

这种寄生性嗜血杆菌是一种适应性很强的共生体，所有人出生后都会很快出现副流感嗜血杆菌定植，但很少与疾病有关。此菌普遍存在于人类口腔及咽部，也是阴道的正常菌群，在猪、兔、鼠和猴的口腔中也常可分离到。

本菌致病力较低，已有感染性心内膜炎、神经外科脑膜炎和假体感染的病例报道，本菌已从脑和肝脓肿中分离出来，其在肺病和肾病中的作用尚不清楚。

3. 罕见嗜血杆菌　嗜沫嗜血杆菌、副嗜沫嗜血杆菌和惰性嗜血杆菌是非常罕见的疾病病原体。最明确的疾病是感染性心内膜炎，但是它们只占不到 2%感染性心内膜炎的病例。

嗜沫嗜血杆菌为短小规则的杆菌，大小为 0.5μm×（1.5～1.7）μm。其生长需要 X 因子，不需要 V 因子，CO_2 可促进其生长，在巧克力琼脂平板上培养，在需氧和 CO_2 的条件下 24 小时可生长出有粗大突起、黄色、不透明的菌落。在肉汤培养基中可形成颗粒沉淀，管壁形成黏性膜难以剥脱。嗜沫嗜血杆菌与类似菌的鉴别见表 22-1-2。

表 22-1-2　嗜沫嗜血杆菌与类似菌的鉴别

菌种	V 因子需求	吲哚	尿素	鸟氨酸脱羧	赖氨酸脱羧	葡萄糖	蔗糖	乳糖	硝酸盐还原	触酶
嗜沫嗜血杆菌	−	−	−	−	−	+	+	+	+	−
副嗜沫嗜血杆菌	+	−	−	−	−	+	+	+	+	−
伴放线放线杆菌	−	−	−	−	−	+	−	−	+	+
侵蚀艾肯菌	−	−	−	+	+	+	−	−	+	−
人类心杆菌	−	+	−	−	−	+	+	−	−	−

注：+，阳性；−，阴性。

嗜沫嗜血杆菌常存在于牙菌斑中，尤其在牙与齿龈之间的牙周袋中更多见，并可在脑脊液、伤口及腭部感染灶中分离到，偶尔可引起心内膜炎和脑脓肿。

副嗜沫嗜血杆菌生长只需 V 因子，10% CO_2 可促进其生长。其形态短小，在血琼脂平板上可出现明显的 β-溶血环。可从咽喉炎、唾液及尿中分离到，但其致病作用尚未阐明。

鉴于这些种别生长很慢，如果不进行血培养，可能会对其生长有错误判断。这些细菌很少被发现导致大脑或肺脓肿。

参 考 文 献

[1] Zwahlen A, Kroll JS, Rubin LG, et al. The molecular basis of pathogenicity in *Haemophilus influenzae*: comparative virulence of genetically-related capsular transformants and correlation with changes at the capsulation locus cap. Microb Pathog, 1989, 7: 225-235.

[2] Peltola H. Worldwide *Haemophilus influenzae* type b disease at the beginning of the 21st century: global analysis of the disease burden 25 years after the use of the polysaccharide vaccine and a decade after the advent of conjugates. Clin Microbiol Rev, 2000, 13: 302-317.

[3] Broome CV. Epidemiology of *Haemophilus influenzae* type b infections in the United States. Pediatr Infect Dis J, 1987, 6: 779-782.

[4] Mulholland K, Hilton S, Adegbola R, et al. Randomised trial of *Haemophilus influenzae* type-b tetanus protein conjugate vaccine [corrected] for prevention of pneumonia and meningitis in Gambian infants. Lancet, 1997, 349: 1191-1197.

[5] Murphy TF. Respiratory infections caused by non-typeable *Haemophilus influenzae*. Curr Opin Infect Dis, 2003, 16: 129-134.

[6] Wallace RJ Jr, Baker CJ, Quinones FJ, et al. Nontypable *Haemophilus influenzae*(biotype, 4)as a neonatal, maternal, and genital pathogen. Rev Infect Dis, 1983, 5: 123-136.

第二节 螺 杆 菌 属

第一次发现胃螺杆菌是在 100 多年前，很早以前研究者就认识到其与胃病有关，早有这种细菌存在于人、犬和猫的胃中的报道[1]。1983 年，Marshall 和 Warren 等在 *Lancet* 上报道了"慢性活动性胃炎的胃上皮细胞不明的弯曲杆菌"，研究者在 3 年的时间里，观察到的 135 例胃活检标本中有小的弯曲状和 S 形杆菌。在检查胃活检标本时，经常发现弯曲状细菌[2]。弯曲状杆菌几乎总是存在于慢性活动性胃炎（ACG）中，人们分离出了这种弯曲状细菌，即幽门螺杆菌[3]。

一、分类

螺杆菌属为弯曲菌目、螺杆菌科的一个属，幽门螺杆菌（*Helicobacter pylori*）是这个属中的模式种。螺杆菌属约有 35 个菌种，来自人体的有 8 个种，主要来自胃、肝脏和肠道，来自胃的有 2 个种，即幽门螺杆菌（*H. pylori，Hp*）和海氏螺杆菌（*H. heilmannii*），其余来自肝脏和肠道，如菲氏螺杆菌（*H. fennelliae*）、麦资螺杆菌（*H. mainz*）和魏氏螺杆菌（*H. westmeadii*）、同性恋螺杆菌（*H. cinaedi*）和 *H. winghamensis* 等。

二、生物学特性

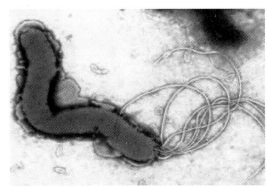

图 22-2-1　幽门螺杆菌电子显微镜形态（极生鞭毛）

幽门螺杆菌是一种螺旋状的革兰氏阴性细菌，通过 4～8 根鞭毛进行运动（图 22-2-1）。该细菌是一种革兰氏阴性菌，大小为（0.2～0.5）μm×（0.5～5.0）μm，呈螺旋形、S 形或海鸥状，无芽孢，有 4～8 根鞭毛，对营养要求高，微需氧，需要 5%～7%的 O_2 和 5%～10%的 CO_2，最适生长温度是 35～37℃，并且在 37℃的潮湿环境中，在各种基础培养基上能生长，基础培养基需补充 5%～10%的马或羊血。幽门螺杆菌也能在液体培养基中生长，如脑心浸液（BHI）、布氏肉汤或 Iso-sensitest 肉汤，补充 5%～10%胎牛血清或 1%～2%环糊精即可。

培养基中含有万古霉素、甲氧苄啶、头孢磺啶（或多黏菌素 B）和两性霉素 B，通常在培养基中添加这些抗菌剂，可用于从临床标本中分离幽门螺杆菌，也可减少其他细菌的污染。无菌盐水是用于运输胃活检标本的基质。

更复杂的培养基，如 Stuart 培养基或补充的脑心浸液，可能会改善分离率。虽然 3～5 天后经常可见生长，但是最初分离时，其生长可能需要孵育长达 10 天。

在固体或液体培养基上长时间培养后，细菌的正常螺旋形杆菌形态变为球形形态，并假定这些形态是在恶劣环境中存活的休眠体形态。然而，许多研究未能证明球状形态细菌可以再生成螺旋形细胞或其本身。此外，大多数证据表明幽门螺杆菌从螺旋形到球形的转化是一种被动过程，而球形形态是细胞死亡的表现[4]。

可能存在不完全的柠檬酸和其他生物合成途径。幽门螺杆菌的复杂营养需求及其微需氧性，可能是由于氧敏感酶参与了代谢途径。幽门螺杆菌使用分子氢，作为产生能量的基质，也作为正常结肠菌群的发酵副产物。最近已有研究证明分子氢可促进其在胃内存活[5]。

三、幽门螺杆菌和人类疾病

所有感染幽门螺杆菌的患者会出现慢性浅表性胃炎，但在大多数情况下是无症状的。在一定比例的患者中，感染并发严重胃、十二指肠疾病与幽门螺杆菌有关。现在幽门螺杆菌被认为会引起大约 90%的十二指肠溃疡和 70%的胃溃疡。

在发展中国家，幽门螺杆菌感染还与慢性腹泻、营养不良和生长不良及易患肠道感染有关，包括伤寒和霍乱。大量研究试图确定幽门螺杆菌感染与消化系统疾病，尤其是动脉粥样硬化和自身免疫疾病之间的关联。由于存在多种混淆因素，对此类研究的解释通常很困难，而且这种关联是因果关系还是偶然关系尚不清楚。最近从患者的胆汁和胆囊组织中分离出各种幽门螺杆菌，包括从慢性胆囊炎和原发性硬化性胆管炎，到胆囊癌和原发性肝癌的患者，表明这些微生物可能在某些肝胆疾病中起作用[6]。

（一）幽门螺杆菌在胃组织中存活

在 3 年的时间里，研究者在 135 例胃活检标本中经常看到小的弯曲状和 S 形杆菌。细菌与胃窦内和胃窦之间的表面上皮密切相关，表面上皮分布是连续的、斑驳的或焦点状的，用苏木精和伊红染色很难鉴别，但用 Warthin-Starry 银法可很好地鉴别。

幽门螺杆菌总是存在于慢性活动性胃炎（ACG）中，通常大量存在，并且通常在表面上皮的细胞之间生长。

（二）胃病的发病机制

1. 幽门螺杆菌的鞭毛 幽门螺杆菌用鞭毛进行运动，鞭毛由 4~8 根极生鞭毛组成，能在覆盖胃黏膜的黏液层的黏性环境中保持高度运动性。细菌需要依赖鞭毛运动，才能在生态环境中生存和繁殖，以及穿透黏液层到达上皮细胞表面。鞭毛由鞭毛丝组成，主要为鞭毛蛋白 A（FlaA）和次要鞭毛蛋白 B（FlaB）的聚合物，两个亚基的表达是完成运动和定植的必要条件。每个鞭毛长丝通过钩体与基体连接，鞭毛被封闭在膜鞘中，该鞘可以屏蔽内部细丝和保护它免受酸诱导的损害。幽门螺杆菌中鞭毛蛋白的输出和组装是由高度保守的蛋白质家族介导的，这些蛋白质与许多种细菌中鞭毛蛋白和其他毒力因子的输出有关。

相比之下，幽门螺杆菌中鞭毛基因表达的调控不同于大肠埃希菌等模式生物中的鞭毛基因表达，可以按顺序分为三个等级，以响应许多刺激，包括生长期和环境条件的变化[7]。

2. 耐酸机制 耐酸性是幽门螺杆菌发病机制的核心，一系列复杂的生理适应伴随着环境 pH 的变化[8]，尿素酶催化尿素水解成二氧化碳和氨，为幽门螺杆菌提供了对胃酸的最重要防御。幽门螺杆菌的尿素酶占该生物体总细胞蛋白质的 6%，通过尿素分解产生的氨在细菌周围产生中性微环境，保护其免受胃酸性环境的影响。

3. 黏附 黏附在上皮表面的能力对于许多细菌病原体在黏膜表面的定植是很重要的。一旦逃离胃液并穿入胃黏液层，大多数幽门螺杆菌可保留在黏液层内，但发现一定比例（约 2%）的幽门螺杆菌与下层表面上皮细胞紧密接触。

4. 抗氧化应激 幽门螺杆菌适应在由细菌自身代谢产生的氧衍生自由基和宿主炎症防御的环境中生存。幽门螺杆菌抵御活性氧物质的能力赋予了其对吞噬细胞杀伤的抵抗力[9]。

四、对抗菌药物的敏感性

最近的测试标准化趋势旨在提高报告的一致性，这意味着幽门螺杆菌的培养和敏感性试验可以在大多数医院实验室进行。

琼脂稀释法通常被认为是幽门螺杆菌敏感性测试的金标准方法，具有高度可重复性，但费力且耗时。E 试验（E-test）被广泛使用，因为它更易于操作，并具有良好的重复性。

当试验方法得到很好的控制时，纸片扩散法结果是可靠的，并且与 E 试验一样，允许在抑菌环内显示抗药性。当适当地进行敏感试验时表现为与克拉霉素、四环素和阿莫西林的所有试验方法，有很好的相关性，并且纸片扩散试验似乎是这些方法的适当选择。

大多数对克拉霉素耐药的幽门螺杆菌菌株为出现在 23S rRNA 基因的自发突变，以及药物暴露后的突变所致。幽门螺杆菌对阿莫西林的耐药，不是通过 β-内酰胺酶的产生介导的，而是由青霉素结合蛋白内的点突变引起的。不稳定的阿莫西林耐药，也与治疗效果显著降低有关，可能是由于青霉素结合蛋白 PBP-4 的表达下降。对四环素耐药的幽门螺杆菌，在 16S rRNA 基因内含有突变，而改变了核糖体对抗生素的亲和力。最近对幽门螺杆菌的研究表明，其膜通透性的改变与对 β-内酰胺类抗生素和四环素的耐药性有关[10]。

五、实验室诊断

1. 标本采集与处理 取胃窦或邻近病变的活检标本，立即送实验室，或放入运送培养基中运送到实验室，在 4℃保存不应超过 24 小时，组织标本也可放入 20%甘油的半胱氨酸布氏肉汤中，于–70℃冷冻保存。

2. 标本检查

（1）标本的直接镜检

1）直接镜检：将活检标本切碎并研磨均匀，涂片或悬滴，于相差或暗视野显微镜下观察，幽门螺杆菌具有典型的形态，运动活跃，即呈"海鸥"形态。

2）涂片染色镜检：活检标本涂片后，经革兰氏染色、镜检后，如发现典型"海鸥"形态的幽门螺杆菌，即可做出诊断。用革兰氏染色，幽门螺杆菌不易着色，最好用石炭酸品红作为复染剂。

3）组织切片染色镜检：用苏木精和伊红染色很难看到幽门螺杆菌，但用 Warthin-Starry 银法染色效果最好。也可用吉姆萨（Giemsa）和 Creosyl 紫染色。

（2）快速尿素酶试验：是半定量的方法，经常用于检查治疗后的效果。尿素呼气试验是基于尿素被高活性尿素酶分解引起 CO_2 释放，即将研碎的活检组织放入含有尿素培养基的瓶内，在 37℃孵育 2 小时，幽门螺杆菌产生的高活性尿素酶可将尿素分解，使培养基由黄色变为红色。幽门螺杆菌的尿素酶活性也可用 ^{13}C 或 ^{14}C 标记尿素呼吸试验进行检测。

（3）核酸检测：聚合酶链反应（PCR）已用于各种标本中幽门螺杆菌的检测，但尚未广泛用于常规诊断。

（4）粪便标本抗原检测：可通过酶免疫测定（EIA）检测幽门螺杆菌粪便抗原，易于执行并且可能在儿童筛查中特别有用。

3. 分离培养与鉴定

（1）分离培养：幽门螺杆菌可在各种基础培养基上生长，基础培养基如哥伦比亚琼脂或巧克力琼脂，加入 5%～10%的马血或羊血，以及小牛血清。微需氧（5% O_2、10% CO_2、85% N_2），在湿润环境中培养至少 72～96 小时，幽门螺杆菌才能生长。其菌落较小，呈圆形、半透明。

（2）鉴定：对幽门螺杆菌的鉴定，可根据活检标本的涂片、革兰氏染色的典型"海鸥"形态，培养缓慢生长的特点、菌落特性，以及氧化酶、过氧化氢酶和快速尿素酶试验。幽门螺杆菌还对萘啶酸具有抗性（30μg），对头孢噻吩（30μg）敏感。

通过酶联免疫吸附测定，对血清 IgG 进行的实验室测试，可用于筛选幽门螺杆菌感染。其他非侵入性测试包括检测唾液中的抗体，其比血清 IgG 检测灵敏度低。

参 考 文 献

[1] Salomon H. Ueber das spirillum des saugetiermagens und sein verhalten zu den Belegzellen. Zentralbl Bakt（Naturwiss），1896，19：433-441.

[2] Marshall BJ，Warren JR. Unidentified curved bacilli on gastric epithelium in active chronic gastritis. Lancet，1（8336）：1273-1275.

[3] Marshall BJ，Armstrong JA，McGechie DB，et al. Attempt to fulfil Koch's postulates for pyloric Campylobacter. Med J Aust，1985，142：436-439.

[4] Kusters JG，Gerrits MM，Strijp JA，et al. Coccoid forms of *Helicobacter pylori* are the morphologic manifestation of cell death. Infect Immun，1997，65：3672-3679.

[5] Olson JW，Maier RJ. Molecular hydrogen as an energy source for *Helicobacter pylori*. Science，2002，298：1788-1790.

[6] Colland F，Rain JC，Gounon P，et al. Identification of the *Helicobacter pylori* anti-sigma28 factor. Mol Microbiol，2001，41：477-487.

[7] Josenhans C，Niehus E，Amersbach S，et al. Functional characterization of the antagonistic flagellar late regulators FliA and FlgM of *Helicobacter pylori* and their effects on the *H. pylori* transcriptome. Mol Microbiol，2002，43：307-322.

[8] McGowan CC，Necheva AS，Forsyth MH，et al. Promoter analysis of *Helicobacter pylori* genes with enhanced expression at low PH. Mol Microbiol，2003，48：1225-1239.

[9] Ramarao N，Gary-Owen SD，Meyer TF. *Helicobacter pylori* induces but survives the extracellular release of oxygen radicals from professional phagocytes using its catalase activity. Mol Microbiol，2000，38：103-113.

[10] Dailidiene D，Bertoli MT，Miciuleviciene J，et al. Emergence of tetracycline resistance in *Helicobacter pylori*：multiple mutational changes in 16S ribosomal DNA and other genetic loci. Antimicrob Agents Chemother，2002，46：3940-3946.

（李仲兴 强翠欣 李志荣）

第二十三章　弯曲菌属感染及检测

　　虽然弯曲菌属细菌是世界范围内最常见的肠炎细菌，但其对人类的重要性，公众并不熟悉。与众所周知的沙门菌、志贺菌和大肠埃希菌一样，第一次鉴定出引起人类疾病的弯曲菌，曾被称为霍乱弧菌、"相关弧菌"等[1]。

　　十年后研究证实了这些细菌与人类腹泻的关系[2]。然而，直到将培养基用于常规分离出弯曲菌时，弯曲菌对人类健康的重要性尚未确定。根据表型特征，才可容易地将弯曲杆菌科分成三组。

　　第一组是最重要的人类健康群体的细菌，由五种嗜热肠致病性物种组成，包括空肠弯曲菌（有两个亚种）、大肠弯曲菌、海鸥弯曲菌（*C. lari*）、乌普萨拉弯曲菌（*C. upsaliensis*）和瑞士弯曲菌（*C. helveticus*）。

　　第二组包括兽医微生物学家众所周知的四种细菌种别，虽然有些种别已被证明是人类的致病菌，但它们也是农场牲畜中的共生物，包括有两个亚种的胎儿弯曲菌，有两个亚种的猪肠弯曲菌（*C. hyointestinalis*），具有三个生物变种的黏膜弯曲菌（*C. mucosalis*）和唾液弯曲菌（*C. sputorum*）。

　　第三组在人类牙周病中发现，由简明弯曲菌（*C. concisus*）、屈曲弯曲菌（*C. curvus*）、直肠弯曲菌（*C. rectus*）、昭和弯曲菌（*C. showae*）和纤细弯曲菌（*C. gracilis*）组成。两个新种(*C. lanienae* sp.和 *C. hominus* sp. nov.)根据其与其他弯曲菌种别的相似性进行分组。

第一节　生物学特性

　　1. 形态与染色　本属细菌为革兰氏阴性、细长、螺旋形或 S 形的弯曲杆菌，在陈旧培养物中其为球状，大小为（0.2～0.5）μm×（0.5～5）μm。无荚膜，无芽孢，一端或两端具有单鞭毛，运动活跃，有时呈螺旋状运动。一端单鞭毛多见于胎儿亚种，两端单鞭毛多见于空肠弯曲菌。

　　2. 培养特性　微需氧菌，初次分离需在含 5% O_2、85% N_2、10% CO_2 及 H_2 环境中生长。弯曲菌对温度的要求因菌种而异，胎儿弯曲菌在 25～30℃生长，空肠弯曲菌在 43℃生长，大肠弯曲菌在 30～43℃生长。本菌属对营养无特殊要求，可从氨基酸中获得能量，在含血液或血清的培养基上，大多数弯曲菌生长良好。各种弯曲菌菌落形态各异。各种菌株在布氏肉汤中呈均匀混浊。

　　3. 生化反应　弯曲菌属细菌对糖类既不发酵，也不氧化，不水解明胶，不分解尿素，不形成吲哚，甲基红、VP 反应阴性，其他特性见表 23-1-1。

4. 抵抗力 弯曲菌属细菌抵抗力不强，易被干燥、直射阳光及弱消毒剂等杀灭。在58℃加热5分钟即可被杀死。

表 23-1-1 弯曲菌的嗜热肠致病性菌种的鉴别特征

	空肠弯曲菌		大肠弯曲菌	海鸥弯曲菌	乌普萨拉弯曲菌	瑞士弯曲菌
	空肠亚种	多氏亚种				
触酶活性	+	V	+	+	–	–
硝酸盐还原	+	–	+	+	+	+
亚硒酸盐还原					+	
马尿酸盐水解	+	+	–	–	–	–
吲哚乙酸酯	+	+	+	–	+	+
生长						
42℃	+	–	+	+	V	+
25℃	–	–	–	–	–	–
在矿物培养基上						
在马铃薯淀粉培养基上					+	
厌氧生长	–	–	–	+	–	–
萘啶酸	S	S	S	V	S	S
头孢噻吩	R	S	R	R	V	S

注：R，耐药；S，敏感；V，反应不定；+，阳性；–，阴性。

第二节　各种弯曲菌与临床感染

一、空肠弯曲菌空肠亚种

除了作为人类肠炎的主要致病菌，空肠弯曲菌空肠亚种也导致牛、犬、猫和非人类灵长类动物腹泻。这个种别也被认为是牛的乳腺炎和羊流产的致病菌。在鸡、鸽子、乌鸦和海鸥等中，空肠弯曲菌空肠亚种是正常肠道菌群的一部分。

其他空肠亚种的分离来源包括仓鼠、苍蝇和蘑菇。未经氯消毒的供水可传播空肠弯曲菌空肠亚种。未经巴氏杀菌的牛奶，也与许多传播疾病有关。然而，大多数人类病例可以追溯到有家禽接触史，特别是食用未完全烹饪的鸡或者在制备鸡肉期间使用被污染的炊具、器具和砧板。在大多数情况下，这些事件是零星的。据报道，猫和犬的空肠病是散发病例[3]。

PCR-RFLP-iam（入侵相关标记）分型的 RAPD 是最近使用的方法，通过该方法可以将侵入性菌株与非侵入性菌株区分开。RFLP 和 PFGE 已成功用于鉴定空肠弯曲菌的医院内传播[4]。鉴别菌株的其他技术包括质粒谱测定、噬菌体分型、外膜蛋白质分析、多位点酶电泳和核糖分型。最近已经提出多位点序列分型（MLST）是对菌株的等位基因进行多样性比较的有用策略，其主要用于具有弱克隆种群结构的细菌种群，如弯曲菌。

二、空肠弯曲菌多氏亚种

空肠弯曲菌多氏亚种（*C. jejuni* subsp. *doylei*）已被提议作为从儿科患者的粪便样本中分离出的细菌群名称。这些细菌以前被称为非典型空肠弯曲杆菌，在35～37℃时生长最佳，在42℃时生长不良或根本不生长。

该菌不将硝酸盐还原为亚硝酸盐，约20%的菌株不会产生过氧化氢酶。空肠弯曲菌多氏亚种和其他嗜热菌分离菌株对头孢噻吩敏感，通常也对萘啶酸敏感。因为它们适宜的生长温度为35～37℃，加上其对头孢噻吩的敏感性，所以不可能通过常规分离空肠弯曲菌的方法，分离空肠弯曲菌多氏亚种和其他嗜热弯曲菌。

该菌在37℃温育5～6天后，产生非溶血性的针尖大小的菌落，其不能在42℃生长，与菲氏螺杆菌（*Helicobacter fennelliae*）[以前称为菲氏弯曲菌（*C. fennelliae*）]相似，二者容易混淆。然而，菲氏螺杆菌的菌落具有蜂群样性状。但空肠弯曲菌多氏亚种的致病机制尚未阐明。

三、大肠弯曲菌

大肠弯曲菌是人类肠炎的重要致病菌，但其发病率远低于空肠弯曲菌空肠亚种。这可能是分离培养基中抗生素对大肠弯曲菌菌株的抑制所致。

大肠弯曲菌感染的发病率因地区不同而不同，发展中国家由大肠弯曲菌引起的人类肠炎病例的比例较高[5]。大肠弯曲菌是健康猪中最常见的菌种，但也存在于牛、绵羊和鸡的肠道中。

许多大肠弯曲菌菌株，可以基于其热稳定性和不耐热抗原进行血清分型。尽管大多数大肠弯曲菌菌株对萘啶酸敏感，但最近的报道已引起人们对该菌耐药性的关注。在这种情况下，它们可能被错误分类为海鸥弯曲菌（*C. lari*），其特征是对萘啶酸具有抗性。

四、海鸥弯曲菌

海鸥弯曲菌是从海鸥中分离出来的，称为耐萘啶酸的嗜热弯曲菌（NARTC），它们也来自其他鸟类以及犬、猴和绵羊。海鸥弯曲菌也是人类肠炎的致病菌，但这种病例比空肠弯曲菌空肠亚种病例更为少见。一些海鸥弯曲菌菌株能够产生尿素酶，这是该属的其他菌种所没有的特征。其在0.1%三甲胺-N-氧化物盐酸盐中厌氧生长的能力，也是一个关键的鉴别特征。海鸥弯曲菌无法水解吲哚乙酸盐，这使其与来自该属的嗜热肠致病性其他菌群相区别。

五、乌普萨拉弯曲菌

在研究从犬到人类的弯曲菌的传播中，从犬分离出许多与典型的嗜热肠致病性菌种不同的菌株。这些菌呈过氧化氢酶试验阴性或弱阳性，在被确认为新菌种的代表之前，它们被称为过氧化氢酶阴性或弱阳性（CNW）的菌群。

乌普萨拉弯曲菌（*C. upsaliensis*）由通常对抗生素敏感的菌株组成，与嗜热菌群的其他成员相比，其敏感性具有更广泛的多样性。为了将其有效分离出来，推荐使用过滤技术和不含抗生素的培养基。

采用这些措施可以从患有肠胃炎和菌血症患者中分离出乌普萨拉弯曲菌，并证明它们是人类腹泻的致病菌。从患有腹泻的患者及无症状和腹泻的猫、犬的粪便中可分离出乌普萨拉弯曲菌[6]。

根据过氧化氢酶阴性或弱反应，不能水解马尿酸盐，或不能在 0.1%三甲胺-N-氧化物盐酸盐中厌氧生长，很容易将乌普萨拉弯曲菌的分离物与其他嗜热物种鉴别开。乌普萨拉弯曲菌分离株通常对头孢噻吩和萘啶酸敏感。它们与瑞士弯曲菌菌株非常相似，可以通过阳性亚硒酸盐还原试验和在马铃薯淀粉培养基上生长来鉴别。

六、瑞士弯曲菌

瑞士弯曲菌（*C. helveticus*）与乌普萨拉弯曲菌的区别，在于它不能还原亚硒酸盐，或不能在马铃薯淀粉培养基上生长。由于不产生过氧化氢酶，因此与其他嗜热菌种不同。在血琼脂上，瑞士弯曲菌产生光滑型、扁平的菌落，具有独特的蓝绿色调和蔓延生长外观。

从猫中分离的大约一半的弯曲菌属于瑞士弯曲菌，且该菌种存在于健康猫和患有肠胃炎的猫中，但从犬中分离的弯曲菌中仅有 2%属于瑞士弯曲菌。

第三节　对抗菌药物的敏感性

美国食品药品监督管理局分析了 7 个实验室的国际多中心研究数据，并向国家临床实验室标准委员会（NCCLS）推荐抗菌药物敏感性试验（AST）和兽医抗菌药物敏感性试验，小组委员会认为弯曲菌的 AST 方法是琼脂稀释法。NCCLS 文件 M31-A2 包含测试方法和暂定的质量控制范围及文件（M7-A6 和 M100-S13），补充表于 2003 年 1 月提供。该研究应用空肠弯曲菌空肠亚种、空肠弯曲菌多氏亚种、大肠弯曲菌、胎儿弯曲菌和海鸥弯曲菌分离株进行了验证。质量控制菌株是空肠弯曲菌 ATCC 33560。

针对 5 种抗生素（环丙沙星、多西环素、庆大霉素、美罗培南和四环素）提出了暂定的质量控制范围。通过传统琼脂稀释法获得了最小抑菌浓度（MIC）。据报道，用 5%马或羊血的 Mueller-Hinton 培养基在微量厌氧条件下，于 35℃培养 24~48 小时的敏感性试验，与 E 试验结果一致，尽管 MIC 处于低位或高位时不能很好地相关。弯曲菌进行 MIC 测定与临床结果之间的关系还没有建立。最初，弯曲菌对青霉素、头孢菌素（广谱除外）、甲氧苄啶、磺胺甲噁唑、利福平和万古霉素普遍耐药，对红霉素、氟喹诺酮类药物、四环素类药物、氨基糖苷类药物和克林霉素敏感[7]。自 1989 年以来，抗生素耐药后，菌株的耐药率在世界范围内以不同的速度上升[8]。最近研究弯曲菌抗生素耐药机制的加拿大研究显示，四环素抗性在 10 年内翻了超过一番，达到了 55%。

弯曲菌中的四环素抗性由核糖体保护的 Tet（O）介导，可抑制四环素与核糖体相互作用的蛋白质。有研究显示四环素抗性基因（tetO）与链球菌属中发现的 tetM 基因密切相关，两种蛋白质产物都起 GTP 酶的作用。在没有 Tet（O）的情况下，四环素通过结合核糖体并抑制核糖体延伸率来中断蛋白质合成，产生短链。miaA 基因产物中的突变和核糖体蛋白 S12 中的突变（由 rpsL 编码）可改变翻译准确度，反过来影响 Tet（O）介导的四环素耐药。

通常在质粒上携带的抗生素耐药基因，已被克隆并将在大肠埃希菌中表达。高水平的四环素耐药率通常与自身可转移质粒上的 Tet（O）决定簇有关，它也可能出现在染色体上，但尚不确定这是由转座子介导的还是通过宿主细胞重组介导的[9]。

弯曲菌属中的氯霉素耐药很少发生，其通过 23S rRNA 或突变体介导，氯霉素耐药决定簇与梭菌属（Clostridium）中氯霉素转移酶的基因密切相关。

弯曲菌对 β-内酰胺类抗生素的耐药水平因抗生素不同而异，对青霉素和头孢菌素的抗性很常见，对氨苄西林不太常见，对阿莫西林很少见，对亚胺培南基本未见。因此，亚胺培南仅用于治疗最严重的全身性感染，避免使用其他 β-内酰胺类抗生素。为减少 β-内酰胺类抗生素的耐药发生，可通过孔蛋白的修饰减少抗生素摄取，以改变青霉素结合蛋白或 β-内酰胺酶的产生。

氨基糖苷类抗生素耐药的发生与修饰抗生素的三种酶相关，即氨基糖苷类磷酸酯酶（APH）、氨基糖苷类腺苷转移酶（AAD）和乙酰转移酶。卡那霉素耐药是由于 APH 的产生，它由三种不同的基因编码：aphA-1 是染色体介导的，并且在肠杆菌科中被发现；aphA-3 在革兰氏阳性球菌中被发现；aphA-7 被认为是弯曲菌的固有基因[10]。

链霉素和大观霉素耐药与 AAD 有关，它由 aada 和 aade 基因编码。链丝菌素在大肠弯曲菌中产生的耐药性源自由 SAT4 编码的乙酰转移酶对抗生素的修饰。

氨基糖苷类抗生素抗性也可能来自核糖体蛋白和 rRNA 的染色体突变。尽管通过自然转化可以将大肠弯曲菌中的原发染色体链霉素抗性转给另一种大肠弯曲菌，但突变的性质尚未被证实。

甲氧苄啶耐药是弯曲菌固有的，因为存在 DFR1 和 DFR9，其可编码二氢叶酸还原酶基因。因此，甲氧苄啶常用于弯曲菌选择性培养基的配制。

弯曲菌的大环内酯类抗生素耐药性非常低，并且被认为是染色体介导的。大环内酯类抗生素（红霉素、阿奇霉素和克拉霉素）是蛋白质合成抑制剂，可将核糖体可逆地结合到包含 23S rRNA 和蛋白质的位点。

已经在直肠弯曲菌中鉴定出红霉素抗性决定簇为 rRNA 甲基化酶（ErmB、GrmC、GrmQ 和 GrmFS），其使 23S rRNA 中的腺嘌呤甲基化并阻止红霉素的结合。相反，在空肠弯曲菌和大肠弯曲菌中，其红霉素抗性机制可能是由 23S rRNA 基因突变导致红霉素结合核糖体的能力下降[11]。

弯曲菌属通常对氟喹诺酮类药物（环丙沙星、氧氟沙星和诺氟沙星）非常敏感。氟喹诺酮与促旋酶和 DNA 形成复合物以抑制 DNA 复制和转录，且不直接与促旋酶或 DNA 结合。

空肠弯曲菌对氟喹诺酮类药物的抗性来自编码促旋酶的基因 *gyrA*（Thr-86 至 Ile，Asp-90 至 Ala 和 Ala-70 至 Thr）和（或）拓扑异构酶Ⅳ的基因 *parC*（Arg-139）的染色体基因突变。

空肠弯曲菌和大肠弯曲菌对氟喹诺酮类药物耐药率正在上升，在西班牙达到 88%。空肠弯曲菌和大肠弯曲菌对萘啶酸的抗性，通常导致对氟喹诺酮类药物的交叉耐药，但对于对萘啶酸具有耐药性的胎儿弯曲菌则不然。多重药物耐药外排泵存在于空肠弯曲菌中，并且由染色体基因编码的三基因操纵子 CmeA、CmeB 和 CmeC 决定[12]。

第四节　实验室诊断

1. 标本采集　粪便是检出弯曲菌的重要标本，可收集腹泻患者的粪便或直肠拭子作为细菌检验标本。腹泻患者在排出成形便时，仍可同时排出弯曲菌。粪便应于采集 2 小时内接种培养基。如不能及时接种，应将标本立即放入 Cary-Blair 运送培养基，于冰冻条件下运送。为了储存弯曲菌，可将血琼脂平板上 24～48 小时的纯培养物，混悬于 20% 甘油兔血的水解酪蛋白大豆汤中，储藏于 -70℃或液氮内。

2. 检验方法

（1）直接涂片检查：通过直接检查粪便的肉汤悬浮液可以鉴定这些弯曲菌，但是其不能将空肠弯曲菌空肠亚种与大肠弯曲菌鉴别开来，并且该试验方法的灵敏度要低于分离培养法。

1）悬滴检查：取新鲜粪便于玻片上，加盐水混合后，加盖片成悬滴标本，在显微镜下观察动力，弯曲菌呈摆动样或投镖样运动。

2）染色检查：取新鲜粪便或脑脊液做涂片后，革兰氏染色镜检可见弯曲菌呈 S 形、螺旋形，革兰氏染色阴性。

（2）分离培养

1）粪便和肛拭子标本，可立即划线接种于改良弯曲菌血琼脂平板。一种更简单的过滤粪便悬浮液的方法，是将 6～8 滴粪便悬浮液加到具有血液的固体基础培养基上的膜过滤器（0.4μm 或 0.65μm 孔径）上过滤。在加悬浮液后 30 分钟取出过滤器并丢弃。将琼脂平板置于 5% O_2、85% N_2、10% CO_2 微需氧环境及 35℃环境下培养，48 小时后观察生长情况。

2）血液标本可接种于布氏肉汤培养基中，接种量与培养基之比为 1∶10，脑脊液亦可接种于改良弯曲菌血琼脂平板，于 5% O_2、85% N_2、10% CO_2 微需氧环境及 35℃环境下，48 小时后观察生长情况。

若出现下列两种不同类型的菌落：一种是灰色、扁平、湿润、有光泽、不溶血、有扩散趋势；另一种是分散、突起、完整、不溶血，均应做悬滴动力观察、革兰氏染色和氧化酶试验，对于初步符合弯曲菌属者，取纯培养做种和亚种的鉴定。

用 Skirrow 培养基分离空肠弯曲菌空肠亚种是非常成功的。某些粪便菌群不受抑制，但有些弯曲菌也受到抑制。在培养基中最好避免使用头孢菌素，因为它可能抑制某些弯曲菌。半固体动力琼脂不含血液，与 Skirrow 培养基类似，在 42℃能有效分离弯曲菌，但在 37℃条件下则分离效果差[13]。

由于弯曲菌是微需氧的，因此必须在氧浓度降低后培养。对于大多数弯曲菌属推荐的气体混合物为 5% O_2、10% CO_2 和 85% N_2。氢已被证明可以促进某些菌种的生长，如黏膜弯曲菌（*C. mucosalis*）、猪肠弯曲菌劳氏亚种（*C. hyointestinalis* subsp. *lawsonii*）、简明弯曲菌（*C. concisus*）、屈曲弯曲菌（*C. curvus*）、直肠弯曲菌（*C. rectus*）、昭和弯曲菌（*C. showae*）、纤细弯曲菌（*C. gracilis*）和 *C. hominus* sp. *Nov* 等。

考虑到一些弯曲菌对培养基中的抗生素敏感，应避免使用抗生素，以利于快速生长的分离菌株生长，使用抗生素可能改变标本中存在的不同弯曲菌的真实分布。

（3）鉴定：微氧条件下在选择培养基上分离出氧化酶阳性、革兰氏阴性、弯曲状、S 形或螺旋形的 0.2～0.9mm 宽、0.5～5mm 长的任何菌落，均可报告为弯曲菌属细菌[14]。有经验的工作人员可能会看到在分离培养基上的菌落形态有所不同。空肠弯曲菌空肠亚种在 42℃孵育 42 小时后产生的菌落呈灰色、潮湿、扁平，且比较分散。

沿着划线接种的大肠弯曲菌的菌落倾向于乳白色、潮湿，比空肠弯曲菌空肠亚种更离散。海鸥弯曲菌（*C. lari*）的菌落通常是灰色和离散的，但更具变异性，类似空肠弯曲菌空肠亚种或大肠弯曲菌的菌落。弯曲菌属生长缓慢，一般 3～4 天方能生长。按弯曲菌的肠致病性菌种的鉴别特征进行鉴定，同时通过测定氧化酶、过氧化氢酶、马尿酸酶、尿素酶、乙酸吲哚酯水解、硝酸盐和亚硝酸盐还原酶、硫化氢产生等，以及对萘啶酸和头孢噻吩的敏感性，均可做出弯曲菌各种别的鉴定。

（4）其他检测方法

1）免疫学方法：用特异性抗体包被的乳胶颗粒，可用于鉴定空肠弯曲菌和大肠弯曲菌。也可通过酶免疫方法测定粪便中弯曲菌抗原进行诊断，血清中的抗体测定用于流行病学调查。

2）DNA 探针杂交和 PCR 扩增：DNA-DNA 杂交在弯曲菌种的分类研究中是一种成功的参考方法，PCR 扩增技术也在发展。

3）PCR 方法：已经开发了将概率矩阵用于表型特征的计算机化方案，可结合其他方法，包括分子学方法，以改进对弯曲菌科内各菌种的鉴定。这些方法包括酶学、血清学、细胞脂肪酸谱型、电泳图谱、核糖分型、DNA-DNA 杂交和 PCR-DNA 指纹图谱、PCR-RFLP 分析、聚合酶链反应-酶联免疫吸附测定（PCR-ELISA）、PFGE 和 AFLP。

没有单一的 PCR 方法能够识别弯曲菌的所有种类，因此使用多相方法可能是更有效的。PCR 方案基于多种基因[15]，或利用随机引物等，已有几种寡头探针和 PCR 方法能够识别一些弯曲杆菌。有结合使用基于高度保守的 *glya* 基因的特异性寡核苷酸探针杂交法，在区分空肠弯曲菌、大肠弯曲菌、海鸥弯曲菌、乌普萨拉弯曲菌和大肠埃希菌上显示出了足够的敏感性和特异性。

参 考 文 献

[1] King EO. Human infections with *Vibrio fetus* and a closely related vibrio. J Infect Dis，1957，101：119-128.

[2] Dekeyser P，Goussuins-Deirain M，Butzler JP，et al. Acute enteritis due to related *Vibrio*：first positive stool cultures. J Infect Dis，1972，125：390-393.

[3] Tauxe RV. Epidemiology of *Campylobacter jejuni* infections in the United States and other industrialized nations//Nachamkin I，Blaser MJ，Tompkins LS. *Campylobacter* jejuni Current Status and Future Trends. Washington，DC：American Society for Microbiology，1992.

[4] Llovo J，Mateo E，Munoz A，et al. Molecular typing of *Campylobacter jejuni* isolates involved in a neonatal outbreak indicates nosocomial transmission. J Clin Microbiol，2003，41：3926-3928.

[5] Skirrow MB，Blaser MJ. Clinical and epidemiologic considerations//Nachamkin I，Blaser MJ，Tompkins LS. *Campylobacter jejuni* Current Status and Future Trends. Washington，DC：American Society for Microbiology，1992.

[6] Sandstedt K，Ursing J. Description of *Campylobacter upsaliensis* sp. nov. previously known as the CNW group：Syst Appl Microbiol，1991，14：39-45.

[7] Engberg J，Aarestrup FM，Taylor DE，et al. Quinolone and macrolide resistance in *Campylobacter jejuni* and *C. coli*：resistance mechanisms and trends in human isolates. Emerg Infect Dis，2001，7：24-34.

[8] Nachamkin I，Engberg J，Aarestrup FM. Diagnosis and antimicrobial susceptibility of Campylobacter species//Nachamkin I，Blaser MJ. Campylobacter. 2nd ed. Washington，DC：ASM Press，2000：45-66.

[9] Taylor DE，De Grandis SA，Karmali MA，et al. Transmissible plasmids from *Campylobacter jejuni*. Antimicrob Agents Chemother，1981，19（5）：831-835.

[10] Taylor DE. Genetics of *Campylobacter* and *Helicobacter*. Ann Rev Microbiol，1992a，46：35-64.

[11] Trieber CA，Taylor DE. Erythromycin resistance in Campylobacter，Proceedings of the 10th International Workshop on Campylobacter，Helicobacter and Related Organisms，Baltimore，MD，1999.

[12] Lin J，Michel LO，Zhang Q. CmeABC functions as a multidrug efflux system in *Campylobacter jejuni*. Antimicrob Agents Chemother，2002，46：2124-2131.

[13] Endtz HP，Ruijs GJ，van Klingeren B，et al. Comparison of six media，including a semisolid agar，for the isolation of various *Campylobacter* species from stool specimens. J Clin Microbiol，1991，29：1007-1010.

[14] Nachamkin I，Engberg J，Aarestrup FM. Diagnosis and antimicrobial susceptibility of *Campylobacter* species//Nachamkin I，Blaser MJ. Campylobacter. 2nd ed. Washington，DC：ASM Press，2000.

[15] Oyofo BA，Thornton SA，Burr DH，et al. Specific detection of *Campylobacter jejuni* and *Campylobacter coli* using polymerase chain reaction. J Clin Microbiol，1992，30：2613-2619.

（李仲兴　强翠欣　李志荣）

第二十四章　鲍特菌属感染及检测

鲍特菌属的细菌是体积很小的、需氧和革兰氏阴性的球杆菌。目前该属包括 7 个种：百日咳鲍特菌（*B. pertussis*）、副百日咳鲍特菌（*B. parapertussis*）、支气管败血性鲍特菌（*B. bronchiseptica*）、鸟鲍特菌（*B. avium*）、欣氏鲍特菌（*B. hinzii*）、霍氏鲍特菌（*B. holmesii*）和伤口鲍特菌（*B. trematum*）。各菌种可以根据其表型特征进行鉴别（表 24-1-1）。除了鸟鲍特菌外，其他都是从人体中分离出来的，在这些鲍特菌中，百日咳鲍特菌、副百日咳鲍特菌和支气管败血性鲍特菌均为重要的人类病原体。

第一节　百日咳鲍特菌的特性与致病性

一、百日咳鲍特菌

百日咳鲍特菌于 1906 年第一次被分离出来[1]，由于在实验室培养时培养基中需要血液，因此被归类为百日咳嗜血杆菌。与嗜血杆菌不同，百日咳鲍特菌不需要 X 因子（血红蛋白）和 V（烟酰胺腺嘌呤二核苷酸）因子。从 20 世纪 60 年代开始，鲍特菌（*Bordetella*）被用作新的属名以纪念 Bordet，他是第一个报道分离鲍特菌的人。

（一）形态与染色

百日咳鲍特菌为革兰氏阴性、无动力的球杆菌，大小为（1.0～1.5）μm×（0.3～0.5）μm，为光滑型菌落，有荚膜，陈旧培养物的菌体呈多形性，革兰氏染色极易脱色，用甲苯胺蓝染色时，有两极浓染倾向。

（二）培养与生化特性

本菌为专性需氧菌，最适生长温度为 35～37℃，最适 pH 是 6.8～7.0。本菌初次分离培养时对营养要求较高，生长中需要烟酸、半胱氨酸和甲硫氨酸等，但不需要 X、V 因子。本菌在 Bordet-Gengou（鲍-金）培养基上，经 2～3 天培养可形成细小、光滑、突起、灰色、不透明的露滴状菌落，周围有狭窄的溶血环。本菌不发酵任何碳水化合物，不液化明胶，不产生吲哚和氯化氢，氧化酶试验阳性，不产生尿素酶。

百日咳鲍特菌是人类百日咳的最重要致病菌。动物或一般环境中不是百日咳鲍特菌的适宜储存所，其生长条件很苛刻，生长缓慢（平均开始生长时间为 2.3～5 小时）[2]。培养 3～4 天后在血琼脂平板上通常可见百日咳鲍特菌的菌落生长。

（三）抗原构造

新分离的百日咳鲍特菌有荚膜，毒力强，菌落光滑，称 1 相菌，1 相菌有两大类抗原，即耐热的菌体 O 抗原和不耐热的表面 K 抗原（荚膜物质）。O 抗原为本菌属的共同抗原，K 抗原由多种凝集因子组成，其中因子 7 为百日咳鲍特菌、副百日咳鲍特菌和支气管败血性鲍特菌所共有（表 24-1-1）。

表 24-1-1　鲍特菌属的抗原因子

	种特异因子	其他因子
百日咳鲍特菌	1	2、3、4、5、6、7
副百日咳鲍特菌	14	8、9、10、7
支气管败血性鲍特菌	12	8、9、10、11、7

二、副百日咳鲍特菌

副百日咳鲍特菌（*B. parapertussis*）于 1937 年首次被报道[3]。副百日咳鲍特菌通常引起咳嗽、呕吐，与百日咳鲍特菌相似，但通常比较温和，也出现了一些副百日咳鲍特菌感染的严重病例。

人类副百日咳杆菌感染的发病率尚未确定。目前的估计可能太低。百日咳鲍特菌、副百日咳鲍特菌和支气管败血性鲍特菌均具有一些毒力因子和呼吸道趋向性的纤毛细胞。但与百日咳鲍特菌不同，副百日咳鲍特菌不分泌百日咳毒素（表 24-1-2）。副百日咳鲍特菌较少，其生长条件比百日咳鲍特菌更苛刻。在鲍-金琼脂平板上副百日咳鲍特菌菌落通常在孵育 2～3 天后才可见生长。

表 24-1-2　鲍特菌各种别的生物学特性

	百日咳鲍特菌	副百日咳鲍特菌	支气管败血性鲍特菌	鸟鲍特菌	欣氏鲍特菌	霍氏鲍特菌	伤口鲍特菌
宿主	人	人、羊	哺乳动物	鸟类、爬行动物	鸟类、人	人	人
疾病	百日咳	百日咳（温和）	各种呼吸道疾病		败血症	败血症、百日咳样症状	未知
人类分离部位	呼吸道	呼吸道	呼吸道、血液	—	呼吸道、血液	呼吸道、血液	伤口、耳部感染
生长							
血琼脂	−	+	+	+	+	+	+
麦康凯琼脂	−	+	+	+	+	+	+
氧化酶	+	−	+	+	+	−	+

续表

	百日咳 鲍特菌	副百日 咳鲍特菌	支气管败 血性鲍特菌	鸟鲍特菌	欣氏鲍特菌	霍氏鲍特菌	伤口鲍特菌
硝酸盐还原	−	−	+	−	−	−	+
尿素酶产生	−	+（24小时）	+（4小时）	−	±	−	−
动力（37℃）	−	−	+	+	+	−	−
G+C含量 （mol%）	67.7	68.1	68.1	61.6	65～67	61.5～62.3	64～65

注：+，阳性；−，阴性；±，10%～89%菌株阳性。

三、鲍特菌的毒力因子和其他鲍特菌

鲍特菌属（*Bordetella*）是从自然环境中分离并能够厌氧生长的第一个菌属。3种鲍特菌的毒力因子见表24-1-3。

表 24-1-3　3种鲍特菌的毒力因子

	百日咳鲍特菌	副百日咳鲍特菌	支气管败血性鲍特菌
百日咳毒素 [a]	+	−	−
丝状的血凝素 [a]	+	+	+
菌毛 [a]	+	+	+
百日咳杆菌黏附素 [a]	+	+	+
腺苷酸环化酶毒素/溶血素	+	+	+
皮肤坏死毒素	+	+	+
气管细胞毒素	+	+	+
脂多糖	+	+	+
气管定植因子	+	−	−
血清抗药性基因座（BrkA）	+	+	+/−
鞭毛	−	−	+

注：+，阳性；−，阴性。a 包括在无细胞百日咳疫苗中。

鸟鲍特菌（*B. avium*）于1984年首次被报道[4]，是鸟类的呼吸道病原体。鸟鲍特菌引起的感染尚未在人类中发现。欣氏鲍特菌（*B. hinzii*）是从鸟类的呼吸道中分离出来的，并且在免疫功能低下的患者中很少见。霍氏鲍特菌（*B. holmesii*）于1995年首次被报道，最初是从年轻人的血培养物中分离出来的。最近的研究显示，可从患有咳嗽的学龄儿童的鼻咽标本中分离出该菌[5]。伤口鲍特菌（*B. trematum*）已从人类的伤口和耳部感染中分离出来。最近，皮氏鲍特菌（*B. petrii*）是从富含河流沉积物的厌氧、脱氯生物反应器培养物中分离出来的。

第二节　对抗菌药物的敏感性

百日咳鲍特菌和副百日咳鲍特菌的抗菌药物敏感试验尚未标准化[6]，已经有多种方法。通过肉汤稀释法测试，得到了比琼脂稀释法更高的最低抑菌浓度。

添加 5% 马血的 Mueller-Hinton 肉汤，被推荐用于测试红霉素的活性。含有红霉素的琼脂平板应该在室温下，培养副百日咳鲍特菌 48 小时，培养百日咳鲍特菌 72 小时。已经评估了 E 试验（测试百日咳鲍特菌）的敏感性，发现它是琼脂稀释法的良好替代方法[7]。

红霉素一直是治疗和预防百日咳的首选药物，直到最近还没有常规药敏试验，因为所有菌株都对这种药物敏感，所以需要测试百日咳鲍特菌对这种药物的敏感性。于 1994 年第一次在美国亚利桑那州发现，百日咳鲍特菌对红霉素耐药。在美国已经分离出另外 3 株耐药菌株。最近，在美国分离和分析了 1030 株百日咳鲍特菌菌株，发现红霉素耐药率 <1%。

新的大环内酯类抗生素，对百日咳鲍特菌具有类似红霉素的体外活性。几种喹诺酮类药物在体外对百日咳鲍特菌和副百日咳鲍特菌非常有效[8]。其他药物，如哌拉西林和美洛西林、头孢他啶、头孢噻肟和头孢曲松，对百日咳鲍特菌也具有良好的体外活性[9]。

第三节　流　行　病　学

一、百日咳的流行病学特征

百日咳是一种地方性疾病，每 2～5 年出现一次流行高峰。这种疾病的季节性模式没有明确特征。有报道介绍了在加拿大不列颠哥伦比亚省发生大规模疫情，并记录了百日咳的季节变化情况[10]。

在 2000 年的百日咳暴发期间，百日咳病例数在 3 月开始增加，6 月达到高峰，7 月明显下降。然而，在过去 10 年中，在百日咳暴发和非暴发期间，百日咳病例数在 7 月开始增加，达到顶峰是在 8 月下旬和 11 月之间。百日咳通过来自咳嗽个体的气溶胶传播，在疾病的前两周传染性最高。其发病率在脆弱个体中为 50%～100%，也取决于暴露的性质。百日咳的发病率和死亡率在女性中高于男性。百日咳鲍特菌的长期带菌的情况尚未确定。

副百日咳鲍特菌引起的感染并不罕见。感染副百日咳鲍特菌的患者与百日咳患者无法区分，然而，其临床情况往往不如百日咳严重，并且持续时间短于百日咳。副百日咳鲍特菌感染患者中未发现淋巴细胞增多症，因为副百日咳鲍特菌不产生凝血酶原（PT）。已有报道发现了由百日咳鲍特菌和副百日咳鲍特菌引起的双重感染。

二、大龄儿童和成人的百日咳

来自疫苗接种覆盖率高的国家的研究表明，百日咳发病人群已从婴儿转为老年人，百日咳免疫和儿童百日咳疫苗免疫接种不能提供终身免疫。在法国、英国和美国进行的前瞻性研究显示，成人百日咳的发病率为每年（330～508）/10万[11]。对死于百日咳的23名婴儿的16个家庭的研究结果显示，密切接触者中成年人占至少46%。

三、发病率和死亡率

在美国，百日咳疫苗接种是14岁以下儿童预防百日咳死亡的主要方法。自20世纪50年代以来，用杀死的全细胞百日咳鲍特菌制备的标准百日咳疫苗已经在大多数国家使用。

第四节　实验室诊断

百日咳的实验室诊断很重要，特别是在免疫接种人群中，因为百日咳患者的体征和症状通常是轻微的或非典型的。实验室方法一般可分为两大类：检测病原体及其成分，包括培养、聚合酶链反应（PCR）和直接荧光抗体（DFA）测试，以及评估宿主对病原体反应的测试，包括细菌凝集和酶免疫测定（EIA）。由于所有方法的敏感性、特异性或实用性都有局限，因此最佳诊断通常需要使用综合方法。

一、细菌培养

百日咳鲍特菌常存在于呼吸道黏膜，从呼吸道采取标本进行培养，第一周阳性率最高，可达95%，感染后的第四周阳性率为50%，以后更低。荧光抗体检查阳性率，与培养阳性率大致相同。用抗生素治疗48小时后通过荧光抗体可获得阳性结果，但通过培养很难取得阳性结果。此外，百日咳鲍特菌不能从血液中分离出来。

1. 标本采取

（1）拭子要小而柔软，其方法是先固定患者头部，将拭子通过患者鼻孔进入鼻咽部取标本。

（2）咳碟法：将鲍-金培养基平板打开，患者对准平板咳嗽数次，直接收集患者咳出的飞沫培养。

2. 直接涂片检查　将鼻咽拭子涂片进行革兰氏染色，用显微镜检查细菌，阳性率较低，且参考价值不大。直接涂片后经荧光抗体染色检查，有时可获得较为满意的结果。特别是百日咳严重患者，常可借此迅速做出诊断。但一定要用已知阳性和阴性样品做对照，以防止假阳性和假阴性结果发生。

3. 分离培养　培养仍然是诊断的金标准。标本应取自后鼻咽部，将鼻咽拭子划线接种于鲍-金培养基上，于35℃环境中培养。要每日进行检查，百日咳鲍特菌通常要在第4天才能见到露滴状的光滑、突起、透明而有光泽的菌落，直径通常不超过1mm。亦可采用咳碟法接种后进行分离培养。

在培养的前 2 周，阳性培养率通常最高，而如果咳嗽持续超过 4 周，培养很少呈阳性。通常，培养的敏感度低于 50%（未接种疫苗的婴儿更高），并且假阴性结果是常见的。对培养平板应培养至少 7 天，然后作为阴性样品丢弃。对培养平板培养延长至 12 天，可以提高鲍特菌的阳性率。

4. 鉴定 将鲍-金培养基上生长有类似百日咳鲍特菌的菌落，进行涂片、染色、镜检，接种于其他培养基，以检查其对营养的要求，同时，要进行生化试验等加以鉴定（表 24-1-2 和表 24-1-3），还要与副百日咳鲍特菌等进行鉴别。

鲍特菌首先通过菌落形态和革兰氏染色来鉴定。副百日咳鲍特菌比百日咳鲍特菌生长更快，且氧化酶试验阴性，而百日咳鲍特菌氧化酶试验阳性。此外，副百日咳鲍特菌显示尿素酶活性和酪氨酸琼脂上的色素形成。这两种百日咳菌可通过与抗血清的玻片凝集来鉴定。

二、聚合酶链反应

由于其特异性、灵敏性和快速性方面的优点，已经开发了许多版本的聚合酶链反应（PCR）用于百日咳的诊断。百日咳鲍特菌的几个基因已被用作 PCR 的靶标，其中最常见的两个是 IS481 和 PT 启动子区域。在一些国家该方法已应用于百日咳的常规诊断[12]。LightCycler 实时 PCR 已被用于百日咳的诊断。IS481 是 PCR 检测中的靶基因。

两项研究表明，除百日咳鲍特菌外，基于 IS481 的 PCR 可用于检测霍氏鲍特菌。进一步测序和限制性片段长度多态性分析表明，IS481 存在于霍氏鲍特菌中。同时，来自咳嗽患者的鼻咽标本的测试结果和霍氏鲍特菌培养表明，基于 IS481 的 PCR 测定法，诊断百日咳的特异性和预测价值并不理想。

PCR 方法已应用于副百日咳鲍特菌感染的诊断，IS1001 已被用作靶基因。

三、直接荧光抗体试验

自 1960 年以来一直使用直接荧光抗体（DFA）试验。该试验使用百日咳鲍特菌的多克隆或单克隆荧光素标记的抗体，来直接检测鼻咽标本中的致病菌。它具有快速且能独立检测活的细菌的优点。与培养一样，DFA 可能在早期疾病中呈阳性。尽管使用广泛，但该试验因敏感性和特异性不强而结果可能受到影响，如可能因与鼻咽菌群一起使用的抗体发生交叉反应，而出现假阳性结果或出现显微镜的判断错误。因此，DFA 检测应与培养联合使用。

四、百日咳的血清抗体检测

已经使用各种方法来评估对百日咳鲍特菌的血清抗体应答，包括功能性抗体测定，如凝集和毒素中和及 EIA。

近年来，EIA 成为百日咳血清学诊断的首选方法[13]。在 EIA 中，优选百日咳鲍特菌的纯化抗原，如 PT、FHA 和 Prn，因为使用它们作为抗原的特异性比使用细菌粗提取物更好。IgG 抗体浓度升高、配对血清中检测到百日咳鲍特菌通常是百日咳诊断的明确证据。

五、脉冲场凝胶电泳

为了构建百日咳鲍特菌染色体的限制性图谱，Stibitz 和 Garletts 在脉冲场凝胶电泳（PFGE）中使用了几种稀有限制酶。两种酶（XbaI 和 SpeI）分别将百日咳鲍特菌染色体切割成 25 个和 16 个片段，这两种酶通过 PFGE 对百日咳鲍特菌分离株进行分型。后来，一些研究表明，使用这两种酶的 PFGE 是百日咳鲍特菌分型中非常有效的方法。

在评估学校和医院百日咳传播的研究中，对副百日咳鲍特菌、支气管败血性鲍特菌和霍氏鲍特菌进行检测，PFGE 表现出了独特的优势[14]，使来自不同实验室的数据具有良好的可比性。

参 考 文 献

[1] Bordet J，Gengou O. Le microbe de la coqueluche. Ann Inst Pasteur（Paris），1906，20：731-741.

[2] Rowatt E. The growth of *Bordetella pertussis*：a review. J Gen Microbiol，1957，17：297-326.

[3] Bradford WL，Slavin B. An organism resembling *Hemophilus pertussis*. Am J Public Health，1937，27：1277-1282.

[4] Kersters K，Hinz KH，Hertle A，et al. *Bordetella avium* sp. nov., isolated from the respiratory tracts of turkeys and other birds. Int J Syst Bacteriol，1984，34：56-70.

[5] Yih WK，Silva EA，Ida J，et al. *Bordetella holmesii*-like organisms isolated from Massachusetts patients with pertussis-like symptoms. Emerg Infect Dis，1999，5：441-443.

[6] Hoppe JE，Haug A. Antimicrobial susceptibility of *Bordetella pertussis*（Part Ⅰ）. Infection，1988，16：126-130.

[7] Hoppe JE. Update on epidemiology，diagnosis，and treatment of pertussis. European J Clin Microbiol Infect Dis，1996，15：189-193.

[8] Hoppe JE，Simon CG. In vitro susceptibilities of *Bordetella pertussis* and *Bordetella parapertussis* to seven fluoroquinolones. Antimicrob Agents Chemother，1990，34：2287-2288.

[9] Kerr JR，Preston MW. Current pharmacotherapy of pertussis. Expert Opin Pharmacother，2001，2：1275-1282.

[10] Skowronski DM，De Serres G，MacDonald D，et al. The changing age and seasonal profile of pertussis in Canada. J Infect Dis，2002，185：1448-1453.

[11] Reizenstein E，Lindberg L，Möllby R，et al. Validation of nested *Bordetella* PCR in a pertussi vaccine trial. J Clin Microbiol，1996，34：810-815.

[12] He Q，Schmidt-Schläpfer G，Just M，et al. Impact of polymerase chain reaction on clinical pertussis research：Finnish and Swiss experiences. J Infect Dis，1996，174：1288-1295.

[13] Meade BD，Mink CM，Manclark CR. Serodiagnosis of pertussis//Manclark CR. Proceedings of the Six International Symposium on Pertussis. Bethesda：DHHS publication no.（FDA）90-1164：322-329.

[14] Nouvellon M，Gehanno JF，Pestel-Caron M，et al. Usefulness of pulsed-field gel electrophoresis in assessing nosocomial transmission of pertussis. Infect Control Hosp Epidemiol，1999，20：758-760.

（李仲兴　杨　靖　牛亚楠）

第二十五章　布鲁氏菌属感染及检测

布鲁氏菌病主要是一种动物疾病（也称人畜共患病）。1886 年一位医生大卫·布鲁斯（David Bruce），首次将布鲁氏菌分离出来，后认为其是马耳他热的致病因子，即羊布鲁氏菌（*Brucella melitensis*），为了纪念布鲁斯（Bruce）就将该属细菌命名为布鲁氏菌属（*Brucella*）。

第一节　分　　类

布鲁氏菌属由 7 个种组成，包括羊布鲁氏菌（*B. melitensis*，又称马耳他布鲁氏菌）、牛布鲁氏菌（*B. abortus*，又称流产布鲁氏菌）、猪布鲁氏菌（*B. suis*）、犬布鲁氏菌（*B. canis*）、绵羊布鲁氏菌（*B. ovis*）和森林鼠布鲁氏菌（*B. neotomae*），以及 1 个新种，即马里斯布鲁氏菌（*B. maris*）。其中有一些种含有几个生物变种，表现为培养、新陈代谢和抗原特性的不同。采用 DNA 和 DNA-rRNA 杂交的分类学研究揭示了这些种之间的高度同源性[1]。

1905 年 Malta 医生报道，山羊是布鲁氏菌感染的"储存库"，1907 年新鲜山羊奶被认为是其从动物传染给人类的载体。与此同时，1895 年丹麦医生 Bernhard Bang 将牛布鲁氏菌从流产的牛的组织中分离出来。

猪布鲁氏菌是 1914 年由美国农业部（USDA）的细菌学家 Jacob Traum 从流产的猪中分离而来的。Keefer 报道了 1924 年在巴尔的摩（Baltimore）第一次由猪布鲁氏菌引起的人类感染。

其他菌种，如绵羊布鲁氏菌和森林鼠布鲁氏菌似乎不会引起人类感染。1966 年，Carmichael 及其同事从患有传染性流产的犬舍中分离出犬布鲁氏菌，然而，它是人类感染的罕见致病菌。

第二节　生物学特性

1. 形态与染色　布鲁氏菌病是一种人畜共患病。布鲁氏菌是小的革兰氏阴性杆菌，菌体大小为（0.5～0.7）μm×（0.6～1.5）μm，无芽孢，无鞭毛。常单个存在，很少成对或形成短链，革兰氏染色碱性品红着色较弱，可延长染色时间。具有内生孢子或天然质粒。细胞壁有约 9nm 厚的脂多糖蛋白外层。薄切片电子显微照片显示有 3～5nm 厚的致密层，由与脂蛋白相关的高度交联的胞壁酰-黏肽复合物组成。

2. 培养特性　本菌为专性需氧菌，对营养要求较高，多数菌株培养需要多种氨基酸、硫胺素和生物素等，培养时可在培养基中加入血清或肝浸液，以增加营养。某些菌株在初次分离培养时需 5%～10% CO_2，最适生长温度是 35℃，最适 pH 是 6.6～6.8。布鲁氏菌生长缓慢，培养 2～3 天可见菌落生长，4～5 天后菌落直径可达 2～3mm，为圆形、光滑、边缘整齐、无色、不溶血的菌落。

3. 生化反应　本菌对碳水化合物的分解主要是通过氧化途径，产酸量少而弱，必须用半固体培养基才能检出。一般能利用葡萄糖，对其他糖类的利用因菌种不同而异。不分解甘露醇，不产生吲哚，不液化明胶，能还原硝酸盐为亚硝酸盐（绵羊布鲁氏菌除外），甲基红、VP 试验阴性，不利用枸橼酸盐（表 25-1-1）。

表 25-1-1　布鲁氏菌各种别和生物变种的特性

	生物变种数	CO_2需求	H_2S产生	尿素酶活性	在含染料培养基中的生长 a		单价抗血清		
					硫堇	碱性品红	A	M	R
羊布鲁氏菌	1	–	–	不定	+	+		+	–
	2	–	–	不定	+	+	+		–
	3	–	–	不定	+	+	+		–
牛布鲁氏菌	1	（+）	+	缓慢	–	+	+		–
	2	（+）	+	缓慢	–	–	+		–
	3	（+）	+	缓慢	+	+	+		–
	4	（+）	+	缓慢	–	（+）	–	+	–
	5	–	–	缓慢	+	+	+		–
	6	–	（+）	缓慢	–	+	+		–
	9	–	+	缓慢	+	+	+		–
猪布鲁氏菌	1	–	+	快速	+	（–）	+		–
	2	–	–	快速	+	–	+		–
	3	–	–	快速	+	+	+		–
	4	–	–	快速	+	（–）	+	+	–
	5	–	–	快速	–	+	–	+	–
犬布鲁氏菌	–	–	–	快速	+	–	–		+
绵羊布鲁氏菌	+	–	–	+	（–）	–		+
森林鼠布鲁氏菌	–	+	快速	–	–	+		–
马里斯布鲁氏菌	+/–	–	快速	+	+	+/–	+/–	

注：+，阳性；–，阴性；（+），大多数菌株呈阳性；（–），大多数菌株呈阴性。a 染料浓度为 20μg/ml。A，单独表达牛布鲁氏菌 A 抗原；M，单独用于羊布鲁氏菌 M 抗原；R，粗糙型布鲁氏菌单特异性抗原。

4. 抗原构造　布鲁氏菌的抗原构造比较复杂，应用于诊断的主要有两种抗原：A 抗原，为单独用于表达牛布鲁氏菌抗原；M 抗原，为单独用于表达羊布鲁氏菌抗原。此两种抗原在各种布鲁氏菌中含量不同，羊布鲁氏菌以 M 抗原为主（A：M 约为 1：20），牛布鲁氏菌以 A 抗原为主（A：M 约为 20：1），猪布鲁氏菌介于二者之间（A：M 约为 2：1）。根据这种比例，采用交叉吸收法，可制得 A 或 M 单项特异免疫血清，用以鉴定各型布鲁氏菌。R 抗原为粗糙型布鲁氏菌单特异性抗原。

5. 抵抗力 布鲁氏菌抵抗力比较弱，在直射日光下只能存活几小时，在60℃加热30分钟，在80℃加热5分钟即可死亡，在100℃立即死亡。但在水中可存活5天至4个月，在牛奶中可存活2天至18个月，在冻肉中可存活14～47天。对常用消毒剂很敏感，在0.5%甲酚皂溶液中数分钟即可死亡。

第三节　布鲁氏菌感染与临床表现

布鲁氏菌病在世界范围内广泛存在，在家畜和野生动物中也广泛存在。在许多地区如撒哈拉以南非洲地区，已知均存在布鲁氏菌病，但由于缺乏诊断和报告机制，其流行程度尚不清楚（表25-1-2）。

表 25-1-2　布鲁氏菌各种别和生物变种的致病性

菌种	生物变种数	首选宿主	对人等的致病性
羊布鲁氏菌	1～3	山羊、绵羊	高
牛布鲁氏菌	1～6, 9	黄牛	中
猪布鲁氏菌	1	猪	高
	2	猪	低
	3	猪	高
	4	驯鹿	中
	5	啮齿动物	高
犬布鲁氏菌	无	犬	低
绵羊布鲁氏菌	无	绵羊	无
森林鼠布鲁氏菌	无	哺乳动物沙漠木鼠	无
马里斯布鲁氏菌	—	哺乳动物	低

在美国，大多数情况下人类布鲁氏菌病起源于进口的未经巴氏杀菌的乳制品[2]。在与墨西哥接壤的得克萨斯州，人类布鲁氏菌病的患病率是美国其他地区的8倍。

羊布鲁氏菌主要发生在山羊和绵羊中，尽管在一些国家牛可能是布鲁氏菌重要的"储存库"。牛布鲁氏菌主要存在于牛和其他动物中，如水牛和牦牛。

猪布鲁氏菌存在1～3种生物变种，而生物变种4仅限于驯鹿。犬布鲁氏菌出现在犬身上，特别是在密集繁殖的条件下。犬布鲁氏菌对人类的致病性较低，感染通常涉及犬种培育者或实验室人员。

尽管有报道称有性传播的布鲁氏菌病病例[3]，但人与人之间的传播很少见。据报道，布鲁氏菌病的病例很少见于获得性免疫缺陷综合征（AIDS）患者。

人类布鲁氏菌病的发病可能是急性的，临床表现多样，可能涉及身体的任何器官或系统，有多种非特异性表现，包括不适、厌食、疲劳、出汗、体重减轻、背部或关节疼痛。大多数活动性感染患者存在发热。当在没有抗生素或退热药干预的情况下，出现发热且起伏不定。

畜牧业、兽医学、屠宰及涉及野猪和狩猎等的行业均应被视为布鲁氏菌病的高危风险因素[4]。

一、神经系统

不到 5%的布鲁氏菌感染可直接入侵神经系统。脑膜炎或脑膜脑炎是神经系统疾病的最常见表现，可能是急性或慢性。其他神经系统综合征，包括周围神经病变、脊髓炎、神经根炎、脑和硬膜外脓肿，以及脱髓鞘和脑膜血管病变。检测脑脊液中布鲁氏菌抗体，可用于诊断。采用抗菌治疗方法，预后通常是良好的。

二、骨骼系统

骨关节受累是布鲁氏菌病最常见的并发症，发生率为 20%～80%，常涉及轴向骨骼以及骶棘和脊椎炎[5]。

周围关节炎主要涉及大的负重关节，如臀部、膝盖和踝关节。CT 可用于检测关节破坏、脊椎骨髓炎和椎旁脓肿（很少发生），以及感染后脊柱关节病。治疗方法主要是使用抗菌药物和手术。

三、胃肠系统

布鲁氏菌病类似于伤寒，全身症状轻于胃肠道疾病。超过 2/3 的患者出现恶心、厌食、呕吐、体重减轻和腹部不适。还可出现派尔集合淋巴结、回肠和结肠黏膜的炎症。肝脏可能受波及，然而肝功能检查结果通常只显示略微异常。肝脏组织学损伤的范围是可变的，部分取决于感染布鲁氏菌的种类。有非特异性单核细胞浸润、上皮样肉芽肿和脓肿的报道。胆囊炎、胰腺炎和自发性腹膜炎是罕见的并发症。

四、心血管系统

心内膜炎发生率不到 2%，有自然和人工瓣膜的心内膜炎的报道。治疗可能需要联合使用抗菌药物和瓣膜置换手术[6]。心肌炎、心包炎和真菌性动脉瘤很少见。

五、呼吸系统

已经报道了多种肺部表现，包括支气管炎、肺炎、肺脓肿和脓胸。痰革兰氏染色很少发现致病菌。

六、泌尿生殖系统

布鲁氏菌可以从尿液中分离出来，但肾脏病变很少见，如间质性肾炎、肾小球肾炎、肾盂肾炎和肾脏脓肿。睾丸炎通常是单侧的，必须与睾丸肿瘤区别开来。流产是动物布鲁氏菌病的一个突出并发症，也可能发生在人类[7]。

七、慢性感染

尽管有抗菌治疗，但当感染持续存在于组织器官（如脾、肾或骨髓）中时，可发生慢性布鲁氏菌病。症状可能在很长一段时间内又出现，并且通常类似感染的表现（如发热），伴随着血清中 IgG 抗体的持续升高。通常需要感染病灶的手术引流治疗。必须将这种情况与抗生素抗菌治疗后感染的简单复发区分开，其通常在停用抗生素后的几周内复发。此外，很少有患者经历过急性布鲁氏菌病的延迟恢复，患者中有非特异性症状，如疲劳和不适，但缺乏客观的疾病表现，并且 IgG 抗体不升高。

八、儿童布鲁氏菌病

布鲁氏菌病出现在儿童中是罕见的，无论患儿的年龄如何临床表现和并发症都是相似的。

第四节 对抗菌药物的敏感性

许多抗菌药物在体外对布鲁氏菌具有活性，但是只有较少的抗菌药物在治疗人类布鲁氏菌病方面是有效的。四环素类药物特别是多西环素最有效；然而，联合药物治疗对抗生素耐药性无关的临床复发病例有良好效果。

抗菌药物治疗必须持续至少 6 周，即使症状消失，也应提醒患者继续治疗，以确保治愈。四环素类药物（500mg，每日口服，连续 6 周）加链霉素（肌内注射每日 1g，2～3 周）才能保证最高的治愈率和最低的复发率。

多西环素（100mg，口服，每日 2 次）现在比其他四环素类药物更受青睐，因为其胃肠道不适的发生率较低。多西环素联合利福平（每日口服 600～900mg），给药 45 天，对于无并发症的布鲁氏菌病是一种可接受的治疗方法，但其治疗后复发率高于多西环素加氨基糖苷类药物。

庆大霉素与链霉素一样有效；然而，没有前瞻性研究比较这两种药物，并且用庆大霉素治疗的剂量和持续时间尚未得到最终证实。大多数专家建议庆大霉素[5mg/（kg·d）]与多西环素联合使用 14 天[8]。实验室研究表明，向其他药物中添加氨基糖苷类抗生素，可以在体外更快速地杀死布鲁氏菌[9]。

甲氧苄啶/磺胺甲噁唑的固定组合（复方新诺明）也被用于治疗布鲁氏菌病，但已报道除非该药物与其他药物联合使用，否则存在高复发率[10]。然而，复方新诺明具有一定的优势，如可用于孕妇和 6 岁以下的儿童治疗。

氟喹诺酮类药物在体外也具有抗布鲁氏菌的活性，但治疗时因高复发率和可能的抗性菌株而变得复杂。出于这个原因，喹诺酮类药物通常应与其他药物（如多西环素）联合使用。

第五节　实验室诊断

一、采取标本

采集患者血液、骨髓、乳汁、尿液等标本，流产动物可采取羊水、子宫分泌物，病畜取肝脏、脾和骨髓等标本。

二、致病菌的分离培养

取静脉血 5～10ml、骨髓 1～2ml，分别接种于两瓶双相培养基，分别置于35℃含5%～10% CO_2 和普通大气环境中培养，每隔 2～4 天检查一次，若有布鲁氏菌生长，琼脂斜面上可出现湿润的小菌落。若 30 天不生长则报告阴性。

三、鉴定

菌落为圆形、无色透明、光滑，涂片为革兰氏阴性微小球杆菌，用抗布鲁氏菌免疫血清，与菌落进行玻片凝集试验，出现凝集为阳性。根据菌落、革兰氏染色特性、发酵葡萄糖、氧化酶和触酶试验阳性、能还原硝酸盐为亚硝酸盐，大多数菌株能分解尿素和产生氯化氢，可鉴定布鲁氏菌。

当从血液、骨髓或其他组织中分离出布鲁氏菌时，可确诊布鲁氏菌病。布鲁氏菌可以在任何高质量的蛋白胨培养基上培养。添加血液或血清可增强其生长，但初次分离培养时可能需要延长（数周）培养时间。

骨髓培养比外周血培养可产生更好的效果。快速分离技术如 Bactec 和 BacT/Alert 系统提高了检出率，并将分离所需的时间从几周缩短到几天[11]。然而，细菌快速鉴定系统的结果应谨慎解释，因为有些系统不包含区分布鲁氏菌和其他细菌（如苯丙酮酸莫拉菌或嗜血杆菌）所需的数据库。

已经设计了聚合酶链反应（PCR）和抗原抗体检测系统，来证明血清或组织中存在致病菌。无论采用何种方法，临床医生都应通知实验室怀疑有布鲁氏菌，以免过早丢弃培养物，并应采取适当的生物危害预防措施。

四、血清学诊断

在没有阳性培养物的情况下，通过证明血清中布鲁氏菌抗体的滴度升高，来进行布鲁氏菌病的推定诊断。一般患者发病 1 周后，血液中开始出现抗体，可用布鲁氏菌凝集试验等进行诊断。

（1）布鲁氏菌血清凝集试验：取患者血清用盐水做梯度稀释后，加入标准布鲁氏菌菌悬液（10g/ml）做定量凝集试验，于 37℃ 18～20 小时后观察血清凝集效价。患者发病 1 周后开始出现抗体，1 个月时 80%～90% 血清凝集试验为阳性，2 个月时基本均为阳性。

（2）抗 A 及 M 单项血清凝集试验：在玻片上分别滴 1 滴抗 A 和抗 B 单项血清并标记，另一端加入生理盐水 1 滴，取待检菌苔少许，在盐水和血清中分别乳化后观察结果。在 1～2 分钟出现颗粒或絮状物为阳性；如 3 分钟后仍未出现者为阴性。

已经使用各种血清学试验检测布鲁氏菌的抗体；然而，血清凝集试验仍然是与其他试验进行比较的金标准。血清凝集试验可测定凝集总量抗体，但不能区分 Ig 同种型。为了确定 IgG 抗体的滴度，可用二硫化物还原剂（2-巯基乙醇或二硫苏糖醇）处理血清，从而破坏血清 IgM 的凝集性但不改变 IgG[12]。也可以使用 Coomb 试剂检测非凝集抗体。

使用流产布鲁氏菌 S119 抗原的血清凝集试验，可以检测其他光滑型细菌种别如羊布鲁氏菌和猪布鲁氏菌的抗体，但不用于检测犬布鲁氏菌等粗糙型细菌。使用 LPS 抗原的更灵敏的测定方法是酶联免疫吸附测定（ELISA）[13]。但是，ELISA 抗原没有标准化，这使得对实验室之间结果的解释有些困难。据报道使用细胞质抗原的 ELISA，可区分活动性和非活动性布鲁氏菌病[14]。

大多数活动性布鲁氏菌感染患者的抗体滴度 ≥1∶160，IgG 抗体占优势。无论血清学检测如何，都必须综合流行病学、临床和实验室信息分析结果，才能进行诊断。

参 考 文 献

[1] Verger JM，Grimont F，Grimont PAD，et al. Brucella a monospecific genus as shown by deoxyribonucleic acid hybridization. Int J Syst Bacteriol，1985，35：292-295.

[2] Taylor JP，Perdue JN. The changing epidemiology of human brucellosis in Texas，1977–1986. Am J Epidemiol，1989，130：160-165.

[3] Ruben B，Band JD，Wong P，et al. Person-to-person transmission of *Brucella melitensis*. Lancet，1991，337：14-15.

[4] Young EJ. Human brucellosis. Rev Infect Dis，1983，5：821-842.

[5] Ariza J，Pujol M，Valverde J，et al. *Brucellar sacroiliitis*：Findings in 63 episodes and current relevance. Clin Infect Dis，1993，16：761-765.

[6] Jacobs F，Abramowicz D，Vereerstraeten P，et al. *Brucellar endocarditis*：The role of combined medical and surgical treatment. Rev Infect Dis，1990，12：740-744.

[7] Khan MY，Mah MW，Memish ZA. Brucellosis in pregnant women. Clin Infect Dis，2001，32：1172-1177.

[8] Solera J，Espinoza A，Martínez-Alfaro E，et al. Treatment of human brucellosis with doxycycline and gentamicin. Antimicrob

Agents Chemother，1997a，41：80-84.

[9] Rubinstein E，Lang R，Shasha B，et al. In vitro susceptibility of *Brucella melitensis* to antibiotics. Antimicrob Agents Chemother，1991，35：1925-1927.

[10] Ariza J，Gudiol F，Pallares R，et al. Comparative trial of co-trimoxazole versus tetracycline-streptomycin in treating human brucellosis. J Infect Dis，1985，152：1358-1359.

[11] Yagupsky P. Detection of brucellae in blood culture. J Clin Microbiol，1999，37：3437-3442.

[12] Buchanan TM，Faber LC. 2-Mercaptoethanol Brucella agglutination test：usefulness for predicting recovery from brucellosis. J Clin Microbiol，1980，11：691-693.

[13] Gazapo E，Lahos JG，Subiza JL，et al. Changes in IgM and IgG antibody concentrations in brucellosis over time：importance for diagnosis and follow-up. J Infect Dis，1989，159：219-225.

[14] Goldbaum FA，Velikovsky CA，Baldi PC，et al. The 18-kDa cytoplasmic protein of *Brucella* species—an antigen useful for diagnosis—is a lumazine synthase. J Med Microbiol，1999，48：833-839.

（李仲兴　赵建宏．李　玮）